CB141255

Diretrizes para Utilização da Literatura Médica

CÓPIA NÃO AUTORIZADA É CRIME
ABDR
ASSOCIAÇÃO BRASILEIRA DE DIREITOS REPROGRÁFICOS
RESPEITE O DIREITO AUTORAL

D597 Diretrizes para utilização da literatura médica : manual para prática clínica da medicina baseada em evidências / Gordon Guyatt ... [et al.] ; tradução: Ananyr Porto Fajardo, Rita Brossard ; revisão técnica: Otávio Berwanger – 2. ed. – Porto Alegre : Artmed, 2011.
704 p. ; 25 cm.

ISBN 978-85-363-2435-7

1. Medicina clínica – Manual. I. Guyatt, Gordon.

CDU 616(035)

Catalogação na publicação: Ana Paula M. Magnus – CRB-10/Prov-009/10

Gordon Guyatt, MD, MSc
Departments of Clinical Epidemiology
and Biostatistics and Medicine
Faculty of Health Sciences
McMaster University
Hamilton, Ontario, Canada

Drummond Rennie, MD
JAMA
Chicago, Illinois
Philip R. Lee Institute for Health Policy Studies
University of California, San Francisco
San Francisco, California, USA

Maureen O. Meade, MD, FRCPC, MSc
Departments of Medicine and Clinical
Epidemiology and Biostatistics
Faculty of Health Sciences
McMaster University
Hamilton, Ontario, Canada

Deborah J. Cook, MD, MSc
Departments of Medicine and Clinical
Epidemiology and Biostatistics
Faculty of Health Sciences
McMaster University
Hamilton, Ontario, Canada

Diretrizes para Utilização da Literatura Médica

2ª Edição

MANUAL PARA PRÁTICA CLÍNICA
DA MEDICINA BASEADA EM EVIDÊNCIAS

Tradução:
Ananyr Porto Fajardo
Rita Brossard

Consultoria, supervisão e revisão técnica desta edição:
Otávio Berwanger
Diretor do Instituto de Ensino e Pesquisa do Hospital do Coração (HCor) de São Paulo.
Pós-Doutor em Epidemiologia pela Universidade Federal do Rio Grande do SUL (UFRGS).

artmed

2011

Obra originalmente publicada sob o título
Users' Guides to the Medical Literature:
A Manual for Evidence-Based Clinical Practice, Second Edition
ISBN 9780071590341 / 007159034X

Original edition copyright © 2008 by the American Medical Association (AMA).

Published by The McGraw-Hill Companies, Inc., New York, New York 10020. All rights reserved.

Portuguese language translation copyright © 2011, Artmed Editora. All rights reserved.

All other rights reserved by the AMA. Additional proposed uses and licenses must be cleared by McGraw-Hill.

Users' Guides to the Medical Literature is a mark owned by the AMA.

Capa: *Mário Röhnelt*

Preparação de original: *Márcia Rolim Serafini*

Leitura final: *Mariana Medeiros Lenz*

Editora sênior – Biociências: *Letícia Bispo de Lima*

Editora responsável por esta obra: *Laura Ávila de Souza*

Projeto e editoração: *Techbooks*

Reservados todos os direitos de publicação, em língua portuguesa, à
ARTMED® EDITORA S.A.
Av. Jerônimo de Ornelas, 670 – Santana
90040-340 – Porto Alegre – RS
Fone: (51) 3027-7000   Fax: (51) 3027-7070

É proibida a duplicação ou reprodução deste volume, no todo ou em parte, sob quaisquer formas ou por quaisquer meios (eletrônico, mecânico, gravação, fotocópia, distribuição na Web e outros), sem permissão expressa da Editora.

Unidade São Paulo
Av. Embaixador Macedo Soares, 10.735 – Pavilhão 5 – Cond. Espace Center
Vila Anastácio – 05095-035 – São Paulo – SP
Fone: (11) 3665-1100   Fax: (11) 3667-1333

SAC 0800 703-3444

IMPRESSO NO BRASIL
PRINTED IN BRAZIL

A nossos estudantes de vários países, cujos interesse, paixão e perguntas investigadoras tornaram possível o desenvolvimento dos métodos que usamos para comunicar os conceitos da medicina baseada em evidências.

GG, MOM e DJC

À Deb, que cuidou de mim enquanto eu cuidava desse maravilhoso grupo de autores, em gratidão ao seu amor e bom humor.

DR

Autores

Adrienne Randolph, MD, MSc
Department of Anesthesia, Perioperative and Pain Medicine
Children's Hospital Boston
Harvard Medical School
Boston, Massachusetts, USA

Alexandra Barratt, MBBS, FAFPHM, MPH, PhD
Department of Epidemiology
School of Public Health
University of Sydney
Sydney, New South Wales, Australia

Amit Garg, MD, MA, PhD, FRCPC, FACP
Department of Clinical Epidemiology and Biostatistics
McMaster University
Hamilton, Ontario, Canada
Department of Medicine and Epidemiology
University of Western Ontario
London, Ontario, Canada
Division of Nephrology
London Health Sciences Centre
London, Ontario, Canada

Angela Raffle, FFPH
Public Health
Bristol Primary Care Trust
Bristol, England, UK

Ann McKibbon, MLS, PhD
Department of Clinical Epidemiology and Biostatistics
Health Information Research Unit
McMaster University
Hamilton, Ontario, Canada

Anne Holbrook, MD, PharmD, MSc, FRCPC
Department of Medicine
Division of Clinical Pharmacology and Therapeutics
McMaster University
Hamilton, Ontario, Canada

Antonio L. Dans, MD, MSc
College of Medicine
University of the Philippines
Manila, Philippines

Brian Haynes, MD, MSc, PhD
Department of Clinical Epidemiology and Biostatistics
McMaster University
Hamilton, Ontario, Canada

Christina Lacchetti, MHSc
Cancer Care Ontario
Program in Evidence-Based Care
McMaster University
Hamilton, Ontario, Canada

Daniel Capurro, MD
General Internal Medicine
Departamento de Medicina Interna
Pontificia Universidad Católica de Chile
Santiago, Chile

Deborah J. Cook, MD, MSc
Departments of Medicine and Clinical Epidemiology and Biostatistics
Faculty of Health Sciences
McMaster University
Hamilton, Ontario, Canada

Deborah Korenstein, MD
Division of General Internal Medicine
Department of Medicine
Mount Sinai School of Medicine
New York, New York, USA

Dereck Hunt, MD, MSc, FRCPC
Health Information Research Unit
Henderson General Hospital
Hamilton, Ontario, Canada

Drummond Rennie, MD
JAMA
Chicago, Illinois
Philip R. Lee Institute for Health Policy Studies
University of California, San Francisco
San Francisco, California, USA

Elie A. Akl, MD, MPH
Department of Medicine
School of Medicine and Biomedical Sciences
University of Buffalo
Buffalo, New York, USA

Finlay A. McAlister, MD, MSc, FRCPC
Department of Medicine
University of Alberta
Edmonton, Alberta, Canada

FRCPS (Glas)
Institute of Health Sciences
UK National Screening Committee
University of Oxford
Oxford, England, UK

Gabriel Rada, MD
Department of Internal Medicine
Hospital Sótero del Río
Pontificia Universidad Católica de Chile
Santiago, Chile

Gaieta Permanyer-Miralda, MD
Research on Sanitary Services
Foundation Research Institute
Vall d'Hebron Hospital
Barcelona, Spain

Gordon Guyatt, MD, MSc
Departments of Clinical Epidemiology and Biostatistics and Medicine
Faculty of Health Sciences
McMaster University
Hamilton, Ontario, Canada

Gunn E. Vist, PhD
Section for Prevention and International Health
Norwegian Knowledge Centre for the Health Services
Oslo, Norway

Heiner C. Bucher, MD
Clinical Epidemiology
Basel Institute for Clinical Epidemiology
University Hospital Basel
Basel, Switzerland

Holger J. Schünemann, MD
Department of Epidemiology
Italian National Cancer Institute Regina Elena
Rome, Italy
Departments of Medicine and Social and Preventive Medicine
State University of New York at Buffalo
Buffalo, New York, USA

Ian Stiell, MD, MSc, FRCPC
Department of Emergency Medicine
University of Ottawa
Ottawa, Ontario, Canada

Ignacio Ferreira-Gonzalez, MD
Cardiology Department
Vall d'Hebron Hospital
Barcelona, Spain

J. Randall Curtis, MD, MPH
Department of Medicine
University of Washington School of Medicine
Seattle, Washington, USA

Jan Brozek, MA, PhD
Department of Medicine
Jagiellonian University School of Medicine
Krakow, Poland

Jason W. Busse, HBSc, MSc, DC
Department of Clinical Epidemiology and Biostatistics
McMaster University
Hamilton, Ontario, Canada

John P. A. Ioannidis, MD, PhD
Department of Hygiene and Epidemiology
University of Ioannina School of Medicine
Ioannina, Greece
Department of Medicine
Tufts University School of Medicine
Boston, Massachusetts, USA

Juan Wisnivesky, MD, MPH
Department of Medicine
Mount Sinai School of Medicine
New York, New York, USA

Kameshwar Prasad, MD, DM, MMSc
Clinical Epidemiology Unit
All India Institute of Medical Sciences
New Delhi, India

Leonila F. Dans, MD, MSc
Departments of Pediatrics and Clinical Epidemiology
College of Medicine
University of the Philippines
Manila, Philippines

Les Irwig, MBBCh, PhD
Screening and Test Evaluation Program
School of Public Health
University of Sydney
Sydney, New South Wales, Australia

Luz Maria Letelier, MD
General Internal Medicine
Hospital Sótero del Río and School of Medicine
Pontificia Universidad Católica de Chile
Santiago, Chile

Mahmoud El Barbary, MD, MSc, PhD, EDIC
Critical Care Medicine
College of Medicine
King Saud Bin Abdulaziz University of Health Sciences
Riyadh, Saudi Arabia

Mark C. Wilson, MD, MPH
Department of Internal Medicine
University of Iowa Hospitals and Clinics
Iowa City, Iowa, USA

Maureen O. Meade, MD, FRCPC, MSc
Departments of Medicine and Clinical Epidemiology and Biostatistics
Faculty of Health Sciences
McMaster University
Hamilton, Ontario, Canada

Michael Drummond, MCom, DPhil
Centre for Health Economics
University of York
Heslington, York, UK

Mita Giacomini, PhD
Department of Clinical Epidemiology
and Biostatistics
McMaster University
Hamilton, Ontario, Canada

Mitchell Levine, MD, MSc
Centre for Evaluation of Medicines
St. Joseph's Healthcare
Hamilton, Ontario, Canada

Mohit Bhandari, MD, MSc, FRCSC
Departments of Surgery and Clinical Epidemiology and Biostatistics
McMaster University
Hamilton, Ontario, Canada

Nicholas Hicks, MA, BMBCh, FRCP, FPH, MRCGP
Public Health
Milton Keynes NHS Primary Care Trust
Milton Keynes, England, UK

P. J. Devereaux, BSc, MD, PhD
Departments of Medicine and Clinical Epidemiology and Biostatistics
McMaster University
Hamilton, Ontario, Canada

Paul Glasziou, MBBS, PhD
Department of Primary Care
University of Oxford
Old Road Campus
Oxford, England, UK

Paul Moayyedi, BSc, MB ChB, PhD, MPH, FRCP, FRCPC, FACG, AGAF
Department of Medicine
McMaster University
Hamilton, Ontario, Canada

Peter Wyer, MD
Department of Medicine
Columbia University College of Physicians and Surgeons
New York, New York, USA

Pierre H. Durieux, MD, MPH
Santé Publique et Informatique Médicale
Université Paris Descartes – Ecole de Médecine
Paris, France
Hôpital Européen Georges Pompidou
Paris, France

Regina Kunz, MD, PhD
Basel Institute of Clinical Epidemiology
University Hospital Basel
Basel, Switzerland

Richard Cook, BSc, MMath, PhD
Department of Statistics and Actuarial Science
University of Waterloo
Waterloo, Ontario, Canada

Richard J. Wall, MD, MPH
Pulmonary and Critical Care Medicine
Valley Medical Center
Renton, Washington, USA

Robbie Foy, MBChB, MSc, PhD, MRCGP, MFPHM, DCH
Centre for Health Services Research
Institute for Health and Society
Newcastle University
Newcastle upon Tyne, England, UK

Robert Cumming, MB BS, MPH, PhD, FAFPHM
School of Public Health
Centre for Education and Research on Ageing
The University of Sydney
Sydney, New South Wales, Australia

Roman Jaeschke, MD, MSc
Department of Medicine
McMaster University
Hamilton, Ontario, Canada

Ron Goeree, MA
Departments of Pathology and Clinical Epidemiology and Biostatistics
St. Joseph's Healthcare
McMaster University
Hamilton, Ontario, Canada

Rose Hatala, MD, MSc, FRCPC
Department of Internal Medicine
University of British Columbia
Vancouver, British Columbia, Canada

Scott Richardson, MD
Department of Internal Medicine
Wright State University
Dayton, Ohio, USA

Sharon Straus, MD
Department of Medicine
University of Calgary
Calgary, Alberta, Canada
Department of Medicine
University of Toronto
Toronto, Ontario, Canada

Sheri A. Keitz, MD, PhD
Associate Dean for Faculty Diversity and Development
Miller School of Medicine
University of Miami
Chief, Medical Service
Miami Veterans Administration Healthcare System
Miami, Florida, USA

Sir J. A. Muir Gray, CBE, DSc, MD, FRCP,
Lee Green, MD, MPH
Department of Family Medicine
University of Michigan Medical Center
Ann Arbor, Michigan, USA

Solange Rivera Mercado, MD
Family Medicine Department
Universidad Católica de Chile
Santiago, Chile

Stephen Walter, PhD
Department of Clinical Epidemiology and Biostatistics
McMaster University
Hamilton, Ontario, Canada

Ted Haines, MD, MSc
Departments of Clinical Epidemiology and Biostatistics and Occupational
Health Program
McMaster University
Hamilton, Ontario, Canada

Thomas G. McGinn, MD, MPH
Department of General Internal Medicine
Mount Sinai School of Medicine
New York, New York, USA

Thomas Newman, MD, MPH
Departments of Epidemiology and Biostatistics, Pediatrics, and Laboratory Medicine
University of California, San Francisco
San Francisco, California, USA

Toshi A. Furukawa, MD, PhD
Department of Psychiatry and Cognitive-Behavioral Medicine
City University Graduate School of Medical Sciences
Mizuho-ku, Nagoya, Japan

Victor Montori, MD
Department of Medicine
Knowledge and Encounter Research Unit
Mayo Clinic and Foundation
Rochester, Minnesota, USA

Apresentação

Quando eu frequentava a escola na Inglaterra da época da guerra, a base do currículo, junto com banhos frios, matemática, repolho fervido e longas corridas de *cross-country*, era composta por latim e francês. É óbvio que latim era um exercício teórico – afinal de contas, os romanos estavam mortos. Contudo, embora a França fosse claramente visível logo além do Canal, durante anos esteve ocupada ou inacessível, de modo que aprender a língua francesa parecia também um exercício teórico, pouco prático. Era impensável para mim e para meus professores que eu fosse colocá-la em prática algum dia, que o francês fosse uma língua a ser falada.

Essa é a relação que muitos profissionais têm com a literatura médica: claramente visível, mas completamente inacessível. Reconhecemos que a prática deveria estar baseada em descobertas anunciadas nos periódicos médicos, mas também reconhecemos que em poucos anos a literatura dobra de tamanho, e a cada ano parecemos ter menos tempo para avaliá-la.[1] Dessa forma, a tarefa de dominar a literatura se torna cada vez mais impossível. A tradução de centenas de milhares de artigos sobre a prática do dia a dia parece ser uma tarefa obscura relegada para os outros. E, à medida que a literatura se torna mais inacessível, a ideia de que possa ser útil para determinado paciente se torna mais irreal.

Este livro, agora em sua 2ª edição, é planejado para mudar esse cenário. Ele foi desenvolvido para tornar o clínico fluente na linguagem da literatura médica em todas as suas formas; para libertá-lo da prática da medicina por repetição, por adivinhação e por sua experiência variavelmente integrada; para impedir que seja encurralado por representantes de empresas farmacêuticas ou por seus pacientes falando de novos tratamentos que ele não tem condições de avaliar; para acabar com sua dependência de fontes desatualizadas; para permitir que trabalhe a partir do paciente e use a literatura como uma ferramenta para resolver seus problemas; para oferecer-lhe acesso ao que for relevante e habilidade para avaliar a validade e a aplicabilidade a determinado paciente. Em outras palavras, para que o clínico consiga dominar o recurso mais poderoso da medicina.

A SÉRIE *USERS' GUIDES* NO JAMA

Deixei que Gordon Guyatt, MD, MSc, a força motriz, o organizador principal e o mais prolífico coautor da série *Users' Guides to the Medical Literature** no *Journal of the American Medical Association* (JAMA), descrevesse a história dessa série e deste livro no prefácio. Mas como o JAMA entrou nessa história?

No final da década de 1980, a convite de meu amigo David Sackett, MD, visitei seu departamento na Universidade McMaster para discutir um futuro empreendimento com o JAMA – uma série analisando as evidências

* N. de T.: Publicado no Brasil pela Artmed em 2006 sob o título *Diretrizes para utilização de literatura médica: fundamentos para prática clínica da medicina baseada em evidências.*

por trás do exame e da história clínica. Depois dessas discussões, foi desenvolvida uma série de artigos e de revisões sistemáticas e, com o entusiástico apoio do então editor-chefe do JAMA, Dr. George Lundberg, o jornal começou a publicar a série *Rational Clinical Examination* em 1992.[2] Naquela época, eu havia estabelecido um excelente relacionamento profissional com o brilhante grupo da McMaster. Da mesma forma que Sackett, seu líder, seus membros tendiam a ser contrários ao individualismo, com experiência em trabalhar em conjunto e formar alianças com colegas novos e talentosos. Cumpriam suas promessas da mesma forma que seu líder. Então, quando soube que estavam pensando em atualizar a maravilhosa série dos *Readers' Guides*, publicada em 1981 no *Canadian Medical Association Journal* (CMAJ), aproveitei essa relação profissional para instigá-los a atualizar e a expandir a série para o JAMA. Junto com Sackett e primeiro com Andy Oxman, MD, e depois com Gordon Guyatt na coordenação (quando Oxman saiu para assumir um posto em Oslo), nasceu a série *Users' Guides to the Medical Literature*. Começamos a publicar artigos da série no JAMA em 1993.[3]

No começo, pensamos que teríamos 8 ou 10 artigos, mas a resposta dos leitores foi tão entusiasmada, e a variedade de tipos de artigos na literatura foi tão grande, que, 7 anos depois, ainda me encontro recebendo, enviando para revisão e editando artigos novos para a série. Um pouco antes que a 1ª edição deste livro fosse publicada, Gordon Guyatt e eu fechamos essa série em 25 partes, as quais apareceram como 33 artigos distintos para periódicos.

O passar dos anos, durante a preparação da série original do JAMA e a publicação da 1ª edição deste livro, trouxe um resultado particularmente útil. Alguns assuntos que eram raramente discutidos nos periódicos médicos importantes no início da década de 1990, mas que tinham desabrochado anos mais tarde, receberam a devida atenção. Por exemplo, em 2000, o JAMA publicou dois guias para usuários[4,5] sobre abordagem de relatos de pesquisa qualitativa na atenção em saúde. Para usar outro exemplo, revisões sistemáticas e metanálises, que receberam um enorme impulso pelas atividades da Cochrane Collaboration, tinham se tornado aspectos proeminentes da literatura. Um artigo[6] na série, publicado em 1994, discute como usar tais estudos. Outro exemplo seria o guia sobre recursos eletrônicos de informação em saúde[7], publicado em 2000. Cada um desses guias para usuários foi revisado e inteiramente atualizado para esta 2ª edição.

O LIVRO

Desde o início, os leitores nos instigaram a transformar a série em um livro. Essa era nossa intenção desde o princípio, mas cada artigo novo retardava sua implementação. Que sorte! Quando os *Readers' Guides* originais apareceram no CMAJ em 1981, a expressão "medicina baseada em evidências" de Gordon Guyatt ainda não tinha sido cunhada e somente uma ínfima proporção de profissionais de saúde tinha computador. A internet não existia, e a publicação eletrônica era apenas um sonho. Em 1992, a *web* – para fins práticos – mal tinha sido inventada; a bolha.com não tinha aparecido, muito menos estourado, e as profissões da saúde estavam recém começando a se alfabetizar em computação. Porém, no fim da década de 1990, quando Guyatt e eu propusemos aos colegas do JAMA a ideia de publicar não somente o livro impresso, mas também em formato para *web* e em CD-ROM, foram imediatamente receptivos. Colocar a última parte em prática foi um feito notável de Rob Hayward, MD, do Centre for Health Evidence da University of Alberta.

A ciência e a arte da medicina baseada em evidências (MBE), que este livro tanto reforça, desenvolveram-se marcantemente durante as duas últimas décadas, e isso está refletido em cada página. Encorajado pelo imediato sucesso da 1ª edição das *Diretrizes para utilização da literatura médica*, Gordon Guyatt e o Grupo de Trabalho em Medicina Baseada em Evidências mais uma vez atualizaram cada capítulo para esta 2ª edição.

Uma vez mais, agradeço a Gordon Guyatt por ser um autor inspirado e um maravilhoso professor, colega e amigo. Conheço pessoalmente e admiro muito um bom número de seus colegas do Grupo de Trabalho em Medicina Baseada em Evidências, mas seria injusto nomeá-los, dado o enorme esforço coletivo empreendido. Essa é uma empreitada que se concretizou devido ao esforço tenaz de muitos indivíduos. Do lado do JAMA, devo agradecer à enfermeira Annette Flanagin, MA, uma colega maravilhosa e eficiente, criativa e diplomática. Também agradeço a Barry Bowlus, a Joanne Spatz, a Margaret Winker, MD, e a Richard Newman, dos periódicos JAMA e Archives, que fizeram importantes contribuições. Além disso, agradeço os esforços de nossos parceiros na McGraw-Hill Medical – James Shanahan, Robert Pancotti, Scott Grillo e Helen Parr.

Finalmente, agradeço à Dra. Cathy DeAngelis, MD, MPH, editora-chefe dos periódicos JAMA e Archives, por seu forte apoio a mim, aos meus colegas e a este livro; por sua tolerância e por manter o espírito de todos elevado com suas piadas formidáveis. Do princípio ao fim, Cathy levou o projeto adiante com sabedoria, bom humor e compreensão, e todos nós agradecemos.

Dr. Drummond Rennie
JAMA
University of California,
San Francisco

Referências

1. Durack DT. The weight of medical knowledge. *N Engl J Med.* 1978;298(14):773-775.
2. Sackett DL, Rennie D. The science of the art of the clinical examination. *JAMA.* 1992;267(19):2650-2652.
3. Guyatt GH, Rennie D. Users' guides to the medical literature. *JAMA.* 1993;270 (17):2096-2097.
4. Giacomini MK, Cook DJ; Evidence-Based Medicine Working Group. Users' guides to the medical literature, XXIII: qualitative research in health care A: are the results of the study valid? *JAMA.* 2000;284(3):357-362.
5. Giacomini MK, Cook DJ; Evidence-Based Medicine Working Group. Users' guides to the medical literature, XXIII: qualitative research in health care B: what are the results and how do they help me care for my patients? *JAMA.* 2000;284(4):478-482.
6. Oxman AD, Cook DJ, Guyatt GH; Evidence-Based Medicine Working Group. Users' guides to the medical literature, VI: how to use an overview. *JAMA.* 1994;272(17):1367-1371.
7. Hunt DL, Jaeschke R, McKibbon KA; Evidence-Based Medicine Working Group. Users' guides to the medical literature, XXI: using electronic health information resources in evidence-based practice. *JAMA.* 2000;283(14):1875-1879.

Prefácio

Em menos de 20 anos, a medicina baseada em evidências (MBE) avançou de uma tentativa de nome a um conceito inicial para a base fundamental da prática clínica que é usada no mundo todo. A primeira história do movimento apareceu na forma de um livro reconhecido.[1] Esta 2ª edição de *Diretrizes para utilização da literatura médica* reflete essa história e a base conceitual e pedagógica em evolução do movimento da MBE.

Em 1981, um grupo de epidemiologistas clínicos da Universidade McMaster, liderado por Dave Sackett, publicou a primeira de uma série de artigos orientando os clínicos sobre como ler artigos científicos.[2] Embora tenha sido um enorme avanço, a série tinha suas limitações. Depois de ensinar por muitos anos o que chamava de "avaliação crítica", o grupo foi reconhecendo cada vez mais a necessidade e os desafios de ir além da leitura superficial da literatura e do uso dos estudos de pesquisa para solucionar problemas de manejo de pacientes no dia a dia.

Em 1990, assumi o cargo de diretor da residência do Programa de Medicina Interna da McMaster. Sob a liderança de David Sackett, a avaliação crítica evoluiu para uma filosofia de prática médica baseada no conhecimento e na compreensão da literatura médica (ou na falta de tal conhecimento e de tal compreensão) apoiando cada decisão clínica. Acreditávamos que isso representasse um estilo fundamentalmente diferente de prática e precisávamos de uma expressão que capturasse essa diferença.

Minha missão como diretor da residência era treinar médicos para essa nova abordagem na prática clínica. Na primavera de 1990, apresentei nossos planos de modificação do programa aos membros do Departamento de Medicina, sendo que muitos deles não simpatizaram com a ideia. A expressão sugerida para descrever a nova abordagem era *medicina científica*. Aqueles já hostis ficaram enfurecidos e perturbados com a sugestão de que fossem "não científicos". Minha segunda tentativa de um nome para nossa filosofia de prática médica, medicina baseada em evidências, mostrou-se atraente.

A MBE apareceu primeiro no outono de 1990 em um documento informativo para residentes ingressantes ou pensando em se inscrever no programa de residência. A passagem relevante era:

> Os residentes aprendem a desenvolver uma atitude de "ceticismo esclarecido" em relação à aplicação de tecnologias diagnósticas, terapêuticas e prognósticas em seu manejo de pacientes no dia a dia. Esta abordagem [...] foi chamada de "medicina baseada em evidências" [...] A meta é conhecer as evidências que embasam a prática de alguém, a solidez das evidências e a força da inferência que as evidências permitem. A estratégia empregada exige um delineamento claro da(s) questão(ões) relevante(s); uma busca cuidadosa da literatura relacionada às questões; uma avaliação crítica das evidências e de sua aplicabilidade à situação clínica, e uma aplicação equilibrada das conclusões ao problema clínico.

A primeira vez que a expressão apareceu publicada foi no *American College of Physicians' Journal Club* em 1991.[3] Enquanto isso, nosso grupo de entusiasmados educadores médicos baseados em evidências da McMaster, incluindo Brian Haynes, Deborah J. Cook e Roman Jaeschke, estava refinando a prática e o ensino de MBE. Acreditando que estávamos chegando a algo grandioso, vinculamo-nos a um grupo maior de médicos professores universitários, em grande parte dos Estados Unidos, para formar o primeiro grupo de trabalho sobre MBE, e publicamos um artigo que expandiu enormemente a descrição da MBE, designando-a como "mudança de paradigma".[4]

Esse grupo de trabalho assumiu então a tarefa de produzir um novo conjunto de artigos – o sucessor dos guias para usuários – para apresentar uma abordagem mais realista da aplicação da literatura médica à prática clínica. Apesar de um grande número de pessoas ter feito importantes contribuições, o grupo que não era da McMaster ofereceu a maior contribuição ao intenso desenvolvimento de estratégias educacionais, incluindo Scott Richardson, Mark Wilson, Rob Hayward e Virginia Moyer. Com o infatigável apoio e a sábia orientação do editor substituto do JAMA, Drummond Rennie, o Grupo de Trabalho em Medicina Baseada em Evidências criou uma série em 25 partes intitulada *Users' Guides to the Medical Literature*, publicada entre 1993 e 2000.[5] A 1ª edição do livro foi descendente direta dessa série do JAMA, e esta 2ª edição representa sua mais recente versão.

Não demorou muito para que as pessoas imaginassem que os princípios da MBE eram igualmente aplicáveis para outros profissionais de atenção à saúde, incluindo enfermeiros, dentistas, ortodontistas, fisioterapeutas, terapeutas ocupacionais, quiropráticos e podiatras. Assim, expressões como *cuidados de saúde baseados em evidências* ou *prática baseada em evidências* são apropriadas para abranger toda a gama de aplicações clínicas da abordagem baseada em evidências à atenção ao paciente. Como este livro é direcionado principalmente aos médicos, mantivemos a expressão MBE.

Esta edição apresenta o que aprendemos com nossos alunos em 25 anos de ensino sobre conceitos de MBE. Graças ao interesse, ao entusiasmo e à diversidade desses alunos, conseguimos apresentar o conteúdo com crescente clareza e identificar exemplos mais exatos. Durante mais de 10 anos, nosso grupo ministrou uma oficina chamada Como ensinar prática baseada em evidências, na McMaster. Nessa oficina, mais de 100 professores de MBE do mundo todo, em estágios variados de suas carreiras como educadores, engajam-se em uma semana de educação mútua. Compartilham suas experiências, divulgam conceitos de MBE a estudantes e a recém-graduados, a residentes e a pós-graduandos. Invariavelmente, mesmo o mais antigo entre nós sai com novas e melhores maneiras de ajudar os estudantes a aprender ativamente os princípios fundamentais da MBE.

Também somos abençoados pela oportunidade de viajar pelo mundo, ajudando a ensinar em outras oficinas sobre MBE. Participar de tais encontros em lugares como Tailândia, Arábia Saudita, Egito, Paquistão, Omã, Cingapura, Filipinas, Japão, Peru, Chile, Brasil, Alemanha, Espanha, França, Bélgica, Noruega e Suíça – a lista continua – oferece-nos uma oportunidade de testar e refinar nossas abordagens de ensino com estudantes que têm formação e expectativas tremendamente heterogêneas. Em cada uma dessas oficinas, os professores locais de MBE compartilham suas experiências, lutas, realizações e dicas para o ensino de MBE, que são acrescentados ao nosso repertório.

Agradecemos pelo extraordinário privilégio de compartilhar, na forma desta 2ª edição de *Diretrizes para utilização da literatura médica*, o que aprendemos.

Gordon Guyatt, MD, MSc
University McMaster

Referências

1. Daly J. *Evidence-Based Medicine and the Search for a Science of Clinical Care*. Berkeley, CA: Milbank Memorial Fund and University of California Press; 2005.
2. How to read clinical journals, I: why to read them and how to start reading them critically. *CMAJ*. 1981;124(5):555-558.
3. Guyatt G. Evidence-based medicine. *ACP J Club (Ann Intern Med)*. 1991;114 (suppl 2):A-16.
4. Evidence-Based Medicine Working Group. Evidence--based medicine: a new approach to teaching the practice of medicine. *JAMA*. 1992;268(17):2420-2425.
5. Guyatt GH, Rennie D. Users' guides to the medical literature. *JAMA*. 1993;270 (17):2096-2097.

Sumário

PARTE A

OS FUNDAMENTOS

PARTE B

TERAPIA

PARTE C

DANO (ESTUDOS OBSERVACIONAIS)

PARTE D

DIAGNÓSTICO

PARTE E

PROGNÓSTICO

PARTE F

SUMARIZANDO AS EVIDÊNCIAS

PARTE G

DAS EVIDÊNCIAS À AÇÃO

PARTE A

OS FUNDAMENTOS

1

Como usar a literatura médica – e este livro – para melhorar a atenção ao seu paciente

GORDON GUYATT E
MAUREEN O. MEADE

Neste capítulo:

- A estrutura das *Diretrizes para utilização da literatura médica*: fundamentos, habilidades essenciais e tópicos avançados
- A abordagem das *Diretrizes para utilização da literatura médica*

O objetivo deste livro é ajudá-lo a fazer uso eficiente da literatura publicada para orientação da atenção a seu paciente. O que a literatura publicada abrange? Nossa definição é ampla. Você pode encontrar *evidências** em uma larga variedade de fontes, incluindo artigos originais de periódicos, *revisões* e *sinopses* de *estudos primários*, *diretrizes de prática* e livros-texto tradicionais e inovadores. Cada vez mais os clínicos podem acessar com maior facilidade muitas dessas fontes por meio da *web*. No futuro, a internet poderá ser a única rota de acesso para alguns recursos.

A ESTRUTURA DAS DIRETRIZES PARA UTILIZAÇÃO DA LITERATURA MÉDICA: FUNDAMENTOS, HABILIDADES ESSENCIAIS E TÓPICOS AVANÇADOS

A primeira parte (Parte A) deste livro introduz os fundamentos da *prática baseada em evidências*. O Capítulo 2, A filosofia da medicina baseada em evidências, apresenta os dois princípios orientadores da medicina baseada em evidências (MBE), contextualiza a MBE como uma abordagem humanística à prática clínica e nos relembra alguns dos desafios correntes para *cuidados de saúde baseados em evidências*. Os capítulos seguintes na Parte A abordam a definição de sua pergunta clínica, a localização da melhor evidência para respondê-la e um princípio-chave da avaliação clínica: a distinção entre *viés* e *erro aleatório*.

Os clínicos estão principalmente interessados em fazer diagnósticos acurados e selecionar tratamentos ótimos para seus pacientes. Também devem evitar *exposições* prejudiciais e oferecer aos pacientes informações prognósticas. As partes B até E começam por delinear o que cada estudante de medicina, profissional em internato e residente, além de cada médico em atividade, precisará saber para abordar esses quatro tópicos principais ao prestar atendimento ao paciente. Os capítulos iniciais centrais nas Partes B até E fornecem aos clínicos as habilidades necessárias para usar a literatura médica para esses aspectos da atenção ao paciente.

Quando alguém passou pelo incômodo de resumir sistematicamente estudos primários, abordando uma pergunta clínica específica, os clínicos deveriam aproveitar esse resumo. Na verdade, a prática baseada em evidências eficiente deixa de lado a avaliação crítica de estudos primários para ir direto à avaliação de *revisões sistemáticas* rigorosas, se estiverem disponíveis. Ainda mais eficiente do que usar uma revisão sistemática é ir diretamente para uma recomendação baseada em evidências. Idealmente, as recomendações de manejo – resumidas em diretrizes de prática ou *análises de decisão* – incorporarão as melhores evidências e explicitarão os juízos de valor usados ao ir da evidência para as recomendações de ação. As partes F e G oferecem aos clínicos orientações para uso de revisões de literatura e recomendações para otimizar a atenção a seus pacientes.

Mantivemos os capítulos iniciais de cada parte simples e sucintos. Do ponto de vista de um instrutor, os capítulos centrais constituem um currículo para um curso breve sobre uso da literatura por estudantes de medicina ou pelo corpo de funcionários; também são apropriados para um programa de educação continuada para médicos em atividade.

Indo além dos fundamentos, os tópicos avançados neste livro interessarão aos clínicos que querem praticar a MBE em um nível mais sofisticado. Os tópicos avançados são agregados em um único capítulo no fim de cada parte, e muitos dos capítulos centrais alertam para tópicos avançados específicos. Assim, se você quiser ter uma compreensão mais profunda a respeito de um tópico apresentado em um capítulo central, um alerta o orientará até a parte, o capítulo e a discussão relevantes.

As apresentações de tópicos avançados aprofundarão sua compreensão sobre a me-

* O uso do itálico aqui e nos demais capítulos representa a primeira ocorrência no capítulo de um termo que se encontra definida no glossário.

todologia de estudo, os aspectos estatísticos e sobre como usar os números que emergem da pesquisa médica. Redigimos os capítulos avançados tendo em mente um público adicional: aqueles que ensinam a prática baseada em evidências. Muitas entradas avançadas são concebidas como diretrizes para uma discussão interativa com um grupo de alunos em tutoria ou na enfermaria. Isso é suficientemente natural, porque o material se originou desses ambientes, em pequenos grupos. De fato, o Grupo de Trabalho em Medicina Baseada em Evidências produziu material que discute especificamente os desafios que aparecem quando esses conceitos são apresentados em ambientes com pequenos grupos.[1-3]

Este livro não é como um romance, que você lê do princípio ao fim de uma vez só; na realidade, as *Diretrizes* estão desenhadas de modo que cada parte seja largamente autoexplicativa. Assim, esperamos que os clínicos possam ser seletivos na leitura dos capítulos centrais, e certamente serão seletivos quando forem além dos fundamentos. Em uma primeira leitura, você pode escolher somente algumas áreas avançadas que lhe interessem. Se, ao usar a literatura médica, descobrir a necessidade de expandir sua compreensão a respeito de estudos de testes de rastreamento ou do uso de desfechos substitutos, você pode consultar os capítulos relevantes para se familiarizar ou se atualizar com os assuntos. Também pode descobrir que o glossário de expressões (todos os itens do glossário aparecem em itálico no texto dos capítulos) é um útil lembrete das definições formais de expressões usadas no livro. Utilizamos muitos exemplos para embasar nosso ponto: você encontrará os exemplos identificados por um fundo cinza.

A ABORDAGEM DAS DIRETRIZES PARA UTILIZAÇÃO DA LITERATURA MÉDICA

A estrutura deste livro reflete como acreditamos que você deveria fazer uso da literatura para prestar um atendimento ótimo ao paciente. Nossa abordagem para responder a diagnóstico, tratamento, *dano* e *prognóstico* começa quando o profissional se depara com um dilema clínico (Fig. 1.1). Tendo identificado o problema, formula uma pergunta clínica estruturada (ver Cap. 3, Qual é a Pergunta?) e continua com a descoberta das melhores evidências relevantes (ver Cap. 4, Encontrando as evidências) (Fig. 1.1).

A maior parte dos capítulos inclui um exemplo de busca pelas melhores evidências. Essas buscas eram acuradas quando foram feitas, mas é improvável que você consiga exatamente os mesmos resultados se repeti-las agora. Os motivos para isso incluem acréscimos à literatura e mudanças estruturais ocasionais nas bases de dados. Assim, você deveria encarar as buscas como ilustração dos princípios de busca, em vez de buscas atualmente definitivas abordando a pergunta clínica.

Tendo identificado as melhores evidências, o clínico continua ao longo dos três passos para avaliá-las (Fig. 1.1). O primeiro passo é fazer a pergunta "os resultados do estudo são válidos?" Essa pergunta tem a ver com a credibilidade dos resultados. Outra maneira de fazer a pergunta é "esses resultados representam uma estimativa não enviesada da verdade ou foram influenciados de alguma maneira sistemática para levar a uma falsa conclusão?"

No segundo passo – quais são os resultados? – consideramos o tamanho e a precisão do *efeito do tratamento* (terapia) (ver Cap. 6, Terapia [ensaios clínicos controlados]; Cap. 7, O tratamento diminui o risco? Compreendendo os resultados, e Cap. 8, Intervalos de confiança), as evidências que nos ajudam a gerar *probabilidades pré-teste* e a ir para *probabilidades pós-teste*, de acordo com os resultados dos testes (diagnóstico) (ver Cap. 14, O processo de diagnóstico; Cap. 15, Diagnóstico diferencial, e Cap.16, Testes diagnósticos), o tamanho e a precisão de nossa estimativa de um efeito prejudicial (dano) (ver Cap. 12, Dano [estudos observacionais]) e nossa melhor esti-

Identifique o problema clínico.
↓
Defina a pergunta estruturada.
↓
Encontre as melhores evidências.
(estudo primário original ou resumo de evidências)
↓
Qual a validade das evidências?
↓
Quais são os resultados?
↓
Como eu deveria aplicar os resultados ao atendimento do paciente?

FIGURA 1.1 Usando a literatura médica para prestar um atendimento ótimo ao paciente.

mativa do destino de um paciente (prognóstico) (ver Cap. 18, Prognóstico).

À medida que compreendemos o resultado, podemos fazer a nós mesmos a terceira pergunta: "Como posso aplicar esses resultados ao atendimento do paciente?" Essa pergunta tem duas partes. Primeiro, você consegue generalizar (ou, para dizer de outro modo, particularizar) os resultados para seu paciente? Por exemplo, você deveria hesitar em instituir um tratamento se seu paciente fosse muito diferente daqueles que participaram do ensaio ou dos ensaios clínicos. Segundo, se os resultados forem generalizáveis para seu paciente, qual é a significância para ele? Os investigadores mediram todos os *desfechos importantes para os pacientes*? O impacto de uma intervenção depende tanto dos benefícios quanto dos *riscos* de estratégias de manejo alternativas.

Para ajudar a demonstrar a relevância clínica dessa abordagem, começamos cada capítulo central com um cenário clínico, demonstramos uma busca por literatura relevante e apresentamos uma tabela que sumariza os critérios para avaliação da validade, os resultados e a aplicabilidade do artigo de interesse. Então abordamos o cenário clínico por meio dos critérios de validade, de resultados e de aplicabilidade a um artigo da literatura médica.

A experiência nas enfermarias e em ambulatórios, além da primeira edição das *Diretrizes para utilização da literatura médica*, nos ensinou que essa abordagem é bem adequada às necessidades de qualquer clínico que esteja animado para alcançar uma prática baseada em evidências.

Referências

1. Barratt A, Wyer P, Hatala R, et al. Tips for learners of evidence-based medicine, 1: relative risk reduction, absolute risk reduction and number needed to treat. *CMAJ*. 2004;171(4): Online-1 to Online-8.
2. Wyer P, Hatala R, Guyatt G. Challenges of teaching EBM. *CMAJ*. 2005;172(11):1424-1425.
3. Wyer P, Keitz S, Hatala R, et al. Tips for learning and teaching evidence-based medicine: introduction to the series. *CMAJ*. 2004;171(4):347-348.

2

A filosofia da medicina baseada em evidências

Gordon Guyatt, Brian Haynes, Roman Jaeschke, Maureen O. Meade, Mark Wilson, Victor Montori e Scott Richardson

Neste capítulo:

A *medicina baseada em evidências* (MBE) é sobre a solução de problemas clínicos.[1] Em 1992, descrevemos a MBE como uma mudança nos paradigmas médicos.[1] Em comparação com o paradigma tradicional da prática médica, a MBE atribui um valor menor à experiência clínica não sistemática e à base fisiopatológica, enfatiza o exame de *evidências* a partir da pesquisa clínica, sugere que a interpretação dos resultados da pesquisa clínica exige um conjunto formal de regras e atribui um valor mais baixo à autoridade do que o paradigma médico tradicional. Embora continuemos a achar que essa mudança de paradigma seja uma maneira válida de conceituar a MBE, frequentemente o mundo é complexo o suficiente para sugerir mais de uma maneira útil de pensar a respeito de uma ideia ou de um fenômeno. Neste capítulo, descrevemos outra conceituação que enfatiza como a MBE complementa e aperfeiçoa as habilidades tradicionais da prática clínica.

DOIS PRINCÍPIOS FUNDAMENTAIS DA MBE

Como uma abordagem característica à atenção ao paciente, a MBE envolve dois princípios fundamentais. Primeiro, postula uma *hierarquia de evidências* para orientar a tomada de decisão clínica. Segundo, a evidência sozinha nunca é suficiente para tomar uma decisão clínica. Os tomadores de decisão sempre devem pesar os benefícios e os riscos, a inconveniência e os custos associados a estratégias de manejo alternativas e, ao fazê-lo, considerar os valores e as preferências dos seus pacientes.

Uma hierarquia das evidências

Qual é a natureza das evidências na MBE? Sugerimos uma definição ampla: qualquer observação empírica constitui uma evidência em potencial, seja ela sistematicamente coletada ou não. Assim, as observações não sistemáticas do clínico individual constituem uma fonte de evidências; experimentos fisiológicos constituem outra fonte. As observações não sistemáticas podem levar a *insights* profundos, e os clínicos inteligentes desenvolvem um saudável respeito pelos *insights* de seus colegas mais velhos a respeito de observação clínica, diagnóstico e relação com pacientes e colegas.

Ao mesmo tempo, nossas observações clínicas pessoais frequentemente são limitadas por um tamanho de amostra pequeno e por deficiências em processos humanos de elaboração de inferências.[3] Previsões a respeito de efeitos de intervenção sobre desfechos importantes para o paciente, baseadas em experimentos fisiológicos, normalmente estão certas, porém ocasionalmente estão desastrosamente erradas. Numerosos fatores podem induzir os clínicos ao erro quando tentam interpretar os resultados de ensaios clínicos abertos convencionais de terapia, que incluem *história natural*, *efeitos placebo*, expectativas do paciente e do trabalhador da saúde e o desejo do paciente de agradar. Oferecemos diversos exemplos de quão erradas podem estar as previsões fundamentadas em uma base fisiológica no Capítulo 9.2, Resultados surpreendentes de ensaios clínicos randomizados.

Dadas as limitações de observações clínicas não sistemáticas e de base fisiológica, a MBE sugere diversas hierarquias de evidências, uma das quais se relaciona a aspectos da *prevenção* e do tratamento (Tab. 2.1).

Aspectos do diagnóstico ou do *prognóstico* requerem diferentes hierarquias. Por exemplo, a *randomização* não é relevante para classificar quanto um teste consegue distinguir indivíduos com uma condição de interesse ou uma doença daqueles que estão saudáveis ou que apresentam uma condição ou uma doença concorrente. Para diagnóstico, o topo da hierarquia incluiria estudos que aceitassem pacientes sobre os quais os clínicos tivessem incerteza diagnóstica e que realizassem uma comparação *cega* entre o teste candidato e um *critério padrão* (ver Cap. 16, Testes diagnósticos).

A pesquisa clínica vai além da observação clínica não sistemática ao fornecer estratégias

TABELA 2.1 Hierarquia da força das evidências para prevenção e decisões de tratamento

- Ensaio clínico randomizado de n=1
- Revisões sistemáticas de ensaios clínicos randomizados
- Ensaio clínico randomizado indivídual
- Revisão sistemática de estudos observacionais abordando desfechos importantes para o paciente
- Estudo observacional único abordando desfechos importantes para o paciente
- Estudos fisiológicos (estudos da pressão sanguínea, débito cardíaco, capacidade para exercícios, densidade óssea e assim por diante)
- Observações clínicas não sistemáticas

que evitem ou atenuem resultados falsos. As mesmas estratégias que minimizam o viés em ensaios terapêuticos convencionais envolvendo múltiplos pacientes podem resguardar contra resultados enganosos em estudos envolvendo pacientes únicos.[4] No *ensaio clínico randomizado de n = 1* (ECR de n = 1), o paciente e o clínico sofrem um cegamento para o fato de o paciente receber o medicamento ativo ou um placebo. O paciente atribui conceitos quantitativos a sintomas problemáticos durante cada período, e o ECR de n = 1 continua até que tanto o paciente quanto o clínico concluam se o primeiro está ou não se beneficiando da intervenção alvo. Os ECRs de n = 1 podem fornecer evidências definitivas sobre a efetividade de tratamento em pacientes individuais[5,6] e podem levar, no longo prazo, a diferenças na administração do tratamento (ver Cap. 9.5, Ensaios clínicos controlados randomizados de n = 1).[7] Infelizmente, os ECRs de n = 1 estão restritos a condições crônicas com tratamentos que agem e param de agir rapidamente e estão sujeitos a consideráveis desafios logísticos. Normalmente devemos, portanto, nos basear em estudos de outros pacientes para fazer inferências relacionadas àquele à nossa frente.

O fato de o clínico generalizar, para seus pacientes, a partir dos resultados em outras pessoas, inevitavelmente enfraquece as inferências sobre impacto do tratamento e introduz aspectos complexos de como os resultados do ensaio clínico se aplicam a pacientes individuais. As inferências podem, apesar de tudo, ser fortes se os resultados vierem de uma *revisão sistemática* de ECRs metodologicamente fortes, com resultados consistentes. Geralmente as inferências serão um pouco mais fracas se for considerado um único ECR, a menos que seja grande e tenha arrolado pacientes muito semelhantes ao paciente em consideração (Tab. 2.1). Como os estudos observacionais podem subestimar ou, mais tipicamente, superestimar os *efeitos do tratamento* de maneira imprevisível,[8,9] seus resultados são menos confiáveis do que os de ECRs. Estudos fisiológicos e observações clínicas não sistemáticas fornecem as inferências mais fracas a respeito de efeitos de tratamento.

Essa hierarquia não é absoluta. Se os efeitos do tratamento forem suficientemente grandes e consistentes, estudos observacionais cuidadosamente conduzidos podem fornecer evidências mais fortes do que ECRs mal conduzidos. Por exemplo, estudos observacionais resultaram em inferências extremamente fortes sobre a eficácia da penicilina em pneumonia pneumocócica ou sobre a substituição de quadril em pacientes com osteoartrite debilitante do quadril. Definir a medida em que os clínicos devem moderar a força de suas inferências, quando somente estudos observacionais estão disponíveis, continua sendo um dos desafios importantes em MBE.

A hierarquia implica um claro curso de ação para que os médicos abordem os problemas dos pacientes; é a partir dela que deveriam procurar pelas evidências de melhor qualidade disponível. A hierarquia deixa claro que qualquer afirmativa de que não existe evidência para o efeito de um tratamento em particular não tem lógica. As evidências podem ser extremamente fracas – como a observação não sistemática de um único clínico ou os estudos fisiológicos que apontam para mecanismos de ação que são apenas indiretamente relacionados – mas sempre existe evidência.

Tomada de decisão clínica: evidências nunca são suficientes

Imagine uma mulher com dor crônica resultante de câncer terminal. Ela aceitou seu problema, resolveu seus assuntos privados, despediu-se e deseja receber somente cuidados paliativos. Ela desenvolve pneumonia pneumocócica severa. As evidências de que a antibioticoterapia reduz a morbidade e a mortalidade por pneumonia pneumocócica são fortes. Contudo, mesmo evidências tão convincentes não obrigam que essa paciente deva receber antibióticos. Seus valores são tais que ela preferiria abster-se do tratamento.

Agora imagine um segundo paciente, um homem de 85 anos de idade com demência severa que está mudo e incontinente, sem família ou amigos e que passa seus dias em aparente desconforto. Esse homem desenvolve pneumonia pneumocócica. Embora muitos clínicos discutam que aqueles responsáveis por seu atendimento não deveriam administrar nenhuma antibioticoterapia, outros sugerem que deveriam. Novamente, as evidências sobre a efetividade do tratamento não implicam automaticamente que o tratamento deva ser administrado.

Finalmente, imagine um terceiro paciente, uma mãe saudável com 30 anos de idade com dois filhos, que desenvolve pneumonia pneumocócica. Nenhum clínico duvidaria da sensatez de administrar a antibioticoterapia a essa paciente. Isso não significa, contudo, que um juízo de valor subjacente tenha sido desnecessário. Nossos valores são suficientemente concordantes e os benefícios ultrapassam tanto os riscos do tratamento que o juízo de valor subjacente é inaparente.

Por valores e preferências queremos dizer o rol de metas, expectativas, predisposições e crenças que os indivíduos têm para certas decisões e seus desfechos em potencial. A enumeração e o equilíbrio explícitos dos benefícios e dos riscos, central na MBE, traz os juízos de valor subjacentes à tomada de decisões de manejo a um relevo evidente.

Reconhecer que os valores desempenham seu papel em cada decisão importante de tratamento de um paciente ressalta nossa compreensão limitada sobre como assegurar que as decisões sejam consistentes com os valores individuais e, quando for apropriado, da sociedade. Economistas da saúde desempenharam um papel importante no desenvolvimento da ciência de mensurar as preferências dos pacientes.[10,11] Algumas decisões ajudam a incorporar indiretamente os valores dos pacientes. Se os pacientes realmente compreendem os riscos e os benefícios potenciais, suas decisões refletirão suas preferências.[12] Esses acontecimentos constituem um começo promissor. Contudo, ainda existem muitas perguntas não respondidas, referentes a como favorecer a expressão de preferências e a como incorporá-las em consultas clínicas já sujeitas a esmagadoras pressões de tempo. Discutimos esses assuntos em maiores detalhes na Parte G, Das evidências à ação.

A seguir, comentamos brevemente as habilidades adicionais que os clínicos devem dominar para alcançar uma atenção ótima ao paciente e a relação dessas habilidades com a MBE.

HABILIDADES CLÍNICAS, HUMANISMO E MBE

Ao resumir as habilidades e os atributos necessários para a prática baseada em evidências, a Tabela 2.2 ressalta como a MBE complementa aspectos tradicionais da experiência clínica.

TABELA 2.2 Conhecimento e habilidades necessárias para uma prática baseada em evidências ótima

- Experiência em diagnóstico
- Conhecimento básico em profundidade
- Habilidades efetivas de busca na literatura
- Habilidades efetivas em avaliação crítica
- Habilidade para definir e compreender benefícios e riscos de alternativas
- Compreensão fisiológica em profundidade permitindo aplicação de evidências ao indivíduo
- Sensibilidade e habilidades de comunicação necessárias para uma completa compreensão do contexto do paciente
- Habilidade para permitir a expressão e compreender os valores e as preferências do paciente e aplicá-los às decisões de manejo

Um de nós, um internista de atenção de nível secundário, desenvolveu uma lesão em seu lábio um pouco antes de uma apresentação importante. Ficou preocupado e, pensando se deveria aplicar aciclovir, continuou a gastar os 30 minutos seguintes procurando e avaliando evidências da mais alta qualidade. Quando começou a discutir sua incerteza remanescente com sua parceira, uma experiente dentista, ela interrompeu a discussão exclamando: "Mas, meu querido, isso não é herpes!"

Essa história ilustra a necessidade de obter o diagnóstico correto antes de buscar e aplicar evidências de pesquisa relacionadas ao tratamento ótimo. Depois de fazer o diagnóstico, o clínico se baseia em experiência e em conhecimento anterior para definir as opções de manejo relevantes. Tendo identificado as opções, pode procurar, avaliar e aplicar as melhores evidências relacionadas ao tratamento.

Ao aplicar as evidências, os clínicos se baseiam em sua experiência para definir aspectos que afetam a aplicabilidade dos resultados ao paciente individual. O clínico deve julgar a medida em que as diferenças no tratamento (experiência cirúrgica local ou a possibilidade de não *adesão* do paciente, por exemplo), a disponibilidade de monitoramento ou as características do paciente (como idade, comorbidade ou circunstâncias pessoais) podem afetar as estimativas e o risco proveniente da literatura publicada.

Compreender as circunstâncias pessoais do paciente é particularmente importante[12] e exige compaixão, habilidades de escuta sensível e amplas perspectivas a partir das humanidades e das ciências sociais. Para alguns pacientes, a incorporação de valores dos pacientes às decisões importantes significará todo um rol de possíveis benefícios, riscos e inconveniências associadas a estratégias alternativas de manejo que sejam relevantes para ele. Para alguns pacientes e problemas, essa discussão deveria envolver a sua família. Para outros problemas – a discussão de *rastreamento* com antígeno específico para próstata com pacientes homens mais velhos, por exemplo – tentar envolver outros membros da família poderia violar fortes normas culturais.

Alguns pacientes ficam desconfortáveis com uma discussão explícita sobre benefícios e riscos e resistem a que os clínicos coloquem o que percebem como uma excessiva responsabilidade pela tomada de decisão sobre seus ombros.[13] Em tais casos, é responsabilidade do médico desenvolver percepção para garantir que as escolhas sejam consistentes com os valores e as preferências do paciente. Compreender e implementar o tipo de processo de tomada de decisão que os pacientes desejam e comunicar a informação da qual precisam com efetividade requer habilidades na compreensão da narrativa do paciente e da pessoa por trás da narrativa.[14,15]

DESAFIOS ADICIONAIS PARA A MBE

Os clínicos descobrirão que as limitações de tempo representam o maior desafio para a prática baseada em evidências. Felizmente, novos recursos para ajudá-los estão disponíveis e o ritmo da inovação é rápido. Pode-se considerar uma classificação de fontes de informação que vem com um recurso de memorização em inglês, 4S*: o estudo individual, a revisão sistemática de todos os estudos disponíveis sobre determinado problema, uma *sinopse* tanto de estudos individuais quanto de resumos e *sistemas* de informação.[16] Por sistemas queremos dizer resumos que se vinculam a várias sinopses relacionadas à atenção do problema de um paciente (sangramento gastrintestinal superior agudo) ou tipo de paciente em particular (paciente diabético ambulatorial) (Tab. 2.3). A seleção e a sumarização baseada em evidências está se tornando cada vez mais disponível em cada nível (ver Cap. 4, Encontrando as evidências).

Um segundo desafio enorme para a prática baseada em evidências é garantir que as estratégias de manejo sejam consistentes com os valores e as preferências do paciente. Em um ambiente com restrição de tempo, como podemos assegurar que o envolvimento do paciente na tomada de decisão tem o formato e a extensão que deseja e que o desfecho reflete suas necessidades e vontades? Progredir na abordagem dessa questão intimidadora exigirá um gasto considerável de tempo e energia intelectual por parte dos clínicos pesquisadores.

Este livro trabalha fundamentalmente com a tomada de decisão feita em nível de paciente individual. As abordagens baseadas em evidências também podem informar a elaboração de políticas de saúde,[17] decisões do dia a dia em saúde pública e decisões em nível de sistema, como aquelas enfrentadas por administradores de hospitais. Em cada uma dessas áreas, a MBE pode apoiar a meta apropriada de conseguir o maior benefício em saúde a partir de recursos limitados.

No campo político, lidar com valores diferentes coloca ainda mais desafios do que no escopo da atenção ao paciente individual. Deveríamos nos restringir à alocação alternativa de recursos em uma combinação fixa de recursos de atenção à saúde ou deveríamos comparar serviços de atenção à saúde em relação, por exemplo, a tarifas mais baixas para indivíduos ou para corporações? Como devemos lidar com o grande corpo de estudos observacionais sugerindo que fatores econômicos e sociais podem ter uma influência maior sobre

* Em inglês, Studies, Systematic reviews, Synopses e Systems.

TABELA 2.3 Uma hierarquia das evidências pré-processadas[16]

Estudos	O pré-processamento envolve a seleção somente daqueles estudos que sejam tanto altamente relevantes quanto caracterizados por delineamentos de estudo que minimizem vieses e, assim, permitam uma maior força de inferência.
Revisões sistemáticas	Revisões envolvendo a identificação, a seleção, a avaliação e o resumo de estudos primários, abordando uma pergunta clínica focada usando métodos para reduzir a probabilidade de viés.
Sinopses	Resumos breves que englobem os detalhes metodológicos e os resultados-chave de um único estudo ou revisão sistemática.
Sistemas	Diretrizes de prática, protocolos assistenciais ou resumos de livros baseados em evidências, que integrem a informação baseada em evidências sobre problemas clínicos específicos e forneçam atualizações regulares para orientar a atenção a pacientes individuais.

a saúde das populações do que a prestação de atenção à saúde? Como devemos lidar com a tensão entre o que pode ser melhor para a pessoa e o que pode ser ótimo para a sociedade da qual a pessoa faz parte? O debate sobre tais assuntos está no cerne da elaboração de políticas de saúde baseada em evidências, mas, inevitavelmente, tem implicações na tomada de decisão em nível de paciente individual.

Referências

1. Haynes R, Sackett R, Gray J, Cook D, Guyatt G. Transferring evidence from research into practice, 1: the role of clinical care research evidence in clinical decisions. *ACP J Club.* 1996;125(3):A14-A16.
2. Napodano R. *Values in Medical Practice.* New York, NY: Humana Sciences Press; 1986.
3. Nisbett R, Ross L. *Human Inference.* Englewood Cliffs, NJ: Prentice-Hall; 1980.
4. Guyatt G, Sackett D, Taylor D, Chong J, Roberts R, Pugsley S. Determining optimal therapy—randomized trials in individual patients. *N Engl J Med.* 1986;314(14):889-892.
5. Guyatt G, Keller J, Jaeschke R, Rosenbloom D, Adachi J, Newhouse M. The n-of-1 randomized controlled trial: clinical usefulness: our three-year experience. *Ann Intern Med.* 1990;112(4):293-299.
6. Larson E, Ellsworth A, Oas J. Randomized clinical trials in single patients during a 2-year period. *JAMA.* 1993;270(22):2708-2712.
7. Mahon J, Laupacis A, Donner A, Wood T. Randomised study of n of 1 trials versus standard practice. *BMJ.* 1996;312(7038):1069-1074.
8. Guyatt G, DiCenso A, Farewell V, Willan A, Griffith L. Randomized trials versus observational studies in adolescent pregnancy prevention. *J Clin Epidemiol.* 2000;53(2):167-174.
9. Kunz R, Oxman A. The unpredictability paradox: review of empirical comparisons of randomised and non-randomised clinical trials. *BMJ.* 1998;317(7167): 1185-1190.
10. Drummond M, Richardson W, O'Brien B, Levine M, Heyland D. Users' Guide to the Medical Literature XIII: how to use an article on economic analysis of clinical practice, A: are the results of the study valid? *JAMA.* 1997;277(19):1552-1557.
11. Feeny D, Furlong W, Boyle M, Torrance G. Multi-attribute health status classification systems: health utilities index. *Pharmacoeconomics.* 1995;7(6):490-502.
12. O'Connor A, Rostom A, Fiset V, et al. Decision aids for patients facing health treatment or screening decisions: systematic review. *BMJ.* 1999;319(7212): 731-734.
13. Sutherland H, Llewellyn-Thomas H, Lockwood G, Tritchler D, Till J. Cancer patients: their desire for information and participation in treatment decisions. *J R Soc Med.* 1989;82(5):260-263.
14. Greenhalgh T. Narrative based medicine: narrative based medicine in an evidence based world. *BMJ.* 1999;318(7179):323-325.
15. Greenhalgh T, Hurwitz B. Narrative based medicine: why study narrative? *BMJ.* 1999;318(7175):48-50.
16. Haynes R. Of studies, syntheses, synopses, and systems: the "4S" evolution of services for finding current best evidence. *ACP J Club.* 2001;134(2):A11-A13.
17. Muir Gray F, Haynes R, Sackett D, Cook D, Guyatt G. Transferring evidence from research into practice, III: developing evidence-based clinical policy. *ACP J Club.* 1997;126(2):A14-A16.

3

Qual é a questão?

Gordon Guyatt, Maureen O. Meade,
Scott Richardson e Roman Jaeschke

Neste capítulo:

TRÊS MANEIRAS DE UTILIZAR A LITERATURA MÉDICA

Considere uma estudante de medicina, no início de seu treinamento, examinando um paciente com diabete melito recentemente diagnosticado. Ela fará perguntas como: o que é o diabete melito do tipo 2? Por que este paciente tem poliúria? Por que este paciente tem adormecimento e dor nas pernas? Que opções de tratamento estão disponíveis? Essas perguntas abordam a fisiologia humana normal e a fisiopatologia associada a um problema médico.

Livros tradicionais de medicina que descrevem a fisiologia, a patologia, a epidemiologia e as abordagens gerais de tratamentos fundamentais fornecem um recurso excelente para tratar essas *questões básicas*. Os tipos de questões que os clínicos amadurecidos normalmente fazem requerem recursos diferentes.

Leitura superficial

Um médico internista escaneando o ACP Journal Club de setembro/outubro de 2005 (http://www.acponline.org/journals/acpjc/jcmenu.htm) se depara com os seguintes artigos: *Intensive insulin-glucose infusion regimens with long-term or standard glucose control did not differ for reducing mortality in type 2 diabetes mellitus and MI,*[1] e *Review: mixed signals from trials concerning pharmacologic prevention of type 2 diabetes mellitus.*[2]

Esse internista está em vias de elaborar uma questão geral – que informações importantes novas eu deveria conhecer para tratar meus pacientes de maneira ótima? Tradicionalmente, os clínicos abordam essa questão assinando diversos periódicos médicos, nos quais aparecem artigos relevantes à sua prática. Mantêm-se atualizados passando os olhos sobre o sumário e lendo os artigos relevantes. Essa abordagem tradicional, a qual poderíamos denominar de modo superficial de utilização da literatura médica, tem importantes limitações de eficiência. A *medicina baseada em evidências* oferece soluções para esse problema.

A estratégia mais eficiente é restringir sua leitura superficial às *publicações secundárias*. Para medicina interna e geral, o ACP Journal Club publica *sinopses* de artigos que respondem tanto a critérios de relevância clínica como à qualidade de metodologia. Descrevemos esses periódicos secundários em maiores detalhes no Capítulo 4, Encontrando as evidências.

Algumas especialidades (atenção primária, saúde mental) e subespecialidades (cardiologia, gastrenterologia) já têm seus próprios periódicos secundários especializados; outras não. A New York Academy of Medicine mantém uma lista atualizada de periódicos secundários disponíveis em muitas disciplinas da atenção à saúde (http://www.ebmny.org/journal.html). Se você não tiver sorte suficiente para encontrar seu periódico específico, pode aplicar seu próprio filtro de relevância e metodologia a artigos em periódicos direcionados à especialidade ou subespecialidade. Quando tiver aprendido as habilidades, ficará surpreso com a pequena proporção de estudos que precisará acompanhar e a eficiência com a qual poderá identificá-los.

Solução de problemas

Clínicos experientes frente a um paciente com diabete melito farão perguntas como: em pacientes com diabete melito tipo 2 recém instalado, que aspectos clínicos ou resultados de exames predizem o desenvolvimento de complicações diabéticas? Em pacientes com diabete melito tipo 2 necessitando de terapia medicamentosa, começar com metmorfin resulta em um melhor controle da doença e reduz complicações no longo prazo mais do que outros tratamentos iniciais? Aqui, os clínicos estão definindo perguntas específicas levantadas ao cuidar de pacientes para, então, consultar a literatura para resolver essas questões.

Questões básicas e clínicas

Pode-se pensar no primeiro conjunto de perguntas, aquelas da estudante de medicina, como questões básicas, e aquelas dos conjuntos de leitura superficial e de solução de problemas como questões clínicas. Na maioria das situações, você precisa compreender completamente o básico antes de pensar em assuntos clínicos.

Um clínico experiente pode ocasionalmente necessitar de informações básicas, o que é mais provável quando um novo problema ou *síndrome* médica ("O que é SARS?"), um novo teste diagnóstico ("Como funciona o PCR?") ou uma nova modalidade de tratamento ("O que são agentes antipsicóticos atípicos?") aparecem no campo clínico.

A Figura 3.1 representa a evolução das questões que fazemos, à medida que progredimos da condição de novatos, fazendo perguntas básicas para especialistas elaborando questões clínicas. Este livro explora como os profissionais em atividade podem usar a literatura médica para resolver suas questões clínicas.

ESCLARECENDO SUA QUESTÃO

A estrutura: pacientes, intervenção ou exposição, desfecho

Frequentemente questões clínicas vêm à mente de uma maneira que transforma a descoberta de respostas na literatura médica em um desafio. Dissecar a pergunta em seus componentes para facilmente encontrar as melhores *evidências* é uma habilidade fundamental.[2] Pode-se dividir a maioria das questões em três partes: a população ou os pacientes, a intervenção ou a *exposição* e o *desfecho* (Tab. 3.1).

Cinco tipos de questões clínicas

Além de esclarecer a população, a intervenção ou as exposições e o desfecho, é produtivo classificar a natureza da pergunta que você está fazendo. Existem cinco tipos fundamentais de questões clínicas:

1. Terapia: determinar o efeito de intervenções sobre desfechos importantes para o paciente (sintomas, função, morbidade, mortalidade, custos)
2. Dano: verificar os efeitos de agentes potencialmente prejudiciais (inclusive terapias do primeiro tipo de questão) sobre desfechos importantes para o paciente
3. Diagnóstico diferencial: em pacientes com uma apresentação clínica particular, definir a frequência dos distúrbios subjacentes
4. Diagnóstico: definir o poder de um teste para diferenciar entre aqueles com e sem uma condição alvo ou doença
5. Prognóstico: estimar a evolução futura de um paciente

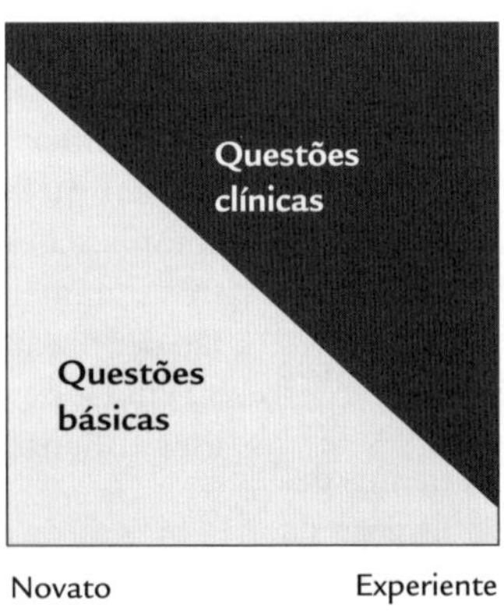

FIGURA 3.1 Questões básicas e clínicas.

TABELA 3.1 Elaborando questões clínicas

1. *A população ou os pacientes*. Quem são os pacientes relevantes?
2. *As intervenções ou exposições* (testes diagnósticos, alimentos, medicamentos, procedimentos cirúrgicos, tempo, fatores de risco, etc.). Quais são as estratégias de manejo que estamos interessados em comparar ou quais as exposições potencialmente prejudiciais com as quais estamos preocupados? Para aspectos de terapia, de prevenção ou de dano, sempre existirá tanto uma intervenção experimental quanto uma exposição supostamente prejudicial e uma intervenção ou estado controle, alternativo, com o qual comparar.
3. *O desfecho*. Quais são as consequências relevantes para o paciente das exposições que nos interessam? Também podemos estar interessados nas consequências para a sociedade, inclusive quanto a custos ou ao uso de recursos. Também pode ser importante especificar o período de interesse.

Encontrando um estudo adequadamente delineado para seu tipo de questão

Você precisa identificar corretamente a categoria do estudo porque, para responder à sua pergunta, deve encontrar um estudo delineado de forma apropriada. Se procurar por um *ensaio clínico randomizado (ECR)* para se informar sobre as propriedades de um teste diagnóstico, é improvável que encontre a resposta que procura. Agora revisaremos os delineamentos de estudos associados aos cinco principais tipos de questões.

Para responder a perguntas sobre um tópico terapêutico, identificamos estudos nos quais um processo análogo a jogar uma moeda para o alto determina se os participantes recebem um *tratamento experimental* ou um tratamento controle ou padrão, um ECR (ver Cap. 6, Terapia [ensaios clínicos randomizados]). Uma vez que os investigadores tenham alocado os participantes ao grupo de tratamento ou ao *grupo-controle*, os acompanharão ao longo do tempo para determinar se têm, por exemplo, um acidente vascular cerebral ou um infarto do miocárdio – é o que denominamos desfecho relevante (Fig. 3.2).

Idealmente, também procuraríamos por ensaios clínicos randomizados para abordar aspectos do *dano*. Para muitas exposições potencialmente prejudiciais, contudo, alocar aleatoriamente os pacientes não é prático nem ético. Por exemplo, não se pode sugerir para participantes em potencial de um estudo que um investigador decida, jogando uma moeda para o

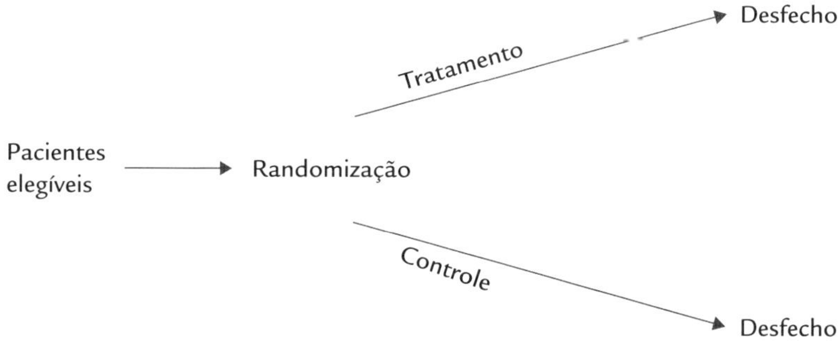

FIGURA 3.2 Estrutura de ensaios clínicos randomizados.

alto, se eles fumarão ou não durante os próximos 20 anos. Para exposições como o fumo, o melhor que se pode fazer é identificar estudos nos quais a escolha pessoal ou a casualidade determina se as pessoas estão expostas ou não. Esses *estudos observacionais* (com frequência subclassificados como *estudos de coorte* ou *estudos de caso-controle*) fornecem evidências mais fracas do que os ensaios clínicos randomizados (ver Cap. 12, Dano [estudos observacionais]).

A Figura 3.3 mostra um delineamento de estudo observacional comum, no qual pacientes com e sem as exposições de interesse são acompanhados ao longo do tempo para determinar se experimentam o desfecho relevante. Para o tabagismo, um desfecho importante provavelmente seria o desenvolvimento de câncer.

Para definir um diagnóstico diferencial, precisamos de um delineamento de estudo diferente (Fig. 3.4). Aqui, os investigadores organizam um grupo de pacientes com uma apresentação similar (icterícia indolor, síncope, cefaleia), realizam uma extensa bateria de testes e, se necessário, acompanham os pacientes por certo tempo. Com isso, esperam definir a causa subjacente dos *sintomas* e *sinais* que cada paciente apresentava.

Definir o valor de um teste diagnóstico em particular (o que denominamos suas propriedades ou características operadoras) requer um delineamento levemente diferente (Fig. 3.5). Em estudos com testes diagnósticos, os investigadores identificam um grupo de pacientes nos quais suspeitam que exista uma doença ou uma condição de interesse (como tuberculose, câncer de pulmão ou anemia ferropriva), a qual denominamos condição alvo. Esses pacientes passam por um novo teste diagnóstico e um *padrão de referência, padrão-ouro* ou *critério padrão*. Os investigadores avaliam o teste diagnóstico ao comparar sua classificação de pacientes com aquela da referência padrão (Fig. 3.5).

Um tipo final de estudo examina o prognóstico de um paciente e pode identificar fatores que o modifiquem. Aqui, os investigadores identificam pacientes que pertencem a um grupo em particular (como mulheres grávidas, pacientes passando por cirurgia ou pacientes com câncer) com ou sem fatores que possam modificar seus prognósticos (tais como idade ou *comorbidade*). A exposição é o tempo, e os investigadores acompanham os pacientes para determinar se experimentam o *desfecho relevante*, como um problema de nascimento ao fim de uma gestação, um infarto do miocárdio depois de uma cirurgia ou a sobrevivência ao câncer (Fig. 3.6).

Três exemplos de esclarecimento de questão

Forneceremos agora exemplos da transformação de questões clínicas não estruturadas em questões estruturadas que facilitam o uso da literatura médica.

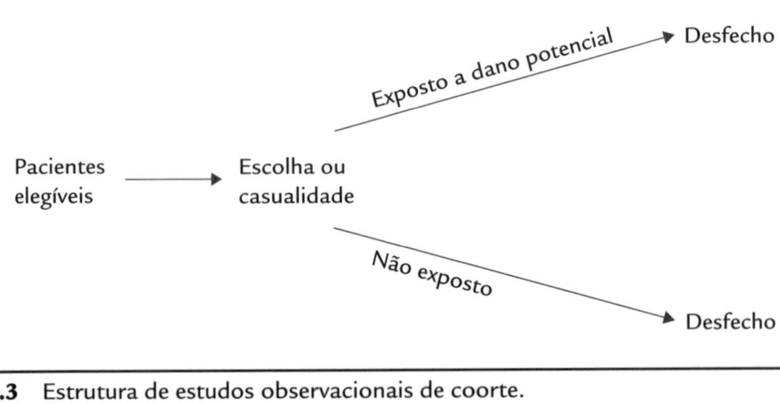

FIGURA 3.3 Estrutura de estudos observacionais de coorte.

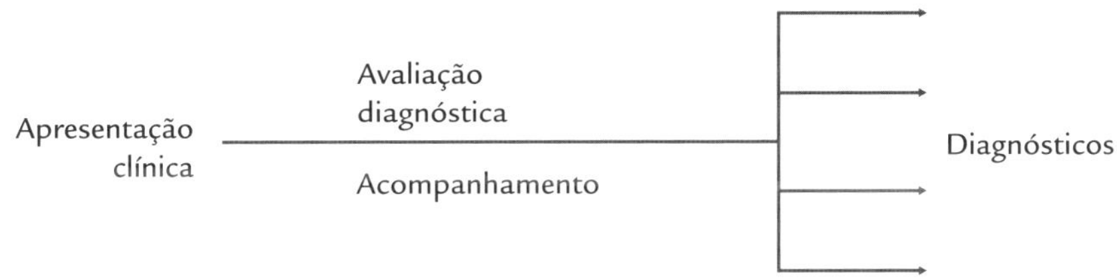

FIGURA 3.4 Estrutura de estudos de diagnóstico diferencial.

Exemplo 1 – Diabete e pressão sanguínea a ser alcançada

Uma mulher branca de 55 anos de idade se apresenta com diabete melito tipo 2 e hipertensão. Seu controle glicêmico é excelente com metformina e ela não tem histórico de complicações. Para manejar sua hipertensão, ela toma uma pequena dose diária do diurético tiazida. Durante um período de 6 meses sua pressão sanguínea está próxima de 155/88 mmHg.

Questão inicial: ao tratar a hipertensão, que pressão sanguínea devemos ter como meta?

Aprofundando: uma limitação dessa formulação da questão é que ela não consegue especificar a população com detalhes suficientes. Os benefícios do controle estrito da pressão sanguínea podem diferir em pacientes diabéticos *versus* pacientes não diabéticos e em pacientes com e sem complicações diabéticas.

O detalhe no qual especificamos a população de pacientes é uma faca de dois gumes. Sendo muito específicos (mulheres de meia-idade com diabete tipo 2 não complicado), garantiremos que a resposta que alcançarmos seja aplicável aos nossos pacientes. Podemos, entretanto, não conseguir descobrir algum estudo que se restrinja a essa população. A solução é começar com uma população específica de pacientes, mas estar pronto para omitir especificações para descobrir um artigo relevante. Nesse caso, podemos nos preparar para omitir "mulher", "meia-idade", "não complicado" e "tipo 2", nessa ordem. Se suspeitarmos que a pressão sanguínea ótima a ser alcançada possa ser semelhante em pacientes diabéticos e não diabéticos, e isso se provar absolutamente necessário, podemos omitir o "diabete".

Podemos desejar especificar que estamos interessados no acréscimo de um agente anti-hipertensivo específico. Alternativamente, a intervenção de interesse pode ser qualquer tratamento anti-hipertensivo. Mais ainda, uma parte chave da intervenção será a meta para controle da pressão sanguínea. Por exemplo, podemos estar interessados em saber se faz qualquer diferença se nossa pressão sanguínea diastólica alvo for menor do que 80 mmHg *versus* menor do que 90 mmHg. Outra limitação da formulação inicial da questão é que ela não consegue especificar os critérios pelos quais julgaremos o alvo apropriado para nosso tratamento para hipertensão.

Questão aperfeiçoada (passível de busca): uma questão de TERAPIA

- *Pacientes*: pacientes hipertensos com diabete tipo 2 sem complicações diabéticas.
- *Intervenção/exposição*: qualquer agente anti-hipertensivo objetivando uma meta de pressão sanguínea diastólica de 90 mmHg *versus* uma meta comparativa de 80 mmHg.
- *Desfechos*: acidente vascular cerebral, infarto do miocárdio, morte cardiovascular, mortalidade total.

Exemplo 2 – Perda transitória de consciência

Um homem com 55 anos de idade, anteriormente bem, apesar de ser um bebedor pesado, apresenta-se ao setor de emergência com um episódio de perda transitória de consciência. Na noite da consulta, ele tomou cinco cervejas, como de costume, e começou a subir as escadas na hora de dormir. O próximo evento do qual se

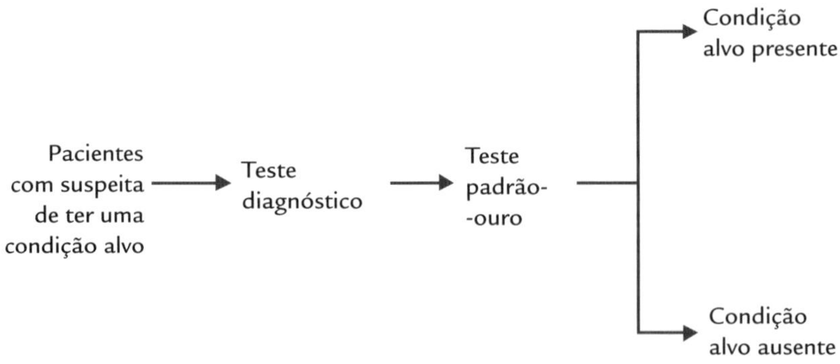

FIGURA 3.5 Estrutura de estudos de propriedades de testes diagnósticos.

lembra é ser acordado por seu filho, que o encontrou deitado perto do fim da escada. O paciente demorou cerca de um minuto para recobrar a consciência e permaneceu confuso por mais dois minutos. Seu filho não testemunhou qualquer tremor e não houve nenhuma incontinência. O resultado do exame físico foi insignificante; o eletrocardiograma mostrou um ritmo sinusal com um batimento de 80/min e sem anormalidades. Glicose, sódio e outros resultados laboratoriais estavam normais.

Questão inicial: qual a extensão da investigação que deveria ser feita para esse paciente?

Aprofundando: a questão inicial nos dá uma pequena ideia de onde procurar uma resposta na literatura. De fato, existe um rol de perguntas que poderiam ser úteis na escolha de uma estratégia investigativa ótima. Poderíamos, por exemplo, colocar uma questão sobre diagnóstico diferencial: se conhecêssemos a distribuição de diagnósticos definitivos em tais pacientes, poderíamos escolher investigar os mais comuns e omitir investigações direcionadas a possibilidades remotas.

Outra informação que nos ajudaria seria sobre as propriedades de testes diagnósticos individuais. Se um eletroencefalograma fosse extremamente acurado para diagnosticar uma convulsão, ou um monitor Holter 24 horas para diagnosticar arritmia, ficaríamos muito mais inclinados a solicitar os testes do que se eles não identificassem pacientes com os problemas subjacentes ou classificassem falsamente pacientes sem os problemas.

Alternativamente, podemos elaborar uma questão sobre prognóstico. Se pacientes como o nosso tivessem um prognóstico benigno, ficaríamos menos ansiosos em investigar extensivamente do que se os pacientes tendessem a piorar. Finalmente, a resposta definitiva do grau de intensidade com o qual deveríamos investigar viria de um ensaio clínico randomizado, no qual pacientes semelhantes a esse homem fossem alocados em uma investigação mais intensiva *versus* menos intensiva.

Questões aperfeiçoadas (passíveis de busca): uma questão de DIAGNÓSTICO DIFERENCIAL

- *Pacientes*: pacientes de meia-idade apresentando perda transitória de consciência.
- *Intervenção/exposição*: investigação e acompanhamento cuidadosos.
- *Desfechos*: frequência de transtornos subjacentes, como síncope vasovagal, convusões, arritmia e acidente isquêmico transitório.

Uma questão de DIAGNÓSTICO

- *Pacientes*: pacientes de meia-idade apresentando perda transitória de consciência.
- *Intervenção/exposição*: eletroencefalograma.
- *Desfechos*: investigação seguindo padrão-ouro (provavelmente acompanhamento a longo prazo).

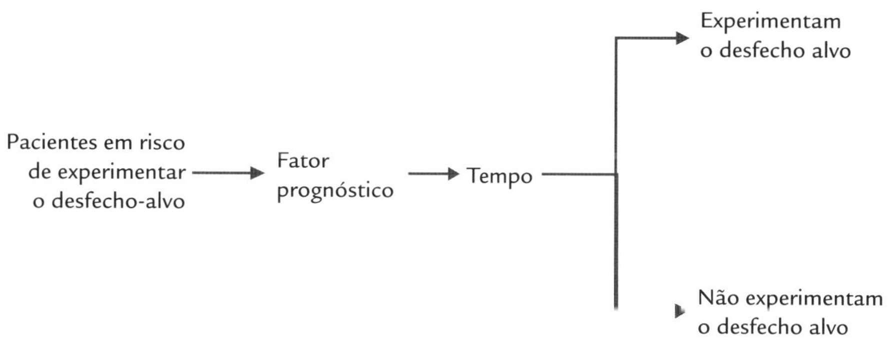

FIGURA 3.6 Estrutura de estudos de prognóstico.

Uma questão de PROGNÓSTICO

- *Pacientes*: pacientes de meia-idade apresentando perda transitória de consciência.
- *Intervenção/exposição*: tempo.
- *Desfechos*: morbidade (arritmias complicadas ou convulsões, acidentes vasculares cerebrais, acidentes sérios) e mortalidade no ano após a consulta.

Uma questão de TERAPIA

- *Pacientes*: pacientes de meia-idade apresentando perda de consciência.
- *Intervenção/exposição*: investigação abrangente *versus* um comparativo com investigação mínima.
- *Desfechos*: morbidade e mortalidade no ano após a consulta.

Exemplo 3 – Carcinoma de células escamosas

Um homem com 60 anos de idade e histórico de tabagismo de 40 maços por ano se apresenta com hemoptise. Uma radiografia de tórax mostra uma massa parenquimal com um mediastino normal, e uma aspiração com agulha fina da massa mostra um carcinoma de células escamosas. Além da hemoptise, o paciente é assintomático e o resultado do exame físico é inteiramente normal.

Questão inicial: que investigações deveriam ser realizadas antes de decidir se deve ser oferecida uma cirurgia a esse paciente?

Aprofundando: os aspectos-chave, definidores desse paciente, são seu carcinoma de células não pequenas e o fato de que seu histórico médico, o exame físico e a radiografia de tórax não mostram evidências de doença metastática intra ou extratorácica. Estratégias investigativas alternativas abordam dois aspectos separados: o paciente tem doença mediastínica oculta e o paciente tem doença mediastínica extratorácica oculta? Para essa discussão, focalizaremos o primeiro aspecto. Estratégias investigativas para abordar a possibilidade de doença mediastínica oculta incluem a realização de mediastinoscopia ou de tomografia computadorizada (TC) do peito e o procedimento conforme os resultados dessa investigação.

Quais desfechos estamos tentando influenciar em nossa escolha de abordagem investigativa? Gostaríamos de prolongar a vida do paciente, mas é provável que a extensão de seu tumor primário seja o maior determinante de sobrevida, e nossas investigações não podem mudar isso. Desejamos detectar metástases mediastínicas ocultas, se estiverem presentes, porque se o câncer houver se disseminado para o mediastino é improvável que a cirurgia de ressecção beneficie o paciente. Assim, na presença de doença mediastínica, os pacientes normalmente receberão abordagens paliativas, evitando-se uma toracotomia desnecessária.

Poderíamos estruturar nossa questão clínica duas maneiras. Uma seria perguntar sobre a utilidade da TC para identificar doença mediastínica. Mais definitivo seria fazer uma questão de terapia: que estratégia investigativa resultaria em desfechos clínicos superiores?

Questões aperfeiçoadas (passíveis de busca): uma questão de DIAGNÓSTICO

- *Pacientes*: câncer de pulmão de células não pequenas recentemente diagnosticado sem nenhuma evidência de metástase extrapulmonar.
- *Intervenção/exposição*: TC do peito.
- *Desfecho*: disseminação mediastínica pela mediastinoscopia.

Uma questão de TERAPIA

- *Pacientes*: câncer de pulmão de células não pequenas recentemente diagnosticado sem nenhuma evidência de metástase extrapulmonar.
- *Intervenção/exposição*: mediastinoscopia para todos ou restrita àqueles com lesões suspeitas à TC do tórax.
- *Desfecho*: toracotomia desnecessária.

DEFININDO A QUESTÃO: CONCLUSÃO

Construir uma questão passível de busca que lhe permita usar a literatura médica para resolver problemas não é simples. Requer uma detalhada compreensão dos aspectos clínicos envolvidos no manejo do paciente. Os três exemplos deste capítulo ilustram que cada consulta com um paciente pode desencadear diversas questões clínicas e que você deve pensar cuidadosamente sobre o que realmente quer saber. Manter a estrutura da pergunta em mente – paciente, intervenção ou exposição e controle e desfecho – é extremamente útil para chegar a uma pergunta que possa ser respondida. Identificar o tipo de questão – terapia, dano, diagnóstico diferencial, diagnóstico e prognóstico – assegurará ainda mais que você está procurando um estudo com um delineamento adequado.

A definição cuidadosa da questão fornecerá um outro benefício: será menos provável que você seja enganado por um estudo que aborde uma questão relacionada à que você está interessado, mas com uma ou mais diferenças. Por exemplo, assegurar-se de que o estudo compara tratamento experimental com atenção atual ótima pode ressaltar as limitações dos ensaios que usam um controle com *placebo* (ver Cap. 11.3, Lidando com apresentações equivocadas de resultados de ensaios clínicos). Especificar que você está interessado em desfechos importantes para o paciente (como fraturas de ossos longos) torna vívidas as limitações de estudos que enfocam *desfechos substitutos* (como a densidade óssea) (ver Cap. 11.4, Desfechos substitutos). Especificar que você está fundamentalmente interessado em evitar a progressão para diálise o tornará apropriadamente cauteloso com um *desfecho combinado* de progressão para diálise ou dobrar o nível de creatinina sérica (ver Cap. 10.4, Desfechos combinados). Você não descartará tais estudos, mas a definição cuidadosa da pergunta ajudará a aplicar criticamente os resultados à atenção ao seu paciente.

Um último benefício crucial da consideração cuidadosa da pergunta é que ela estabelece o estágio para busca eficiente e efetiva da identificação e da recuperação das melhores evidências. O Capítulo 4, Encontrando as evidências, usa os componentes do paciente, da intervenção e do desfecho, para fornecer as ferramentas de busca necessárias para uma *prática baseada em evidências* efetiva.

Referências

1. Yusuf S. Intensive insulin-glucose infusion regimens with long-term or standard glucose control did not differ for reducing mortality in type 2 diabetes mellitus and MI. *ACP J Club.* 2005;143(2):43.
2. Kenealy TAB. Review: mixed signals from trials concerning pharmacological prevention of type 2 diabetes mellitus. *ACP J Club.* 2005;143(2):44.

4

Encontrando as evidências

Ann McKibbon, Peter Wyer,
Roman Jaeschke e Dereck Hunt

Neste capítulo:

- Introdução
- Quatro categorias de fontes de informação e como os clínicos as utilizam
- Procurar na literatura médica às vezes é inútil
- Quatro critérios para escolher recursos de informação
  - Solidez da abordagem baseada em evidências
  - Abrangência e especificidade
  - Facilidade de uso
  - Disponibilidade
- Fontes de informação que atendem a pelo menos alguns critérios
  - Recursos (sistemas) semelhantes a livros-texto
  - Recursos pré-filtrados (sinopses)
  - Revisões sistemáticas e diretrizes (resumos)
  - Estudos originais/primários
  - Serviços de alerta ou atualização
  - Outros recursos
  - Formato
- Respondendo a exemplos de questões
  - Questões básicas
  - Questões clínicas
- Conclusão

INTRODUÇÃO

A avaliação de lacunas do conhecimento, a formulação de perguntas, a coleta, a síntese e a aplicação de *evidências* no cuidado aos pacientes estão entre os fundamentos da atenção à saúde informada. Frequentemente os clínicos usam recursos de informação como livros-texto, Medline e consultoria com colegas respeitados ao coletar evidências. Existem muitos recursos de informação, e cada disciplina e subespecialidade da medicina tem ferramentas e recursos singulares de informação. Nem todos os recursos, entretanto, oferecem informações sólidas que possam ser acessadas fácil e eficientemente. Este capítulo lhe ajudará a aprimorar suas habilidades de busca de informações e lhe orientará na escolha dos melhores recursos para o uso clínico.

Começamos pela descrição de uma maneira de categorizar os recursos e pela revisão detalhada de alguns dos recursos mais úteis, concentrando-nos naqueles que são baseados em evidências com alto potencial de impacto clínico. Terminamos o capítulo ilustrando estratégias de busca em diversas bases de dados, que podem ser desafiadoras ao uso. Nossa meta não é discutir todas as possíveis escolhas, mas sim fornecer uma amostra representativa dos recursos mais úteis e um esquema para que você explore diferentes tipos e classes. Existem poucas recomendações do tipo "melhor oferta" neste capítulo. A utilidade de um recurso depende de muitos fatores, tais como a oferta de recursos de sua instituição, sua especialidade, seu estágio de treinamento e sua familiaridade com o tópico específico de uma busca. Além disso, existem poucas evidências que comparem recursos. O American Board of Internal Medicine está estudando esse assunto. Abordaremos a descoberta de informações para responder a *questões básicas* e a *questões clínicas*, além da busca relacionada à leitura superficial e à atualização.

Para começar nossa consideração a respeito de recursos externos de informação, vamos revisar rapidamente a distinção entre questões básicas e questões clínicas, descritas no capítulo anterior (ver Cap. 3, Qual é a questão?).

As questões básicas podem envolver um único fato, como o agente microbiológico causador da doença de Chagas, a dose recomendada de um medicamento ou uma lista dos atributos da síndrome CHARGE (coloboma ocular, defeitos cardíacos, atresia das coanas, retardo do crescimento e/ou do desenvolvimento, anormalidades genitais e/ou urinárias e anormalidades da audição e surdez). Frequentemente envolvem muito mais informações, como as perguntas "O que é a síndrome de Gerstmann?" ou "Como insiro um acesso central venoso na jugular?"

As questões clínicas são perguntas orientadas que fornecem a base de evidências para decisões clínicas específicas; são melhor estruturadas usando o esquema PICO (paciente/população, intervenção, comparação e desfecho [*outcome*]). Este capítulo e as *Diretrizes para utilização da literatura médica* como um todo dão enfoque ao o achado eficiente das melhores respostas a questões clínicas.

QUATRO CATEGORIAS DE FONTES DE INFORMAÇÃO E COMO OS CLÍNICOS AS UTILIZAM

A Tabela 4.1 resume quatro categorias de recursos de informação. Segue uma descrição mais completa de cada categoria com exemplos de recursos.

1. *Sistemas:* alguns recursos de informação oferecem evidências clínicas atualizadas regularmente, às vezes integradas com outros tipos de informações sobre atenção à saúde, e orientação ou recomendações para manejo de pacientes. Os sistemas existentes incluem o PIER (http://acponline.org/index.html), UpToDate (http://

TABELA 4.1 Categorias de recursos para informação clínica

Categoria	Descrição	Grau de processamento de evidências	Quantas existem	Facilidade de uso
Sistemas	Recursos similares a livros-texto, que resumem e integram evidências clínicas com outros tipos de informações direcionadas a decisões/orientações da prática clínica	Processamento substancial, com a integração de evidências e prática – pode orientar a atenção (dar respostas) ou fornecer evidências sobre uma ação clínica	Poucas	Muito fácil
Sinopses	Resumos de estudos e revisões sistemáticas que incluem aconselhamento ou orientações para aplicação por clínicos experientes	As evidências são avaliadas externamente, com pontos fortes e fracos fornecidos em cada artigo/tópico	Milhares	Fácil
Resumos	Revisão sistemática de artigos e diretrizes de prática clínica – você avalia a informação e toma decisões	Revisões sistemáticas e diretrizes de alta qualidade que resumem e apresentam evidências a partir de estudos primários; algumas diretrizes também podem ser consideradas sinopses	Menos de 50.000	O uso pode consumir tempo e o acesso ao texto completo pode exigir alguma busca
Estudos	Estudos individuais (p. ex., artigos do Medline)	Nenhum processamento de evidências – os indivíduos devem avaliar e aplicar	Milhões	Exige que o clínico avalie criticamente; são difíceis de encontrar e podem exigir busca em grandes bases de dados

Adaptada de Haynes.[1]

www.uptodate.com/), Clinical Evidence (http://www.clinicalevidence.com/ceweb/conditions/index.jsp) e EBM Guidelines: Evidence-based medicine (http://www3.interscience.wiley.com/cgi-bin/mrwhome/112605734/HOME).

2. *Sinopses:* periódicos e produtos com recursos pré-filtrado, como o ACP Journal Club (http://www.acpjc.org/) e o InfoPOEMs (http://www.infopoems.com/), servem a duas funções. Inicialmente, os artigos atuam como um serviço de alerta para manter os clínicos atualizados em relação a avanços recentes. Quando organizados de forma rigorosa e sistemática, o conteúdo de tais recursos se transforma, com o tempo, em uma base de dados de artigos importantes. A New York Academy of Medicine mantém uma lista de periódicos com material pré-filtrado para diversas disciplinas (http://www.ebmny.org/journal.html).
3. *Resumos:* a Cochrane Collaboration (http://www.cochrane.org) oferece revisões sistemáticas de intervenções para atenção à saúde, enquanto a Campbell Collaboration oferece revisões similares no âmbito social, comportamental e edu-

cacional (http://www.campbellcollaboration.org/). Você também pode encontrar revisões sistemáticas no Medline e em outras bases de dados. Ao coletar as evidências sobre um tópico, as revisões sistemáticas se tornam mais úteis do que os *estudos primários* ou individuais.

4. *Estudos:* estudos originais ou primários (p. ex., aqueles armazenados no Medline). Existem muitos estudos, mas as informações neles contidas precisam de avaliação antes de serem aplicadas a problemas clínicos.

Diretrizes para prática clínica ilustram que essa classificação (como qualquer outra) tem suas limitações: as diretrizes apresentam aspectos de sistemas e resumos e, às vezes, de sinopses. Por exemplo, a Database of Abstracts of Reviews of Effects; (Dare, http://www.york.ac.uk/inst/crd/crddatabases.htm) não somente inclui revisões, mas também elementos de diretrizes nas quais comentaristas especialistas sugerem como os clínicos poderiam aplicar os achados das revisões.

Os clínicos utilizam recursos correspondentes a todas as categorias apresentadas para encontrar as informações que precisam durante o atendimento clínico.[2] Nem todos os recursos, entretanto, resultam em respostas úteis a questões clínicas. Diversos estudos[2-4] demonstram que, quando os clínicos usam recursos de informação para responder a questões clínicas, os recursos escolhidos fornecem as melhores evidências somente em 50% dos casos. Apesar disso, algumas evidências sugerem que a busca de informação externa melhora os processos paciente-atenção e pode melhorar os desfechos em saúde.[5-8]

PROCURAR NA LITERATURA MÉDICA ÀS VEZES É INÚTIL

Considere a seguinte questão clínica: em pacientes com embolia pulmonar, em que medida aqueles com infarto pulmonar têm um *desfecho* pior do que aqueles sem infarto pulmonar?

Antes de formular a estratégia de busca e começar a pesquisa na literatura para responder a essa pergunta, deveríamos pensar sobre como os investigadores diferenciariam os pacientes com e sem infarto. Como nenhum método 100% definitivo, exceto a autópsia, apresenta essa diferenciação, nossa busca está condenada antes mesmo de começarmos.

Esse exemplo ilustra que a literatura médica não lhe ajudará quando não existir nenhum delineamento de estudo factível que os investigadores possam usar para resolver um problema. Sua busca também será fútil se ninguém despender tempo e esforço para conduzir e publicar o estudo necessário. Antes de embarcar em uma busca, considere cuidadosamente se é provável que o resultado valha o tempo despendido.

QUATRO CRITÉRIOS PARA ESCOLHER RECURSOS DE INFORMAÇÃO

A busca eficiente envolve a escolha das fontes de informação apropriadas à questão clínica – muito semelhante a você escolher testes diagnósticos adequados aos sintomas do seu paciente. O esquema na Tabela 4.1 oferece uma diretriz inicial para fazer escolhas. Se for provável que um recurso completamente integrado e confiável (um recurso do tipo "sistema") responda à sua questão, seria sábio usá-lo. Dependendo do nível de detalhamento de que você precisa, uma *diretriz de prática* ou uma revisão sistemática, ou uma sinopse bem feita de uma diretriz ou de uma revisão sistemática pode ser a próxima melhor opção. Para algumas perguntas, você buscará estudos individuais.

A Tabela 4.2 descreve critérios de seleção que são específicos para decisões sobre uma fonte de informação ótima. Apesar de a maioria dos clínicos desejar ter pelo menos uma fonte de informação abrangente na qual pudesse confiar, as particularidades da pergunta sendo feita podem demandar uma variedade de recursos.

TABELA 4.2 Critérios de seleção para escolha ou avaliação de recursos

Critério	Descrição
Solidez da abordagem baseada em evidências	Qual a força do compromisso com as evidências para apoiar inferências?
	O recurso indica bem a força das evidências por trás das recomendações ou outro conteúdo?
	O recurso oferece *links* para aqueles que desejarem examinar as evidências?
Abrangência e especificidade	O recurso abrange minha disciplina ou área de conteúdo adequadamente?
	Abrange questões do tipo que estou fazendo (p. ex., terapia, diagnóstico, prognóstico, dano?)
	Atinge minha área de prática específica?
Facilidade de uso	Oferece o tipo de informação que preciso de forma rápida e consistente?
Disponibilidade	Está prontamente disponível em todos os locais onde eu poderia usá-lo?
	Posso adquiri-lo com facilidade?

Solidez da abordagem baseada em evidências

Um recurso de informações baseadas em evidências oferecerá acesso a uma amostra representativa de evidências da mais alta qualidade abordando uma pergunta clínica. Os recursos baseados em evidências que resumem evidências delimitarão explicitamente sua pergunta, conduzirão uma busca abrangente, avaliarão a *validade* dos estudos individuais e, se for adequado, fornecerão uma estimativa combinada do impacto dos *desfechos* de interesse (ver Cap. 19, Resumindo as evidências). Os recursos baseados em evidências que fornecem recomendações utilizarão revisões sistemáticas existentes ou conduzirão suas próprias para fornecer as melhores estimativas de benefício e *risco* de estratégias de manejo alternativas para todos os *desfechos importantes para o paciente*. Então utilizarão um sistema apropriado para graduar as recomendações e explicitarão *valores e preferências* subjacentes (ver Cap. 21, Como utilizar uma recomendação para o manejo do paciente).

Abrangência e especificidade

Um recurso ideal abrangerá a maioria das perguntas relevantes à sua prática – e isso é tudo. Assim, recursos limitados à sua área de prática, como coletânea de sinopses planejadas para ajudá-lo a se manter atualizado sobre os acontecimentos mais recentes (por exemplo, Evidence-Based Cardiovascular Medicine, Evidence-Based Mental Health e Evidence-Based Oncology) podem responder às suas necessidades com a maior eficiência.

Alguns recursos são específicos para tipos particulares de perguntas. Por exemplo, Clinical Evidence e a Cochrane Database of Systematic Reviews atualmente se restringem a assuntos referentes ao manejo e não incluem estudos de acurácia de diagnóstico (apesar de ambos planejarem incluir esse material logo). As bases de dados da Cochrane Library estão restritas a *ensaios clínicos* e a revisões sistemáticas de tais ensaios.

Facilidade de uso

Alguns recursos são fáceis e rápidos de usar. Por exemplo, o tamanho relativamente pequeno da base de dados do ACP Journal Club facilita a busca. A base de dados contém uma coletânea de sinopses dos estudos de alta qualidade mais relevantes que aparecem em aproximadamente 140 periódicos relacionados à medicina interna. Sua excelente ferramenta de busca assegura a facilidade de procura de qualquer assunto, de viniyoga para dor na lombar a *metanálises* sobre medicamentos que reduzem colesterol ou câncer de mama associado ao uso de anticoncepcional oral.

O Medline é muito mais desafiador para ser usado eficientemente, devido à sua dimensão, que comportava um pouco menor que 17 milhões de artigos no início de 2008 (http://www.nlm.nih.gov/bsd/licensee/2008_stats/baseline_med_filecount.html) e um aumento de 700 mil artigos por ano. O PubMed, uma interface do Medline, é uma das maneiras mais fáceis de usar o Medline. O PubMed é planejado para clínicos e inclui aspectos como "Clinical Queries" ("Questões Clínicas") que limitam a recuperação àqueles artigos com alta probabilidade de serem relevantes às decisões clínicas.

Os clínicos também podem achar as revisões da Cochrane desafiadoras. Embora normalmente você consiga encontrar rapidamente uma revisão relevante, quando ela existir, as revisões são tão abrangentes, complexas e variáveis na qualidade de sua apresentação que com frequência precisam de um tempo considerável para serem assimiladas e aplicadas.

Disponibilidade

Os recursos mais confiáveis e eficientes frequentemente são caros. Médicos que trabalham em instituições podem acessar recursos de informação *online* de sua faculdade de medicina ou da biblioteca de seu hospital, inclusive textos completos de muitos artigos de periódicos. Médicos em prática privada em países com alto produto interno bruto (PIB) podem ter acesso a alguns recursos por intermédio de suas associações profissionais, mas outros podem se sobrecarregar com o custo da assinatura. Profissionais de saúde em países mais pobres podem ter acesso institucional por meio da iniciativa InterRed-Saúde de Acesso à Pesquisa (HINARI) da Organização Mundial da Saúde (OMS) (http://hinari.bvs.br/home_pt.htm) ou de outras organizações, mas enfrentam obstáculos financeiros ainda maiores. Apesar disso, alguns recursos como o PubMed e certos periódicos (p. ex., Canadian Medical Association Journal e a maioria dos periódicos da BioMed Central) são gratuitos para todos (http://www.gfmer.ch/Medical_journals/Free_medical.php). Muitos outros periódicos oferecem acesso gratuito ao conteúdo entre 6 e 12 meses depois da publicação (p. ex., BMJ, JAMA e Mayo Proceedings) ou a uma parte de seus conteúdos na época da publicação. O *Merck Manual*, um livro *online* utilizado com frequência (http://www.merck.com/mrkshared/mmanual/home.jsp), também é gratuito; contudo, não atende em grande medida ao critério de ser tão baseado em evidências em sua abordagem como alguns dos recursos pagos.

FONTES DE INFORMAÇÃO QUE ATENDEM A PELO MENOS ALGUNS CRITÉRIOS

As Tabelas 4.3 e 4.4 oferecem breves informações comparativas referentes a exemplos de recursos em cada categoria (sistemas, sinopses, resumos e estudos). A Tabela 4.3 inclui aqueles recursos de informação que sintetizam dados e fornecem resumos do conhecimento existente. Para esses recursos, incluímos discussões explícitas sobre como as evidências são avaliadas e como isso é transmitido aos usuários de informações específicas.

A Tabela 4.4 inclui aqueles recursos que não sintetizam dados – fornecem acesso a revisões sistemáticas individuais e a estudos originais. Incluímos alguns dos serviços importantes em cada tabela ao tentar inserir alguns recursos de baixo custo (ou gratuitos) para aqueles com orçamento limitado. O custo dos recursos é variável, dependendo de muitos fatores, inclusive assinaturas individuais *versus* por biblioteca e nacionalidade. Utilizamos dólares norte-americanos arredondados para os US$ 50,00 mais próximos e os preços do fim de 2007 para assinaturas individuais. No fim das tabelas oferecemos uma descrição narrativa dos

TABELA 4.3 Categorização de exemplos representativos de recursos de informação prontamente disponíveis

Categoria / exemplos de categoria	Solidez da abordagem baseada em evidências	Abrangência	Facilidade de uso e disponibilidade / custo em US$ arredondados para os US$ 50,00 mais próximos
		Recursos (sistemas) semelhantes a livros-texto	
Clinical Evidence	Forte	Somente terapia; principalmente atenção primária	Fácil de usar; comercialmente disponível; US$ 300 para versão *online* e impressa
PIER	Forte	Majoritariamente terapia; principalmente atenção primária e medicina interna	Fácil de usar; comercialmente disponível; US$ 100 para versão PDA
UpToDate	Moderada	A maioria das áreas clínicas, especialmente medicina interna e atenção primária	Fácil de usar, embora a busca não seja ideal; US$ 450 no primeiro ano e depois US$ 350 por ano; US$ 10.000 a mais para bibliotecas
DynaMed	Forte	Mais de 2.000 resumos de doenças apresentados em formato padrão para médicos de atenção primária	Fácil de usar; US$ 200, porém gratuito se você ajudar no desenvolvimento
EBM Guidelines	Forte	A maioria das áreas de prática de atenção primária	Versões para internet US$ 100; celular (PC manual, PDA ou telefone) + versão para internet US$ 300; impressa US$ 400; bibliotecas e grupos recebem preços individualmente
Manual Merck	Fraca	A maioria das áreas clínicas	Fácil de usar; gratuita
		Pré-filtradas (sinopses)	
ACP Journal Club	Forte	Estudos em medicina interna recentemente publicados; abrange estudos de todas as categorias	Fácil de usar; US$ 100 para versão impressa
InfoPOEMs	Forte	Estudos em medicina de família recentemente publicados; abrange estudos de todas as categorias	Fácil de usar; US$ 250

(*Continua*)

Tabela 4.3 Categorização de exemplos representativos de recursos de informação prontamente disponíveis (*Continuação*)

Categoria / exemplos de categoria	Solidez da abordagem baseada em evidências	Abrangência	Facilidade de uso e disponibilidade / custo em US$ arredondados para os US$ 50,00 mais próximos
DARE (Database of Abstracts of Reviews of Effects) York, Reino Unido	Forte	Abrange todas as disciplinas; concentra-se em terapia e prevenção; resumos de revisões sistemáticas de estudos de desempenho de testes diagnósticos também podem ser encontrados	Fácil de usar; gratuita
Bandolier	Forte	Abrangência limitada para médicos de atenção primária no Reino Unido	Fácil de usar; US$ 100 para versão impressa, gratuita *online*, embora haja um intervalo de vários meses entre as duas versões

recursos individuais, prestando especial atenção ao seu objetivo e a como são preparados.

Frequentemente os recursos de informação estão disponíveis em pacotes ou formatos variados (p. ex., Internet, em PDA – personal digital assistants, como recursos eletrônicos ou em papel e integrados a pacotes de serviços). O vendedor ou fornecedor do produto, uma bibliotecária associada à sua instituição ou grupo profissional podem ajudá-lo a determinar suas opções para acesso. Concluímos este capítulo fornecendo dicas de busca para os recursos potencialmente úteis para uma larga variedade de clínicos, mas pode ser desafiador usá-los eficientemente.

Recursos (sistemas) semelhantes a livros-texto

O **Clinical Evidence** do BMJ Publishing Group (http://www.clinicalevidence.com/ceweb/conditions/index.jsp) abrange mais de 200 doenças e 2.500 tratamentos, sendo regularmente atualizado e ampliado com novos tópicos. Seu conteúdo está baseado em revisões sistemáticas publicadas ou em revisões que a equipe realiza para autores, e é apresentado na forma de perguntas (p. ex., o uso regular de enxaguatórios bucais reduz a halitose?). O recurso fornece as evidências para benefícios e *danos* de tratamentos específicos e diz se as evidências são fracas ou não existentes (por exemplo, goma de mascar sem açúcar para halitose). O Clinical Evidence começou a abordar alguns aspectos de diagnóstico.

O **PIER** é o Physician Information Education Resource do American College of Physicians (http://pier.acponline.org/index.html). Seus pontos fortes são a orientação que oferece para os clínicos e a forte abordagem baseada em evidências. Os autores, que são clínicos experientes, recebem notificações a respeito de estudos recentemente publicados e de artigos de revisão sistemática que tenham importância para seu capítulo. Os capítulos são cuidadosamente elaborados em torno de uma estrutura consistente e todas as recomendações são intimamente vinculadas às evidências por trás da recomendação.

Em comparação com o Clinical Evidence, o PIER fornece recomendações explícitas. O conteúdo e as evidências são apresentados

TABELA 4.4 Recursos de informação que oferecem acesso a revisões sistemáticas e estudos originais (o peso das evidências se aplica a cada estudo ou revisão, e não ao recurso como um todo)

Categoria / exemplos de categorias	Abrangência	Facilidade de uso / disponibilidade
	Revisões sistemáticas e diretrizes (sínteses)	
Revisões sistemáticas	Revisões de uso em atenção clínica são frequentemente limitadas em seu âmbito; portanto, é preciso conseguir identificar rapidamente se existe um artigo relevante	Difícil de encontrar e ainda mais difícil de conseguir o texto completo; também exige algum esforço para aplicar a informação na revisão ao atendimento clínico
US National Guidelines Clearinghouse	Ampla abrangência das diretrizes dos EUA e de outras nações; frequentemente apresenta diversas diretrizes sobre o mesmo tópico	Fácil de buscar; um dos pontos fortes do *site* é conseguir "comparar" diretrizes sobre o mesmo tópico; gratuito; muitas diretrizes disponíveis em texto completo
Cochrane Database of Systematic Reviews	Abrange uma larga variedade de disciplinas; limitada à terapia e à prevenção	É fácil encontrar uma revisão Cochrane, mas às vezes é difícil aplicá-la devido à amplitude da abrangência; US$ 300, mas os resumos são gratuitos; incluída em muitos recursos combinados como o Ovid
	Estudos primários	
Medline	Muitos estudos primários em todas as disciplinas e áreas de pesquisa	É difícil encontrar um estudo específico e, com frequencia, é difícil de usar; gratuito pelo PubMed
Cochrane Controlled Trials Registry (CCTR)	Todas as especialidades e todos os tópicos para os quais um ensaio clínico for relevante (principalmente terapia e prevenção)	A Cochrane Library inclui DARE, revisões sistemáticas Cochrane e CCTR; US$ 300 para toda a biblioteca; a maneira mais rápida de determinar se um ensaio clínico sobre o tópico foi publicado
PubMed Clinical Queries	Busca limitada àqueles artigos com alguma possibilidade de ter aplicação clínica direta	Mais fácil de usar do que o Medline, pois as perguntas transformam o Medline em uma ferramenta clínica; gratuito
CINAHL	Os custos de armazenagem da base de dados são altos para aqueles não associados a um estabelecimento de ensino ou que não têm acesso a uma biblioteca de hospital	Similar ao Medline, pois o tamanho introduz problemas para conseguir realizar uma busca com rapidez e eficiência
	Outros	
Google	Uma das principais ferramentas de busca na *web* - pode-se encontrar quase tudo	É fácil encontrar algo, o difícil é achar justamente o que você quer e saber o valor e a evidência por trás do conteúdo; a maneira mais rápida de descobrir artigos de alto impacto que chegaram recentemente à imprensa e às manchetes na mídia

(*Continua*)

TABELA 4.4 Recursos de informação que oferecem acesso a revisões sistemáticas e estudos originais (o peso das evidências se aplica a cada estudo ou revisão, e não ao recurso com um todo) (*Continuação*)

Categoria / exemplos de categorias	Abrangência	Facilidade de uso / disponibilidade
SumSearch	Um sistema de busca para muitas das importantes bases de dados em saúde - busca com uma parada somente; abrangente	Fácil de usar; acesso gratuito
TRIP	Um sistema único de busca para 150 bases de dados; busca com uma parada somente; abrangente; também tem 27 subseções especializadas (de alergia à urologia)	Fácil de usar; acesso gratuito
MedlinePlus	Abrangente, com forte ênfase sobre informação paciente/consumidor; algumas boas informações básicas para médicos	Informação para pacientes com *links* para *sites* da *web*; gratuito
Sites individuais da *web*	Ampla abrangência, porém dispersa	Informações quase ilimitadas e desconhecidas; gratuito

usando métodos padronizados entre doenças e disciplinas. Os autores de cada capítulo definem explicitamente suas questões, são abrangentes ao considerar todas as intervenções e os desfechos importantes para o paciente, analisam a validade de estudos individuais, utilizam um sistema de graduação de alta qualidade e explicitam seus valores e preferências. O PIER enfoca o tratamento, apesar de incluir diagnóstico e aspectos éticos e legais de assuntos relacionados à atenção à saúde. Sua limitação principal é a falta de uma abrangência ampla.

O **UpToDate** é um livro *online* que, pelo menos em parte, devido à sua facilidade de uso, abrangência e inclusão de informações orientadas por doenças, é muito popular entre generalistas, especialistas e, particularmente, funcionários de hospital (http://www.uptodate.com). Da mesma forma que o PIER, e diferentemente do Clinical Evidence, o UpToDate fornece recomendações (diretrizes) para clínicos. É caro para bibliotecas, embora os custos para indivíduos sejam similares àqueles de outros produtos para informação. Apesar de existir alguma variação à medida que avança por meio de tópicos, o UpToDate segue a formulação estruturada de perguntas, identificando uma seleção sem viés da literatura baseada em evidências relevante sobre uma busca ampliada (embora não abrangente) e, em seus avanços mais recentes, utilizando os graus de recomendação, de avaliação, de desenvolvimento e de avaliação (sistema Grade) (ver Cap. 22.4, Graus de recomendação) para analisar a qualidade de evidências e a força de recomendações. O UpToDate reconhece explicitamente a importância de valores e preferências na tomada de decisão, incluindo declarações de afirmativas de valores e preferências.

O **DynaMed** é um serviço para médicos de atenção primária, com quase 2.000 resumos de doenças que são atualizados com informações de mais de 500 periódicos (http://www.dynamicmedical.com/). Todas as informações têm níveis de evidência e graus de recomendação. Apesar de ser possível adquirir o Dyna-

Med mediante assinatura ou por intermédio de sua biblioteca, se você se oferecer como voluntário para ajudar a elaborar o recurso, receberá acesso gratuito à base de dados.

As **EBM Guidelines** constituem uma série de recomendações abrangendo ampla variedade de tópicos relevantes à atenção primária. Foi originalmente produzida pela Finnish Medical Society com financiamento governamental para fornecer diretrizes e recomendações baseadas em evidências para uso nacional. Todas as diretrizes são revisadas anualmente. As recomendações estão vinculadas por *links* às evidências, e tanto as revisões sistemáticas Cochrane como a Dare estão resumidas para produzir e manter uma coletânea abrangente de diretrizes de tratamento e diagnóstico. As recomendações estão vinculadas a quase 1.000 diretrizes clínicas e a 2.500 resumos graduados de evidências, tendo mais de 350 especialistas clínicos como autores. Arquivos de imagens e de áudio também estão incluídos. Especialistas consultando em áreas vizinhas podem achá-lo útil. Está disponível em diversas línguas, incluindo inglês, finlandês, alemão, sueco, russo, estoniano, húngaro e outras. Informações para assinatura estão disponíveis em http://www.ebm-guidelines.com.

O **Manual Merck** está disponível na internet sem custo. Diferentemente do UpToDate ou da Clinical Evidence, nem sempre uma consideração sistemática da pesquisa atual embasa suas recomendações. Os pontos fortes incluem a abrangência, a facilidade de uso e o custo zero (http://merck.com/mrkshared/mmanual).

Recursos pré-filtrados (sinopses)

O ACP Journal Club, o Evidence-Based Medicine e diversos periódicos baseados no ACP Journal Club estão disponíveis mediante assinatura impressa ou como publicações *online*. A equipe de pesquisa do ACP Journal Club lê 140 periódicos fundamentais em atenção à saúde e em especialidades para identificar estudos e artigos de revisão de alta qualidade que têm potencial para aplicação clínica (aqueles que apresentam uma metodologia embasada, respondem a uma pergunta clínica e relatam dados sobre desfechos clinicamente importantes). A partir dessa combinação de artigos, os médicos prestadores de atendimento escolhem os estudos clinicamente mais importantes e com o maior potencial de impacto clínico, que são então sumarizados em resumos estruturados. Um especialista clínico comenta a metodologia e orienta sobre aplicações dos achados. Somente 1 em aproximadamente 150 artigos é considerado suficientemente importante para ser resumido. A versão *online* (números atuais e uma base de dados com busca para todo o conteúdo) está disponível via American College of Physicians ou por intermédio da coletânea de bases de dados do Ovid Technologies. O ACP Journal Club aborda fundamentalmente a medicina interna e suas subespecialidades, mas também inclui entradas limitadas relevantes a outras especialidades, inclusive pediatria.

O **InfoPOEMs** é semelhante ao ACP Journal Club no que diz respeito ao fornecimento de alertas para avanços clínicos bem feitos e importantes e um serviço de busca de seus artigos coletados. Seu foco principal é a medicina de família. A equipe clínica lê mais de 100 periódicos em busca de artigos de aplicação direta a doenças comuns e incomuns, observadas por médicos de família. A compilação de números antigos (base de dados que permite buscas) é denominada InfoRETRIEVER (http://infopoems.com/). Bem estruturados e bem apresentados, todos os artigos têm uma base clínica para decisões em atenção primária que os usuários apreciam. Da mesma forma que o ACP Journal Club, o InfoPOEMs está restrito a seu escopo de prática e a artigos recentemente publicados. A assinatura inclui notificação periódica de novas evidências por correio eletrônico, bem como o direito de baixar para computadores individuais e o acesso continuado à *web*.

O **Bandolier** oferece um serviço de resumos para o National Health Service no Reino Unido, que também está disponível para o mundo todo (http://www.jr2.ox.ac.uk/bandolier/). Abrange tópicos clínicos selecionados a respeito de uma ampla variedade de disciplinas e combina uma revisão de evidências clínicas com comentários e recomendações.

O *site* da New York Academy of Medicine (http://www.ebmny.org/journal.html) fornece uma lista desses periódicos pré-filtrados (sinopses), incluindo periódicos específicos por especialidade, baseados no ACP Journal Club. Existem exemplos de recursos pré-filtrados que não são em inglês. Por exemplo, Medycyna Praktycczna é publicado em polonês (http://www.mp.pl). Evidence-Based Medicine, o periódico de sinopses para médicos e internistas de atenção primária publicado pelo BMJ Publishing Group (http://ebm.bmjjournals.com/), também é traduzido em francês (http://www.ebm-journal.presse.fr) e italiano (http://www.onfomedica.com/ebm.htm).

Revisões sistemáticas e diretrizes (resumos)

A **Cochrane Database of System Reviews**, construída e mantida pela Cochrane Collaboration, contém revisões sistemáticas que abrangem quase todas as intervenções de atenção à saúde (terapia e prevenção) (http://www3.interscience.wiley.com/cgi-bin/mrwhome/106568753/HOME). Até o número 1 de 2008, 3.385 revisões foram completadas, tendo sido postados mais 1.786 protocolos de revisão em andamento. Cada revisão é extremamente abrangente – talvez até demais. As revisões Cochrane estão disponíveis de muitas maneiras e por diferentes fornecedores (p. ex., em Ovid e PubMed, bem como em programas eletrônicos e versões *web* pela Wiley InterScience). A busca é fácil, apesar de alguns sistemas apresentarem maior facilidade de busca do que outros. Os resumos são gratuitos, porém as revisões completas exigem assinatura ou fonte institucional. Alguns países como o Reino Unido, a Austrália, a Nova Zelândia e a Islândia têm acesso em todo o país por meio de financiamento governamental, enquanto alguns países com PIB mais baixo receberam direito de acesso gratuito (http://www3.interscience.wiley.com/cgi-bin/mrwhome/106568753/DoYouAlreadyHaveAccess.html). A maioria das bibliotecas acadêmicas e de grandes hospitais oferece acesso ao texto completo das revisões Cochrane.

A **Dare** (Database of Abstracts of Reviews of Effects) é uma base de dados gratuita de resumos filtrados criticamente de revisões sistemáticas não Cochrane em uma grande variedade de tópicos e disciplinas da saúde (http://www.york.ac.uk/inst/crd/crddatabases.htm#DARE). É um programa eletrônico embasado na *web* e também está incluído na Cochrane Library. A DARE inclui mais revisões sistemáticas do que a Cochrane, mas não são tão abrangentes – mais de 600 revisões são adicionadas anualmente. A DARE apresenta facilidade e rapidez de busca, e os que a desenvolvem prestam atenção à força das evidências de cada revisão que resumem. Os resumos DARE de outras revisões podem ser particularmente úteis para os médicos que não têm tempo para filtrar nem acesso eletrônico ao texto completo das revisões originais – esse aspecto permite que algumas pessoas sugiram que a DARE possa ser categorizada como um recurso de sinopses.

As **diretrizes de prática clínica** fortemente baseadas em evidências oferecem orientação útil para tomada de decisão por profissionais de saúde. A base de dados US National Guidelines Clearinghouse inclui o texto completo de muitas diretrizes norte-americanas e internacionais sobre quase todos os tópicos concebíveis (http://www.guideline.gov/). O *site* inclui milhares de diretrizes e oferece resumos sistemáticos de mais de 2.200 delas. A busca é fácil, embora a recuperação inicial seja com frequência relativamente grande. O *site* permite comparações de diversas diretrizes simultaneamente na tela do computador ao conferir as diretrizes que você quiser, adicionando-as a sua coletânea e comparando as diretrizes conferidas. A informação resultante inclui uma comparação lado a lado dos componentes da diretriz, tais como os métodos de busca da literatura e a especificação de seus valores e preferências (ver Cap. 21, Como utilizar uma recomendação para o manejo do paciente). Outras diretrizes internacionais podem ser encontradas na UK National Library for Health (http://libraries.nelh.nhs.uk/guidelinesFinder/default.asp/page+INTER). A Ontario Medical Association vai um passo adiante no processo de avaliação: fornece uma coletânea de diretrizes pré-filtradas que respondem a critérios estritos de qualidade (http://www.gacguidelines.ca).

Muitas revisões sistemáticas estão incluídas no Medline e em outras grandes bases de dados. As revisões sistemáticas são com frequência difíceis de recuperar dessas bases de dados, devido ao volume de outras citações.

Estudos originais/ primários

Existem milhões de estudos originais, e o processamento das evidências toma tempo e esforço. Como os sistemas, as sinopses e os resumos conduzem a maior parte desse processamento, recomendamos a utilização de estudos originais em atenção clínica somente quando não for possível encontrar às respostas às suas perguntas em outro lugar. Se você realmente precisar recuperar estudos originais, provavelmente utilizará as grandes bases de dados bibliográficos a seguir para ajudar seu acesso.

O **Medline** é a base de dados fundamental de pesquisa e prática em atenção à saúde. Muitos dos métodos mais tradicionais de acesso aos artigos do Medline (p. ex., Ovid Technologies; http://ovid.com/site/index.jsp/top+1) são delineados para facilitar estratégias complexas de busca, como aquelas realizadas por bibliotecárias médicas. Você tem muitas opções para conseguir acesso ao Medline (http://diabetesmonitor.com/database.htm), embora a maioria dos clínicos usem o Ovid (por intermédio de suas instituições) ou o PubMed.

O **PubMed Clinical Queries** (http:/www.ncbi.nlm.nih.gov/entrez/query/static/clinical.shtml) funciona de modo que sua busca seja restrita a uma base de dados "virtual" dos estudos no Medline que provavelmente tenham aplicação clínica direta. O PubMed também pode procurar em toda a base de dados do Medline.

A base de dados **CINAHL** (Cumulative Index to Nursing and Allied Health Literature; http://www.cinahl.com/) é independente do Medline e é a base de dados fundamental para a enfermagem e para profissões aliadas da saúde. Profissionais de todas as formações podem achá-la útil para buscar artigos sobre *qualidade da atenção* e *melhora da qualidade*. Também é rica em *pesquisa qualitativa*. Médicos de emergência podem usá-la como fonte de aspectos relevantes para atendimento de emergência pré-hospitalar. Da mesma forma que outras grandes bases de dados, disponibiliza rotas múltiplas de acesso (http://www.cinahl.com/prodsvcs/prodsvcs.htm).

A **Embase** (http://www.elsevier.com/wps/find/bibliographicdatabasedescription.cws_home/523328/description+description) é uma grande base de dados europeia (mais de 11 milhões de citações) similar ao Medline no âmbito e no conteúdo, com pontos fortes em medicamentos e em disciplinas de profissões de saúde aliadas. É improvável que os clínicos usem a Embase, devido à sua disponibilidade limitada – instituições importantes de pesquisa, em vez de hospitais ou organizações menores, são os fornecedores mais comuns de acesso, com base em considerações de custo. Até 70% das citações do Embase não estão incluídas no Medline.

O **Cochrane Controlled Trials Registry**, que faz parte da Cochrane Library (http://www.cochrane.org/reviews/clibintro.htm), é a maior compilação eletrônica de ensaios clínicos existente (527.885 citações até 2008, número 1) e está disponível como parte de uma assinatura da Cochrane Library ou de diversos pacotes de bases de dados da Revisão de Medicina Baseada em Evidências do Ovid (http://www.ovid.com/site/catalog/DataBase/904.jsp?top=2&mid=3&bottom=7&subsection=10). Seus arquivos de ensaios originais são uma base de dados associada à base de dados de revisões sistemáticas da Cochrane. Esse arquivo é construído a partir de grandes bases de dados, inclusive Medline e Embase, bem como de outras fontes usadas pelos grupos de revisão na Cochrane Collaboration, incluindo buscas manuais da maioria dos periódicos de saúde importantes. O arquivo de ensaios clínicos é o método mais rápido e confiável para determinar se um ensaio clínico sobre qualquer tópico foi publicado.

Serviços de alerta ou atualização

A comunicação eletrônica (i.e., correio eletrônico) é um excelente método para manter os clínicos atualizados sobre as evidências em estudos e revisões sistemáticas recentemente publicadas. Você pode receber facilmente o sumário de periódicos ou os artigos recentemente publicados sobre um tópico específico ou assinar um serviço que notifique sobre os avanços em muitos periódicos. O PubMed, por intermédio de seu serviço My NCBI (http://www.ncbi.nlm.nih.gov/books/bv.fcgi?rid=helpPubMed.section.PubMedhelp.My_NCBI), permite que você estabeleça uma busca que automaticamente enviará uma mensagem eletrônica com citações de artigos recentemente publicados com base no conteúdo (p. ex., asma em adolescentes) ou no título de periódicos. A Universidade Chinesa de Hong Kong mantém um *site* com *links* para solicitar alertas por correio eletrônico para todas as importantes editoras de periódicos (http://www.lib.cuhk.edu.hk/information/publisher.htm).

O **Bmjupdates+** é um serviço de alerta gratuito referente a estudos e a revisões sistemáticas recentemente publicadas em 140 periódicos (http://bmjupdates.mcmaster.ca/). Você escolhe a frequência com que quer receber notificações por correio eletrônico e as disciplinas em que estiver interessado e define o nível de escore ou de relevância clínica e novidade determinado pelos avaliadores em disciplinas múltiplas.

O **InfoPOEMS** (http://www.infopoems.com/) também oferece alertas por correio eletrônico para novas evidências clínicas em estudos e revisões sistemáticas. Cada alerta inclui informações clínicas iniciais sobre a aplicação dos achados.

O **Journal Watch Online** é outro serviço de alerta (http://www.jwatch.org/issues_by_date.shtml) com uma ampla abrangência de novas evidências. O New England Journal of Medicine produz esse serviço com o objetivo de manter os clínicos atualizados sobre as pesquisas mais importantes na literatura médica geral. O Journal Watch oferece resumos e comentários não estruturados sobre os artigos que identifica, mas não utiliza um filtro de qualidade ou um filtro crítico estruturado do tipo incorporado nos recursos descritos anteriormente, no item sinopses.

Outros recursos

Existem muitas ferramentas de busca na internet, das quais o Google (http://www.google.com/) é a mais popular, seguida pelo Ask (anteriormente Ask Jeeves) (http://www.ask.com/), pelo MSN (http://www.msn.com/) e pelo Yahoo (http://www.yahoo.com/). As ferramentas de busca ou enviam "aranhas" eletrônicas, que "andam" na *web* para indexar material para posterior recuperação, ou se baseiam em indexação humana de *sites*. O Search Engine Watch mantém uma lista de serviços importantes e muito usados (http://searchenginewatch.com/links/article.php/2156221) e classifica a utilidade de cada um. Quantidades quase ilimitadas de informação estão disponíveis na internet. Caracteristicamente, encontra-se informações de fontes sem fundamentação ou não cientificamente supervisionadas, livremente entremeadas com referências a artigos em periódicos biomédicos revisados por pares.

Na internet, os pesquisadores devem entender que não estão procurando em uma base de dados definida, mas sim surfando nos mares em constante movimento das comunicações eletrônicas; assim, o material que é apoiado em evidências pode não vir à tona em determinada época. Contudo, uma busca na internet pode constituir a maneira mais rápida de localizar um artigo que tenha atraído atenção da mídia logo após sua divulgação e durante o período no qual ainda não tenha sido indexado pelo Medline ou que provavelmente não esteja indexado.

O **Google Scholar** (http://scholar.google.com/) é um serviço que oferece uma busca de informação acadêmica semelhante ao Google (p. ex., artigos, dissertações, livros, resumos e textos completos das editoras). O Medline está incluído (embora possa estar até um ano atrasado). Você tem acesso a material classificado (ao que for mais importante e não necessariamente à mais recente informação) e a outros documentos que citem um item importante que você tenha identificado. O Google Acadêmico tem um complexo sistema de busca e o tópico Ajuda é, de fato, muito útil (http://scholar.google.com/intl/en/scholar/help.html).

Também existem ferramentas de busca que recuperam e combinam resultados de múltiplas outras ferramentas de busca (ferramentas de metabusca) (http://searchenginewatch.com/links/article.php/2156241).

- A **SumSearch** é uma ferramenta de metabusca médica. Ao usá-la, você pode pesquisar bases de dados médicas múltiplas com uma entrada de termos de busca (http://sumsearch.uthscsa.edu/). Por exemplo, a entrada de, "repouso no leito" , forneceu *links* agrupados para 27 entradas na Wikipedia, 21 diretrizes (US National Guidelines Clearinghouse), 18 revisões amplas ou narrativas (boas para responder a perguntas básicas), uma DARE ou revisão sistemática Cochrane, 87 outras revisões sistemáticas do PubMed e 59 estudos originais abrangendo terapia e estudos etiológicos do PubMed Clinical Queries. Em comparação, o Google recupera aproximadamente 588.000 entradas sobre "repouso" e os itens não estão agrupados por fonte ou por itens semelhantes para acesso mais fácil.
- A **TRIP** é similar à SumSearch quanto à busca em múltiplas bases de dados e em outros recursos fortemente baseados em evidências, com apenas uma entrada do termo ou termos de busca (http://tripdatabase.com/). Atualmente, a TRIP procura em mais de 150 bases de dados e recursos relacionados. É rica em revisões sistemáticas, diretrizes de prática clínica (coletâneas nacionais norte-americanas, britânicas, canadenses, australianas e neozelandesas), perguntas e respostas clínicas e imagens médicas. Também oferece uma coleção substancial de recursos sobre informações ao paciente, bem como tópicos de avaliação clínica (TACs). Aproveita o PubMed Clinical Queries em sua busca e inclui *links* para o Bmjupdates+ para permitir uma recuperação de conjuntos de documentos mais relevante clinicamente. A TRIP era um sistema pago, mas agora é gratuito. No começo de 2008 tinha 27 sistemas mini-TRIP especializados baseados em conteúdos de atenção à saúde (de alergia à urologia).

O **Medline Plus** é o *site* principal para *links* da *web* relacionados à informação em saúde na internet. A US National Library of Medicine tem esse serviço gratuito, que é planejado para fornecer informações de alta qualidade e importância em saúde para pacientes e famílias. Os membros da equipe oferecem acesso a *sites* que respondem a critérios de qualidade preestabelecidos. Provavelmente algumas informações sejam úteis aos clínicos, especialmente em áreas nas quais não sejam especialistas. Muitos clínicos se sentem confiantes ao encaminhar seus pacientes para obtenção de informações para consumidor/paciente no Medline Plus (http://medlineplus.gov/).

Formato

Os recursos de informação estão disponíveis em muitos formatos: papel, programa eletrônico, instalação em computador (p. ex., CD-ROM) ou via internet. O palmtop está se tornando um parceiro importante na oferta rápida de recursos de informações e no local do atendimento. Não incluímos uma cartilha sobre como escolher palmtops ou recursos de informação para esses aparelhos. Colegas, *sites* comerciais ou os próprios palmtops são a melhor fonte para determinar se equipamentos portáteis são o veículo para lhe fornecer recursos de informação.

RESPONDENDO A EXEMPLOS DE QUESTÕES

O restante deste capítulo oferece dicas para busca por tipo de pergunta e recursos específicos de informação. Concentremo-nos nas alternativas que sejam desafiadoras ao uso efetivo e que sejam prontamente disponíveis.

Questões básicas

A maioria das perguntas básicas frequentemente é melhor respondida por livros-texto padrão como *Harrison's Principles of Internal Medicine*, *Nelson Textbook of Pediatrics*, *Benson's Current Obstetric and Gynecological Diagnoses and Treatments* e *Lawrence's Essentials of General Surgery* ou por textos eletrônicos inovadores como o UpToDate. Para oferecer uma busca mais rápida para questões básicas, algumas empresas também agrupam coleções de livros para serem buscados em série. Duas importantes coletâneas de textos médicos são MDConsult (http://www.mdconsult.com/offers/standard.html) e Stat!Ref (http://www.statref.com/). Muitas vezes essas coletâneas também incluem outros recursos além dos livros.

Os livros e outros recursos classificados como sistemas muitas vezes são fáceis para realizar uma busca. A maioria deles se baseia em entradas de um conceito único como uma doença ou um teste diagnóstico que nos leva a diversas categorias ou capítulos. A internet também pode ser muito útil para questões básicas.

Questões clínicas

As fontes de informação mais eficientes para questões clínicas são recursos classificados nas categorias de informação de sistemas e sinopses.

Busca em recursos baseados em sistemas e sinopses (recursos pequenos)

Você pode buscar recursos de pequeno porte usando palavras ou expressões comuns, como doenças ou problemas e categorias como terapia ou prognóstico – o tamanho dessas palavras ou expressões torna a busca mais fácil e eficiente. Por exemplo, no ACP Journal Club, todos os nove artigos "house dust mite" ["casa poeira ácaro"] podem ser encontrados ao se colocar somente "mites" [ácaros] como termo de busca (Ovid Medline e PubMed têm aproximadamente 10.000 artigos sobre ácaros). Normalmente, algumas experimentações simples com um novo sistema ou algumas dicas de colegas usuários são suficientes para começar. A experiência continuada com o recurso aprimora as habilidades de busca.

Busca por sinopses e resumos (recursos de tamanho moderado)

À medida que um recurso cresce, fica mais difícil usá-lo efetivamente – palavras isoladas ou expressões simples resultam em informação demais. Sinopses e resumos normalmente são recursos maiores do que sistemas (similares a livros-texto), porém muito menores do que aqueles que incluem estudos (p. ex., Medline). Termos e expressões simples, com algumas categorias de escolha, são suficientes para recursos menores, mas delinear estratégias efetivas de busca com os recursos de informação maiores requer mais atenção.

A mesma estratégia de busca, ou similar, pode funcionar diferentemente, dependendo da rota de acesso a uma base de dados em particular. Por exemplo, a versão eletrônica de revisões sistemáticas Cochrane pela editora eletrônica Wiley InterScience tem uma ferramenta de busca que muitas vezes procura por todas as ocorrências dos termos procurados em toda a base de dados. Esse método pode recuperar grandes conjuntos de citações, muitas das quais não são relevantes, mas são recuperadas devido a ocorrências isoladas de termos de busca. Já a ferramenta de busca Ovid, para a mesma base de dados, funciona de forma diferente. Ovid Technologies é um importante recurso na oferta de informação aos clínicos; oferece acesso a uma grande seleção de bases de dados, inclusive ao Medline e à Cochrane Library. Seu ponto forte é a abrangente coletânea de recursos, que são acessados usando os mesmos mecanismos de busca. O inconveniente é que, devido ao tamanho de alguns dos recursos, o sistema de busca é complexo, exigindo uma curva de aprendizagem relativamente íngreme. Outro aspecto é que a busca pelo Ovid é, com frequência, mais econômica. Por exemplo, a busca na Cochrane Database of Systematic Reviews, usando a interface Ovid, resulta em 31 revisões, enquanto a base de dados Wiley InterScience resulta em 42 revisões, embora ambos os sistemas busquem pela expressão "patient adherence" ["adesão do paciente"].

A maior parte dos recursos, além dos produtos pequenos, oferece tutoriais e dicas de pesquisa, e as bibliotecárias médicas frequentemente estão disponíveis para lhe ensinar individualmente ou em uma aula como usar um sistema.

Busca de resumos e estudos primários utilizando o PubMed

Se (e somente se) recursos similares aos descritos anteriormente falharem em fornecer uma resposta a suas perguntas clínicas, então você pode mudar para uma das grandes bases de dados como o Medline. Um dos sistemas mais disponíveis é o PubMed. A US National Library of Medicine fez um trabalho substancial para desenvolver a interface de busca do PubMed em sua base de dados, de modo que este seja fácil de ser usado com efetividade pelos clínicos. O PubMed é gratuito e mais de 70 milhões de buscas são feitas nele por mês (http://www.nlm.nih.gov/pubs/factsheets/PubMed.html). Os criadores do PubMed desenvolveram um tutorial útil e abrangente (http://www.nlm.nih.gov/bsd/PubMed_tutorial/m2001.html) que pode complementar a aprendizagem por tentativa e erro.

Como o PubMed é um recurso útil entre as disciplinas e está prontamente disponível, mostraremos a você algumas dicas e técnicas simples. Nossa demonstração está delineada para equipar o leitor com uma orientação básica. Muitos clínicos, em busca de estudos de qualidade relativamente alta pertinentes a uma questão específica, acham conveniente desviar-se da maior parte do sistema e ir diretamente para a função *Clinical Queries*, descrita a seguir. Para facilitar a efetividade dessas demonstrações, recomendamos que você acesse o PubMed em seu próprio *browser* e acompanhe os passos à medida que os descrevemos.

Busca simples utilizando expressões (linguagem natural)

Da mesma forma que muitos outros recursos de informação como o Google, o PubMed tem uma única caixa de busca. Apenas digite um termo ou uma série de expressões que representem exatamente o que você está buscando. A escolha dos termos a usar será fácil se você tiver desenvolvido perguntas usando o formato PICO: pacientes, intervenção, comparação e desfecho (*outcome*, em inglês). O PubMed usa o corretor ortográfico do Google e está programado para fazer o trabalho de encontrar sinônimos para seus termos – apenas coloque uma expressão ou uma palavra por conceito de PICO. Em geral, se você usar três ou mais conceitos, sua recuperação ficará limitada a um tamanho razoável. Entretanto, independentemente de quão efetivas sejam suas habilidades de busca, suas recuperações quase inevitavelmente incluirão algumas citações que não estão em pauta.

Um método frequentemente bem sucedido para enriquecer sua recuperação de busca é clicar no botão "Related Articles" ["Artigos Relacionados"], à direita do artigo no qual você estiver mais interessado; então, o PubMed procurará artigos relacionados ao seu. Se sua busca inicial descobrir um artigo que esteja relacionado exatamente ao seu tópico, o botão "Related Articles" muitas vezes será útil para identificar mais citações.

Para lhe mostrar como essas abordagens de busca podem funcionar, veja as figuras no texto. Começamos com uma pergunta PICO (Tab. 4.5) tentando determinar a idade gestacional ideal para uma gestação de gêmeos a termo em uma mulher com 35 anos de idade que quer saber se uma cesárea planejada ou um parto vaginal planejado estão associados a melhores desfechos, especificamente à mortalidade.

Inserimos os quatro conjuntos de termos de busca – "twin pregnancy", "planned C-section", "vaginal delivery" e "mortality" – na caixa de busca do PubMed em janeiro de 2008 e encontramos somente três artigos (Fig. 4.1). O segundo, de Smith e colaboradores,[9] parece uma boa combinação para nossa pergunta. Esse conjunto de recuperação é pequeno e a pergunta da cesárea ou parto vaginal para gêmeos é muito comum; portanto, provavelmente muito mais estudos abordaram essa pergunta. Em vez de selecionar outro conjunto de termos e tentar novamente, você pode clicar no link "Related Articles" na Figura 4.1. Essa recuperação é agora de 1.301 artigos (Fig. 4.2). Esse número é muito grande, mas a busca ainda é útil, porque os artigos estão listados por ordem de classificação de importância percebida – você só precisa buscar na lista até que tenha a informação que precisa ou encontre outra citação que queira conferir com artigos relacionados. Esse método de busca por artigos relacionados é muito rápido e elimina a necessidade de descobrir termos precisos de busca. Se não gostar de seus resultados, apenas mude rapidamente para outro conjunto de expressões de busca e comece o ciclo de novo.

Você também pode ver os artigos relacionados à medida que segue uma lista de citações. Por exemplo, se estiver procurando por estudos que usaram desenhos infantis no diagnóstico de cefaleia por enxaqueca e encontrar um conjunto de citações que parecem interessantes, pode solicitar que o formato de exibição seja "Abstract Plus". Você obterá o quadro a seguir (Fig. 4.3). O artigo principal mostra que desenhos infantis são úteis a partir dos quatro anos de idade para ajudar no diagnóstico de enxaqueca. O primeiro artigo relacionado é uma atualização do estudo, que mostra que os mesmos mecanismos de desenho podem fornecer dados que podem representar o sucesso ou o fracasso do tratamento das enxaquecas infantis.

TABELA 4.5 PICO e determinação de termos de busca

PICO	Elemento	Termos de busca para o PubMed
P(aciente)	Gestação gemelar a termo	"Term twin pregnancy"
I(ntervenção)	Cesárea planejada	"Planned C-section"
C(omparação)	Parto vaginal planejado	"Vaginal delivery"
O(*utcome* - desfecho)	Mortalidade infantil	"Mortality"

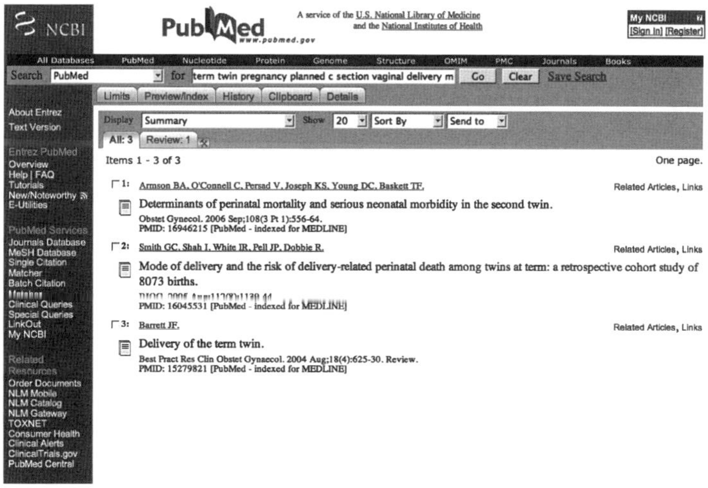

FIGURA 4.1 Resultado da busca do PubMed utilizando um conjunto de expressões.

Observe os *links* "Related Articles" à direita das citações.
Reproduzida com permissão da US National Library of Medicine (NLM) e do PubMed.

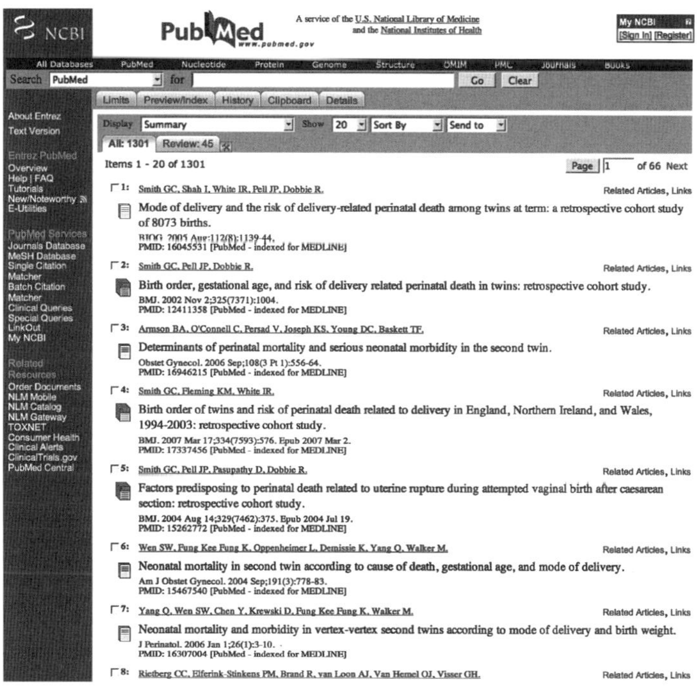

FIGURA 4.2 Resultado da busca baseada no *link* "Related Article", ampliada de 3 citações para muitas mais, devolvidas em ordem de "importância".

Reproduzida com permissão da US National Library of Medicine (NLM) e do PubMed.

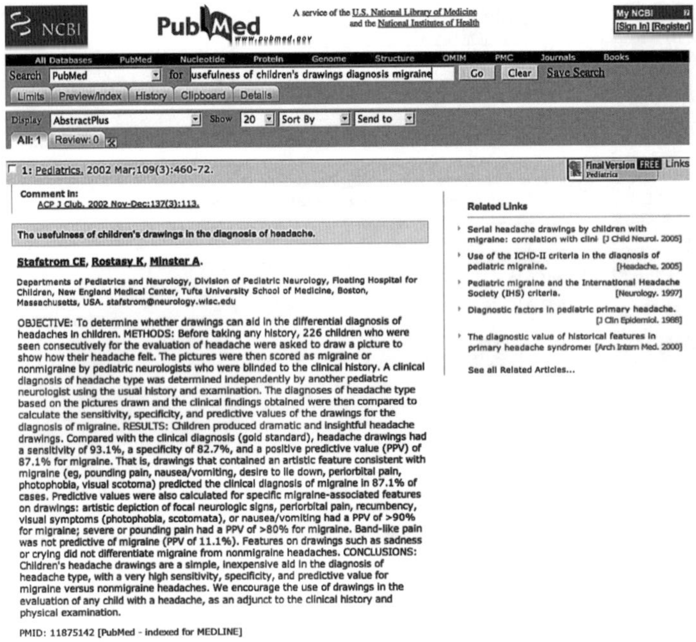

FIGURA 4.3 Diagnóstico de enxaqueca em crianças por meio do uso de seus desenhos.

Artigo apresentado com *links* para artigos relacionados.
Reproduzida com permissão da US National Library of Medicine (NLM) e do PubMed.

No PubMed ou em outros sistemas, você não está limitado a expressões que poderiam estar no título ou no resumo somente. A busca na tela a seguir é a que é definida para recuperar um artigo que você já sabe que existe no CMAJ. Belanger estudou a época da alimentação de bebês com cereais e o risco de doença celíaca. Utilizamos os termos "belanger cmaj timing" na Figura 4.4. Observe o ícone de texto completo – todos os artigos no CMAJ estão disponíveis gratuitamente em texto completo e você pode conseguir todo o artigo diretamente a partir de uma citação do PubMed.

Artigos que estão disponíveis em texto completo apresentam símbolos oferecendo este acesso tanto no *site* do editor como na central do PubMed. Esses *links* para texto completo estão disponíveis para muitas centenas de títulos de periódicos e seus números estão aumentando. Para ampliar o número de artigos em texto completo aos quais você tem acesso, algumas bibliotecas hospitalares e universitárias instalaram *links* a partir de sua coleção de periódicos com texto completo para o PubMed. Para acessar a versão de PubMed que está customizada para sua biblioteca e sua coleção de periódicos eletrônicos, verifique com sua bibliotecária a disponibilidade e a melhor forma de acessá-la.

Limites

Você pode limitar seus resultados no PubMed ao usar todos os tipos de aspectos de artigos individuais (p. ex., ano de publicação, sexo dos participantes, língua inglesa e tipo de artigo, como ensaios clínico controlado [ECC] ou metanálise). Olharemos para o botão da função dos limites na Figura 4.5, bem como descreveremos a capacidade do PubMed "entender" seus termos de busca. Na pesquisa, queremos identificar metanálises de clínicas geriátricas para reduzir a hospitalização de

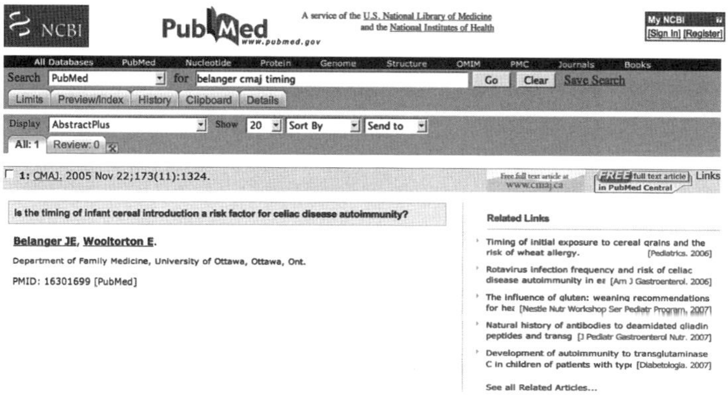

FIGURA 4.4 Buscando um artigo conhecido e observando a disponibilidade de um texto completo.

Reproduzida com permissão da US National Library of Medicine (NLM) e do PubMed.

pacientes idosos com doença cardíaca congestiva. A representação PICO da pergunta é apresentada na Tabela 4.6. Nesse caso, estamos lidando com uma população de pacientes em vez de um paciente apenas – ambos se encaixam no formato PICO.

Aproveitando a capacidade do PubMed de reconhecer termos de busca alternativos, limitamos nossa digitação ao inserir "heart failure nursing hospitalization" ["doença cardíaca enfermagem hospitalização"] na caixa de busca e selecionamos em limites para metanálise, participantes humanos, participantes que tenham mais de 65 anos de idade, língua inglesa e artigos com resumos (uma técnica para recuperar mais estudos e menos cartas e editoriais) (Fig. 4.5). O PubMed automaticamente traduziu nossa busca na estratégia na Tabela 4.7. Observe que o conceito de hospitalização é buscado usando a grafia norte-americana e a britânica. Observe também que essa tradução de termos nem sempre funciona, porque não apenas obtivemos o aspecto de usar enfermeiros para melhorar a atenção, mas também conseguimos artigos sobre aleitamento mater-

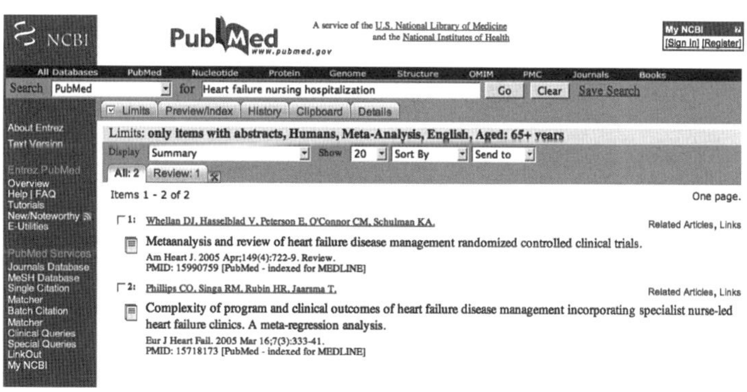

FIGURA 4.5 Busca no PubMed mostrando limites.

Reproduzida com permissão da US National Library of Medicine (NLM) e do PubMed.

TABELA 4.6 PICO e determinação de termos de busca

PICO	Elemento	Termos de busca para o PubMed
P(aciente)	Pacientes idosos com doença cardíaca	"Limit by age to > 65 y heart failure"
I(ntervenção)	Clínicas de enfermagem	"Nursing"
C(omparação)	Qualquer	[Nada - deixe o conceito de fora]
O(*utcome* - desfecho)	Hospitalização	"Hospitalization"
Outros conceitos	Metanálise	"Limit to meta-analysis"

no. Como acrescentamos o limite de idade geriátrica, o aspecto do aleitamento materno [*nursing*, em inglês] provavelmente não complicará nossa recuperação.

Palavra texto significa qualquer ocorrência da palavra ou da expressão no título ou no resumo do artigo; termos MeSH são títulos de assuntos médicos (vocabulário controlado) que os indexadores aplicam a todos os artigos Medline.

As *Clinical Queries* estão disponíveis no PubMed, bem como no Ovid, e são usadas por muitos clínicos para tornar sua busca no Medline mais rápida e mais eficiente para tópicos clínicos. A "rota" para *Clinical Queries* está no lado esquerdo da tela na barra azul (ver Fig. 4.5). As Figuras 4.6 até 4.8 mostram como se pode avançar ao longo das diversas telas, procurando por estudos clínicos de alta qualidade que avaliem a mortalidade relacionada ao consumo excessivo de álcool. A pergunta PICO ("Em adultos, o consumo excessivo de álcool comparado com consumo não excessivo de álcool está associado a um aumento na mortalidade?") com termos de busca está incluída na Tabela 4.8.

A Figura 4.6 mostra uma busca por consumo excessivo de álcool somente: foram recuperados mais de 1.100 artigos. Adicionando o limite *Clinical Queries* para etiologia com uma busca ampla (busca sensível) diminui o total para 796 – ainda muito alto (Fig. 4.7). O que as *Clinical Queries* fazem na prática é tomar um conjunto de termos de busca que comprovaram serem efetivos ao recuperar artigos clínicos de alta qualidade com o potencial de serem importantes para perguntas relacionadas à terapia, ao diagnóstico, etc. Então você acrescenta seu conteúdo, nesse caso consumo excessivo de álcool, e o PubMed acrescenta os termos de método adequados. Para uma busca ampla de etiologia, esses termos são (risk*[Title/Abstract] OR risk* [MeSH:noexp] OR risk*[MeSH:noexp] OR cohort studies [Termos MeSH] OR group* [Palavra Texto]). (O asterisco [*] denota truncamento – escolha de múltiplos fins para o termo. O noexp indica que o sistema não está escolhendo termos relacionados, mas não equi-

TABELA 4.7 Tradução do PubMed de conceitos em termos e estratégias de busca

Doença cardíaca	"heart failure" [palavra texto] ou "heart failure" [termos MeSH]
Hospitalização	"hospitalization" [palavra texto] ou "hospitalisation" [palavra texto] ou "hospitalization" [termos MeSH]
Enfermagem	"nursing" [subtítulo] ou "nursing" [termos MeSH] ou ("breast feeding" [palavra texto]) ou "breast feeding [termos MeSH] ou "nursing" [palavra texto]
Geriatria	"aged" [termos MeSH]
Humanos	"humans" [termos MeSH]

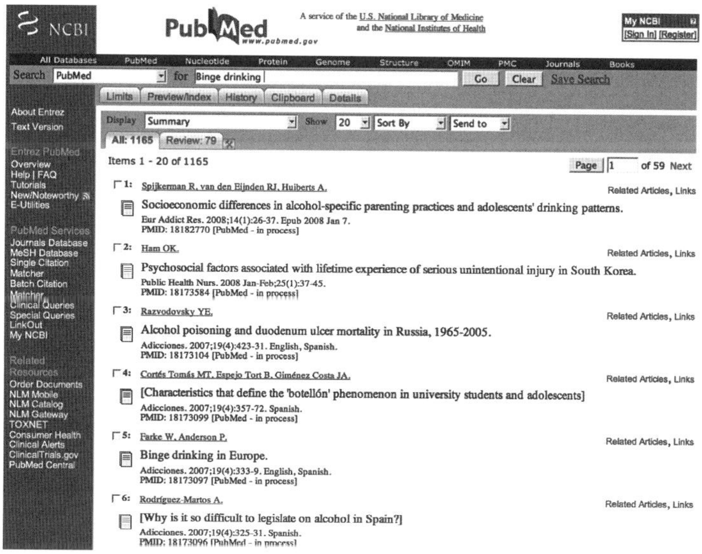

FIGURA 4.6 Resultados de todo o Medline para consumo excessivo de álcool.

Reproduzida com permissão da US National Library of Medicine (NLM) e do PubMed.

valentes ao termo em questão.) Você pode ver o começo dessa estratégia de busca *string* na caixa de busca da Figura 4.8. Mudar para a busca de perguntas clínicas estreitas de etiologia (busca específica) diminui o número de estudos recuperados para aproximadamente 100 citações. As Figuras 4.9 e 4.10 mostram como "controlar" o processo de busca e como fazer um pouco da própria manipulação.

Ao clicar na barra "History" ["Histórico"], você pode conseguir uma lista das expressões que utilizou na sessão de busca mais recente (Fig. 4.9). Para nossa busca, o termo número 9 é a busca que está limitada ao consumo excessivo de álcool pelo uso da categoria clínica de busca ampla para etiologia. (Se você estiver acompanhando no seu computador, o número provavelmente é diferente.) O resultado para o termo de busca 9 é substancial, e não adicionamos o conceito de "mortalidade". Poderíamos fazer isso de diversas maneiras. Contudo, para esse exemplo, trabalhamos com nossos termos de busca existentes. Queremos combinar nossa busca de etiologia sobre consumo excessivo de álcool com mortalidade. Na caixa de busca no topo da página, digitamos "#9" e combinamos com o termo "mortality" – observe que você pode usar "AND" ou "and"

TABELA 4.8 PICO e determinação de termos de busca

PICO	Elemento	Termos de busca para o PubMed
P(aciente)	Adultos	[Deixe em branco]
I(ntervenção/exposição)	Consumo excessivo de álcool	"Binge drinking"
C(omparação)	Consumo não excessivo de álcool	[Deixe em branco]
O(*utcome* – desfecho)	Mortalidade	"Mortality"

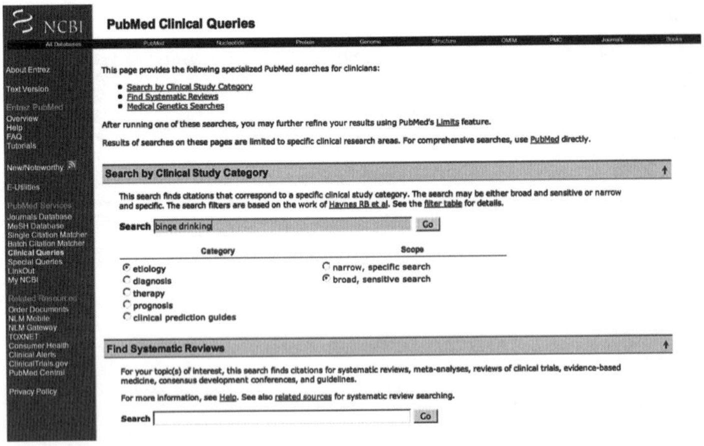

FIGURA 4.7 Busca de perguntas clínicas para consumo excessivo de álcool: busca ampliada de etiologia/dano.

Reproduzida com permissão da US National Library of Medicine (NLM) e do PubMed.

(#9 AND mortality). Usar AND junto ao termo "mortality" diminui a recuperação para 83 citações de mortalidade associada ao consumo excessivo de álcool, usando o filtro de etiologia nas perguntas clínicas.

Busca de resumos e estudos primários utilizando outros recursos de informação abrangentes

As grandes bases de dados como Medline, CINAHL, PsycINFO e Embase oferecem desafios aos clínicos que desejam encontrar informações diretamente aplicáveis ao atendimento clínico. O tamanho da base de dados e os relativamente poucos estudos importantes e relevantes que estão imersos no grande volume de literatura tornam a pesquisa complexa. Apesar de algumas poucas dicas iniciais seguidas por tentativa e erro poderem permitir que você se torne proficiente em realizar buscas simples, pesquisas abrangentes objetivando um alto detalhamento exigem a experiência de uma bibliotecária que trabalhe com pesquisa.

Muitas bibliotecas estão equipadas com uma coletânea customizada de bases de dados e serviços da Ovid Technologies. O Ovid oferece uma busca única e *links* entre bases de dados e serviços para textos completos de artigos disponíveis para o sistema daquela biblioteca. Para mostrar um pouco do poder e da complexidade da busca usando o Ovid, fizemos uma busca nesse formato para procurar estudos que usem antibióticos orais ou intravenosos em um usuário de drogas intravenosas com 28 anos de idade com endocardite. O formato PICO da pergunta é mostrado na Tabela 4.9.

A busca no Ovid é construída ideia por ideia (Fig. 4.11). Para começar esse processo de construção, nosso primeiro conceito de busca é endocardite – inserir o termo e conferi-lo na lista de terminologia MeSH preferida mostra que, entre 1996 e 2008, 5.726 artigos incluiram informações sobre endocardite. Também pedimos ao sistema que automaticamente buscasse todos os aspectos de um tópico – essa "explosão" permite agregar aspectos gerais de endocardite e de endocardite bacteriana. Usando o mesmo método durante o mesmo período, 5.679 artigos abordaram algum aspecto sobre o abuso intravenoso de substâncias, mais de 100.000 artigos sobre qualquer antibiótico, quase 40.000 sobre ad-

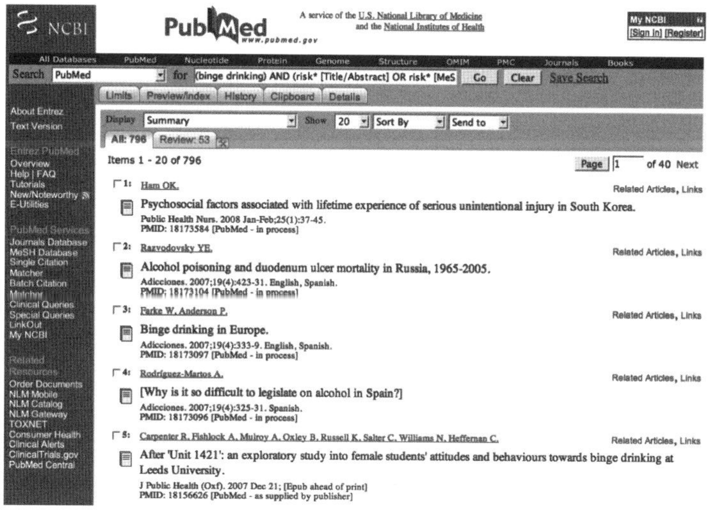

FIGURA 4.8 Recuperação de busca utilizando o limite de etiologia ampliada.

Reproduzida com permissão da US National Library of Medicine (NLM) e do PubMed.

ministração oral de medicamentos e mais de 25.000 sobre infusões parenterais. A explosão de infusões parenterais escolhe as infusoes intravenosas, uma maior aproximação em relação ao que estamos procurando. Combinamos os conjuntos e identificamos somente uma citação que inclui todos os nossos conceitos. Pararemos aqui, mas para fins ilustrativos, poderíamos também limitar a adultos, a humanos e a uma busca sensível a perguntas clínicas por artigos sobre terapia de alta qualidade. Poderíamos também ter limitado outros aspectos de recuperação, como língua inglesa ou artigos com resumos. A citação recuperada é um ECC relatado em 1996.[10]

Aspectos diversos de busca

Não abordamos muitos aspectos da descoberta de informações, como a procura de estatísticas relacionadas à saúde. As páginas *web* da Universidade de Michigan (http://www.lib.umich.edu/govdocs/stats.html), dos Centers for Disease Control and Prevention, do National Center for Health Statistics (http://www.cdc.gov/nchs) e da National Library of Medicine (http://www.nlm.nih.gov/services/statistics.html) são bons lugares para começar a procurar estatísticas internacionais, nacionais e locais sobre mortalidade, morbidade, utilização, educação e requisitos para recursos humanos. Também não abordamos a busca por algumas áreas de conteúdo (p. ex., *avaliação econômica*, *regras de predição clínica*, *prevalência* de doenças, serviços de saúde e estudos qualitativos). Se você quiser expandir suas habilidades em busca nessas e em outras áreas, converse com os bibliotecários da sua organização para obter instrução individual ou em grupo, bem como dicas e exemplos de busca que acompanham o cenário no começo de cada capítulo deste livro.

Você também pode querer desenvolver seus próprios recursos personalizados em áreas de conteúdo específico. Muitos profissionais acham conveniente compilar seus próprios resumos de evidências sobre tópicos de particular interesse para fácil acesso no decurso do ensino e do atendimento ao paciente. Tais recursos podem extrair vantagem da capacidade tecnológica institucional ou de opções como o

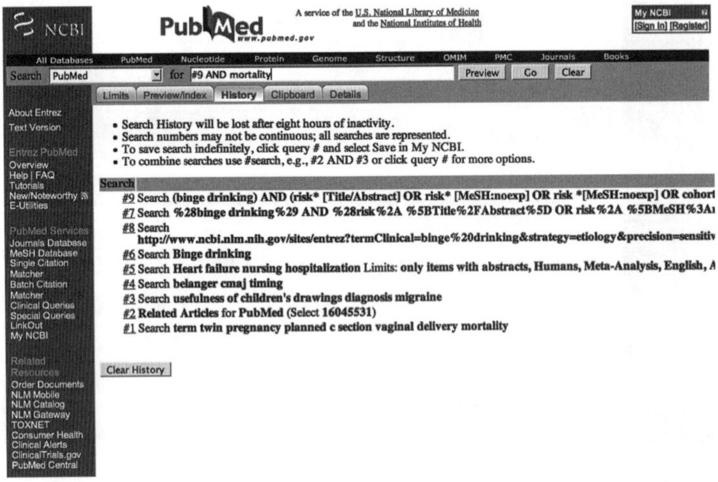

FIGURA 4.9 Assumindo o controle do PubMed e acrescentando termos de sua escolha à busca existente.

Reproduzida com permissão da US National Library of Medicine (NLM) e PubMed.

Catmaker, desenvolvido pelo Centre for Evidence-Based Medicine (http://www.cebm.net/catmaker.asp). O Evidence-Based Emergency Medicine Working Group da New York Academy of Medicine oferece o Journal Club Storage Bank (http://ebem.org/jcb/journalclubbank/html) para professores e profissionais de emergência como um repositório *online* de resumos de evidências. É possível postar seus próprios resumos para fácil localização. É protegido por senha para evitar que conteúdos sejam mal interpretados como publicações eletrônicas para uso externo.[11]

CONCLUSÃO

Neste capítulo examinamos brevemente muitos, mas de maneira alguma todos, os recursos potenciais de informação. Estimulamos que você considere a atualização de suas ferramentas de informação e desenvolva métodos efetivos de descoberta de evidências que precisar em sua prática. Encorajamos você a usar recursos fortemente baseados em evidências apropriados para sua disciplina. A busca mais eficiente envolve a procura de informações em alguns dos sistemas similares a livros-texto primeiro, indo em seguida para sinopses e para resumos de evidências (revisões sistemáticas e diretrizes de prática clínica) e, então, às grandes bases de dados bibliográficos, somente se for necessário.

Observações

Declaração de conflito de interesse: Ann McKibbon, Dereck Hunt e Roman Jaeschke trabalharam com o ACP Journal Club; Ann McKibbon recebia apoio salarial. Roman Jaeschke continua com esse trabalho. Roman Jaeschke também pesquisou o uso do UpToDate e é consultor externo para esse recurso. Ann McKibbon e Roman Jaeschke elaboraram revisões sistemáticas Cochrane. Ann McKibbon ajudou a desenvolver o PubMed Clinical Queries e o Bmjupdates+. Peter Wyer faz parte do Evidence-Based Emergency Medicine Working Group da New York Academy of Medicine, o qual oferece o Journal Club Storage Bank. Nenhum dos autores será compensado pessoal ou financeiramente pelo uso de qualquer dos recursos listados neste capítulo.

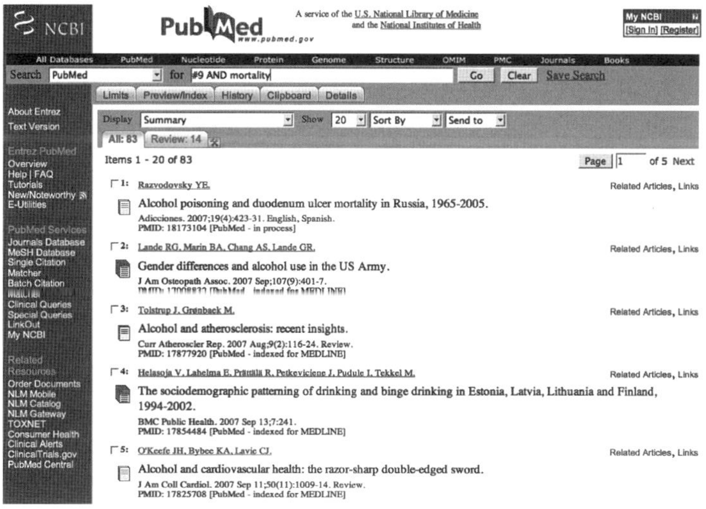

FIGURA 4.10 Resultado da busca utilizando o recurso de "AND" + uma palavra a buscas anteriores.

Reproduzida com permissão da US National Library of Medicine (NLM) e do PubMed.

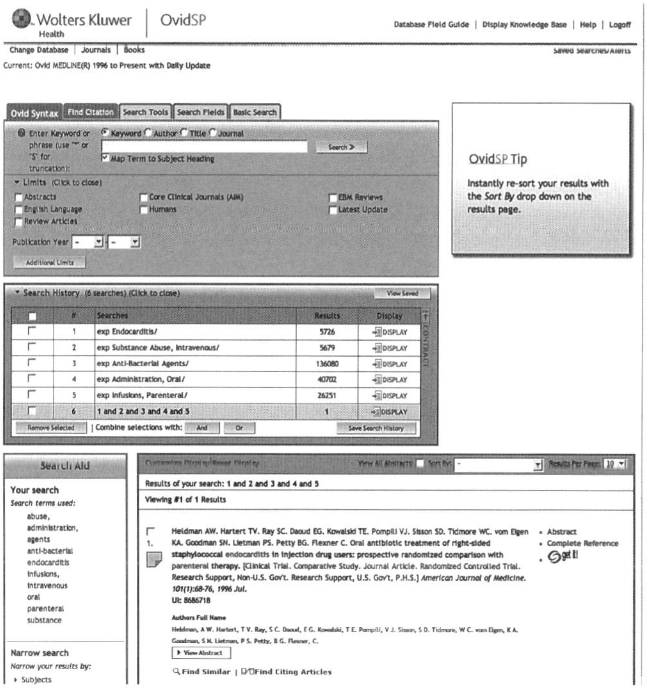

FIGURA 4.11 Busca complexa em múltiplos passos do Ovid no Medline.

Imagem fornecida com permissão de Ovid Technologies, uma empresa Wolters Kluwer Health. Reimpressa com permissão do único proprietário do copyright. Copyright © 2007. Todos os direitos reservados.

TABELA 4.9 PICO e determinação de termos de busca

PICO	Elemento	Termos de busca para o PubMed
P(aciente)	Usuário de drogas IV	"Substance abuse"; "intravenous"
	Endocardite	Endocarditis
	Adulto	"Limit to adults" (18-44 y)
I(ntervenção)	Antibióticos	"Antibiotics"
	Oral	"Administration"; "oral"
C(omparação)	Antibióticos	[Deixe em branco] - já o tem
	Intravenoso	"Infusions", "parenteral"
O(*utcome* - desfecho)	Qualquer	[Deixe em branco]

Referências

1. Haynes RB. Of studies, syntheses, synopses, and systems: the "4S" evolution of services for finding current best evidence. *ACP J Club.* 2001;134(2):A11-A13.
2. McKibbon KA, Fridsma DB. Effectiveness of clinician-selected electronic information resources for answering primary care physicians' information needs. *JAMA.* 2006;13(6):653-659.
3. Hersh WR, Crabtree MK, Hickman DH, et al. Factors associated with success in searching MEDLINE and applying evidence to answer clinical questions. *J Am Med Inform Assoc.* 2002;9(3):283-293.
4. Westbrook JI, Coirea WE, Gosling AS. Do online information retrieval systems help experienced clinicians answer clinical questions? *JAMA.* 2005;12(3):315-321.
5. Schaafsma F, Verbeek J, Hulshof C, van Dijk F. Caution required when relying on a colleague's advice: a comparison between professional advice and evidence from the literature. *BMC Health Serv Res.* 2005;5:59.
6. Lindberg D, Siegel ER, Rapp BA, Wallingford KT, Wilson SR. Use of MEDLINE by physicians for clinical problem solving. *JAMA.* 1993;269(24):3124-3129.
7. Klein MS, Ross FV, Adams DL, Gilbert CM. Effect of online literature searching on length of stay and patient care costs. *Acad Med.* 1994;69(6):489-495.
8. Pluye P, Grad RM, Dunikowski LG, Stephenson R. Impact of clinical informationretrieval technology on physicians: a literature reviews of quantitative, qualitative and mixed methods studies. *Int J Med Inform.* 2005;74(9):745-768.
9. Smith CS, Pell JP, Cameron AD, Dobbie R. Mode of delivery and the risk of delivery-related perinatal death among twins at term: a retrospective cohort study of 8073 births. *BJOG.* 2005;112(8):1139-1144.
10. Heldman AW, Hartert TV, Ray SC, et al. Oral antibiotic treatment of right-sided staphylococcal endocarditis in injection drug users: prospective randomized comparison with parenteral therapy. *Am J Med.* 1996;101(1):68-76.
11. Yeh B, Wyer PC. Bringing Journal Club to the bedside: a hands-on demonstration of an on-line repository allowing electronic storage and point-of-care retrieval of journal club exercises for emergency medicine residency programs [abstract 349]. *Acad Emerg Med.* 1999;6(5):487.

5

Por que os resultados dos estudos podem estar errados: erro aleatório e viés

Gordon Guyatt, Roman Jaeschke
e Maureen O. Meade

Neste capítulo:

- Erro aleatório
- Viés
- Estratégias para redução do viés: terapia e dano

Nossas perguntas clínicas têm uma resposta correta que corresponde a uma realidade ou a uma verdade subjacente. Por exemplo, existe uma verdadeira magnitude subjacente do impacto de ß-bloqueadores sobre a mortalidade em pacientes com doença cardíaca, do impacto de esteroides inalados sobre exacerbações em pacientes com asma e do impacto da endarterectomia da carótida sobre a incidência de acidente vascular cerebral em pacientes com ataques de isquemia transitórios. Pesquisas tentam estimar essa verdade subjacente. Infelizmente, entretanto, nunca saberemos qual é esse impacto verdadeiro (Tab. 5.1). Os estudos podem ser falhos em seu delineamento ou na sua condução e introduzirem um *erro sistemático (viés)*. Mesmo que um estudo seja perfeitamente delineado e executado, ainda ficaríamos com incerteza do alcance da verdade subjacente. A próxima seção explica por quê.

ERRO ALEATÓRIO

Pense em uma moeda perfeitamente equilibrada. Cada vez que jogamos a moeda para o alto, a *probabilidade* de que caia cara ou coroa para cima é igual – 50%. Imagine, contudo, que, como investigadores, não saibamos que a moeda está perfeitamente equilibrada – de fato, não temos ideia de quão bem equilibrada está e gostaríamos de descobrir. Podemos elaborar nossa questão formalmente: Qual é a verdadeira probabilidade subjacente de que resulte cara ou coroa de qualquer moeda jogada para o alto ao cair? Nosso primeiro experimento abordando essa questão é uma série de 10 moedas jogadas para o alto; o resultado: oito caras e duas coroas. O que podemos concluir? Considerando nosso resultado como valor nominal, inferimos que a moeda está muito enviesada (i.e., sofreu um desequilíbrio tal que resulta mais frequentemente em caras do que em coroas) e que a probabilidade de cair com a face da cara para cima em qualquer jogada para o alto é de 80%.

Poucos ficariam felizes com essa conclusão. A razão para nosso desconforto é que sabemos que o mundo não é construído de modo que uma moeda perfeitamente equilibrada sempre resulte em cinco caras e cinco coroas em qualquer conjunto de 10 moedas jogadas para o alto. Mais ainda, o resultado está sujeito ao acaso, conhecido também como *erro aleatório*. Algumas vezes 10 jogadas para o alto de uma moeda perfeitamente equilibrada resultarão em 10 caras. Ocasionalmente, 9 das 10 jogadas resultarão em caras. Em raras ocasiões, encontraremos caras em todas as 10 jogadas. A Figura 5.1 mostra a real distribuição de caras e coroas em repetidas séries de jogadas de moedas para o alto.

E se as 10 jogadas de moeda para o alto resultarem em cinco caras e cinco coroas? Nosso conhecimento sobre o acaso nos deixa inseguros quanto à autenticidade da moeda: uma série de 10 jogadas para o alto de uma moeda muito equilibrada (uma probabilidade verdadeira de caras de 0,8, por exemplo) poderia, por acaso, resultar em cinco caras e cinco coroas.

Digamos que uma agência de financiamento, intrigada com os resultados de nosso primeiro pequeno experimento, nos ofereça recursos para realizar um estudo maior. Agora, aumentamos consideravelmente o tamanho da amostra de nosso experimento, realizando uma série de 1.000 jogadas de moeda para o alto. Terminamos com 500 caras e 500 coroas e estamos prontos para concluir que estamos lidando com uma moeda "verdadeira"? Ainda não. Sabemos que se a verdadeira probabilidade subjacente de caras fosse de 51%, às vezes veríamos 1.000 jogadas de moeda para o alto resultarem no que recém observamos.

Podemos aplicar essa lógica aos resultados de experimentos abordando aspectos da atenção à saúde em humanos. Um *ensaio clínico randomizado(ECR)* demonstra que 10 em cada 100 pacientes tratados morrem no decorrer do tratamento, assim como 20 em cada 100 pacientes-controle. O tratamento realmente reduz a taxa de morte em 50%? Talvez, mas o conhecimento sobre o acaso nos deixará em

TABELA 5.1 Resultados de estudo e a verdade subjacente

Resultado de um estudo completo evidencia um efeito de tratamento aparente
- Termo técnico: estimativa ponto (da verdade subjacente)
- Exemplo: risco relativo de morte é 75%
- Possível verdade subjacente 1: redução do risco relativo de morte realmente é 25%
- Possível verdade subjacente 2: risco relativo de morte é apreciavelmente menor ou maior do que 25%

Possíveis explicações para a falta de exatidão da estimativa ponto
- Erro aleatório (sinônimo: acaso)
- Erro sistemático (sinônimos: viés, limitação na validade)

considerável incerteza a respeito da magnitude do *efeito do tratamento* – e talvez sobre se realmente o tratamento ajuda de alguma maneira.

Para usar um exemplo real, em um estudo de doença cardíaca congestiva, 228 de 1.320 (17%) dos pacientes com doença cardíaca entre moderada e severa alocados para receberem *placebo* morreram, assim como 156 de 1.327 (12%) dos alocados para receberem bisoprolol.[1] Embora a verdadeira redução subjacente no *risco relativo* de morrer provavelmente esteja por volta dos 34% sugeridos pelo estudo, devemos reconhecer que ainda permanece uma considerável incerteza sobre a verdadeira magnitude do efeito (ver Cap. 8, Intervalos de confiança).

Recordemos a pergunta inicial: Por que, independentemente de quão poderoso e bem delineado seja nosso estudo, nunca teremos certeza do verdadeiro efeito do tratamento? A resposta é: acaso.

VIÉS

O que significa dizer que um estudo é válido ou crível? Neste livro, usamos *validade* como um termo técnico relacionado à magnitude do viés. Em comparação com o erro aleatório, o viés leva a desvios sistemáticos (i.e., o erro possui direção) da verdade subjacente. Em estudos de tratamento ou *dano*, o viés leva tanto a uma subestimativa como a uma superestimativa do benefício ou do dano subjacente (Tab. 5.2).

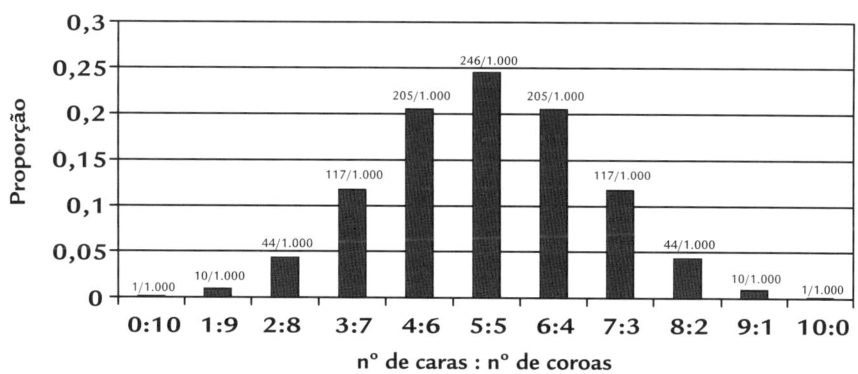

FIGURA 5.1 Distribuição teórica de resultados de um número infinito de repetições de 10 jogadas para o alto de uma moeda enviesada.

Tabela 5.2 Como um estudo de uma intervenção (tratamento) pode conter vieses?

Grupos-intervenção e controle podem ser diferentes no início. Exemplo: os pacientes no grupo-controle são mais doentes ou mais velhos.
Os grupos-intervenção e controle podem, independentemente do tratamento experimental, se tornar diferentes à medida que o estudo avança. Exemplo: os pacientes no grupo-intervenção recebem medicação efetiva adicional.
Grupo-intervenção e controle podem diferir, independentemente do tratamento, no final. Exemplo: mais pacientes doentes perdidos durante o acompanhamento no grupo-intervenção.

O viés pode ser introduzido como resultado de diferenças além da intervenção experimental entre pacientes em tratamento e *grupos-controle* na época em que ingressaram em um estudo. No começo de um estudo, cada paciente, se for deixado sem tratamento, está destinado a ficar bem – ou mal. Ficar mal significa ter um evento adverso – digamos, um derrame – durante o decurso do estudo. Com frequência, nos referimos ao evento adverso, que é o foco de um estudo, como o *desfecho relevante* ou *evento de interesse*. Resultará um viés se os pacientes tratados e controle diferirem substancialmente quanto ao desfecho no começo do estudo. Por exemplo, se pacientes do grupo-controle tiverem arteriosclerose mais severa ou forem mais velhos do que seus correlatos, seu destino será ter maior proporção de eventos adversos do que aqueles no grupo-intervenção ou tratamento, e os resultados do estudo serão enviesados em favor do grupo-tratamento; ou seja, o estudo resultará em uma estimativa sistematicamente maior dos efeitos do tratamento do que o que seria obtido se os grupos do estudo fossem prognosticamente parecidos.

Mesmo que os pacientes nos grupos-intervenção e controle comecem o estudo com o mesmo *prognóstico*, o resultado ainda pode ser enviesado. Isso ocorrerá se intervenções efetivas forem administradas de forma diferente aos grupos-tratamento e controle. Por exemplo, em um estudo de um agente novo para prevenção de complicações de arterioesclerose, o grupo-intervenção poderia receber terapia mais intensiva com estatina do que o grupo-controle.

Finalmente, os pacientes podem começar com prognóstico semelhante e assim permanecerem, mas o estudo pode terminar com um resultado enviesado. Isso poderia ocorrer se o estudo perdesse pacientes no acompanhamento (ver Cap. 6, Terapia [ensaios clínicos randomizados]), ou porque um estudo é interrompido precocemente devido a um grande efeito do tratamento aparente (ver Cap. 9.3, Ensaios clínicos interrompidos precocemente por benefício).

ESTRATÉGIAS PARA REDUÇÃO DO VIÉS: TERAPIA E DANO

Observamos que o viés se manifesta por meio de diferenças em fatores prognósticos em grupos-tratamento e controle no começo de um estudo ou de diferenças em prognósticos surgidas quando um estudo prossegue. O que os investigadores podem fazer para reduzir esses vieses? A Tabela 5.3 resume as estratégias disponíveis em ECR de terapia e *estudos observacionais* abordando aspectos de dano.

Ao estudar novos tratamentos, frequentemente os investigadores têm bastante controle. Podem reduzir a probabilidade de diferenças na distribuição de aspectos prognósticos em pacientes tratados e não tratados no início, pela *alocação aleatória* de pacientes aos dois grupos. Podem reduzir consideravelmente os efeitos placebo ao administrarem tratamentos aparentemente idênticos, mas biologicamente inertes – placebos – aos pacientes do grupo-controle. O cegamento dos clínicos para o fato de os pacientes estarem recebendo uma

TABELA 5.3 Maneiras de reduzir o viés em estudos de terapia e dano

Fonte de viés	Terapia: estratégia para reduzir o viés	Dano: estratégia para reduzir o viés
	Diferenças observadas no começo do estudo	
Pacientes tratamento e controle diferem em prognóstico	Randomização	Ajuste estatístico para fatores prognósticos na análise dos dados
	Randomização com estratificação	Pareamento
	Diferenças que aparecem quando o estudo prossegue	
Efeitos placebo	Cegamento de pacientes	Escolha de desfechos (como mortalidade) menos sujeitos ao efeito placebo
Cointervenção	Cegamento de cuidadores	Documentação de diferenças de tratamento e ajuste estatístico
Viés em avaliação de desfecho	Cegamento de avaliadores de desfecho	Escolha de desfechos (como mortalidade) menos sujeitos ao viés do observador
	Diferenças no término do estudo	
Perda no acompanhamento	Garantia de um acompanhamento completo	Assegurar acompanhamento completo
Interrupção precoce do estudo devido a um grande efeito	Conclusão do estudo como foi inicialmente planejado	
Omissão de pacientes que não receberam o tratamento designado	Adesão ao princípio da intenção de tratar e inclusão de todos os pacientes no braço ao qual foram randomizados	

terapia ativa ou placebo pode eliminar o risco de *cointervenções* importantes, e o cegamento de avaliadores de desfecho minimiza o viés na avaliação da *taxa de eventos*.

Em geral, os investigadores que estão estudando o efeito de exposições potencialmente prejudiciais têm muito menos controle do que aqueles que estão investigando os efeitos potencialmente benéficos de um tratamento. Devem ficar satisfeitos em comparar pacientes cuja exposição seja determinada por suas escolhas ou circunstâncias e podem abordar diferenças potenciais no destino do paciente somente por ajuste estatístico para fatores prognósticos conhecidos. O cegamento é impossível, então sua melhor defesa contra os efeitos placebo e viés em avaliação de desfecho é escolher *desfechos*, como a morte, que estejam menos sujeitos a esses vieses. Investigadores abordando ambos os conjuntos de questões podem reduzir o viés ao minimizar a perda no acompanhamento (ver Tab. 5.1).

Essas regras gerais nem sempre se aplicam. Às vezes, investigadores estudando um novo tratamento acham difícil ou impossível randomizar pacientes para grupos-tratamento e controle. Sob tais circunstâncias, escolhem delineamentos de estudos observacionais, e os clínicos devem aplicar os critérios de validade desenvolvidos para aspectos de dano para tais estudos.

De forma semelhante, se a exposição potencialmente danosa for uma droga com efeitos benéficos, os investigadores podem conseguir randomizar pacientes para grupos-intervenção e controle. Se forem aspectos de terapia ou dano, a força da inferência a partir de ECRs quase invariavelmente será maior do que a força da inferência de estudos observacionais.

Referência

1. CIBIS-II Investigators and Committees. The Cardiac Insufficiency Bisoprolol Study II (CIBIS-II): a randomised trial. *Lancet*. 1999;353(9146):9-13.

PARTE B

TERAPIA

6

Terapia (ensaios clínicos randomizados)

GORDON GUYATT, SHARON STRAUS, MAUREEN O. MEADE, REGINA KUNZ, DEBORAH J. COOK, PJ DEVERAUX E JOHN IOANNIDIS

Neste capítulo:

CENÁRIO CLÍNICO

Um paciente com doença coronariana e sangramento gastrintestinal: como posso melhor ajudar a evitar eventos vasculares e minimizar o risco de sangramento?

Você é um médico internista acompanhando um homem de 62 anos de idade com doença de úlcera péptica e angina estável, para quem você vem prescrevendo aspirina em baixa dosagem, uma estatina, um inibidor de enzima conversora de angiotensina e nitratos quando necessário. Recentemente, o paciente desenvolveu um sangramento gastrintestinal alto. A biópsia feita por endoscopia foi negativa para *Helicobacter pylori*. No hospital, o gastrenterologista que está cuidando de seu paciente substituiu a aspirina por clopidogrel (apoiado na citação de uma revisão sistemática de derivados de tienopiridina, inclusive clopidogrel, em pacientes com alto risco vascular sobre uma diminuição nas chances de um sangramento gastrintestinal em comparação com aspirina; razão de chances [OR], 0,71; *intervalo de confiança* [IC] de 95%, 0,59-0,86).[1]

Você usa o ACP Journal Club para verificar a literatura médica e, revisando o histórico do paciente, se lembra de um artigo recente que pode ser relevante. Atualmente o paciente está estável e você pede que retorne em uma semana para uma revisão adicional de seus medicamentos.

ENCONTRANDO AS EVIDÊNCIAS

As *evidências* de populações com doença vascular sugerem que o clopidogrel provavelmente seja similar, se não superior, à aspirina em sua capacidade de prevenir eventos vasculares em pacientes com angina estável,[2] permitindo que você se concentre na prevenção de sangramento. Portanto, você formula a seguinte pergunta: em um paciente com úlcera péptica associada à aspirina, o clopidogrel é efetivo na prevenção de sangramento recorrente de úlcera? Pesquisando no ACP Journal Club no sistema Ovid de sua biblioteca médica com os termos "clopidogrel" e "gastrintestinal bleeding", são identificados três artigos, um dos quais termina por ser seu objetivo: "Aspirin plus esomeprazol reduced recurrent ulcer bleeding more than clopidogrel in high-risk patient."[3] Você imprime uma cópia e o texto completo do artigo original.[4]

Esse artigo descreve um *ensaio randomizado controlado* (ECR) por *placebo* incluindo 320 pacientes com sangramento por úlcera confirmado endoscopicamente, com resultado negativo tanto no exame para detecção de *Helicobacter pylori* como para sua erradicação bem sucedida, e uso regular antecipado de terapia antiplaquetária. Os participantes foram *aleatoriamente alocados* para 75 mg diárias de clopidogrel e placebo ou para 80 mg de aspirina e 20 mg de esomeprazol (um potente inibidor de bomba protônica) duas vezes por dia durante 12 meses. O *desfecho* primário foi sangramento recorrente de úlcera, e os desfechos secundários incluíram sangramento gastrintestinal baixo e efeitos adversos.

As diretrizes para utilização da literatura médica

A Tabela 6.1 apresenta nossa abordagem usual em três passos para o uso de um artigo da literatura médica para orientar sua prática. Você achará esses critérios úteis para uma diversidade de perguntas relacionadas à terapia, incluindo tratamento de doenças sintomáticas (p. ex., asma ou artrite), *prevenção* de complicações distantes de doenças (p. ex., morte cardiovascular depois de infarto do miocárdio) e rastreamento para uma doença silenciosa, porém tratável (p. ex., rastreamento para câncer de cólon).

Se a resposta para uma pergunta-chave (Os pacientes foram randomizados?) for "não", algumas das outras perguntas (A randomização foi mantida em *sigilo*? Os pacientes foram analisados nos grupos para os quais foram randomizados?) perderão a relevância. Como você verá, *estudos observacionais* não randomizados resultam em inferências muito mais fracas do que ECRs. Apesar disso, os clínicos devem usar as melhores evidências disponíveis ao manejar

TABELA 6.1 Diretrizes para utilização da literatura médica para um artigo sobre terapia

Os resultados são válidos?

- Os grupos-intervenção e controle começaram com o mesmo prognóstico?
  - Os pacientes foram randomizados?
  - A randomização foi mantida em sigilo?
  - Os pacientes nos grupos do estudo eram semelhantes em relação a fatores prognósticos conhecidos?
- O equilíbrio prognóstico foi mantido à medida que o estudo progredia?
  - Em que extensão o estudo foi cegado?
- Os grupos eram equilibrados em termos de prognóstico na conclusão do estudo?
  - O acompanhamento foi completo?
  - O ensaio foi interrompido precocemente?
  - Os pacientes foram analisados nos grupos para os quais estavam randomizados?

Quais são os resultados?

- Qual foi o tamanho do efeito do tratamento?
- Qual foi a precisão da estimativa do efeito do tratamento?

Como posso aplicar os resultados ao cuidado com o paciente?

- Os pacientes do estudo eram semelhantes ao paciente do meu consultório?
- Todos os desfechos importantes para o paciente foram considerados?
- Os prováveis benefícios do tratamento compensam o dano e os custos em potencial?

seus pacientes, mesmo que a qualidade dessas evidências seja limitada (ver Cap. 2, A filosofia da medicina baseada em evidências). Os critérios no Capítulo 12 (Dano [estudos observacionais]) o ajudarão a avaliar um estudo observacional abordando um tratamento potencial que ainda não tenha sido avaliado em um ECR.

OS RESULTADOS SÃO VÁLIDOS?

Os grupos-intervenção e controle começaram com o mesmo prognóstico?

Os pacientes foram randomizados?

Pergunte a si mesmo se a atenção hospitalar prolonga a vida. Um estudo descobre que mais pessoas doentes morrem no hospital do que na comunidade. Facilmente rejeitaríamos a conclusão ingênua de que a atenção hospitalar mata porque compreendemos que pacientes hospitalizados estão mais doentes do que os pacientes na comunidade.

Embora a lógica do equilíbrio prognóstico esteja clara ao comparar pacientes hospitalizados com aqueles na comunidade, pode ser menos óbvia em outros contextos. Até recentemente, clínicos e epidemiologistas (e quase todo o mundo) acreditavam que a terapia de reposição hormonal (TRH) diminuiria o risco de eventos coronarianos (morte e infarto do miocárdio) em mulheres pós-menopáusicas. A crença emergiu dos resultados de muitos estudos que descobriram que mulheres recebendo TRH tinham um menor risco de eventos coronarianos.[5] Os resultados do primeiro grande ensaio clínico de mulheres com doença arterial coronariana (DAC) estabelecida trouxe uma surpresa: a TRH falhou em reduzir o risco de eventos coronarianos.[6] Mais recentemente, a Women's Health Initiative demonstrou que a TRH também fracassou na prevenção primária de DAC.[7]

Outras surpresas geradas por ensaios clínicos incluem a demonstração de que vitaminas antioxidantes não reduzem o câncer gastrintestinal[8] – e um desses agentes, a vitamina E, na verdade, pode aumentar a mortalidade por todas as causas[9] – e que uma diversidade de drogas inicialmente promissoras aumentam a mortalidade em pacientes com insuficiência cardíaca.[10-15] Tais surpresas ocorrem periodicamente quando os investigadores conduzem ensaios clínicos para testar observações a partir de estudos nos quais pacientes e médicos determinam qual tratamento um paciente deve receber (ver Cap. 9.2, Resultados surpreendentes de ensaios clínicos).

O motivo por que estudos nos quais a preferência do paciente ou do médico determina se o primeiro deve receber tratamento ou controle (estudos observacionais) frequentemente originam resultados enganosos é que morbidade e mortalidade resultam de muitas causas, sendo o tratamento apenas uma delas. Estudos sobre tratamento tentam determinar o impacto de uma intervenção sobre eventos como acidente vascular cerebral, infarto do miocárdio e morte – ocorrências que chamamos de *desfechos de interesse* do ensaio. A idade de um paciente, a severidade subjacente da doença, a presença de *comorbidade* e um rol de outros fatores tipicamente determinam a frequência na qual um desfecho de interesse de um ensaio ocorre (*fatores prognósticos* ou *determinantes de desfecho*). Se fatores prognósticos – conhecidos por nós ou não – se mostrarem desequilibrados entre um grupo-tratamento e um *grupo-controle* de um ensaio, o desfecho do estudo sofrerá viés, subestimando ou superestimando o efeito do tratamento. Como fatores prognósticos conhecidos frequentemente influenciam as recomendações dos clínicos e as decisões dos pacientes a respeito de aceitar fazer determinado tratamento, estudos observacionais muitas vezes originam resultados enviesados.

Estudos observacionais teoricamente podem parear pacientes, seja na seleção de indivíduos para estudo ou na análise estatística subsequente, para fatores prognósticos conhecidos (ver Cap. 12, Dano [estudos observacionais] e Cap. 5, Por que os resultados dos estudos podem estar errados: erro aleatório e viés). O poder da randomização é que grupos-tratamento e controle têm maior probabilidade de estarem equilibrados com respeito a determinantes de desfecho tanto conhecidos como desconhecidos.

Qual foi a causa do *viés* nos estudos observacionais de TRH? Evidências sugerem que as mulheres que faziam TRH tinham um *status* socioeconômico mais alto.[16] O aparente benefício com a TRH provavelmente se devia a fatores como um estilo de vida mais saudável e um maior senso de controle sobre a vida. Independentemente da explicação, agora temos certeza de que foi seu *prognóstico* anterior, não a TRH, que levou a taxas menores de DAC.

Embora a randomização seja uma técnica poderosa, nem sempre é bem sucedida na criação de grupos com prognósticos semelhantes. Os investigadores podem cometer erros que comprometem a randomização ou esta pode falhar simplesmente devido à falta de sorte. As duas próximas seções abordam esses aspectos.

A randomização foi mantida em sigilo?

Alguns anos atrás, um grupo de investigadores australianos realizou um ensaio randomizado de apendicectomia a céu aberto *versus* laparoscópica.[17] O ensaio se desenvolvia sem sobressaltos durante o dia. À noite, contudo, a presença do cirurgião atendente era necessária para o procedimento laparoscópico, mas não para aquele a céu aberto, e a limitada disponibilidade da sala cirúrgica transformava o procedimento laparoscópico mais prolongado em uma dificuldade. Relutantes em chamar uma consultoria, às vezes os residentes adotavam o que encaravam como uma solução prática. Quando um paciente elegível aparecia, seguravam os envelopes semiopacos contendo a designação para o estudo contra a luz. Abriam o primeiro envelope que ordenasse um procedimento a céu aberto. O primeiro paciente elegível na manhã seria então alocado para o grupo de apendicectomia laparoscópica de acordo com o envelope deixado para trás (D. Wall, comunicação por escrito, junho de 2000). Se os pacientes que se apresentavam à noite estivessem mais doentes do que aqueles que se apresentavam durante o dia, o comportamento dos residentes resultaria em viés contra o procedimento a céu aberto.

Quando aqueles que incluem os pacientes não conhecem e não podem controlar o braço para o qual o paciente é alocado, nos referimos à randomização como mantida em sigilo. Em ensaios sem manutenção de sigilo, aqueles responsáveis pelo recrutamento podem sistematicamente incluir pacientes mais – ou menos – doentes tanto para o grupo-tratamento como para o controle. Esse comportamento derrotará o propósito da randomização, e o estudo originará um resultado com viés.[18-20] Investigadores cuidadosos garantirão que a randomização será mantida em sigilo por meio de estratégias como a randomização remota, na qual o indivíduo que recruta o paciente telefona para um centro de metodologia para descobrir o braço do estudo para o qual o paciente está designado.

Os pacientes nos grupos tratamento e controle eram semelhantes em relação a fatores prognósticos conhecidos?

O objetivo da randomização é criar grupos cujo prognóstico seja semelhante em relação aos desfechos relevantes. Às vezes, devido à falta de sorte, a randomização falhará no alcance dessa meta. Quanto menor é o tamanho da amostra, maior é a probabilidade de que o ensaio apresente um desequilíbrio prognóstico.

Imagine um ensaio testando um tratamento novo para insuficiência cardíaca que inclua pacientes na classe funcional III e IV da New York Heart Association. Os pacientes na classe IV têm um prognóstico muito pior do que aqueles na classe III. O ensaio é pequeno, com somente oito pacientes. Ninguém ficaria surpreso se todos os pacientes na classe IV fossem alocados para o grupo-controle. Tal resultado do processo de alocação causaria um sério viés no estudo em favor do tratamento. Se o ensaio incluísse 800 pacientes, ficaríamos espantados se a randomização colocasse todos os 400 pacientes de classe III no braço do tratamento. Quanto maior é o tamanho da amostra, maior é a probabilidade de a randomização alcançar sua meta de equilíbrio prognóstico.

Você pode conferir quão efetivamente a randomização equilibrou os fatores prognósticos ao procurar uma apresentação das características do paciente dos grupos tratamento e controle no começo do estudo – os aspectos prognósticos iniciais ou de entrada. Embora nunca saibamos se existe similaridade nos fatores prognósticos desconhecidos, ficamos seguros quando os conhecidos estão bem equilibrados.

Nem tudo está perdido se os grupos-tratamento não forem similares no início. Técnicas estatísticas permitem o ajuste do resultado do estudo para diferenças iniciais. *Análises ajustadas* podem não ser preferíveis a análises não ajustadas, mas, quando ambas geram a mesma conclusão, ganha-se confiança na *validade* do resultado do estudo.

O equilíbrio prognóstico foi mantido à medida que o estudo progredia?

Em que extensão o estudo foi cegado?

Se a randomização for bem sucedida, os grupos tratamento e controle de um estudo começam com um prognóstico similar. Contudo, a randomização não garante que os dois grupos permaneçam equilibrados em termos de prognóstico. O *cegamento*, se possível, é a estratégia ótima para manutenção do equilíbrio prognóstico.

A Tabela 6.2 descreve cinco grupos envolvidos em ensaios clínicos que, idealmente, continuarão sem saber se os pacientes estão recebendo a *terapia experimental* ou a terapia-controle. Provavelmente você sabe que os pacientes que fazem um tratamento em cuja efetividade acreditam podem se sentir melhor e ter melhor resultado do que aqueles que não creem na sua efetividade, mesmo que o tratamento não tenha nenhuma atividade biológica. Apesar da magnitude e da consistência do *efeito placebo* continuarem incertas[21-24], investigadores interessados na determinação do impacto biológico de um tratamento farmacológico ou não farmacológico assegurarão que os pacien-

TABELA 6.2 Cinco grupos que deveriam, se possível, ser cegados para designação de tratamento

Pacientes	Evitar efeitos placebo
Clínicos	Impedir a administração diferencial de terapias que afetem o desfecho relevante (cointervenção)
Coletadores de dados	Impedir o viés na coleta de dados
Adjudicadores de desfecho	Impedir o viés nas decisões a respeito de um paciente ter ou não um desfecho relevante
Analistas de dados	Evitar o viés em decisões relacionadas à análise de dados

tes estejam cegos para a alocação de tratamento. De forma similar, delineamentos rigorosos de pesquisa garantirão o cegamento daqueles que coletam, avaliam e analisam os dados (Tab. 6.2). Demonstrações de viés introduzido por falta de cegamento – como os resultados de um ensaio em esclerose múltipla no qual um benefício de tratamento julgado por assessores de desfecho não cegados desapareceu quando adjudicadores de desfecho foram cegados[25] – ressaltam a importância do cegamento. Quanto mais esse julgamento estiver envolvido na determinação se um paciente teve um desfecho relevante (p. ex., o cegamento é menos crucial em estudos nos quais o desfecho é a mortalidade por todas as causas), mais importante se torna o cegamento.

Finalmente, diferenças no cuidado ao paciente além da intervenção sob estudo – *cointervenção* – podem, se afetarem os desfechos do estudo, causar viés nos resultados. O cegamento efetivo elimina a possibilidade de administração diferencial tanto consciente como inconsciente de intervenções efetivas aos grupos tratamento e controle. Quando o cegamento efetivo não for possível, a documentação de cointervenção em potencial torna-se importante.

Os grupos eram equilibrados em termos de prognóstico na conclusão do estudo?

Infelizmente, os investigadores podem garantir a alocação aleatória mantida em sigilo e o cegamento efetivo, mas falhar no alcance de um resultado sem viés.

O acompanhamento foi completo?

Idealmente, na conclusão de um ensaio, você conhecerá o *status* de cada paciente com respeito ao desfecho relevante. Quanto maior é o número de pacientes cujo desfecho é desconhecido – pacientes perdidos durante acompanhamento – mais a validade de um estudo está potencialmente comprometida. A razão é que os pacientes que são perdidos frequentemente têm prognósticos diferentes daqueles que continuam – podem desaparecer porque apresentam desfechos adversos ou porque estão indo bem e então não retornam para avaliação.[26]

Quando a perda durante acompanhamento ameaça seriamente a validade? Regras empíricas (você pode encontrar limiares de 20%) são enganosas. Considere dois ensaios clínicos hipotéticos, cada um deles com 1.000 pacientes tanto no grupo-tratamento como no controle, dos quais 30 (3%) são perdidos durante acompanhamento (Tab. 6.3). No ensaio A, os pacientes tratados morrem à metade da taxa do grupo-controle (200 *versus* 400), uma *redução de risco relativo* (*RRR*) de 50%. Em que medida a perda durante acompanhamento potencialmente ameaça nossa inferência de que o tratamento reduz a taxa de morte pela metade? Se supusermos o pior (ou seja, que todos os pacientes perdidos durante acompanhamento morreram), o número de mortes no grupo experimental seria de 230 (23%). Se não houver mortes entre os pacientes-controle que foram

TABELA 6.3 Quando a perda durante acompanhamento afeta seriamente a validade?

	Ensaio A		**Ensaio B**	
	Tratamento	**Controle**	**Tratamento**	**Controle**
Número de pacientes randomizados	1.000	1.000	1.000	1.000
Número (%) perdido durante acompanhamento	30 (3)	30 (3)	30 (3)	30 (3)
Número (%) de mortes	200 (20)	400 (40)	30 (3)	60 (3)
RRR não contando pacientes perdidos durante acompanhamento	0,2/0,4 = 0,50		0,03/0,06 = 0,50	
RRR – pior cenário[a]	0,17/0,4 = 0,43		0,00/0,06 = 0	

Abreviatura: RRR, redução de risco relativo.

[a] O pior cenário supõe que todos os pacientes alocados para o grupo-tratamento e perdidos durante acompanhamento morreram e todos os pacientes alocados para o grupo-controle e perdidos durante acompanhamento sobreviveram.

perdidos durante acompanhamento, nossa melhor estimativa do efeito do tratamento na redução do risco de morte cai de 200/400, ou 50%, para (400-230)/400 ou 170/400, ou 43%. Assim, mesmo supor o pior faz pouca diferença para a melhor estimativa da magnitude do *efeito do tratamento*. Nossa inferência é, portanto, segura.

Compare com o ensaio B. Aqui, a redução de risco relativo (RRR) de morte também é 50%. Nesse caso, entretanto, o número total de mortes é muito mais baixo; dentre os pacientes tratados, 30 morrem, e o número de mortes nos pacientes controle é 60. No ensaio B, se fizermos a mesma suposição do pior a respeito do destino dos pacientes perdidos durante acompanhamento, os resultados mudariam consideravelmente. Se supusermos que todos os pacientes inicialmente alocados para tratamento – mas subsequentemente perdidos durante acompanhamento – morrem, o número de mortes entre pacientes tratados aumentará de 30 para 60, o que é exatamente igual ao número de mortes no grupo-controle. Pensemos que essa suposição seja acurada. Como teríamos 60 mortes tanto no grupo-tratamento como no grupo-controle, o efeito do tratamento cai para 0. Devido a essa grande mudança no efeito do tratamento (RRR de 50% se ignorarmos aqueles perdidos durante acompanhamento; RRR de 0% se supusermos que todos os pacientes no grupo-tratamento que estavam perdidos durante acompanhamento morreram), a perda de 3% durante acompanhamento no ensaio B ameaça nossa inferência sobre a magnitude do RRR.

Obviamente, o pior cenário é improvável. Quando um melhor cenário caso seja verdadeiro, alterar substancialmente os resultados, você deve julgar a plausibilidade de uma *taxa de eventos* de desfecho consideravelmente diferente nos pacientes do grupo-tratamento e controle perdidos durante acompanhamento.

Concluindo, a perda para acompanhamento ameaça potencialmente a validade de um estudo. Se supor o pior cenário não modifica a inferência emergindo dos resultados do estudo, então a perda durante acompanhamento não é um problema. Se tal suposição alterar significativamente os resultados, a medida na qual a validade está comprometida depende da probabilidade de que os pacientes no grupo-tratamento perdidos durante acompanhamento tenham sido malsucedidos, enquanto os pacientes no grupo-controle perdidos durante acompanhamento foram bem-sucedidos. Essa decisão é assunto de discussão.

O ensaio foi interrompido precocemente?

Embora esteja se tornando cada vez mais popular, a interrupção de ensaios quando se vê um grande benefício aparente é arriscada.[27] Ensaios finalizados precocemente comprometerão a randomização se forem interrompidos em um "alto aleatório", quando fatores prognósticos favorecerem temporariamente o grupo-intervenção. Particularmente quando o tamanho da amostra e o número de eventos são pequenos, ensaios interrompidos precocemente correm o risco de superestimar enormemente o efeito tratamento (ver Cap. 9.3, Ensaios randomizados interrompidos precocemente por benefício).

Os pacientes foram analisados nos grupos para os quais foram randomizados?

Investigadores também podem abalar a randomização se omitirem da análise os pacientes que não recebem seu tratamento designado ou, pior ainda, contarem eventos que ocorrem em pacientes *não aderentes* que foram designados para tratamento contra o grupo-controle. Tais análises causarão viés nos resultados se as razões para a falta de adesão estiverem relacionadas ao prognóstico. Em diversos ensaios clínicos, os pacientes que não aderiram a seus regimes de drogas designados tiveram um desempenho pior do que aqueles que tomaram medicação conforme foram instruídos, mesmo depois de levar em conta todos os fatores prognósticos conhecidos e mesmo quando a medicação era placebo.[28-33] Quando pacientes aderentes estão destinados a ter um desfecho melhor, omitir aqueles que não recebem o tratamento designado fragiliza a comparação sem viés oferecida pela randomização. Os investigadores previnem tal viés quando seguem o princípio da *intenção de tratar* e analisam todos os pacientes no grupo para o qual foram randomizados (ver Cap. 9.4, O princípio da intenção de tratar).

UTILIZANDO AS *DIRETRIZES*

Voltando ao nosso cenário clínico de abertura, o grupo experimental e o grupo-controle começaram o estudo com um prognóstico similar? O estudo foi randomizado e a alocação foi mantida em sigilo; 320 pacientes participaram e 99% foram acompanhados. Os investigadores seguiram o princípio da intenção de tratar, incluindo todos os pacientes no braço para o qual tinham sido randomizados e interromperam quando alcançaram o tamanho de amostra planejado. Havia mais pacientes que fumavam (13 *versus* 8,2%) e consumiam álcool regularmente (8,1 *versus* 5%) no grupo clopidogrel do que no grupo aspirina-esomeprazol. Isso poderia causar um viés nos resultados em favor da aspirina-esomeprazol e os investigadores não fornecem uma análise ajustada das diferenças iniciais. Clínicos, pacientes, coletadores de dados, assessores de desfecho e analistas de dados foram cegados para a alocação.

A avaliação final da validade nunca é uma decisão "sim ou não". Ao contrário, pense em validade como um *continuum* variando de estudos fortes com grande probabilidade de resultar em uma estimativa exata do efeito do tratamento até estudos fracos com muita probabilidade de resultar em uma estimativa enviesada do efeito. Inevitavelmente, a discussão se um estudo fica nesse *continuum* envolve alguma subjetividade. Nesse caso, apesar da incerteza sobre as diferenças iniciais entre os grupos, concluímos que os métodos eram fortes.

QUAIS SÃO OS RESULTADOS?

Qual foi o tamanho do efeito do tratamento?

Na maioria das vezes, os ECRs monitoram cuidadosamente a frequência com que os pacientes experimentam algum efeito ou desfecho adverso. Exemplos desses desfechos dicotômicos (desfechos "sim ou não", aqueles que acontecem ou não) incluem a recorrência de câncer, o infarto do miocárdio e a morte. Os pacientes ou têm um evento ou não, e o artigo relata a proporção de pacientes que desenvolvem tais eventos. Considere, por exemplo, um estudo no qual 20% de um grupo-controle morreram, mas somente 15% dos que receberam um tratamento novo morreram (Tab. 6.4). Como se poderia expressar esses resultados?

TABELA 6.4 Resultados de um ensaio randomizado hipotético

	Desfecho		
Exposição	**Morte**	**Sobrevivência**	**Total**
Tratamento	15	85	100
Controle	20	80	100

Taxa de evento-controle (TEC): 20/100 = 20%.
Taxa de evento experimental (TEE): 15/100 = 15%.
Redução de risco absoluto ou diferença de risco: TEC - TEE, 20-15% = 5%.
Risco relativo (RR): TEE/TEC = (15/100)/(20/100) X 100% = 75%.
Redução de risco relativo (RRR): 1 - (TEE/TEC) X 100% = 1-75% = 25%.

Uma possibilidade seria a diferença absoluta (conhecida como a *redução de risco absoluto* [RRA] ou *diferença de risco*) entre a proporção dos que morreram no grupo-controle (*risco basal* ou *taxa de evento controle* [TEC]) e a proporção que morreu no grupo-tratamento (*taxa de evento experimental* [TEE]), ou TEC – TEE = 0,20 – 0,15 = 0,05. Outra maneira de expressar o impacto do tratamento é como um RR: o risco de eventos entre pacientes recebendo o novo tratamento relativo àquele risco entre pacientes no grupo-controle ou TEE/TEC = 0,15/0,20 = 0,75.

A medida de efeitos dicotômicos de tratamento mais comumente relatada é o complemento do RR, o RRR. É expressa como uma percentagem: 1 - (TEE/TEC) × 100% = (1-0,75) × 100% = 25%. Um RRR de 25% significa que o tratamento novo reduziu o risco de morte em 25% em relação àquele ocorrendo entre pacientes-controle; quanto maior é o RRR, mais efetiva é a terapia. Os investigadores podem computar o RR por um período de tempo, como em uma *análise de sobrevida*, e chamá-lo de *razão de riscos* (ver Cap. 7, O tratamento diminui o risco? Compreendendo os resultados). Quando as pessoas não especificam se estão falando de RRR ou de RRA – por exemplo, "o medicamento X era 30% efetivo na redução do risco de morte" ou "a eficácia da vacina era de 92%" – quase invariavelmente estão falando sobre RRR (ver Cap. 7 para mais detalhes sobre como o RRR resulta em uma impressão subjetiva de um efeito maior de tratamento do que outras maneiras de expressar efeitos de tratamento).

Qual foi a precisão da estimativa do efeito do tratamento?

Nunca podemos ter certeza da verdadeira redução de risco; a melhor estimativa do verdadeiro efeito do tratamento é o que observamos em um ensaio clínico randomizado bem controlado. Essa estimativa é denominada *ponto de estimativa* para nos lembrar que, embora o verdadeiro valor esteja próximo, é improvável que esteja correto com precisão. Com frequência, investigadores nos dizem o quão próximo está o efeito verdadeiro pelo cálculo do intervalo de confiança (IC), uma variação de valores nos quais se pode confiar que o efeito verdadeiro se situe.[34]

Geralmente usamos o IC de 95% (ver Cap. 8, Intervalos de confiança). Você pode pensar sobre o IC de 95% como definindo a variação que – supondo que o estudo tenha sido bem conduzido e apresente um viés mínimo – inclui o verdadeiro RRR 95% do tempo. O verdadeiro RRR geralmente estará além desses extremos somente 5% do tempo, uma propriedade do IC que se relaciona intimamente com o nível convencional de *significância estatística* de $P < 0,05$ (ver Cap. 10.1, Teste de hipóteses). Ilustramos o uso de IC nos exemplos seguintes.

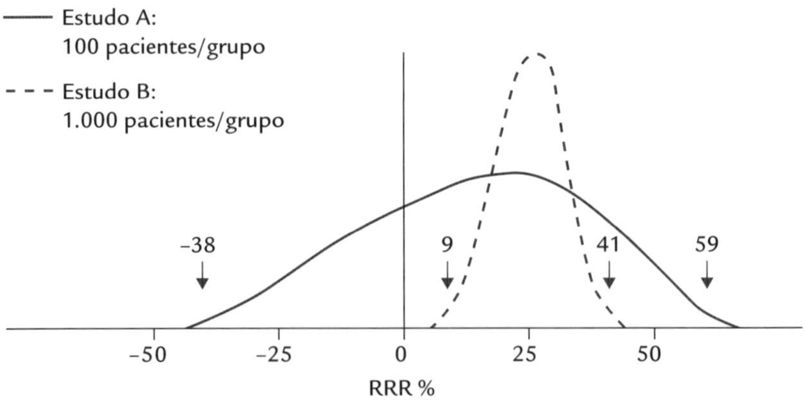

FIGURA 6.1 Intervalos de confiança em ensaios com diversos tamanhos de amostra.

Abreviaturas: IC, intervalo de confiança; RRR, redução de risco relativo.

Dois estudos com o mesmo ponto de estimativa, um RRR de 25%, mas tamanhos diferentes de amostra e IC correspondentemente diferentes. O eixo X representa os possíveis RRR diferentes e o eixo Y representa a probabilidade do verdadeiro RRR apresentar aquele valor particular. A linha contínua representa o IC em torno do primeiro exemplo, no qual havia 100 pacientes por grupo, e o número de eventos em ativo e controle era 15 e 20, respectivamente. A linha interrompida representa o IC em torno do segundo exemplo, no qual havia 1.000 pacientes por grupo, e o número de eventos em ativo e controle era 150 e 200, respectivamente.

Exemplo 1

Se um ensaio randomizasse 100 pacientes para cada um dos grupos tratamento e controle e houvesse 20 mortes no grupo-controle e 15 mortes no grupo-tratamento, os autores calculariam um ponto de estimativa para o RRR de 25% (TEC = 20/100 ou 0,20, TEE = 15/100 ou 0,15 e 1-TEE/TEC = (1-0,75) × 100 = 25%). Você pode imaginar, entretanto, que o verdadeiro RRR pode ser muito menor ou muito maior do que 25%, com base em uma diferença de somente cinco mortes. De fato, você pode suspeitar que o tratamento pode não oferecer nenhum benefício (um RRR de 0%) ou pode mesmo causar dano (um RRR negativo). E você estaria correto; de fato, esses resultados são consistentes tanto com um RRR de -38% (i.e., pacientes recebendo o novo tratamento podem ter 38% mais probabilidade de morrer do que os pacientes controle) e um RRR de quase 59% (ou seja, pacientes recebendo subsequentemente o novo tratamento podem ter um risco de morrer quase 60% menor do que aqueles não tratados). Em outras palavras, o IC de 95% sobre esse RRR vai de -38 a 59%, e o ensaio realmente não nos ajudou a decidir se devemos ou não oferecer o novo tratamento.

Exemplo 2

E se o ensaio incluísse 1.000 pacientes por grupo em vez de 100 e as mesmas taxas de eventos de antes fossem observadas, de modo que houvesse 200 mortes no grupo-controle (TEC = 200/1.000 = 0,20) e 150 mortes no grupo-tratamento (TEE = 150/1.000 = 0,15)? Novamente, o ponto de estimativa do RRR é 25% (1-TEE/TEC = 1-(0,15/0,20 × 100 = 25%).

Nesse ensaio maior, você pode pensar que nossa confiança de que a verdadeira redução no risco está próxima a 25% é muito maior e, de novo, você estaria certo. O IC de 95% sobre o RRR para esse conjunto de resultados está todo sobre o lado positivo do zero e varia de 9 a 41%.

O que os exemplos demonstram é que quanto maior o tamanho da amostra de um ensaio, maior o número de eventos desfecho e maior é a nossa confiança de que o verdadeiro RRR (ou qualquer outra medida de efeito) esteja próximo do que observamos. No segundo exemplo, o valor plausível mais baixo para o RRR foi de 9% e o valor mais alto foi de 41%. O ponto de estimativa – nesse caso, 25% – é o valor mais provável de representar o verdadeiro RRR. Quando se considera valores cada vez mais distantes do ponto de estimativa, eles se tornam menos e menos consistentes com o RRR observado. Quando alguém cruza o limite superior ou inferior do IC de 95%, é improvável que os valores representem o verdadeiro RRR, dado o ponto de estimativa (ou seja, o RRR observado). Tudo isso, obviamente, supõe que o estudo tenha satisfeito os critérios de validade que discutimos anteriormente.

A Figura 6.1 representa os IC, em torno do ponto de estimativa de um RRR de 25% nos dois exemplos, com uma redução de risco zero representando nenhum efeito de tratamento. Em ambos os cenários, o ponto de estimativa do RRR é 25%, mas o IC é muito mais estreito no segundo cenário.

Nem todos os ensaios randomizados têm desfechos dicotômicos, nem deveriam. Em um estudo de treinamento muscular respiratório para pacientes com limitação crônica de fluxo respiratório, um desfecho primário media a distância que os pacientes podiam caminhar em 6 minutos em um corredor interno.[35] Essa caminhada melhorou de uma média de 406 para 416 metros (10 metros a mais) no grupo experimental recebendo o treinamento muscular respiratório e de 409 para 429 metros (20 metros a mais) no grupo-controle. O ponto de estimativa para melhoria na caminhada devida ao treinamento muscular respiratório foi, portanto, negativo em -10 metros (ou uma diferença de 10 metros em favor do grupo-controle).

Aqui você também deveria procurar o IC de 95% em torno da diferença em mudanças na capacidade de exercício e considerar suas aplicações. Os investigadores nos dizem que o limite inferior do IC de 95% foi -26 (i.e., os resultados estão consistentes com uma diferença de 26 metros em favor do tratamento-controle) e o limite superior foi de + 5 metros. Mesmo nas melhores circunstâncias é improvável que os pacientes percebam que o acréscimo de 5 metros aos 400 registrados no começo do ensaio seja importante, e esse resultado efetivamente exclui um importante benefício do treinamento muscular respiratório como foi aplicado nesse estudo.

Não será surpresa para você que quanto maior for o tamanho da amostra, mais estreito será o IC. Se quiser aprender mais a respeito de IC, inclusive descobrir quando o tamanho da amostra é suficientemente grande, veja o Capítulo 8, Intervalos de confiança.

Tendo determinado a magnitude e a precisão do efeito do tratamento, os clínicos podem se voltar para a questão final de como aplicar os resultados do artigo aos seus pacientes.

UTILIZANDO AS *DIRETRIZES*

Usando os números brutos fornecidos no artigo, 1 de 159 pessoas (0,6%) no grupo aspirina-esomeprazol e 13 de 161 pessoas (8%) no grupo clopidogrel tiveram uma recorrência de úlcera. O RRR é 92% e o IC de 95% varia de 41 a 99%. O efeito muito grande e o pequeno número de eventos diminuem um pouco a confiança no resultado; 4,4% do grupo aspirina-esomeprazol e 9,4% do grupo clopidogrel tiveram um efeito adverso (definido como dispepsia ou uma alergia). Os investigadores também relataram que 11 pacientes no grupo aspirina-esomeprazol e nove pacientes no grupo clopidogrel tiveram eventos isquêmicos recorrentes.

COMO POSSO APLICAR OS RESULTADOS AO CUIDADO COM O PACIENTE?

Os pacientes do estudo eram semelhantes ao paciente do meu consultório?

Com frequência, o paciente à sua frente tem atributos ou características diferentes daqueles incluídos no ensaio. Ele pode ser mais idoso ou mais jovem, mais doente ou menos doente ou pode apresentar doenças em comorbidade que excluiriam sua participação no estudo da pesquisa. Se o paciente era qualificado para inclusão no estudo, você pode aplicar os resultados com considerável confiança.

E quanto àqueles indivíduos que não atendem aos critérios de elegibilidade de um estudo? O resultado do estudo provavelmente se aplica ao paciente mesmo que, por exemplo, ele seja dois anos mais velho do que o preconizado pelo estudo, tenha alguma doença mais grave, tenha sido anteriormente tratado com uma terapia concorrente ou apresente alguma comorbidade. Uma abordagem melhor do que aplicar rigidamente os *critérios de inclusão e exclusão* do estudo é perguntar se existe alguma razão imperativa pela qual os resultados não se aplicam ao paciente. Não é comum que você encontre uma razão tão forte, sendo mais frequente que possa generalizar os resultados para seu paciente com confiança (ver Cap. 11.1, Aplicando os resultados a pacientes individuais).

Um aspecto relacionado tem a ver com a medida na qual podemos generalizar os achados de um estudo utilizando um medicamento em particular para outro agente mais proximamente (ou não tão proximamente) relacionado. O aspecto dos efeitos da classe do medicamento e quão conservador deve-se ser ao supor efeitos da classe continua controverso (ver Cap. 22.5, Efeitos de classe de drogas). Generalizar achados de tratamento cirúrgico pode ser ainda mais arriscado. Ensaios randomizados de endarterectomia de carótida, por exemplo, demonstram taxas perioperatórias muito mais baixas de acidente vascular cerebral e morte do que se esperaria na nossa própria comunidade.[36]

Uma questão final aparece quando um paciente é adequado aos aspectos de um subgrupo de pacientes no relato do ensaio. Estimulamos você a ser cético em relação a *análises de subgrupos*[37] (ver Cap. 20.4, Quando acreditar em uma análise de subgrupo). É provável que o tratamento beneficie mais ou menos o subgrupo do que outros pacientes somente se a diferença nos efeitos do tratamento nos subgrupos for grande e muito improvável de ocorrer por acaso. Mesmo quando essas condições se aplicam, os resultados podem ser enganosos se os investigadores não especificaram suas hipóteses antes que o estudo começasse, se tinham um grande número de hipóteses ou se outros estudos não conseguiram replicar o achado.

Todos os desfechos importantes para o paciente foram considerados?

Os tratamentos são indicados quando oferecem benefícios importantes. Demonstrar que um broncodilatador produz pequenos incrementos em volume expirado forçado em pacientes com limitação crônica de fluxo respiratório, que um vasodilatador melhora o débito cardíaco em pacientes com insuficiência cardíaca ou que um agente redutor de lipídeos melhora os perfis lipídicos não oferece uma razão suficiente para administrar esses medicamentos (ver Cap. 11.4, Desfechos substitutos). Aqui, investigadores escolheram *desfechos substitutos* em vez daqueles que os pacientes considerariam importantes. O que clínicos e pacientes exigem são evidências de que os tratamentos melhoram os *desfechos importantes para os pacientes*, como diminuir a falta de fôlego durante as atividades necessárias para a vida diária, evitar hospitalizações por insuficiência cardíaca ou diminuir o risco de infarto do miocárdio.[38]

Ensaios sobre o impacto de medicamentos antiarrítmicos após infarto do miocárdio ilustram o perigo de usar desfechos substitutos. Como tais medicamentos demonstraram uma redução em despolarizações ventriculares anormais (os desfechos substitutos), faria sentido que reduzissem a ocorrência de arritmias que ameaçam a vida. Um grupo de investigadores realizou ensaios clínicos sobre três agentes (encainida, flecainida e moricizina) que tinham sido demonstrados como efetivos na supressão do desfecho substituto de despolarizações ventriculares anormais. Os investigadores tiveram que interromper os ensaios quando descobriram que a mortalidade era substancialmente maior em pacientes recebendo tratamento antiarrítmico do que naqueles recebendo placebo.[39,40] Os clínicos que confiavam no desfecho substituto de supressão da arritmia teriam continuado administrando as três drogas, para considerável prejuízo de seus pacientes.

Mesmo quando os investigadores relatam efeitos favoráveis de tratamento sobre um desfecho importante para o paciente, você deve considerar se pode haver efeitos deletérios sobre outros desfechos. Por exemplo, a quimioterapia contra o câncer pode prolongar a vida, mas diminuir sua qualidade (ver Cap. 10.5, Medindo a experiência dos pacientes). Ensaios clínicos frequentemente não conseguem documentar adequadamente a toxidade ou os efeitos adversos da intervenção experimental.[41]

Desfechos compostos representam uma tendência final perigosa ao apresentar eventos clínicos. Da mesma forma que desfechos substitutos, os desfechos compostos são atrativos para redução do tamanho da amostra e diminuição da duração do tempo de acompanhamento. Infelizmente, podem ser enganosos. Podemos descobrir que um ensaio que reduzia um desfecho composto de morte, falência renal exigindo diálise e duplicação do nível sérico de creatinina na verdade demonstrava uma tendência rumo à mortalidade aumentada com a terapia experimental e mostrava efeitos convincentes somente sobre a duplicação do nível sérico de creatinina[42] (ver Cap. 10.4, Desfechos compostos).

Outro desfecho negligenciado há muito tempo são as implicações de recursos de estratégias alternativas de manejo. Sistemas de atenção à saúde encaram crescentes restrições de recursos que exigem uma atenção cuidadosa à *análise econômica* (ver Cap. 22.1, Análise econômica).

Os prováveis benefícios do tratamento compensam o dano e os custos em potencial?

Se você puder aplicar os resultados do estudo a um paciente e seus desfechos forem importantes, a próxima pergunta é se os prováveis benefícios do tratamento compensam o esforço que você e seu paciente devem colocar no empreendimento. Uma redução de 25% no RR de morte pode parecer muito impressionante, mas seu impacto sobre o paciente e a prática pode ser mínimo. Essa noção é ilustrada pelo uso de um conceito denominado *número necessário para tratar* (*NNT*), o número de pacientes que devem receber uma intervenção terapêutica durante um período específico para evitar um desfecho adverso ou produzir um desfecho positivo.[43]

O impacto de um tratamento está relacionado não só a seu RRR, mas também ao risco de desfecho adverso para o qual foi delineado para evitar. Um grande ensaio em infarto do miocárdio sugere que a administração de ativador de plasminogênio tecidual (APt) reduz o RR de morte em aproximadamente 12% em comparação com a estreptoquinase.[44] A Tabela 6.5 considera dois pacientes consultando com infarto agudo do miocárdio associado à elevação de segmentos ST em seus eletrocardiogramas.

No primeiro caso, um homem com 40 anos de idade se apresenta com achados eletrocardiográficos sugerindo um infarto do miocárdio inferior. Você não encontra nenhum sinal de insuficiência cardíaca e o paciente está em ritmo sinusal normal, com uma taxa de 90/min. O risco de morte desse indivíduo no primeiro ano após o infarto pode ser tão baixo quanto 2%. Em comparação com a estreptoquinase, o APt reduziria esse risco de 12 para 1,86%, um RRA de 0,24% (0,0024). O inverso desse RRA (ou seja, 100 dividido pelo RRA expresso como percentual) é igual ao número de tais pacientes que teríamos que tratar para evitar um evento (prevenir uma morte depois de um ataque cardíaco leve em um paciente de baixo risco), o NNT. Nesse caso, teríamos que tratar aproximadamente 417 pacientes como este para salvar uma única vida (100/0,24 = 417). Dado o pequeno risco aumentado de hemorragia intracerebral associado ao APt, além de seu custo adicional, muitos clínicos prefeririam a estreptoquinase nesse paciente.

No segundo caso, um homem com 70 anos de idade consulta com sinais eletrocardiográficos de infarto do miocárdio anterior, com edema pulmonar. Seu risco de morrer no ano seguinte é de aproximadamente 40%. Um RRR de morte de 12% em tal paciente de alto risco gera um RRA de 4,8% (0,048) e teríamos

TABELA 6.5 Considerações sobre a decisão de tratar dois pacientes com infarto do miocárdio com ativador de plasminogênio tecidual ou estreptoquinase

	Risco de morte 1 ano depois do IM com estreptoquinase (TEC)	Risco com APt (TEE) (RRA = TEC-TEE)	NNT (100/RRA quando RRA for expresso em porcentagem)
Homem de 40 anos com IM inferior	2%	1,86% (0,24% ou 0,0024)	417
Homem de 70 anos com IM anterior e falência cardíaca	40%	35,2% (4,8% ou 0,048)	21

Abreviaturas: IM, infarto do miocárdio; NNT, número necessário para tratar; RRA, redução de risco absoluto; TEC, taxa de evento controle; TEE, taxa de evento experimental.

que tratar somente 21 indivíduos como este para evitar uma morte prematura (100/4,8 = 20,8). Muitos clínicos considerariam o APt como o agente preferível para este homem.

Um elemento-chave da decisão para começar a terapia, portanto, é considerar o risco de efeito adverso pelo paciente se for deixado sem tratamento.

Para qualquer RRR dado, quanto maior é a probabilidade de um paciente ter um desfecho adverso se não o tratarmos, maior é a probabilidade de que o paciente se beneficie com o tratamento e menos pacientes como este precisem ser tratados para prevenir um desfecho adverso (ver Cap. 7, O tratamento diminui o risco? Compreendendo os resultados). Conhecer o NNT ajuda os clínicos no processo de pesar os benefícios e os problemas associados às opções de manejo (ver Cap. 11.1, Aplicando os resultados a pacientes individuais). O Capítulo 11.2 (Exemplo de número necessário para tratar) apresenta NNTs associados a grupos de risco claramente definidos em diversas situações terapêuticas comuns.

O conflito entre benefício e risco também exige uma avaliação precisa dos efeitos adversos do tratamento. Ensaios clínicos com tamanhos de amostra relativamente pequenos são inadequados para detecção de efeitos adversos catastróficos de terapias. Frequentemente os clínicos devem examinar outras fontes de

RESOLUÇÃO CLÍNICA

O estudo que identificamos mostrou uma diminuição na recorrência de sangramento por úlcera em pacientes de alto risco recebendo aspirina-esomeprazol em comparação com aqueles ingerindo clopidogrel. Os autores também descobriram que mais pessoas no grupo clopidogrel experimentaram um efeito adverso a partir da terapia e que não houve diferença significativa no risco de eventos isquêmicos, apesar de o pequeno número de desfechos enfraquecer qualquer inferência a partir desse resultado.

Nosso paciente está em alto risco de úlcera recorrente devido à sua recente hemorragia gastrintestinal secundária a uma úlcera induzida por aspirina. Seu caso é semelhante ao dos pacientes incluídos no estudo. Você traduz a redução no risco de sangramento em um NNT de aproximadamente 13 (risco clopidogrel de 8,1% – aspirina-esomeprazol de 0,6% = 7,5%; NNT = 100/7,5). Devido ao efeito muito grande, o NNT usando o limite mais conservador do IC de um RRR de aproximadamente 40% – e assim um NNT de aproximadamente 30 – pode ser mais realista. Em combinação com a redução nos efeitos adversos menos, parece ser um claro benefício para o paciente.

O paciente considerou seu episódio de sangramento apavorante e também acredita que mesmo diminuindo seu risco de sangramento em 3% somente durante um ano valeria a pena. Ele engole em seco, contudo, quando você lhe diz que o esomeprazol custa US$ 2,20 por comprimido e que, se tomar o medicamento conforme foi administrado no ensaio, custará mais de US$ 1.600 no ano seguinte. Então você explica que a escolha da medicação pelo investigador deixa algumas dúvidas a respeito da melhor droga a usar junto com a aspirina. O esomeprazol ainda está sob patente, justificando o alto custo. Os investigadores poderiam ter escolhido o omeprazol, um inibidor de bomba protônica com diferenças marginais na efetividade em relação ao esomeprazol, o qual o paciente pode comprar por aproximadamente metade do preço. No fim, o paciente escolhe a combinação omeprazol/aspirina.

informação – muitas vezes caracterizadas por metodologias mais fracas – para obter uma estimativa dos efeitos adversos de terapia (ver Cap. 12, Dano [estudos observacionais]).

As preferências ou valores que determinam a escolha correta ao pesar benefício e risco são aqueles do paciente individual. Ainda persiste muita incerteza sobre como informar melhor os pacientes e como incorporar seus valores à tomada de decisão clínica. Investigações vigorosas dessa fronteira da medicina baseada em evidências estão, contudo, em andamento (ver Cap. 22.2, Tomadas de decisão e o paciente).

Os clínicos podem considerar tentador procurar os autores de artigos para orientação sobre conflito entre benefícios e riscos. Devido à possibilidade de conflito de interesses, isso pode ser perigoso. Se você estiver apreensivo em relação a este perigo, confira nossas estratégias para evitar ser enganado (ver Cap. 11.3, Lidando com apresentações equivocadas de resultados de ensaios clínicos).

Referências

1. Hankey G, Sudlow C, Dunbabin D. Thienopyridine derivatives (ticlopidine, clopidogrel) versus aspirin for preventing stroke and other serious vascular events in high vascular risk patients. *Cochrane Database Syst Rev.* 2000;3(1):CD001246.
2. CAPRIE Steering Committee. A randomised, blinded, trial of clopidogrel versus aspirin in patients at risk of ischaemic events (CAPRIE). *Lancet.* 1996;348(9038): 1329-1339.
3. Chan K, Peterson W. Aspirin plus esomeprazole reduced recurrent ulcer bleeding more than clopidogrel in high-risk patients. *ACP J Club.* 2005;143(1):9.
4. Chan K, Ching J, Hung L, et al. Clopidogrel versus aspirin and esomeprazole to prevent recurrent ulcer bleeding. *N Engl J Med.* 2005;352(3):238-244.
5. Stampfer M, Colditz G. Estrogen replacement therapy and coronary heart disease: a quantitative assessment of the epidemiologic evidence. *Prev Med.* 1991;20(1):47-63.
6. Hulley S, Grady D, Bush T, et al. Randomized trial of estrogen plus progestin for secondary prevention of coronary heart disease in postmenopausal women. *JAMA.* 1998;280(7):605-613.
7. Rossouw J, Anderson G, Prentice R, et al. Risks and benefits of estrogen and progestin in healthy postmenopausal women: principal results from the Women's Health Initiative randomized controlled trial. *JAMA.* 2002;288(3):321-323.
8. Vasotec tablets: enalapril maleate. In: *Physician's Desk Reference.* 52nd ed. Montvale, NJ: Medical Economics; 1998:1771-1774.
9. Pitt B, Zannad F, Remme W, et al. The effect of spironolactone on morbidity and mortality in patients with severe heart failure. *N Engl J Med.* 1999;341(10): 709-717.
10. Xamoterol in Severe Heart Failure Group. Xamoterol in severe heart failure. *Lancet.* 1990;336(8706):1-6.
11. Packer M, Carver J, Rodeheffer R, et al. Effects of oral milrinone on mortality in severe chronic heart failure for the PROMISE Study Research Group. *N Engl J Med.* 1991;325(21):1468-1475.
12. Packer M, Rouleau J, Svedberg K, Pitt B, Fisher L. Effect of flosequinan on survival in chronic heart failure: preliminary results of the PROFILE study: the Profile Investigators [abstract]. *Circulation.* 1993;88(suppl 1):I-301.
13. Hampton J, van Veldhuisen D, Kleber F, et al. Randomised study of effect of ibopamine on survival in patients with advanced severe heart failure for the Second Prospective Randomized Study of Ibopamine on Mortality and Efficacy (PRIME II) Investigators. *Lancet.* 1997;349(9057):971-977.
14. Califf R, Adams K, McKenna W, et al. A randomized controlled trial of epoprostenol therapy for severe congestive heart failure: the Flolan International Randomized Survival Trial (FIRST). *Am Heart J.* 1997;134(1):44-54.
15. Haynes R, Mukherjee J, Sackett D, et al. Functional status changes following medical or surgical treatment for cerebral ischemia: results in the EC/IC Bypass Study. *JAMA.* 1987;257(15):2043-2046.
16. Humphrey L, Chan B, Sox H. Postmenopausal hormone replacement therapy and the primary prevention of cardiovascular disease. *Ann Intern Med.* 2002;137(4): 273-284.

17. Hansen J, Smithers B, Sachache D, Wall D, Miller B, Menzies B. Laparoscopic versus open appendectomy: prospective randomized trial. *World J Surg.* 1996; 20(1):17-20.
18. Schulz K, Chalmers I, Hayes R, Altman D. Empirical evidence of bias: dimensions of methodological quality associated with estimates of treatment effects in controlled trials. *JAMA.* 1995;273(5):408-412.
19. Moher D, Jones A, Cook D, et al. Does quality of reports of randomised trials affect estimates of intervention efficacy reported in meta-analyses? *Lancet.* 1998;352(9128):609-613.
20. Balk EM, Bonis PA, Moskowitz H, et al. Correlation of quality measures with estimates of treatment effect in meta-analyses of randomized controlled trials. *JAMA.* 2002;287(22):2973-2982.
21. Kaptchuk T. Powerful placebo: the dark side of the randomised controlled trial. *Lancet.* 1998;351(9117): 1722-1725.
22. Hrobjartsson A, Gotzsche P. Is the placebo powerless? an analysis of clinical trials comparing placebo with no treatment. *N Engl J Med.* 2001;344(21): 1594-1602.
23. McRae C, Cherin E, Yamazaki T, et al. Effects of perceived treatment on quality of life and medical outcomes in a double-blind placebo surgery trial. *Arch Gen Psychiatry.* 2004;61(4):412-420.
24. Rana J, Mannam A, Donnell-Fink L, Gervino E, Sellke F, Laham R. Longevity of the placebo effect in the therapeutic angiogenesis and laser myocardial revascularization trials in patients with coronary heart disease. *Am J Cardiol.* 2005;95(12):1456-1459.
25. Noseworthy JH, Ebers GC, Vandervoort MK, Farquhar RE, Yetisir E, Roberts R. The impact of blinding on the results of a randomized, placebo-controlled multiple sclerosis clinical trial. *Neurology.* 1994;44(1):16-20.
26. Ioannidis JP, Bassett R, Hughes MD, Volberding PA, Sacks HS, Lau J. Predictors and impact of patients lost to follow-up in a long-term randomized trial of immediate versus deferred antiretroviral treatment. *J Acquir Immune Defic Syndr Hum Retrovirol.* 1997;16(1):22-30.
27. Montori VM, Devereaux PJ, Adhikari NK, et al. Randomized trials stopped early for benefit: a systematic review. *JAMA.* 2005;294(17):2203-2209.
28. Coronary Drug Project Research Group. Influence of adherence to treatment and response of cholesterol on mortality in the Coronary Drug Project. *N Engl J Med.* 1980;303(18):1038-1041.
29. Asher W, Harper H. Effect of human chorionic gonadotropin on weight loss, hunger, and feeling of well-being. *Am J Clin Nutr.* 1973;26(2):211-218.
30. Hogarty G, Goldberg S. Drug and sociotherapy in the aftercare of schizophrenic patients: one-year relapse rates. *Arch Gen Psychiatry.* 1973;28(1):54-64.
31. Fuller R, Roth H, Long S. Compliance with disulfiram treatment of alcoholism. *J Chronic Dis.* 1983;36(2):161-170.
32. Pizzo P, Robichaud K, Edwards B, Schumaker C, Kramer B, Johnson A. Oral antibiotic prophylaxis in patients with cancer: a double-blind randomized placebo- controlled trial. *J Pediatr.* 1983;102(1): 125-133.
33. Horwitz R, Viscoli C, Berkman L, et al. Treatment adherence and risk of death after myocardial infarction. *Lancet.* 1990;336(8714):542-545.
34. Altman D, Gore S, Gardner M, Pocock S. Statistical guidelines for contributors to medical journals. In: Gardner M, Altman D, eds. *Statistics With Confidence Intervals and Statistical Guidelines.* London, England: British Medical Journal; 1989:83-100.
35. Guyatt G, Keller J, Singer J, Halcrow S, Newhouse M. Controlled trial of respiratory muscle training in chronic airflow limitation. *Thorax.* 1992;47(8): 598-602.
36. Asymptomatic Carotid Atherosclerosis Study Group. Endarterectomy for asymptomatic carotid artery stenosis. *JAMA.* 1995;273(18):1421-1428.
37. Oxman A, Guyatt G. A consumer's guide to subgroup analysis. *Ann Intern Med.* 1992;116(1):78-84.
38. Guyatt G, Montori V, Devereaux P, Schunemann H, Bhandari M. Patients at the center: in our practice, and in our use of language. *ACP J Club.* 2004;140(1): A11-A12.
39. Echt D, Liebson P, Mitchell L, et al. Mortality and morbidity in patients receiving encainide, flecainide, or placebo: the Cardiac Arrhythmia Suppression Trial. *N Engl J Med.* 1991;324(12):781-788.
40. Cardiac Arrhythmia Suppression Trial II Investigators. Effect of antiarrhythmic agent moricizine on survival after myocardial infarction. *N Engl J Med.* 1992;327(4):227-233.
41. Ioannidis J, Lau J. Completeness of safety reporting in randomized trials: an evaluation of 7 medical areas. *JAMA.* 2001;285(4):437-443.
42. Carette S, Marcoux S, Treuchon R, et al. A controlled trial of corticosteroid injections into facet joints for chronic low back pain. *N Engl J Med.* 1991; 325(14): 1002-1007.
43. Laupacis A, Sackett D, Roberts R. An assessment of clinically useful measures of the consequences of treatment. *N Engl J Med.* 1988;318(26):1728-1733.
44. Malenka DJ, Baron JA, Johansen S, Wahrenberger JW, Ross JM. The framing effect of relative and absolute risk. *J Gen Intern Med.* 1993;8(10):543-548.

7

O tratamento diminui o risco? Compreendendo os resultados

Roman Jaeschke, Gordon Guyatt, Alexandra Barratt, Stephen Walter e Deborah J. Cook

Neste capítulo:

- A tabela 2 x 2
- Risco
- Diferença de risco (redução de risco absoluto)
- Risco relativo
- Redução de risco relativo
- Razão de chances
- Risco relativo *versus* diferença de risco: por que a confusão?
- Número necessário para tratar
- Número necessário para causar dano
- Intervalos de confiança
- Dados de sobrevida
- Qual medida de associação é melhor?

Quando os médicos pensam nos resultados de ensaios clínicos, estão interessados na associação entre um tratamento e um *desfecho*. Este capítulo lhe ajudará a compreender e interpretar os resultados de estudos relacionados a desfechos que estão tanto presentes quanto ausentes (*dicotômicos*) para cada paciente, como morte, acidente vascular cerebral ou infarto do miocárdio. Também está disponível um guia para ensinar os *conceitos* deste capítulo[1] (ver http://www.cmaj.ca/cgi/data/171/4/353/DC1/1).

A TABELA 2 X 2

A Tabela 7.1 mostra uma tabela 2 x 2 que captura as informações para um desfecho dicotômico de um ensaio clínico.

> Por exemplo, no decorrer de um ensaio randomizado comparando taxas de mortalidade em pacientes com varizes esofágicas hemorrágicas que foram controladas por ligadura endoscópica ou por escleroterapia endoscópica,[2] 18 dos 64 pacientes encaminhados para ligadura morreram, assim como 29 dos 65 pacientes enviados para escleroterapia (Tab. 7.2).

RISCO

A medida de associação mais simples de compreender é o *risco* (ou *risco absoluto*). Muitas vezes nos referimos ao risco do desfecho adverso no *grupo-controle* como o *risco basal* ou a *taxa de evento-controle.*

> O risco de morrer no grupo de ligação é 28% (18/64 ou [a/(a + b)]) e o risco de morrer no grupo de escleroterapia é 45% (29/65 ou [c/(c + d)]).

DIFERENÇA DE RISCO (REDUÇÃO DE RISCO ABSOLUTO)

Uma maneira de comparar dois riscos é calcular a diferença absoluta entre eles. Nos referimos a essa diferença como *redução de risco absoluto* (RRA) ou *diferença de risco* (DR). Algebricamente, a fórmula para calcular a DR é [c/(c + d)] – [a/(a + b)] (ver Tab. 7.1). Essa medida de efeito utiliza termos absolutos em vez de relativos para examinar a proporção de pacientes que são poupados do desfecho adverso.

TABELA 7.1 Tabela 2 x 2

	Desfecho	
Exposição	**Sim**	**Não**
Sim	a	b
Não	c	d

Risco relativo $= \dfrac{a/(a+b)}{c/(c+d)}$

Redução de risco relativo $= \dfrac{c/(c+d) - a/(a+b)}{c/(c+d)}$

Diferença de risco[a] $= \dfrac{c}{c+d} - \dfrac{a}{a+b}$

Número necessário para tratar = 100/(diferença de risco expressa como %)

Razão de chances $= \dfrac{a/b}{c/d} = \dfrac{ad}{cb}$

[a] Também conhecida como redução de risco absoluto.

TABELA 7.2 Resultados de um ensaio clínico randomizado sobre escleroterapia endoscópica comparada com ligadura endoscópica para varizes esofágicas hemorrágicas[a]

	Desfecho		
Exposição	**Morte**	**Sobrevivência**	**Total**
Ligação	18	46	64
Escleroterapia	29	36	65

Risco relativo = (18/64) / (29/65) = 0,63

Redução de risco relativo = 1 − 0,63 = 0,37

Diferença de risco = 0,446 − 0,281 = 0,165

Número necessário para tratar = 100/16,5 = 6

Razão de chances = (18/46) / (29/36) = 0,39/0,80 = 0,49

[a] Dados de Stiegmann et al.[2]

Em nosso exemplo, a DR é 0,446 – 0,281 ou 0,165 (ou seja, uma DR de 16,5%).

RISCO RELATIVO

Outra maneira de comparar os riscos nos dois grupos é calcular sua razão; isso é denominado *risco relativo* ou *razão de riscos* (RR). O RR nos diz a proporção do risco original (neste caso, o risco de morte com escleroterapia) que ainda está presente quando os pacientes recebem o *tratamento experimental* (neste caso, ligadura). Partindo de nossa tabela 2 x 2, a fórmula para este cálculo é [a/(a + b)]/[c/(c + d)] (ver Tab. 7.1).

Em nosso exemplo, o RR de morrer após o recebimento da ligadura inicial *versus* a escleroterapia é 18/64 (o risco no grupo de ligação) dividido por 29/65 (o risco no grupo de escleroterapia) ou 0,63. No dia a dia, diríamos que o risco de morte com ligadura é cerca de dois terços daquele com escleroterapia.

REDUÇÃO DE RISCO RELATIVO

Uma medida relativa alternativa de efetividade do tratamento é a *redução de risco relativo* (RRR), uma estimativa da proporção de risco basal que é eliminada pela terapia. Pode ser calculada como 1 – RR. Também pode-se calcular a RRR dividindo a DR (quantidade de risco eliminado) pelo risco absoluto no grupo controle (ver Tab. 7.1).

No exemplo das varizes hemorrágicas, em que o RR era de 0,63, a RRR é 1 – 0,63 (ou 16,5% dividido por 44,6%, o risco no grupo de escleroterapia) – de qualquer maneira, chega-se a 0,37. Em outras palavras, a ligadura diminui o risco de morte em cerca de um terço quando comparada à escleroterapia.

RAZÃO DE CHANCES

Em vez de observar o risco de um evento, poderíamos estimar as chances de ter *versus* não ter um evento. Ao considerar os efeitos da terapia, normalmente você não errará muito se interpretar a razão de chances (OR) como equivalente ao RR. A exceção é quando as taxas de evento forem muito altas – mais de 40% de pacientes-controle passam por infarto do miocárdio ou morte, por exemplo. Se você tiver interesse em aprender mais sobre a OR, pode ir para o Capítulo 10.2, Compreendendo os resultados: mais sobre a razão de chances.

RISCO RELATIVO *VERSUS* DIFERENÇA DE RISCO: POR QUE A CONFUSÃO?

Não conseguir diferenciar a OR e o RR ao interpretar os resultados de ensaios clínicos raramente lhe causará equívocos; entretanto, você deve diferenciar o RR e a DR. O motivo é que o RR geralmente é muito maior do que a DR, e a apresentação de resultados na forma de RR (ou RRR) pode transmitir uma mensagem enganosa. Reduzir o risco de um paciente em 50% soa impressionante. Contudo, isso pode representar uma redução no risco de 2 para 1%. O 1% correspondente parece consideravelmente menos impressionante.

Conforme é mostrado na Figura 7.1, considere um tratamento que é administrado para três subpopulações de pacientes diferentes e que, em cada caso, diminui o risco em um terço (RRR de 0,33; RR de 0,67). Quando administrado a uma subpopulação com 30% de risco de morrer, o tratamento reduz o risco para 20%. Quando administrado a uma população com 10% de risco de morrer, reduz o risco para 6,7%. Na terceira população, o risco de morrer é reduzido de 1 para 0,67%.

Embora o tratamento reduza o risco de morrer em um terço em cada população, essa parte da informação não é adequada para capturar totalmente o impacto do tratamento. E se o tratamento sob consideração for uma quimioterapia tóxica contra o câncer, em que 10% dos tratados passam por efeitos adversos severos? Sob tais circunstâncias, provavelmente não o recomendaríamos para a maior parte dos pacientes no grupo de risco mais baixo da Figura 7.1, cuja DR é de 0,3% somente. Certamente explicaríamos os benefícios e os riscos do tratamento para a população intermediária, aquela com uma redução absoluta no risco de morte em torno de 3%. Na população com o risco mais alto e um benefício absoluto de 10%, poderíamos recomendar com confiança o tratamento para a maioria dos pacientes.

Sugerimos que você pense na RRR à luz do risco basal de seu paciente. Por exemplo, você pode esperar uma RRR de aproximadamente 30% em eventos vasculares em pacientes com possível doença cardiovascular com a administração de estatinas. Você veria essa RRR de forma diferente em uma mulher com 40 anos de idade normotensa, não diabética, não fumante, com um LDL (lipoproteína de baixa densidade) levemente elevado (risco de 5 anos de um evento cardiovascular de aproximadamente 2%, RRA em torno de 0,7%) e em uma fumante diabética e hipertensa com 70 anos de idade (risco de 5 anos de 30%, RRA de 10%). Tudo isso supõe uma RRR constante entre grupos de risco; felizmente, uma RRR mais ou menos constante é normalmente o caso, e sugerimos

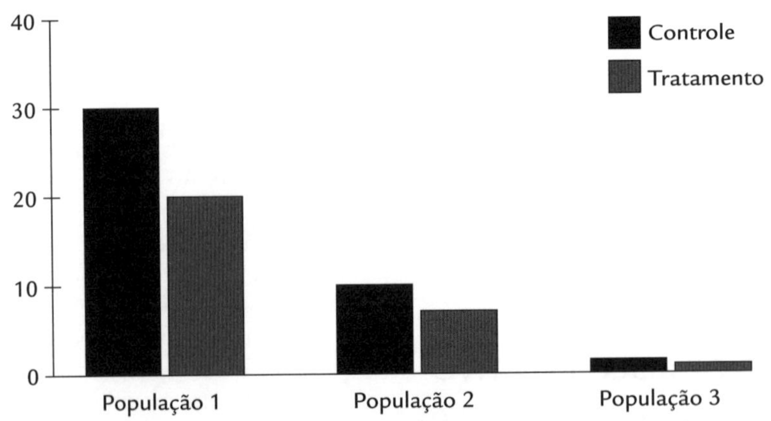

FIGURA 7.1 Risco relativo constante com diferenças variadas de risco.

que se faça essa suposição, a menos que existam evidências que sugiram que esteja incorreta.[3-5]

NÚMERO NECESSÁRIO PARA TRATAR

Também é possível expressar o impacto do tratamento pelo número de pacientes que alguém precisaria tratar para prevenir um evento adverso, o *número necessário para tratar* (NNT).[6] A Tabela 7.2 mostra que o risco de morrer no grupo de ligação é 28,1%; no grupo de escleroterapia é 44,6%, uma DR de 16,5%. Se tratar 100 pacientes resulta em evitar 16,5 eventos, quantos pacientes precisamos tratar para evitar um evento? A resposta, 100/16,5, ou aproximadamente 6, é o NNT.

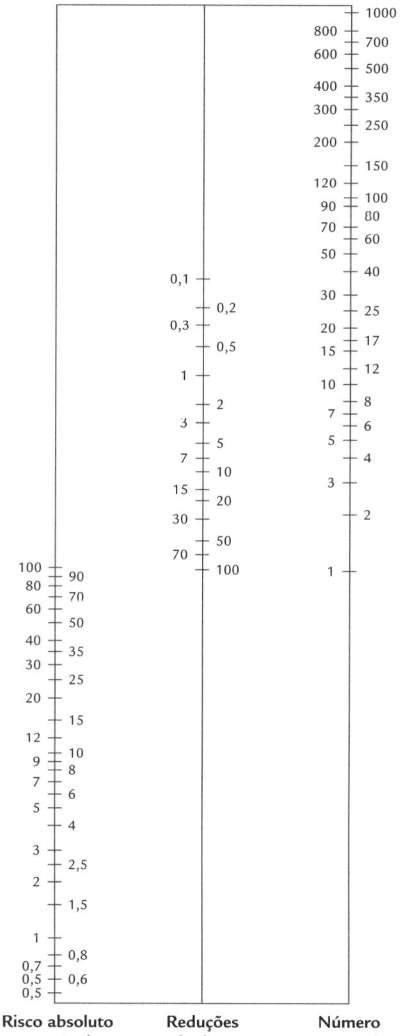

FIGURA 7.2 Nomograma para calcular o número necessário para tratar.

Reproduzida de Chatellier et al.,[7] com permissão do BMJ Publishing Group.

Considerando o conhecimento do risco basal e da RRR, um *nomograma* apresenta outra maneira de chegar ao NNT (ver Fig. 7.2).[7] O cálculo do NNT sempre implica um determinado tempo de *seguimento* (ou seja, precisamos tratar 50 pacientes durante 1 ano ou 5 anos para prevenir um evento?). Quando ensaios com acompanhamentos longos são analisados por métodos de sobrevida (ver a seguir), existe uma diversidade de maneiras de calcular o NNT. Contudo, o impacto desses diferentes métodos quase nunca será importante.[8]

Supondo uma RRR constante, o NNT está inversamente relacionado à proporção de pacientes no grupo-controle que têm um evento adverso. Se o risco de um evento adverso dobra (por exemplo, se lidamos com pacientes com um risco maior de morte do que aqueles incluídos no ensaio clínico), precisamos tratar somente metade dos pacientes para prevenir um evento adverso; se o risco diminui por um fator de 4 (os pacientes são mais jovens, apresentam menos *comorbidades* do que aqueles no estudo), teremos que tratar quatro vezes mais pessoas.

O NNT também está inversamente relacionado à RRR. Com o mesmo risco basal, um tratamento mais efetivo com o dobro de RRR reduzirá o NNT pela metade. Se a RRR com um tratamento é somente um quarto daquela alcançada por uma estratégia alternativa, o NNT será quatro vezes maior.

A Tabela 7.3 apresenta dados hipotéticos que ilustram essas relações.

NÚMERO NECESSÁRIO PARA CAUSAR DANO

Os médicos podem calcular o *número necessário para causar dano* (NND) de maneira semelhante. Se você espera que 5 dentre 100 pacientes fiquem fatigados ao ingerir um β-bloqueador durante um ano, você terá que tratar 20 pacientes para fazer com que 1 fique cansado, e o NNP é 20.

INTERVALOS DE CONFIANÇA

Apresentamos todas as medidas de associação do tratamento com ligadura *versus* escleroterapia como se representassem o efeito verdadeiro. Os resultados de qualquer experimento, contudo, representam somente uma estimativa da verdade. O verdadeiro efeito do tratamento pode ser um pouco maior – ou menor – do que observamos. O *intervalo de confiança* nos diz, dentro dos limites da plausibilidade, quão maior ou menor é provável que sejam os efeitos verdadeiros (ver Cap. 8, Intervalos de Confiança).

TABELA 7.3 Relação entre o risco basal, a redução de risco relativo e o número necessário para tratar[a]

Taxa de eventos no grupo-controle %	Taxa de evento intervenção %	Risco relativo, %	Redução de risco relativo, %	Diferença de risco %	Número necessário para tratar
2	1	50	50	1	100
40	20	50	50	20	5
4	2	50	50	2	50
4	3	75	25	1	100
40	30	75	25	10	10
1	0,5	50	30	0,5	200

[a] Risco relativo = taxa de evento-intervenção/taxa de evento-controle; redução de risco relativo = 1 – risco relativo; diferença de risco = taxa de evento-controle – taxa de evento-intervenção; número necessário para tratar = 1/diferença de risco (em decimal).

DADOS DE SOBREVIDA

A análise de uma tabela 2 x 2 implica um exame dos dados em um ponto específico no tempo. Essa análise é satisfatória se você estiver procurando por eventos que ocorram em períodos de tempo relativamente curtos e se todos os pacientes tiverem a mesma duração de acompanhamento. Em estudos de mais longo prazo, entretanto, estamos interessados não apenas no número total de eventos, mas também em sua época. Por exemplo, podemos nos preocupar se a terapia para pacientes com uma condição uniformemente letal (câncer de pulmão não removível, por exemplo) retarda a morte.

Quando a época dos eventos for importante, os investigadores podem apresentar os resultados na forma de diversas tabelas 2 x 2 construídas em diferentes pontos do tempo depois que o estudo começou. Por exemplo, a Tabela 7.2 representa a situação depois que o estudo terminou. Tabelas similares podem ser construídas descrevendo o destino de todos os pacientes disponíveis para análise depois de seu cadastramento no ensaio por 1 semana, 1 mês, 3 meses ou qualquer tempo que escolhermos examinar. A análise de dados acumulados que leva em conta a época dos eventos é chamada *análise de sobrevida*. Não infira a partir do nome, entretanto, que a análise se restringe a mortes; de fato, qualquer desfecho dicotômico ocorrendo ao longo do tempo será contemplado.

A *curva de sobrevida* de um grupo de pacientes descreve seu *status* em tempos diferentes depois de um ponto de partida definido.[9] Na Figura 7.3 mostramos a curva de sobrevida a partir do ensaio de varizes esofágicas hemorrágicas. Como os investigadores seguiram alguns pacientes por um período de tempo mais longo, a curva de sobrevida

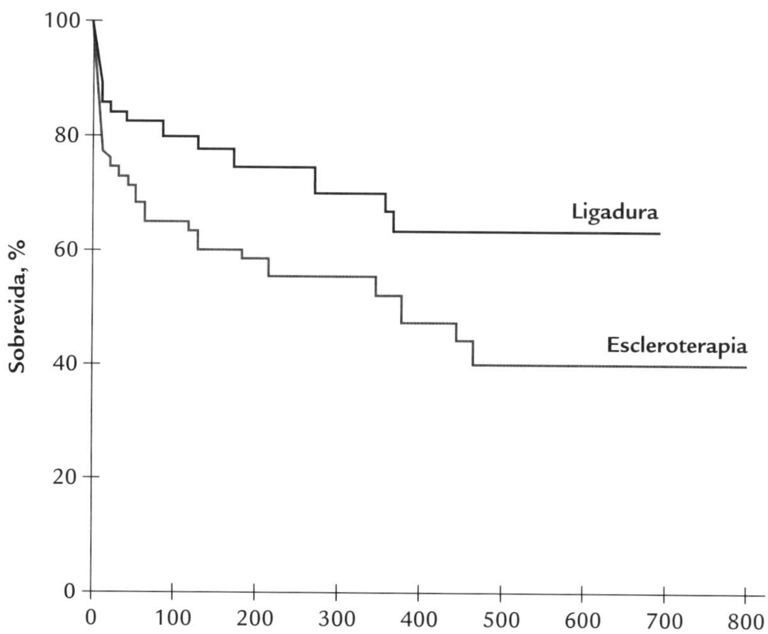

FIGURA 7.3 Curvas de sobrevida para ligadura e escleroterapia.

Reproduzida de Stiegmann et al.[2] Copyright © 1992, Massachussetts Medical Society. Todos os direitos reservados.

se estende além do acompanhamento médio de aproximadamente 10 meses. Em algum ponto, a previsão se torna muito imprecisa, pois existem poucos pacientes remanescentes para estimar a *probabilidade* de sobrevivência. Os intervalos de confiança em torno das curvas de sobrevida capturam a precisão da estimativa.

Mesmo se o verdadeiro RR, ou RRR, for constante ao longo da duração do acompanhamento, o papel do acaso garantirá que as *estimativas por ponto* sejam diferentes. Idealmente, então, estimaríamos o RR geral ao aplicar uma média, ponderado para o número de pacientes disponíveis, para toda a experiência de sobrevida. Os métodos estatísticos permitem somente uma estimativa. O RR ponderado sobre todo o estudo é conhecido como a *hazard ratio*.

QUAL MEDIDA DE ASSOCIAÇÃO É MELHOR?

Como profissionais embasados em evidências, devemos decidir que medida de associação merece nosso foco. Isso tem importância? A resposta é sim. Os mesmos resultados, quando apresentados de diferentes maneiras, podem levar a diferentes decisões de tratamento.[10-14] Por exemplo, Forrow e colaboradores[10] demonstraram que os médicos eram menos inclinados a tratar pacientes depois da apresentação de resultados de ensaios como a mudança absoluta no desfecho quando comparada com a mudança relativa no desfecho. Em um estudo semelhante, Naylor e colaboradores[11] descobriram que os médicos classificavam a efetividade de uma intervenção como inferior quando os eventos eram apresentados em termos absolutos em vez de usar a RRR. Mais ainda, os médicos classificavam como menos efetivos quando enxergavam resultados expressos em termos de NNT do que quando viam os mesmos dados como RRR ou RRA. O conhecimento desse fenômeno pela indústria farmacêutica pode ser responsável por sua propensão em apresentar aos médicos a RRR associada a tratamento.

Os pacientes são tão suscetíveis quanto os médicos à forma como os resultados são comunicados.[7,15-17] Em um estudo, quando os pesquisadores apresentaram aos pacientes um cenário hipotético de doença ameaçadora à vida, os pacientes tinham maior probabilidade de escolher um tratamento descrito em termos de RRR do que em termos da RRA correspondente.[15]

Considerando como nossas interpretações diferem das apresentações de dados, somos melhor orientados a considerar todos os dados (seja uma tabela 2 x 2 ou uma análise de sobrevida) para depois refletir sobre os números relativos e os absolutos. À medida que você examina os resultados, descobrirá que, se você consegue estimar o risco basal de seu paciente, saber quão bem o tratamento funciona – expresso como RR ou RRR – permite que você estime o risco do paciente com tratamento. Considerar a DR – a diferença entre o risco com e sem tratamento – e sua recíproca, o NNT, em um paciente individual, será da maior utilidade para orientar a decisão de tratamento (ver Cap. 11.1, Aplicando os resultados a pacientes individuais, e Cap. 11.2, Exemplos de número necessário para tratar).

Referências

1. Barratt A, Wyer PC, Hatala R, et al. Tips for learners of evidence-based medicine, 1: relative risk reduction, absolute risk reduction and number needed to treat. *CMAJ.* 2004;171(4:online-1 to online-8): 353-358.
2. Stiegmann GV, Goff JS, Michaletz-Onody PA, et al. Endoscopic sclerotherapy as compared with endoscopic ligation for bleeding esophageal varices. *N Engl J Med.* 1992;326(23):1527-1532.
3. Deeks JJ. Issues in the selection of a summary statistic for meta-analysis of clinical trials with binary outcomes. *Stat Med.* 2002;21(11):1575-1600.
4. Schmid CH, Lau J, McIntosh MW, Cappelleri JC. An empirical study of the effect of the control rate as a predictor of treatment efficacy in meta-analysis of clinical trials. *Stat Med.* 1998;17(17):1923-1942.
5. Furukawa TA, Guyatt GH, Griffith LE. Can we individualize the "number needed to treat"? an em-

pirical study of summary effect measures in meta-analyses. *Int J Epidemiol.* 2002;31(1):72-76.

6. Laupacis A, Sackett DL, Roberts RS. An assessment of clinically useful measures of the consequences of treatment. *N Engl J Med.* 1988;318(26):1728-1733.
7. Chatellier G, Zapletal E, Lemaitre D, Menard J, Degoulet P. The number needed to treat: a clinically useful nomogram in its proper context. *BMJ.* 1996;312 (7028):426-429.
8. Barratt AW, Guyatt G, Simpsons J. NNT for studies with long-term follow-up. *CMAJ.* 2005;172(5): 613-615.
9. Coldman AJ, Elwood JM. Examining survival data. *CMAJ.* 1979;121(8):1065-1068, 1071.
10. Forrow L, Taylor WC, Arnold RM. Absolutely relative: how research results are summarized can affect treatment decisions. *Am J Med.* 1992;92(2):121-124.
11. Naylor CD, Chen E, Strauss B. Measured enthusiasm: does the method of reporting trial results alter perceptions of therapeutic effectiveness? *Ann Intern Med.* 1992;117(11):916-921.
12. Hux JE, Levinton CM, Naylor CD. Prescribing propensity: influence of lifeexpectancy gains and drug costs. *J Gen Intern Med.* 1994;9(4):195-201.
13. Redelmeier DA, Tversky A. Discrepancy between medical decisions for individual patients and for groups. *N Engl J Med.* 1990;322(16):1162-1164.
14. Bobbio M, Demichelis B, Giustetto G. Completeness of reporting trial results: effect on physicians' willingness to prescribe. *Lancet.* 1994;343(8907):1209-1211.
15. Malenka DJ, Baron JA, Johansen S, Wahrenberger JW, Ross JM. The framing effect of relative and absolute risk. *J Gen Intern Med.* 1993;8(10):543-548.
16. McNeil BJ, Pauker SG, Sox HC Jr, Tversky A. On the elicitation of preferences for alternative therapies. *N Engl J Med.* 1982;306(21):1259-1262.
17. Hux JE, Naylor CD. Communicating the benefits of chronic preventive therapy: does the format of efficacy data determine patients' acceptance of treatment? *Med Decis Making.* 1995;15(2):152-157.

8

Intervalos de confiança

Gordon Guyatt, Stephen Walter, Deborah J. Cook,
Peter Wyer e Roman Jaeschke

Neste capítulo:

- Como deveríamos tratar pacientes com insuficiência cardíaca? Um problema ao interpretar os resultados
- Resolvendo o problema: o que são intervalos de confiança?
- Usando intervalos de confiança para interpretar os resultados de ensaios clínicos
- Interpretando ensaios aparentemente "negativos"
- Interpretando ensaios aparentemente "positivos"
- O ensaio foi suficientemente grande?

Testar hipóteses envolve estimar a probabilidade de que os resultados observados teriam ocorrido por acaso se uma *hipótese nula*, que mais comumente significa que não existe diferença entre uma condição-tratamento e uma condição-controle, fosse verdadeira (ver Cap. 10.1, Teste de hipóteses). Pesquisadores em saúde e educadores médicos cada vez mais reconhecem as limitações do teste de hipótese; consequentemente, uma abordagem alternativa, a estimativa, está se tornando mais popular. Diversos autores[1-5] – inclusive nós, em um artigo sobre o qual este capítulo está embasado[6] – esboçaram os *conceitos* que serão introduzidos aqui, e você pode usar suas discussões para complementar nossa apresentação.

COMO DEVERÍAMOS TRATAR PACIENTES COM INSUFICIÊNCIA CARDÍACA? UM PROBLEMA AO INTERPRETAR OS RESULTADOS

Em um *ensaio clínico randomizado cegado* de 804 homens com insuficiência cardíaca, os investigadores compararam o tratamento com enelapril com uma combinação de hidralazina e nitratos.[7] No período de *seguimento*, que variou de 6 meses a 5,7 anos, 132 de 403 pacientes (33%) designados para receber enelapril morreram, assim como 153 dos 401 pacientes (38%) designados para receber hidralazina e nitratos. O valor P associado à diferença em mortalidade é 0,11.

Olhando para esse estudo como um exercício no teste de hipóteses (ver Cap. 10.1, Teste de hipóteses) e adotando o risco usual de 5% de obtenção de um resultado falso-positivo, concluiríamos que o acaso permanece como uma explicação plausível das aparentes diferenças entre grupos. O classificaríamos como um *estudo negativo*; ou seja, concluiríamos que não existia nenhuma diferença importante entre os grupos tratamento e *controle*.

Os investigadores também conduziram uma análise que comparava não apenas a proporção de pacientes sobrevivendo no fim do estudo, mas também o padrão de tempo das mortes ocorridas em ambos os grupos. Essa *análise de sobrevida*, que geralmente é mais sensível do que o teste da diferença em proporções (ver Cap. 7, O tratamento diminui o risco? Compreendendo os resultados), mostrou um valor de P não significativo de 0,08, um resultado que leva à mesma conclusão que a análise mais simples que se concentrou sobre proporções relativas no fim do estudo. Os autores também nos dizem que o valor P associado com diferenças em mortalidade aos 2 anos (um ponto predeterminado para ser um *desfecho* importante do ensaio) foi significativo em 0,016.

A essa altura, alguém poderia desculpar os médicos que se sentem um pouco confusos. Pergunte a si mesmo se esse é um *ensaio positivo* ditando o uso de um inibidor de enzima conversora de angiotensina (ECA) em vez de combinação de hidralazina e nitratos ou é um estudo negativo que não demonstra nenhuma diferença entre os dois regimes e deixa em aberto a escolha do medicamento?

RESOLVENDO O PROBLEMA: O QUE SÃO INTERVALOS DE CONFIANÇA?

Como os médicos podem lidar com as limitações do teste de hipóteses e resolver a confusão? A solução envolve a colocação de duas questões: (1) Qual é o valor único mais provável de representar a verdadeira diferença entre tratamento e controle? e (2) Dada a diferença observada entre tratamento e controle, qual é a variação de diferenças plausível na qual a verdadeira diferença pode realmente estar? Os *intervalos de confiança* (ICs) fornecem uma resposta para a segunda questão. Antes de aplicá-los para resolver a dúvida entre enalapril *versus* hidralazina e nitratos em pacientes com insuficiência cardíaca, ilustraremos o uso dos ICs com um experimento hipotético.

Pense em uma série de cinco ensaios (de igual duração, mas de diferentes tamanhos de amostra) em que os investigadores experimentaram o tratamento de pacientes com uma condição particular (colesterol LDL elevado) para determinar se um medicamento (um agente redutor de colesterol novo) funcionaria melhor do que um *placebo* para prevenir acidente vascular cerebral (Tab. 8.1). O ensaio menor cadastrou somente 8 pacientes, e o maior, 2.000 pacientes.

Agora imagine que todos os ensaios mostraram uma *redução de risco relativo* (*RRR*) para o grupo-tratamento de 50% (significando que os pacientes no grupo de tratamento medicamentoso eram 50% tão prováveis quanto aqueles no grupo-placebo de ter um acidente vascular cerebral). Em cada ensaio, quão confiantes podemos estar de que o verdadeiro valor da RRR é *importante para o paciente*?[8] Se você estiver examinando os estudos individualmente, quais levariam seus pacientes a usar o tratamento?

A maioria dos clínicos sabe intuitivamente que podemos confiar mais nos resultados de um ensaio maior do que de um menor. Por que é assim? Na ausência de *viés* ou *erro sistemático*, pode-se interpretar o ensaio como fornecendo uma estimativa da verdadeira magnitude do efeito que ocorreria se todos os possíveis pacientes elegíveis tivessem participado. Quando somente poucos pacientes participam, o acaso pode levar a uma melhor estimativa do *efeito do tratamento* – uma estimativa por ponto – que está longe do valor verdadeiro. Os ICs de 95% que frequentemente vemos em publicações biomédicas representam a variação em que podemos estar 95% certos de encontrar o verdadeiro efeito subjacente do tratamento.

Para obter uma melhor apreciação dos intervalos de confiança, volte à Tabela 8.1 (não olhe para a Tab. 8.2 ainda!) e imagine quais seriam os intervalos de confiança para os cinco ensaios apresentados. Em um momento você verá como suas estimativas se comparam aos intervalos de confiança de 95% calculados, mas por enquanto tente imaginar um intervalo que você pense ser intuitivo.

Agora considere o primeiro ensaio, no qual 2 de 4 pacientes recebendo a intervenção-controle e 1 de 4 pacientes recebendo a intervenção do tratamento experimental têm um acidente vascular cerebral. O risco no grupo-tratamento era, assim, metade daquele no grupo-controle, resultando em um *risco relativo* (*RR*) de 50% e em uma RRR de 50%.

TABELA 8.1 Redução de risco relativo observada em cinco ensaios hipotéticos sucessivamente maiores

Taxa de evento controle	Taxa de evento tratamento	Risco relativo, %	Redução de risco relativo, %[a]
2/4	1/4	50	50
10/20	5/20	50	50
20/40	10/40	50	50
50/100	25/100	50	50
500/1.000	250/1.000	50	50

[a] Expressando taxas de evento como uma fração, se a taxa de evento controle fosse 3/4 e a taxa de evento tratamento fosse 1/4 ou 2/4, a redução de risco relativo seria [(3/4) - (1/4)]/(3/4) = 2/3 ou [(3/4) - (2/4)]/(3/4) = 1/3, respectivamente. Expressando as taxas de evento como porcentagem, se a taxa de evento-controle fosse 75% e a taxa de evento tratamento fosse 25 ou 50%, a redução de risco relativo seria (75% - 25%)/75% = 67% ou (75% - 50%)/75% = 33%, respectivamente.

Reimpressa de Montori et al.,[6] por permissão da editora. Copyright © 2005, Canadian Medical Association.

Você estaria pronto para recomendar esse tratamento para um paciente em vista da RRR substancial? Antes de responder, considere se é plausível que, com tão poucos pacientes no estudo, possamos ter tido sorte em nossa amostra, e que o verdadeiro efeito tratamento realmente poderia ser um aumento de 50% no RR. Em outras palavras, é plausível que a verdadeira taxa de evento no grupo que recebeu tratamento fosse 3 de 4 em vez de 1 de 4? Se você aceita que esse grande e prejudicial efeito possa representar a verdade subjacente, uma RRR de 90% (i.e., um grande benefício de tratamento) também seria consistente com os dados experimentais nesses poucos pacientes? À medida que essas sugestões forem plausíveis, podemos intuitivamente criar uma variação de verdade plausível de -50 a 90% em torno da RRR de 50% que realmente observamos no estudo.

Agora faça isso para cada um dos outros quatro ensaios. No ensaio com 20 pacientes no grupo-tratamento e com 20 no grupo-controle, 10 de 20 pacientes no grupo-controle tiveram um acidente vascular cerebral, assim como 5 de 20 pacientes no grupo-tratamento. O RR e a RRR novamente são 50%. Você ainda considera plausível que a taxa de evento verdadeiro no grupo-tratamento realmente é 15 de 20 em vez de 5 de 20? Se não, o que acha de 12 de 20? Essa última resultaria em um aumento no RR de 20%. Uma RRR verdadeira de 90% ainda pode ser plausível, dados os resultados observados e o número de pacientes envolvidos. Em resumo, dado esse número maior de pacientes e a chance menor de uma amostra ruim, sua variação de verdade plausível em torno da RRR observada de 50% pode ser mais estreita, talvez de -20% (um aumento de RR de 20%) para uma RRR de 90%.

Para ensaios maiores, você pode fornecer intervalos de confiança semelhantes intuitivamente derivados. Fizemos isso na Tabela 8.2 e também fornecemos os intervalos de confiança de 95% (calculados usando um programa estatístico). Você pode observar que, em alguns casos, intuitivamente superestimamos ou subestimamos os intervalos calculados.

Os ICs informam os médicos a respeito da variação na qual, fornecidos os dados do ensaio, o verdadeiro efeito tratamento pode plausivelmente repousar. Maior precisão (intervalos de confiança mais estreitos) resulta de tamanhos maiores de amostra e, consequentemente, maiores números de eventos. Os estatísticos (e programas estatísticos compreensíveis aos médicos) podem calcular ICs de 95% em torno de qualquer estimativa de efeito tratamento.

USANDO INTERVALOS DE CONFIANÇA PARA INTERPRETAR OS RESULTADOS DE ENSAIOS CLÍNICOS

Como os intervalos de confiança nos ajudam a compreender os resultados do ensaio de vasodilatadores em pacientes com insuficiência cardíaca? Ao longo de todo o estudo, a mortalidade no braço do inibidor de ECA foi 33% e no grupo hidralazina mais nitratos foi 38%, uma *diferença absoluta* de 5% e um RR de 0,86. A diferença absoluta de 5% e a RRR de 14% representam nossa melhor estimativa única do benefício na mortalidade pelo uso de inibidor de ECA. O intervalo de confiança de 95% em torno da RRR funciona para -3,5 até 29% (ou seja, 3,5% RRR com hidralazina e nitratos, para uma RRR de 29% com inibidores de ECA).

Como podemos agora interpretar os resultados do estudo? Podemos concluir que os pacientes que receberam o inibidor de ECA terão maior probabilidade (mas não certeza) de morrer mais tarde do que os pacientes que receberam hidralazina e nitratos – mas a magnitude da diferença pode ser trivial ou muito grande, permanecendo a possibilidade de uma mortalidade marginalmente mais baixa com a combinação hidralazina-nitrato.

O uso do intervalo de confiança evita a dicotomia sim/não do teste de hipótese. Também torna óbvia a necessidade de discutir se o estudo deveria ser considerado positivo ou negativo.

TABELA 8.2 Intervalos de confiança em torno da redução de risco relativo para os resultados hipotéticos de 5 ensaios sucessivamente maiores

Taxa de evento controle	Taxa de evento tratamento	Risco relativo, %	Redução de risco relativo (RRR), %	Intervalo de confiança intuitivo, %	Intervalo de confiança de 95% calculado em torno da RRR, %
2/4	1/4	50	50	-50 a 90	-174 a 92
10/20	5/20	50	50	-20 a 90	-14 a 79,5
20/40	10/40	50	50	0 a 90	9,5 a 73,4
50/100	25/100	50	50	20 a 80	26,8 a 66,4
500/1.000	250/1.000	50	50	40 a 60	43,5 a 55,9

Reimpressa de Montori et al.,[6] por permissão da editora. Copyright © 2005, Canadian Medical Association.

Pode-se concluir que, se todo o resto for igual, um inibidor de ECA é a escolha apropriada para pacientes com insuficiência cardíaca, mas a força dessa inferência é fraca. Toxicidade, custo e *evidências* de outros estudos sustentam a decisão de tratamento final (ver Cap. 21, Como utilizar uma recomendação para o manejo do paciente). Como vários ensaios clínicos grandes demonstraram um benefício na mortalidade a partir de inibidores de ECA em pacientes com insuficiência cardíaca,[9] pode-se recomendar com confiança essa classe de agentes como o tratamento de escolha. Outro estudo sugeriu que, para pacientes negros, a combinação hidralazina-nitrato oferece redução adicional da mortalidade além dos inibidores de ECA.[10]

INTERPRETANDO ENSAIOS APARENTEMENTE "NEGATIVOS"

Outro exemplo do uso de intervalos de confiança ao interpretar resultados de estudos vem de um ensaio clínico sobre pressão expiratória final positiva (PEFP) alta *versus* baixa em pacientes com síndrome de angústia respiratória do adulto.[11] Dos 273 pacientes no grupo com PEFP baixa, 24,9% morreram; dos 276 no grupo com PEFP baixa, 27,5% morreram. A estimativa por ponto a partir desses resultados é um *aumento de risco absoluto* de 2,6% em mortes no grupo com PEFP alta.

Pode parecer que esse ensaio de mais de 500 pacientes que está excluindo qualquer benefício possível da PEFP alta. O IC de 95% sobre a diferença absoluta de 2,6% em favor da PEFP baixa, contudo, é de 10% em favor da PEFP baixa para 4,7% em favor da PEFP alta. Se fosse verdade que 4,7% dos pacientes que teriam morrido se recebessem PEFP baixa sobreviveriam se tratados com PEFP alta, todos os pacientes desejariam receber a estratégia da PEFP alta. Isso significaria que teríamos que tratar somente 21 pacientes para prevenir uma morte prematura. Assim, pode-se concluir que o ensaio não excluiu um benefício importante para o paciente e, nesse sentido, não era suficientemente grande.

Esse exemplo enfatiza que muitos pacientes devem participar dos ensaios para que gerem estimativas precisas dos efeitos do tratamento. Além disso, ilustra por que recomendamos que, sempre que for possível, os médicos se voltem para revisões sistemáticas que combinem dados dos estudos mais válidos.

Quando você vê um *ensaio* aparentemente *negativo* (com um valor de P maior do que 0,05, que, usando critérios convencionais, não consegue excluir a hipótese nula de que não existe diferença entre a intervenção tratamento e a controle), pode se concentrar sobre a extremidade superior do intervalo de confiança (i.e., a extremidade que sugere o maior benefício a partir do tratamento). Se o limite superior do IC exclui qualquer benefício importante do tratamento, você pode concluir que o ensaio é definitivamente negativo. Se, contudo, o IC inclui um benefício importante, não deveria ser descartada a possibilidade de que o tratamento ainda pode valer a pena.

Essa lógica do ensaio negativo é crucial na interpretação de estudos delineados para ajudar a determinar se deveríamos substituir um tratamento que é menos caro, mais fácil de administrar ou menos tóxico por um tratamento existente. Em tais *estudos de não inferioridade* estaremos prontos para realizar a substituição somente se tivermos certeza de que o tratamento padrão não traz benefícios adicionais importantes além do substituto menos caro ou mais conveniente.[12-15] Teremos certeza de que excluímos a possibilidade de benefícios adicionais importantes do tratamento padrão se o limite do IC representando o maior efeito tratamento plausível estiver abaixo desse limiar.

INTERPRETANDO ENSAIOS APARENTEMENTE "POSITIVOS"

Como os intervalos de confiança podem ser informativos em um ensaio positivo (aquele que, ao resultar em um valor P menor do que 0,05, faz do acaso uma explicação improvável para diferenças observadas entre tratamentos)? Em um ensaio cego sobre pacientes com doença vascular, 19.185 pacientes foram randomizados para clopidogrel ou aspirina. Os pacientes recebendo clopidogrel experimentaram um risco anual de acidente vascular isquêmico, infarto do miocárdio ou morte vascular de 5% *versus* 5,83% com aspirina, uma RRR de 8,7% em favor do clopidogrel (IC de 95%, 0,3-16,5%; P = 0,043). Em termos absolutos, a diferença entre os tratamentos é 0,5%, com um IC de 95% de 0,02% – ou seja, 2 em 10.000 – para 0,9%, ou um pouco menos de 1 em 100. Para o paciente médio, pode-se discutir se a estimativa por ponto de 0,5% de diferença absoluta – um *número necessário para tratar* (*NNT*) de 200 – representa uma diferença importante. Poucos pacientes têm probabilidade de encontrar o limite inferior do IC, representando um NNT de 5.000, uma diferença importante. Esse ensaio não define a superioridade do clopidogrel sobre a aspirina. O tamanho da amostra – quase 20.000 pacientes – era insuficiente para fornecer uma resposta definitiva.

O ENSAIO FOI SUFICIENTEMENTE GRANDE?

Conforme ficou implícito em nossa discussão até aqui, os intervalos de confiança oferecem uma maneira de responder à pergunta: o ensaio foi suficientemente grande? Ilustramos a abordagem na Figura 8.1, em que apresentamos os resultados de quatro ensaios randomizados. Apesar de a maior parte dos *forest plots* (plotagens visuais de resultados de ensaios) focalizar sobre o RR ou a razão de chances, a Figura 8.1 apresenta os resultados em termos absolutos. Assim, a linha vertical contínua no centro da figura representa uma *diferença de risco* (*DR*) (ou *redução de risco absoluto* – RRA) de zero, quando os grupos experimental e controle apresentam a mesma mortalidade. Os valores à esquerda da linha vertical representam resultados nos quais o grupo tratado tem uma mortalidade mais baixa do que o grupo-controle. Os valores à direita da linha vertical representam resultados nos quais o grupo tratado piorou e teve uma taxa de mortalidade mais alta do que o grupo-controle.

Suponha que o tratamento acarrete suficiente toxicidade ou risco tal que, em cada caso, os pacientes escolheriam o tratamento somente se a DR fosse 1% ou maior. Isto é, se a redução em taxas de morte fosse maior do que 1%, os pacientes considerariam que valeria a pena suportar a toxicidade e o risco do tratamento, mas se a redução em taxas de evento fosse menor do que 1%, não o fariam. A linha tracejada na Figura 8.1 representa a redução do limiar em taxas de morte de 1%.

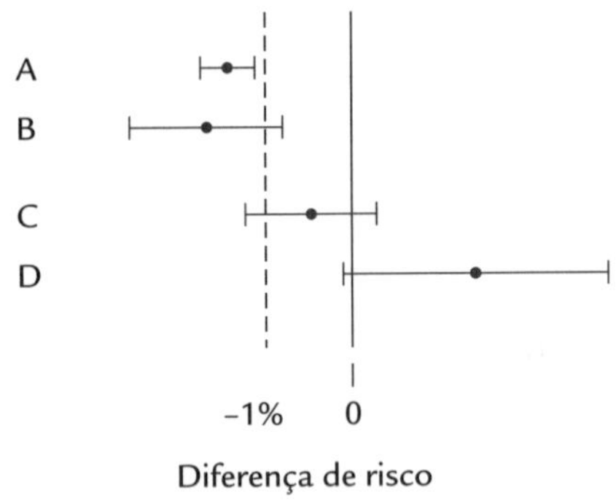

FIGURA 8.1 Quando o tamanho da amostra é suficientemente grande? Quatro resultados de ensaios hipotéticos.

Para a condição médica sob investigação, uma diferença de risco de -1% (linha tracejada) é o menor benefício que os pacientes considerariam importante o suficiente para garantir a continuidade do tratamento.
Reimpressa de Montori et al.,[6] por permissão da editora. Copyright © 2005, Canadian Medical Association.

Agora considere o ensaio A: você recomendaria essa terapia para seus pacientes se a estimativa por ponto representasse a verdade? E se o limite superior do intervalo de confiança representasse a verdade? E quanto ao limite inferior?

Para todas as três a resposta é sim, dado que 1% é a menor diferença importante para o paciente e todas sugerem um benefício maior do que 1%. Assim, o ensaio é definitivo e fornece uma forte inferência acerca da decisão de tratamento.

No caso do ensaio B, seus pacientes optariam pelo tratamento se a estimativa por ponto ou o limite superior do IC representasse o verdadeiro efeito? A resposta é sim, os pacientes o fariam, pois a redução na taxa de morte seria maior do que o limiar de 1%. E quanto ao limite inferior? Aqui a resposta é não, pois o efeito é menor do que a menor diferença que os pacientes considerariam suficientemente grande para fazer o tratamento. Apesar de o ensaio B mostrar um resultado positivo (i.e., o intervalo de confiança exclui um efeito de zero), o tamanho da amostra era inadequado e forneceu um resultado que continua compatível com as reduções de risco abaixo da diferença mínima importante para o paciente.

Para estudos negativos que não conseguem excluir um efeito verdadeiro de tratamento de zero, você deveria se concentrar na outra extremidade do IC, aquela que representa o maior efeito plausível de tratamento consistente com os dados do ensaio. Você deveria considerar se o limite superior do IC fica abaixo da menor diferença que os pacientes poderiam considerar importante. Se assim for, o tamanho da amostra é adequado e o ensaio é negativo e definitivo (Fig. 8.1, ensaio C). Se o limite representando o maior efeito plausível excede a menor diferença importante para o paciente, então o ensaio não é definitivo e mais ensaios com tamanhos de amostra maiores são necessários (Fig. 8.1, ensaio D).[6]

Podemos elaborar nossa mensagem assim: em um ensaio positivo definindo que o efeito do tratamento é maior do que zero, olhe para o limite inferior do intervalo de confiança para determinar se o tamanho da amostra foi adequado. Se esse limite inferior – o menor efeito tratamento plausível compatível com os dados – é maior do que a menor diferença que você considera importante, o tamanho da amostra é adequado e o ensaio é definitivo. Se o limite inferior é menor do que a menor diferença importante, o ensaio é não definitivo e são necessários mais ensaios.

Em um ensaio negativo, olhe para o limite superior do IC para determinar se o tamanho da amostra foi adequado. Se esse limite superior, o maior efeito tratamento plausivelmente compatível com os dados, é menor do que a menor diferença que você considera importante, o tamanho da amostra é adequado e o ensaio é definitivamente negativo. Se o limite superior excede a menor diferença importante, ainda pode haver um efeito tratamento positivo importante, o ensaio é não definitivo e são necessários mais ensaios.

Agradecimento

Partes deste material foram previamente publicadas em Montori et al.[6]

Referências

1. Simon R. Confidence intervals for reporting results of clinical trials. *Ann Intern Med.* 1986;105(3):429-435.
2. Gardner M. *Statistics With Confidence: Confidence Intervals and Statistical Guidelines.* London, England: BMJ Publishing Group; 1989.
3. Bulpitt CJ. Confidence intervals. *Lancet.* 1987;1(8531):494-497.
4. Pocock SJ, Hughes MD. Estimation issues in clinical trials and overviews. *Stat Med.* 1990;9(6):657-671.
5. Braitman LE. Confidence intervals assess both clinical significance and statistical significance. *Ann Intern Med.* 1991;114(6):515-517.
6. Montori VM, Kleinbart J, Newman TB, et al. Tips for learners of evidence-based medicine, 2: measures of precision (confidence intervals). *CMAJ.* 2004;171 (6):611-615.
7. Cohn JN, Johnson G, Ziesche S, et al. A comparison of enalapril with hydralazineisosorbide dinitrate in the treatment of chronic congestive heart failure. *N Engl J Med.* 1991;325(5):303-310.
8. Guyatt G, Montori V, Devereaux PJ, Schunemann H, Bhandari M. Patients at the center: in our practice, and in our use of language. *ACP J Club.* 2004;140(1):A11-A12.
9. Garg R, Yusuf S. Overview of randomized trials of angiotensin-converting enzyme inhibitors on mortality and morbidity in patients with heart failure: Collaborative Group on ACE Inhibitor Trials. *JAMA.* 1995;273(18):1450-1456.
10. Taylor AL, Ziesche S, Yancy C, et al. Combination of isosorbide dinitrate and hydralazine in blacks with heart failure. *N Engl J Med.* 2004;351(20):2049-2057.
11. Brower RG, Lanken PN, MacIntyre N, et al. Higher versus lower positive endexpiratory pressures in patients with the acute respiratory distress syndrome. *N Engl J Med.* 2004;351(4):327-336.
12. D'Agostino RB Sr, Massaro JM, Sullivan LM. Non-inferiority trials: design concepts and issues—the encounters of academic consultants in statistics. *Stat Med.* 2003;22(2):169-186.
13. Gotzsche PC. Lessons from and cautions about noninferiority and equivalence randomized trials. *JAMA.* 2006;295(10):1172-1174.
14. Piaggio G, Elbourne DR, Altman DG, Pocock SJ, Evans SJ. Reporting of noninferiority and equivalence randomized trials: an extension of the CONSORT statement. *JAMA.* 2006;295(10):1152-1160.
15. Le Henanff A, Giraudeau B, Baron G, Ravaud P. Quality of reporting of noninferiority and equivalence randomized trials. *JAMA.* 2006;295(10):1147-1151.

9.1

TÓPICOS AVANÇADOS EM VALIDADE DE ENSAIOS TERAPÊUTICOS

Uma ilustração de viés e erro aleatório

GORDON GUYATT E TOSHI FURUKAWA

Da mesma forma que é verdade em qualquer área do esforço intelectual, os estudantes de *medicina baseada em evidências* enfrentam desafios tanto para compreender *conceitos* como para se familiarizar com a linguagem técnica. Quando solicitados a dizer o que torna um estudo válido, frequentemente respondem "tamanho grande de amostra". Um tamanho de amostra pequeno não produz *viés* (e, assim, há *validade* comprometida), mas pode aumentar a probabilidade de um resultado equivocado por meio do *erro aleatório*. Você pode achar o seguinte exercício útil para esclarecer noções de viés: erro sistemático ou desvio da verdade *versus* erro aleatório.

Considere um conjunto de estudos com delineamento e tamanho de amostra igual. Cada estudo recruta a partir do mesmo grupo de pacientes. Esses estudos, com exatamente o mesmo tipo de pacientes e exatamente o mesmo delineamento, produzirão resultados idênticos? Não. Assim como um experimento de 10 jogadas de uma moeda para o alto nem sempre produz cinco caras e cinco coroas, o papel do acaso garantirá que, apesar de seus delineamentos idênticos, cada estudo tenha um resultado diferente.

Considere quatro conjuntos desses estudos. Em cada conjunto, o delineamento e o tamanho da amostra de cada ensaio individual são idênticos. Dois dos quatro conjuntos têm um tamanho de amostra pequeno e os outros dois têm um tamanho de amostra grande.

Dois conjuntos de estudos incluem somente *ensaios randomizados cotrolados* (*ECRs*), nos quais os pacientes, os cuidadores e aqueles que avaliam o desfecho estão *cegos*. Aspectos do delineamento, como o cegamento e o *seguimento completo*, reduzem o viés. Os conjuntos de estudos remanescentes utilizam um delineamento observacional (p. ex., os pacientes estão em grupos tratamento ou controle de acordo com sua opção ou com a escolha de seu médico), o que é muito mais vulnerável ao viés. Neste exercício, estamos na posição singular de conhecer o verdadeiro *efeito do tratamento*. Na Figura 9.1.1, cada uma das manchas densas no centro dos quatro componentes da figura representa a verdade. Cada ponto menor representa não um paciente único, mas os resultados de uma repetição do estudo. Quanto mais longe um ponto menor estiver da mancha mais densa central, maior será a diferença entre o resultado do estudo e o verdadeiro efeito do tratamento subjacente.

Cada conjunto de estudos representa os resultados de ECRs, ou *estudos observacionais*, e de estudos de tamanho de amostra pequeno ou grande. Antes de ler mais, examine a Figura 9.1.1 e tire suas próprias conclusões acerca dos delineamentos do estudo e do número de pacientes em cada um dos quatro (A a D) componentes.

A Figura 9.1.1-A representa os resultados de uma série de ensaios clínicos com tamanho de amostra grande. Os resultados são válidos e, assim, estão uniformemente distribuídos em

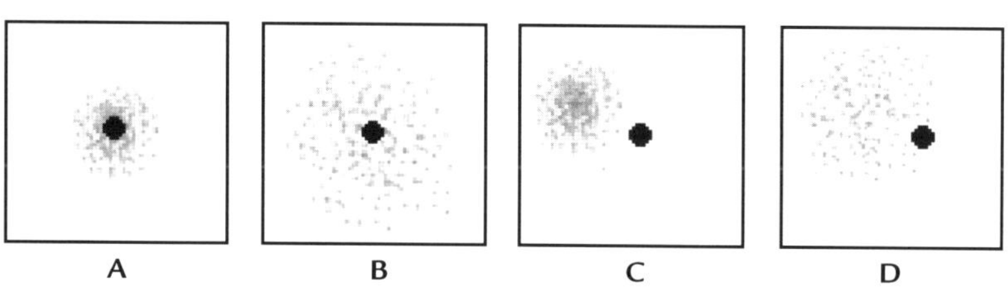

FIGURA 9.1.1 Quatro conjuntos de estudos identicamente conduzidos demonstrando diversos graus de viés e de erro aleatório.

As partes A, B, C e D representam um grupo de ensaios clínicos. Em cada parte, os ensaios têm tamanhos de amostra e delineamento idênticos.

torno do efeito verdadeiro, representado pela mancha mais densa, resultado do forte delineamento do estudo. Os resultados também não recaem exatamente sobre o alvo, devido ao erro de chance ou erro aleatório. No entanto, o tamanho de amostra grande, que minimiza o erro aleatório, assegura que o resultado de qualquer estudo individual fique relativamente próximo à verdade.

Compare este conjunto de resultados com aqueles mostrados na Figura 9.1.1-B. Novamente, o forte delineamento do estudo produz resultados no estudo individual distribuídos uniformemente em torno da verdade. Como o tamanho da amostra é pequeno e o erro aleatório é grande, contudo, os resultados de estudos individuais podem estar longe da verdade.

Pensar novamente nos experimentos de jogar moedas para o alto, do Capítulo 5 (Por que os resultados dos estudos podem estar errados: erro aleatório e viés), esclarece a diferença entre os estudos na Figura 9.1.1-A e 9.1.1-B. Em uma série de experimentos nos quais cada estudo envolve 10 jogadas de moeda para o alto, os resultados individuais podem ficar muito longe da verdade. Achados de 7 para 3, 7% – ou mesmo 8 para 2, 8% – caras (ou coroas) não serão incomuns. Essa situação é análoga à da Figura 9.1.1-B. Se cada um dos nossos experimentos envolver 10 jogadas de moeda para o alto, analogamente à Figura 9.1.1-A, raramente veremos distribuições mais extremas do que, digamos, 540 para 460, ou uma probabilidade de 54% de caras ou coroas. Com o tamanho de amostra menor, os resultados individuais estão longe da verdade; com o tamanho de amostra maior, estão todos próximos da verdade.

As Figuras 9.1.1-A e 9.1.1-B ilustram a justificativa para resultados agrupados de estudos diferentes, um processo denominado *metanálise*. Podemos supor que as evidências disponíveis acerca de efetividade terapêutica vêm de uma série de ECRs pequenos. Existe um problema, entretanto: o acaso garantirá que os resultados do estudo variem amplamente e não saberemos em qual acreditar. Contudo, devido a um forte delineamento do estudo, a distribuição dos resultados está centrada sobre a verdade. Como um resultado dessa situação favorável, podemos, ao combinar os resultados dos estudos, diminuir o erro aleatório e aumentar a força das nossas inferências a partir da incerteza da Figura 9.1.1-B para a confiança da Figura 9.1.1-A.

Na Figura 9.1.1-C, o centro do conjunto de pontos está longe da verdade porque estudos com delineamentos observacionais, mesmo os grandes, são vulneráveis ao viés. Como os estudos compartilham um delineamento idêntico, cada um estará sujeito à mesma magnitude e direção do viés. Os resultados são precisos, com erro aleatório mínimo; contudo, estão errados.

Um exemplo desse fenômeno é o aparente benefício da vitamina E sobre a redução da mortalidade por doença coronariana arterial, sugerido pelos resultados de diversos estudos observacionais grandes. Em comparação, um ECR posterior muito grande e bem conduzido e uma metanálise de todos os ensaios clínicos disponíveis não conseguiram demonstrar nenhum efeito benéfico da vitamina E sobre as mortes coronarianas ou a mortalidade por todas as causas. Existem muitos exemplos adicionais desse fenômeno (ver Cap. 9.2, Resultados surpreendentes de ensaios clínicos).

A situação exibida na Figura 9.1.1-C é particularmente perigosa porque o tamanho grande dos estudos instila confiança nos médicos de que seus resultados sejam precisos. Por exemplo, alguns médicos, nutridos pelos resultados consistentes de estudos observacionais muito grandes, ainda creem no desacreditado dogma do efeito benéfico da terapia de reposição hormonal sobre a mortalidade por doença coronariana arterial.

Da mesma forma que a Figura 9.1.1-C, a 9.1.1-D representa uma série de estudos observacionais que levam a resultados tendenciosos que estão distantes da verdade. Entretanto, como as amostras são todas de tamanho pequeno, os resultados variam largamente de estudo para estudo. Pode-se ficar tentado a conduzir uma metanálise desses dados. Isso é perigoso porque nos arriscamos a converter estimativas imprecisas com erro aleatório grande em estimativas precisas com erro pequeno; ambas, no entanto, são tendenciosas e, portanto, produzirão estimativas equivocadas do efeito verdadeiro.

9.2

TÓPICOS AVANÇADOS EM VALIDADE DE ENSAIOS TERAPÊUTICOS

Resultados surpreendentes de ensaios randomizados

Christina Lacchetti, John Ioannidis e Gordon Guyatt

Neste capítulo:

- A maior parte das promessas importantes das ciências básicas e pré-clínicas para intervenções efetivas não é confirmada por ensaios clínicos
- Tipos de evidências fracas
- Quando os resultados de ensaios clínicos randomizados foram contraditórios com estudos de ciência básica
- Quando ensaios clínicos randomizados foram contraditórios com estudos em seres humanos de desfechos substitutos
- Quando os resultados de ensaios clínicos randomizados foram contraditórios com estudos observacionais de desfechos importantes para o paciente
- Ensaios clínicos randomizados também podem contradizer ensaios clínicos randomizados prévios
- Evolução das evidências
- Conclusão

A MAIOR PARTE DAS PROMESSAS IMPORTANTES DAS CIÊNCIAS BÁSICAS E PRÉ-CLÍNICAS PARA INTERVENÇÕES EFETIVAS NÃO É CONFIRMADA POR ENSAIOS CLÍNICOS

Idealmente, as *evidências* para a efetividade de intervenções diagnósticas, preventivas e terapêuticas virão de *ensaios controlados randomizados* (*ECRs*) rigorosos medindo efeitos sobre *desfechos importantes para o paciente*, como acidente vascular cerebral, infarto do miocárdio e morte. Historicamente, contudo, com frequência os médicos se basearam em evidências mais fracas. Sempre que uma intervenção é testada para ver se é efetiva ou não para desfechos importantes para o paciente, tipicamente algumas outras evidências de quantidade ou de qualidade variável já existem. Essas evidências incluem combinações de achados das ciências básicas, resultados pré-clínicos, *estudos observacionais* e *ensaios clínicos de fase I ou II* anteriores.

Às vezes, os médicos adotam intervenções mesmo que ensaios clínicos nunca tenham sido realizados para testar seu efeito sobre desfechos importantes para o paciente. Isso é muito comum para intervenções cirúrgicas agudas, intervenções cirúrgicas eletivas e intervenções em saúde mental e um pouco menos comum para intervenções médicas.[1] No entanto, mesmo para intervenções médicas, as evidências randomizadas normalmente estão ausentes em relação a intervenções que precisam ser aplicadas para decisões especializadas após alguma decisão inicial importante ter sido tomada.[2] A adoção e o uso continuado dessas intervenções na prática clínica foram embasados em diversas combinações de ciências básicas, pré-clínicas e evidências observacionais.

Além disso, existe uma forte tendência oculta em muitos círculos científicos apoiando o uso de *desfechos substitutos* para adoção de intervenções para doenças comuns. Ensaios utilizando desfechos substitutos exigem tamanhos menores de amostra e períodos de acompanhamento mais curtos do que ensaios de *desfechos* importantes para o paciente. Assim, medicamentos e outras intervenções podem ser rapidamente testados e aprovados para uso clínico.[3]

Dada essa disponibilidade irregular e desigual de evidências, com frequência ocorrem surpresas quando intervenções que parecem promissoras ou foram definidas de acordo com evidências relativamente fortes provam ser desapontadoras em ensaios clínicos. Tipicamente, cada vez menos intervenções promissoras retêm suas afirmativas postuladas de efetividade quando nos movemos da experimentação das ciências básicas para um ECR com desfechos objetivos. Uma avaliação empírica[4] examinou 101 achados importantes publicados nos melhores periódicos de ciências básicas entre 1979 e 1983, nos quais os investigadores fizeram uma clara promessa de que seu trabalho seria traduzido para uma intervenção terapêutica ou preventiva importante. Destes, somente 27, por fim, realizaram um ensaio clínico, e somente 19 tinham resultados positivos em pelo menos um ensaio clínico com qualquer tipo de desfecho em 2002. Naquela época, somente cinco intervenções foram aprovadas para uso clínico e somente uma delas teve um efeito importante na terapêutica; as outras quatro tinham indicações clínicas incomuns ou questionáveis. A credibilidade das afirmativas ou descobertas observacionais das ciências básicas e pré-clínicas, por mais fascinantes que estas sejam, frequentemente é baixa.[5]

TIPOS DE EVIDÊNCIAS FRACAS

As evidências podem ser fracas de três maneiras. Primeiro, a metodologia pode ser impecável – como é o caso de ECRs rigorosos –, mas os participantes podem ser muito diferentes daqueles de interesse. Por exemplo, demonstrar que um tipo de terapia acelera a resolução de falência renal experimentalmente induzida em ratos é instigante, mas fornece evidências fracas para administração dessa terapia a seres humanos.

Segundo, os desfechos podem ser interessantes, mas não importantes para os pacientes. Por exemplo, demonstrar o efeito de uma intervenção sobre o débito cardíaco ou sobre a pressão capilar pulmonar pode prenunciar a introdução de um medicamento benéfico para pacientes com insuficiência cardíaca, mas os ensaios examinando a frequência de hospitalização e a mortalidade são essenciais antes que os médicos possam oferecer a medicação aos pacientes com confiança.

Terceiro, uma análise do efeito aparente de um medicamento, equipamento, procedimento ou programa sobre desfechos importantes para o paciente, como acidente vascular cerebral, infarto do miocárdio ou morte, pode incluir a população e o desfecho relevantes, mas um delineamento de estudo fraco (p. ex., estudos observacionais) que leve a uma estimativa enviesada do *efeito do tratamento*.

As evidências podem combinar essas limitações. Por exemplo, os investigadores podem ter usado delineamentos de estudos observacionais para testar os efeitos de intervenções utilizando desfechos substitutos sobre outra espécie.

Nossa mensagem é não descartar formas de evidência mais fracas. Estudos de delineamento mais fraco ocasionalmente podem fornecer resultados tão potentes que apoiam fortemente o uso clínico de uma intervenção. Podem até mesmo dissuadir pacientes, clínicos e pesquisadores de realizar grandes ensaios clínicos com desfechos importantes para o paciente devido a restrições éticas percebidas. A tomada de decisão baseada em evidências requer confiança nas melhores evidências disponíveis, mesmo que sejam fracas. Além disso, às vezes, os ECRs com desfechos importantes para o paciente ainda podem estar severamente enviesados, enquanto formas "mais fracas" de evidências sobre a mesma questão podem ser mais rigorosas, e seus resultados, mais próximos da verdade.

Fazendo essas advertências, sugerimos que, quando os clínicos se basearem em evidências fracas, reconheçam o risco de administrar intervenções inúteis ou mesmo prejudicais.[6] Nossa preocupação é empiricamente fortalecida por exemplos de conclusões que os médicos tiraram baseados em estudos com não humanos, em desfechos substitutos ou em estudos observacionais posteriormente refutados por ECRs. Na maioria dos casos, as evidências mais fracas sugeriam que uma terapia deveria ser usada, porém provaram estar equivocadas. Em alguns casos, foi observado o oposto: uma intervenção considerada inútil ou prejudicial de acordo com evidências fracas foi, ao final, descoberta como efetiva, com evidências de maior qualidade.

Nas seções seguintes apresentamos exemplos de casos em que resultados de ECRs sobre desfechos importantes para o paciente contradisseram aqueles de estudos anteriores. Categorizamos os exemplos de acordo com o tipo de evidências fracas prévias. Todos esses exemplos sugerem a mesma mensagem: clínico, cuidado!

QUANDO OS RESULTADOS DE ENSAIOS CLÍNICOS RANDOMIZADOS FORAM CONTRADITÓRIOS COM ESTUDOS DE CIÊNCIA BÁSICA

A Tabela 9.2.1 oferece exemplos em que estudos com animais ou com tecidos fornecem evidências equivocadas. No cenário típico, uma promessa atraente em pesquisa não humana não é validada quando testada em humanos. É incomum ver resultados negativos em experimentos não humanos serem seguidos por uma comprovação de efetividade sobre estudos humanos, provavelmente porque é improvável que intervenções que não se mostram promissoras em nível de ciências básicas e experimentação animal evoluam para experimentação humana.

TABELA 9.2.1 Evidências refutadas de estudos de ciências básicas[a]

Pergunta	Evidências de estudos de ciências básicas	Evidências de ECRs em seres humanos
Que efeito o peptídeo atrial natriurético (anaritide) tem sobre a função renal?	Um experimento avaliou o β-peptídeo humano atrial natriurético em insuficiência renal isquêmica experimental, induzida por oclusão da artéria renal em ratos intactos em termos renais. Depois da isquemia, uma infusão intrarrenal de 4 horas restaurou as eliminações de 14C-inulina (P < 0,001). Houve uma diminuição progressiva na hiperemia medular e prevenção de eliminação celular intratubular e marginação de granulócitos; em 24-48 h, a histologia do tecido estava essencialmente normal.[7]	Um ECR multicêntrico estudou a administração de anaritide em 504 pacientes críticos com necrose tubular aguda. Entre 120 pacientes com oligúria, a sobrevida livre de diálise foi de 8% no grupo-placebo e 27% no grupo anaritide (P = 0,008). Contudo, entre os 378 pacientes sem oligúria, a sobrevida livre de diálise foi de 59% no grupo-placebo e 48% no grupo anaritide (P = 0,03).[8]
A acetilcisteína previne o dano miocárdico morfológico agudo induzido por doxorrubicina?	Um experimento investigou o efeito da administração de acetilcisteína sobre a toxicidade da doxorrubicina em camundongos. Os resultados sugeriram que o pré-tratamento com acetilcisteína 1 h antes da doxorrubicina diminuiu significativamente a letalidade, a mortalidade em longo prazo e a perda de peso corporal total e do peso do coração. O pré-tratamento com acetilcisteína também excluiu evidências de microscopia eletrônica de cardiomiopatia por doxorrubicina.[9]	Vinte pacientes com função cardiovascular normal foram randomizados em dois grupos. O grupo 1 recebeu placebo e o grupo 2 recebeu acetilcisteína, ambos 1 h antes da doxorrubicina. Foram realizadas biópsias endomiocárdicas, por microscopia eletrônica e por técnicas estereoscópicas. A mudança da área tubular e o edema mitocondrial foram similares nos dois grupos e foram proporcionais em toda a célula. Esse estudo demonstrou que o dano agudo induzido por doxorrubicina foi difuso e não prevenido por acetilcisteína.[10]
O tratamento com naloxone (antagonista opiáceo) melhora os desfechos neurológicos em pacientes com lesão da medula espinhal?	O antagonista opiáceo naloxone tem sido usado para tratar gatos sujeitos a trauma de medula cervical. Em comparação com controles tratados com soro fisiológico, o tratamento com naloxone melhorou significativamente a hipotensão observada após a lesão espinhal cervical. Mais criticamente, a terapia com naloxone melhorou significativamente a recuperação neurológica.[11]	Um ensaio multicêntrico, randomizado e cego avaliou a eficácia e a segurança do naloxone (e outras drogas) em pacientes com lesão aguda da medula espinhal. Foi fornecido naloxone para 154 pacientes e placebo para 171 pacientes. As funções motoras e sensórias foram avaliadas por exame neurológico sistemático. Os resultados mostraram que os pacientes tratados com naloxone não diferiam nos seus desfechos neurológicos daqueles que receberam placebo. A mortalidade e a morbidade importantes também foram similares entre os grupos. Os investigadores concluíram que o tratamento com naloxone na dose utilizada nesse estudo não melhora a recuperação neurológica após uma lesão aguda da medula espinhal.[12]

(Continua)

TABELA 9.2.1 Evidências refutadas de estudos de ciências básicas[a] (*Continuação*)

Pergunta	Evidências de estudos de ciências básicas	Evidências de ECRs em seres humanos
Qual é a eficácia da relaxina humana recombinante (rhRlx) como um agente de maturação cervical?	A relaxina, um hormônio peptídeo sintetizado no corpo lúteo dos ovários durante a gestação, é liberada na corrente sanguínea antes do parto. A relaxina sintética exibiu uma bioatividade similar à relaxina avaliada pelo bioensaio de contração uterina padrão. Os resultados sugeriram que "a relaxina humana sintética (...) pode levar ao desenvolvimento de tratamentos clínicos para aliviar alguns dos problemas encontrados no nascimento."[13]	Um ensaio multicêntrico, cego, controlado por placebo avaliou a eficácia e a segurança da rhRlx como um agente de maturação cervical em mulheres com um colo desfavorável antes da indução do parto. Foram tratadas com 0, 1, 2 ou 4 mg de rhRlx 96 mulheres entre 37 e 42 semanas de gestação. Os resultados não mostraram nenhuma diferença significativa na mudança do escore Bishop entre os quatro grupos-tratamento e a duração do primeiro e do segundo estágio do parto foi similar em todos os grupos. Os investigadores concluíram que 1 a 4 mg de rhRlx não têm efeito como um agente de maturação cervical antes da indução do parto a termo.[14]
Qual é o efeito terapêutico do metabólito da vitamina D3 em pacientes com leucemia?	As células HL-60 de pacientes com leucemia promielocítica respondem a níveis de vitamina D3 próximos do fisiológico ao rapidamente adquirirem alguns aspectos similares ao monócito. Essas mudanças fenotípicas são precedidas por um marcado decréscimo na expressão do oncogene *c-myc* (um gene relacionado ao processo de desenvolvimento do câncer). Além disso, a remoção da vitamina D3 após o estabelecimento de mudança maturacional resultou no reaparecimento de níveis elevados de *myc* RNAm. Os autores concluíram que "esta é a primeira demonstração de uma relação sequencial entre a aplicação de um agente indutor exógeno, uma redução em níveis de *myc* RNAm e o desenvolvimento de características associadas com a maturação celular normal."[15]	Um ECR avaliou 63 pacientes com síndrome mielodisplásica (SMD) e 15 com leucemia mielógena aguda (LMA). Os pacientes foram randomizados entre citosina arabinosídeo (ara-C) em baixa dosagem (braço A) e ara-C em baixa dosagem em combinação com ácido retinoico 13-cis (13-CRA) e vitamina B3 (braço B). Os resultados sugeriram que a adição de 13-CRA e vitamina B3 não tiveram nenhuma influência positiva sobre a sobrevida dos pacientes, as taxas de remissão ou a duração das remissões.[16]
Qual é a eficácia do tratamento com citosina arabinosídeo (CA) em pacientes com herpes-zóster?	Diversas investigações da ação antiviral *in vitro* de CA mostraram que esta tinha atividade antiviral em culturas de células contra DNA de vírus, inclusive o herpes. Os resultados também sugeriam que a presença de CA no meio alimentando as células em crescimento ativo inibia alguma função celular necessária para replicação.[43]	Um estudo randomizado cego e controlado, investigando o tratamento de herpes-zóster disseminado com CA descobriu que a duração da disseminação era maior no grupo tratado do que no placebo (P = 0,03). Os autores concluíram que CA em uma dose de 100mg/m^2/24 horas não tem efeitos benéficos sobre a doença.[44]

Abreviaturas: 1-α-D3, 1 α-hidróxi-vitamina D3; ara-C, citosina arabinosídeo; 13-CRA, 13-*cis*-ácido retinoico; RNAm, ácido ribonucleico mensageiro; ECR, ensaio clínico randomizado; IC, intervalo de confiança; RR, risco relativo.

[a] Os dados são aqui expressos como foram relatados na literatura original.

QUANDO ENSAIOS CLÍNICOS RANDOMIZADOS FORAM CONTRADITÓRIOS COM ESTUDOS EM SERES HUMANOS DE DESFECHOS SUBSTITUTOS

A Tabela 9.2.2 mostra exemplos em que ECRs de desfechos importantes para o paciente refutaram resultados de estudos usando desfechos fisiológicos ou substitutos. Estudos de desfechos substitutos são observacionais ou randomizados. Enquanto a maior parte dos estudos substitutos era abertamente otimista, em alguns, os substitutos não sugeriam nenhum benefício (ao contrário, sugeriam *dano*), mas os desfechos importantes para o paciente demonstravam benefício.

Os substitutos podem fornecer inferências equivocadas tanto para eficácia como para os danos de uma intervenção. Os substitutos que capturam adequadamente tanto os benefícios como os danos clínicos finais de uma intervenção são difíceis de desenvolver, quanto mais validar.[3,6,17] Em alguns dos exemplos a seguir, tanto o delineamento do estudo como a confiança em um substituto era problemática (o ECR não conseguiu demonstrar o efeito aparente sobre o substituto demonstrado em um estudo com delineamento mais fraco).

Tabela 9.2.2 Evidências refutadas de estudos de desfechos fisiológicos ou substitutos

Pergunta	Evidências de desfechos substitutos	Evidências de ECRs de desfechos importantes para o paciente
Em pacientes com insuficiência cardíaca crônica, que impacto o bloqueador β-adrenérgico tem sobre a mortalidade?	Em um estudo antes-depois, o propanolol intravenoso demonstrou declínios na fração de ejeção (variação: 0,05-0,22) e aumentos no volume diastólico final (variação: 30-135 mL) em 4 pacientes com doença coronariana avançada e infarto do miocárdio prévio. Houve desenvolvimento de anormalidades do movimento da parede depois do propanolol em 2 pacientes. Os investigadores sugeriram que "os resultados são consistentes com a tese de que drogas bloqueadoras β-adrenérgicas podem inibir mecanismos compensatórios simpáticos."[18]	Uma metanálise de 18 ECRs de β-bloqueadores em pacientes com insuficiência cardíaca descobriu uma redução de 32% no RR de morte (IC 95%, 12-47%; P = 0,003) e uma redução de 41% no RR de hospitalização por insuficiência cardíaca (IC 95%, 26-52%; P < 0,001) com β-bloqueadores. Melhorias significativas também foram observadas em classe funcional da New York Heart Association.[19]
Que efeito o clofibrato tem sobre a mortalidade em homens sem doença cardíaca isquêmica clinicamente evidente?	Um estudo antes-depois dos efeitos do clofibrato sobre o colesterol total e o β-colesterol descobriu, depois de um regime de 4 semanas de tratamento com 750-1.500 mg de clofibrato, uma redução significativa no nível de colesterol total em 86% dos pacientes (30/35) e uma diminuição significativa no β-colesterol em 91% dos pacientes (21/23). Além disso, em cada caso, a tolerância ao clofibrato foi excelente e não foi observado nenhum efeito adverso.[20]	Um ECR de homens sem doença cardíaca isquêmica clínica randomizou os participantes no terço superior da distribuição de colesterol para terapia com clofibrato e placebo. Depois de uma observação média de 9,6 anos, houve 20% menos incidência de doença cardíaca isquêmica (P < 0,05), mas 25% mais mortes (P < 0,01) no grupo clofibrato comparado com o grupo-controle com colesterol alto (P < 0,05).[21]

(Continua)

TABELA 9.2.2 Evidências refutadas de estudos de desfechos fisiológicos ou substitutos (*Continuação*)

Pergunta	Evidências de desfechos substitutos	Evidências de ECRs de desfechos importantes para o paciente
Que impacto os medicamentos antiarrítmicos encainida e flecainida têm sobre a mortalidade por arritmias ventriculares em pacientes após infarto do miocárdio?	Um estudo antes-depois de pacientes com taquicardia ventricular sintomática recorrente anteriormente refratária a medicamentos descobriu que a encainida eliminava completamente a recorrência de taquicardia ventricular em 54% dos pacientes depois de 6 meses de terapia e em 29% dos pacientes depois de 18-30 meses de terapia. Os investigadores concluíram que "a encainida é um agente antiarrítmico seguro e bem tolerado."[22]	Um ECR avaliando o efeito de encainida e flecainida em sobreviventes de infarto agudo do miocárdio com ectopia ventricular descobriu um RR de 2,64 (IC 95%, 1,60-4,36) para mortes cardíacas e paradas cardíacas entre pacientes recebendo medicamento ativo *versus* aqueles recebendo placebo.[23]
Em pacientes com insuficiência cardíaca crônica, o tratamento com milrinona altera a mortalidade?	Um estudo antes-depois em 12 pacientes com insuficiência cardíaca congestiva descobriu que o tratamento com milrinona produzia uma melhora na função ventricular esquerda durante o exercício, com mudanças significativas no índice cardíaco, no índice de volume sistólico e na pressão capilar pulmonar (P < 0,001). O consumo sistêmico de oxigênio aumentou (P < 0,05), bem como a capacidade máxima de exercício (P < 0,001). Os efeitos benéficos sobre a hemodinâmica do exercício e a tolerância foram sustentados ao longo de 4 semanas de tratamento. Não ocorreu nenhum efeito adverso relacionado ao medicamento.[24]	Em um ECR de 1.088 pacientes com insuficiência cardíaca crônica severa e disfunção ventricular esquerda severa, a milrinona (comparada com placebo) foi associada a um aumento relativo de 28% em mortalidade geral (IC 95%, 1-61%; P = 0,04) e a 34% de aumento em mortalidade cardiovascular (IC 95%, 6-69%; P = 0,02). O efeito da milrinona foi adverso em todos os subgrupos pré-definidos por fração ventricular esquerda, causa de insuficiência cardíaca, classe funcional, níveis séricos de sódio e creatinina, idade, sexo, angina, razão cardiotorácica e taquicardia ventricular.[25]
Em pacientes com insuficiência cardíaca crônica, o tratamento com ibopamina altera a mortalidade?	Os efeitos da ibopamina foram estudados em 8 pacientes com cardiomiopatia dilatativa idiopática. Depois de 2 horas, a ibopamina aumentou o débito cardíaco (+16%; P < 0,05), o volume sistólico (+12%; P < 0,05) e a fração de ejeção (+10%; P < 0,01). Então os pacientes foram aleatoriamente tratados com placebo ou ibopamina de acordo com um delineamento cruzado cego por dois períodos de 15 dias cada. O débito cardíaco e o volume sistólico foram mais altos depois da ibopamina do que do placebo (P < 0,05). O tratamento foi bem tolerado.[26]	Investigadores conduziram um ECR para avaliar o efeito de ibopamina *versus* placebo na sobrevivência em pacientes com insuficiência cardíaca avançada e evidências de doença ventricular esquerda severa, que já estavam recebendo tratamento ótimo para insuficiência cardíaca. Depois que 1.906 pacientes tinham sido recrutados, o ensaio foi interrompido precocemente devido ao excesso de mortes entre pacientes no grupo ibopamina (RR, 1,26; IC 95%, 1,04-1,53; P = 0,02).[27]

(Continua)

TABELA 9.2.2 Evidências refutadas de estudos de desfechos fisiológicos ou substitutos (*Continuação*)

Pergunta	Evidências de desfechos substitutos	Evidências de ECRs de desfechos importantes para o paciente
Em pacientes com insuficiência cardíaca, qual é o efeito do tratamento com vesnarinona sobre a morbidade e a mortalidade?	Um estudo antes-depois de 11 pacientes com insuficiência cardíaca congestiva moderada recebendo OPC-8212 descobriu, depois de 8 horas, que os índices de trabalho cardíaco e volume sistólico aumentaram em 11% (P < 0,01) e 20% (P < 0,005), respectivamente, com diminuições concomitantes na pressão diastólica pulmonar-arterial (25%; P < 0,005) e atrial direita (33%; P < 0,01). Os efeitos inotrópicos foram confirmados por uma curva de função em mudança. Os pesquisadores afirmaram que "OPC-8212 claramente melhora a hemodinâmica em repouso (...) e pode ser particularmente útil para o tratamento de insuficiência cardíaca leve a moderada."[28]	Um ECR avaliou os efeitos de doses diárias de 60 mg ou 30 mg de vesnarinona, em comparação com placebo, sobre a mortalidade e a morbidade. Os resultados demonstraram taxas de morte de 18,9%, 21,0% e 22,9% no grupo-placebo e nos grupos de 30 mg e 60 mg de vesnarinona, respectivamente. Quando comparada com o grupo-placebo, a razão de riscos para morte súbita foi 1,35 (IC 95%, 1,08-1,69) no grupo de 60 mg e 1,15 (IC 95%, 0,91-1,17) no grupo de 30 mg. O aumento na mortalidade com vesnarinona foi atribuído a um aumento em morte súbita, presumivelmente por arritmia.[29]
Em pacientes com insuficiência cardíaca, qual é o efeito do xamoterol sobre a mortalidade?	Um ensaio único mascarado avaliou a eficácia do xamoterol em 14 pacientes com insuficiência cardíaca leve a moderada durante 18 meses. Tanto em 1 mês como em 18 meses, comparado com placebo, produziu um aumento significativo na resistência (P < 0,005) e na quantidade de trabalho alcançado (P < 0,05), além de uma diminuição na taxa de exercício cardíaco máximo (P < 0,005).[30]	Investigadores randomizaram 516 pacientes com insuficiência cardíaca para xamoterol *versus* placebo por 13 semanas; 9,2% dos pacientes no grupo xamoterol *versus* 3,7% no grupo-placebo morreram em 100 dias de randomização (P = 0,02, razão de riscos 2,54 [IC 95%, 1,04-6,18]).[31]
Em pacientes com parada cardíaca, qual é o efeito sobre a mortalidade da ressuscitação cardiopulmonar (RCP) por compressão-descompressão ativa (CDA) *versus* a RCP padrão?	Pacientes em parada cardíaca foram randomizados para receber 2 minutos de RCP padrão ou RCP CDA seguida por 2 minutos da técnica alternativa. A média de pressão expiratória final de dióxido de carbono foi 4,3±3,8 mmHg *versus* 9,0±0,9 mmHg, respectivamente (P < 0,001). A pressão arterial sistólica foi 52,5±14,0 mmHg *versus* 88,9±24,7, respectivamente (P < 0,003). A integral de velocidade do tempo aumentou de 7,3±2,6 cm para 17,5±5,6 cm (P < 0,001) e os tempos de enchimento diastólico aumentaram de 0,23±0,09 segundos para 0,37±0,12 segundos, respectivamente (P < 0,004).[32]	Um ECR alocou 1.784 adultos em parada cardíaca para receberem ou RCP padrão ou RCP CDA ao longo da ressuscitação e não encontrou, em pacientes que tiveram a parada no hospital, nenhuma diferença significativa entre os grupos padrão e RPC CDA em sobrevida em 1 hora (35,1 *versus* 34,6%; P = 0,89) ou até a alta hospitalar (11,4 *versus* 10,4%; P = 0,64). Para pacientes que tiveram a parada cardíaca fora do hospital, não houve nenhuma diferença significativa na sobrevida entre os grupos padrão e RPC CDA em 1 hora (16,5 *versus* 18,2%; P = 0,48) ou até a alta hospitalar (3,7 *versus* 4,6%; P = 0,49).[33]

(*Continua*)

TABELA 9.2.2 Evidências refutadas de estudos de desfechos fisiológicos ou substitutos (*Continuação*)

Pergunta	Evidências de desfechos substitutos	Evidências de ECRs de desfechos importantes para o paciente
Em pacientes com miocardite, qual é o efeito da terapia imunossupressora sobre a mortalidade?	Os autores de um estudo antes-depois de 16 pacientes com miocardite recebendo azatioprina e prednisolona, além das medidas padrão, descobriram uma diminuição significativa na razão cardiotorácica (62,3±4,7 para 50,6±1,5%; P < 0,001), pressão pulmonar-arterial média (34,3±13,05 para 20,0±2,75 mm; P < 0,01) e pressão pulmonar capilar (26,0±9,1 para 13,2±4,6 mm; P <0,001) depois de 6 meses de terapia. A fração de ejeção ventricular esquerda melhorou de 24,3±8,4 para 49,8±18,2% (P < 0,001).[31]	Um ECR distribuiu 111 pacientes com miocardite para receber terapia convencional tanto sozinha como combinada com um regime de 24 semanas de terapia imunossupressora (prednisolona mais closporina ou azatioprina). Uma mudança na fração de ejeção ventricular esquerda em 28 semanas não diferiu significativamente entre os grupos comparados. Não houve nenhuma diferença significativa na sobrevida entre os 2 grupos (RR, 0,98; IC 95%, 0,52-1,87; P = 0,96).[35]
Em neonatos prematuros ventilados, a morfina é segura e efetiva?	Vinte e seis bebês prematuros com doença da membrana hialina necessitando de assistência ventilatória foram randomizados para morfina ou placebo. Os resultados mostraram que os bebês tratados com morfina gastaram uma porcentagem significativamente maior do tempo ventilado total respirando em sincronia com seus ventiladores (mediana [IQ] = 72% [58-87%] *versus* 31% [17-51%]; P < 0,001). O batimento cardíaco e a taxa respiratória foram reduzidos em bebês tratados com morfina. A duração da terapia com oxigênio foi reduzida (mediana [IQ] = 4,5 dias [3-7 dias] *versus* 8 dias [4,75-12,5 dias]; P < 0,046).[36]	Neonatos prematuros ventilados foram aleatoriamente distribuídos para placebo mascarado (n = 449) ou morfina (n = 449). A morfina em estudo aberto podia ser fornecida por julgamento clínico. Os grupos placebo e morfina tiveram taxas similares de morte neonatal (11% *versus* 13%), hemorragia intraventricular severa (11 *versus* 13% e leucomalácia periventricular (9 *versus* 7%).[37]

(Continua)

TABELA 9.2.2 Evidências refutadas de estudos de desfechos fisiológicos ou substitutos (*Continuação*)

Pergunta	Evidências de desfechos substitutos	Evidências de ECRs de desfechos importantes para o paciente
Em pacientes com câncer colorretal avançado, qual é o efeito de 5-fluorouracil (5-FU) mais leucovorin (LV) na sobrevida?	Um total de 343 pacientes com carcinoma colorretal mensurável metastático não tratado anteriormente foram estudados para avaliar o efeito sobre a toxicidade, resposta e sobrevida de 5-FULV modulado. Um regime de pílula de 5-FU sozinho maximamente tolerado foi comparado com um regime de LV em alta dosagem e com um regime similar de LV em baixa dosagem. Foram observadas melhoras significativas nas taxas de resposta, com uma taxa de resposta 30,3% sobre o regime de LV em alta dosagem (P < 0,01 *versus* controle), 12,1% sobre o controle 5-FU e 18,8% sobre o regime de LV em baixa dosagem. Os autores concluíram que "o leucovorin demonstrou melhorar significativamente o efeito terapêutico do 5-FU em carcinoma colorretal metastático."[38]	Foi realizada uma metanálise sobre 9 ECRs que compararam 5-FU com 5-FU mais LV intravenoso para o tratamento de câncer colorretal avançado. Os desfechos de interesse foram a resposta do tumor e a sobrevida geral. Os resultados mostraram que a terapia com 5-FU mais LV teve um benefício altamente significativo sobre o agente único 5-FU em termos de taxa de resposta do tumor (23 *versus* 11%; OR da resposta, 0,45; P < 0,001). Esse aumento na resposta não resultou em melhora discernível da sobrevida geral (OR da sobrevida, 0,97; P = 0,57). Os autores concluíram que "(...) ao planejar ensaios futuros, a resposta do tumor não deveria ser considerada um desfecho substituto válido para sobrevida em pacientes com câncer colorretal avançado."[39]

(*Continua*)

TABELA 9.2.2 Evidências refutadas de estudos de desfechos fisiológicos ou substitutos (*Continuação*)

Pergunta	Evidências de desfechos substitutos	Evidências de ECRs de desfechos importantes para o paciente
Em pacientes com câncer de mama, qual é o efeito da terapia neoadjuvante sobre a mortalidade?	Um ECR em 196 pacientes pré-menopáusicas e pós-menopáusicas com câncer de mama operável comparou regimes neoadjuvantes e adjuvantes de quimioterapia à radioterapia com ou sem cirurgia. Os resultados mostraram que a resposta do tumor, avaliado depois de 2 ciclos de quimioterapia neoadjuvante, estava significativamente associada à dose (P < 0,003).[40]	Foram comparados os desfechos clínicos de pacientes com câncer de mama tratadas pré-operatoriamente com terapia sistêmica (terapia neoadjuvante) e daquelas tratadas pós-operatoriamente com o mesmo regime (terapia adjuvante) em uma metanálise de ECRs. Nove estudos randomizados compararam a terapia neoadjuvante com a adjuvante. Não foi encontrada nenhuma diferença estatística ou clinicamente significativa entre os braços de terapia neoadjuvante e de terapia adjuvante associada à morte (RR, – 1,00; IC 95%, 0,90-1,12), progressão da doença (RR, 0,99; IC 95%, 0,91-1,07) ou recorrência distante da doença (RR, 0,94; IC 95%, 0,83-1,06). Contudo, a terapia neoadjuvante teve associação estatisticamente significativa com um risco aumentado de recorrência de doença local (RR, 1,22; IC 95%, 1,04-1,43) comparado com terapia adjuvante, especialmente em ensaios em que mais pacientes no braço neoadjuvante do que no adjuvante receberam radioterapia sem cirurgia (RR, 1,53; IC 95%, 1,11-2,10).[41]
Em pacientes com doença granulomatosa crônica, qual é o efeito do tratamento com γ-interferon sobre a infecção?	Um estudo cego randomizou 128 pacientes com doença granulomatosa crônica para receber γ-interferon ou placebo subcutaneamente 3 vezes por semana por até um ano. Como uma medida secundária, a função dos fagócitos foi monitorada. Os resultados não mostraram nenhuma mudança significativa nas medidas de produção de superóxido pelos fagócitos.[42]	O mesmo estudo randomizado duplo-cego, controlado por placebo, em 128 pacientes com doença granulomatosa crônica, considerou o tempo até a primeira infecção séria, definida como um evento exigindo hospitalização e antibiótico parenteral como um desfecho primário. Os resultados mostraram um claro benefício a partir do γ-interferon quando comparado com placebo em tempo até a primeira infecção séria (P = 0,001). Dos 63 pacientes designados para o γ-interferon, 14 tiveram infecções sérias comparados com 30 dos 65 pacientes designados para o placebo (P = 0,002). Também houve redução no número total de infecções sérias – 20 com γ-interferon comparadas com 56 com placebo (P < 0,001).[42]

(Continua)

TABELA 9.2.2 Evidências refutadas de estudos de desfechos fisiológicos ou substitutos (*Continuação*)

Pergunta	Evidências de desfechos substitutos	Evidências de ECRs de desfechos importantes para o paciente
Em vítimas adultas de parada cardíaca, qual é o efeito do tratamento com altas doses de epinefrina sobre a mortalidade?	O efeito de doses padrão e altas de epinefrina sobre a pressão de perfusão coronariana foi estudado em 32 pacientes. Aqueles que permaneceram em parada cardíaca depois de doses múltiplas de 1 mg de epinefrina receberam uma dose alta de 0,2 mg/kg. O aumento nas pressões de perfusão coronariana depois de uma dose padrão não foi estatisticamente significativo. O aumento depois de uma dose alta foi tanto estatisticamente diferente de antes da administração como maior do que depois de uma dose padrão. A epinefrina em alta dosagem foi mais provável de aumentar a pressão de perfusão coronariana acima do valor crítico anteriormente demonstrado de 15 mmHg. Os autores concluíram que, como a pressão de perfusão coronariana é um bom preditor de desfecho em parada cardíaca, o aumento depois da epinefrina em alta dose pode melhorar as taxas de retorno da circulação espontânea.[45]	Um ECR designou aleatoriamente 650 pacientes com parada cardíaca para receberem até 5 doses de epinefrina em alta dosagem (7 mg) ou dosagem padrão (1 mg), em intervalos de 5 minutos, de acordo com protocolos padrão para suporte cardíaco à vida avançado. Os resultados não mostraram nenhuma diferença significativa entre o grupo de alta dosagem e o grupo de dosagem padrão nas proporções de pacientes que sobreviveram por 1 hora (18 *versus* 23%, respectivamente) ou que sobreviveram até a alta hospitalar (3 *versus* 5%). Entre os sobreviventes, não houve nenhuma diferença significativa nas proporções que permaneceram na melhor categoria de desempenho cerebral (90 *versus* 94%) e nenhuma diferença significativa no escore mediano do Estado Mini-Mental (36 *versus* 37). A exploração de subgrupos, incluindo aqueles com parada fora do hospital e aqueles com parada no hospital, não conseguiu identificar nenhum paciente que parecesse se beneficiar da epinefrina em alta dosagem e sugeriu que alguns pacientes podem ter desfechos piores depois de epinefrina em alta dosagem.[46]

(Continua)

TABELA 9.2.2 Evidências refutadas de estudos de desfechos fisiológicos ou substitutos (*Continuação*)

Pergunta	Evidências de desfechos substitutos	Evidências de ECRs de desfechos importantes para o paciente
Em pacientes com lesão pulmonar aguda ou com síndrome da angústia respiratória aguda, qual é o efeito do óxido nítrico (ON) inalado sobre a mortalidade?	Nove de 10 pacientes consecutivos com síndrome da angústia respiratória adulta inalaram ON em 2 concentrações por 40 minutos cada para investigar se a inalação do gás ON causaria vasodilatação seletiva de regiões ventiladas do pulmão, com isso reduzindo a hipertensão pulmonar e melhorando a troca gasosa. Os resultados demonstraram que a inalação de ON em uma concentração de 18 ppm reduziu a pressão pulmonar arterial média (P = 0,008) e diminuiu o *shunting* intrapulmonar (P = 0,03). A razão da pressão parcial do oxigênio arterial para a fração de oxigênio inspirado (PaO_2/FiO_2) aumentou durante a administração de ON (P = 0,03). Os autores concluíram que a inalação de ON por pacientes com síndrome da angústia respiratória adulta severa reduz a pressão pulmonar-arterial e aumenta a oxigenação arterial ao melhorar o emparelhamento da ventilação com a perfusão, sem produzir vasodilatação sistêmica.[47]	Para avaliar a eficácia clínica de ON inalado em baixa dosagem em pacientes com lesão pulmonar aguda, um estudo multicêntrico, randomizado, controlado por placebo foi realizado nas unidades de terapia intensiva de 46 hospitais nos EUA. Os pacientes (n = 385) foram aleatoriamente distribuídos para placebo (gás nitrogênio) ou ON inalado em 5 ppm até 28 dias, descontinuação da respiração assistida ou morte. Uma análise da intenção de tratar revelou que o ON inalado em 5 ppm não aumentou o número de dias que os pacientes ficaram vivos e sem receber respiração assistida (P = 0,97). A mortalidade foi similar entre os grupos (20 placebo *versus* 23% ON; P = 0,54). Os dias que os pacientes ficaram vivos depois de um ensaio de ventilação não assistida de 2 horas bem sucedido foram uma média de 11,9 (9,9) para pacientes placebo e 11,4 (9,8) para pacientes ON (P = 0,54).[48]
Quais são a eficácia e a segurança da moxonidina em pacientes com insuficiência cardíaca?	Um ECR delineado para avaliar os efeitos de inibição simpática central sobre o *status* clínico e neuro-humoral em pacientes com insuficiência cardíaca congestiva avaliou 25 pacientes com insuficiência cardíaca sintomática estabilizada quando receberam terapia padrão. Foi realizado ajuste na medição de maneira cega para 11 semanas de terapia oral com placebo (n = 9) ou liberação sustentada de moxonidina (n = 16). A norepinefrina plasmática (NEP) foi substancialmente reduzida depois de 6 semanas na dose máxima em 50% *versus* placebo (P < 0,001). Uma redução na taxa média de batimentos cardíacos em 24 horas (P < 0,01) foi correlacionada à redução de NEP (*r* = 0,70; P < 0,05). A cessação abrupta da terapia crônica resultou em aumentos substanciais de NEP, pressão sanguínea e batimento cardíaco.[49]	Um ECR de moxonidina com liberação sustentada ou placebo descobriu um aumento precoce na taxa de morte e eventos adversos no grupo moxonidina. Isso levou a uma interrupção prematura do ensaio devido a preocupações de segurança depois que 1.934 pacientes haviam ingressado. A análise final revelou 54 mortes (5,5%) no grupo moxonidina e 32 mortes (3,4%) no grupo placebo durante o tratamento ativo. As curvas de sobrevida revelaram um desfecho significativamente pior (P = 0,012) no grupo moxonidina. A hospitalização por insuficiência cardíaca, por infarto agudo do miocárdio e por eventos adversos também foi mais frequente no grupo moxonidina.[50]

(*Continua*)

TABELA 9.2.2 Evidências refutadas de estudos de desfechos fisiológicos ou substitutos (*Continuação*)

Pergunta	Evidências de desfechos substitutos	Evidências de ECRs de desfechos importantes para o paciente
Em pacientes com insuficiência respiratória aguda (IRA) hipoxêmica, qual é o efeito da posição prona sobre a mortalidade?	Um estudo de acompanhamento clínico em uma unidade de terapia intensiva examinou 13 pacientes com insuficiência pulmonar aguda causada por trauma, septicemia, aspiração e lesão por queimadura. Os pacientes foram tratados na posição prona, sem mudança de outros aspectos ventilatórios além de FiO_2, quando a saturação aumentava. Os resultados mostraram que 12 dos 13 pacientes responderam ao tratamento na posição prona. Nenhum paciente precisou de oxigenação da membrana extracorpórea. Na posição prona, o índice de oxigenação aumentou ($P < 0,001$) e o gradiente de oxigênio alveolar-arterial, $P(A\text{-}a)O_2$, diminuiu consideravelmente ($P < 0,001$). Os autores concluíram que a posição prona melhora significativamente a troca gasosa prejudicada por insuficiência pulmonar severa aguda e sugeriram que esse tratamento seja usado antes de modalidades mais complexas.[51]	Um ECR multicêntrico de 791 pacientes com IRA investigou se a posição prona melhora a mortalidade nesses pacientes. Os pacientes foram aleatoriamente distribuídos para colocação em posição prona (n = 413), aplicada tão cedo quanto possível durante pelo menos 8 h/dia em leitos padrão, ou para colocação em posição supina (n = 378). A taxa de mortalidade em 28 dias foi de 31,5% no grupo supina e 32,4% no grupo prona (RR, 0,97; IC 95%, 0,79-1,19; P = 0,77). A mortalidade em 90 dias para o grupo supina foi 42,2 *versus* 43,3% para o grupo prona (RR, 0,98; IC 95%, 0,84-1,13; P = 0,74). Os autores concluíram que esse ensaio não demonstrou nenhum desfecho benéfico e algumas preocupações de segurança associadas ao posicionamento prona.[52]

(Continua)

TABELA 9.2.2 Evidências refutadas de estudos de desfechos fisiológicos ou substitutos (*Continuação*)

Pergunta	Evidências de desfechos substitutos	Evidências de ECRs de desfechos importantes para o paciente
Em pacientes com enfisema severo, qual é o efeito da cirurgia para diminuição do volume pulmonar (CDVP) sobre a mortalidade?	Oitenta e nove pacientes consecutivos com enfisema severo que passaram por CDVP bilateral foram prospectivamente acompanhados por até 3 anos. Os pacientes passaram por teste de função pulmonar pré-operatória, caminhada de 6 minutos e tomografia computadorizada (TC) de tórax, e responderam a um questionário inicial sobre dispneia. As TCs de 65 pacientes foram analisadas em relação à extensão e à distribuição do enfisema utilizando a porcentagem de enfisema no pulmão, a porcentagem de pulmão inferior normal e a razão de enfisema na TC. Os resultados mostraram que, comparando com o inicial, a FEV_1 estava significativamente aumentada até 36 meses depois da cirurgia ($P \leq 0{,}008$). A distância caminhada durante 6 minutos aumentou de 871 pés (inicial) para 1.326 pés (12 meses), 1.342 pés (18 meses), 1.371 pés (24 meses) e 1.390 pés (36 meses) depois da cirurgia. Apesar de um declínio em FEV_1 com o tempo, a distância caminhada em 6 minutos foi preservada. A dispneia melhorou em 3, 6, 12, 18, 24 e 35 meses após a cirurgia. Os autores concluíram que a CDVP melhora a função pulmonar, diminui a dispneia e melhora a capacidade de exercício em muitos pacientes com enfisema pulmonar.[53]	Um estudo multicêntrico distribuiu aleatoriamente 1.033 pacientes para fazerem CDVP ou receberem tratamento médico. Os resultados mostraram que para 69 pacientes, que tinham um FEV_1 que não fosse mais do que 20% de seu valor previsto e/ou distribuição homogênea de enfisema na TC ou capacidade difusora de monóxido de carbono menor ou igual a 20% de seu valor previsto, a taxa de mortalidade em 30 dias após a cirurgia foi de 16% (IC 95%, 8,2-26,7%), comparada com uma taxa de 0 entre 70 pacientes tratados medicamente ($P < 0{,}001$). Entre esses pacientes de alto risco, a taxa de mortalidade geral foi maior nos pacientes cirúrgicos do que nos pacientes médicos (0,43 mortes por pessoa/ano *versus* 0,11 mortes por pessoa/ano; RR, 3,9; IC 95%, 1,9-9,0). Os autores advertiram que o uso de CDVP em pacientes com enfisema que tinham uma baixa FEV_1 e/ou enfisema homogêneo ou uma capacidade difusora de monóxido de carbono traz um alto risco para morte após a cirurgia e que é improvável que esses pacientes se beneficiem da cirurgia.[54]

(*Continua*)

TABELA 9.2.2 Evidências refutadas de estudos de desfechos fisiológicos ou substitutos (*Continuação*)

Pergunta	Evidências de desfechos substitutos	Evidências de ECRs de desfechos importantes para o paciente
Qual é a eficácia da terapia com indometacina em bebês de baixo peso ao nascer?	Trinta e sete bebês com ducto arterioso patente (DAP) sintomático estavam no grupo histórico de comparação e 39 bebês receberam indometacina em baixa dose continuamente entre 6 e 12 horas pós-natal até o reconhecimento do fechamento do DAP. A indometacina contínua em baixa dose diminuiu significativamente a incidência de DAP sintomático aos 5 dias de vida (P < 0,01) em comparação ao grupo de comparação histórica. Não houve nenhum episódio de diminuição de débito urinário nem enterocolite necrosante no grupo de indometacina. Os autores concluíram que a indometacina contínua em baixa dose resulta em uma diminuição na incidência de DAP sintomático sem reações adversas significativas.[55]	Um ECR distribuiu aleatoriamente 1.202 bebês com peso ao nascer entre 500 e 999 g para receberem indometacina ou placebo uma vez ao dia durante 3 dias. Os resultados mostraram que, dos 574 bebês com dados sobre o desfecho primário que foram designados para indometacina, 271 (47%) morreram ou sobreviveram com danos, comparados com 261 dos 569 bebês (46%) designados para o placebo (OR, 1,1; IC 95%, 0,8-1,4; P = 0,61). A indometacina reduziu a incidência de DAP (24 *versus* 50% no grupo placebo; OR, 0,3; P = 0,001) e de hemorragia periventricular e intraventricular severa (9 *versus* 13% no grupo placebo; OR, 0,6; P = 0,02). Os autores concluíram que, em bebês com peso ao nascer extremamente baixo, a profilaxia com indometacina não melhora a taxa de sobrevida sem dano neurossensorial aos 18 meses, apesar de uma redução na frequência de DAP e hemorragia periventricular e intraventricular severa.[56]

Abreviaturas: 1-α-D3, 1 α-hidróxi-vitamina D3; ara-C, citarabina; 13-CRA, 13-*cis*-ácido retinoico; RNAm, ácido ribonucleico mensageiro; ECR, ensaio clínico randomizado; IC, intervalo de confiança; RR, risco relativo.

QUANDO OS RESULTADOS DE ENSAIOS CLÍNICOS RANDOMIZADOS FORAM CONTRADITÓRIOS COM ESTUDOS OBSERVACIONAIS DE DESFECHOS IMPORTANTES PARA O PACIENTE

A Tabela 9.2.3 demonstra que os resultados de estudos observacionais frequentemente são um guia inadequado para decisões terapêuticas, mesmo que digam respeito aos desfechos importantes para o paciente. Alguns investigadores sugeriram que normalmente evidências randomizadas e observacionais concordam com evidências similares.[57-59] Uma avaliação empírica, entretanto, examinou 45 tópicos para os quais estavam disponíveis tanto ECRs como estudos observacionais sobre a mesma pergunta clínica e utilizando o mesmo desfecho. Os estudos observacionais mostraram, em média, benefícios maiores e, em sete dessas perguntas, os dois delineamentos forneceram resultados que eram diferentes além do acaso.[60] No geral, os estudos observacionais podem estar sujeitos a mais ruído em suas estimativas do que ensaios randomizados depois de responder por diferenças em tamanho de amostra.[61] Alguns estudos observacionais podem usar tamanhos de amostra muito grandes (muito maiores do que os que os ensaios randomizados podem alcançar) e, portanto, produzem *intervalos de confiança* ilegitimamente estreitos, enquanto a verdadeira incerteza associada a seus achados é muito maior.

A maior parte das evidências que temos sobre a comparação de estudos randomizados e observacionais vem de comparações referentes à eficácia de intervenções. Existem dados mais limitados sobre danos (efeitos adversos de intervenções). Tradicionalmente, os danos (especialmente os sérios, porém incomuns) têm sido estudados com delineamentos de estudos observacionais, mas existe um crescente reconhecimento de que as evidências randomizadas sobre danos podem oferecer informações úteis e de que sua qualidade e quantidade devem melhorar.[62] Uma avaliação empírica[63] de 15 tópicos, para os quais estão disponíveis evidências em larga escala tanto de estudos randomizados como observacionais sobre o mesmo dano, sugeriu que o risco relativo estimado pode ser mais alto tanto nos estudos randomizados como nos observacionais. Entretanto, frequentemente o risco absoluto é menor em estudos observacionais quando comparado com o que é observado em ensaios randomizados, o que sugere que, se um efeito adverso é sugerido em estudos observacionais, pode ser ainda mais comum na realidade. Isso porque muitos estudos observacionais coletam dados passivamente e podem, portanto, registrar somente uma porção dos eventos adversos. A falta de documentação do dano em estudos observacionais pode não necessariamente excluir a presença de dano.

TABELA 9.2.3 Evidências refutadas de estudos observacionais[a]

Pergunta	Evidências a partir dos mesmos desfechos	Evidências de ECRs
Em pacientes com malária cerebral, qual é o efeito da dexametasona sobre a morbidade e a mortalidade?	Um relato de caso de um homem de 40 anos em coma por 24 horas com malária cerebral sugeriu que a dexametasona teve um efeito considerável na salvação da vida e, assim, "a dexametasona deveria ser fornecida rotineiramente, junto com a terapia antimalárica, para pacientes com malária cerebral."[64]	Um ensaio cego e controlado por placebo com 100 pacientes comatosos não demonstrou nenhuma diferença significativa em mortes totais entre os grupos dexametasona e placebo, mas a dexametasona prolongou o coma entre os sobreviventes (P = 0,02). Ocorreram complicações, incluindo pneumonia e sangramento gastrintestinal em 52% dos pacientes que receberam dexametasona *versus* 22% que receberam placebo (P = 0,004).[65]
A cirurgia de *bypass* extracraniano para intracraniano (EC/IC) altera o risco de acidente vascular cerebral isquêmico?	Um estudo antes-depois examinou 110 pacientes com doença cerebrovascular sob *bypass* arterial EC/IC. A taxa de acidente vascular cerebral foi 4,3% em 70 pacientes com ataques de isquemia transitória (AIT) comparada com taxas citadas na literatura de 13-62% em paciente com AIT que não tinha feito cirurgia. A taxa de acidente vascular cerebral foi de 5% em todos os 110 pacientes acompanhados por mais de 3 anos. Os pesquisadores relataram "uma considerável melhora na sintomatologia de praticamente todos os pacientes" passando pelo procedimento *bypass*.[66]	Um ECR de 1.377 pacientes, estudando se a cirurgia *bypass* beneficia os pacientes com doença arteriosclerótica sintomática da artéria carótida interna, descobriu um aumento de 14% no RR de acidente vascular cerebral fatal e não fatal ao longo de todo o ensaio para o grupo recebendo cirurgia sobre aqueles tratados com o melhor atendimento médico (IC 95%, 3-34%).[67]

(Continua)

TABELA 9.2.3 Evidências refutadas de estudos observacionais (*Continuação*)

Pergunta	Evidências a partir dos mesmos desfechos	Evidências de ECRs
Em pacientes que precisam de marcapasso para corrigir bradicardia sintomática, que efeito o *pacing* fisiológico (AAI) e ventricular (VVI) têm sobre os riscos de morbidade cardiovascular e morte?	Um estudo de coorte do efeito de *pacing* AAI *versus* VVI com respeito à morbidade e mortalidade cardiovascular descobriu, depois de um acompanhamento médio de 4 anos em 168 pacientes, uma incidência significativamente mais alta de fibrilação fisiológica permanente em pacientes tratados com *pacing* VVI (47%) comparada com *pacing* AAI (6,7%) (RR, 7,0; P < 0,001). A insuficiência cardíaca congestiva ocorreu com frequência significativamente maior no grupo VVI do que no grupo AAI (37 *versus* 15%; RR, 2,5; P < 0,005). A análise de dados de sobrevida mostrou uma taxa de mortalidade geral mais alta no grupo VVI (23%) do que no grupo AAI (8%) (RR, 2,9; P < 0,05).[68]	Investigadores randomizaram 2.568 pacientes para um marca-passo AAI ou VVI e descobriram que o tipo de marca-passo não tinha praticamente nenhum efeito sobre a taxa anual de morte (6,3 no grupo AAI *versus* 6,6% no grupo VVI; RRR, 4%; IC 95%, 29 para 29%). Não houve nenhuma diferença significativa na incidência de hospitalização para insuficiência cardíaca congestiva entre os 2 grupos (3,1 *versus* 3,5%; RRR, 12%; IC 95%, -35 para 42%). A taxa anual de acidente vascular cerebral foi 1,0 *versus* 1,1%, respectivamente. Houve significativamente mais complicações pré-operatórias em pacientes com *pacing* AAI do que com *pacing* VVI (9,0 *versus* 3,8%, respectivamente; P < 0,001).[69]
Que efeito a troca de plasma tem sobre pacientes com dermatomiosite e polimiosite?	Os autores de um estudo antes-depois com 38 pacientes que haviam passado por troca de plasma entre 1980 e 1986 descobriram que, de acordo com as mudanças na força muscular, 24 pacientes (63%) melhoraram (10 apreciavelmente e 14 moderadamente) e 14 permaneceram sem mudança. A troca de plasma foi bem tolerada em 23 pacientes.[70]	Um ECR com 39 pacientes com polimiosite ou dermatomiosite definida designados para receberem troca de plasma, leucoaferese ou aferese placebo não descobriu nenhuma diferença significativa entre os 3 grupos-tratamento em termos de força muscular final ou capacidade funcional; os investigadores concluíram que a leucoaferese e a troca de plasma não são mais efetivas do que a aferese placebo.[71]
Qual é o efeito do fluoreto de sódio sobre fraturas vertebrais?	Em um estudo antes-depois usando tomografia computadorizada quantitativa para medir a densidade óssea trabecular vertebral (DOTV) na espinha lombar de 18 pacientes mulheres com osteoporose, a DOTV foi significativamente maior no grupo experimental do que a DOTV média para um grupo pareado por idade de pacientes mulheres não tratadas com osteoporose (P < 0,001). Somente 1 dos 18 pacientes tratados com fluoreto teve fraturas espinhais durante a terapia. A incidência (4 fraturas por 87,2 pacientes-ano de observação) foi significativamente mais baixa do que a incidência publicada de 76 fraturas por 91 pacientes/ano para pacientes não tratadas (P < 0,001).[72]	Um ECR estudou pacientes recebendo fluoreto de sódio ou placebo além de suplementos diários de cálcio. Comparado com o grupo-placebo, o grupo-tratamento teve um aumento na densidade mineral óssea mediana de 35% (P < 0,001) na espinha lombar, 12% (P < 0,001) no colo do fêmur e 10% (P < 0,001) no trocanter femoral. Contudo, o número de novas fraturas vertebrais foi similar nos 2 grupos (163 e 136, respectivamente; P = 0,32), enquanto os pacientes tratados com fluoreto tiveram fraturas não vertebrais com uma frequência 3,2 vezes maior do que os pacientes que receberam placebo (IC 95%, 1,8-5,6; P < 0,01).[73]

(Continua)

TABELA 9.2.3 Evidências refutadas de estudos observacionais (*Continuação*)

Pergunta	Evidências a partir dos mesmos desfechos	Evidências de ECRs
A terapia de reposição hormonal (TRH) altera o risco de eventos de doença cardíaca coronariana (DCC) em mulheres pós-menopáusicas com doença cardíaca estabelecida?	Uma metanálise de 16 estudos de coorte com controles internos e 3 estudos transversais de angiografia (incluindo estudos de mulheres com DCC estabelecida) demonstrou um RR de 0,50 (IC 95%, 0,44-0,57) para DCC entre usuárias de estrogênio. Os investigadores concluíram que "(...) a preponderância das evidências sugere fortemente que as mulheres fazendo terapia de estrogênio pós-menopausa estão sob risco menor de DCC."[74]	Um ensaio randomizado, cego e controlado por placebo com 4,1 anos de duração (Response to Heart and Estrogen-Progestin Replacement Study) designou aleatoriamente pacientes para receberem estrogênio conjugado e acetato de medroxiprogesterona ou placebo. Os resultados mostraram uma razão de riscos (HR) para DCC de 0,99 (IC 95%, 0,81-1,22).[75] Outro ensaio maior em mulheres sem doença coronariana arterial subjacente sugeriu um risco significativamente maior de eventos coronarianos.[76]
A TRH altera o risco de acidente vascular cerebral (AVC) em mulheres pós-menopáusicas?	Foi examinada uma amostra nacional de 1.910 (dentre 2.371 elegíveis) mulheres brancas pós-menopáusicas com 55 a 74 anos de idade e que não tinham relatado história de AVC naquela época. Os resultados mostraram que houve 250 casos identificados de incidentes de AVC, inclusive 64 mortes com esta causa subjacente. A taxa de incidência de AVC ajustada por idade entre as que sempre usaram hormônio pós-menopausa foi 82 por 10.000 mulheres/ano de acompanhamento comparada com 124 por 10.000 entre as que nunca usaram. O uso de hormônio pós-menopáusico permaneceu um fator protetor contra a incidência de AVC (RR, 0,69; IC 95%, 0,47-1,00) e de mortalidade por AVC (RR, 0,37; IC 95%, 0,14-0,92) depois do ajuste para os fatores de risco iniciais.[77]	Um ECR multicêntrico, cego e controlado por placebo envolvendo 16.608 mulheres com idade entre 50 e 79 anos designou pacientes para receberem estrogênio equino conjugado mais acetato de medroxiprogesterona (n = 8.506) ou placebo (n = 8.102). Os resultados mostraram que 1,8% dos pacientes no grupo estrogênio mais progestina e 1,3% no grupo-placebo tiveram AVC. Para AVCs isquêmicos e hemorrágicos combinados, a razão de riscos da intenção de tratar para estrogênio mais progestina *versus* placebo foi 1,31 (IC 95%, 1,02-1,68). A razão de riscos para AVC isquêmico foi 1,44 (IC 95%, 1,09-1,90) e, para AVC hemorrágico, 0,82 (IC 95%, 0,43-1,56).[78]

(Continua)

Tabela 9.2.3 Evidências refutadas de estudos observacionais (*Continuação*)

Pergunta	Evidências a partir dos mesmos desfechos	Evidências de ECRs
A TRH altera o risco de demência em mulheres pós-menopáusicas?	Um estudo prospectivo longitudinal de 472 mulheres pós-menopáusicas ou perimenopáusicas, acompanhadas por até 16 anos, descobriu que aproximadamente 45% das mulheres na coorte tinham realizado TRH e diagnosticaram 34 casos de doença de Alzheimer (DA) (critérios do National Institute of Neurological and Communicative Disorders and Stroke and the Alzheimer's Disease and Related Disorders Association) durante o acompanhamento, incluindo 9 usuárias de estrogênio. Depois do ajuste por escolaridade, o RR para DA em usuárias de TRH comparado com não usuárias foi 0,46 (IC 95%, 0,21-1,00), sugerindo um risco reduzido de DA para mulheres que tinham relatado o uso de estrogênio.[77]	Um total de 4.532 mulheres pós-menopáusicas elegíveis com idade de 65 anos ou mais e livres de provável demência no início foram cadastradas em um ECR cego, controlado por placebo. As participantes receberam estrogênio equino conjugado com acetato de medroxiprogesterona (n = 2.145) ou placebo (n = 2.236). Mais mulheres no grupo estrogênio mais progestina tiveram um declínio substancial e clinicamente importante (≥ 2 DP) no escore total do Exame Mini-Mental Modificado (6,7%) em comparação ao grupo-placebo (4,8%) (P = 0,008).[78]
Em pacientes com diabete que têm hipertensão sistólica isolada (HSI), qual é o efeito do tratamento diurético anti-hipertensivo sobre a mortalidade?	Em um estudo de coorte analítico de 759 participantes com idade entre 35 e 69 anos e níveis normais de creatinina sérica, a mortalidade cardiovascular em indivíduos com diabete, depois do ajuste para diferenças em fatores de risco, foi 3,8 vezes mais alta em pacientes tratados com diurético somente do que em pacientes com hipertensão não tratada (P < 0,001). Os investigadores concluíram que "existe uma necessidade urgente de reconsiderar seu uso continuado nessa população."[79]	Os autores de um ECR de tratamento diurético *versus* placebo em 4.736 pacientes com idade ≥ 60 anos com HSI descobriram uma RRR em taxa de morte cardiovascular importante em 5 anos de 34% para tratamento ativo comparado com placebo para pacientes com diabete (IC 95%, 6-54%) e para aqueles sem diabete (IC 95%, 21-45%). A RRA com tratamento ativo comparado com placebo foi 2 vezes maior para pacientes com *versus* sem diabete (101/1.000 *versus* 51/1.000, respectivamente, aos 5 anos).[80]

(*Continua*)

TABELA 9.2.3 Evidências refutadas de estudos observacionais (*Continuação*)

Pergunta	Evidências a partir dos mesmos desfechos	Evidências de ECRs
Uma dieta pobre em gordura e rica em fibras altera o risco de adenomas colorretais?	Os autores de um estudo de coorte examinando prospectivamente o risco de adenoma colorretal de 7.284 homens profissionais de saúde de acordo com quintis de ingestão de nutrientes descobriram que as fibras da dieta estavam inversamente associadas ao risco de adenoma (P < 0,001); o RR para homens no quintil mais alto *versus* quintil mais baixo era 0,36 (IC 95%, 0,22-0,60). Além disso, para sujeitos recebendo uma dieta rica em gordura saturada e pobre em fibras, o RR foi 3,7 (IC 95%, 1,5-8,8) comparado com aqueles recebendo uma dieta pobre em gordura saturada e rica em fibras.[81]	Investigadores distribuíram aleatoriamente 2.079 sujeitos que tiveram um ou mais adenomas colorretais histologicamente confirmados removidos em 6 meses para um de 2 grupos: um grupo-intervenção (recebendo aconselhamento intensivo e designado para seguir uma dieta pobre em gordura e rica em fibras) e um grupo-controle (recebendo uma brochura padrão sobre alimentação saudável e designado para seguir sua dieta usual). Os resultados mostraram que 39,7% dos participantes no grupo-intervenção e 39,5% no grupo-controle tiveram pelo menos 1 adenoma recorrente (RR, 1,00; IC 95%, 0,90-1,12). Além disso, entre os sujeitos com adenomas recorrentes, o número médio dessas lesões foi 1,85 ±0,08 e 1,84±0,07 nos grupos-intervenção e controle, respectivamente (P = 0,93).[82]
A suplementação com caroteno-beta altera o risco de eventos coronarianos relevantes?	Uma análise de uma coorte do *Lipid Research Clinics Coronary Primary Prevention Trial e Follow-Up Study* descobriu que, após o ajuste para fatores de risco para DCC conhecidos, os níveis de carotenoides séricos eram inversamente relacionados aos eventos de DCC. Homens no quartil mais alto de níveis de carotenoides séricos tinham um RR ajustado de 0,64 (IC 95%, 0,44-0,92) comparado com o quartil mais baixo para DCC. Para homens que nunca fumaram, o RR era 0,28 (IC 95%, 0,11-0,73).[83] Os autores de aproximadamente 8 outros estudos observacionais encontraram resultados similares.	Um ECR, o *Physicians' Health Study*, envolvendo 22.071 médicos homens, não mostrou nenhum benefício ou dano estatisticamente significativo do caroteno-beta com respeito ao número de infartos do miocárdio (RR, 0,96; IC 95%, 0,84-1,09), AVCs (RR, 0,96; IC 95%, 0,83-1,11), mortes por causas cardiovasculares (RR, 1,09; IC 95%, 0,93-1,27), todos os eventos cardiovasculares importantes (RR, 1,00; IC 95%, 0,91-1,09) ou mortes por todas as causas (RR, 1,02; IC 95%, 0,93-1,11). Além disso, não houve nenhuma tendência significativa a maior benefício ou dano com uma duração crescente de tratamento, mesmo 5 ou mais anos depois da randomização.[84]

(Continua)

Tabela 9.2.3 Evidências refutadas de estudos observacionais (*Continuação*)

Pergunta	Evidências a partir dos mesmos desfechos	Evidências de ECRs
A suplementação dietética com vitamina E altera o risco de eventos coronarianos relevantes?	Uma coorte de 5.113 homens e mulheres finlandeses mostrou uma associação inversa entre a ingestão dietética de vitamina E e a mortalidade coronariana tanto em homens como em mulheres com RRs de 0,68 (P para tendência = 0,01) e 0,35 (P para tendência < 0,01), respectivamente, entre os tertis de ingestão mais altos e mais baixos.[85] Aproximadamente 12 outros estudos observacionais ou experimentais mostraram resultados similares.	Os autores de um ECR de 2.545 mulheres e 6.996 homens em alto risco de eventos cardiovasculares descobriram um RR de 1,05 (IC 95%, 0,95-1,16) para infarto do miocárdio, AVC e morte entre pacientes designados para vitamina E *versus* placebo. Não houve nenhuma diferença significativa nos números de mortes por causas cardiovasculares (RR, 1,05; IC 95%, 0,90-1,22), infarto do miocárdio (RR, 1,02; IC 95%, 0,90-1,15) ou AVC (RR, 1,17; IC 95%, 0,95-1,42).[86]
Em pacientes críticos, qual é o efeito do tratamento com hormônio do crescimento sobre a mortalidade?	Um estudo antes-depois de 53 pacientes que tinham fracassado no protocolo de desmame padrão do ventilador e que foram subsequentemente tratados com hormônio do crescimento humano (HCH) descobriu que 81% dos pacientes previamente não desmamáveis foram finalmente desmamados da ventilação mecânica, com sobrevida geral de 76%. A mortalidade prevista do grupo do estudo foi significativamente mais alta do que a taxa de mortalidade real (P < 0,05). Os pesquisadores concluíram que "esse estudo apresenta evidências clínicas apoiando a segurança e a eficácia do HCH na promoção de independência respiratória em um grupo selecionado de pacientes cirúrgicos em UTI."[87]	Foram realizados 2 ECRs multicêntricos em pacientes em unidades de terapia intensiva (UTIs). Os pacientes receberam HCH ou placebo até a alta da unidade de intensivismo ou por um máximo de 21 dias. A taxa de mortalidade no hospital foi mais alta nos braços HCH (P < 0,001 para ambos os estudos). O RR de morte foi 1,9 (IC 95%, 1,3-2,9) no estudo finlandês e 2,4 (IC 95%, 1,6-3,5) no estudo multinacional. Entre os sobreviventes, a duração da permanência em UTI e no hospital e a duração da ventilação mecânica foram prolongadas no grupo HCH.[88]
Em pacientes com trombose venosa profunda (TVP), qual é o efeito dos filtros da veia cava (*versus* não filtro) sobre a embolia pulmonar e a TVP recorrente?	Um estudo antes-depois acompanhou a inserção de 61 filtros de veia cava (47 permanentes e 14 temporários) em pacientes com TVP e não registrou nenhuma morte nem embolia pulmonar clinicamente evidente em nenhum paciente. Os pesquisadores concluíram que "filtros de veia cava representam uma prevenção efetiva da embolia pulmonar junto com tratamento médico e cirúrgico."[89]	Investigadores randomizaram 400 pacientes com TVP proximal que eram de risco para embolia pulmonar para receberem um filtro de veia cava ou nenhum filtro. Os resultados mostraram uma razão de chances (OR) de 0,22 (IC 95%, 0,05-0,90) para embolia pulmonar em 12 dias. Contudo, esse benefício foi contrabalançado por um excesso de TVP recorrente (OR, 1,87; IC 95%, 1,10-3,20) em 2 anos, sem qualquer diferença significativa na mortalidade.[90]

(*Continua*)

TABELA 9.2.3 Evidências refutadas de estudos observacionais (*Continuação*)

Pergunta	Evidências a partir dos mesmos desfechos	Evidências de ECRs
A aspirina em baixa dosagem é tão efetiva quanto a aspirina em alta dosagem para redução de AVC, infarto do miocárdio e morte?	Uma investigação observacional resultante de uma análise secundária de dados de um ECR de aspirina em baixa dosagem e em alta dosagem para pacientes fazendo endarterectomia da carótida descobriu uma associação entre AVC perioperatório e morte e a quantidade de aspirina ingerida antes da cirurgia. O risco de AVC perioperatório e morte foi 1,8% para pacientes tomando 650-1.300 mg diários comparado com 6,9% para pacientes tomando 0-325 mg diários.[91]	Um ECR alocou 4 doses diferentes de aspirina para 2.849 pacientes agendados para endarterectomia da carótida. Os resultados demonstraram que o RR combinado de AVC, infarto do miocárdio e morte em 3 meses foi 1,34 (IC 95%, 1,03-1,75; P = 0,03) com aspirina em alta dosagem. A análise da eficácia (excluindo pacientes recebendo aspirina antes da randomização) mostrou uma superioridade ainda mais proeminente da aspirina em baixa dosagem.[91]
As intervenções educativas e comunitárias modificam o risco de gestação na adolescência?	Uma metanálise de estudos observacionais demonstrou um retardo estatisticamente significativo no início das relações sexuais (OR, 0,64; IC 95%, 0,44-0,93) e uma redução na gestação (OR, 0,74; IC 95%, 0,56-0,98) com intervenções educativas e comunitárias.[92]	Uma metanálise de ensaios randomizados não forneceu nenhum suporte para o efeito de intervenções educativas ou comunitárias sobre o início das relações sexuais (OR, 1,09; IC 95%, 0,90-1,32) ou gestação (OR, 1,08; IC 95%, 0,91-1,27).[92]
Qual é a eficácia da cirurgia artroscópica do joelho no alívio da dor e na melhora funcional?	Foi realizada uma revisão retrospectiva de prontuários médicos e fitas de vídeo operatórias, junto com avaliação do acompanhamento, para 43 joelhos em 40 pacientes com doença articular degenerativa. O acompanhamento médio foi de 24 meses; 72,1% dos pacientes tiveram bons resultados no acompanhamento, 16,3% tiveram resultados razoáveis e 11,6% tiverem fracasso no tratamento. O *status* clínico pré-operatório, a severidade das mudanças degenerativas e o número de entidades patológicas encontradas na cirurgia correlacionaram-se com os resultados do tratamento. Os autores concluíram que o debridamento artroscópico é um meio de tratamento efetivo para doença articular leve a moderada depois do fracasso de medidas conservadoras.[93]	Um ensaio randomizado, cego e controlado por placebo de 180 pacientes com osteoartrite do joelho distribuiu aleatoriamente os pacientes para receberem debridamento artroscópico, lavagem artroscópica ou cirurgia placebo. Os pacientes no grupo-placebo receberam incisões na pele e passaram por um debridamento simulado sem inserção do artroscópio. Os resultados mostraram que em nenhum ponto os grupos-intervenção relataram menos dor ou função melhor do que o grupo placebo. Os ICs de 95% para as diferenças entre o grupo-placebo e os grupos-intervenção excluem qualquer diferença importante para o paciente.[94]

(*Continua*)

TABELA 9.2.3 Evidências refutadas de estudos observacionais (*Continuação*)

Pergunta	Evidências a partir dos mesmos desfechos	Evidências de ECRs
A sobrevida em longo prazo melhora em pacientes passando por revascularização coronária (RC) antes de uma cirurgia vascular importante eletiva?	Uma coorte de pacientes agendados para cirurgia vascular passou por cintilografia pré-operatória com tálio (SPT). Setenta e quatro dos 136 pacientes com isquemia reversível moderada a severa passaram por revascularização coronária. Os resultados por análise multivariada mostraram que a RC pré-operatória estava associada com sobrevida melhorada (OR, 0,52; P = 0,02). Os autores concluíram que a sobrevida em longo prazo depois de cirurgia vascular importante é significativamente melhor se os pacientes com isquemia moderada severa que estão recebendo SPT passam por RC seletiva.[95]	Um ECR designou 5.859 pacientes sob risco aumentado de complicações cardíacas perioperatórias e doença coronariana arterial clinicamente significativa para passarem por RC antes da cirurgia vascular ou para não passarem por RC antes da cirurgia. Em 2,7 anos depois da randomização, a mortalidade no grupo de revascularização foi 22% e no grupo de não revascularização foi 23% (RR, 0,98; IC 95%, 0,70-1,37; P = 0,92). Os autores concluíram que "a revascularização arterial coronariana antes da cirurgia vascular eletiva não altera significativamente o desfecho em longo prazo e, com base nesses dados, uma estratégia de revascularização arterial coronariana antes da cirurgia vascular eletiva entre pacientes com sintomas cardíacos estáveis não pode ser recomendada."[96]
A cirurgia de revascularização miocárdia (CRM) é equivalente à angioplastia percutânea transluminal coronariana (PTCA) para redução de morte?	As taxas de mortalidade para os pacientes do Medicare que passam por cirurgia de revascularização miocárdia de artéria coronária foram comparados com aqueles que tinham angioplastia ou angioplastia e CRM. A partir de um conjunto de dados nacionais, as taxas de mortalidade em 30 dias e 1 ano foram 3,8 e 8,2% para 25.423 pacientes de angioplastia e 6,4 e 11,8% para 71.243 pacientes de CRM (*P* < 0,001 para ambos os períodos). O RR ajustado para risco de mortalidade para CRM *versus* angioplastia foi 1,72% (P = 0,001).[97]	Um ECR multinacional multicêntrico randomizou 1.054 pacientes para CRM (n = 513) ou PTCA (n = 541). Os resultados mostraram que, depois de 1 ano de acompanhamento, 14 (2,7%) daqueles randomizados para CRM e 21 (3,9%) daqueles randomizados para PTCA tinham morrido. O RR de morte do grupo PTCA foi 1,42 (IC 95%, 0,73-2,76).[98]

(Continua)

TABELA 9.2.3 Evidências refutadas de estudos observacionais (*Continuação*)

Pergunta	**Evidências a partir dos mesmos desfechos**	**Evidências de ECRs**
Que efeito as estatinas têm sobre a incidência de câncer e mortalidade?	Usando bases de dados administrativas de saúde, um estudo de caso-controle aninhado foi realizado sobre uma coorte de 6.721 beneficiários do plano de saúde de Quebec que estavam livres de câncer por pelo menos 1 ano no ingresso na coorte, com 65 anos de idade ou mais e tratados com agentes modificadores de lipídeo. A partir da coorte, foram identificados 542 casos de primeira neoplasia maligna e 5.420 controles foram aleatoriamente selecionados. Usuários de inibidores de reductase HMG-CoA foram comparados com usuários de resinas de ligação ácido-biliar quanto ao seu risco de câncer. Sítios específicos de câncer também foram considerados. Resultados: foi descoberto que usuários de inibidores de reductase HMG-CoA eram 28% menos prováveis de serem diagnosticados como tendo tido algum câncer do que usuários de resinas de ligação ácido-biliar (RR, 0,72; IC 95%, 0,57-0,92). Foi descoberto que todos os sítios específicos de câncer sob estudo não estavam associados ou estavam inversamente associados com o uso de inibidores de reductase HMG-CoA.[99]	Uma metanálise de 26 ECRs investigou o efeito da terapia com estatina sobre a incidência de câncer e morte por câncer. As análises incluindo 6.662 cânceres incidentes e 2.407 mortes por câncer mostraram que as estatinas não reduziram a incidência de câncer (OR, 1,02; IC 95%, 0,97-1,07) ou mortes por câncer OR, 1,01; IC 95%, 0,93-1,09). Não foi observada nenhuma redução para qualquer tipo de câncer individual. Os autores concluíram que as estatinas têm um efeito neutro sobre o câncer e o risco de morte por câncer em ensaios clínicos controlados. Descobriram que nenhum tipo de câncer foi afetado pelo uso de estatina e nenhum subtipo de estatina afetou o risco de câncer.[100]
Que efeito o congelamento gástrico tem sobre as úlceras duodenais?	Observações clínicas em 24 pacientes com úlceras duodenais demonstraram que períodos curtos de congelamento gástrico, com temperaturas resfriadas ingressantes de -17°C a -20°C, eram bem tolerados. Os pacientes tiveram alívio subjetivo de sintomas, desaparecimento de crateras de úlcera duodenal e diminuições significativas em respostas secretoras gástricas.[101]	Um ensaio cego randomizado de congelamento gástrico no tratamento de úlcera duodenal alocou pacientes para um verdadeiro congelamento com resfriador a -10°C ou um procedimento placebo com resfriador a 37°C. Os resultados não mostraram nenhuma diferença significativa no alívio da dor, supressão secretória, número e severidade de recorrências, desenvolvimento de perfuração, hospitalização, obstrução, hemorragia, cirurgia, hipotermia repetida ou terapia radiográfica para o estômago nos 2 grupos.[102]

(*Continua*)

TABELA 9.2.3 Evidências refutadas de estudos observacionais (*Continuação*)

Pergunta	Evidências a partir dos mesmos desfechos	Evidências de ECRs
Os curativos oclusivos com hidrocoloide cicatrizam úlceras venosas de perna mais rapidamente do que os curativos simples não adesivos?	Dezoito pacientes com um total de 24 úlceras dérmicas de causas variadas e não responsivas a outros tratamentos conservadores foram tratados com um novo curativo com hidrocoloide. O relato de caso mostrou que todas as lesões cicatrizaram em menos tempo do que com outras modalidades. Os autores concluíram que o curativo de hidrocoloide é mais efetivo do que outros presentemente disponíveis para o tratamento de úlceras dérmicas não infectadas.[103]	Um ECR de 56 pacientes com úlceras venosas crônicas presentes por uma média de 2,4 anos randomizou os pacientes para um novo curativo oclusivo com hidrocoloide ou um curativo poroso não adesivo. Em todos os pacientes os curativos foram aplicados sob uma bandagem de compressão graduada padrão. Não houve diferença entre os 2 grupos, com cicatrização completa em 21 de 28 (75%) dos pacientes com curativos oclusivos e 22 de 28 (78%) com curativos não adesivos por 12 semanas. O uso cuidadoso da bandagem de compressão graduada consegue a cicatrização mesmo na maioria das assim chamadas úlceras venosas crônicas resistentes; não houve nenhum benefício adicional pela aplicação de curativos oclusivos, que tendem a ser caros.[104]

Abreviaturas: ECR, ensaio clínico randomizado; IC, intervalo de confiança; RR, risco relativo; RRA, redução de risco absoluto; RRR, redução de risco relativo.
[a] Os dados são aqui expressos como foram relatados na literatura original.

ENSAIOS CLÍNICOS RANDOMIZADOS TAMBÉM PODEM CONTRADIZER ENSAIOS CLÍNICOS RANDOMIZADOS PRÉVIOS

Apesar de ECRs bem delineados com desfechos importantes para o paciente (e suas *metanálises*) representarem o *padrão de referência* para decisões terapêuticas, esse padrão de referência nem sempre é perfeito. Existe um número acumulado de exemplos em que esses ensaios foram refutados por ensaios subsequentes que eram maiores e até melhor delineados, mais cuidadosamente protegidos contra o *viés* ou mais *generalizáveis*.[5] Mesmo ensaios randomizados grandes e confirmatórios com pouco ou nenhum viés óbvio e resultados estatisticamente significativos ($P < 0{,}05$) podem, no fim, provar estarem equivocados. Para ensaios randomizados pequenos, sem poder, com viés considerável, é provável que um resultado estatisticamente significativo esteja com mais frequência equivocado do que preciso.[5,105] A interação de tamanhos pequenos de amostra, efeitos verdadeiros pequenos ou negligenciáveis, viés e busca de significância podem gerar uma literatura ilegítima mesmo para ensaios com desfechos importantes para o paciente. Diversos ensaios pequenos em pesquisa inicial sobre vírus da imunodeficiência humana (HIV) antes do advento de tratamentos verdadeiramente efetivos demonstraram diferenças importantes em sobrevida que pareciam não explicadas, não plausíveis e provavelmente falsas[106] com base em evidências subsequentes.

Apesar de ensaios pequenos e mal delineados e relatados terem maior probabilidade de serem contraditos, mesmo os ensaios randomizados mais proeminentes e mais citados às vezes são refutados.[107] Entre os 39 ensaios randomizados publicados entre 1990 e 2003 que receberam mais de 100 citações cada, nove foram totalmente contraditos ou descobertos como tendo resultados potencialmente exagerados em 2004, de acordo com evidências melhores e maiores posteriores. Um exemplo típico de um ECR amplamente citado cujos resultados foram provados como equivocados é um ECR de anticorpo monoclonal para endotoxina para o tratamento de sepse Gram-negativa. Um ensaio com 200 pacientes descobriu que a mortalidade podia ser a metade com essa intervenção.[108] Entretanto, um ensaio 10 vezes maior[109] descobriu que esse anticorpo na realidade tendia a aumentar a mortalidade nos pacientes.

Também discutimos, no capítulo anterior, o exemplo de estudos observacionais afirmando que a vitamina E diminui a mortalidade cardiovascular e evidências randomizadas subsequentes sugerindo que essa afirmativa era falsa. De fato, não apenas os estudos observacionais, mas também um ensaio randomizado relativamente grande com 2.002 pacientes[110] randomizados para vitamina E *versus* placebo descobriu uma redução significativa de risco relativo de 47% em morte cardiovascular e infarto do miocárdio não fatal com a suplementação de vitamina E. Isso foi refutado pelo ensaio muito maior *Heart Outcomes Prevention Evaluation*.[86] Uma metanálise e uma *metarregressão* posteriores[111] sugerem que a vitamina E não só não reduz a mortalidade como também pode aumentar a mortalidade quando fornecida em altas doses.

EVOLUÇÃO DAS EVIDÊNCIAS

Os clínicos devem encarar as evidências sobre qualquer pergunta terapêutica como um *continuum* que evolui ao longo do tempo e dos delineamentos de pesquisa. As evidências compostas podem mudar pouco ou muito ao longo do tempo à medida em que mais resultados ficam disponíveis. As surpresas, como aquelas anteriormente descritas, compreendem o fim do espectro dessas flutuações continuadas. Idealmente, gostaríamos de ser capazes de saber que, uma vez que determinada quantidade de evidências de certa qualidade tenha sido alcançada, os resultados não mudarão de qualquer maneira importante mesmo se mais estudos forem realizados. Infelizmente, esse ponto não é alcançado na prática para muitas perguntas médicas importantes.[112,113]

CONCLUSÃO

Justificativas fisiológicas e fisiopatológicas – ou um estudo observacional – com frequência predizem com precisão os resultados de ECRs. No entanto, nem sempre esse é o caso. O problema é que nunca se sabe de antemão se o caso particular é aquele em que os dados preliminares refletem a verdade ou se estão equivocados. Algumas dicas podem ajudar ocasionalmente, mas a ação clínica confiante geralmente deve aguardar os resultados de ECRs. Ainda assim, as evidências podem não ser finais. Os clínicos devem encará-las como um *continuum* em evolução, no qual mesmo os melhores dos antigos clássicos podem não suportar o teste do tempo.

Referências

1. Gray JAM. *Evidence-Based Healthcare*. London, England: Churchill Livingstone; 1997.
2. Djulbegovic B, Loughran TP Jr, Hornung CA, et al. The quality of medical evidence in hematology-oncology. *Am J Med.* 1999;106(2):198-205.
3. Fleming TR. Surrogate endpoints and FDA's accelerated approval process. *Health Aff (Millwood).* 2005;24(1):67-78.
4. Contopoulos-Ioannidis DG, Ntzani E, Ioannidis JP. Translation of highly promising basic science research into clinical applications. *Am J Med.* 2003;114(6):477-484.
5. Ioannidis JP. Why most published research findings are false. *PLoS Med.* 2005;2(8):e124.
6. Fleming TR, DeMets DL. Surrogate end points in clinical trials: are we being misled? *Ann Intern Med.* 1996;125(7):605-613.
7. Shaw SG, Weidmann P, Hodler J, Zimmermann A, Paternostro A. Atrial natriuretic peptide protects

against acute ischemic renal failure in the rat. *J Clin Invest.* 1987;80(5):1232-1237.

8. Allgren RL, Marbury TC, Rahman SN, et al. Anaritide in acute tubular necrosis: Auriculin Anaritide Acute Renal Failure Study Group. *N Engl J Med.* 1997; 336(12):828-834.
9. Doroshow JH, Locker GY, Ifrim I, Myers CE. Prevention of doxorubicin cardiac toxicity in the mouse by N-acetylcysteine. *J Clin Invest.* 1981;68(4):1053-1064.
10. Unverferth DV, Jagadeesh JM, Unverferth BJ, Magorien RD, Leier CV, Balcerzak SP. Attempt to prevent doxorubicin-induced acute human myocardial morphologic damage with acetylcysteine. *J Natl Cancer Inst.* 1983;71(5):917-920.
11. Faden AI, Jacobs TP, Holaday JW. Opiate antagonist improves neurologic recovery after spinal injury. *Science.* 1981;211(4481):493-494.
12. Bracken MB, Shepard MJ, Collins WF, et al. A randomized, controlled trial of methylprednisolone or naloxone in the treatment of acute spinal-cord injury: results of the Second National Acute Spinal Cord Injury Study. *N Engl J Med.* 1990;322(20):1405-1411.
13. Hudson P, Haley J, John M, et al. Structure of a genomic clone encoding biologically active human relaxin. *Nature.* 1983;301(5901):628-631.
14. Brennand JE, Calder AA, Leitch CR, Greer IA, Chou MM, MacKenzie IZ. Recombinant human relaxin as a cervical ripening agent. *Br J Obstet Gynaecol.* 1997; 104(7):775-780.
15. Reitsma PH, Rothberg PG, Astrin SM, et al. Regulation of myc gene expression in HL-60 leukaemia cells by a vitamin D metabolite. *Nature.* 1983;306(5942):492-494.
16. Hellstrom E, Robert KH, Samuelsson J, et al. Treatment of myelodysplastic syndromes with retinoic acid and 1 alpha-hydroxy-vitamin D3 in combination with low-dose ara-C is not superior to ara-C alone: results from a randomized study: the Scandinavian Myelodysplasia Group (SMG). *Eur J Haematol.* 1990; 45(5):255-261.
17. Albert JM, Ioannidis JP, Reichelderfer P, et al. Statistical issues for HIV surrogate endpoints: point/counterpoint: an NIAID workshop. *Stat Med.* 1998;17(21):2435-2462.
18. Coltart J, Alderman EL, Robison SC, Harrison DC. Effect of propranolol on left ventricular function, segmental wall motion, and diastolic pressure-volume relation in man. *Br Heart J.* 1975;37(4):357-364.
19. Lechat P, Packer M, Chalon S, Cucherat M, Arab T, Boissel JP. Clinical effects of beta-adrenergic blockade in chronic heart failure: a meta-analysis of doubleblind, placebo-controlled, randomized trials. *Circulation.* 1998;98(12):1184-1191.
20. Delcourt R, Vastesaeger M. Action of Atromid on total and beta-cholesterol. *J Atheroscler Res.* 1963 Sep-Dec;3:533-537.
21. A co-operative trial in the primary prevention of ischaemic heart disease using clofibrate. Report from the Committee of Principal Investigators. *Br Heart J.* 1978;40(10):1069-1118.
22. Mason JW, Peters FA. Antiarrhythmic efficacy of encainide in patients with refractory recurrent ventricular tachycardia. *Circulation.* 1981;63(3):670-675.
23. Echt DS, Liebson PR, Mitchell LB, et al. Mortality and morbidity in patients receiving encainide, flecainide, or placebo: the Cardiac Arrhythmia Suppression Trial. *N Engl J Med.* 1991;324(12):781-788.
24. Timmis AD, Smyth P, Jewitt DE. Milrinone in heart failure: effects on exercise haemodynamics during short term treatment. *Br Heart J.* 1985;54(1):42-47.
25. Packer M, Carver JR, Rodeheffer RJ, et al. Effect of oral milrinone on mortality in severe chronic heart failure: the PROMISE Study Research Group. *N Engl J Med.* 1991;325(21):1468-1475.
26. Gronda E, Brusoni B, Inglese E, Mangiavacchi M, Gasparini M, Ghirardi P. Effects of ibopamine on heart performance: a radionuclide ventriculography study in patients with idiopathic dilatative cardiomyopathy. *Arzneimittelforschung.* 1986; 36(2A):371-375.
27. Hampton JR, van Veldhuisen DJ, Kleber FX, et al. Randomised study of effect of ibopamine on survival in patients with advanced severe heart failure: second Prospective Randomised Study of Ibopamine on Mortality and Efficacy (PRIME II) Investigators. *Lancet.* 1997;349(9057):971-977.
28. Asanoi H, Sasayama S, Iuchi K, Kameyama T. Acute hemodynamic effects of a new inotropic agent (OPC-8212) in patients with congestive heart failure. *J Am Coll Cardiol.* 1987;9(4):865-871.
29. Cohn JN, Goldstein SO, Greenberg BH, et al. A dose-dependent increase in mortality with vesnarinone among patients with severe heart failure: Vesnarinone Trial Investigators. *N Engl J Med.* 1998;339(25):1810-1816.
30. Sorensen EV, Faergeman O, Day MA, Snow HM. Long-term efficacy of xamoterol (a beta 1-adrenoceptor partial agonist) in patients with mild to moderate heart failure. *Br J Clin Pharmacol.* 1989;28(suppl 1): 86S-88S.
31. Xamoterol in Severe Heart Failure Study Group. Xamoterol in severe heart failure. *Lancet.* 1990;336 (8706):1-6.
32. Cohen TJ, Tucker KJ, Lurie KG, et al. Active compression-decompression: a new method of cardiopulmonary resuscitation: Cardiopulmonary Resuscitation Working Group. *JAMA.* 1992;267(21):2916-2923.
33. Stiell IG, Hebert PC, Wells GA, et al. The Ontario trial of active compressiondecompression cardiopulmonary resuscitation for in-hospital and prehospital cardiac arrest. *JAMA.* 1996;275(18):1417-1423.
34. Talwar KK, Goswami KC, Chopra P, Dev V, Shrivastava S, Malhotra A. Immunosuppressive therapy in

inflammatory myocarditis: long-term follow-up. *Int J Cardiol.* 1992;34(2):157-166.
35. Mason JW, O'Connell JB, Herskowitz A, et al. A clinical trial of immunosuppressive therapy for myocarditis: the Myocarditis Treatment Trial Investigators. *N Engl J Med.* 1995;333(5):269-275.
36. Dyke MP, Kohan R, Evans S. Morphine increases synchronous ventilation in preterm infants. *J Paediatr Child Health.* 1995;31(3):176-179.
37. Anand KJ, Hall RW, Desai N, et al. Effects of morphine analgesia in ventilated preterm neonates: primary outcomes from the NEOPAIN randomised trial. *Lancet.* 2004;363(9422):1673-1682.
38. Petrelli N, Douglass HO Jr, Herrera L, et al. The modulation of fluorouracil with leucovorin in metastatic colorectal carcinoma: a prospective randomized phase III trial: Gastrointestinal Tumor Study Group. *J Clin Oncol.* 1989;7(10):1419-1426.
39. Advanced Colorectal Cancer Meta-Analysis Project. Modulation of fluorouracil by leucovorin in patients with advanced colorectal cancer: evidence in terms of response rate. *J Clin Oncol.* 1992;10(6): 896-903.
40. Scholl SM, Asselain B, Palangie T, et al. Neoadjuvant chemotherapy in operable breast cancer. *Eur J Cancer.* 1991;27(12):1668-1671.
41. Mauri D, Pavlidis N, Ioannidis JP. Neoadjuvant versus adjuvant systemic treatment in breast cancer: a meta-analysis. *J Natl Cancer Inst.* 2005;97(3):188-194.
42. International Chronic Granulomatous Disease Cooperative Study Group. A controlled trial of interferon gamma to prevent infection in chronic granulomatous disease. *N Engl J Med.* 1991;324(8):509-516.
43. Buthala DA. Cell culture studies on antiviral agents, I: action of cytosine arabinoside and some comparisons with 5-iodo-2-deoxyuridine. *Proc Soc Exp Biol Med.* 1964 Jan;115:69-77.
44. Stevens DA, Jordan GW, Waddell TF, Merigan TC. Adverse effect of cytosine arabinoside on disseminated zoster in a controlled trial. *N Engl J Med.* 1973; 289(17):873-878.
45. Paradis NA, Martin GB, Rosenberg J, et al. The effect of standard- and high-dose epinephrine on coronary perfusion pressure during prolonged cardiopulmonary resuscitation. *JAMA.* 1991;265(9):1139-1144.
46. Stiell IG, Hebert PC, Weitzman BN, et al. High-dose epinephrine in adult cardiac arrest. *N Engl J Med.* 1992;327(15):1045-1050.
47. Rossaint R, Falke KJ, Lopez F, Slama K, Pison U, Zapol WM. Inhaled nitric oxide for the adult respiratory distress syndrome. *N Engl J Med.* 1993;328(6): 399-405.
48. Taylor RW, Zimmerman JL, Dellinger RP, et al. Low-dose inhaled nitric oxide in patients with acute lung injury: a randomized controlled trial. *JAMA.* 2004;291 (13):1603-1609.
49. Dickstein K, Manhenke C, Aarsland T, McNay J, Wiltse C, Wright T. The effects of chronic, sustained-release moxonidine therapy on clinical and neurohumoral status in patients with heart failure. *Int J Cardiol.* 2000;75(2-3):167-176; discussion 176-177.
50. Cohn JN, Pfeffer MA, Rouleau J, et al. Adverse mortality effect of central sympathetic inhibition with sustained-release moxonidine in patients with heart failure (MOXCON). *Eur J Heart Fail.* 2003;5(5): 659-667.
51. Mure M, Martling CR, Lindahl SG. Dramatic effect on oxygenation in patients with severe acute lung insufficiency treated in the prone position. *Crit Care Med.* 1997;25(9):1539-1544.
52. Guerin C, Gaillard S, Lemasson S, et al. Effects of systematic prone positioning in hypoxemic acute respiratory failure: a randomized controlled trial. *JAMA.* 2004;292(19):2379-2387.
53. Flaherty KR, Kazerooni EA, Curtis JL, et al. Short-term and long-term outcomes after bilateral lung volume reduction surgery: prediction by quantitative CT. *Chest.* 2001;119(5):1337-1346.
54. National Emphysema Treatment Trial Research Group. Patients at high risk of death after lung-volume-reduction surgery. *N Engl J Med.* 2001;345(15): 1075-1083.
55. Nakamura T, Tamura M, Kadowaki S, Sasano T. Low-dose continuous indomethacin in early days of age reduces the incidence of symptomatic patent ductus arteriosus without adverse effects. *Am J Perinatol.* 2000;17(5):271-275.
56. Schmidt B, Davis P, Moddemann D, et al. Long-term effects of indomethacin prophylaxis in extremely-low-birth-weight infants. *N Engl J Med.* 2001;344(26):1966- 1972.
57. Benson K, Hartz AJ. A comparison of observational studies and randomized, controlled trials. *N Engl J Med.* 2000;342(25):1878-1886.
58. Concato J, Shah N, Horwitz RI. Randomized, controlled trials, observational studies, and the hierarchy of research designs. *N Engl J Med.* 2000;342(25):1887-1892.
59. Ioannidis JP, Haidich AB, Lau J. Any casualties in the clash of randomised and observational evidence? *BMJ.* 2001;322(7291):879-880.
60. Ioannidis JP, Haidich AB, Pappa M, et al. Comparison of evidence of treatment effects in randomized and nonrandomized studies. *JAMA.* 2001;286(7):821-830.
61. Deeks JJ, Dinnes J, D'Amico R, et al. Evaluating non-randomised intervention studies. *Health Technol Assess.* 2003;7(27):iii-x, 1-173.
62. Ioannidis JP, Evans SJ, Gotzsche PC, et al. Better reporting of harms in randomized trials: an extension of the CONSORT statement. *Ann Intern Med.* 2004;141(10):781-788.

63. Papanikolaou PN, Christidi GD, Ioannidis JP. Comparison of evidence on harms of medical interventions in randomized and nonrandomized studies. *CMAJ.* 2006;174(5):635-641.
64. Woodruff AW, Dickinson CJ. Use of dexamethasone in cerebral malaria. *BMJ.* 1968;3(609):31-32.
65. Warrell DA, Looareesuwan S, Warrell MJ, et al. Dexamethasone proves deleterious in cerebral malaria: a double-blind trial in 100 comatose patients. *N Engl J Med.* 1982;306(6):313-319.
66. Popp AJ, Chater N. Extracranial to intracranial vascular anastomosis for occlusive cerebrovascular disease: experience in 110 patients. *Surgery.* 1977;82(5): 648-654.
67. EC/IC Bypass Study Group. Failure of extracranial-intracranial arterial bypass to reduce the risk of ischemic stroke: results of an international randomized trial. *N Engl J Med.* 1985;313(19): 1191-1200.
68. Rosenqvist M, Brandt J, Schuller H. Long-term pacing in sinus node disease: effects of stimulation mode on cardiovascular morbidity and mortality. *Am Heart J.* 1988;116(1 pt 1):16-22.
69. Connolly SJ, Kerr CR, Gent M, et al. Effects of physiologic pacing versus ventricular pacing on the risk of stroke and death due to cardiovascular causes: Canadian Trial of Physiologic Pacing Investigators. *N Engl J Med.* 2000;342(19):1385-1391.
70. Herson S, Lok C, Roujeau JC, et al. [Plasma exchange in dermatomyositis and polymyositis: retrospective study of 38 cases of plasma exchange]. *Ann Med Interne (Paris).* 1989;140(6):453-455.
71. Miller FW, Leitman SF, Cronin ME, et al. Controlled trial of plasma exchange and leukapheresis in polymyositis and dermatomyositis. *N Engl J Med.* 1992; 326(21):1380-1384.
72. Farley SM, Libanati CR, Odvina CV, et al. Efficacy of long-term fluoride and calcium therapy in correcting the deficit of spinal bone density in osteoporosis. *J Clin Epidemiol.* 1989;42(11):1067-1074.
73. Riggs BL, Hodgson SF, O'Fallon WM, et al. Effect of fluoride treatment on the fracture rate in postmenopausal women with osteoporosis. *N Engl J Med.* 1990;322(12):802-809.
74. Stampfer MJ, Colditz GA. Estrogen replacement therapy and coronary heart disease: a quantitative assessment of the epidemiologic evidence. *Prev Med.* 1991;20(1):47-63.
75. Grady D, Herrington D, Bittner V, et al. Cardiovascular disease outcomes during 6.8 years of hormone therapy: Heart and Estrogen/progestin Replacement Study follow-up (HERS II). *JAMA.* 2002;288(1):49-57.
76. Rossouw JE, Anderson GL, Prentice RL, et al. Risks and benefits of estrogen plus progestin in healthy postmenopausal women: principal results from the Women's Health Initiative randomized controlled trial. *JAMA.* 2002;288(3):321-333.
77. Finucane FF, Madans JH, Bush TL, Wolf PH, Kleinman JC. Decreased risk of stroke among postmenopausal hormone users: results from a national cohort. *Arch Intern Med.* 1993;153(1):73-79.
78. Wassertheil-Smoller S, Hendrix SL, Limacher M, et al. Effect of estrogen plus progestin on stroke in postmenopausal women: the Women's Health Initiative: a randomized trial. *JAMA.* 2003;289(20):2673-2684.
79. Warram JH, Laffel LM, Valsania P, Christlieb AR, Krolewski AS. Excess mortality associated with diuretic therapy in diabetes mellitus. *Arch Intern Med.* 1991; 151(7):1350-1356.
80. Curb JD, Pressel SL, Cutler JA, et al. Effect of diuretic-based antihypertensive treatment on cardiovascular disease risk in older diabetic patients with isolated systolic hypertension: Systolic Hypertension in the Elderly Program Cooperative Research Group. *JAMA.* 1996;276(23):1886-1892.
81. Giovannucci E, Stampfer MJ, Colditz G, Rimm EB, Willett WC. Relationship of diet to risk of colorectal adenoma in men. *J Natl Cancer Inst.* 1992;84(2): 91-98.
82. Schatzkin A, Lanza E, Corle D, et al. Lack of effect of a low-fat, high-fiber diet on the recurrence of colorectal adenomas: Polyp Prevention Trial Study Group. *N Engl J Med.* 2000;342(16):1149-1155.
83. Morris DL, Kritchevsky SB, Davis CE. Serum carotenoids and coronary heart disease: the Lipid Research Clinics Coronary Primary Prevention Trial and Follow-up Study. *JAMA.* 1994;272(18):1439-1441.
84. Hennekens CH, Buring JE, Manson JE, et al. Lack of effect of long-term supplementation with beta carotene on the incidence of malignant neoplasms and cardiovascular disease. *N Engl J Med.* 1996;334(18): 1145-1149.
85. Knekt P, Reunanen A, Jarvinen R, Seppanen R, Heliovaara M, Aromaa A. Antioxidant vitamin intake and coronary mortality in a longitudinal population study. *Am J Epidemiol.* 1994;139(12):1180-1189.
86. Yusuf S, Dagenais G, Pogue J, Bosch J, Sleight P. Vitamin E supplementation and cardiovascular events in high-risk patients: the Heart Outcomes Prevention Evaluation Study Investigators. *N Engl J Med.* 2000;342(3):154-160.
87. Knox JB, Wilmore DW, Demling RH, Sarraf P, Santos AA. Use of growth hormone for postoperative respiratory failure. *Am J Surg.* 1996;171(6):576-580.
88. Takala J, Ruokonen E, Webster NR, et al. Increased mortality associated with growth hormone treatment in critically ill adults. *N Engl J Med.* 1999;341 (11):785-792.
89. Cotroneo AR, Di Stasi C, Cina A, Di Gregorio F. Venous interruption as prophylaxis of pulmonary embolism: vena cava filters. *Rays.* 1996;21(3):461-480.

90. Decousus H, Leizorovicz A, Parent F, et al. A clinical trial of vena caval filters in the prevention of pulmonary embolism in patients with proximal deep-vein thrombosis: Prevention du Risque d'Embolie Pulmonaire par Interruption Cave Study Group. *N Engl J Med.* 1998;338(7):409-415.
91. Taylor DW, Barnett HJ, Haynes RB, et al. Low-dose and high-dose acetylsalicylic acid for patients undergoing carotid endarterectomy: a randomised controlled trial: ASA and Carotid Endarterectomy (ACE) Trial Collaborators. *Lancet.* 1999;353(9171): 2179-2184.
92. Guyatt GH, DiCenso A, Farewell V, Willan A, Griffith L. Randomized trials versus observational studies in adolescent pregnancy prevention. *J Clin Epidemiol.* 2000;53(2):167-174.
93. Gross DE, Brenner SL, Esformes I, Gross ML. Arthroscopic treatment of degenerative joint disease of the knee. *Orthopedics.* 1991;14(12):1317-1321.
94. Moseley JB, O'Malley K, Petersen NJ, et al. A controlled trial of arthroscopic surgery for osteoarthritis of the knee. *N Engl J Med.* 2002;347(2):81-88.
95. Landesberg G, Mosseri M, Wolf YG, et al. Preoperative thallium scanning, selective coronary revascularization, and long-term survival after major vascular surgery. *Circulation.* 2003;108(2):177-183.
96. McFalls EO, Ward HB, Moritz TE, et al. Coronary-artery revascularization before elective major vascular surgery. *N Engl J Med.* 2004;351(27):2795-2804.
97. Hartz AJ, Kuhn EM, Pryor DB, et al. Mortality after coronary angioplasty and coronary artery bypass surgery (the national Medicare experience). *Am J Cardiol.* 1992;70(2):179-185.
98. CABRI Trial Participants. First-year results of CABRI (Coronary Angioplasty versus Bypass Revascularisation Investigation). *Lancet.* 1995;346(8984): 1179-1184.
99. Blais L, Desgagne A, LeLorier J. 3-Hydroxy-3-methylglutaryl coenzyme A reductase inhibitors and the risk of cancer: a nested case-control study. *Arch Intern Med.* 2000;160(15):2363-2368.
100. Dale KM, Coleman CI, Henyan NN, Kluger J, White CM. Statins and cancer risk: a meta-analysis. *JAMA.* 2006;295(1):74-80.
101. Wangensteen OH, Peter ET, Nicoloff DM, Walder AI, Sosin H, Bernstein EF. Achieving "physiological gastrectomy" by gastric freezing: a preliminary report of an experimental and clinical study. *JAMA.* 1962 May 12;180:439-444.
102. Ruffin JM, Grizzle JE, Hightower NC, McHardy G, Shull H, Kirsner JB. A cooperative double-blind evaluation of gastric "freezing" in the treatment of duodenal ulcer. *N Engl J Med.* 1969;281(1):16-19.
103. Mulder GD, Albert SF, Grimwood RE. Clinical evaluation of a new occlusive hydrocolloid dressing. *Cutis.* 1985;35(4):396-397, 400.
104. Backhouse CM, Blair SD, Savage AP, Walton J, McCollum CN. Controlled trial of occlusive dressings in healing chronic venous ulcers. *Br J Surg.* 1987;74(7):626-627.
105. Ioannidis JP, Cappelleri JC, Sacks HS, Lau J. The relationship between study design, results, and reporting of randomized clinical trials of HIV infection. *Control Clin Trials.* 1997;18(5):431-444.
106. Ioannidis JP, Lau J. The impact of high-risk patients on the results of clinical trials. *J Clin Epidemiol.* 1997;50(10):1089-1098.
107. Ioannidis JP. Contradicted and initially stronger effects in highly cited clinical research. *JAMA.* 2005;294(2):218-228.
108. Ziegler EJ, Fisher CJ Jr, Sprung CL, et al. Treatment of gram-negative bacteremia and septic shock with HA-1A human monoclonal antibody against endotoxin: a randomized, double-blind, placebo-controlled trial: the HA-1A Sepsis Study Group. *N Engl J Med.* 1991;324(7):429-436.
109. McCloskey RV, Straube RC, Sanders C, Smith SM, Smith CR. Treatment of septic shock with human monoclonal antibody HA-1A: a randomized, doubleblind, placebo-controlled trial: CHESS Trial Study Group. *Ann Intern Med.* 1994;121(1):1-5.
110. Stephens NG, Parsons A, Schofield PM, Kelly F, Cheeseman K, Mitchinson MJ. Randomised controlled trial of vitamin E in patients with coronary disease: Cambridge Heart Antioxidant Study (CHAOS). *Lancet.* 1996;347(9004):781-786.
111. Miller ER 3rd, Pastor-Barriuso R, Dalal D, Riemersma RA, Appel LJ, Guallar E. Meta-analysis: high-dosage vitamin E supplementation may increase all-cause mortality. *Ann Intern Med.* 2005;142(1):37-46.
112. Ioannidis J, Lau J. Evolution of treatment effects over time: empirical insight from recursive cumulative metaanalyses. *Proc Natl Acad Sci U S A.* 2001; 98(3):831-836.
113. Trikalinos TA, Churchill R, Ferri M, et al. Effect sizes in cumulative meta-analyses of mental health randomized trials evolved over time. *J Clin Epidemiol.* 2004;57(11):1124-1130.

9.3

TÓPICOS AVANÇADOS EM VALIDADE DE ENSAIOS TERAPÊUTICOS

Ensaios randomizados interrompidos precocemente por benefício

VICTOR MONTORI, P. J. DEVEREAUX, HOLGER SCHÜNEMANN,
MAUREEN O. MEADE, DEBORAH J. COOK E GORDON GUYATT

Neste capítulo:

- Os ensaios clínicos randomizados interrompidos precocemente por benefício desempenham um papel proeminente na literatura médica
- Os ensaios clínicos randomizados interrompidos estão sob risco de superestimar os efeitos do tratamento
- Os ensaios clínicos randomizados interrompidos muitas vezes mostram efeitos do tratamento que são bons demais para serem verdadeiros
- Os ensaios clínicos randomizados interrompidos podem impedir uma avaliação abrangente do impacto do tratamento
- Responsabilidades éticas para com pacientes com base nos resultados de um ensaio
- Diretrizes para utilização da literatura médica
  - Havia uma regra de interrupção pré-planejada?
  - A regra envolvia poucos olhares intermediários e um valor P conservador?
  - Havia um grande número de eventos?
- Conclusão – orientação para o clínico

OS ENSAIOS CLÍNICOS RANDOMIZADOS INTERROMPIDOS PRECOCEMENTE POR BENEFÍCIO DESEMPENHAM UM PAPEL PROEMINENTE NA LITERATURA MÉDICA

Os investigadores podem interromper *ensaios clínicos randomizados* (*ECRs*) antes do planejado devido ao *dano* percebido na *intervenção experimental*, porque perdem a esperança de alcançar um resultado positivo ou porque o patrocinador deseja economizar dinheiro.[1] A razão mais comum para a interrupção precoce, contudo, se dá quando os investigadores observam *efeitos do tratamento* que parecem ser improváveis de serem causados pelo acaso (e que frequentemente são grandes) e que os levam a acreditar que a intervenção experimental é benéfica. Os ensaios *interrompidos precocemente* por aparente benefício – aos quais nos referiremos como *ECRs interrompidos* – com frequência recebem considerável atenção. Desfrutam de extraordinário sucesso quando aparecem nos periódicos mais proeminentes e na imprensa popular,[2] aumentando consideravelmente sua probabilidade de divulgação ampliada e posterior citação. Podem, com grande rapidez, formar a base das *diretrizes de prática* e os critérios para qualidade da atenção médica. Esse foi o destino de ECRs interrompidos precocemente que documentaram o efeito do controle estrito de glicose com insulina em pacientes em unidade de terapia intensiva[3] e de ß-bloqueadores em pacientes submetidos à cirurgia vascular.[4] Além disso, a frequência na literatura médica está crescendo rapidamente; mais de 1% dos ECRs publicados em 15 periódicos médicos importantes entre 2000 e 2004 foram interrompidos precocemente por benefício, um aumento de 100% em uma década.[2] No entanto, como os autores nem sempre podem relatar que seu ensaio foi interrompido precocemente, a verdadeira frequência deve ser muito maior.[5]

OS ENSAIOS CLÍNICOS RANDOMIZADOS INTERROMPIDOS ESTÃO SOB RISCO DE SUPERESTIMAR OS EFEITOS DO TRATAMENTO

Tomar a estimativa por ponto do efeito do tratamento pelo valor nominal será equivocado se a decisão de interromper o ensaio resultou da identificação casual do benefício aparente do tratamento. Considere um conjunto hipotético de ECRs testando um tratamento com um benefício subjacente verdadeiro, porém modesto. Mesmo no começo de sua condução, os resultados se agruparão em torno do efeito verdadeiro (Fig. 9.3.1). Ainda assim, metade desses ensaios superestimará, por acaso, o efeito verdadeiro e metade subestimará o efeito verdadeiro (Fig. 9.3.1). Em alguns ensaios, as superestimativas e as subestimativas serão grandes. Quanto menor é o número de eventos, maior é o risco de que o papel do acaso resulte em efeitos aparentes distantes da verdade (Fig. 9.3.1).

Suponhamos que os investigadores repetidamente confiram os resultados, à medida que os pacientes concluem o estudo, em busca de um grande efeito do tratamento que, para eles, represente um mandato ético para interrupção precoce e oferta de tratamento para todos os pacientes seguintes. O acaso garantirá que um número considerável desses ensaios seja interrompido precocemente, criando a falsa impressão de um efeito do tratamento muito grande (Fig. 9.3.1). Quando isso ocorre, os dados de futuros ensaios que se privarem de interrupção precoce resultarão em uma estimativa menor do efeito do tratamento – a assim chamada regressão para o efeito verdade.[6] Se os investigadores esperarem o suficiente por um acúmulo grande de eventos, o risco de superestimativa será muito mais baixo (Fig. 9.3.1).

Embora a simulação estatística possa prontamente demonstrar quão truncadamente os ECRs superestimarão os efeitos do tratamento,[7] os ensaios em que os investiga-

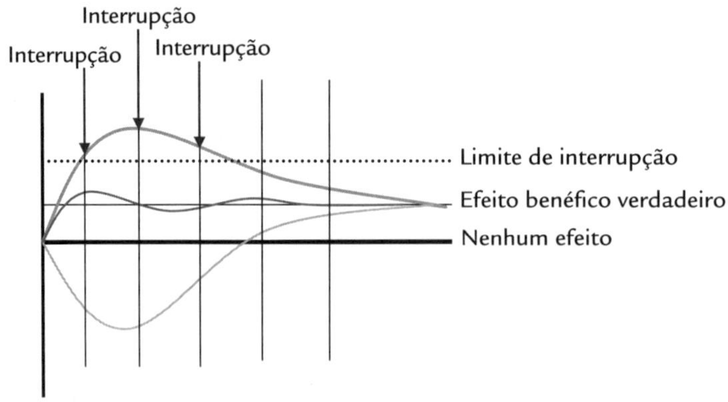

FIGURA 9.3.1 Distribuição teórica dos resultados de ensaios clínicos randomizados à medida que os dados se acumulam.

dores examinaram os dados, à medida que se acumulavam, e que não foram interrompidos precocemente também fornecem evidências fortes. Investigadores conduziram um ensaio comparando cinco *versus* quatro sessões de quimioterapia para leucemia mieloide aguda. Observaram um efeito do tratamento extremamente grande no início de seu ECR (Fig. 9.3.2).[8] Os resultados cruzaram o limite de interrupção pré-especificado. No entanto, como concluíram corretamente que o efeito era bom demais para ser verdadeiro, continuaram recrutando e acompanhando pacientes. No fim, o efeito aparentemente benéfico desapareceu e o resultado final mostrou uma fraca tendência em direção ao dano. Se os investigadores tivessem aderido ao plano inicial de interromper precocemente ao observarem um efeito suficientemente grande e publicassem o resultado errôneo, os pacientes seguintes com leucemia teriam passado por quimioterapia tóxica adicional sem benefício.

Em um ensaio multicêntrico de tifacogin, um inibidor da via do fator tecidual para tratamento de pacientes críticos com sepse severa, uma análise intermediária conduzida após 722 pacientes terem se cadastrado mostrou uma *diferença de risco absoluto* de 10% na mortalidade em 28 dias em favor dos pacientes tratados. Esse efeito teria ocorrido por acaso menos de seis vezes em 1.000 (Fig. 9.3.3-A).[9] Os investigadores continuaram a recrutar, o efeito do tratamento desapareceu e o ensaio mostrou, ao final, uma fraca tendência ao dano com tratamento (Fig. 9.3.3-B). Se o ensaio tivesse sido interrompido precocemente, os fabricantes teriam assegurado que uma terapia tóxica e cara fosse amplamente divulgada (como ocorreu com outro agente com propriedades imunomoduladoras como resultado de um ECR interrompido precocemente em diversos pacientes sépticos[10]).

OS ENSAIOS CLÍNICOS RANDOMIZADOS INTERROMPIDOS MUITAS VEZES MOSTRAM EFEITOS DO TRATAMENTO QUE SÃO BONS DEMAIS PARA SEREM VERDADEIROS

Uma revisão sistemática de 143 ECRs interrompidos descobriu que a maioria avaliou intervenções de câncer ou cardiovasculares (Tab. 9.3.1).[2] Em média, esses ECRs foram interrompidos depois do recrutamento de aproximadamente 64% da amostra planejada e depois de uma mediana de 13 meses de *seguimento* e uma análise intermediária, documentando

	Mortes/Pacientes				RR e IC 95%	
Ponto no tempo	5 cursos	4 sessões	Var. estatística (O-E)		5 sessões : 4 sessões	Red. de chances (DP)
1997	7/102	15/100	- 4,6	5,5		57% (29); 2P = 0,05
1998 (1)	23/171	42/169	- 12,0	15,9		53% (18); 2P = 0,003
1998 (2)	41/240	66/240	- 16,0	26,7		45% (15); 2P = 0,002
1999	51/312	69/309	- 11,9	30,0		33% (15); 2P = 0,03
2000	79/349	91/345	- 9,5	42,4		20% (14); 2P = 0,1
2001	106/431	113/432	- 6,2	53,7		11% (13); 2P = 0,4
2002	157/537	140/541	6,7	74,0		-9% (12); 2P = 0,4

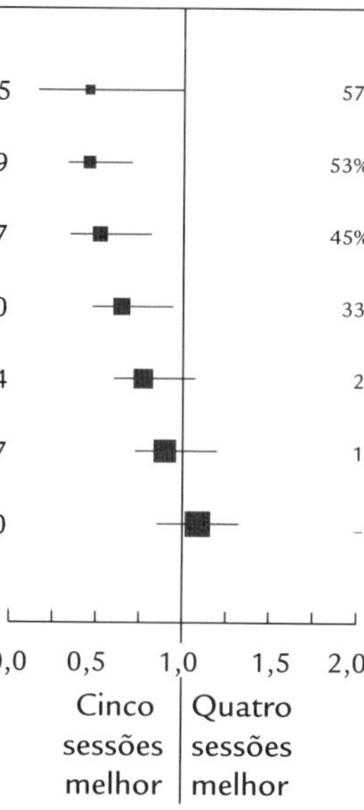

FIGURA 9.3.2 Uma quase perda em um ensaio de quimioterapia para leucemia.

Abreviaturas: IC, intervalo de confiança; RR, razão de riscos; P, pacientes; DP, desvio padrão.
Reproduzida de Wheatley e Clayton.[8] Copyright © 2003, com permissão da Elsevier.

uma mediana de 68 pacientes passando pelos desfechos que orientaram a interrupção. Os ECRs tinham um relato limitado dos aspectos críticos específicos até a decisão de interromper o ensaio: somente 67 (47%) dos 143 ensaios relataram seu tamanho de amostra planejado, a análise intermediária limite para interromper o ECR e a regra de interrupção para informar essa decisão (Tab 9.3.2).

A mediana do *risco relativo* (RR) nesses 143 ECRs foi 0,53. Ou seja, quase a metade dos ensaios interrompidos precocemente demonstrou *reduções de risco relativo* (RRR) de 50%, e mais de um quarto demonstrou RRRs maiores do que 70%. Considerando o que sabemos sobre a biologia humana e a nossa experiência com o tratamento de doenças humanas que raramente atingem efeitos desse tamanho, a magnitude dos efeitos médios observados em ECRs interrompidos não é confiável.

OS ENSAIOS CLÍNICOS RANDOMIZADOS INTERROMPIDOS PODEM IMPEDIR UMA AVALIAÇÃO ABRANGENTE DO IMPACTO DO TRATAMENTO

Em 22% dos 143 ensaios revisados, a decisão de interromper foi embasada em um *desfecho composto*. O uso de um desfecho composto faz parte do risco de resultados equivocados: o *desfecho* menos *importante para o paciente* que integra o desfecho composto (p. ex., angina em um composto de morte, infarto do miocárdio e angina) (ver Cap. 10.4, Desfechos compostos) pode orientar a decisão de interromper precocemente. Consequentemente, poucos eventos mais importantes para os pacientes podem advir.

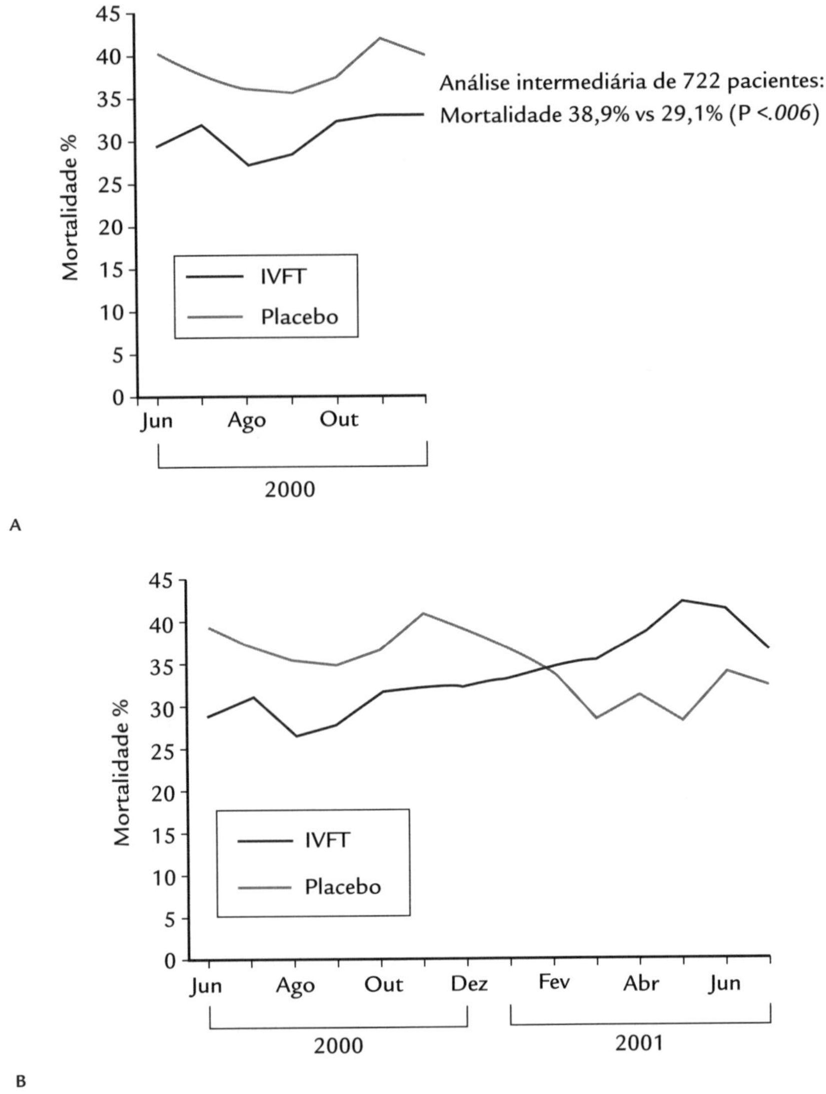

FIGURA 9.3.3-A, B Uma quase perda em um ensaio de inibidor da via do fator tecidual em pacientes críticos com sepse severa.

A, Resultados em uma análise intermediária. B, Resultados finais. Abreviatura: IVFT, inibidor da via do fator tecidual. Reproduzida de Abraham e colaboradores,[9] com permissão do JAMA.

Mesmo quando os investigadores não usam desfechos compostos, poucos eventos resultarão nos desfechos que não orientam a decisão de interrupção precoce por benefício. Esses desfechos podem incluir eventos benéficos importantes para o paciente (p. ex., sobrevida geral em vez de sobrevida livre de progressão[11]) ou eventos adversos. A falta de dados de segurança adequados como resultado da interrupção precoce do ensaio pode, por sua vez, afetar as razões de risco-benefício real (ou seja, superestimar o benefício, subes-

TABELA 9.3.1 Características de ensaios clínicos randomizados interrompidos precocemente por benefício

Ano de publicação	ECRs interrompidos/ECRs indexados na Medline (%)	ECRs interrompidos/ECRs em periódicos de impacto máximo
1975-1979	1/6.574 (0,01)	0/620 (0)
1980-1984	1/12.653 (0,008)	1/1.175 (0,1)
1985-1989	10/21.807 (0,05)	9/1.938 (0,5)
1990-1994	19/38.712 (0,05)	15/3.106 (0,5)
1995-1999	41/52.060 (0,08)	35/3.594 (1,0)
2000-2004	71/58.537 (0,12)	47/3.859 (1,2)

Característica	n = 143
Área de estudo	
Cardiologia	36
Câncer (hematologia/oncologia)	30
HIV/AIDS	17
Atenção crítica	10
Outras áreas	50
Tipos de comparação	
Medicamento ativo *versus* placebo	76
Medicamento ativo *versus* medicamento ativo	31
Intervenções terapêuticas não farmacológicas (p. ex., procedimentos invasivos, reabilitação)	23
Medicamento *versus* intervenções terapêuticas não farmacológicas	12
Intervenções não terapêuticas (p. ex., educação)	1
Tipo de desfecho orientando a decisão de interromper o ensaio	
Desfechos dicotômicos simples	95
Desfechos dicotômicos compostos	32
Contínuo	16
Qualidade do relato de salvaguardas contra viés	
Método randomizado adequado	84
Ocultamento de alocação adequado	76
Cegamento de	
Participantes	77
Profissionais da atenção à saúde	61
Coletadores de dados	39
Analistas de dados	7
Avaliadores judiciais de desfechos	58
Tamanho de amostra planejado relatado	115

(*Continua*)

Tabela 9.3.1 Características de ensaios clínicos randomizados interrompidos precocemente por benefício (*Continuação*)

Característica	n = 143
Seção relatando ECR interrompido precocemente	
Título	2
Resumo	95
Introdução	25
Método	
Seção não estatística	16
Seção estatística	38
Resultados	
Primeiro parágrafo	57
Qualquer outro lugar na seção dos resultados	38
Seção de discussão	57
Financiamento	
Agência com fins lucrativos (p. ex., indústria farmacêutica)	64
Única fonte relatada	36
Junto com agência sem fins lucrativos/governamental somente	28
Organização sem fins lucrativos/agência governamental somente	53
Não relatado	26
Relatos de conflitos de interesse	
Nenhum relato de interesses concorrentes	100
Relato de emprego com agência financiadora	24
Relato de conflito potencial além de emprego	16
Sem relato de conflitos de interesse	3

Abreviaturas: AIDS, síndrome da imunodeficiência humana; HIV, vírus da imunodeficiência humana; ECR, ensaio clínico randomizado.
Reproduzida de Montori e colaboradores,[2] com permissão do JAMA.

Tabela 9.3.2 Características de interrupção de ensaios clínicos randomizados interrompidos precocemente por benefício

Características	n = 143
Tipo de interrupção	
Recrutamento interrompido	104
Acompanhamento continuou	51
Acompanhamento interrompido	53
Acompanhamento interrompido após a conclusão do recrutamento	30
Não pode ser determinado	9
Análises intermediárias – definição de intervalo	
Depois do cadastramento de um número determinado de participantes	51
Depois de um período do calendário após a data de início do ensaio	32

(*Continua*)

TABELA 9.3.2 Características de interrupção de ensaios clínicos randomizados interrompidos precocemente por benefício (*Continuação*)

Características	n = 143
Análises interinas – definição de intervalo (*continuação*)	
Depois que um número determinado de desfechos ocorra	6
Depois de um determinado acompanhamento (p. ex., paciente-anos de observação)	8
Ad hoc	6
Não relatou	40
Métodos de monitoramento/limites de interrupção	
Nenhum método ou função α *spending*	28
Método especificado	
Limite de O'Brien-Fleming	38
Com função α *spending* de Dan-DeMets	15
Limite de Haybittle	16
Limite de Pocock	10
Limites triangulares	3
Valor P pré-especificado (função α *spending* não relatada)	15
Outros limites/funções α *spending*	13
Monitoramento de dados não especificado	20
Papel do método de monitoramento/limite de interrupção na conclusão do ensaio	
Os resultados excederam o limite de interrupção	90
Não relacionado ao limite de interrupção/sem limites de interrupção/regras oportunas	46
O ensaio continuou apesar de os resultados excederem o limite de interrupção	3
Razões não claras	7
Ajustes para interrupção precoce/análises interinas	
Nenhum relatado	129
Ajuste relatado	14
Estimativa, intervalo de confiança e valor P sobre o ponto	5
Intervalo de confiança ou valor P somente sobre o ponto	9
Estimativas ajustadas relatadas no resumo	11
Tamanho de amostra planejado relatado	
Quem tomou a decisão de interromper	
Comitê executivo	109
Seguindo recomendação do comitê de segurança e monitoramento dos dados	84
Comitê de segurança e monitoramento dos dados	8
Patrocinador sem fins lucrativos	2
Não relatado	24

Reproduzida de Montori e colaboradores,[2] com permissão do JAMA.

timar o risco) de implementar a intervenção em prática clínica.[12]

RESPONSABILIDADES ÉTICAS PARA COM PACIENTES COM BASE NOS RESULTADOS DE UM ENSAIO

Os leitores podem, a esta altura, estar diante de um dilema. Mesmo que os investigadores conheçam os perigos de interromper precocemente – superestimar os efeitos do tratamento e não conseguir fornecer estimativas precisas do efeito sobre todos os benefícios e riscos importantes para o paciente[13] – como podem continuar a eticamente cadastrar pacientes que têm 50% de chance de receber placebo quando os resultados mostram um grande benefício aparente do tratamento? A resposta está em responsabilidades éticas para com os muitos pacientes que estão sob risco de embasar suas decisões subsequentes de tratamento sobre informações falsas.[10] A perspectiva de, por exemplo, pacientes leucêmicos passarem por quimioterapia tóxica sem benefício não é eticamente atraente. Os pacientes merecem estimativas sólidas e precisas sobre os efeitos do tratamento que estejam considerando.

DIRETRIZES PARA UTILIZAÇÃO DA LITERATURA MÉDICA

Havia uma regra de interrupção pré-planejada?

Se os investigadores conferem periodicamente seus dados e param tão logo observam um efeito de tratamento aparentemente grande, o risco de superestimativa do efeito do tratamento é enorme (Fig. 9.3.1). Um plano prévio para examinar os dados periodicamente apenas (p. ex., em 250, 500 e 750 pacientes concluídos de um ensaio planejado para cadastrar 1.000 pacientes) e interromper somente se os resultados responderem a certos critérios (p. ex., $P < 0{,}001$) reduz consideravelmente as chances de interrupção precoce.

Contudo, existem três limitações sérias das *regras de interrupção* formais. Primeira, às vezes os investigadores escolhem critérios insatisfatórios para interrupção. Em um ensaio, após encontrar uma aparente tendência em favor do tratamento com 28 pacientes, os investigadores decidiram revisar os dados depois de cada cinco pacientes seguidos e interromper tão logo o valor P alcançasse 0,001 (o que ocorreu após mais 25 pacientes, para um total de 53 cadastrados, dos quais 28 faleceram).[14]

A segunda limitação é que os ensaios que são interrompidos precocemente sem regras formais de interrupção não conseguem informar que o ensaio foi na verdade interrompido precocemente. Essa é uma razão para ser cético a respeito de ensaios pequenos com efeitos muito grandes – podem representar exemplos de interrupção em resposta a um grande efeito do tratamento descoberto devido a repetidos exames dos dados (ver Cap. 11.3, Lidando com apresentações equivocadas de resultados de ensaios clínicos).

Sydes e colaboradores[15] alertaram que o problema da interrupção precoce não relatada pode ser considerável. Em um exame de métodos estatísticos em 662 ensaios, descobriram que 156 relatavam uma regra de interrupção ou um comitê de monitoramento de dados (CMD). Desses 156 ensaios, 41 relataram um CMD sem uma regra de interrupção formal (uma situação um tanto anômala).[15] Esses dados sugerem que as revisões de ensaios interrompidos precocemente baseados em relatórios explícitos da decisão de interromper subestimarão a magnitude do problema.

E a terceira limitação é que os ensaios que atingem limites de interrupção pré-planejados, depois de alguns poucos eventos, provavelmente ainda representam grandes superestimativas do efeito do tratamento.

A regra envolvia poucos olhares intermediários e um valor P conservador?

Os ensaios com regras de interrupção que envolvem múltiplos olhares em intervalos curtos – como o critério de cada cinco pacientes descrito anteriormente – oferecem pouca proteção contra o papel do acaso e o risco de uma estimativa enviesada do efeito do tratamento. Critérios um pouco mais conservadores com valor P excessivamente tolerante (p. ex., 0,02) também são problemáticos.[16,17] Critérios mais conservadores que exigem um valor P de 0,001 ou menos oferecem proteção crescente.

Valores P conservadores, entretanto, ainda deixam um importante perigo: embora diminuam a probabilidade de interrupção precoce, os casos em que o limite é ultrapassado ainda podem representar um achado casual e um efeito do tratamento substancialmente aumentado.

Tomemos, por exemplo, um ECR avaliando a eficácia do bisoprolol em pacientes com um resultado de ecocardiograma positivo para dobutamina passando por cirurgia vascular eletiva.[4] Quando o ensaio foi interrompido, os investigadores tinham cadastrado 112 pacientes (os autores tinham planejado recrutar 266 pacientes, esperando um RR de 0,50) e os resultados tinham excedido o limite O'Brien-Fleming para benefício de P < 0,001. O RR para o desfecho primário (morte cardíaca ou infarto do miocárdio não fatal) foi 0,09 (IC 95%, 0,02-0,37) ou uma RRR de 91%.

Esse efeito do tratamento muito grande é bom demais para ser verdadeiro. Não é consistente com as expectativas dos pesquisadores, com a magnitude de efeito (i.e., RRs, 0,65-0,85) de ß-bloqueadores em dezenas de milhares de pacientes com infarto agudo do miocárdio ou manejo crônico de insuficiência cardíaca congestiva e com resultados em prática clínica do dia a dia.[18] Além disso, o efeito do tratamento muito grande no ensaio interrompido precocemente[4] contrasta com os resultados de dois ECRs recentemente relatados.[19,20] Ambos são muito maiores do que o ensaio precocemente interrompido que sugere um grande benefício com ß-bloqueadores (491 pacientes[19] e 921 pacientes[20]) e nenhum deles sugere um benefício importante a partir da administração perioperatória de ß-bloqueadores.

Assim, o ceticismo deve ser mantido mesmo diante de regras de interrupção aparentemente conservadoras. O risco de um *ensaio falso-positivo* diminui se o pesquisador ou o CMD escolher cadastrar mais pacientes e verificar novamente depois se os critérios de interrupção foram atendidos. Mesmo assim, o risco remanescente de um efeito do tratamento aumentado sugere a necessidade de um critério adicional.

Havia um grande número de eventos?

À medida que os eventos se acumulam, a probabilidade de o acaso produzir um efeito substancialmente aumentado diminui (Fig. 9.3.1). Os ensaios menores entre os 143 ECRs interrompidos na revisão sistemática demonstraram, em média, uma magnitude de efeito muito maior do que os ensaios maiores. Os ensaios que incluíram menos do que o número médio de eventos (66) foram muito mais prováveis (OR, 28; IC 95%, 11-73%) de mostrar um efeito do tratamento grande (maior do que a RRR mediana de 47%) do que ensaios com mais eventos. Assim, se os investigadores e os CMDs evitarem olhar seus dados até que um grande número de pacientes tenha passado pelos eventos, e também escolherem um valor P conservador, seu risco de resultados ilegítimos diminuirá consideravelmente.

Quantos eventos são suficientes? Em um exame dos 143 ensaios interrompidos precocemente para benefício, nenhum ECR com mais de 200 eventos mostrou uma RRR de mais de 50%. Os mais conservadores de nós sugeririam a necessidade de mais de 300 eventos antes que o risco de um efeito do tratamento aumentado se torne mínimo, enquanto o mais conservador diria que devemos variar o limiar dependendo da taxa de evento. Embora pesquisas futuras possam fornecer *insight* adicional sobre o limiar ótimo, podemos confiantemente sugerir que você não deve acreditar em RRRs de mais de 50% geradas em ensaios interrompidos com menos de 100 eventos. Quanto maior é o número de eventos e mais plausíveis são as RRRs (na ordem de 20-35%), menos cético você precisa ser acerca do resultado.

CONCLUSÃO – ORIENTAÇÃO PARA O CLÍNICO

Como um clínico deveria responder a um ensaio interrompido precocemente? Se todos os critérios de *validade* que apresentamos foram atendidos, o ensaio pode representar uma estimativa precisa do verdadeiro benefício para o paciente, e o clínico pode continuar com confiança. Se não, o clínico enfrenta uma situação similar à de agir com base em ensaios com validade limitada ou com tamanho inadequado de amostra: os resultados provavelmente representam uma superestimativa do efeito, e o grau da superestimativa pode ser grande. Em tais situações, os *valores e preferências* subjacentes dos pacientes (como se sentem recebendo tratamento com benefício incerto e alguma inconveniência, risco e, possivelmente, custo) se tornam particularmente relevantes na tomada de decisão.

Referências

1. Psaty BM, Rennie D. Stopping medical research to save money: a broken pact with researchers and patients. *JAMA*. 2003;289(16):2128-2131.
2. Montori VM, Devereaux PJ, Adhikari NK, et al. Randomized trials stopped early for benefit: a systematic review. *JAMA*. 2005;294(17):2203-2209.
3. van den Berghe G, Wouters P, Weekers F, et al. Intensive insulin therapy in the critically ill patients. *N Engl J Med*. 2001;345(19):1359-1367.
4. Poldermans D, Boersma E, Bax JJ, et al. The effect of bisoprolol on perioperative mortality and myocardial infarction in high-risk patients undergoing vascular surgery: Dutch Echocardiographic Cardiac Risk Evaluation Applying Stress Echocardiography Study Group. *N Engl J Med*. 1999;341(24):1789-1794.
5. Kiri A, Tonascia S, Meinert CL. Treatment effects monitoring committees and early stopping in large clinical trials. *Clin Trials*. 2004;1(1):40-47.
6. Pocock SJ, Hughes MD. Practical problems in interim analyses, with particular regard to estimation. *Control Clin Trials*. 1989;10(suppl 4):209S-221S.
7. Pocock S, White I. Trials stopped early: too good to be true? *Lancet*. 1999;353(9157):943-944.
8. Wheatley K, Clayton D. Be skeptical about unexpected large apparent treatment effects: the case of an MRC AML12 randomization. *Control Clin Trials*. 2003;24(1):66-70.
9. Abraham E, Reinhart K, Opal S, et al. Efficacy and safety of tifacogin (recombinant tissue factor pathway inhibitor) in severe sepsis: a randomized controlled trial. *JAMA*. 2003;290(2):238-247.
10. Bernard GR, Vincent JL, Laterre PF, et al. Efficacy and safety of recombinant human activated protein C for severe sepsis. *N Engl J Med*. 2001;344(10):699-709.
11. Cannistra SA. The ethics of early stopping rules: who is protecting whom? *J Clin Oncol*. 2004;22(9):1542-1545.
12. Juurlink DN, Mamdani MM, Lee DS, et al. Rates of hyperkalemia after publication of the Randomized Aldactone Evaluation Study. *N Engl J Med*. 2004;351(6):543-551.
13. Guyatt G, Montori V, Devereaux PJ, Schunemann H, Bhandari M. Patients at the center: in our practice, and in our use of language. *ACP J Club*. 2004;140(1):A11-12.
14. Amato MB, Barbas CS, Medeiros DM, et al. Effect of a protective-ventilation strategy on mortality in the acute respiratory distress syndrome. *N Engl J Med*. 1998;338(6):347-354.
15. Sydes MR, Altman DG, Babiker AB, Parmar MK, Spiegelhalter DJ. Reported use of data monitoring committees in the main published reports of randomized controlled trials: a cross-sectional study. *Clin Trials*. 2004;1(1):48-59.
16. Pocock SJ. When (not) to stop a clinical trial for benefit. *JAMA*. 2005;294 (17):2228-2230.
17. A proposed charter for clinical trial data monitoring committees: helping them to do their job well. *Lancet*. 2005;365(9460):711-722.

18. Devereaux PJ, Yusuf S, Yang H, Choi PT, Guyatt GH. Are the recommendations to use perioperative beta-blocker therapy in patients undergoing non-cardiac surgery based on reliable evidence? *CMAJ*. 2004;171(3):245-247.
19. Yang H, Raymer K, Butler R, Parlow J, Roberts R. The effects of perioperative beta-blockade: results of the Metoprolol after Vascular Surgery (MaVS) study, a randomized controlled trial. *Am Heart J*. 2006;152(5)983-90.
20. Juul AB, Wetterslev J, Gluud C, et al; DIPOM Trial Group. Effect of perioperative beta-blockade in patients with diabetes undergoing major non-cardiac sugery: randomized, placebo controlled, blinded multicentre trial. *BMJ*. 2006;332 (7556):1482.

9.4

TÓPICOS AVANÇADOS EM VALIDADE DE ENSAIOS TERAPÊUTICOS

O princípio da intenção de tratar

GORDON GUYATT, VICTOR MONTORI,
P. J. DEVEREAUX E PIERRE DURIEUX

Neste capítulo:

- Como os ensaios randomizados devem lidar com pacientes do braço de tratamento que não recebem o tratamento?
- Um ensaio clínico randomizado hipotético em cirurgia
- Um segundo ensaio randomizado hipotético em cirurgia
- Ensaio randomizado hipotético de terapia medicamentosa
- Um exemplo do mundo real
- Aderir ao princípio da intenção de tratar não significa que todos os pacientes randomizados devem ser incluídos na análise
- A intenção de tratar e a toxicidade
- Limitações do princípio da intenção de tratar
- Uso equivocado da "intenção de tratar"
- Resumo

COMO OS ENSAIOS RANDOMIZADOS DEVEM LIDAR COM PACIENTES DO BRAÇO DE TRATAMENTO QUE NÃO RECEBEM O TRATAMENTO?

Se os pacientes não tomam sua medicação, não receberão nenhum benefício. Além disso, não precisamos de ensaios randomizados – ou estudos de qualquer tipo – para demonstrar essa falta de benefício. Portanto, pode-se argumentar que, em um ensaio randomizado, os investigadores deveriam comparar pacientes no grupo experimental que receberam o tratamento com pacientes no grupo-controle que não o receberam. Como se vê, contudo, proceder dessa forma é um erro. Precisamos saber sobre todos os pacientes em um ensaio, inclusive sobre aqueles no grupo experimental que não aderem ou não concluem a terapia.

Um argumento para incorporar todos os pacientes na análise final, até os que não aderiram ao tratamento, tem a ver com o efeito do tratamento sobre os membros da comunidade. Se alguém estiver interessado em conhecer o efeito de um medicamento sobre determinada população, deve incluir todos os membros daquela população. Quando os pacientes não aderem a um regime, particularmente se efeitos adversos causaram a não adesão, aparecerão reservas acerca do efeito de uma medicação sobre uma comunidade.

Como clínicos, no entanto, estamos mais interessados no efeito de nossas intervenções sobre pacientes individuais do que sobre populações. Considere o ponto de vista de um paciente que está determinado a aderir a um regime de tratamento e está destinado a ser bem sucedido. Vamos supor que 50% dos pacientes tratados em um ensaio não se comprometam com o regime de tratamento. O paciente motivado deseja conhecer o efeito médio do tratamento em um grupo de pessoas em que 50% não se comprometeram? Não; o paciente quer a melhor estimativa sobre o efeito que a medicação terá quando ingerida, o que viria de uma população de outros pacientes que tiveram êxito ao aderir ao regime de tratamento.

UM ENSAIO CLÍNICO RANDOMIZADO HIPOTÉTICO EM CIRURGIA

Imagine um ensaio randomizado estudando pacientes com doença cerebrovascular. O ensaio compara a administração de aspirina somente com aspirina junto com um procedimento cirúrgico experimental. Suponha que, apesar de os investigadores que conduzem o ensaio não saberem, há ausência de efeito; os pacientes no braço cirúrgico do estudo não melhoram nem pioram em relação àqueles no braço de aspirina somente.

De 100 pacientes randomizados para cirurgia, 10 passam pelo desfecho primário do ensaio, um acidente vascular cerebral (AVC), durante o período pré-operatório de 1 mês, e sua cirurgia é cancelada. Dos 90 pacientes que vão à cirurgia, 10 têm um AVC no ano seguinte (Fig. 9.4.1). O que acontecerá aos pacientes no grupo-controle? Como a randomização criará, em média, grupos com o mesmo destino, e como já definimos que o procedimento cirúrgico não tem nenhum efeito sobre o desfecho, prevemos que 10 pacientes do grupo-controle terão um AVC no mês após a randomização, e outros 10 no ano seguinte.

O princípio que se refere à contagem de eventos em todos os pacientes randomizados, independentemente de terem recebido ou não a intervenção pretendida, é o *princípio da intenção de tratar*. Quando aplicamos o princípio da intenção de tratar em nosso estudo de cirurgia cerebrovascular para acidente vascular cerebral, descobrimos 20 eventos em cada grupo e, portanto, nenhuma evidência de um efeito de tratamento positivo. Se usarmos a lógica de que não deveríamos contar eventos no grupo cirúrgico que não recebeu a cirurgia, contudo, a taxa de eventos nos grupos experimentais seria 10/90 (ou 11%), em comparação com a

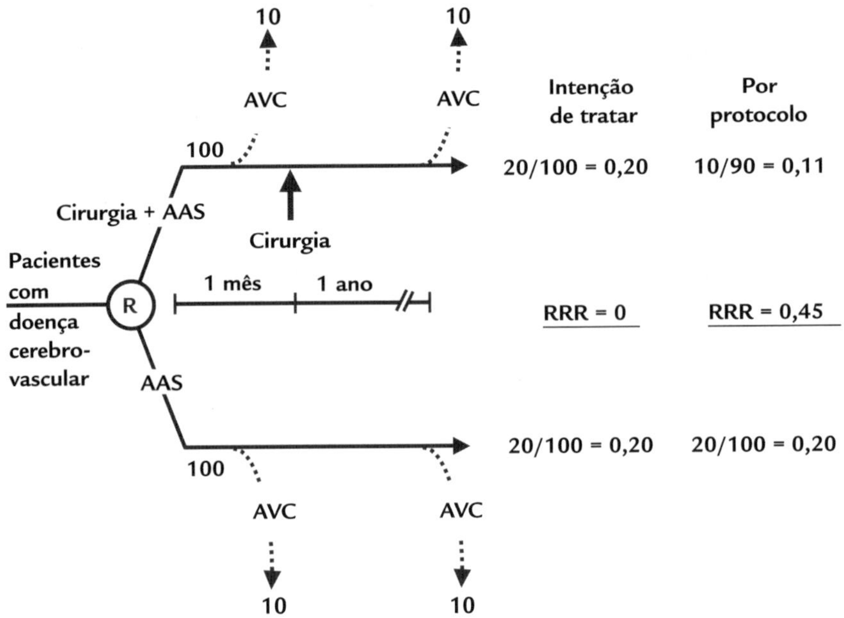

FIGURA 9.4.1 Resultados de um ensaio hipotético de tratamento cirúrgico em pacientes com doença cerebrovascular.

Abreviaturas: AAS, ácido acetilsalicílico; AVC, acidente vascular cerebral; R, randomização; RRR, redução de risco relativo. Reimpressa de Montori e Guyatt,[1] permissão. Copyright © 2001, Canadian Medical Association.

taxa de eventos de 20% no grupo-controle – uma redução no risco relativo (RR) de 45% em vez da verdadeira *redução de risco relativo* (RRR) de zero. Esses dados mostram como as análises restritas a pacientes que aderiram ao tratamento designado (às vezes referidas como *por protocolo*, eficácia ou análises explicativas) podem oferecer uma estimativa equivocada do efeito da cirurgia.

UM SEGUNDO ENSAIO RANDOMIZADO HIPOTÉTICO EM CIRURGIA

Considere um segundo exemplo cirúrgico de maior complexidade, pelo fato de não somente os pacientes alocados para cirurgia não a realizarem, mas também por alguns dos pacientes alocados para o braço médico sofrerem uma cirurgia não ditada pelo protocolo. Novamente especificamos que o verdadeiro efeito subjacente do procedimento cirúrgico é zero e a taxa geral de eventos de desfechos adversos gerais – ou seja, AVCs – é 20%.

Nesse exemplo, de 100 pacientes randomizados para cirurgia, 20 não fizeram cirurgia, e de 100 pacientes randomizados para tratamento médico apenas 20 passaram por cirurgia (grupos 5 e 7 na Fig. 9.4.2). Essa situação pode ocorrer, por exemplo, quando investigadores conseguem identificar pacientes em diferentes níveis de risco para AVC e tendem a favorecer a cirurgia para pacientes de baixo risco.

Como prognosticamente é um grupo de menor risco, a taxa de eventos será mais baixa para pacientes que passaram por cirurgia no braço de tratamento médico (digamos, 10%). Os pacientes remanescentes de maior risco médico têm uma taxa de AVC mais alta. Ao mesmo tempo, a taxa de eventos será mais alta para os pacientes de alto risco no braço cirúrgico que não recebem cirurgia (digamos, 30%) e mais baixa para os pacientes que passam por cirurgia, novamente considerados prognosticamente como grupo de menor risco (Fig. 9.4.2).

De 100 pacientes randomizados para cirurgia, 20 passam pelo desfecho primário (dos quais seis não fizeram cirurgia [grupo a] e 14 fizeram [grupo b]). De 100 pacientes randomizados para tratamento médico, 20 passam pelo desfecho primário (dos quais dois fizeram cirurgia [grupo c] e dois receberam o tratamento médico [grupo d] [Fig. 9.4.2]). Aplicando o princípio da intenção de tratar, não encontramos nenhuma evidência de um efeito de tratamento positivo (RRR = 0, o resultado preciso) (Fig. 9.4.2). Se contarmos somente pacientes que aderiram ao braço designado (análise por protocolo), os resultados são em favor da cirurgia (RRR = 0,28); serão mais favoráveis à cirurgia se compararmos todos os pacientes que fizeram cirurgia (80 no braço cirúrgico, grupo f; 20 no braço médico, grupo g) com todos os pacientes que receberam o tratamento médico (80 no braço médico, grupo h; 20 no braço cirúrgico, grupo e) (RRR = 0,33%) (Fig. 9.4.2). Essa análise "conforme o foram tratados" é a mais equivocada.

ENSAIO RANDOMIZADO HIPOTÉTICO DE TERAPIA MEDICAMENTOSA

Agora considere um ensaio de um novo medicamento no qual 20 de 100 pacientes são *não aderentes* (Fig. 9.4.3). Sob quais circunstâncias uma comparação dos 80 pacientes que tomaram o medicamento ativo com o grupo-controle resultou em comparação não enviesada? Isso seria verdadeiro somente se o prognóstico

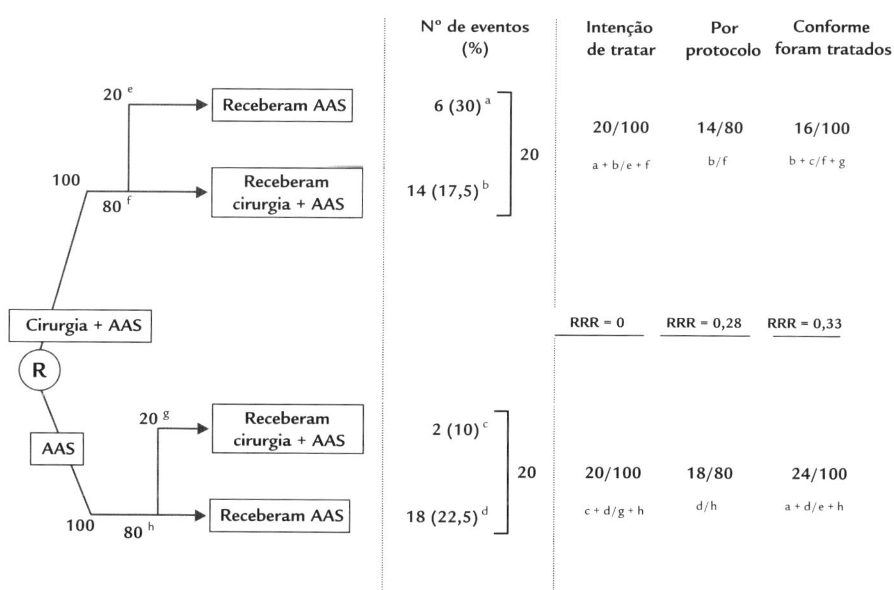

FIGURA 9.4.2 Resultados de um segundo ensaio hipotético de tratamento cirúrgico em pacientes com doença cerebrovascular.

Abreviaturas: AAS, ácido acetilsalicílico; R, randomização; RRR, redução de risco relativo.
As notas a-h referem-se aos grupos discutidos no texto.

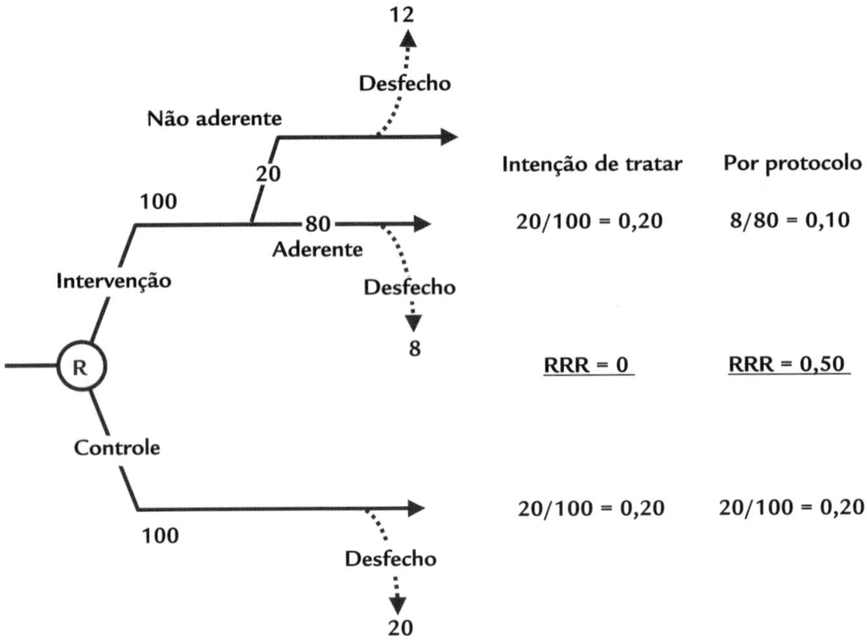

FIGURA 9.4.3 Resultados de um ensaio hipotético de terapia medicamentosa em pacientes com doença cerebrovascular.

Abreviaturas: R, randomização; RRR, redução de risco relativo.
Reproduzida com permissão de Victor Montori.

subjacente nos 80 pacientes aderentes fosse idêntico ao dos 20 pacientes não aderentes. Se os 20 não aderentes estivessem destinados a se dar melhor do que os outros membros de seu grupo, a análise por protocolo ofereceria uma subestimativa equivocada do verdadeiro efeito do tratamento. Se, como é o caso com maior frequência, o grupo não aderente tivesse maior probabilidade de ter um desfecho adverso, sua omissão levaria a uma superestimativa ilegítima do benefício do tratamento.

Para tornar nossa demonstração mais clara, podemos ilustrar com dados hipotéticos adicionais. Suponhamos que o tratamento mais uma vez não seja efetivo e que a verdadeira taxa de evento subjacente tanto em pacientes-tratamento como em pacientes-controle seja 20%. Novamente, os 20 pacientes não aderentes são mais doentes, mas sua taxa de eventos (60%) agora é muito mais alta. Sob essas circunstâncias, os pacientes não aderentes passarão por 12 dos 20 eventos destinados a ocorrer nos pacientes tratados. Se alguém comparar somente os pacientes aderentes (com uma taxa de eventos de 8/80, ou 10%) com o grupo-controle (taxa de eventos de 20/100, ou 20%), concluirá erroneamente que o tratamento corta a taxa de eventos pela metade (Fig. 9.4.3).

Nossos exemplos hipotéticos incluíram dois ensaios cirúrgicos e um ensaio sobre um medicamento.[1] O princípio da intenção de tratar se aplica independentemente da intervenção (cirurgia, medicamento ou uma terapia comportamental) e do desfecho (mortalidade, morbidade ou um desfecho comportamental, como parar de fumar). Remover pacientes depois da randomização sempre traz o risco de introduzir viés pela criação de grupos não comparáveis.

UM EXEMPLO DO MUNDO REAL

Talvez o exemplo mais marcante de quão equivocada uma análise por protocolo pode ser ocorreu muitos anos atrás em um ensaio que testou o efeito do clofibrate, um agente redutor de lipídeos, ao reduzir a mortalidade em homens entre 30 e 64 anos que tinham passado por um infarto do miocárdio.[2] Após 5 anos de acompanhamento, menos (20% de 1.103) pacientes randomizados para clofibrate tinham morrido em comparação com aqueles randomizados para placebo (20,9% de 2.789; valor P sobre a diferença, 0,55). Entretanto, a taxa de mortalidade em 357 pacientes tratados com clofibrate que tomaram menos de 80% do seu tratamento prescrito foi 24,6%, enquanto entre aqueles que tinham tomado mais do que 80% do medicamento foi 15% (valor P sobre a diferença < 0,001). O estudo encontrou resultados paralelos entre pacientes placebo-tratados: a taxa de mortalidade em pacientes de baixa adesão foi 28,2%; nos pacientes altamente adeptos, 15,1% (P < 0,001). Os pacientes com alta adesão tanto no grupo experimental como no grupo-controle claramente representam um grupo prognosticamente melhor. Qualquer inferência sobre efeitos do tratamento embasada em um foco seletivo sobre pacientes aderentes seria extremamente equivocada.

ADERIR AO PRINCÍPIO DA INTENÇÃO DE TRATAR NÃO SIGNIFICA QUE TODOS OS PACIENTES RANDOMIZADOS DEVEM SER INCLUÍDOS NA ANÁLISE

A meta do princípio da intenção de tratar é evitar o viés introduzido pelas diferenças prognósticas entre pacientes nos grupos tratamento e controle incluídos na análise. Existem circunstâncias em que se pode alcançar eficiência ao excluir pacientes randomizados e ainda evitar o desequilíbrio prognóstico.[3] Isso exige responder a duas condições: (1) a alocação para tratamento ou controle não poderia influenciar se um paciente randomizado em particular respondeu a critérios para exclusão pós-randomização e (2) a decisão sobre a exclusão pós-randomização é feita sem viés possível (normalmente alcançado por uma revisão que é mascarada para alocação).

Por exemplo, em um ensaio recentemente concluído sobre diferentes hastes em fraturas da tíbia, os investigadores planejaram excluir indivíduos com osteomielite prévia no membro afetado, uma vez que a abordagem por haste é improvável de ser um determinante importante em tais pacientes. Contudo, quando não conseguem identificar esse critério de exclusão, ocasionalmente cadastrarão tal paciente por erro. Para pacientes do exemplo apresentado, os investigadores do estudo planejaram a exclusão pós-randomização. Uma equipe de revisores cegos para alocação revisou rotineiramente as informações disponíveis na randomização e, se houvesse evidência de osteomielite no membro afetado, tomaria a decisão de excluir os pacientes da análise.

A INTENÇÃO DE TRATAR E A TOXICIDADE

Às vezes os investigadores aderem ao princípio da intenção de tratar em termos de avaliação de desfechos que reflitam os potenciais benefícios, mas não os desfechos de toxicidade do tratamento. Considerar somente aqueles expostos a uma intervenção é apropriado se os desfechos adversos ocorrem exclusivamente nessa população (a deiscência da ferida só pode ocorrer naqueles que passaram por um procedimento cirúrgico).

Em outros casos, a avaliação não tendenciosa da toxicidade da intervenção requer uma adesão tão estrita ao princípio da intenção de tratar como à avaliação de benefício. A razão é que os que não se comprometem nos grupos experimental e controle podem ter um risco de efeitos adversos ou toxicidade diferente dos que se comprometem, da mesma forma que podem ter um risco diferencial dos desfechos adversos que o tratamento está planejado para evitar.

LIMITAÇÕES DO PRINCÍPIO DA INTENÇÃO DE TRATAR

Mesmo depois de compreender a lógica do princípio da intenção de tratar, os clínicos podem achar desagradável contar eventos adversos de interesse em grandes números de pacientes que não receberam um tratamento experimental em relação ao grupo-tratamento. Afinal, o paciente que consideramos no começo deste capítulo estava interessado no efeito que a medicação teria se tivesse que tomá-la. A melhor estimativa desse efeito viria de um grupo de pacientes que tivesse recebido a intervenção experimental, em vez daquela de um grupo no qual alguns receberam e outros não receberam a intervenção. Infelizmente, seguir o princípio da intenção de tratar não produz a melhor estimativa e, quanto mais alto for o nível de não adesão, mais distante uma análise que adere ao princípio da intenção de tratar estará da melhor estimativa. Como ressaltamos, possíveis soluções (análises por protocolo, análises "conforme foram tratados", achados de estudos observacionais) são extremamente vulneráveis ao viés.

A não adesão diferencial pode produzir resultados potencialmente equivocados mesmo em uma análise apropriada. Digamos, por exemplo, que a cirurgia reduz o risco relativo de acidente vascular cerebral em pacientes com doença cerebrovascular em 40%, mas 50% dos pacientes designados para o grupo não cirurgia a realizam logo após a randomização. A análise da intenção de tratar mostrará um efeito aparente do tratamento que é somente 50% do que os investigadores observariam de todos os pacientes médicos que tivessem aderido à sua terapia designada. A RRR aparente com cirurgia seria ainda menor se os pacientes alocados para tratamento médico, apesar de terem feito cirurgia, fossem aqueles sob o mais alto risco de eventos adversos.

Infelizmente, a análise por protocolo não pode resolver o problema porque não podemos distinguir entre efeitos do tratamento e o viés introduzido por diferenças iniciais no prognóstico. Quando existe uma falta de comprometimento substancial, nossa opção é entre uma estimativa enviesada do efeito do tratamento de uma análise por protocolo e uma estimativa não enviesada do efeito do tratamento conforme é administrado (em vez de pretendido) da análise que atribui eventos em todos os pacientes para o braço ao qual foram alocados. Existem métodos estatísticos para "corrigir" métodos não aderentes, mas ou são limitados em sua aplicabilidade ou são complexos e não amplamente utilizados.[4] O resultado da utilização do princípio da intenção de tratar pode ter aplicabilidade limitada para pacientes aderentes. A melhor solução para esse dilema é o delineamento de ensaios pelos investigadores para garantir o nível de adesão mais alto possível e que os clínicos compreendam as muitas armadilhas de estudos que levam a falhas em acompanhar uma abordagem de intenção de tratar até a análise de seus resultados.

A ação mais segura para o clínico, quando confrontado com um ensaio que demonstra um efeito de tratamento aparente, mas no qual a não adesão foi substancial, é tratar o aparente efeito do tratamento como uma provável subestimativa do verdadeiro efeito do tratamento. Por exemplo, no *Heart Protection Study*, o comprometimento geral com sinvastatina foi aproximadamente 85% e o uso geral de estatinas no grupo-controle foi cerca de 17%.[5] Assim, pode-se considerar a aparente RRR de 17% nas mortes vasculares com sinvastatina uma provável subestimativa do benefício que um paciente plenamente comprometido poderia esperar ao tomar o medicamento *versus* ao não tomá-lo.

USO EQUIVOCADO DA "INTENÇÃO DE TRATAR"

Fomos cuidadosos ao falar sobre o "princípio da intenção de tratar" em vez de nos referirmos à "análise da intenção de tratar." A razão para esse cuidado é que existe uma considerável ambiguidade na expressão "análise da intenção de tratar" e seu uso pode ser muito equivocado.

Por exemplo, imagine um ensaio em que 20% dos pacientes tratados e 20% dos pacientes-controle parem de tomar a medicação, e os investigadores escolham terminar seu acompanhamento nesse ponto. Ao fim do ensaio, os investigadores contam eventos em todos os pacientes cujo *status* conheçam nos grupos para os quais estão alocados. Tecnicamente, poderiam dizer que haviam conduzido uma análise da intenção de tratar por terem contado todos os eventos que conheciam em relação ao grupo para o qual o paciente foi alocado. Obviamente, a análise da intenção de tratar de maneira alguma evitou o possível viés por omissão de eventos de desfecho em pacientes que interromperam o tratamento. Os investigadores poderiam ter evitado esse problema se tivessem optado por acompanhar todos os pacientes, independentemente da adesão ao tratamento.

Os médicos, ao avaliarem um ensaio randomizado, precisam saber se os pesquisadores seguiram o princípio da intenção de tratar. Uma abordagem rápida é examinar a seção de metodologia do *ensaio clínico randomizado* (ECR), procurando pela expressão "análise da intenção de tratar." Duas pesquisas de ECRs publicadas em importantes periódicos médicos entre 1993 e 1995[6] e em 1997[7] descobriram que metade dos ECRs usou o termo "análise da intenção de tratar." Infelizmente, o termo nem sempre foi usado apropriadamente. Assim, os leitores devem examinar o que realmente foi feito, em vez de procurar pela expressão "intenção de tratar" somente.

Em particular, uma perda grande para o acompanhamento pode introduzir o mesmo viés que uma análise por protocolo. Isso é particularmente assim porque os pacientes perdidos no acompanhamento tendem a ter desfechos piores do que os pacientes que os investigadores acompanham com sucesso.[8]

Por exemplo, Silverstein e colaboradores[9] relataram os resultados de um ECR com 8.843 pacientes tomando agentes anti-inflamatórios não esteroidais para artrite reumatoide, randomizados para receber misoprostol (4.404 pacientes) ou placebo (4.439 pacientes) para prevenir complicações gastroduodenais, conforme foi julgado por assessores de desfecho cegos para a alocação do tratamento. Os autores descreveram suas análises como intenção de tratar. Entretanto, incluíram pacientes perdidos no acompanhamento no denominador de taxas de eventos usadas para essa análise. A inclusão desses pacientes no denominador sem incluir seus desfechos no numerador supôs que nenhum paciente perdido durante o acompanhamento tivesse ulcerações gastroduodenais. O tamanho dos grupos perdidos (1.851 pacientes no braço misoprostol e 1.617 no braço placebo) ocultou o número de pacientes que passaram pelo desfecho primário em cada grupo (25 no grupo misoprostol e 42 no grupo placebo), deixando o leitor incerto acerca da verdadeira magnitude do efeito do tratamento. Novamente os investigadores poderiam ter evitado o problema ao acompanharem rigorosamente todos ao pacientes.

Em outro exemplo, Harris e colaboradores[10] relataram os resultados de um ECR de prevenção secundária de fraturas vertebrais em 1.628 mulheres pós-menopáusicas randomizadas para receberem risedronato (813 pacientes) ou placebo (815 pacientes) para prevenir outra fratura vertebral, conforme julgado por um radiologista cego para a alocação de tratamento. Os autores descreveram sua análise como intenção de tratar. Após 3 anos, 324 das 813 pacientes no braço risedronato e 365 das 815 pacientes no braço placebo tinham sido perdidas no acompanhamento. Os autores relataram desfechos até o ponto do último acompanhamento (usando *análise de sobrevida*), incluindo 93 pacientes com novas fraturas vertebrais no grupo-placebo e 61 no grupo risedronato, para uma RRR de 41%

em favor do risedronato. Aquelas perdidas no acompanhamento do grupo-placebo estavam em maior risco (tiveram mais fraturas vertebrais) no início do que aquelas perdidas do braço risedronato, sugerindo que o grupo-placebo remanescente no estudo teve, em média, um prognóstico melhor do que o grupo risedronato remanescente, enviesando assim os resultados em favor do placebo. Como o grupo risedronato passou por menos fraturas vertebrais do que o grupo-placebo, nesse caso, a grande perda no acompanhamento não enfraquece a inferência de que o risedronato resulte em uma grande redução no risco relativo.

RESUMO

Para que ECRs forneçam avaliações não enviesadas de eficácia de tratamento, os investigadores devem aplicar o princípio da intenção de tratar. Para melhorar a aplicabilidade dos resultados do estudo ao paciente individual, os investigadores devem melhorar o delineamento do ensaio para garantir a adesão ao protocolo com uma perda mínima no acompanhamento. Finalmente, a perda para o acompanhamento pode resultar no mesmo tipo de viés que uma análise por protocolo. Assim, na presença de uma perda significativa durante o acompanhamento, as declarações de que os investigadores conduziram uma "análise da intenção de tratar" geralmente oferecem pouca segurança.

Referências

1. Montori VM, Guyatt GH. Intention-to-treat principle. *CMAJ.* 2001;165(10):1339-1341.
2. The Coronary Drug Project Research Group. Influence of adherence to treatment and response of cholesterol on mortality in the coronary drug project. *N Engl J Med.* 1980;303(18):1038-1041.
3. Fergusson D, Aaron SD, Guyatt G, Hebert P. Post-randomisation exclusions: the intention to treat principle and excluding patients from analysis. *BMJ.* 2002;325(7365):652-654.
4. Dunn G, Maracy M, Tomenson B. Estimating treatment effects from randomized clinical trials with noncompliance and loss to follow-up: the role of instrumental variable methods. *Stat Methods Med Res.* 2005;14(4):369-395.
5. MRC/BHF Heart Protection Study of cholesterol lowering with simvastatin in 20,536 high-risk individuals: a randomised placebo-controlled trial. *Lancet.* 2002;360(9326):7-22.
6. Ruiz-Canela M, Martinez-Gonzalez MA, de Irala-Estevez J. Intention to treat analysis is related to methodological quality. *BMJ.* 2000;320(7240):1007-1008.
7. Hollis S, Campbell F. What is meant by intention to treat analysis? survey of published randomised controlled trials. *BMJ.* 1999;319(7211):670-674.
8. Ioannidis JP, Bassett R, Hughes MD, Volberding PA, Sacks HS, Lau J. Predictors and impact of patients lost to follow-up in a long-term randomized trial of immediate versus deferred antiretroviral treatment. *J Acquir Immune Defic Syndr Hum Retrovirol.* 1997;16(1):22-30.
9. Silverstein FE, Graham DY, Senior JR, et al. Misoprostol reduces serious gastrointestinal complications in patients with rheumatoid arthritis receiving nonsteroidal anti-inflammatory drugs: a randomized, double-blind, placebocontrolled trial. *Ann Intern Med.* 1995;123(4):241-249.
10. Harris ST, Watts NB, Genant HK, et al. Effects of risedronate treatment on vertebral and nonvertebral fractures in women with postmenopausal osteoporosis: a randomized controlled trial: Vertebral Efficacy With Risedronate Therapy (VERT) Study Group. *JAMA.* 1999;282(14):1344-1352.

9.5

TÓPICOS AVANÇADOS EM VALIDADE DE ENSAIOS TERAPÊUTICOS

Ensaios clínicos randomizados de n = 1

GORDON GUYATT, ROMAN JAESCHKE
E THOMAS MCGINN

Neste capítulo:

INTRODUÇÃO

Os médicos deveriam usar os resultados de *ensaios clínicos randomizados* (*ECRs*) de grupos de pacientes para orientar sua prática clínica. Ao decidir qual abordagem de manejo será melhor para um paciente individual, contudo, os clínicos nem sempre podem se basear nos resultados de ECRs. Um ECR abordando um aspecto em particular pode não estar disponível; por exemplo, algumas condições são tão raras que os ensaios randomizados não são factíveis. Além disso, mesmo quando um ECR relevante gera uma resposta clara, seu resultado pode não se aplicar a um paciente individual. Primeiro, se o paciente for muito diferente dos participantes do ensaio, os resultados do ensaio podem não ser aplicáveis a ele (ver Cap. 11.1, Aplicando os resultados a pacientes individuais). Segundo, independentemente dos resultados gerais do ensaio, alguns pacientes similares podem se beneficiar de determinada terapia, enquanto outros não recebem nenhum benefício. Os clínicos podem ter reservas particularmente fortes acerca da aplicação de resultados de ECRs a indivíduos quando os resultados mostrarem pequenos *efeitos do tratamento* de importância questionável.

Essas considerações levam os clínicos a conduzirem *ensaios de terapia* em que o paciente começa o tratamento, e o curso clínico subsequente determina se o tratamento será continuado. Muitos fatores podem, no entanto, enganar os médicos que estão conduzindo ensaios convencionais de terapia. Os pacientes podem ter melhorado de qualquer maneira, mesmo sem qualquer medicação. O otimismo dos médicos e dos pacientes pode resultar em mal entendidos dos resultados do ensaio terapêutico. Finalmente, muitas vezes as pessoas se sentem melhor quando estão tomando uma nova medicação, mesmo quando esta não apresenta nenhuma atividade específica contra sua doença (o *efeito placebo*); isso também pode levar a uma interpretação equivocada do valor do novo tratamento.

Para evitar essas armadilhas, os clínicos devem conduzir ensaios de terapia com salvaguardas que minimizem esses *vieses*. Salvaguardas em potencial incluem administrar e retirar repetidamente o *tratamento de interesse*, realizar medidas quantitativas dos *desfechos de interesse* e manter pacientes e clínicos *cegos* para o tratamento que está sendo administrado. Os investigadores usam essas medidas rotineiramente em ECRs que envolvem grandes números de pacientes.

Para determinar a melhor atenção para um paciente específico, os médicos podem conduzir ECRs em pacientes individuais (*ECRs de n = 1*). Em comparação com a maior parte deste livro, que fornece um guia para usar a literatura médica, este capítulo oferece uma abordagem para aplicar os princípios da *medicina baseada em evidências* para conduzir um ECR de n = 1 em sua própria prática.

ENSAIOS CLÍNICOS RANDOMIZADOS DE n = 1: DELINEAMENTO DO ESTUDO

Embora existam muitas formas de conduzir ECRs de n = 1, o método que consideramos o mais amplamente aplicável pode ser resumido como a seguir:

1. Um médico e um paciente concordam em testar uma terapia (a *terapia experimental*) por sua capacidade de melhorar ou controlar os sintomas, sinais ou outras manifestações (os *alvos do tratamento*) da doença do paciente.
2. Então o paciente passa por pares de períodos de tratamento organizados de modo que em cada período de cada par a terapia experimental é aplicada e no outro período é aplicado um tratamento alternativo ou um placebo (Fig. 9.5.1). A ordem dos dois períodos em cada par é *randomizada* por uma moeda jogada para o alto ou por qualquer outro método que assegure que o paciente seja igualmente provável de receber a terapia ex-

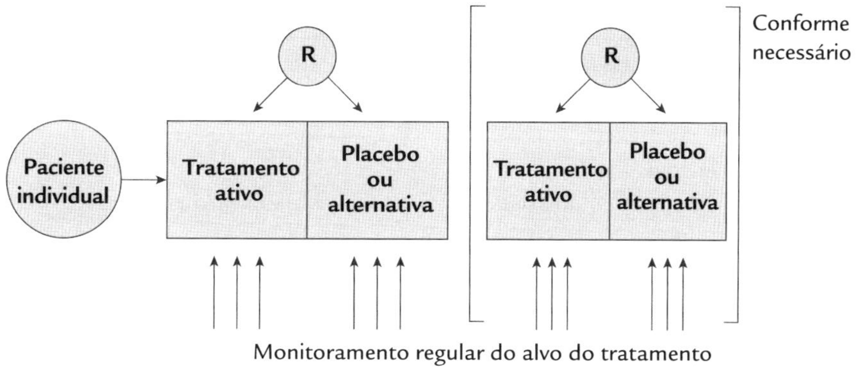

FIGURA 9.5.1 Delineamento básico para um ensaio clínico randomizado de n = 1.

O R dentro do círculo indica que a ordem de períodos placebo e ativo em cada par é determinada por alocação aleatória. O par entre colchetes com "Conforme necessário" indica que, além do primeiro par de períodos de tratamento, tantos mais pares adicionais de períodos de tratamento quantos forem necessários são conduzidos até que paciente e médico estejam convencidos da eficácia – ou falta de eficácia – da medicação do ensaio.
Reproduzida de Carruthers e colaboradores[1] Copyright © 2000, com permissão de McGraw-Hill Companies.

perimental ou controle durante qualquer período do tratamento.

3. Sempre que possível, um farmacêutico prepara independentemente a medicação para assegurar que tanto o médico como o paciente estejam cegos quando o paciente estiver recebendo o tratamento e as terapias alternativas (ver a seção intitulada "Existe um farmacêutico que possa ajudar?").
4. O médico monitora os alvos do tratamento, muitas vezes por meio de um diário, para documentar o efeito do tratamento que está sendo aplicado.
5. Pares de períodos de tratamento são replicados até que o médico e o paciente estejam convencidos de que a terapia experimental é efetiva, causa dano ou não tem nenhum efeito sobre os alvos do tratamento. Normalmente, isso exige um mínimo de três pares de períodos de tratamento.

Agora descreveremos um ECR de n = 1 em detalhes. Para facilitar sua ilustração, cada passo abordará uma pergunta que deve ser respondida antes de se prosseguir para o próximo passo, como é resumido na Tabela 9.5.1.

Um ensaio clínico randomizado de n = 1 está indicado para este paciente?

Como os ECRs de n = 1 não são necessários para algumas doenças (como doenças autolimitadas) e não são adequados para alguns tratamentos (como para uma doença aguda ou de evolução rápida, procedimentos cirúrgicos ou *prevenção* de desfechos adversos distantes, como morte, acidente vascular cerebral ou infarto do miocárdio), é importante determinar no começo se um ECR de n = 1 realmente está indicado para o paciente e para o tratamento em questão. Se um ECR de n = 1 for adequado, a resposta a cada uma das seguintes perguntas deve ser sim.

A efetividade do tratamento realmente foi posta em dúvida?

Um ou diversos ECRs podem ter demonstrado que o tratamento em questão é altamente efetivo. Entretanto, se 50% ou mais de pacientes nesses ensaios provaram ser não responsivos, um ECR de n = 1 ainda pode ser apropriado. Os cálculos de *números necessários para tratar (NNTs)* sugerem que isso quase sempre será o

TABELA 9.5.1 Diretrizes para ensaios clínicos randomizados de n = 1

Um ECR de n = 1 está indicado para este paciente?

- A efetividade do tratamento realmente foi posta em dúvida?
- Se efetivo, o tratamento terá continuidade em longo prazo?

Um ECR de n = 1 é factível neste paciente?

- O paciente deseja colaborar no delineamento e no desenvolvimento de um ECR de n = 1?
- O tratamento tem um começo e um término de ação rápidos?
- Uma duração ótima do tratamento é factível?
- Existem alvos importantes do tratamento para o paciente sensíveis à mensuração?
- Você consegue identificar critérios para encerrar o ECR de n = 1?
- Existe um farmacêutico que possa ajudar?
- As estratégias para interpretação dos dados estão em ação?

Abreviatura: ECR, ensaio clínico randomizado.
Reproduzida de Carruthers e colaboradores[1] Copyright © 2000, com permissão de McGraw-Hill Companies.

caso, independentemente se o tratamento estiver delineado para prevenir eventos adversos importantes ou para melhorar a qualidade de vida relacionada à saúde.[2] Os NNTs de 2 ou menos são extremamente incomuns.

Por exemplo, em um ensaio randomizado de inibidores seletivos de recaptação de serotonina (ISRSs) para reduzir a frequência de ondas de calor em mulheres que passam por sintomas da pós-menopausa, mais de 60% das mulheres no estudo experimentaram uma redução de 50% nos sintomas.[3] Embora esses resultados sejam consideráveis, o tratamento ainda deixa uma grande porcentagem de mulheres que passa por sintomas significativos, apesar da terapia efetiva. Em uma mulher com uma resposta duvidosa aos ISRSs, um ensaio de n = 1 pode ser apropriado para esclarecer definitivamente a efetividade do tratamento.

Contudo, um paciente pode ter apresentado uma resposta tão intensa ao tratamento que tanto o médico como o paciente estão convencidos de que ele funciona. Os ECRs de n = 1 são melhor reservados para as situações apresentadas na Tabela 9.5.2.

Se efetivo, o tratamento terá continuidade em longo prazo?

Se a condição subjacente for autolimitada e o tratamento for continuado somente por curto prazo, um ECR de n = 1 pode não valer a pena. Os ECRs de n = 1 são mais úteis quando os problemas são crônicos e quando é provável que a terapia de manutenção será prolongada.

Um ensaio clínico randomizado de n = 1 é factível neste paciente?

O clínico pode desejar determinar a eficácia do tratamento de um paciente individual, mas o paciente, a doença ou o tratamento podem não se prestar à abordagem de n = 1.

O paciente deseja colaborar no delineamento e no desenvolvimento de um ensaio clínico controlado de n = 1?

Os ECRs de n = 1 estão indicados somente quando os pacientes podem entender completamente a natureza do experimento e estão entusiasmados para participar. O ECR de n = 1 é uma jornada de cooperação entre clínico e paciente.

TABELA 9.5.2 Quando conduzir um ensaio clínico randomizado de n = 1

1. O médico não tem certeza se um tratamento que ainda não começou funcionará em um paciente em particular.
2. O paciente começou a tomar a medicação, mas nem o paciente nem o clínico têm certeza de que o tratamento realmente está oferecendo benefício.
3. Nem o clínico nem o paciente têm certeza sobre a dose ótima de uma medicação que o paciente está recebendo ou que deveria receber.
4. Um paciente tem sintomas que tanto o clínico como o paciente suspeitam - mas não têm certeza - que sejam causados pelos efeitos adversos das medicações.
5. O paciente insistiu em fazer um tratamento que o clínico acredita ser inútil ou prejudicial e, embora argumentos logicamente construídos não tenham persuadido o paciente, um resultado negativo de um ECR de n = 1 pode fazê-lo.

Abreviatura: ECR, ensaio clínico randomizado.
Reproduzida de Carruthers e colaboradores[1] Copyright © 2000, com permissão de McGraw-Hill Companies.

O tratamento tem um começo e um término de ação rápidos?

Os ECRs de n = 1 são muito mais fáceis de realizar quando efeitos positivos do tratamento, se estiverem realmente presentes, se manifestam em alguns dias. Embora seja possível conduzir ECRs de n = 1 com medicamentos que tenham uma latência mais longa para o desenvolvimento de sinais de eficácia (como uma terapia de remissão da doença em pacientes com artrite reumatoide ou uso de antidepressivos em pacientes com depressão), o requisito para períodos de tratamento muito longos antes que o efeito possa ser avaliado pode se provar proibitivo.

Similarmente, tratamentos cujos efeitos cessem abruptamente quando são interrompidos são os mais adequados para ECRs de n = 1. Se o tratamento continua a agir muito depois que foi interrompido, um *período de* washout prolongado pode ser necessário. Se esse período sem medicamento dura mais do que alguns dias, a factibilidade do ensaio fica prejudicada. Da mesma forma, tratamentos que têm potencial para curar a condição subjacente – ou levem a uma mudança permanente no alvo do tratamento – não são adequados para ECRs de n = 1.

Uma duração ótima do tratamento é factível?

Embora períodos curtos de tratamento impulsionem a factibilidade de ECRs de n = 1, os ensaios podem precisar ser longos para serem válidos. Por exemplo, se a terapia ativa leva alguns dias para alcançar seu pleno efeito e poucos dias para cessar de atuar quando for interrompida, evitar a distorção desses efeitos de pico retardados e períodos sem medicamento exige tempo de tratamento relativamente longo. Assim, nossos ECRs de n = 1 de teofilina em pacientes com asma usam períodos de tratamento de pelo menos 10 dias: 3 dias para permitir que o medicamento alcance um efeito estável ou sem medicamento e 7 dias seguintes para monitorar a resposta do paciente ao tratamento.

Além disso, como muitos ECRs de n = 1 testam a capacidade de o tratamento evitar ou mitigar ataques ou exacerbações (como enxaquecas ou convulsões), cada período de tratamento deve ser suficientemente longo para incluir um ataque ou exacerbação. Uma norma empírica, chamada *regra inversa dos 3*, nos diz o seguinte: se um evento ocorrer, em média, uma vez a cada x dias, precisamos observar 3x dias para termos 95% de certeza de observar pelo menos um evento. Por exemplo, aplicando essa regra em um paciente com febre mediterrânea familiar, com ataques que ocorrem, em média, uma vez a cada 2 semanas, escolhemos períodos de tratamento de pelo menos 6 semanas.

Existem alvos importantes do tratamento para o paciente sensíveis à mensuração?

Os alvos do tratamento, ou medidas de desfecho, normalmente vão além de um conjunto de sinais físicos (p. ex., a rigidez e o tremor da doença de Parkinson ou a distensão venosa jugular e o S3, S4 e crepitações pulmonares da insuficiência cardíaca congestiva), um teste laboratorial (p. ex., taxa de sedimentação de eritrócitos ou açúcar no sangue, ácido úrico e níveis de creatinina) ou uma medida de desempenho do paciente (p. ex., registros do fluxo de pico respiratório ou resultados de teste de caminhada durante 6 min.). Cada um desses é apenas uma medida indireta da qualidade de vida do paciente.

Na maioria das situações, não somente é possível como também preferível avaliar os sintomas e sentimentos de bem-estar (ou falta de bem-estar) do paciente. Os clínicos podem, de maneira simples, aplicar princípios de medidas de qualidade de vida a ECRs de n = 1 (ver Cap. 10.5, medindo a experiência dos pacientes). Para começar, peça ao paciente para identificar os sintomas ou problemas mais sérios que está experimentando e então decida qual deles provavelmente responderá ao tratamento experimental. Esse subconjunto de sintomas ou problemas forma a base de um diário ou questionário autoadministrado do paciente.

Por exemplo, uma paciente com limite crônico de fluxo de ar identificou o problema como falta de fôlego ao subir, se curvar ou usar o aspirador de pó.[4] Um paciente com fibromialgia identificou fadiga, dor, rigidez matinal e perturbação do sono como problemas que se tornaram os alvos do tratamento para a doença.[5]

Você pode usar diversos formatos de questionário para registrar os sintomas do paciente. A Figura 9.5.2 mostra uma ficha de dados de um ECR de n = 1 que examina a efetividade de ketanserin no fenômeno de Raynaud. Para alguns pacientes, uma classificação diária do sintoma pode funcionar melhor; para outros, um resumo semanal pode ser mais satisfatório. A melhor maneira de apresentar opções de resposta para pacientes é na forma de uma descrição graduada de sintomas variando de nenhum a severo. Um exemplo dessas descrições pode ser "sem falta de fôlego," "um pouco de falta de fôlego," "falta de fôlego moderada" e "falta de fôlego extrema." Elaborar questionários simples permite ao paciente e ao clínico colaborarem na quantificação dos sintomas, sobre os quais se baseia a análise do ECR de n = 1.

Você pode usar um diário ou questionário do paciente para medir náusea, distúrbios gastrintestinais, tontura ou outros efeitos adversos comuns, junto com sintomas da condição primária. Em ECRs de n = 1 delineados para determinar se os efeitos adversos do medicamento são responsáveis pelos sintomas de um paciente (p. ex., se a fadiga de um paciente é causada por um agente anti-hipertensivo), os efeitos adversos se tornam os alvos do tratamento primário.

Você consegue identificar critérios para encerrar o ECR de n = 1?

Se o clínico e o paciente decidem não especificar o número de pares de períodos de tratamento com antecedência, podem interrompê-lo no momento em que estiverem convencidos de que o tratamento experimental não deve continuar ou, ao contrário, que deve continuar indefinidamente. Assim, se descobrirem uma melhora considerável no alvo do tratamento entre os dois períodos do primeiro par, tanto o clínico como o paciente podem querer interromper imediatamente o ensaio e excluir o cegamento da sequência de medicamentos. Contudo, se paciente e clínico perceberem nenhuma ou uma mínima diferença entre os dois períodos de cada par, tanto o clínico como o paciente podem precisar de três, quatro ou cinco pares antes de concluir com confiança que o tratamento é ou não efetivo.

Médico: ______________________________
Paciente: ______________________________
Sexo: Masculino Feminino Data de nascimento: ______ ______ ______
Diagnóstico: ______________________________
Ocupação: ______________________________
Medicamentos atuais: ______________________________
Medicamento do ensaio: Ketanserin **Dose:** ______________________________
Duração dos períodos de estudo: 2 semanas
Desfechos: Classificação dos sintomas
Consentimento informado obtido (por favor, assine): ______________________________
Respostas às perguntas sobre sintomas, par 1, período 1:

1. Quantos episódios do fenômeno de Raynaud você teve na última semana?
   Primeira semana (a ser preenchido em ______ ______) ______
   Segunda semana (a ser preenchido em ______ ______) ______

2. Em média, em comparação com seus episódios habituais, qual foi a duração dos ataques?
   1. Muito severos; tão severos ou mais do que jamais tinham sido
   2. Muito severos; quase tanto quanto sempre foram
   3. Mais longos do que o habitual
   4. Tão longos quanto o habitual
   5. Não tão longos quanto o habitual
   6. Nem de perto tão longos quanto o habitual
   7. Muito breves; tão breves ou mais do que jamais tinham sido

   Escreva o número que melhor descreve sua experiência para cada semana.
   Primeira semana (a ser preenchido em ______ ______) ______
   Segunda semana (a ser preenchido em ______ ______) ______

3. Em média, em comparação com seus episódios habituais, qual a severidade dos ataques?
   1. Muito severos; tão severos ou mais do que jamais tinham sido
   2. Muito severos; quase tão severos quanto sempre foram
   3. Mais severos do que o habitual
   4. Quase tão severos quanto o habitual
   5. Não tão severos quanto o habitual
   6. Nem de perto tão severos quanto o habitual
   7. Muito leves; tão leves ou mais do que jamais tinham sido

   Escreva o número que melhor descreve sua experiência para cada semana.
   Primeira semana (a ser preenchido em ______ ______) ______
   Segunda semana (a ser preenchido em ______ ______) ______

Figura 9.5.2 Ensaio clínico randomizado de n = 1 – amostra de ficha de dados.

Reproduzida de Carruthers e colaboradores[1] Copyright © 2000, com permissão de McGraw-Hill Companies.

Se, no entanto, deseja-se conduzir uma análise estatística formal a partir do ECR de n = 1, especificar com antecedência o número de pares fortalecerá a análise. Independentemente de especificar o número de períodos de tratamento com antecedência, recomendamos que os clínicos resistam à tentação e evitem quebrar o código até que tenham certeza de que estão prontos para encerrar o estudo.

Existe um farmacêutico que possa ajudar?

Na maioria dos casos, conduzir um ECR de n = 1 que incorpore todas as medidas já mencionadas contra o viés e os mal entendidos requer colaboração entre o clínico e um farmacêutico que possa preparar placebos idênticos ao medicamento ativo em aparência, sabor e textura. Ocasionalmente, empresas farmacêuticas podem fornecer esses placebos. Mais frequentemente, contudo, você vai querer que seu farmacêutico reembale o medicamento ativo. Se o medicamento vier na forma de pastilha, o farmacêutico pode esmagá-la e reembalá-la na forma de cápsula – a menos que o medicamento seja um preparado com liberação modificada cujas características de absorção serão alteradas. Assim, um médico que esteja interessado no efeito de uma preparação de liberação modificada pode ter que desistir do cegamento se a duração da ação do medicamento for um aspecto crucial.

Se você precisar de um placebo, o farmacêutico pode encher cápsulas de placebo de aparência idêntica com lactose. Apesar de despender tempo, a preparação de placebos não é tecnicamente difícil. Nosso custo médio para preparar medicamentos para estudos de n = 1 em que placebos não tenham sido disponibilizados por uma companhia farmacêutica foi $200 (dólares canadenses). Ao considerar o custo, a grande economia que se segue ao abandono de um tratamento inútil prejudicial que, de outra forma, continuaria indefinidamente, junto com a certeza de saber que o tratamento no longo prazo realmente funciona, enfatiza o custo relativamente módico do medicamento em um ECR de n = 1.

O farmacêutico também está encarregado de preparar o esquema de randomização (que não exige nada mais do que jogar uma moeda para o alto para cada par de períodos de tratamento). Isso permite que o clínico, junto com o paciente, continue cego para a alocação. O farmacêutico também pode ser útil para planejar o delineamento do ensaio ao fornecer informações relacionadas ao tempo previsto para o início da ação e o período sem medicamento, ajudando assim com decisões sobre a duração dos períodos de estudo.

As estratégias para interpretação dos dados estão em ação?

Assim que você cuidadosamente coletar os dados sobre os alvos do tratamento em seu ensaio de n = 1, como irá interpretá-los? Uma abordagem é simplesmente plotar os dados e inspecionar visualmente os resultados. A avaliação dos resultados por inspeção visual tem um longo e distinto registro na literatura sobre psicologia referente a delineamentos com tópico único.[6,7] A inspeção visual é simples e fácil. Sua grande desvantagem é ser vulnerável ao viés do examinador ou observador.

Uma abordagem alternativa à análise de dados de ECRs de n = 1 é usar um teste de *significância estatística*. O teste mais simples se basearia na probabilidade de um paciente preferir o tratamento ativo em cada par de períodos de tratamento. Essa situação é análoga à probabilidade de caras repetidamente viradas para cima em uma série de jogadas de moedas para o alto. Por exemplo, a *probabilidade* de um paciente preferir o tratamento ativo ao placebo durante três pares consecutivos se o tratamento não fosse efetivo seria $(1/2) \times (1/2) \times (1/2) = 1/8$, ou 0,125. A desvantagem dessa abordagem (que é denominada *teste de sinal*) é que lhe falta *poder*; devem ser conduzidos cinco pares antes que exista qualquer chance de alcançar níveis convencionais de significância estatística.

Uma segunda estratégia estatística é usar o teste *t* de Student. O teste *t* oferece um poder maior porque não só a direção, mas também a força do efeito do tratamento em cada par são levadas em conta.

Para evitar resultados equivocados com base em altos ou baixos casuais, se você planeja um teste estatístico, idealmente deveria especificar o número de períodos de tratamento antes de o estudo começar.

Para realizar um teste *t* pareado, defina um único escore para cada par, subtraindo o escore médio do período de placebo do escore médio do período ativo. Essas diferenças em escores constituem os dados para o *t* pareado; o número de *graus de liberdade* é simplesmente o número de pares menos 1. Estão disponíveis *softwares* com programas estatísticos que facilitam o cálculo rápido do valor P.

A Tabela 9.5.3 apresenta os resultados de um ECR de n = 1. Nesse ensaio, testamos a efetividade da amitriptilina em uma dose de 10 mg na hora de dormir para um paciente com fibromialgia.[7] Toda semana, o paciente classificava separadamente a severidade de diversos sintomas, incluindo fadiga, dores e perturbação do sono em uma escala de 7 pontos, em que o escore mais alto representava a melhor função. Os períodos de tratamento tinham 4 semanas de duração e foram realizados três pares. A Tabela 9.5.3 apresenta os escores médios para cada uma das 24 semanas do estudo.

O primeiro passo ao analisar os resultados do estudo é calcular o escore médio para cada período (apresentado na coluna mais à direita da Tab. 9.5.3). Em cada par, o escore favoreceu o tratamento ativo. O teste de sinal nos diz que a probabilidade desse resultado ocorrer por acaso se o tratamento não fosse efetivo é (1/2) × (1/2) × 1/2 = 1/8 (ou 0,125).

No entanto, essa análise ignora a magnitude e a consistência da diferença entre o tratamento ativo e o placebo. Um teste *t* pareado, em que os dados do mesmo paciente durante períodos diferentes são pareados, leva esses fatores em conta. Fizemos nosso teste *t* ao inserir os dados dos pares de resultados em um programa estatístico simples: 4,68 e 4,22; 5,01 e 4,07; 5,04 e 4,18. O programa nos diz que o valor *t* é 5,07 e que existem dois graus de liberdade; o valor *P* associado é 0,04. Essa análise nos deixa consideravelmente mais confiantes de que é improvável que a diferença consistente em favor do medicamento ativo tenha ocorrido por acaso.

O uso de ECRs de n = 1 para melhorar a atenção ao paciente não depende da análise estatística dos resultados. Mesmo se a análise estatística não for usada na interpretação do ensaio, as estratégias de randomização, cegamento, replicação e quantificação dos *desfechos*, quando acompanhadas por cuidadosa inspeção visual dos dados, ainda permitem uma avaliação muito mais rigorosa da efetividade do tratamento do que seria possível em prática clínica convencional.

ÉTICA DOS ENSAIOS CLÍNICOS RANDOMIZADOS DE n = 1

Conduzir um ECR de n = 1 é uma tarefa clínica ou a realização de uma pesquisa? Se for

TABELA 9.5.3 Resultados de um ensaio clínico randomizado de n = 1 em um paciente com fibrosite[a]

Tratamento	Escore de severidade				
	Semana 1	**Semana 2**	**Semana 3**	**Semana 4**	**Semana 5**
Par 1					
Ativo	4,43	4,86	4,71	4,71	4,68
Placebo	4,43	4,00	4,14	4,29	4,22
Par 2					
Ativo	4,57	4,89	5,29	5,29	5,01
Placebo	3,86	4,00	4,29	4,14	4,07
Par 3					
Ativo	4,29	5,00	5,43	5,43	5,04
Placebo	3,71	4,14	4,43	4,43	4,18

[a] O medicamento ativo foi hidrocloreto de amitriptilina. Os escores mais altos representam uma melhor função.
Reproduzida de Carruthers e colaboradores[1] Copyright © 2000, com permissão de McGraw-Hill Companies.

o primeiro, é o tipo de procedimento clínico, análogo a um teste diagnóstico invasivo, que exige um consentimento informado por escrito? Diríamos que o ECR de n = 1 pode ser – e deveria ser – parte da prática clínica de rotina.

No entanto, existem diversos aspectos éticos importantes a considerar. Os pacientes deveriam estar plenamente cientes da natureza do estudo do qual estão participando e não deveria haver nenhum elemento de decepção no uso de placebos como parte do estudo. Os clínicos devem obter o consentimento por escrito; ver Figura 9.5.3 para um exemplo de um formulário de consentimento. Os pacientes devem saber que podem interromper o ensaio em qualquer momento, sem colocar em risco seu atendimento ou sua relação com seu médico. Finalmente, o acompanhamento deve ser imediato o suficiente para prevenir qualquer consequência deletéria importante decorrente da instituição ou da interrupção da terapia. Discutir a justificativa e o valor de ECRs de n = 1 com um representante do comitê de revisão institucional pode ajudar a esclarecer as políticas locais.

O IMPACTO DE ENSAIOS CLÍNICOS RANDOMIZADOS DE n = 1 SOBRE A PRÁTICA CLÍNICA

Relatamos uma série de mais de 50 ECRs de n = 1, cada um delineado para melhorar a atenção ao paciente individual.[8] Os pacientes tinham uma larga variedade de problemas, incluindo limitação crônica de vias aéreas, asma, fibrosite, artrite, síncope, ansiedade, insônia e angina pectoris. Em geral, os ensaios foram bem sucedidos ao esclarecer se o tratamento foi efetivo. Em aproximadamente um terço dos ensaios, o tratamento final diferiu daquele que teria sido prescrito

Acreditamos que participar de um destes ensaios terapêuticos sobre [NOME DO MEDICAMENTO] lhe ajudará. Conduziremos diversos pares de períodos. Cada período será de [DURAÇÃO DO PERÍODO]. Durante um período de cada par, você receberá o tratamento ativo e durante o outro você usará o placebo. O placebo é uma pílula que parece ser igual à medicação, porém não contém os ingredientes ativos. Se, em qualquer momento durante o estudo, você se sentir pior, podemos considerar que o período de tratamento terminou, e você poderá ir para o próximo tratamento. Portanto, se começar a se sentir pior, telefone para meu consultório no número [INSERIR NÚMERO] e entrarei em contato com você.

Se você não acredita que esta maneira de conduzir um ensaio terapêutico seja o melhor para você, testaremos o novo medicamento da maneira usual. Sua decisão não interferirá em seu tratamento de maneira alguma. Você poderá interromper o ensaio em qualquer momento, e essa decisão não interferirá em seu tratamento. Todas as informações que coletarmos durante o ensaio permanecerão confidenciais.

ASSINATURA DO PACIENTE ____________________

ASSINATURA DE TESTEMUNHA ____________________

ASSINATURA DO MÉDICO ____________________

DATA ____________

FIGURA 9.5.3 Formulário de consentimento para ensaio randomizado de n = 1.

Reproduzida de Carruthers e colaboradores[1] Copyright © 2000, com permissão de McGraw-Hill Companies.

caso o ensaio não tivesse sido conduzido. Na maioria dos ensaios em que isso ocorreu, a medicação, que foi administrada durante longo prazo, foi interrompida. Outros grupos clínicos relataram sua experiência com ECRs de n = 1, geralmente confirmando a factibilidade e a utilidade da abordagem.[9-11] A Tabela 9.5.4 apresenta um conjunto de problemas e opções terapêuticas que são excelentes candidatas a ECRs de n = 1.

Esses relatos não respondem definitivamente à pergunta sobre se os pacientes que passam por ECRs de n = 1 ficam melhores do que aqueles cujo regime de tratamento é determinado por métodos convencionais. O teste mais rigoroso da utilidade de ECRs de n = 1 seria um ensaio randomizado. Três ensaios assim, em que os investigadores randomizaram pacientes para atendimento convencional ou para ECRs de n = 1, abordaram o efeito de ECRs de n = 1.

O mesmo grupo de investigadores conduziu dois desses estudos;[12,13] ambos examinaram o uso de teofilina em pacientes com limitação crônica de vias aéreas. Os investigadores descobriram que, embora o uso de ECRs de n = 1 não afetasse a qualidade de vida ou o *status* funcional de pacientes inicialmente recebendo teofilina, menos pacientes nos grupos ECR de n = 1 terminaram recebendo o medicamento em longo prazo. Assim, ECRs de n = 1 economizaram gastos, inconveniência e potencial tóxico de terapia com teofilina em longa duração sem utilidade para os pacientes.

O terceiro ensaio randomizou 27 pacientes com osteoartrite que não tinham certeza se acrescentar medicamento anti-inflamatório não esteroidal ao manejo convencional reduziria sua dor, e outros 24 pacientes similares para um ensaio randomizado de n = 1 comparando diclofenaco e misoprostol (este último um agente para evitar efeitos gastrintestinais adversos) a placebo.[14] Os resultados mostraram poucas diferenças entre grupos (uma proporção similar de pacientes terminou tomando diclofenaco, qualidade de vida similar),

TABELA 9.5.4 Exemplos de ensaios clínicos randomizados de n = 1

Tipo de condição	Medidas de possíveis desfechos	Exemplo de intervenção
Cefaleia crônica	Duração, severidade e frequência da cefaleia	Antidepressivos tricíclicos ou β-bloqueadores
Dor lombar	Dor ou função	Ciclobenzaprina ou acupuntura[a]
Síncope recorrente	Episódios de síncope	β-bloqueadores
Obstrução crônica de vias aéreas	Dispneia, taxas de pico de fluxo	β-agonistas em aerossol, ipratropium, esteroides
Fibromialgia	Dores, fadiga, perturbação do sono	Antidepressivos tricíclicos em baixa dosagem
Fadiga	Fadiga	Pastilhas de ginseng[a]
Insônia	Perturbação do sono, satisfação	Antidepressivos tricíclicos em baixa dosagem
Ansiedade	Ansiedade, questionário formal de ansiedade, como o Beck	Cimicífuga[a]
Ondas de calor na menopausa	Frequência e severidade de ondas de calor	Clonidina ou leite de soja[a]

[a]Terapias alternativas com evidências limitadas para apoiar a eficácia, mas frequentemente usadas por pacientes, às vezes com custos substanciais.
Reproduzida de Carruthers e colaboradores[1] Copyright © 2000, com permissão de McGraw-Hill Companies.

embora todas as medidas de qualidade de vida mostrassem tendências em favor do braço de n = 1. Os custos foram mais altos no braço de n = 1. Esses resultados sugerem ser improvável que os ECRs de n = 1 sejam uniformemente superiores aos ensaios convencionais. Entender quando os ECRs de n = 1 beneficiarão os pacientes exigirá estudos adicionais.

Em resumo, a abordagem de n = 1 claramente tem potencial para melhorar a qualidade da atenção médica e o uso cuidadoso da medicação em pacientes com doença crônica. Usando as diretrizes aqui oferecidas, os médicos acharão a condução de ECRs de n = 1 factível, altamente informativa e estimulante.

Referências

1. Carruthers SG, Hoffman BB, Melmon KL, Nierenberg DF, eds. *Melmon and Morelli's Clinical Pharmacology: Basic Principles in Therapeutics*, 4th ed. New York, NY: McGraw-Hill; 2000.
2. Guyatt G, Juniper E, Walter S, Griffith L, Goldstein R. Interpreting treatment effects in randomised trials. *BMJ.* 1998;316(7132):690-693.
3. Stearns V, Beebe K, Iyengar M, Dube E. Paroxetine controlled release in the treatment of menopausal hot flashes: a randomized controlled trial. *JAMA.* 2003;289(2):2827-2834.
4. Patel A, Jaeschke R, Guyatt G, Newhouse M, Keller J. Clinical usefulness of n-of-1 randomized controlled trials in patients with nonreversible chronic airflow limitation. *Am Rev Respir Dis.* 1991;144(4):962-964.
5. Jaeschke R, Adachi J, Guyatt G, Keller J, Wong B. Clinical usefulness of amitriptyline in fibromyalgia: the results of 23 N-of-1 randomized controlled trials. *J Rheumatol.* 1991;18(3):447-451.
6. Kratchowill T. *Single Subject Research: Strategies for Evaluating Change.* New York, NY: Academic Press; 1978.
7. Kazdin A. *Single-case Research Designs: Methods for Clinical and Applied Settings.* New York, NY: Oxford University Press; 1982.
8. Guyatt G, Keller J, Jaeschke R, Rosenbloom D, Adachi J, Newhouse M. The n-of-1 randomized controlled trial: clinical usefulness: our three-year experience. *Ann Intern Med.* 1990;112(4):293-299.
9. Menard J, Serrurier D, Bautier P, Plouin P, Corvol P. Crossover design to test antihypertensive drugs with self-recorded blood pressure. *Hypertension.* 1988;11(2):153-159.
10. Johannessen T. Controlled trials in single subject, 1: value in clinical medicine. *BMJ.* 1991;303(6795): 173-174.
11. Larson E, Ellsworth A, Oas J. Randomized clinical trials in single patients during a 2-year period. *JAMA.* 1993;270(22):2708-2712.
12. Mahon J, Laupacis A, Donner A, Wood T. Randomised study of no of 1 trials versus standard practice. *BMJ.* 1996;312(7038):1069-1074.
13. Mahon J, Laupacis A, Hodder R, et al. Theophylline for irreversible chronic airflow limitation: a randomized study comparing n of 1 trials to standard practice. *Chest.* 1999;115(1):38-48.
14. Pope J, Prashker M, Anderson J. The efficacy and cost effectiveness of N of 1 studies with diclofenac compared to standard treatment with nonsteroidal antiinflammatory drugs in osteoarthritis. *J Rheumatol.* 2004;31(1):140-149.

9.6

TÓPICOS AVANÇADOS EM VALIDADE DE ENSAIOS TERAPÊUTICOS

Sistemas de apoio à decisão

ADRIENNE RANDOLPH, ANNE HOLBROOK, AMIT GARG, BRIAN HAYNES, PIERRE DURIEUX, DEBORAH J. COOK E GORDON GUYATT

Neste capítulo:

- Cenário clínico
  - Os sistemas de apoio à decisão clínica conseguem modificar o comportamento de prescrição?
- Encontrando as evidências
- O que são sistemas de apoio à decisão clínica?
- Os resultados são válidos?
  - Os participantes do estudo foram randomizados?
  - Além da(s) intervenção(ões) experimental(is), os grupos foram tratados igualmente?
  - O desfecho foi avaliado uniformemente no grupo experimental e controle?
- Quais são os resultados?
  - Qual é o efeito do sistema de apoio à decisão clínica?
  - Qual é a precisão da estimativa do efeito?
- Como posso aplicar os resultados à atenção ao paciente?
  - Que elementos do sistema de apoio à decisão clínica são necessários?
  - O sistema de apoio à decisão clínica é exportável para um novo local?
  - É provável que os clínicos da sua instituição aceitem o sistema de apoio à decisão clínica?
  - Os benefícios do sistema de apoio à decisão clínica justificam os riscos e os custos?
- Resolução clínica

CENÁRIO CLÍNICO

Os sistemas de apoio à decisão clínica conseguem modificar o comportamento de prescrição?

Como diretor de uma clínica ambulatorial pediátrica de um hospital, você supervisiona o atendimento prestado por 45 pediatras residentes e cinco enfermeiros. No ano passado, a auditoria de controle de infecção das fichas da sua clínica revelou que o uso de antibióticos foi inadequado para 47% das crianças que apresentavam sintomas respiratórios mais provavelmente de origem viral. Você foi convocado a diminuir o uso inadequado de antibióticos em sua clínica e a definir como meta uma redução de 50% ao longo dos próximos 12 meses. Sua resposta incluiu a educação de treinandos sobre a prescrição adequada de antibióticos baseada em evidências durante quatro almoços ao longo do ano; a insistência para que os treinandos completassem um teste relevante, administrado em um formato *online*, baseado em cenário, e lembretes para os médicos atendentes para que supervisionassem cuidadosamente a prescrição dos residentes, enfatizando a necessidade de diminuir o uso inadequado de antibióticos. Você acaba de receber os resultados da auditoria deste ano e ela demonstra uma diminuição de somente 2% na taxa geral de prescrição inadequada de antibióticos. Ao pensar sobre quais estratégias adicionais você precisa, lembra-se de que todos os residentes têm um assistente digital pessoal portátil (PDA) como preparação para um sistema de entrada de dados computadorizado. Você conseguiria utilizar essa ferramenta para diminuir mais efetivamente a prescrição inadequada de antibióticos?

ENCONTRANDO AS EVIDÊNCIAS

Quando você retorna para casa naquela noite, acessa o PubMed (em www.pudmed.com) para buscar informações acerca do uso de computadores para apoio à decisão para prescrição de antibióticos. Você clica em "Clinical Queries" no menu ao lado esquerdo da página, sob "PubMed Services". Você é levado para a seção "Search by Clinical Study Category", onde clica em "Therapy" e em "Broad, sensitive search". Você digita "decision support antibiotics computer" (sem as aspas) e clica em "Go". Uma citação o impressiona porque o título sugere que representa um ensaio randomizado relevante: "*Clinical Decision Support and Appropriateness of Antimicrobial Prescribing: A Randomized Trial*" [Apoio à decisão clínica e adequação de prescrição antibiótica: um ensaio randomizado]. O resumo desse artigo conclui que "(...) os SADCs [*sistemas de apoio à decisão clínica*] implementados em estabelecimentos rurais de atenção primária à saúde reduziram o uso geral de antimicrobianos e melhoraram a adequação da seleção de antimicrobianos para infecções agudas do trato respiratório."[1]

A barra verde sobre o ícone à esquerda da citação indica que o texto completo do artigo está disponível gratuitamente. Você clica com o botão esquerdo sobre o ícone, clica em "JAMA", em vermelho no canto superior direito da tela, e segue as instruções para *download* do arquivo. Nesse estudo,[1] 12 comunidades rurais em dois estados norte-americanos (duas comunidades maiores e quatro menores em cada estado) foram *aleatoriamente alocadas* para uma intervenção comunitária mais SADC ou a mesma intervenção comunitária somente. A intervenção era complexa, com cada comunidade recebendo duas "ondas" de educação, direcionadas a lideranças comunitárias, pais, mídia, consultórios médicos e farmácias durante o primeiro ano, seguidas de dicas para automanejo de pacientes para infecções respiratórias e perguntas-chave para fazer aos médicos. Além disso, todos os médicos de atenção primária participantes nas seis comunidades randomizadas para SADC receberam três tipos de SADC, dois em papel e um em PDA (Tab. 9.6.1). A justificativa para oferecer mais de um tipo de SADC era aumentar o número de opções e, portanto, a vontade dos médicos em participar. Cada intervenção objetivava reduzir a prescrição inadequada de drogas antimicro-

TABELA 9.6.1 Descrição da intervenção comunitária e da intervenção com sistema de apoio à decisão clínica (SADC)

1. Intervenção comunitária somente: educação e mídia multifacetada referente à resistência antimicrobiana, automanejo de infecções agudas do trato respiratório e perguntas para os pacientes fazerem aos seus médicos.
2. Intervenção com SADC: intervenção comunitária (supracitada) mais três ferramentas de SADC para manejo agudo do trato respiratório (descritas a seguir) para serem usadas com pacientes individuais para orientar o diagnóstico e a terapia, mais devolução sobre desempenho e dicas para manejo de paciente. Os médicos podiam escolher usar qualquer uma ou todas as ferramentas:
   i. Recomendações diagnósticas e terapêuticas em PDA embasadas em informações específicas para o paciente mais um escore de índice de severidade de pneumonia.
   ii. Ferramenta para documentação em papel levando a recomendações para tratamento apropriado.
   iii. Fluxograma gráfico em papel orientando o diagnóstico e as opções de tratamento.

bianas para infecções agudas do trato respiratório. Como uma precaução extra, outro grupo-controle de seis comunidades adicionais elegíveis, mas não selecionadas, serviu como um grupo de referência de não estudo, escolhido aleatoriamente, usando dados de farmácia de varejo.

O QUE SÃO SISTEMAS DE APOIO À DECISÃO CLÍNICA?

Os médicos dependem de computadores. Programas de manejo de dados laboratoriais, sistemas de manejo de informação de farmácias, aplicativos para rastrear a localização de pacientes por meio de internação e alta e tecnologias avançadas para suporte à vida como ventiladores mecânicos e máquinas de diálise estão entre os muitos tipos de sistemas computadorizados que se tornaram parte do hospital moderno. Esses dispositivos e sistemas capturam, transformam, exibem ou analisam dados para uso em tomada de decisão clínica. A expressão *sistemas de apoio à decisão clínica* (*SADCs*) é definida pelo Medline – Medical Subject Headings (MeSH) – como "sistemas de informação computadorizada utilizados para integrar as informações clínicas e do paciente e oferecer apoio para tomada de decisão em atenção ao paciente".

Em SADCs computadorizados, dados detalhados do paciente são inseridos em um programa de computador que seleciona e combina dados com algoritmos, gerando avaliações ou recomendações específicas sobre pacientes para os médicos.[2] A Tabela 9.6.2 descreve os tipos gerais de SADCs de acordo com suas funções.[3]

Como um exemplo de um tipo de SADC, o Antibiotic Assistant[10] implementa diretrizes para ajudar os médicos ao receitar agentes antibióticos. Esse sistema recomenda o regime antibiótico mais custo-efetivo ao levar em conta o local da infecção, a epidemiologia dos organismos em pacientes com esta infecção no hospital em particular, a eficácia do regime antibiótico escolhido, a função renal e as alergias a medicamentos do paciente e o custo da terapia.

A razão fundamental para investir em apoio computadorizado é melhorar a *qualidade assistencial* e, no fim, os *desfechos relevantes*. Se um sistema computadorizado sustenta o auxílio às decisões clínicas, melhora a atenção ao paciente e melhora os desfechos, então deveria estar sujeito às mesmas regras de testagem que qualquer outra intervenção de atenção à saúde. Neste capítulo descrevemos como usar artigos que avaliam a influência de um SADC. Limitaremos nossa discussão a SADCs que sejam planejados

TABELA 9.6.2 Funções de um sistema computadorizado de apoio à decisão clínica

Função	Exemplo
Alertar[4]	Destacar valores laboratoriais fora do normal (altos ou baixos demais)
Lembrar[4]	Lembrar o médico de agendar uma mamografia
Criticar[3,5]	Rejeitar um pedido eletrônico inadequado para um novo medicamento
Interpretar[6]	Analisar um eletrocardiograma
Predizer[7]	Calcular o risco de mortalidade por um escore de severidade de doença
Diagnosticar[8,9]	Listar diagnóstico diferencial para um paciente com dor no peito
Auxiliar[10]	Adequar antibióticos para pacientes de transplante de fígado e falência renal
Sugerir[11]	Gerar sugestões para ajuste de um ventilador mecânico

para alterar o comportamento do médico e, com isso, os desfechos do paciente, e cuja avaliação inicial tenha sido concluída e a implementação tenha iniciado.

OS RESULTADOS SÃO VÁLIDOS?

Conforme abordagem de outros capítulos deste livro, consideraremos três questões fundamentais relacionadas à validade de métodos de pesquisa, aos resultados e à aplicação clínica dos resultados (Tab. 9.6.3). Periodicamente, iremos nos referir ao artigo de Samore e colaboradores[1] que avalia o efeito do apoio à decisão clínica sobre a prescrição de antibiótico.

Quando os médicos examinam o efeito de um SADC sobre o manejo ou o desfecho de pacientes, deveriam usar os critérios usuais para avaliação de uma intervenção. Assim, você descobrirá que a Tabela 9.6.3, que resume nossa abordagem para analisar um artigo que avalia a influência de um SADC, inclui alguns dos critérios de nosso guia para terapia (ver Cap. 6, Terapia [ensaios clínicos randomizados]) e alguns critérios de nosso guia para artigos referentes a dano (ver Cap. 12, Dano [estudos observacionais]), porque a randomização e outras estratégias usadas para reduzir viés em *ensaios clínicos randomizados* (*ECRs*) podem não ser factíveis em uma avaliação de um SADC. Nossa discussão inclui somente aspectos de importância particular na avaliação de um SADC.

Os participantes do estudo foram randomizados?

Se não, os investigadores demonstraram similaridade em todos os fatores prognósticos conhecidos ou ajustaram para diferenças na análise?

A validade de *estudos observacionais* frequentemente utilizados para avaliar um SADC é limitada (ver Cap. 5, Por que os resultados dos estudos podem estar errados: erro aleatório e viés). Um delineamento observacional, o *delineamento antes-depois*, compara desfechos ocorridos antes de uma tecnologia ser implementada com aqueles que ocorreram depois de sua implementação. A validade dessa abordagem é ameaçada pela possibilidade de que mudanças ao longo do tempo (chamadas tendências seculares), envolvendo mistura de pacientes ou outros aspectos de atenção à saúde, sejam responsáveis por alterações que os investigadores queiram atribuir ao SADC.

Considere um SADC para auxiliar médicos a receitar drogas antibióticas[10] implementado no final da década de 1980, que estava associado a melhorias no custo-efetividade de receita de antibiótico ao longo dos 5 anos seguintes. Embora esse estudo antes-depois possa parecer instigante, as mudanças no sistema de atenção à saúde, incluindo o advento da atenção gerenciada, estavam ocorrendo simultaneamente durante o período do estudo.

Tabela 9.6.3 Utilizando artigos que descrevem sistemas de apoio à decisão clínica (SADCs)

Os resultados são válidos?

Os participantes do estudo foram randomizados?

  Se não, os investigadores demonstraram similaridade em todos os fatores prognósticos conhecidos ou ajustaram para diferenças na análise?

Se a intervenção fundamentalmente objetivava alcançar os médicos, o médico ou grupo de médicos foi a unidade de análise?

  Os participantes do estudo foram analisados nos grupos para os quais foram randomizados?

  O grupo-controle não foi afetado pelo SADC?

O acompanhamento foi completo?

Além da(s) intervenção(ões) experimental(is), os grupos foram tratados igualmente?

O desfecho foi avaliado uniformemente no grupo experimental e controle?

Quais são os resultados?

Qual é o efeito do SADC?

Qual é a precisão da estimativa do efeito?

Como posso aplicar os resultados à atenção ao paciente?

Foram considerados todos os desfechos clinicamente relevantes?

Que elementos do SADC são necessários?

O SADC é exportável para um novo local?

É provável que os clínicos da sua instituição aceitem o SADC?

Os benefícios do SADC justificam os riscos e os custos?

Para controlar as tendências seculares, investigadores do estudo[10] compararam as práticas de prescrição de antibióticos com aquelas de outros hospitais de atenção a problemas agudos dos EUA ao longo da duração do estudo. Obviamente esses outros hospitais diferiam em muitos aspectos além do SADC, limitando a validade da comparação. No entanto, a adição de um grupo-controle concorrente fortaleceu o delineamento do estudo.

Os investigadores também podem fortalecer o delineamento antes-depois ao realizar e interromper a intervenção múltiplas vezes, um tipo de *delineamento de série temporal*. Durieux e colaboradores[12] utilizaram esse delineamento para avaliar se um SADC que oferecia recomendações para prevenção de tromboembolia venosa para pacientes cirúrgicos melhorava o uso profilático. Havia três períodos de 10 semanas de intervenção alternando com quatro períodos de 10 semanas de controle, com 4 semanas sem medicamento entre cada período. Durante cada período de intervenção, a *adesão* às diretrizes de prática melhorava significativamente e então revertia para o início durante cada período-controle.

Embora alternar períodos de intervenção e controle fortaleça um delineamento antes-depois, a alocação aleatória de pacientes para um grupo-controle concorrente continua sendo o delineamento de estudo mais forte para avaliar intervenções terapêuticas ou *preventivas*. Entre mais de 100 estudos de SADCs considerados em uma revisão recente, 88% eram randomizados.[13]

Se a intervenção fundamentalmente objetivava alcançar os médicos, o médico ou grupo de médicos foi a unidade de análise?

A *unidade de análise* é um aspecto especial para avaliação de um SADC. Para a maioria dos ECRs, a *unidade de alocação* é o paciente. A maior parte das avaliações de SADC objetiva alcançar o comportamento do médico. Assim, os investigadores podem randomizar médicos individuais ou agrupamentos de médicos como equipes de atenção à saúde, enfermarias hospitalares ou ambulatórios.[14] Infelizmente, investigadores que utilizam esses delineamentos frequentemente analisam seus dados como se tivessem pacientes randomizados.[15,16] Esse erro, o *erro de unidade de análise*, ocorre frequentemente e pode gerar valores P artificialmente baixos. Suspeite de um erro de unidade de análise se um artigo não descrever o número e as características (p. ex., nível de experiência clínica, sexo, especialidades clínicas) de médicos em cada braço de um ensaio.[15,16]

Para aprofundar sua compreensão a respeito do assunto, usaremos um exemplo extremo. Considere um estudo em que um investigador randomiza duas equipes de médicos para um SADC e randomiza outras duas equipes para uma prática padronizada. Durante o curso do estudo, cada equipe atende 10.000 pacientes. Se o investigador analisar os dados como se os pacientes tivessem sido randomizados individualmente, o tamanho da amostra parecerá enorme. Entretanto, é plausível, talvez até mesmo provável, que o desempenho das equipes diferisse no início e que as diferenças persistissem ao longo do estudo, independentemente do SADC. O tamanho real da amostra nesse estudo é algo entre 2 por grupo (as quatro equipes; que seria o caso se as equipes fossem inerentemente diferentes) e 10.000 por grupo (que seria o caso se o desempenho das equipes fosse idêntico além da intervenção).

Uma função estatística denominada *coeficiente de correlação intraclasse* nos fala sobre o poder da relação entre equipe e desfecho (quanto mais inerentemente diferentes forem as equipes, maior será a correlação) e, assim, onde essa situação particular se localiza nesse espectro. Se a correlação intraclasse for alta, então o tamanho da amostra ficará próximo de 2 (nesse caso) ou do número de equipes (em geral). Se for baixa, o tamanho efetivo da amostra ficará próximo ao número de pacientes.

Pode ser difícil obter um tamanho suficiente de amostra ao randomizar médicos e equipes de atenção à saúde. Se somente poucas equipes estiverem disponíveis, os investigadores podem pareá-las de acordo com suas similaridades sobre inúmeros fatores e podem alocar a intervenção aleatoriamente em cada par combinado, bem como usar ótimas técnicas disponíveis para ECRs que utilizam randomização de agrupamentos.[17-20] Uma *revisão sistemática* de 88 ECRs que avaliaram o efeito de SADCs descobriu que 43 usaram randomização de agrupamentos e 35 usaram o agrupamento como unidade de análise ou ajustaram para agrupamento na análise (*análise de cluster*).[13]

Os participantes do estudo foram analisados nos grupos para os quais foram randomizados?

Os médicos devem atentar para outro aspecto relacionado à randomização. A competência em computação varia e é comum que alguns médicos não utilizem um SADC, mesmo quando são designados para fazê-lo. Pense no seguinte: se alguns médicos designados para SADC não conseguem ou se recusam a receber a intervenção, deveriam ser incluídos na análise? A resposta é sim (ver Cap. 9.4, O princípio da intenção de tratar).

A randomização pode alcançar a meta de equilibrar os grupos com respeito a determinantes conhecidos e desconhecidos de desfecho somente se os pacientes (ou os médicos) forem analisados conforme os grupos para os quais foram randomizados, o *princípio da intenção de tratar*. Excluir ou mover pacientes depois da randomização compromete ou destrói o equilíbrio que a randomização é delineada para alcançar (ver Cap. 9.4).

O grupo-controle não foi afetado pelo sistema de apoio à decisão clínica?

O grau em que os médicos no grupo-controle acessaram toda ou parte da intervenção SADC ameaça a validade dos ensaios randomizados. Avaliações de SADC são particularmente vulneráveis a esse problema de *contaminação*. Quando o grupo-controle é influenciado pela intervenção, o efeito do SADC pode ser diluído. A contaminação pode diminuir ou mesmo eliminar um efeito de tratamento verdadeiro.

Por exemplo, Strickland e Hasson[21] alocaram aleatoriamente pacientes para terem mudanças em seus níveis de apoio ao ventilador mecânico, direcionados por um protocolo computadorizado ou conforme o julgamento clínico. Como os mesmos médicos e fisioterapeutas que usaram o protocolo computadorizado também estavam gerenciando a atenção de pacientes não designados para o protocolo, o aparente efeito sobre a duração do desmame que os investigadores observaram poderia ter sido ainda maior se os médicos que manejaram os pacientes do grupo-controle desconhecessem o protocolo computadorizado.

Um método para evitar a exposição do grupo-controle ao SADC (contaminação) é designar médicos individuais para usarem ou não o SADC, o que muitas vezes é problemático devido à abrangência cruzada de pacientes. Comparar o desempenho de enfermarias ou hospitais que usam ou não o SADC é outra possibilidade. Infelizmente, nem sempre é factível cadastrar um número suficiente de hospitais para evitar o problema da unidade de análise que descrevemos anteriormente: quando o tamanho da amostra é pequeno, a randomização pode não conseguir assegurar grupos prognosticamente similares.

Delineamentos imaginativos de estudos podem lidar com esse problema. Por exemplo, em um estudo, um grupo de médicos recebeu diretrizes computadorizadas para o manejo de asma, enquanto o outro grupo recebeu diretrizes para o manejo de angina.[22] Os dois grupos servem como um controle de cada um.

Além da(s) intervenção(ões) experimental(is), os grupos foram tratados igualmente?

Os resultados de estudos que avaliam intervenções objetivando terapia ou prevenção são mais críveis se os pacientes, seus cuidadores e os responsáveis pelo estudo foram *cegados* para o tratamento (ver Cap. 6, Terapia [ensaios clínicos randomizados]). O cegamento também diminui o *efeito placebo*, que, no caso do SADC, pode ser a tendência de profissionais e pacientes designarem atributos positivos ao uso de uma estação de trabalho de computador. Embora o cegamento de médicos, pacientes e responsáveis pelo estudo para a presença do SADC computadorizado possa evitar esse tipo de *viés*, normalmente ele não é possível.

A falta de cegamento pode resultar em viés se intervenções além do tratamento forem diferencialmente aplicadas aos grupos tratamento e controle, particularmente se for permitido o uso de tratamentos efetivos de não estudo por vontade do médico. Os investigadores podem diminuir as preocupações relacionadas à falta de cegamento se descreverem as cointervenções admissíveis e seu uso diferencial, as *cointervenções* padronizadas,[23] ou ambas, para assegurar que sua aplicação seja semelhante no grupo-tratamento e no grupo-controle.

Existem muitos elementos de SADC não relacionados ao computador. O SADC pode ter uma influência positiva por motivos não pretendidos, como o uso de formulários estruturados para coleta de dados e avaliações de desempenho (respectivamente denominados *efeito lista de* e *efeito* feedback).[4,24] Um aspecto relacionado é o possível efeito da observação sobre o grupo do SADC, mas não sobre o grupo-controle. O desempenho humano pode melhorar quando os participantes sabem que seu comportamento está sendo observado (o *efeito Hawthorne*)[25] ou avaliado (o *efeito sentinela*). O mesmo comportamento pode não ser demonstrado quando o monitoramento de desfechos tiver sido interrompido. Os médicos devem considerar a possibilidade desses efeitos em um estudo que avalia um SADC e determinar se os investigadores instituíram estratégias para minimizá-los. Uma estratégia é a avaliação uniforme de desfecho que descrevemos na próxima seção.

O desfecho foi avaliado uniformemente no grupo experimental e controle?

As pessoas não cegadas do estudo que mensura desfechos podem oferecer diferentes interpretações de achados marginais ou estímulo diferencial durante os testes de desempenho.[24] Em alguns estudos, o sistema por computador pode ser usado como uma ferramenta de coleta de dados para avaliar o desfecho no grupo do SADC. Usar o sistema de informação para registrar episódios no grupo-tratamento e um sistema manual no grupo não SADC pode criar um *viés da integridade de dados.*[4] Se o computador registrar mais episódios do que o sistema manual, parecerá que o grupo do SADC teve mais eventos, o que pode enviesar o desfecho a favor ou contra o grupo do SADC. Para evitar esse viés, os investigadores devem registrar os desfechos de forma similar em ambos os grupos.

UTILIZANDO AS *DIRETRIZES*

Retornando ao nosso cenário inicial, a investigação de um SADC para melhorar a prescrição de antimicrobianos,[1] comunidades (e seus habitantes pacientes e médicos) foram randomizadas – um estudo de agrupamento randomizado. Como o ensaio testa uma intervenção educativa multifacetada voltada para a população como um todo, isso parece sensato. Os autores descrevem como as comunidades foram selecionadas conforme o tamanho da população e a presença de pelo menos uma clínica de atenção primária à saúde e instituição para internação. A randomização foi estratificada por estado e tamanho da população em um ponto de corte de 25.000. As características iniciais dos três conjuntos de comunidades (SADC mais intervenção comunitária, intervenção comunitária apenas e comunidades-controle de não estudo) eram semelhantes.

Para abordar seu desfecho primário – o uso de antibióticos – os investigadores escolheram um plano de análise (denominado *regressão hierárquica*) que respondia pelo delineamento e evitava o problema de unidade de alocação, que descrevemos anteriormente.

Foram escolhidas as fichas de pacientes aleatoriamente selecionados que tinham uma doença respiratória aguda e consultaram com qualquer médico em cada uma das duas comunidades de intervenção, sendo revisadas em busca de diagnósticos e de adequação do antibiótico. O uso específico para o caso de ferramentas de SADC não foi identificável pelos revisores das fichas. A prescrição real de antibióticos, derivada do volume de novas prescrições por mês por comunidade da farmácia de varejo, foi obtida de um fornecedor internacional de dados de farmácia. Embora o movimento de médicos e pacientes entre as comunidades do estudo não seja descrito, seria improvável que houvesse uma relocalização substancial em um período de 21 meses de intervenção. Todas as comunidades foram acompanhadas ao longo da duração do estudo.

Em termos de cointervenções, seria difícil, em um ECR multicêntrico grande com centenas de médicos, ter certeza de que outros fatores que poderiam influenciar a prescrição de antibióticos não estivessem em jogo. O detalhamento do representante de vendas farmacêuticas, por exemplo, pode ter mudado. A presença de dois grupos-controle – um sendo uma intervenção menos intensiva, e o segundo, um grupo concorrente de não estudo – revelou uma tendência secular de aumento de prescrição de antibiótico durante o período de monitoramento. O desfecho – prescrição de antimicrobiano – foi calculado igualmente para os dois grupos-intervenção pelo uso de volume da farmácia de varejo e pela revisão de fichas, mas somente a prescrição de farmácia de varejo pode ser calculada para o grupo-controle de não estudo.

QUAIS SÃO OS RESULTADOS?

Qual é o efeito do sistema de apoio à decisão clínica?

As *Diretrizes para utilização da literatura médica* (ver Cap. 6, Terapia [ensaios clínicos randomizados]) discutem os conceitos *risco relativo* (*RR*) e *redução de risco relativo* (*RRR*), *diferença de risco* (*DR*) e *redução de risco absoluto* (*RRA*), que utilizamos para oferecer um sentido da magnitude do *efeito de um tratamento*. Como já discutimos, para que os pacientes se beneficiem, um SADC deve mudar o comportamento do médico, e essa mudança de comportamento deve afetar positivamente os desfechos dos pacientes. Um SADC poderia modificar o comportamento do médico, mas não ter influência alguma sobre desfechos de saúde do paciente. Se a implementação de um SADC levar a melhores desfechos de saúde do paciente, é mais convincente que a mudança de desfecho seja a ele devida se também houver prova de que o SADC alterou o comportamento do médico pretendido (p. ex., se as taxas de trombose venosa profunda estiverem reduzidas, é mais provável que se deva a um SADC se as taxas alvo da tromboprofilaxia efetiva estivessem aumentadas).

Qual é a precisão da estimativa do efeito?

Dado um estudo de alta validade, o *intervalo de confiança* (IC) reflete a variação em que o efeito verdadeiro de um SADC poderia realmente apresentar (ver Cap. 6, Terapia [ensaios randomizados]; e Cap. 8, Intervalos de confiança).

UTILIZANDO AS *DIRETRIZES*

Retornando ao nosso cenário clínico inicial, os investigadores no estudo do SADC de prescrição de antimicrobianos[1] relatam que a taxa geral de prescrição de antimicrobianos diminuiu de 84,1 para 75,3 por 100 pessoas/ano no braço SADC *versus* 84,3 para 85,2 com intervenção comunitária somente, permanecendo estável nas outras comunidades (P = 0,03). Além disso, a prescrição de antimicrobianos para consultas na categoria de antibióticos "nunca indicados" durante o período pós-intervenção diminuiu de 35 para 24% (RRR = 32%) em comunidades com SADC e de 40 para 38% (RRR = 5%) em comunidades com intervenção comunitária somente (P = 0,03). Também foi relatada uma diminuição concomitante significativa no uso de macrolídeos nas comunidades SADC, mas não nas comunidades com intervenção comunitária somente.

COMO POSSO APLICAR OS RESULTADOS À ATENÇÃO AO PACIENTE?

Muitos dos aspectos específicos para um SADC aparecem em sua aplicação. Implementar o SADC no seu próprio ambiente pode ser desafiador.

Que elementos do sistema de apoio à decisão clínica são necessários?

Existem dois elementos importantes compondo um SADC: a lógica que foi incorporada e a interface usada para apresentar a lógica. Em geral, os ECRs de SADCs não conseguem nos dizer a medida em que a lógica do sistema contribuiu para uma diferença em desfechos ou se o aplicativo do computador foi fundamental. Testar se o computador é necessário exige que um grupo aplique a lógica do protocolo conforme está redigido no papel e que o outro grupo use a mesma lógica implementada no computador. Entretanto, às vezes a lógica é tão complexa que é necessário um computador para implementação. Além disso, a própria intervenção com SADC pode ser administrada por equipe de pesquisa ou clínica remunerada, recebendo escassa menção no relatório publicado, mas sem a qual o efeito do sistema ficaria seriamente prejudicado.

O sistema de apoio à decisão clínica é exportável para um novo local?

Para que um SADC seja exportado para um novo local, deve ter a capacidade de ser integrado a sistemas e programas de informação existentes. Além disso, os usuários no novo local devem ser capazes de manter o sistema, devendo aceitá-lo e assegurar que seja mantido atualizado. Ocorre uma duplicidade de fichas quando os sistemas precisam que a equipe (normalmente de enfermeiros) insira os dados uma vez no computador e novamente em uma ficha de registro. Os sistemas que exigem duplo registro aumentam o tempo da equipe dedicado à documentação, frustram usuários e desperdiçam o tempo que poderia ser dedicado ao paciente. Em geral, a experiência sugere que os sistemas que necessitam de dupla entrada de dados falham no uso clínico.

Sistemas bem sucedidos são facilmente integrados ao fluxo de trabalho, economizam tempo ou são neutros com relação ao tempo para o médico. Portanto, é importante avaliar como a informação necessária para rodar o apoio à decisão entra no sistema – idealmente, por meio de interfaces eletrônicas automáticas para sistemas produtores de dados já existentes. Infelizmente, construir interfaces para sistemas de computador diferentes muitas vezes é desafiador e, às vezes, impossível.

Muitos aplicativos bem sucedidos de SADC são elaborados sobre sistemas computadorizados customizados para proprietários que fornecem um sistema eletrônico de registro médico, geralmente, um sistema de entrada de dados dos pedidos do médico. Embora possa parecer possível reter o conhecimento gerado no sistema e usá-lo em ambientes de atenção à saúde nos quais os pacientes são semelhantes aos pacientes cadastrados no estudo, a máquina inferencial usada para comparar as regras com o pedido feito na base de dados geralmente não é facilmente exportável para outros locais. Se, depois de avaliar criticamente um estudo descrevendo o efeito de um SADC, você estiver convencido de que um sistema para implementar apoio à decisão clínica seria útil, seriam necessários recursos suficientes para reconstruir o sistema em seu próprio local ou para adquirir um sistema comercial que você acreditasse que pudesse ser customizado para realizar as mesmas funções e que pudesse manter sua customização a cada atualização do sistema. Para isso, você pode precisar de um técnico, alguém que deseje e possa introduzir o sistema, que consiga customizá-lo para uso, que resolva problemas e eduque e estimule outros a usarem o sistema.

É provável que os clínicos da sua instituição aceitem o sistema de apoio à decisão clínica?

Os médicos que diferirem em maneiras importantes daqueles do estudo podem não aceitar o SADC. A escolha do grupo avaliativo pode limitar a capacidade de generalização das conclusões se o recrutamento for baseado em um desejo por novas tecnologias. Aqueles interessados em um ambiente novo podem se surpreender quando seus colegas não utilizarem um SADC com o mesmo entusiasmo que os participantes originais.

A interface é um componente importante da efetividade de um SADC; deve ser desenvolvida de acordo com as capacidades e as limitações dos potenciais usuários, com as tarefas dos usuários e com o ambiente em que essas tarefas são realizadas.[26] Uma das principais dificuldades com sistemas de alerta é conseguir que a informação a respeito de um problema em potencial (como um valor laboratorial anormal) chegue o mais rápido possível ao indivíduo com capacidade de tomada de decisão. Um grupo de investigadores testou diversos métodos de alerta diferentes, de um ícone destacado na tela do computador a uma luz amarela piscando, colocada no topo do computador.[27] Posteriormente, esses investigadores forneceram *pagers* aos enfermeiros para alertá-los sobre valores laboratoriais anormais.[28] Os enfermeiros podiam então decidir como agir sobre a informação e quando alertar o médico.

Para garantir a aceitação, os usuários devem acreditar que podem contar com a disponibilidade do sistema sempre que precisarem. O tempo necessário para fazer cópias de segurança, para resolução de problemas e atualização deve ser mínimo. O tempo de resposta deve ser rápido, a integridade dos dados deve ser mantida, a redundância dos dados e o tempo para acessar informações no sistema devem ser minimizados. Também é importante fornecer treinamento necessário para que os usuários se sintam confortáveis; se eles se frustrarem com o sistema, o desempenho deste será subótimo.

Muitos programas de computador podem funcionar bem no local onde foram desenvolvidos. Infelizmente, a equipe de sua instituição pode ter objeções às abordagens usadas em outros locais. Por exemplo, um sistema especializado no manejo de pacientes com ventiladores que têm síndrome do desconforto respiratório agudo pode utilizar ensaios de pressão positiva das vias aéreas para desmamá-los, enquanto os médicos podem preferir o desmame apoiado em pressão. A sintaxe, a codificação do laboratório e a redação de diagnósticos e intervenções terapêuticas podem variar consideravelmente entre instituições. Talvez não seja possível customizar o aplicativo ao ambiente e pode ser necessário gastar mais quando o vocabulário for mapeado para sinônimos, a menos que um mecanismo para fazê-lo já tenha sido incorporado. Para garantir a aceitação dos usuários, eles deveriam participar na tomada de decisão e nos estágios de implementação.

Outro aspecto é se a lógica em que o sistema está sustentado é baseada em evidências. O uso de evidências fortes da literatura pode melhorar a aceitação dos médicos ao convencê-los de que as regras afetam positivamente os desfechos do paciente. No entanto, as práticas baseadas em evidências não garantem a aceitação, então você deve saber que terá que desenvolver um *consenso local* e chegar a um endosso em sua instituição. Além disso, qualquer sistema baseado em evidências deve ser atualizado assim que novas evidências importantes estiverem disponíveis.

Os benefícios do sistema de apoio à decisão clínica justificam os riscos e os custos?

O custo real do SADC geralmente é muito mais alto do que os custos iniciais de *hardware*, *software*, interface, treinamento, taxas de manutenção e atualização. Muitas vezes o SADC é desenhado e mantido por uma equipe cujas ações são fundamentais para o sucesso da intervenção. Sua instituição pode não querer pagar pelo tempo dessas pessoas além do custo do *software* e do *hardware*. Na verdade, pode ser difícil estimar os custos de aquisição ou construção e implementação de um SADC integrado. Contudo, colaboradores para criarem ou gerenciarem um SADC geralmente são um investimento institucional sábio porque é provável que tendências atuais rumo ao manejo de informação mais eficiente permaneçam à conforme a atenção à saúde alcança o mundo dos negócios.

A avaliação de um SADC computadorizado envolve a interação entre três elementos complexos:

- um ou mais intermediários humanos;
- um sistema computadorizado integrado e sua interface;
- o conhecimento no apoio à decisão.

Isso torna a avaliação de um SADC computadorizado um feito complexo. Levando em conta a influência de um ambiente de estudo, uma revisão sistemática de estudos avaliando SADCs utilizados em estabelecimentos clínicos ambulatoriais e hospitalares por médicos e outros profissionais de saúde[2] foi recentemente atualizada.[13] Dos 97 ensaios controlados que avaliaram o desempenho do profissional, a maioria (64%) melhorou os processos de atenção: 4 de 10 (40%) sistemas diagnósticos, 16 de 21 (76%) sistemas de lembretes, 23 de 37 (62%) sistemas de manejo de doenças e 19 de 29 (66%) sistemas de dosagem ou prescrição de medicamentos. O efeito desses sistemas sobre a saúde do paciente, no entanto, continua subestudado e inconsistente quando estudado. Em uma revisão recente, 52 de 100 ensaios avaliaram desfechos de pacientes, frequentemente em uma capacidade limitada sem o poder estatístico adequado para detectar diferenças importantes. Somente sete ensaios relataram desfechos melhorados de pacientes com o SADC e nenhum estudo relatou benefícios para desfechos importantes como a mortalidade. Desfechos substitutos como a pressão sanguínea e hemoglobina glicosilada não mostraram nenhuma melhora importante na maioria dos estudos.

A melhor razão para avaliar processos de atenção é se ECRs demonstraram previamente que esses processos melhoram os desfechos dos pacientes. As intervenções que aumentam a proporção de pacientes recebendo aspirina ou uma estatina após um infarto do miocárdio,[29] um esteroide inalado na presença de uma asma incontrolada ou tromboprofilaxia depois de uma fratura de quadril oferecem benefícios indiscutíveis.

Uma razão menos atrativa para avaliar processos de atenção à saúde, em vez de desfechos de saúde, é que falhas de processo ocorrem com mais frequência do que desfechos de saúde adversos importantes. Por exemplo, um ECR delineado para mostrar uma RRR de 25% em falha no seguimento de um critério de processo (de 50 para 32,5%) precisaria cadastrar 246 pacientes por grupo. Um ECR delineado para mostrar que essa intervenção reduz a mortalidade em 25% em termos relativos (de 5 para 3,75%) precisaria cadastrar 4.177 pacientes por grupo. Além disso, demonstrar que intervenções preventivas melhoram os desfechos de saúde dos pacientes demanda longos períodos de acompanhamento.

RESOLUÇÃO CLÍNICA

Como diretor de programa, agora você encara duas questões separadas, mas relacionadas: em um mundo ideal, você implementaria esse tipo de SADC e, no mundo real, você poderia implementar esse tipo de SADC? Você está impressionado com a RRR em uma prescrição inadequada de 32%, mas questiona se seus 45 residentes em pediatria com sua taxa mais alta (47%) de prescrição inadequada responderão de forma semelhante. Não só a intervenção sob estudo é muito complexa, mas também os autores não apresentam seu custo, provavelmente alto. Embora reduzir a taxa de prescrição inadequada de antibióticos seja de alguma importância em si mesma (reduziu efeitos adversos e custo), uma diminuição em consultas de retorno ou resistência a antibiótico seria ainda mais instigante.

Como é típico de relatórios de ensaios de SADC, os autores não conseguem identificar as facetas específicas da intervenção que tiveram o maior efeito. Como todos os seus residentes têm PDAs, você está especialmente interessado em saber se o SADC baseado em PDA funcionou melhor do que as intervenções em papel; o delineamento do estudo não abordou, contudo, esse aspecto. De forma similar, você observa que a população do estudo foi de aproximadamente 70% adultos, enquanto seus pacientes são crianças, e se pergunta se os médicos de comunidade, no estudo, foram mais ou menos sensíveis à mudança quando comparados com seus colegas. Finalmente, estão faltando os detalhes dos próprios algoritmos, particularmente a base de evidências da lógica por trás da adjudicação de uma prescrição como inapropriada ou não.

No final, você decide que a meta de diminuir a prescrição inadequada de antibióticos na clínica é suficientemente importante para organizar uma iniciativa focalizada de *melhora da qualidade* (MQ). Você forma um grupo de residentes interessados em desenvolver um projeto de MQ, junto com alguns de seus médicos atendentes. Eles estão particularmente desejosos de testar a intervenção com PDA no estudo, então concordam em começar um processo de abstração formal sobre prescrição para infecção do trato respiratório. O farmacêutico clínico se oferece para desenvolver um algoritmo que considera as diferenças marcantes de custo entre os antibióticos. Você contata os autores do estudo SADC a respeito de mais detalhes sobre o algoritmo de prescrição de antibióticos e pergunta se desejam discutir em maiores detalhes os algoritmos, o componente PDA e os fatores que pareciam contribuir para o sucesso do estudo.

Referências

1. Samore MH, Bateman K, Alder SC, et al. Clinical decision support and appropriateness of antimicrobial prescribing: a randomized trial. *JAMA.* 2005;294(18): 2305-2314.
2. Johnston M, Langton K, Haynes R, Mathieu A. Effects of computer-based clinical decision support systems on clinician performance and patient outcome: a critical appraisal of research. *Ann Intern Med.* 1994;120(2):135-142.
3. Pryor TA. Development of decision support systems. *Int J Clin Monit Comput.* 1990;7(3):137-146.
4. Friedman CP, Wyatt JC. *Evaluation Methods in Medical Informatics.* New York, NY: Springer-Verlag; 1997.
5. Lepage E, Gardner R, Laub R, Golubjatnikov O. Improving blood transfusion practice: role of a computerized hospital information system. *Transfusion.* 1992;32(3):253-259.
6. Weinfurt PT. Electrocardiographic monitoring: an overview. *J Clin Monit.* 1990;6(2):132-138.
7. Knaus WA, Wagner DP, Draper EA, et al. The APACHE III prognostic system: risk prediction of hospital mortality for critically ill hospitalized adults. *Chest.* 1991;100(6):1619-1636.
8. Berner E, Webster G, Shugerman A, et al. Performance of four computer based diagnostic systems. *N Engl J Med.* 1994;330(25):1792-1796.
9. Kennedy R, Harrison R, Burton A, et al. An artificial neural network system for diagnosis of acute myocardial infarction (AMI) in the accident and emergency department: evaluation and comparison with serum myoglobin measurements. *Comput Methods Prog Biomed.* 1997;52(2).93-103.
10. Evans RS, Pestotnik SL, Classen DC, et al. A computer-assisted management program for antibiotics and other antiinfective agents. *N Engl J Med.* 1998; 38(4):232-238.
11. Morris AH, Wallace CJ, Menlove RL, et al. Randomized clinical trial of pressurecontrolled inverse ratio ventilation and extracorporeal CO2 removal for adult respiratory distress syndrome. *Am J Respir Crit Care Med.* 1994;149(2 pt 1):295-305.
12. Durieux P, Nizard R, Ravaud P, Mounier N, Lepage E. A clinical decision support system for prevention of venous thromboembolism: effect on physician behavior. *JAMA.* 2000;283(21):2816-2821.
13. Garg AX, Adhikari NK, McDonald H, et al. Effects of computer-based clinical decision support systems on practitioner performance and patient outcomes: a systematic review. *JAMA.* 2005;293(10): 1223-1238.
14. Cornfield J. Randomization by group: a formal analysis. *Am J Epidemiol.* 1978;108(2):100-102.
15. Whiting-O'Keefe Q, Henke C, Simborg D. Choosing the correct unit of analysis in medical care experiments. *Med Care.* 1984;22(12):1101-1114.
16. Divine GW, Brown JT, Frazier LM. The unit of analysis error in studies about physicians' patient care behaviour. *J Gen Intern Med.* 1992;7(6):623-629.
17. Klar N, Donner A. The merits of matching in community intervention trials: a cautionary tale. *Stat Med.* 1997;16(15):1753-1764.
18. Thompson SG, Pyke SD, Hardy RJ. The design and analysis of paired cluster randomized trials: an application of meta-analysis techniques. *Stat Med.* 1997; 16(18):2063-2079.
19. Campbell MK, Mollison J, Steen N, Grimshaw JM, Eccles M. Analysis of cluster randomized trials in primary care: a practical approach. *Fam Pract.* 2000; 17(2):192-196.
20. Mollison J, Simpson JA, Campbell MK, Grimshaw JM. Comparison of analytic methods for cluster randomized trials: an example from a primary care setting. *J Epidemiol Biostat.* 2000;5(6):339-348.
21. Strickland JH, Hasson JH. A computer-controlled ventilator weaning system. *Chest.* 1993;103(4):1220-1226.
22. Eccles M, McColl E, Steen N, et al. Effect of computerised evidence based guidelines on management of asthma and angina in adults in primary care: cluster randomised controlled trial. *BMJ.* 2002;325(7370):941.
23. Morris A, East T, Wallace C, et al. Standardization of clinical decision making for the conduct of credible clinical research in complicated medical environments. *Proc AMIA Annu Fall Symp.* 1996:418-422.
24. Guyatt GH, Pugsley SO, Sullivan MJ, et al. Effect of encouragement on walking test performance. *Thorax.* 1984;39(11):818-822.
25. Roethligsburger FJ, Dickson WJ. *Management and the Worker.* Cambridge, MA: Harvard University Press; 1939.
26. Adams ID, Chan M, Clifford PC, et al. Computer aided diagnosis of acute abdominal pain: a multicentre study. *BMJ.* 1986;293(6550):800-804.
27. Bradshaw K, Gardner R, Pryor T. Development of a computerized laboratory alerting system. *Comput Biomed Res.* 1989;22(6):575-587.
28. Tate K, Gardner R, Scherting K. Nurses, pagers, and patient-specific criteria: three keys to improved critical value reporting. *Proc Annu Symp Comput Appl Med Care.* 1995:164-168.
29. Mant J, Hicks N. Detecting differences in quality of care: the sensitivity of measures of process and outcome in treating acute myocardial infarction. *BMJ.* 1995;311(7008):793-796.

10.1

TÓPICOS AVANÇADOS EM RESULTADOS DE ENSAIOS TERAPÊUTICOS

Teste de hipóteses

GORDON GUYATT, KAMESHWAR PRASAD,
ROMAN JAESCHKE, DEBORAH J. COOK E STEPHEN WALTER

Neste capítulo:

- O papel do acaso
- O valor P
- Erros tipo I e tipo II
- O risco de um resultado falso-negativo
- Ensaios de não inferioridade
- Desfechos contínuos
- Testes múltiplos
- Limitações do teste de hipótese

Para cada tratamento, existe um efeito verdadeiro subjacente que qualquer experimento individual pode apenas estimar (ver Cap. 5, Por que os resultados dos estudos podem estar errados: erro aleatório e viés). Os investigadores utilizam métodos estatísticos para avançar no entendimento sobre esse efeito verdadeiro. Uma abordagem para a exploração estatística é começar com o que é chamado de *hipótese nula* e tentar refutá-la. Tipicamente, a hipótese nula sugere que não existe diferença entre os tratamentos comparados.

Por exemplo, em uma comparação de tratamento vasodilatador em 804 homens com insuficiência cardíaca, os investigadores compararam a proporção de sobreviventes tratados com enalapril com a proporção de sobreviventes que receberam uma combinação de hidralazina e nitratos. Começamos com a suposição de que os tratamentos sejam igualmente efetivos e aderimos a essa posição, a menos que os resultados a tornem insustentável. Alguém poderia definir a hipótese nula da seguinte maneira: a verdadeira diferença na proporção de pacientes sobrevivendo entre aqueles tratados com enalapril e aqueles tratados com nitratos é zero.

Nesse esquema de testagem de hipótese, a análise estatística verifica se os dados observados são consistentes com a hipótese nula. Mesmo se o tratamento realmente não tiver nenhum efeito positivo ou negativo sobre o *desfecho* (ou seja, se o *tamanho do efeito* for zero), os resultados observados raramente mostrarão uma equivalência exata. Por exemplo, mesmo que de fato não exista nenhuma diferença entre os tratamentos, raramente veremos igual proporção de mortes no grupo-controle e no grupo-tratamento. No entanto, à medida que os resultados divergem cada vez mais do achado de "nenhuma diferença" a hipótese nula de que não existe nenhuma diferença verdadeira entre os tratamentos fica progressivamente menos crível. Se a diferença entre os resultados dos grupos tratamento e controle tornar-se suficientemente grande, os clínicos abandonarão a crença na hipótese nula. Desenvolveremos mais a lógica subjacente ao descrever o papel do acaso na pesquisa clínica.

O PAPEL DO ACASO

No Capítulo 5, Por que os resultados dos estudos podem estar errados: erro aleatório e viés, consideramos que a verdadeira *probabilidade* de obter tanto caras quanto coroas em qualquer jogada individual de moeda para o alto é 0,5. Observamos que, se jogássemos a moeda 10 vezes, não nos surpreenderíamos se não víssemos exatamente cinco caras e cinco coroas. Ocasionalmente, conseguiríamos resultados muito divergentes da divisão 5:5, como 8:2 ou mesmo 9:1. Ainda mais, com muito pouca frequência, as 10 jogadas resultariam em 10 caras ou coroas consecutivas.

O acaso é responsável pela variabilidade nos resultados. Certos jogos recreativos ilustram a maneira como o acaso opera. Ocasionalmente, jogar dois dados não enviesados (dados com probabilidade igual de resultar em qualquer número entre um e seis) produzirá duas faces com o número um ou duas faces com o número seis. Ocasionalmente (para grande prazer de quem recebe), o carteador em um jogo de pôquer distribuirá uma mão consistindo de cinco cartas de um único naipe. Ainda menos frequentemente, as cinco cartas não somente pertencerão a um único naipe como também terão valores de face consecutivos.

O acaso não se restringe ao mundo das jogadas de moeda, dos dados e das cartas. Se tomarmos uma amostra de pacientes de uma comunidade, o acaso pode resultar em distribuições não usuais e potencialmente enganosas de doenças crônicas como hipertensão e diabete. O acaso também pode ser responsável por substancial desequilíbrio em *taxas de eventos* em dois grupos de pacientes recebendo tratamentos diferentes que são, de fato, igualmente efetivos. Muitas pesquisas estatísticas são organizadas para determinar o grau em que as distribuições desequilibradas poderiam ser atribuídas ao acaso e o grau em que alguém poderia recorrer a outras explicações (p. ex., *efeitos do tratamento* diferenciais). Como demonstramos aqui, o tamanho do estudo determina em grande medida as conclusões de sua pesquisa estatística.

O VALOR P

Uma maneira por que um investigador pode errar é concluir que existe uma diferença entre um grupo-tratamento e um grupo-controle quando, de fato, tal diferença não existe. Em terminologia estatística, cometer o erro de concluir que tratamento e controle diferem quando, na verdade, não diferem é denominado um *erro tipo I* e a probabilidade de cometer tal erro é referida como *nível* α.

Imagine uma situação em que não tenhamos certeza se uma moeda é enviesada. Alguém poderia elaborar uma hipótese nula de que as verdadeiras proporções de caras e coroas sejam iguais (ou seja, de que a moeda não é enviesada). Com esse cenário, a probabilidade de qualquer moeda jogada para o alto cair com cara para cima é 50%, como é a probabilidade de cair com coroa para cima. Poderíamos testar essa hipótese por meio de um experimento em que conduzimos uma série de jogadas de moedas para cima. A análise estatística dos resultados do experimento verificaria se os resultados observados foram consistentes com o acaso.

Vamos conduzir um experimento hipotético em que a moeda suspeita é jogada 10 vezes para o alto e em todas as vezes o resultado é cara. Qual é a probabilidade de isso ter ocorrido se a moeda na verdade não fosse enviesada? A maioria das pessoas concluiria que é altamente improvável que o acaso pudesse explicar o resultado extremo. Portanto, estaríamos prontos a rejeitar a hipótese de que a moeda não seja enviesada (a hipótese nula) e concluir que a moeda é enviesada.

Os métodos estatísticos nos permitem ser mais precisos ao averiguar o grau de improbabilidade de que o resultado tenha ocorrido simplesmente como resultado do acaso se a hipótese nula for verdadeira. A *lei das propriedades multiplicativas* para eventos independentes (em que um evento não influencia outro de maneira alguma) nos diz que a probabilidade de resultar 10 caras consecutivas pode ser encontrada ao multiplicar a probabilidade de uma única cara (1/2) 10 vezes mais; ou seja, $(1/2) \times (1/2) \times (1/2)$, e assim por diante, o que, em troca, produz um valor um pouco menor do que 1 em 1.000.

Em um artigo, provavelmente veríamos essa probabilidade expressa como um valor P, $P < 0,1$. Qual é o significado preciso desse valor P? Se a moeda não fosse enviesada (ou seja, se a hipótese nula fosse verdadeira) e alguém repetisse o experimento das 10 jogadas de moeda para o alto muitas vezes, seria esperado que houvesse 10 caras consecutivas por acaso em menos de 1 em 1.000 dessas repetições.

O esquema de teste de hipótese envolve uma decisão do tipo sim/não. Desejamos rejeitar a hipótese nula? A resposta envolve uma decisão acerca de quanto risco ou acaso de cometer um erro tipo I esperamos aceitar. O raciocínio implica um valor que demarca um limite. Por um lado, não desejamos rejeitar a hipótese nula; por outro lado, estamos prontos para concluir que o acaso não é mais uma explicação plausível para os resultados.

Para retornar ao exemplo das 10 caras consecutivas, a maioria das pessoas estaria pronta para rejeitar a hipótese nula em que seria esperado que os resultados observados ocorressem por acaso somente em menos de 1 vez em 1.000. E se repetirmos o experimento? Dessa vez, obtemos 9 coroas e uma cara. Mais uma vez, é improvável que o resultado seja esse devido apenas ao papel do acaso. Assim, como é mostrado na Figura 10.1.1 (que você reconhecerá do Cap. 5; a distribuição teórica de resultados sobre um número infinito de repetições do experimento de 10 jogadas de moeda quando a moeda não for enviesada), o valor P é 0,02, ou 2/100. Isto é, se a moeda não for enviesada e a hipótese nula for verdadeira, esperaríamos que ocorressem por acaso resultados tão ou mais extremos do que aqueles observados (ou seja, 10 caras ou 10 coroas,

9 caras e uma coroa ou 9 coroas e uma cara) somente 2 vezes por 100 repetições do experimento.

Onde estabelecemos esse limiar, ou limite, é arbitrário e é matéria de julgamento. A convenção estatística sugere um limite que diferencia o plausível do implausível em 5 vezes por 100, o que é representado por um valor P de 0,05. Denominamos resultados que caem além desse limite (i.e., P < 0,05) de *estatisticamente significativos*. O significado de estatisticamente significativo, portanto, é "suficientemente improvável ser devido apenas ao acaso que estejamos prontos para rejeitar a hipótese nula".

Vamos repetir nosso experimento duas vezes mais, ambas com uma nova moeda. Na nossa primeira repetição, obtemos oito caras e duas coroas. O cálculo do valor P associado com uma proporção de 8/2 nos diz que, se a moeda não fosse enviesada, resultados tão ou mais extremos do que 8/2 (ou 2/8) ocorreriam somente como resultado da ação do acaso 11 vezes por 100 (P = 0,11) (Fig. 10.1.1). Atravessamos para o outro lado do limite convencional entre o que é plausível e o que é implausível. Se aceitarmos a convenção, os resultados não serão estatisticamente significativos e não rejeitaremos a hipótese nula.

Na nossa repetição final do experimento, obtemos sete coroas e três caras. A experiência nos diz que tal resultado, embora não seja o mais comum, não seria incomum mesmo que a moeda não fosse enviesada. O valor P confirma nossa intuição: resultados tão ou mais extremos do que 7/3 ocorreriam sob a hipótese nula 34 vezes por 100 (P = 0,34) (Fig. 10.1.1). Novamente, não rejeitaremos a hipótese nula.

Quando os investigadores comparam dois tratamentos, a pergunta que fazem é: qual a probabilidade de que a diferença observada seja devida ao acaso somente? Se aceitarmos o limite ou limiar convencional (P <0,05), rejeitaremos a hipótese nula e concluiremos que o tratamento tem algum efeito quando a resposta for que repetições do experimento resultarão em diferenças tão ou mais extremas do que aquelas que observamos em menos de 5% das vezes. Em geral, o 5% se refere a coroas da distribuição de possíveis resultados (análogo a zero ou uma cara ou zero ou uma coroa), embora os investigadores às vezes conduzam testes de significância unilateral.

Retornemos ao exemplo do ensaio randomizado em que os investigadores compararam enalapril com a combinação de hidralazina e

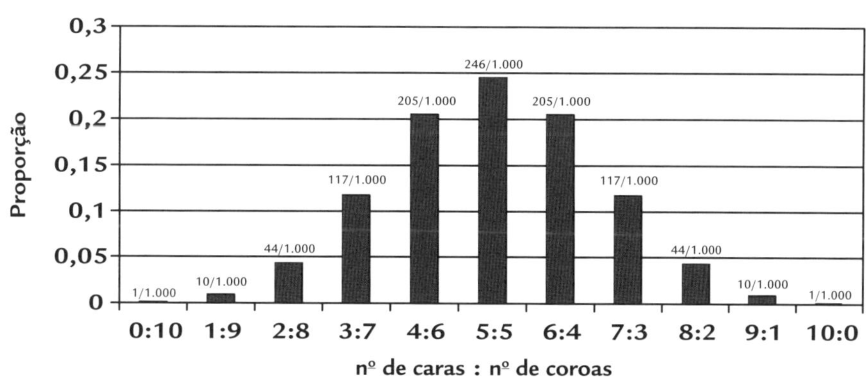

FIGURA 10.1.1 Distribuição teórica de resultados de um número infinito de repetições de 10 jogadas para o alto de uma moeda não enviesada.

nitratos em 804 homens com insuficiência cardíaca. Os resultados do estudo ilustram o teste de hipótese usando um desfecho dicotômico (sim/não); nesse caso, mortalidade.[1] Durante o período de acompanhamento, que variou de 6 meses a 5,7 anos, 132 dos 403 pacientes (33%) designados para o enalapril morreram, assim como 153 de 401 (38%) daqueles designados para hidralazina e nitratos. A aplicação de um teste estatístico que compare proporções (o teste χ^2) revela que se realmente não houvesse nenhuma diferença em mortalidade entre os dois grupos, diferenças tão grandes ou maiores do que aquelas realmente observadas seriam esperadas em 11 vezes por 100 (P = 0,11). Usando o esquema de teste de hipótese e o limiar convencional de P < 0,05, concluiríamos que não podemos rejeitar a hipótese nula e que a diferença observada é compatível com o acaso.

Os leitores interessados em como ensinar os conceitos que revisamos neste capítulo para aprendizes médicos podem se interessar por um roteiro interativo que desenvolvemos para esse fim.[2]

ERROS TIPO I E TIPO II

Pense em uma mulher que suspeita estar grávida e que esteja realizando um teste de gravidez. O teste tem possíveis erros associados ao seu resultado. A Figura 10.1.2 representa os quatro resultados possíveis: a mulher ou está grávida ou não, e o resultado do teste é ou positivo ou negativo. Se a mulher estiver grávida, o teste pode ser positivo (*verdadeiro-positivo*, célula a) ou negativo (*falso-negativo*, célula b). Se a mulher não estiver grávida, o teste pode ser positivo (falso-positivo, célula c) ou negativo (*verdadeiro-negativo*, célula d).

Podemos aplicar a mesma lógica ao resultado de um experimento testando o efeito de um tratamento. O tratamento ou apresenta um efeito ou não; o experimento ou é positivo (P ≤ 0,05) ou negativo (P > 0,05) (Fig. 10.1.3). Aqui, um verdadeiro-positivo ocorre quando existe um efeito real do tratamento e os resultados do estudo oferecerem um P ≤ 0,05 (célula a), e um verdadeiro-negativo ocorre quando o tratamento não tem nenhum efeito e o valor P do estudo for maior do que 0,05. Referimo-nos a um falso-positivo (nenhum efeito verdadeiro do tratamento, P ≤ 0,05, célula b) como um erro tipo I ou erro α. Quando definimos nosso limiar de P em 0,05, a probabilidade de um erro tipo I, quando a hipótese nula for verdadeira, é 5%. Referimo-nos a um falso-negativo (tratamento verdadeiramente efetivo, P > 0,05, célula c) como um *erro tipo II* ou erro β. Expandimos essa lógica na discussão que segue.

O RISCO DE UM RESULTADO FALSO-NEGATIVO

Um médico pode comentar sobre os resultados da comparação do tratamento com enalapril com uma combinação de hidralazina e nitratos como se segue: "Embora eu aceite o limiar de 5% e, portanto, concorde que não podemos rejeitar a hipótese nula, ainda suspeito que o enalapril resulte em mortalidade mais baixa do que a combinação de hidralazina e nitratos. O experimento ainda me deixa em um estado de incerteza". Ao fazer tais afirmativas, o médico está reconhecendo a possibilidade de um segundo tipo de erro no teste de hipótese.

	Presença de gravidez: Sim	Presença de gravidez: Não
Teste positivo	*a* *Verdadeiro-positivo*	*b* *Falso-positivo*
Teste negativo	*c* *Falso-negativo*	*d* *Verdadeiro-negativo*

FIGURA 10.1.2 Quatro resultados possíveis de um teste de gravidez.

	Efeito do tratamento presente	
	Sim	Não
Resultado do estudo positivo	*a* *Verdadeiro-positivo*	*b* *Falso-positivo erro tipo I*
Resultado do estudo negativo	*c* *Falso-negativo erro tipo II*	*d* *Verdadeiro-negativo*

FIGURA 10.1.3 Quatro resultados possíveis de um ensaio randomizado de uma intervenção experimental.

O segundo tipo de erro que um investigador pode cometer é concluir falsamente que um tratamento efetivo seja inútil. Um erro tipo II ocorre quando alguém erroneamente descarta um efeito real de tratamento – e um tratamento potencialmente útil.

Na comparação de enalapril com hidralazina e nitratos, a possibilidade de concluir erroneamente que não existe nenhuma diferença entre os dois tratamentos é grande. Os investigadores descobriram que morreram 5% menos pacientes recebendo enalapril do que aqueles recebendo o regime vasodilatador alternativo. Se a diferença em mortalidade realmente fosse 5%, prontamente concluiríamos que os pacientes receberiam um importante benefício se prescrevêssemos enalapril. Apesar disso, fomos incapazes de rejeitar a hipótese nula. Por que os investigadores observaram uma diferença importante entre as taxas de mortalidade e ainda foram incapazes de concluir que o enalapril era superior à hidralazina e nitratos?

Sempre que se observa uma grande diferença entre os grupos tratamento e controle e ainda não é possível rejeitar a hipótese nula, deve-se considerar a possibilidade de que o problema seja a falha no cadastro de pacientes suficientes. A probabilidade de perder uma diferença importante (e, portanto, de cometer um erro tipo II) diminui à medida que o tamanho da amostra e, assim, o número de eventos, fica maior. Quando um estudo está sob alto risco de apresentar um erro tipo II, dizemos que tem um poder inadequado. Quanto maior é o tamanho da amostra, menor é o risco de erro tipo II e maior é o poder do ensaio.

Embora os 804 pacientes recrutados pelos investigadores que estavam conduzindo o ensaio com vasodilator possam parecer um número substancial, são necessários tamanhos de amostra ainda maiores para desfechos dicotômicos como mortalidade para detectar pequenos efeitos do tratamento. Por exemplo, pesquisadores conduzindo os ensaios que definiram o tratamento ótimo de infarto agudo do miocárdio com agentes trombolíticos tanto anteciparam como descobriram *diferenças absolutas* entre a mortalidade tratamento e controle de menos de 5%. Devido a essas pequenas diferenças absolutas entre tratamento e controle, eles exigiram – e recrutaram – milhares de pacientes para garantir um poder adequado.

Sempre que um ensaio falha em rejeitar a hipótese nula (i.e., sempre que $P > 0,05$), os investigadores podem ter perdido um efeito verdadeiro do tratamento, e você deve então considerar se o poder do ensaio era adequado. Nesses estudos negativos, quanto mais forte é a tendência não significativa em favor do tratamento experimental, maior é a probabilidade de que os investigadores tenham perdido um efeito verdadeiro do tratamento.[3] O Capítulo 8, Intervalos de confiança, descreve como decidir se um estudo é suficientemente grande.

ENSAIOS DE NÃO INFERIORIDADE

Alguns estudos não são delineados para determinar se um tratamento novo é melhor do que o atual, mas sim se um tratamento que é menos caro, mais fácil de administrar ou menos tóxico resulta em mais ou menos o mesmo efeito de tratamento da terapia padrão. Esses estudos são frequentemente referidos como *ensaios de equivalência* ou, mais comumente, *ensaios de não inferioridade*.[4]

Em estudos de não inferioridade, levar em consideração se os investigadores recrutaram uma amostra de tamanho adequado para se certificarem de que não perderiam efeitos do tratamento pequenos mas relevantes é ainda mais importante. Se o tamanho da amostra de um estudo de não inferioridade for inadequado, o investigador correrá o risco de um erro β: concluir que os tratamentos são equivalentes quando, de fato, os pacientes que recebem a terapia padrão recebem importantes benefícios em comparação com a alternativa mais fácil, menos cara ou menos tóxica.

DESFECHOS CONTÍNUOS

Neste ponto, todos os nossos exemplos apresentaram desfechos como sim/não, caras ou coroas ou morrer ou não morrer, todos os quais podemos expressar como uma proporção. Com frequência, os investigadores comparam os efeitos de dois ou mais tratamentos usando uma variável como medidas espirométricas, débito cardíaco, liberação de creatinina ou escore de um questionário sobre qualidade de vida. Chamamos essas variáveis, em que os resultados podem assumir um grande número de valores com pequenas diferenças entre eles, de *variáveis contínuas*. Quando se comparam as diferenças entre grupos usando desfechos contínuos, tipicamente pergunta-se se é possível excluir o acaso como explicação de uma diferença em médias.

O estudo de enalapril *versus* hidralazina e nitratos em pacientes com insuficiência cardíaca descrito anteriormente[1] exemplifica o uso de uma variável contínua como um desfecho de um teste de hipótese. Os investigadores compararam o efeito dos dois regimes sobre a capacidade de exercício. Em comparação com o efeito sobre a mortalidade, que favoreceu o enalapril, a capacidade de exercício melhorou com hidralazina e nitratos, mas não com enalapril. Usando um teste (o teste *t*) apropriado para variáveis contínuas, os investigadores compararam as mudanças na capacidade de exercício durante 6 meses nos pacientes recebendo hidralazina e nitratos com as mudanças no grupo enalapril no mesmo período. A capacidade de exercício no grupo hidralazina teve uma melhora mais significativa, e é improvável que as diferenças entre os dois grupos tenham ocorrido por acaso (P = 0,02).

TESTES MÚLTIPLOS

Imagine uma escola de medicina em que dois instrutores com abordagens diferentes ensinem em um curso introdutório sobre estatística médica. Os instrutores esperam ver se as duas abordagens levam a resultados diferentes em um mesmo exame final. Para tanto, distribuem os 200 estudantes de medicina de primeiro ano para um instrutor ou para outro por um processo de *alocação aleatória*, por meio do qual cada estudante tem uma chance igual (50%) de ser alocado para qualquer um dos dois instrutores.

Os instrutores decidem aproveitar o processo para ilustrar alguns princípios importantes da estatística médica. Perguntam se existem características dos dois grupos de estudantes que diferem além de determinado nível que pudessem ser explicadas pelo acaso. As características escolhidas por eles incluem distribuição por sexo, cor dos olhos, altura, média de notas no último ano do colégio antes de ingressar na escola de medicina, *status* socioeconômico e tipo de música favorita.

Os instrutores formulam hipóteses nulas para cada um de seus testes. Por exemplo, a hipótese nula associada com a distribuição de sexo é a seguinte: os estudantes são retirados do mesmo grupo de pessoas e, portanto, a verdadeira proporção de mulheres nos dois grupos é idêntica. Você observará que os estudantes foram retirados da mesma população subjacente e foram designados para os dois grupos por alocação aleatória. A hipótese nula é verdadeira em cada caso; portanto, qualquer momento nesse experimento em que a hipótese for rejeitada representará um resultado falso-positivo (um erro tipo I).

Os instrutores pesquisam os estudantes para determinar seu *status* em cada uma das seis variáveis de interesse. Para cinco dessas variáveis, descobrem que as distribuições são similares nos dois grupos, e todos os valores P associados a testes formais das diferenças entre grupos são maiores do que 0,10. Os instrutores descobrem que para a cor dos olhos, no entanto, 25/100 estudantes em um grupo têm olhos azuis, enquanto 38/100 no outro grupo apresentam a mesma característica. Uma análise estatística formal revela que se a hipótese nula for verdadeira (e o é), então diferenças tão grandes ou maiores na proporção de pessoas com olhos azuis nos dois grupos do que a diferença observada ocorreriam um pouco menos do que 5 vezes por 100 repetições do experimento. Usando o limite convencional, os instrutores rejeitariam a hipótese nula, mesmo se de fato for verdadeira. O exemplo demonstra, entre outras coisas, o potencial de erro no teste de diferenças entre grupos que foram alocados por meio de uma *randomização* bem conduzida.

As suposições subjacentes ao teste de hipótese se desfazem se estivermos considerando mais de uma hipótese simultaneamente. Por exemplo, pense qual a probabilidade de que, ao testar seis hipóteses independentes, alguém encontre pelo menos uma que ultrapasse o limiar de 0,05 somente por acaso. Por independente queremos dizer que o resultado de um teste de uma hipótese não depende de nenhuma forma dos resultados de testes de qualquer outra hipótese. Como nossa probabilidade de ultrapassar o limiar de significância para qualquer característica é 0,05, a probabilidade de não ultrapassar o limiar para a mesma característica é 1,0, 0,05 ou 0,95. Quando duas hipóteses são testadas, a probabilidade de que nenhuma ultrapasse o limiar seria de 0,95 multiplicado por 0,95 (ou o quadrado de 0,95); quando seis hipóteses são testadas, a probabilidade de que nenhuma ultrapasse o limiar de 5% é 0,95 na sexta potência, ou 74%. Quando seis hipóteses independentes são testadas, a probabilidade de que pelo menos um resultado seja estatisticamente significativo é, portanto, de 26% (100 - 74%), ou aproximadamente 1/4, em vez de 1/20. Se desejássemos manter nosso padrão geral de 0,05, teríamos que dividir o valor P do limiar por 6, de modo que cada um dos seis testes usaria um valor limite de aproximadamente 0,0085.[5]

A mensagem aqui é dupla. Primeiro, raros achados acontecem por acaso. Mesmo com um único teste, um achado com um valor *P* de 0,01 ocorrerá 1% do tempo. Segundo, deve-se conhecer testes de hipóteses múltiplas que podem produzir resultados equivocados. Exemplos desse fenômeno são abundantes na literatura clínica. Por exemplo, em um levantamento de 45 ensaios dos três maiores periódicos médicos, Pocock e colaboradores[7] descobriram que o número mediano de *desfechos* mencionados era seis, sendo que a maioria foi testada para significância estatística.

Encontramos um exemplo dos perigos de usar desfechos múltiplos em um ensaio randomizado acerca do efeito da reabilitação sobre a qualidade de vida após um infarto do miocárdio, em que os investigadores randomizaram pacientes para receberem o cuidado padrão, um programa de exercícios ou um programa de aconselhamento. Obtiveram relatos dos pacientes sobre trabalho, lazer, qualidade do trabalho e do lazer, atividade sexual, adesão às recomendações, sintomas cardíacos, sintomas psiquiátricos, saúde geral e satisfação com o desfecho.[6] Para quase todas as variáveis não havia diferença entre os três grupos. Contudo, no acompanhamento após 18 meses, os pacientes estavam mais satisfeitos com o regime de exercício do que com os outros dois, as famílias no grupo de aconselhamento eram menos protetoras do que nos outros grupos e os pacientes participantes do grupo de aconselhamento trabalhavam mais horas e tinham relações sexuais com mais frequência.

Isso significa que tanto o programa de exercícios como o de reabilitação deveriam ser implementados devido ao menor número de desfechos que mudaram em seu favor ou que deveriam ser rejeitados porque a maioria dos desfechos não mostrou nenhuma diferença? Os próprios autores concluíram que seus resultados não apoiavam a efetividade da reabilitação na melhoria da qualidade de vida. Entretanto, um defensor do programa pode argumentar que mesmo se algumas das pontuações favoreceram o tratamento, a intervenção vale a pena. O uso de instrumentos múltiplos abre a porta para essa controvérsia em potencial.

Existem diversas estratégias estatísticas para lidar com a testagem de hipóteses múltiplas no mesmo conjunto de dados. Ilustramos algumas em um exemplo anterior: dividindo o valor P pelo número de testes. Pode-se também especificar, antes de o estudo ser realizado, um único desfecho primário do qual derivarão as conclusões mais importantes. Uma terceira abordagem é derivar um único teste estatístico global (p. ex., um efeito de tamanho combinado) que efetivamente combine os desfechos múltiplos em uma única medida.

Finalmente, pode-se discutir que, em algumas situações, é possível desenvolver diversos testes de hipótese sem fazer um ajuste de comparações múltiplas. Quando as hipóteses sendo testadas representam perguntas científicas distintas, cada uma de interesse isolado, pode ser que a interpretação de cada hipótese não seja influenciada pelas outras hipóteses sendo testadas.[1]

Uma discussão completa das estratégias para lidar com desfechos múltiplos está além do escopo deste livro, mas o leitor interessado poderá encontrá-la em obra citada nas referências.[7]

LIMITAÇÕES DO TESTE DE HIPÓTESE

Neste ponto, você pode estar fazendo diversas perguntas que o deixam desconfortável. Por que um único ponto de corte para rejeitar a hipótese nula quando a escolha de um ponto de corte é tão arbitrária? Por que dicotomizar a questão se um tratamento é efetivo em um aspecto "sim/não" quando pode ser encarado mais apropriadamente como um *continuum* (p. ex., de "muito improvável que seja efetivo" para "quase certamente efetivo")? Indicamos outra parte deste livro (Cap. 8, Intervalos de confiança) para uma explicação de por que consideramos uma alternativa ao teste de hipótese uma abordagem superior.

Referências

1. Cohn J, Johnson G, Ziesche S, et al. A comparison of enalapril with hydralazineisosorbide dinitrate in the treatment of chronic congestive heart failure. *N Engl J Med.* 1991;325(5):303-310.
2. Montori VM, Kleinbart J, Newman TB, et al. Tips for learners of evidence-based medicine, 2: measures of precision (confidence intervals). *CMAJ.* 2004;171: online-1 to online-12. http://www.cmaj.ca/cgi/data/171/6/611/DC1/1. Accessed February 24, 2008.
3. Detsky A, Sackett D. When was a "negative" trial big enough? how many patients you needed depends on what you found. *Arch Intern Med.* 1985;145(4): 709-715.
4. Kirshner B. Methodological standards for assessing therapeutic equivalence. *J Clin Epidemiol.* 1991;44(8): 839-849.
5. Cook R, Dunnett C. Multiple comparisons. In: Armitage P, Colton T, eds. *Encyclopedia of Biostatistics.* New York, NY: Wiley; 1999:2736-2746.
6. Mayou R, MacMahon D, Sleight P, Florencio M. Early rehabilitation after myocardial infarction. *Lancet.* 1981;2(8260-8261):1399-1401.
7. Pocock S, Geller N, Tsiatis A. The analysis of multiple endpoints in clinical trials. *Biometrics.* 1987;43(3): 487-498.

10.2

TÓPICOS AVANÇADOS EM RESULTADOS DE ENSAIOS TERAPÊUTICOS

Compreendendo os resultados: mais sobre a razão de chances

ROMAN JAESCHKE, STEPHEN WALTER,
MAHMOUD EL BARBARY E GORDON GUYATT

Neste capítulo:

- Chance na vida diária
- A Tabela 2 × 2
- Chances *versus* riscos
- Méritos da razão de chances
- Substituição do risco relativo por razão de chances
- Estudos de caso-controle

CHANCE NA VIDA DIÁRIA

Você deve estar familiarizado com as *chances* no contexto dos eventos esportivos, quando corretores de apostas ou comentaristas jornalísticos anunciam as chances contra e a favor de um cavalo, de um boxeador ou de um tenista vencerem um determinado evento.

No contexto dos jogos, suponha que você tem um dado com seis faces. Qual é a probabilidade de conseguir a face com quatro pontos sobre alguma outra face em uma única jogada? Quais são as chances desse evento em particular ocorrer *versus* não ocorrer? É 1/5 ou 1/6? A resposta correta a essa pergunta é 1/5, representando a proporção de *probabilidade* de que o evento (tirar a face com quatro pontos) aconteça em relação à probabilidade de que não aconteça (i.e., tirar uma das outras cinco faces possíveis). A probabilidade correspondente de tirar quatro é 1/6 e tirar alguma face diferente de quatro é 5/6.

A TABELA 2 × 2

Como médicos, estamos menos interessados em jogar dados do que em tratar pacientes. Assim, em termos de chances, estamos interessados nas chances de passar por um desfecho adverso *versus* evitar esse desfecho. Ainda mais, estamos interessados nas chances de pacientes expostos ao tratamento *versus* aqueles não expostos. Quando comparamos as chances entre grupos tratados e não tratados, terminaremos com a razão de duas chances, não surpreendentemente chamada *razão de chances* (OR, *odds ratio*).[*] No Capítulo 7, O tratamento diminui o risco? Compreendendo os resultados, no qual discutimos maneiras de apresentar a magnitude de um *efeito de tratamento*, introduzimos o conceito da OR. Para ajudar a compreendê-la, apresentamos uma vez mais a Tabela 2 × 2 (Tab. 10.2.1) e os resultados da ligação *versus* escleroterapia de varizes esofágicas hemorrágicas (Tab. 10.2.2).[1] Nesse e em outros exemplos deste capítulo, examinamos situações em que um tratamento pode reduzir a probabilidade de um evento adverso e, assim, uma OR menor do que 1,0 representar um benefício de tratamento (OR > 1 está associada a chances aumentadas de aquele evento acontecer, enquanto OR = 1 descreve nenhum efeito).

* N. de T.: a abreviatura utilizada será mantida em inglês (OR) por ser usual na literatura científica.

TABELA 10.2.1 Tabela 2 x 2

	Desfecho	
Exposição	**Sim**	**Não**
Sim	a	b
Não	c	d

Razão de chances = $\dfrac{a/b}{c/d} = \dfrac{ad}{cb}$

Risco relativo = $\dfrac{a/(a+b)}{c/(c+d)}$

Redução de risco relativo = 1 − RR = $\dfrac{c/(c+d) - a/(a+b)}{c/(c+d)}$

Diferença de risco = $\dfrac{c}{c+d} - \dfrac{a}{a+b}$

Número necessário para tratar = 100/(RD × 100%)

[a] A exposição pode ser uma terapia sabidamente benéfica ou um agente possivelmente prejudicial.

TABELA 10.2.2 Resultados de um ensaio randomizado de escleroterapia endoscópica comparada com ligação endoscópica para varizes esofágicas hemorrágicas

	Desfecho		
Exposição	**Morte**	**Sobrevida**	**Total**
Ligação	18	46	64
Escleroterapia	29	36	65

Razão de chances = (18/46)/(29/36)= 0,39/0,81 = 0,49
Risco relativo = (18/64)/(29/65) = 0,63
Redução de risco relativo = 1- 0,63 = 0,37
Diferença de risco = 0,455 - 0,28= 0,165
Número necessário para tratar = 100%/16,5% = 6

[a] Dados de Stiegmann et al.[1]

CHANCES *VERSUS* RISCOS

No Capítulo 7, O tratamento diminui o risco? Compreendendo os resultados, expressamos os resultados em termos de riscos e, então, em termos de *redução de risco*, seja relativo (RRR) ou absoluto (RRA). A OR representa uma alternativa: em vez de observar o risco de um evento, podemos estimar as chances de ter um evento *versus* não ter.

Quando usadas em medicina, as chances representam o número de pacientes em determinado grupo com um evento dividido pelo número de pacientes no mesmo grupo sem ele. A razão de chances em um grupo para as chances no outro grupo é a OR. Você descobrirá que às vezes os autores calculam a OR e então relatam os resultados como *riscos relativos* (RRs). Na maioria dos casos na investigação médica, quando as chances e os riscos são aproximadamente iguais, isso não é um problema. Nas poucas ocasiões em que as chances e os riscos são largamente divergentes, essa prática será equivocada.

Às vezes você pode estar na posição em que gostaria de converter chances em riscos. Para tanto, você divide as chances por (1 mais aquelas chances). Por exemplo, se as chances

TABELA 10.2.3 Riscos e chances[a]

Riscos	Chances
0,05	0,05/0,95 = 0,053
0,1	0,1/0,9 = 0,11
0,2	0,2/0,8 = 0,25
0,25	0,25/0,75 = 0,33
0,33	0,33/0,66 = 0,5
0,4	0,4/0,6 = 0,67
0,5	0,5/0,5 = 1,0
0,6	0,6/0,4 = 1,5
0,8	0,8/0,2 = 4,0

[a] Riscos = [chances/(1 + chances)]. Chances = [riscos/(1 – risco)].

de um mau desfecho cirúrgico forem 0,5 (ou 1/2), o risco será [0,5/(0,5 + 1)], ou 0,33. Para converter riscos em chances, divida risco por (1 - risco). A Tabela 10.2.3 apresenta a relação entre risco e chances. Observe que quanto maior é a magnitude dos riscos, maior é a diferença numérica entre os riscos e as chances.

MÉRITOS DA RAZÃO DE CHANCES

Pode-se criar uma medida de associação ou efeito ao criar uma razão de chances. A OR, então, é a razão das chances de ter o evento em um grupo (exposto ou experimental) relativa às chances de ter o evento em outro grupo (não exposto ou *grupo-controle*). Em nosso exemplo, as chances de morrer no grupo de ligação são 18 (morte) *versus* 46 (sobrevida), ou 18 para 46, ou 18/46 (a/b), e as chances de morrer no grupo de escleroterapia são 29 para 36 (c/d). A fórmula para a razão dessas chances é (a/c)/(b/d) (Tab. 10.2.1); em nosso exemplo, isso resulta em (18/46)/(29/36), ou 0,49. Se alguém formulasse uma terminologia paralela ao risco (na qual chamamos uma razão de riscos de RR), chamaria a razão de chances de *chance relativa*. Os epidemiologistas escolheram RR como o termo de preferência para uma razão de riscos e OR para uma razão de chances.

Historicamente, a OR, que tem diversos pontos (Tab. 10.2.4) em seu favor, tem sido a medida predominante de associação[2] pela sua vantagem estatística de ser essencialmente independente da escolha arbitrária entre uma comparação dos riscos de um evento (como a morte) ou o "não evento" correspondente (como a sobrevida), o que não necessariamente é verdade para o RR.[3-5]

SUBSTITUIÇÃO DO RISCO RELATIVO POR RAZÃO DE CHANCES

Como médicos, gostaríamos de ser capazes de substituir o RR, que intuitivamente entendemos, pela OR, que não compreendemos. Olhando para nossa Tabela 2 × 2 (ver Tab. 10.2.1), observamos que a validade dessa substituição requer que o RR, [a/(a + b)]/[c/(c + d)], seja mais ou menos igual à OR, (a/b)/(c/d). Para que seja esse o caso, a deve ser menor do que b, e c muito menor do que d (veja os denominadores na fórmula); em outras palavras, o desfecho deve ocorrer não frequentemente em ambos os grupos de tratamento e controle.

Para taxas de evento baixas, comuns na maioria dos ensaios randomizados, a OR e o RR estão numericamente muito próximos. O RR e a OR também estarão mais próximos quando a magnitude do efeito do tratamento for pequena (ou seja, OR e RR estão próximos de 1,0) do que quando o efeito do tratamento for grande. Com taxas baixas de evento (em que a OR está

TABELA 10.2.4 Méritos da razão de chances (OR)

1. A aparente prevalência em *estudos de caso-controle* depende da razão de casos de amostragem para controles, determinada pelo investigador. A medida do efeito que é inalterada por *prevalência* (a + b) requerida - OR é única medida apropriada.
2. Pode ser desejável se estivermos realizando uma *metanálise* em ensaios com *taxas de eventos* muito diferentes.
3. Se revertemos os desfechos na análise e examinarmos o desfecho bom (sobrevida) em vez do desfecho ruim (mortalidade), esta última relação terá uma OR recíproca (não verdade de risco relativo [RR]).
4. OR apropriada independentemente da taxa de eventos inicial (RR se torna problemática se taxas de eventos altas; p. ex., se risco > 0,5, não podemos ter RR > 2).
5. OR é a medida de associação ou efeito que usamos em *regressão logística* (ver Cap. 13, Tópicos avançados em dano - correlação e regressão).

numericamente próxima ao RR) e com taxas de evento mais altas (em que podem estar mais distantes), a OR sempre fará um tratamento parecer mais efetivo do que o RR (ou seja, para os mesmos resultados, a OR estará mais longe de 1,0 do que o RR). Com taxas de eventos baixas, essa tendência é mínima; com taxas de eventos mais altas, é mais pronunciada (Tab. 10.2.5).

Quando as taxas de eventos são altas e os tamanhos de efeito são grandes, existem maneiras de converter a OR para RR.[6,7] Felizmente, os médicos raramente precisarão consultar essas tabelas. Para ver por que, considere uma metanálise de ligação *versus* escleroterapia para varizes esofageanas[8] que demonstrou uma taxa de ressangramento de 0,47 com escleroterapia, uma taxa de evento tão alta quanto é provável encontrar na maioria dos ensaios. A OR associada a tratamento com ligação foi 0,52, um efeito grande. Apesar da alta taxa de evento e do efeito grande, o RR (0,67) praticamente não é diferente da OR. Os dois estão suficientemente próximos – e este é o ponto crucial – de modo que é improvável que escolher uma medida relativa ou a outra tenha uma influência importante sobre decisões de tratamento.

O cálculo do *número necessário para tratar* (NNT) e do *número necessário para causar dano* (NND) oferece outro problema quando os investigadores relatam ORs em vez de RRs. Como afirmamos anteriormente, a melhor maneira de lidar com a situação quando as taxas de eventos são baixas é assumir que o RR estará muito próximo da OR. Quanto maior é o risco, menos segura é a suposição. As Tabelas 10.2.6 e 10.2.7 oferecem um guia para fazer uma estimativa precisa do NNT e do NND quando você estima o risco basal do paciente e o investigador forneceu somente uma OR.

ESTUDOS DE CASO-CONTROLE

Até agora, nossos exemplos vieram de ensaios clínicos randomizados prospectivos. Nesses ensaios, começamos com um grupo de pacientes que são aleatoriamente alocados para um grupo de intervenção e um grupo de pacientes que são alocados para um grupo-controle. Os investigadores acompanham os pacientes ao longo do tempo e registram a frequência de eventos. O processo é similar em estudos observacionais denominados "estudos de coorte prospectiva," embora nesse estudo os investigadores não controlem a exposição ou o tratamento. Para ensaios randomizados e estudos de coorte prospectiva, podemos calcular riscos, chances, *diferenças de riscos*, RRs, ORs e mesmo redução de chances.

Em estudos de caso-controle, os investigadores escolhem ou fazem uma amostra de participantes não de acordo com o fato de terem sido ou não expostos ao tratamento ou *fator de risco*, mas conforme tenham experimentado ou não um *desfecho relevante*. Os participantes começam o estudo com ou sem o evento, em vez de com ou sem a exposição ou intervenção. Os investigadores comparam pacientes com o desfecho adverso, seja aciden-

TABELA 10.2.5 Comparação de riscos relativos e razão de chances

Risco no grupo-controle	Risco no grupo exposto	Chance no grupo-controle	Chance no grupo exposto	Risco relativo	Razão de chances (OR)
Evento indesejável					
4	3	0,042	0,031	0,75	0,74
40	30	0,67	0,43	0,75	0,64
Evento desejável					
10	15	0,11	0,18	1,5	1,59
30	45	0,43	0,82	1,5	1,91

TABELA 10.2.6 Derivando o NNT da razão de chances (OR)

	Intervenção terapêutica (OR)								
Taxa de evento controle	**0,5**	**0,55**	**0,6**	**0,65**	**0,7**	**0,75**	**0,8**	**0,85**	**0,9**
0,05	41	46	52	59	69	83	104	139	209
0,1	21	24	27	31	36	43	54	73	110
0,2	11	13	14	17	20	24	30	40	61
0,3	8	9	10	12	14	18	22	30	46
0,4	7	8	9	10	12	15	19	26	40
0,5	6	7	8	9	11	14	18	25	38
0,7	6	7	9	10	13	16	20	28	44
0,9	12	15	18	22	27	34	46	64	101

Fórmula para determinar o NNT: $\frac{1 - CER\,(1 - OR)}{CER\,(1 - CER\,)(1 - OR)}$

Abreviaturas: TEC, taxa de evento controle; NNT, número necessário para tratar.
Adaptada de Hux et al.[9]

te vascular cerebral, infarto do miocárdio ou câncer, com controles que não tenham tido o desfecho. A pergunta usualmente feita é se existe qualquer fator que pareça estar mais comumente presente em um desses grupos do que no outro grupo.

Em um estudo de caso-controle, os investigadores exploraram a pergunta se câmaras ou lâmpadas de bronzeamento aumentam o risco de melanoma de pele.[10] Os pacientes-controle e os casos tinham distribuição similar de idade, sexo e residência. A Tabela 10.2.8 apresenta alguns dos achados desse estudo.

Se as informações da Tabela 10.2.8 tivessem vindo de um estudo de coorte prospectiva ou de um ensaio clínico randomizado, poderíamos ter começado com o cálculo do risco de um evento no grupo exposto e no controle. Isso não teria sentido no estudo de caso-controle devido ao número de pacientes que tiveram ou não melanoma, que foi escolhido pelos investigadores. A OR fornece a única medida de associação sensata em um estudo de caso-controle. Pode-se questionar se as chances de ter havido exposição a câmaras ou a lâmpadas de bronzeamento entre pessoas com melanoma eram as mesmas de exposição entre os pacientes-controle. No estudo, as chances de exposição (em homens) eram 67/210 nos pacientes com melanoma e 41/242 nos pacientes-controle. A OR é, portanto, (67/210)/(41/242), ou 1,88 (intervalo de confiança [IC] de 95%, 1,20-2,98), sugerindo uma associação entre uso de câmaras ou lâmpadas de bronzeamento e o desenvolvimento de melanoma. O fato de que o IC não se sobrepõe ou inclui 1,0 sugere ser improvável que a associação tenha resultado do acaso.

Mesmo se a associação não estivesse relacionada ao acaso, não necessariamente significaria que as câmaras ou lâmpadas de bronzeamento fossem a causa de melanoma. Potenciais explicações incluiriam maior capacidade de recordação de uso desses equipamentos entre pessoas com melanoma (*viés de recordação*), exposição ao sol mais prolongada entre essas pessoas e cor da pele diferente; os investigadores abordaram muitas dessas explicações. Ter certeza de que a exposição a câmaras ou a lâmpadas de bronzeamento foi a causa de melanoma exigiria estudos confirmatórios adicionais.

TABELA 10.2.7 Derivando o NNP da razão de chances (OR)

	Intervenção terapêutica (OR)								
Taxa de evento controle	**1,1**	**1,2**	**1,3**	**1,4**	**1,5**	**2**	**2,5**	**3**	**3,5**
0,05	212	106	71	4	43	22	15	12	9
0,1	112	57	38	29	23	12	9	7	6
0,2	64	33	22	17	14	8	5	4	4
0,3	49	25	17	13	11	6	5	4	3
0,4	43	23	16	12	10	6	4	4	3
0,5	42	22	15	12	10	6	4	4	3
0,7	51	27	19	15	13	8	7	6	5
0,9	121	66	47	38	32	21	17	16	14

Fórmula para determinar o NNP: $\frac{CER\,(OR - 1) + 1}{CER\,(OR - 1)(1 - CER)}$

Abreviaturas: TEC, taxa de evento controle; NNP, número necessário para causar dano.
Adaptada de Hux et al.[9]

TABELA 10.2.8 Resultados de um estudo de caso-controle que explora a associação de melanoma cutâneo e o uso de câmaras e lâmpadas de bronzeamento

Exposição	Casos	Controles
Sim	67	41
Não	210	242

[a] Dados de Walter et al,[10] somente homens.

Referências

1. Stiegmann GV, Goff JS, Michaletz-Onody PA, et al. Endoscopic sclerotherapy as compared with endoscopic ligation for bleeding esophageal varices. *N Engl J Med.* 1992;326(23):1527-1532.
2. Laird NM, Mosteller F. Some statistical methods for combining experimental results. *Int J Technol Assess Health Care.* 1990;6(1):5-30.
3. Walter SD. Choice of effect measure for epidemiological data. *J Clin Epidemiol.* 2000;53(9):931-939.
4. Deeks JJ. Issues in the selection of a summary statistic for meta-analysis of clinical trials with binary outcomes. *Stat Med.* 2002;21(11):1575-1600.
5. Bland JM, Altman DG. Statistics notes: the odds ratio. *BMJ.* 2000;320 (7247):1468.
6. Davies HT, Crombie IK, Tavakoli M. When can odds ratios mislead? *BMJ.* 1998;316(7136):989-991.
7. Zhang J, Yu KF. What's the relative risk? a method of correcting the odds ratio in cohort studies of common outcomes. *JAMA.* 1998;280(19):1690-1691.
8. Laine L, Cook D. Endoscopic ligation compared with sclerotherapy for treatment of esophageal variceal bleeding: a meta-analysis. *Ann Intern Med.* 1995;123(4): 280-287.
9. Hux JE, Levinton CM, Naylor CD. Prescribing posterity: influence of lifeexpectancy gains and drug costs. *J Gen Intern Med.* 1994;9(4):195-201.
10. Walter SD, Marrett LD, Shannon HS, From L, Hertzman C. The association of cutaneous malignant melanoma with the use of sunbeds and sunlamps. *Am J Epidemiol.* 1990;131(2):232-243.

10.3

TÓPICOS AVANÇADOS EM RESULTADOS DE ENSAIOS TERAPÊUTICOS

O que determina a amplitude do intervalo de confiança?

JAN BROŻEK

Neste capítulo:

- O tamanho da amostra não determina a amplitude do intervalo de confiança
- Tamanhos pequenos de amostra podem fornecer resultados mais precisos do que tamanhos grandes de amostra
- A precisão aumenta à medida que o número de eventos aumenta
- Cuidado com ensaios com poucos eventos

O TAMANHO DA AMOSTRA NÃO DETERMINA A AMPLITUDE DO INTERVALO DE CONFIANÇA

Às vezes os médicos equiparam o tamanho de um *ensaio randomizado* ou o número de participantes em um *ensaio terapêutico* com sua precisão e, assim, com a amplitude do *intervalo de confiança* (*IC*). Este capítulo lida com aspectos da precisão e da confiança resultantes em estimativas de efeitos do tratamento em estudos em que os *desfechos* são eventos *dicotômicos* (sim/não) como morte, acidente vascular cerebral (AVC) ou infarto do miocárdio. Como pode ser observado, o número de pacientes é um determinante secundário de nossa confiança em estimativas de redução em desfechos adversos associados com uma *intervenção experimental*.

TAMANHOS PEQUENOS DE AMOSTRA PODEM FORNECER RESULTADOS MAIS PRECISOS DO QUE TAMANHOS GRANDES DE AMOSTRA

Considere dois estudos. Ambos mostram uma *redução de risco relativo* (RRR) de 33% – uma redução em eventos adversos de 1/3 – com a intervenção A *versus* controle. O estudo 1 cadastrou 100 pacientes em cada um dos grupos controle e experimental e o estudo 2 cadastrou 1.000 pacientes em cada grupo. Qual dos dois estudos gerará uma estimativa mais precisa do efeito do tratamento, representada por um IC mais estreito? A resposta aparentemente óbvia é o estudo 2, com seu tamanho de amostra em uma ordem de magnitude maior do que a do estudo 1.

Suponha, contudo, que o estudo 2 – o estudo com o tamanho de amostra maior – gerou sua RRR de 33% com base em 2/1.000 pessoas recebendo a intervenção A *versus* 3/1.000 no grupo-controle tendo um desfecho adverso. O estudo 1 demonstrou sua RRR de 33% com base em 20/100 pessoas recebendo a intervenção A ao terem um desfecho adverso *versus* 30/100 pessoas no grupo-controle.

Em qual RRR de 33% você confia mais? Qual é mais precisa? Qual tem o IC associado mais estreito? Como demonstra a Tabela 10.3.1, o estudo 1 é o mais confiável porque não é o número de participantes, mas o número de eventos desfecho que é o mais importante.

A PRECISÃO AUMENTA À MEDIDA QUE O NÚMERO DE EVENTOS AUMENTA

Nas figuras seguintes, examinamos a relação entre tamanho de amostra, número de eventos e a precisão dos resultados do estudo pelo cálculo dos ICs em torno da RRR de um conjunto de estudos hipotéticos. O ponto de partida é 100 pacientes por grupo, com 12 pacientes tendo um evento no grupo-controle e oito pacientes no grupo recebendo o tratamento A. A RRR é 33%, com um IC de 95% correspondente de – 52 a 71%. Esse IC nos diz ser ex-

Tabela 10.3.1 Tamanho de amostra, taxa de eventos e a amplitude do intervalo de confiança

Estudo	Nº de eventos no grupo--controle	Nº total no grupo--controle	Nº de eventos no grupo experimental	Nº total no grupo experimental	RRR	IC de 95% em torno do RRR
1	30	100	20	100	33%	-8 a 59
2	3	1.000	2	1.000	33%	-233 a 87

Abreviaturas: IC, intervalo de confiança; RRR, redução de risco relativo.

tremamente provável que, comparando com o controle, o tratamento A reduza o risco de um evento em não mais do que 71% e aumente o risco de um evento em não mais do que 52% (informação não muito útil). Assim, examinamos os efeitos de aumentar o tamanho da amostra deixando a taxa de eventos constante (Fig. 10.3.1) e os efeitos de aumentar a taxa de eventos mantendo o tamanho da amostra constante (Fig. 10.3.2). Os investigadores podem alcançar o primeiro ao cadastrar mais pacientes e o último estendendo a duração do estudo ou cadastrando pacientes de alto risco ao desfecho.

A Figura 10.3.1 mostra que, à medida que se aumenta o tamanho da amostra, mantendo constante a taxa de eventos de ambos os grupos, a largura do IC diminui, e no fim fica suficientemente estreita para ser *estatisticamente significativa*, e então ainda mais estreita, fornecendo uma estimativa muito precisa da verdadeira RRR (supondo uma *validade* ótima).

A Figura 10.3.2 mostra um exemplo do que ocorreria se mantivéssemos o tamanho da amostra constante em 100 pacientes por grupo e aumentássemos a taxa de eventos.

A inspeção mais de perto dessas figuras permite duas outras observações. Primeiro, a amplitude do IC não se estreita linearmente com o aumento no tamanho da amostra ou na taxa de eventos. De fato, se estreita proporcionalmente à sua raiz quadrada. Então, por exemplo, aumentar o tamanho da amostra de 100 para 200 tem mais efeito do que aumentá-la de 200 para 300, e de 200 para 300 mais do que aumentar de 300 para 400, etc. Segundo, dobrar o número de eventos pelo aumento da taxa de eventos ao manter constante o tamanho da amostra diminui a amplitude do IC mais do que dobrar o número de eventos pelo aumento do número de participantes. Outra maneira de definir esse fenômeno é: para um número constante de eventos, o IC será mais estreito quando o denominador (o número de pacientes) for pequeno e não grande.

Por exemplo, um relatório recente do Women's Health Study,[1] um ensaio randomizado controlado por placebo em prevenção primária de doença cardiovascular, que cadastrou quase 20.000 mulheres por grupo, mostrou um benefício quase insignificante em redução de AVC com aspirina em baixa dosagem comparado com placebo após 10 anos de observação (RRR, 17%; IC 95%, 1-31%). Apesar do tamanho substancial da amostra, a estimativa do efeito era imprecisa – um IC amplo resultando em uma RRR de 31% ou tão pouco quanto 1%. Essa falta de precisão era devida à baixa taxa de evento do AVC de 266/19.942 (1,3%) no grupo-placebo *versus* a taxa ainda

Controle		Experimental		Tamanho de amostra	RRR (IC 95%)
Eventos/nº total		Eventos/nº total		multiplicado por	
12	100	8	100	1	33% (-52% a 71%)
24	200	16	200	2	33% (-20% a 63%)
36	300	24	300	3	33% (-8% a 59%)
48	400	32	400	4	33% (-2% a 56%)
60	500	40	500	5	33% (2% a 54%)
⋮	⋮	⋮	⋮	⋮	⋮
120	1.000	80	1.000	10	33% (13% a 49%)
240	2.000	160	2.000	20	33% (19% a 45%)

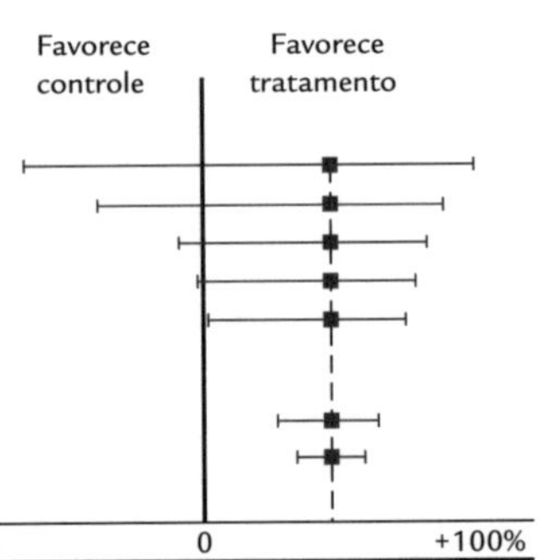

FIGURA 10.3.1 Tamanho de amostra e a amplitude do intervalo de confiança (supondo uma taxa de eventos constante).

Abreviaturas: IC, intervalo de confiança; RRR, redução de risco relativo.

Controle		Experimental		Taxa de eventos multiplicada por	RRR (IC 95%)
Eventos/nº	total	Eventos/nº	total		
12	100	8	100	1	33% (-52% a 71%)
24	100	16	100	2	33% (-16% a 62%)
36	100	24	100	3	33% (-2% a 57%)
48	100	32	100	4	33% (6% a 53%)

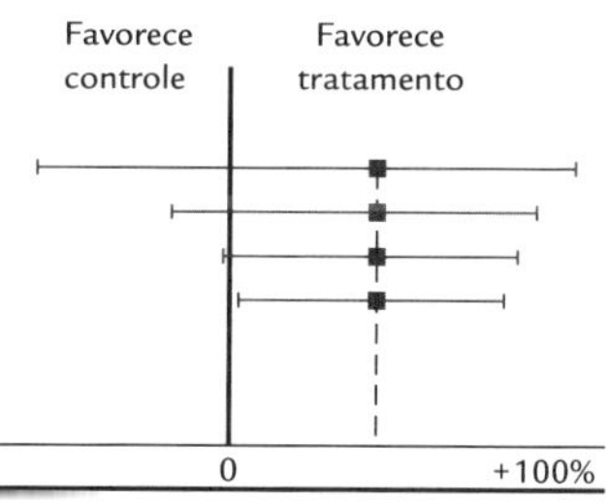

FIGURA 10.3.2 Taxa de eventos e a amplitude do intervalo de confiança (com um tamanho de amostra constante).

Abreviaturas: IC, intervalo de confiança; RRR, redução de risco relativo.

menor (embora levemente) de 221/19.934 (1,1%) no grupo da aspirina.

Em comparação, um ensaio muito menor de ventilação mecânica que comparou volume corrente baixo *versus* alto em pacientes com síndrome do desconforto respiratório agudo[2] e que cadastrou aproximadamente 430 pacientes por grupo (40 vezes menos do que no Women's Health Study), mostrou uma RRR de morte de 22% (IC 95%, 7-35%) durante 180 dias. A amplitude do IC é quase a mesma que no exemplo anterior porque, apesar de um tamanho de amostra muito menor, o risco de morte nessa população era alto: 40% nos pacientes com alto volume corrente ventilados *versus* 31% no grupo com baixo volume corrente.

CUIDADO COM ENSAIOS COM POUCOS EVENTOS

A implicação fundamental dessa discussão é que estimativas de efeitos de tratamento derivadas de ensaios randomizados ficam mais exatas não quando seu tamanho de amostra aumenta, mas sim quando o número de eventos aumenta. Mais uma vez advertimos o leitor contra ensaios com muito poucos eventos e sugerimos que demande grande número de eventos antes de fazer inferências fortes acerca de efeitos de tratamento no manejo de seus pacientes (ver Cap. 9.3, Ensaios randomizados interrompidos precocemente por benefício, e Cap. 11.3, Lidando com apresentações equivocadas de resultados de ensaios clínicos).

Referências

1. Ridker PM, Cook NR, Lee IM, et al. A randomized trial of low-dose aspirin in the primary prevention of cardiovascular disease in women. *N Engl J Med.* 2005; 352(13):1293-1304.
2. Acute Respiratory Distress Syndrome Network. Ventilation with lower tidal volumes as compared with traditional tidal volumes for acute lung injury and the acute respiratory distress syndrome. *N Engl J Med.* 2000;342(18):1301-1308.

10.4

TÓPICOS AVANÇADOS EM RESULTADOS DE ENSAIOS TERAPÊUTICOS

Desfechos combinados

GORDON GUYATT, VICTOR MONTORI,
IGNACIO FERREIRA-GONZÁLEZ, JASON W. BUSSE,
HOLGER SCHÜNEMANN, ROMAN JAESCHKE
E GAIETÀ PERMANYER-MIRALDA

Neste capítulo:

CENÁRIO CLÍNICO

Um paciente idoso com angina considerando uma angiografia e possível revascularização

Você é um internista examinando um homem de 76 anos de idade que, apesar de ingerir cuidadosamente β-bloqueadores, nitratos, aspirina, um inibidor de enzima conversora de angiotensina e uma estatina, tem uma angina que restringe significativamente suas atividades. Ao longo do último ano, seus sintomas pioraram e agora limitaram sua qualidade de vida. Você sugere a ele a possibilidade de encaminhamento para um cardiologista para cauterização cardíaca e possível revascularização. O paciente expressa relutância em se submeter a um procedimento invasivo e imagina quanto benefício pode esperar dessa abordagem.

ENCONTRANDO AS EVIDÊNCIAS

Você imagina quais *evidências* recentes podem estar relacionadas ao dilema do paciente; então, diante do computador e junto com o paciente, acessa a sua fonte de informações favorita, o ACP Journal Club, que pode ser revisado a partir do sistema Ovid Evidence-Based Medicine Reviews de sua biblioteca. Para orientar a busca, você anota sua pergunta no formato PICO (paciente, intervenção, comparação, desfecho [*outcome*, em inglês]) (ver Cap. 3, Qual é a questão?), que é "Em pacientes idosos com doença arterial coronariana, o tratamento invasivo com revascularização melhora a qualidade de vida?". Você insere o termo de busca "coronary artery disease" [doença arterial coronariana], restringe para "therapy" [terapia] (146 citações) e combina-a com "elderly" [idoso] (272 citações). A busca resulta em 20 citações, sendo a primeira delas um *ensaio clínico randomizado* (*ECR*) de manejo invasivo *versus* não invasivo de doença arterial coronariana nos idosos, com o nome *Trial of invasive* versus *Medical therapy in elderly patients* (Time), que parece aplicável.[1] Você diz ao paciente que revisará o estudo cuidadosamente e discutirá os resultados com ele em uma semana.

No estudo Time, você descobre que 301 pacientes com 75 anos de idade ou mais que tinham angina classe 2 ou pior, de acordo com a Canadian Cardiac Society, apesar de receberem pelo menos duas medicações antiangina, foram randomizados para terapia médica otimizada ou cateterismo cardíaco e, se apropriado, revascularização. Os autores relatam seus *desfechos* primários como qualidade de vida, que mostraram equivalência em 12 meses, e um *desfecho combinado* (*DC*) de morte, de infarto do miocárdio (IM) não fatal e de hospitalização por síndrome coronariana aguda (SCA). A frequência desse DC era muito menor no braço revascularização (25,5%) do que no braço manejo médico (64,2%) (*razão de riscos* 0,31; 95% *intervalo de confiança* [*IC*], 0,21-0,45; P < 0,001).

Como você deveria interpretar esses resultados para melhor auxiliar na decisão de seu paciente? Você deveria supor que o efeito do tratamento sobre o DC capta cuidadosamente o efeito sobre seus componentes (morte, IM não fatal e hospitalização por SCA)? Ou, ao contrário, você deveria repudiar as suposições acerca do efeito do tratamento sobre os desfechos componentes com base no efeito do tratamento sobre o DC?

Neste capítulo, oferecemos aos médicos uma estratégia para interpretar os resultados de ensaios clínicos quando os investigadores medem o efeito do tratamento sobre um agregado de desfechos de importância variada, como foi o caso do ensaio Time.

DESFECHOS COMBINADOS

Nas duas últimas décadas, à medida que a atenção médica melhorava, a frequência com que os pacientes com problemas comuns como o IM tinham eventos adversos subsequentes, incluindo morte, IM recorrente ou acidente vascular cerebral (AVC), diminuía. Embora bem-vindas para os pacientes, baixas taxas de eventos oferecem desafios para os clínicos investigadores que, consequentemente, precisam de tamanhos de amostra muito grandes e um *seguimento* mais longo para testar os benefícios incrementais de novas terapias.

Os médicos que conduzem ensaios responderam cada vez mais a esses desafios pelo uso de DCs que captam o número de pacientes passando por qualquer um dos eventos adversos – morte, IM ou hospitalização, por exemplo – como um desfecho primário de um estudo.[2] Os investigadores interessados em diminuir o tamanho necessário de amostra e a duração do acompanhamento podem montar um DC com um grupo de eventos que seja importante para os pacientes e sobre o qual se pode antecipar tratamento com efeito similar. Essa justificativa – escassez de eventos em qualquer categoria única e pressuposição de que o tratamento atuará mais ou menos da mesma maneira em todas as categorias de eventos adversos – oferece a justificativa mais forte para DCs em ensaios clínicos contemporâneos.[2]

INTERPRETAÇÕES DE DESFECHOS COMBINADOS – QUAIS SÃO AS OPÇÕES DO CLÍNICO?

Potencialmente, os médicos podem embasar as decisões clínicas sobre o efeito do tratamento em um DC. Podem ficar seguros ao assumir essa abordagem se a redução no risco for a mesma (em termos absolutos e relativos) sobre todos os componentes do DC. No ensaio Time, isso significa que a estratégia invasiva reduz o risco de cada um – morte, IM não fatal e hospitalização por SCA – na mesma medida. A Tabela 10.4.1, que resume os resultados do ensaio Time, mostra que, no braço invasivo, cinco pacientes a mais morreram e houve seis IMs a menos e 78 hospitalizações a menos. Essa variação torna insustentável a suposição de reduções similares em risco absoluto.

Esse resultado – uma variabilidade apreciável em reduções absolutas em componentes de desfechos – é a regra na maioria dos ensaios incluindo DCs. Alternativamente, os médicos podem legitimamente manter

TABELA 10.4.1 Resultados do ensaio Time[a]

Desfechos	Invasivos (n = 153)	Médicos (n = 148)	Diferença de risco absoluto (IC 95%)	Razão de riscos (IC 95%)
Pacientes com um desfecho combinado	39 (25,5%)	95 (64,2%)	38,7 (27,9 a 48,5)	0,31 (0,21 a 0,45)
Mortes	17 (11,1%)	12 (8,1%)	-3,0 (-9,9 a 3,8)	1,51 (0,72 a 3,16)
Infartos cardíacos não fatais[b]	14	20		0,75 (0,36 a 1,55)
Número de hospitalizações por SCA[b]	28	106		0,19 (0.12 a 0,30)

Abreviaturas: SCA, síndrome coronariana aguda; IC, intervalo de confiança.

[a] O desfecho combinado incluía mortalidade, infarto do miocárdio não fatal e hospitalização por SCA.

[b] Os autores relatam o número de eventos, em vez de pacientes, de modo que não podemos fornecer porcentagens de pacientes que tiveram o evento.

BMJ. 2005;330(7491):594-596. Reproduzida com permissão do BMJ Publishing Group.

TABELA 10.4.2 Diretrizes para interpretar desfechos combinados

1. Os componentes do desfecho combinado têm importância similar para os pacientes?
2. Os desfechos mais e menos importantes ocorriam com frequência similar?
3. Pode-se ter certeza de que os desfechos componentes compartilham reduções de risco relativo similares?
   - A biologia subjacente aos desfechos componentes é suficientemente similar para que sejam esperadas reduções de risco relativo semelhantes?
   - As estimativas de ponto das reduções de risco relativo são similares e o intervalo de confiança é suficientemente estreito?

Quando alguém puder responder "sim" a essas perguntas, pode-se ter certeza sobre o uso do efeito do tratamento sobre o desfecho combinado como base para tomada de decisão. Quando alguém responde não, deve-se examinar separadamente o efeito do tratamento sobre os desfechos componentes como base para tomada de decisão.

BMJ. 2005;330(7491):594-596. Reproduzida com permissão do BMJ Publishing Group.

seu foco sobre o DC ao considerar o efeito do tratamento sobre a combinação de morte, IM e hospitalização por SCA tão justo quanto uma combinação e absterem-se de qualquer inferência acerca do efeito do tratamento sobre cada um dos desfechos componentes. Adotando essa interpretação, o médico responderia à pergunta do paciente sobre os benefícios da estratégia invasiva afirmando que "diminuirá seu risco de eventos cardíacos graves, em termos relativos, em aproximadamente 70%".

Para os médicos e os pacientes que querem informações específicas sobre a magnitude da *redução de risco relativo* (*RRR*) e da *redução de risco absoluto* (*RRA*) sobre desfechos de importância diferente, essa interpretação tem utilidade limitada. Por exemplo, o paciente pode perguntar: "Doutor, de quais eventos cardíacos graves o senhor está falando?" e, em seguida: "Considerando que estou muito mais interessado em evitar a morte do que o IM, e o IM grave do que uma hospitalização breve, sem dano cardíaco, poderia, por favor, me dizer qual é o efeito específico da cirurgia sobre a morte, sobre o IM e sobre a hospitalização?".

Aderindo à interpretação de que os dados não permitem nenhuma afirmativa a respeito do efeito do tratamento sobre os componentes do DC, o médico não pode fornecer nenhuma garantia de que a redução de 70% do perigo se aplica ao componente mais sério – morte – e não pode dizer nada acerca da redução absoluta na probabilidade de morrer e esperada pelo paciente. Essa limitação defende o abandono do efeito do tratamento sobre o DC como base para tomadas de decisão e foco clínico, em vez de sobre os efeitos sobre cada desfecho componente.

Tanto os investigadores como as empresas farmacêuticas muitas vezes prefeririam que os médicos se concentrassem em DCs. Afinal, uma afirmativa de que o tratamento reduz o risco de um DC de morte, de IM e de hospitalização é convincente, pois causa impacto sobre três desfechos. Entretanto, afirmar que podemos ter certeza de que o tratamento reduz o risco de hospitalizações, mas que não estamos seguros sobre seus efeitos sobre a morte e sobre o IM, carrega uma força consideravelmente menor.

A Tabela 10.4.2 apresenta um conjunto de três perguntas para orientar os clínicos se devem apoiar uma decisão clínica no efeito do tratamento sobre um DC ou nos desfechos componentes. A seguir, é feita uma descrição de como aplicar os critérios.

OS COMPONENTES DO DESFECHO COMBINADO TÊM IMPORTÂNCIA SIMILAR PARA OS PACIENTES?

Pense em uma situação em que todos os componentes de um DC sejam de igual importância para o paciente. Se isso for verdadeiro, não será equivocado supor que o efeito da intervenção sobre cada componente do desfecho seja semelhante tanto em termos relativos como absolutos. Se os pacientes consideram morte, AVC e IM como de importância igual, não importa muito como uma RRA de 5% no DC está distribuída em um DC incluindo esses três componentes. Supor efeitos similares entre os componentes não afetará adversamente a tomada de decisão, mesmo se os efeitos do tratamento diferirem substancialmente.

Entretanto, quase invariavelmente os pacientes atribuem importância variada a diferentes desfechos em saúde. Como resultado, raramente se justificará ignorar uma possível diferença de efeito do tratamento sobre desfechos componentes uma vez que compartilham importância idêntica para o paciente. A magnitude do gradiente em importância entre desfechos, portanto, torna-se a questão.

Considere um ECR de corticosteroides em pacientes com exacerbação aguda de doença pulmonar obstrutiva crônica. Os investigadores optaram por um DC de morte por qualquer causa, necessidade de entubação e ventilação mecânica, bem como administração de corticosteroides.[3] É provável que os pacientes considerem a necessidade de esteroides por curto prazo como de importância trivial em comparação à necessidade de ventilação mecânica, e particularmente em relação à morte. O grande gradiente de importância aumenta nosso ceticismo acerca do desfecho combinado.

Contudo, considere um ensaio de quatro doses de aspirina perioperatória em pacientes se submetendo à endarterectomia da carótida em que um dos DCs compreendia morte e acidente vascular cerebral (AVC).[4] Muitos pacientes considerariam um AVC severo com déficits residuais permanentes como de baixo valor na abordagem em relação à morte. O gradiente de importância relativamente pequeno entre os componentes aumenta a utilidade do DC em tomadas de decisão clínica.

OS DESFECHOS COMPONENTES OCORREM COM FREQUÊNCIA SEMELHANTE?

Considere a seguinte afirmativa: em pacientes com estenose *in-stent* de *bypass* coronariano arterial por enxerto, a radiação γ reduziu o DC de morte por causas cardíacas, de IM por onda Q e revascularização do vaso alvo. Esse resultado parece impressionante porque sugere que a radiação γ reduz a incidência de IM, além da necessidade de revascularização. O ensaio do qual esse resultado foi retirado randomizou 120 pacientes com estenose *in-stent* de enxerto de veia safena à radiação γ (irídio-192) ou *placebo*.[5] Daqueles no braço do irídio-192, 32% experimentaram o DC primário de morte por causas cardíacas, de IM por onda Q ou de revascularização do vaso alvo em 12 meses, assim como 63% no braço do placebo (RRR, 50%; IC 95%, 25-68%).

Embora o resultado pareça impressionante, somente dois pacientes no braço do placebo (3,3%) e um paciente no braço do irídio-192 (1,7%) tiveram um IM (*diferença de risco* [*DR*], 1,7%; IC 95%, -5,9 a 9,9%). A história é semelhante para morte cardíaca, que ocorreu em quatro pacientes (7%) em cada braço (DR, 0%; IC 95%, -10,3 a 10,3%). As revascularizações constituíram a maioria dos eventos: 32/38 pacientes que sofreram eventos no braço placebo passaram por revascularização somente; o mesmo foi verdadeiro para 14/19 pacientes que sofreram eventos no grupo irradiado. Devido à discrepância muito grande na frequência dos desfechos mais e menos importantes nesse ensaio, a conclusão mais razoável é que a intervenção reduziu o *risco relativo* (RR) de revascularização do vaso alvo em 54% (IC 95%, 29-71%), uma DR de 33% (IC 95%, 16-49%). O ensaio não fornece, no entanto, nenhuma informação acerca do efeito da intervenção sobre IM ou morte.

Compare esse resultado com aquele do ensaio Heart Outcomes Prevention Evaluation (Hope),[6] que randomizou 9.297 pacientes sob alto risco de eventos cardíacos para ramipril ou placebo. O ramipril reduziu as mortes cardiovasculares de 8,1 para 6,1% (RRR, 26%; IC 95%, 13-36%), o IM de 12,3 para 9,9% (RRR, 20%; IC 95%, 10-30%) e o AVC de 4,9 para 3,4% (RRR, 32%; IC 95%, 16-44%). Aqui, o gradiente em taxas de morte, de IM e de AVC no grupo-controle (8,1, 12,3 e 4,9%) é relativamente pequeno. A diferença em eventos entre tratamento e controle (2,0% para mortes, 2,4% para IM e 1,5% para AVC) é ainda mais semelhante. Essa frequência similar de desfechos mais e menos importantes sustenta a confiança nos DCs em tomadas de decisão clínica.

Se os componentes mais importantes para o paciente ocorrem com muito menos frequência do que os componentes menos importantes para o paciente de um DC, este perde sua capacidade de ser informativo, se nao for francamente equivocado. Os médicos devem observar cuidadosamente os resultados de cada componente para interpretar os resultados para seus pacientes.

PODE-SE TER CERTEZA DE QUE OS DESFECHOS COMPONENTES COMPARTILHAM REDUÇÕES DE RISCO RELATIVO SIMILARES?

A biologia subjacente aos desfechos componentes é suficientemente similar para que sejam esperadas reduções de risco relativo semelhantes?

O conforto ao usar um DC como a base para tomadas de decisão clínica reside em parte na confiança de que RRRs similares se apliquem tanto aos componentes mais importantes como aos menos. Os investigadores devem, portanto, elaborar DCs em que a biologia nos leve a esperar efeitos similares entre componentes.

O ensaio Irbesartan Diabetic Nephropathy Trial[7] randomizou 1.715 pacientes hipertensos com nefropatia e diabete tipo 2 para irbesartan, amlodipina ou placebo. O desfecho primário era a combinação de uma duplicação da concentração sérica de creatinina inicial, o estabelecimento de doença renal terminal (nível de creatinina sérica > 6,0 mg/dL, início de diálise ou transplante) ou morte por qualquer causa. É extremamente plausível que, para dois desses três componentes, dobrar o nível de creatinina e ultrapassar o limiar do nível de creatinina de 6,0 mg/dL, quaisquer efeitos do tratamento seriam semelhantes – na verdade, ficaríamos surpresos se os resultados se mostrassem diferentes. Contudo, existem muitos fatores contribuintes para a mortalidade por todas as causas além da falência renal (incluindo, por exemplo, doença cardíaca), e pode muito bem ser que os tratamentos tenham efeitos diferentes sobre esses contribuintes. Assim, a justificativa biológica de que os tratamentos teriam efeitos similares sobre os três componentes é fraca. A justificativa biológica relativamente fraca aumenta nossa relutância em apoiar decisões de tratamento sobre a combinação em vez de em seus componentes. Na realidade, nesse caso, o irbesartan diminuiu a incidência de ambos, duplicando o nível de creatinina e a doença renal em estágio final, mas sem efeito aparente sobre a mortalidade por todas as causas (Fig. 10.4.1).

Em comparação, os autores do estudo *Clopidogrel Versus Aspirin in Patients at Risk of Ischaemic Events* (Caprie), um ECR de aspirina *versus* clopidogrel em pacientes com uma diversidade de manifestações de aterosclerose, defenderam explicitamente o sentido biológico de seu DC.[8] Citando resultados de ensaios anteriores de agentes antiplaquetários *versus* placebo, observam os determinantes biológicos semelhantes de AVC isquêmico, IM e morte vascular: "Uma *metanálise* de 142 ensaios (...) mostra claramente que as drogas antiplaquetárias reduzem a incidência de um DC de AVC isquêmico, IM e morte vascular, sendo as chances de redução de 27%, o que é consistente ao longo de uma larga diversidade de manifestações clínicas."[8] O argumento fortalece o caso para supor, até que as evidências sugiram algo diferente, que as RRRs são consistentes por meio dos componentes do DC dos autores.

As estimativas de ponto das reduções de risco relativo são similares e o intervalo de confiança é suficientemente estreito?

Não importa quão forte seja a justificativa biológica dos autores, somente a demonstração de RRRs similares pode aumentar fortemente nosso conforto em relação a um DC.

Os investigadores do ensaio Life[9] randomizaram 9.193 pacientes com mais de 55 anos de idade, com hipertensão e hipertrofia ventricular esquerda, para receberem um tratamento anti-hipertensivo baseado em losartan ou em atenolol e os acompanharam por uma mediana de 4,8 anos. Usaram exatamente a mesma justificativa dos investigadores do Caprie para escolherem um DC primário de mortalidade cardiovascular, IM e AVC. A Figura 10.4.2 exibe os resultados mostrando que os pacientes alocados para losartan tiveram 2,38 eventos de DC por 100 pacientes/ano e aqueles alocados para atenolol tiveram 2,79 eventos DC por 100 pacientes/ano, uma RRR para o DC de 13% (IC 95%, 2-23%). As estimativas de ponto (RRR) para os componentes, contudo, mostram importantes diferenças: –7% para IM, 25% para AVC e 11% para morte cardiovascular. Essa variabilidade sugere que os clínicos deveriam focalizar desfechos individuais. O ensaio Life sugere que um regime baseado em losartan, comparado com um baseado em atenolol, pode reduzir o risco de AVCs, mas tem efeitos incertos sobre mortalidade

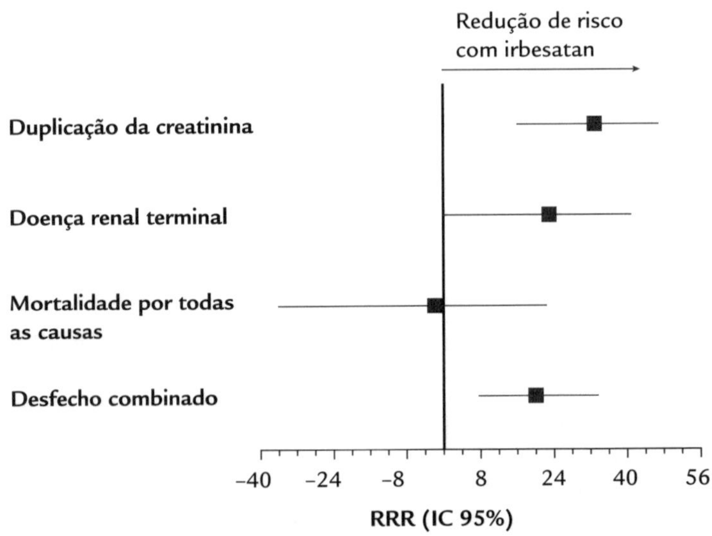

FIGURA 10.4.1 Irbesartan *versus* amlodipina em estudo de nefropatia diabética[7].

Abreviaturas: IC, intervalo de confiança; RRR, redução de risco relativo.

BMJ. 2005;330(7491):594-596. Reproduzida com permissão do BMJ Publishing Group.

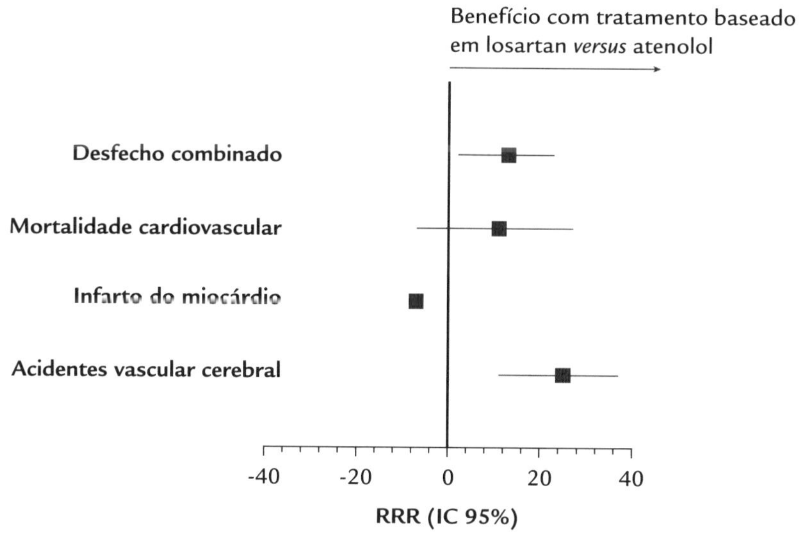

FIGURA 10.4.2 Ensaio randomizado de losartan *versus* atenolol[9].

Abreviaturas: IC, intervalo de confiança; RRR, redução de risco relativo.

cardiovascular e IM em pacientes com hipertensão e hipertrofia ventricular esquerda.

O ensaio *UK Prospective Diabetes Study* (UKPDS) de controle glicêmico intensivo *versus* controle convencional em pacientes com diabete tipo 2 fornece outro exemplo. Esse estudo relatou que o desfecho primário do ensaio era tempo até o primeiro "desfecho relacionado ao diabete" (morte súbita, morte por hiperglicemia ou hipoglicemia, IM fatal ou não fatal, angina, insuficiência cardíaca, AVC, falência renal, amputação [de pelo menos um dedo], hemorragia vítrea, fotocoagulação da retina, cegueira em um olho ou extração de catarata), "morte relacionada ao diabete" (morte por IM, AVC, doença vascular periférica, doença renal, hiperglicemia ou hipoglicemia e morte súbita) ou mortalidade por todas as causas.[10] Embora os investigadores tenham relatado significativa redução de 12% no RR no DC (IC 95%, 1-21%), os resultados não excluem um efeito prejudicial sobre as mortes relacionadas ao diabete (RRR, 0,90; IC 95%, 0,73-1,11) e a mortalidade por todas as causas (RR, 0,94; IC 95%, 0,80-1,10).[10] Mais ainda, identificam que a maior parte do efeito aparente era uma redução (2,7 dos 3,2%, ou 80% da redução de risco absoluto de complicações microvasculares) em fotocoagulação de retina.[10,11] Os revisores tipicamente resumem os resultados como mostrando uma redução em qualquer um dos 21 desfechos relacionados ao diabete com controle glicêmico intensivo, e somente uma em 35 revisões dos resultados do UKPDS ressaltou a dominância do efeito geral da redução no risco de fotocoagulação.[12]

Os resultados contrastam com aqueles do ensaio Hope de ramipril *versus* placebo em pacientes de alto risco a eventos vasculares que descrevemos anteriormente.[6] Aqui, as RRRs nos mesmos três desfechos foram 26% (IC 95%, 13-36%) para morte cardiovascular, 20% (IC 95%, 10-30%) para IM e 32% (IC 95%, 16-44%) para AVC. Embora possamos contrapor esses ICs com base no fato de que relatar três desfechos separados exige um ajuste para testes estatísticos múltiplos, a observação de que o limite inferior – o limite mais próximo a nenhum efeito – dos três ICs está bem acima de 0 é animadora. Para cada um dos três componentes do DC, então, o clínico pode estar confiante de que o efeito do tratamento é favorável.

Finalmente, considere os resultados do ensaio *Clopidogrel in Unstable Angina to Prevent Recurrent Events* (Cure), em que os investigadores randomizaram 12.562 pacientes com SCA para clopidogrel ou placebo e examinaram o efeito sobre o mesmo DC: morte cardiovascular, IM ou AVC.[13] Aqui, embora possamos interpretar as estimativas de ponto da RRR como consistentes (23, 7 e 14 para IM, morte cardiovascular e AVC, respectivamente), a variação dos ICs deveria nos fazer pausar. Embora a estimativa do ponto e o IC de 95% sobre a RRR nos deixe razoavelmente confiantes de um importante efeito do tratamento sobre IM (23%; IC 95%, 11-33%), ele não é verdadeiro tanto para morte cardiovascular (7%; IC 95%, -8 a 21%) como para AVC (14%; IC 95%, -18 a 37%). Como resultado, a afirmativa de que o clopidogrel reduziu um DC de morte cardiovascular, de AVC e de IM em 20% (a RRR associada com o DC) é potencialmente equivocada, e utilizar o DC como base para tomada de decisão clínica é problemático.

Considere que, por exemplo, ensaios comparando *stents* com eluição de medicamento *versus stents* não recobertos de estrutura metálica fina mostrem conclusivamente que o primeiro tipo de *stent* reduz o DC de eventos cardíacos adversos importantes, comparado com o último tipo de *stent*. Entretanto, metanálises de diversos ECRs mostram que *stents* com eluição de medicamento não exibem nenhum benefício em sobrevida ou IM por onda Q (de fato, existe uma tendência desfavorável para IM por onda Q), enquanto existe um grande benefício na redução da necessidade de revascularização.[14,15] Similarmente, a intervenção coronariana percutânea em pacientes com doença coronariana arterial estável diminui o risco de angina recorrente,[16] mas não tem nenhum efeito sobre risco de morte ou IM.[17]

Muitos dos exemplos que apresentamos ressaltam a situação típica. Aqui, a RRR associada com componentes que representam os *desfechos importantes para o paciente* de maior relevância pode ou não ser semelhante à de componentes menos importantes, mas a baixa taxa de eventos do primeiro impossibilita inferências de confiança a respeito do verdadeiro efeito do tratamento. Às vezes, contudo, quando os dados de muitos ensaios se acumulam, fica claro que o ceticismo com relação ao efeito do tratamento sobre os desfechos mais importantes, mesmo na presença de evidências convincentes de efeito sobre desfechos de menor gravidade, está bem justificado.

ENSAIO TIME - RESOLUÇÃO

Retornemos ao cenário inicial, aquele do paciente relutante em passar por intervenções invasivas para controlar sua angina. É razoável usar o DC do ensaio Time – morte, IM e hospitalização por SCA – para orientar a decisão ou deveríamos nos concentrar sobre resultados individuais dos três componentes?

Para abordar esse aspecto, podemos fazer as três perguntas em nossas Diretrizes para utilização da literatura médica (Tab. 10.4.2). A maioria dos pacientes achará a morte e IM grande com incapacidade subsequente muito mais importante do que uma internação hospitalar curta por SCA com rápido retorno à função anterior. A hospitalização ocorreu muito mais frequentemente do que os dois eventos mais importantes (Tab. 10.4.2). A justificativa biológica não consegue apoiar uma pressuposição de que a estratégia invasiva terá efeitos similares sobre os três desfechos, particularmente em curto prazo. Na verdade, os investigadores explicitamente afirmam que podem antecipar um aumento em mortes em curto prazo com cirurgia ao alcançar benefícios em termos de angina e internações hospitalares associadas diminuídas. Embora os ICs sejam amplos, os dados apoiam essa hipótese, com tendência ao aumento de mortes, mas com grande redução em hospitalizações com a estratégia invasiva. No ensaio Time, o DC falha nos três critérios e, assim, fornece poucas informações úteis para a tomada de decisão clínica. A decisão de seu paciente será melhor informada por discussão do efeito do tratamento sobre cada desfecho componente.

CONCLUSÃO

O uso disseminado de DCs reflete sua utilidade como uma solução para o problema de taxas de eventos em declínio e a resultante necessidade de ECRs muito grandes com acompanhamento em longo prazo para detectar pequenos efeitos do tratamento. Infelizmente, o uso de DCs como desfechos importantes torna a interpretação dos resultados de ECRs desafiadora.

Em um extremo, podem-se encontrar ensaios em que (1) os desfechos componentes são de importância similar, mas não idêntica, (2) os desfechos mais importantes ocorrem com uma frequência similar aos menos importantes e (3) uma justificativa biológica forte apoia os resultados que, por meio dos desfechos componentes, mostram RRRs semelhantes com ICs excluindo efeitos mínimos. Sob tais circunstâncias, os médicos podem, com confiança, usar o DC como a base primária para a tomada de decisão.

No outro extremo, (1) os desfechos componentes têm importância para o paciente muito diferente, (2) os desfechos mais importantes ocorrem com muito menos frequência do que os menos importantes e (3) a justificativa biológica é fraca, as RRRs diferem amplamente e os ICs para os desfechos mais importantes incluem a possibilidade de dano. Sob tais circunstâncias, as estimativas de ponto e os ICs para os componentes individuais de desfechos deveriam ser a base para decisões clínicas. Embora situações entre esses extremos possam fazer com que pessoas razoáveis discordem acerca da interpretação mais apropriada dos resultados, as *Diretrizes para utilização da literatura médica* ajudarão os clínicos a navegar nas águas traiçoeiras dos DCs.

Referências

1. Pfisterer M, Buser P, Osswald S, et al. Outcome of elderly patients with chronic symptomatic coronary artery disease with an invasive vs optimized medical treatment strategy: one-year results of the randomized TIME trial. *JAMA*. 2003;289(9):1117-1123.
2. Freemantle N, Calvert M, Wood J, Eastaugh J, Griffin C. Composite outcomes in randomized trials: greater precision but with greater uncertainty? *JAMA*. 2003; 289(19):2554-2559.
3. Niewoehner D, Erbland M, Deupree R, et al. Effect of systemic glucocorticoids on exacerbations of chronic obstructive pulmonary disease. *N Engl J Med*. 1999; 340(25):1941-1947.
4. Taylor DW, Barnett HJ, Haynes RB, et al. Low-dose and high-dose acetylsalicylic acid for patients undergoing carotid endarterectomy: a randomised controlled trial: ASA and Carotid Endarterectomy (ACE) Trial Collaborators. *Lancet*. 1999;353(9171): 2179-2184.
5. Waksman R, Ajani AE, White RL, et al. Intravascular gamma radiation for in-stent restenosis in saphenous-vein bypass grafts. *N Engl J Med*. 2002;346(16): 1194-1199.
6. Yusuf S, Sleight P, Pogue J, Bosch J, Davies R, Dagenais G. Effects of an angiotensin-converting-enzyme inhibitor, ramipril, on cardiovascular events in high-risk patients: the Heart Outcomes Prevention Evaluation Study Investigators. *N Engl J Med*. 2000;342(3):145-153.
7. Lewis EJ, Hunsicker LG, Clarke WR, et al. Renoprotective effect of the angiotensin-receptor antagonist irbesartan in patients with nephropathy due to type 2 diabetes. *N Engl J Med*. 2001;345(12):851-860.
8. CAPRIE Steering Committee. A randomised, blinded, trial of clopidogrel versus aspirin in patients at risk of ischaemic events (CAPRIE). *Lancet*. 1996;348(9038): 1329-1339.
9. Dahlof B, Devereux RB, Kjeldsen SE, et al. Cardiovascular morbidity and mortality in the Losartan Intervention For Endpoint reduction in hypertension study (LIFE): a randomised trial against atenolol. *Lancet*. 2002;359(9311):995-1003.

10. UK Prospective Diabetes Study (UKPDS) Group. Intensive blood-glucose control with sulphonylureas or insulin compared with conventional treatment and risk of complications in patients with type 2 diabetes (UKPDS 33). *Lancet.* 1998;352(9131): 837-853.
11. McCormack J, Greenhalgh T. Seeing what you want to see in randomised controlled trials: versions and perversions of UKPDS data: United Kingdom Prospective Diabetes Study. *BMJ.* 2000;320(7251): 1720-1723.
12. Shaughnessy AF, Slawson DC. What happened to the valid POEMs? a survey of review articles on the treatment of type 2 diabetes. *BMJ.* 2003;327(7409): 266.
13. Yusuf S, Zhao F, Mehta SR, Chrolavicius S, Tognoni G, Fox KK. Effects of clopidogrel in addition to aspirin in patients with acute coronary syndromes without ST-segment elevation. *N Engl J Med.* 2001;345(7):494-502.
14. Katritsis DG, Karvouni E, Ioannidis JP. Meta-analysis comparing drug-eluting stents with bare metal stents. *Am J Cardiol.* 2005;95(5):640-643.
15. Babapulle MN, Joseph L, Belisle P, Brophy JM, Eisenberg MJ. A hierarchical Bayesian meta-analysis of randomised clinical trials of drug-eluting stents. *Lancet.* 2004;364(9434):583-591.
16. Bucher HC, Hengstler P, Schindler C, Guyatt GH. Percutaneous transluminal coronary angioplasty versus medical treatment for non-acute coronary heart disease: meta-analysis of randomised controlled trials. *BMJ.* 2000;321(7253):73-77.
17. Katritsis DG, Ioannidis JP. Percutaneous coronary intervention versus conservative therapy in nonacute coronary artery disease: a meta-analysis. *Circulation.* 2005;111(22):2906-2912.

10.5

TÓPICOS AVANÇADOS EM RESULTADOS DE ENSAIOS TERAPÊUTICOS

Medindo a experiência dos pacientes

Toshi A. Furukawa, Roman Jaeschke, Deborah J. Cook e Gordon Guyatt

Neste capítulo:

- Cenário clínico
  - Que medicamento é melhor para um paciente com esquizofrenia crônica?
- Tipos de instrumentos e testes em medicina
- A medida da qualidade de vida relacionada à saúde é importante?
- Encontrando as evidências
- Os resultados são válidos?
  - Os investigadores mediram aspectos da vida dos pacientes considerados importantes por estes?
  - O instrumento é confiável (ao medir severidade) ou suscetível (ao medir mudança)?
  - O instrumento se relaciona com outras medidas da maneira como deveria?
  - Existem aspectos importantes da qualidade de vida relacionada à saúde que foram omitidos?
- Quais são os resultados?
  - Como podemos interpretar os escores?
- Como posso aplicar os resultados à atenção ao paciente?
  - As informações do estudo abordaram aspectos da vida considerados importantes por seu paciente?
- Resolução clínica
- Conclusão

CENÁRIO CLÍNICO

Que medicamento é melhor para um paciente com esquizofrenia crônica?

Você é um psiquiatra acompanhando um homem de 49 anos de idade que tem esquizofrenia há 20 anos. Ele teve um episódio psicótico agudo entre os 20 e os 30 anos de idade e foi internado em um hospital psiquiátrico por 3 semanas. Recuperou-se bem e conseguiu continuar trabalhando em uma pequena fábrica. Tem tomado 200 mg/dia de clorpromazina por muitos anos, ainda escuta alucinações ocasionais e não tem amigos próximos, exceto a família de sua irmã, que vive a uma quadra de distância. Meio ano atrás, o estresse no trabalho aumentou e o paciente começou a tomar a medicação irregularmente e sofreu uma exacerbação leve, tornando-se amedrontado, desenvolvendo insônia e ouvindo mais vozes. Você aumentou a dosagem de clorpromazina para 300 mg/dia e o paciente ficou menos agitado, mas ainda está moderadamente sintomático. Ingerindo 300 mg/dia de clorpromazina, o paciente tem tremores nas mãos que o incomodam e seus movimentos são rígidos. Ele não se importa com a rigidez, mas sua família se preocupa porque "ele parece estranho, distante e doente." Ele e sua família agora pensam se ele não deveria tentar um novo medicamento antipsicótico que foi anunciado em reuniões do grupo de apoio à esquizofrenia que ele frequentava.

Você está impressionado com o recente relato de um grande ensaio pragmático financiado pelo governo comparando quatro novos medicamentos antipsicóticos e um medicamento de velha geração (a clorpromazina pertence à última classe) entre 1.500 pacientes com esquizofrenia crônica.[1] Os autores concluíram que, apesar de a maioria dos pacientes em cada grupo descontinuar sua medicação, a olanzapina comprovou ser a mais efetiva em termos de taxas de descontinuidade geral e *redução* de sintomas. Os pacientes, no entanto, não toleraram a olanzapina tão bem e o medicamento pode produzir ganho de peso e elevação na glicose sanguínea e nos níveis lipídicos.

Depois de escutar sobre as opções de tratamento, o paciente comenta: "Doutor, me diga quão melhor eu realmente vou me sentir ao tomar estes remédios e, também, que efeitos colaterais eu posso ter. Eu me preocupo mais com eles do que em conseguir ficar com uma medicação mais tempo do que com outras." Lendo o artigo em questão, você se sente incompetente para responder. Assegura a ele e a sua família que dará um retorno com mais informações em termos compreensíveis em uma semana e o aconselha a continuar tomando a clorpromazina.

TIPOS DE INSTRUMENTOS E TESTES EM MEDICINA

Por que oferecemos tratamento aos pacientes? Existem três razões. Acreditamos que nossas intervenções aumentem a longevidade, diminuam os sintomas ou previnam morbidade futura. Diminuir sintomas ou sentir-se melhor inclui evitar desconforto (dor, náusea, falta de fôlego e assim por diante), sofrimento (emocional) e incapacidade (perda de função).[2]

Pelo menos em parte devido à dificuldade em medir, durante muitos anos, os médicos desejavam substituir os testes fisiológicos ou laboratoriais pela medida direta dos *desfechos* ou tendiam até mesmo a ignorá-los. Durante os últimos 20 anos, no entanto, a crescente prevalência de doenças crônicas levou os médicos a reconhecerem a importância da medida direta de como as pessoas estão se sentindo e o grau em que estão funcionando nas atividades diárias. Os investigadores desenvolveram métodos sofisticados para medir as experiências das pessoas. Como, na condição de médicos, nosso maior interesse são aspectos da vida que estejam diretamente relacionados à saúde em vez de aspectos como solvência financeira ou a qualidade do meio ambiente, frequentemente nos referimos às medidas de como as pessoas estão se sentindo como *qualidade de vida relacionada à saúde* (*QVRS*). Neste capítulo, utilizamos o termo genérico QVRS para referir todas as avaliações dos pacientes autorrelatadas ou ordenadas por observador em relação a desconforto, sofrimento e incapacidade.

Antes de nos lançarmos nos detalhes, seria útil revisar o que chamamos vagamente de "medidas", "avaliações", "instrumentos", "índices", "escalas" ou "testes" em medicina. Quando praticamos medicina, estamos constantemente avaliando e medindo o *status* dos pacientes. Podem-se categorizar essas avaliações ou testes clínicos dependendo de seu objetivo e seu formato (Tab. 10.5.1). Um teste pode objetivar rastrear doenças, diagnosticar doenças, medir severidade de doença ou avaliar mudança em severidade. Em termos de formato, os médicos podem se basear em autorrelato, atribuir uma nota ao *status* dos pacientes ou realizar medidas fisiológicas.

Este capítulo focaliza os instrumentos mostrados em itálico na Tabela 10.5.1: aqueles que ou medem severidade (nesse caso, grau de desconforto, sofrimento e incapacidade dos pacientes) ou avaliam mudança na severidade, de acordo com o autorrelato dos pacientes ou da avaliação dos médicos. (Para uma avaliação crítica de testes de rastreamento, ver Cap. 22.3, Das evidências para a ação: recomendações sobre rastreamento, e para uma avaliação crítica de testes diagnósticos, ver Cap. 17, Tópicos avançados em diagnóstico e seções relacionadas (17.1 a 17.4). Tipicamente, os investigadores medem QVRS usando questionários autopreenchidos perguntando aos pacientes como estão se sentindo ou o que estão passando. Esses questionários podem usar opções de resposta *dicotômicas* como sim/não ou *escalas de Likert* de 5 pontos (ou qualquer outro número) (sente-se ótimo, bem, razoável, mal ou péssimo) ou *escalas visuais análogas*. Os investigadores agregam as respostas a essas perguntas em domínios ou dimensões que resultam em um único escore para aspectos de QVRS (p. ex., cinco perguntas individuais podem resultar em uma única medida de função física e sete perguntas diferentes podem resultar em uma medida de função emocional).

Frequentemente os médicos têm uma familiaridade limitada com métodos de medida da experiência dos pacientes. Ao mesmo tempo, leem artigos que recomendam a administração ou a suspensão de tratamentos com base em seu efeito sobre o bem-estar dos pacientes. Este capítulo é elaborado para médicos que se perguntam: "Este tratamento faz com que o paciente se sinta melhor?". Como em outros capítulos deste livro, usaremos o esquema para avaliação da *validade* dos métodos, interpretação dos resultados e aplicação dos resultados aos pacientes (Tab. 10.5.2). Nesse caso, contudo, acrescentamos uma pergunta preliminar se você deveria ou não se preocupar em medir como seus pacientes se sentem. Esperamos que este capítulo o ajude a melhorar sua atenção clínica ao enfatizar certos aspectos da experiência dos pacientes, incluindo limitações funcionais, emocionais e sociais que às vezes podem ser menos evidentes do que você e seus pacientes considerariam o ideal.

A MEDIDA DA QUALIDADE DE VIDA RELACIONADA À SAÚDE É IMPORTANTE?

A maioria dos pacientes concordará que, na maior parte das circunstâncias, prolongar sua vida é uma razão suficiente para aceitar o curso de um tratamento. Sob essas circunstâncias, a medida da QVRS pode ter pouca relevância.

> Por exemplo, alguns anos atrás, investigadores demonstraram que a administração de oxigênio por 24 horas em pacientes com limitação crônica severa de fluxo aéreo reduzia a mortalidade.[14] A omissão de dados de QVRS do artigo original no fim não era importante. Como a intervenção prolonga a vida, nosso entusiasmo pela administração contínua de oxigênio não diminui por um relato subsequente sugerindo que uma terapia mais intensa com oxigênio teve pouco ou nenhum impacto sobre a QVRS.[15]

Tabela 10.5.1 Exemplos de instrumentos e testes em medicina categorizados por seu formato e objetivo[a]

	Formato		
Objetivo	**Autorrelato**	**Ordenado pelo médico**	**Fisiológico**
Teste de rastreamento	Beck Depression Inventory[3]	Mini-Mental State Examination[4]	Glicose na urina
		Six-Item Screener	Pressão sanguínea
			Mamografia
			Sangue oculto nas fezes
Teste diagnóstico		Coleta do histórico	TTGO
		Exame físico	Pressão sanguínea
			Biópsia
	Medida de severidade (instrumento discriminatório)		
	Chronic Respiratory Questionnaire[6]	*NYHA functional classification*	HbA1c
	Asthma Quality of Life Questionnaire[7]	*ECOG performance status*	Pressão sanguínea
	Short Form-36[8]	*Hamilton Rating Scale for Depression*[10]	
	Sickness Impact Profile[9]	*Positive and Negative Syndrome Scale*[11]	
	Beck Depression Inventory[3]	*Clinical Global Impression-Severity*[12]	
	Medida de mudança (instrumento avaliativo)		
Avaliações seriadas com medida de severidade	*Chronic Respiratory Questionnaire*	NYHA é aparentemente inaplicável aqui	HbA1c
	Asthma Quality of Life Questionnaire	*Hamilton Rating Scale for Depression*[10]	Pressão sanguínea
	Short Form-36 (Sickness Impact Profile is not good)	*Positive and Negative Syndrome Scale*[11]	
Medida de transição[b]	*Patient-specific measure of change*	*Transition Dyspnea Index*[13]	
		Clinical Global Impression-Improvement[12]	

Abreviaturas: ECOG, Eastern Cooperative Oncology Group; HbA1c, hemoglobina glicosilada; NYHA, New York Heart Association; TTGO, teste de tolerância à glicose oral.

[a] O texto em itálico corresponde a instrumentos que são exemplos de medidas de experiência dos pacientes citados como sujeitos neste capítulo.

[b] Medidas de transição perguntam aos pacientes quão melhor ou pior estão se sentindo ou funcionando ou pedem aos médicos para avaliarem quão melhor ou pior os pacientes estão se sentindo ou funcionando.

TABELA 10.5.2 Diretrizes para utilização de artigos sobre qualidade de vida relacionada à saúde (QVRS)

A medida de QVRS é importante?

Os resultados são válidos?

Diretrizes primárias

- Os investigadores mediram aspectos da vida dos pacientes considerados importantes por estes?
- O instrumento é confiável (ao medir severidade) ou suscetível (ao medir mudança)?
- O instrumento se relaciona com outras medidas da maneira como deveria?

Diretrizes secundárias

- Existem aspectos importantes da QVRS que foram omitidos?

Quais são os resultados?

- Como podemos interpretar os escores?

Como posso aplicar os resultados à atenção ao paciente?

- As informações do estudo abordaram aspectos da vida considerados importantes por seu paciente?

A medida da QVRS torna-se importante em três circunstâncias. Primeiro, embora muitos de nossos tratamentos que prolongam a vida tenham um impacto negligenciável sobre a QVRS, quando levam a uma deterioração na QVRS, os pacientes podem se preocupar se pequenos ganhos em expectativa de vida venham a um custo muito alto. Por exemplo, os pacientes podem não aceitar a quimioterapia tóxica do câncer que oferecerá ganhos marginais em longevidade. No limite, uma intervenção como a ventilação mecânica pode prolongar a vida de um paciente em estado vegetativo, mas a família do paciente pode imaginar se seu ente querido realmente quer isso. Infelizmente, o desenvolvimento insuficiente de medidas apropriadas pode ter impedido os médicos de prestarem atenção aos sintomas dos pacientes, como fadiga e dispneia em pacientes com câncer.[16,17]

Quando a meta de tratamento é melhorar a qualidade de vida das pessoas (em vez de prolongar suas vidas) e quando os correlatos fisiológicos da experiência de vida dos pacientes estão faltando, a medida da QVRS é imperativa. Por exemplo, prestaríamos pouca atenção a estudos de medicamentos antidepressivos que falharam em medir o humor dos pacientes ou a ensaios de medicação para enxaqueca que falharam na medida da dor.

As decisões mais difíceis ocorrem quando a relação entre as medidas fisiológicas ou laboratoriais e os *desfechos* em QVRS é incerta. Os profissionais tendiam a se basear em *desfechos substitutos* não porque não estivessem interessados em fazer com que os pacientes se sentissem melhor, mas porque supunham haver um forte vínculo entre medidas fisiológicas e o seu bem estar. Como discutimos em outro capítulo deste livro (ver Cap. 11.4, Desfechos substitutos), desfechos substitutos como a densidade óssea para fraturas, nível de colesterol para mortes por doença arterial coronariana e a capacidade de exercício em laboratório para a habilidade de realizar atividades do dia a dia com frequência provaram ser equivocados. Muitas vezes as mudanças em medidas convencionais de *status* clínico mostram somente correlações fracas a moderadas com mudanças em QVRS[18] e falham em detectar mudanças importantes para o paciente em QVRS.[18] *Ensaios randomizados* que medem tanto desfechos fisiológicos como QVRS podem mostrar efeitos sobre um, mas não sobre o outro. Por exemplo, ensaios em pacientes com doença pulmonar crônica demonstraram efeitos do tratamento sobre o pico de fluxo expiratório sem melhoria

UTILIZANDO AS *DIRETRIZES*

Retornando ao nosso cenário de abertura, no estudo de referência sobre antipsicóticos, 1.493 adultos com esquizofrenia crônica em 57 sítios clínicos dos EUA foram aleatoriamente designados para um dos seguintes agentes: olanzapina, quetiapina, risperidona, ziprasidona (todos antipsicóticos mais recentes ou de segunda geração ou atípicos) ou perfenazina (antipsicótico de primeira geração). A média de idade dos pacientes era 41 anos, e a média de anos com a doença, 24.

Os pacientes com discinesia tardia no início foram alocados para os antipsicóticos mais recentes somente. Apesar disso, as taxas de descontinuidade devido aos efeitos extrapiramidais adversos intoleráveis foram mais altas entre aqueles recebendo perfenazina do que entre aqueles recebendo antipsicóticos mais recentes (P = 0,002). Portanto, você decide concentrar sua pesquisa sobre comparações de antipsicóticos mais recentes e especialmente sobre olanzapina e risperidona, porque os outros dois antipsicóticos mais recentes (quetiapina e ziprasidona) provaram não ser melhores do que os outros dois em qualquer aspecto.

Metade dos pacientes designados para olanzapina continuou recebendo essa medicação por 3 meses, enquanto metade daqueles designados para risperidona tinha interrompido a medicação depois de 1 mês somente. Aos 18 meses, 64% daqueles designados para olanzapina e 74% daqueles designados para risperidona interromperam a medicação do estudo (P = 0,002).

O olanzapina levou a uma melhoria de 5 a 7 pontos na Positive and Negative Sydrome Scale (PANSS), uma medida padrão para avaliar sintomas de esquizofrenia, com uma possível variação no escore de 30 a 210[11] ao longo de 1 a 3 meses, enquanto a risperidona resultou em melhoria de cerca de 3 ou 4 pontos (P = 0,002). Você imagina se isso representa uma diferença importante no grau de melhoria dos sintomas psiquiátricos do paciente e, se assim for, se os efeitos adversos podem superar a diferença. O artigo não oferece nenhuma indicação quanto à primeira pergunta e você se prepara para encontrar as respostas.

na QVRS.[19] Portanto, defendemos uma grande cautela ao se basear em desfechos substitutos.

ENCONTRANDO AS EVIDÊNCIAS

Definitivamente, estabelecer a utilidade de um instrumento de medida exige diversos estudos. Como resultado, avaliar criticamente uma medida de QVRS requer a revisão de diversos artigos. Um bom passo inicial é identificar o relatório original do instrumento, no qual você normalmente encontrará descrição detalhada e dados iniciais sobre suas propriedades de medida. Você digita "PANSS" no PubMed, obtém 858 artigos, vai para a última página dos estudos recuperados e identifica os primeiros relatórios da PANSS.[11,20] Para alguns instrumentos bem definidos, às vezes você pode desejar adquirir um manual impresso, se o instrumento for muito importante para muitos de seus pacientes. O manual para PANSS está disponível em Multi-Health Systems, Inc. (http://www.mhs.com).

Às vezes, estudos iniciais podem fornecer dados suficientes para sua avaliação crítica. Quando não o fazem (como é o caso da PANSS, cuja suscetibilidade – explicada brevemente por nós – não era evidente nos primeiros relatórios), precisamos procurar por estudos adicionais. Para identificar um artigo que lide com a suscetibilidade ou a sensibilidade à mudança, você insere "response OR sensitivity" [resposta OU sensibilidade] como palavras de texto livre e "PANSS" no campo do título e a busca resulta em oito citações. O título de um artigo (*What Does the PANSS Mean?*)[21] oferecerá os dados que você precisa.

OS RESULTADOS SÃO VÁLIDOS?

Os investigadores mediram aspectos da vida dos pacientes considerados importantes por estes?

Descrevemos como os investigadores frequentemente substituem desfechos que fazem sentido intuitivo por aqueles que os pacientes valorizam.

Os médicos podem reconhecer essas situações ao se perguntarem o seguinte: se os desfechos medidos pelos investigadores foram a única coisa que mudou, os pacientes desejariam fazer o tratamento? Além de mudanças em variáveis clínicas ou fisiológicas, os pacientes exigiriam providências para se sentirem melhor ou viverem mais. Por exemplo, se um tratamento para osteoporose aumentasse a densidade óssea sem evitar dor nas costas, perda de altura ou fraturas, os pacientes não teriam interesse em se arriscar a ter os efeitos adversos do tratamento ou incorrer nos gastos e inconveniências associados.

Como os médicos podem ter certeza de que os investigadores mediram aspectos da vida valorizados pelos pacientes? Os investigadores podem demonstrar que os desfechos que mediram são importantes para os pacientes ao lhe perguntarem diretamente.

Por exemplo, em um estudo examinando QVRS em pacientes com limitação crônica de fluxo aéreo recrutados de uma clínica de atenção respiratória de nível secundário, os investigadores usaram uma revisão de literatura e entrevistas com médicos e pacientes para identificar 123 itens refletindo possíveis maneiras em que a doença dos pacientes afetaria sua qualidade de vida.[6] Pediram que 100 pacientes identificassem os itens que significavam problemas para eles e seu grau de importância. Descobriram que as áreas de problemas mais importantes para os pacientes eram a dispneia durante as atividades do dia a dia e a fadiga crônica. Uma área de dificuldade em particular era o funcionamento emocional, inclusive ter sentimentos de frustração e impaciência.

Se os investigadores não apresentam evidências diretas de que suas medidas de desfecho são importantes para os pacientes, podem citar trabalhos anteriores. Por exemplo, pesquisadores conduzindo um ensaio randomizado de reabilitação respiratória em pacientes com doença pulmonar crônica usaram uma medida de QVRS com base nas respostas de pacientes no estudo recém-descrito e referiram-no.[22] Idealmente, o relatório incluirá informação suficiente sobre o questionário para evitar a necessidade de revisar relatórios anteriores.

Outra alternativa é descrever o conteúdo das medidas de desfecho detalhadamente. Uma descrição adequada do conteúdo de um questionário permite aos médicos usarem sua própria experiência para decidir se o que está sendo medido é importante para os pacientes.

Por exemplo, os autores de um artigo descrevendo um ensaio randomizado de cirurgia *versus* espera vigilante para hiperplasia benigna de próstata avaliaram o grau em que dificuldades urinárias incomodavam os pacientes ou interferiam em suas atividades da vida diária, função sexual, atividades sociais e bem-estar geral.[23] Poucos duvidariam da importância desses itens e – como os pacientes em atenção primária frequentemente não se incomodam com sintomas menores de hiperplasia benigna de próstata – evidencia-se a importância de sua inclusão nos resultados do ensaio.

UTILIZANDO AS *DIRETRIZES*

A PANSS, utilizada no estudo de antipsicóticos para esquizofrenia crônica, abrange larga diversidade de sintomas psicopatológicos que os pacientes com esquizofrenia podem sofrer, inclusive os assim chamados sintomas positivos (sete itens para delírios, alucinações, etc.), sintomas negativos (sete itens para efeito de embotamento, abstinência, etc.) e a psicopatologia geral (16 itens para ansiedade, depressão, etc.).[11] Esses itens podem captar bem o quadro geral dos sintomas do paciente, mas podem perder aspectos mais gerais de QVRS, como uma sensação de bem-estar ou satisfação com a vida.

O instrumento é confiável (ao medir severidade) ou suscetível (ao medir mudança)?

Existem duas maneiras distintas por que os investigadores usam instrumentos de QVRS.

Podem desejar ajudar os médicos a diferenciar pessoas com um nível melhor ou pior de QVRS ou medir se as pessoas estão se sentindo melhor ou pior na maior parte do tempo[24] (ver Tab. 10.5.1).

Por exemplo, suponha que um ensaio de um novo medicamento para pacientes com insuficiência cardíaca demonstre que funciona melhor em pacientes com os sintomas de classe III e IV da classificação funcional da New York Heart Association (NYHA). Poderíamos usar a classificação da NYHA com dois objetivos. Primeiro, para decisões de tratamento: poderíamos usá-la como uma ferramenta para diferenciar pacientes que devem e não devem receber a terapia. Na verdade, um único ensaio sugeriu que a espironolactona reduz a mortalidade em pacientes classe III e IV da NYHA. Pode-se optar por restringir a terapia a esse grupo, no qual a intervenção foi testada diretamente.[25] Também poderíamos querer determinar se o medicamento foi efetivo na melhoria do *status* funcional de um paciente individual e, se o fosse, monitorar mudanças na classe funcional NYHA do paciente. Entretanto, nesse caso, a classificação NYHA, que tem somente quatro níveis, provavelmente não se comportaria muito bem ao avaliar mudanças importantes nos pacientes.

Ao medir severidade

Se, ao tentarmos diferenciar pessoas em um único ponto no tempo, todas receberem o mesmo escore, não conseguiremos dizer quem está melhor e quem está pior, nesse caso, quem deveria receber a terapia e quem não deveria. As diferenças-chave que estamos tentando detectar – o sinal – provêm de diferenças transversais em escores entre pacientes. Quanto maiores forem essas diferenças, melhor para nós.

Ao mesmo tempo, se os escores de pacientes estáveis em medidas repetidas flutuarem desenfreadamente – chamamos essa flutuação de ruído – não conseguiremos dizer muito sobre seu bem-estar relativo.[26] Quanto maior é o ruído que provém da variabilidade nos pacientes, maior dificuldade teremos para detectar o sinal.

O termo técnico normalmente utilizado para descrever a razão de variabilidade entre pacientes – sinal – para a variabilidade total – o sinal mais o ruído – é *confiabilidade*. Se os escores dos pacientes mudam pouco com o tempo (quando de fato o *status* dos pacientes não está mudando), mas são muito diferentes de paciente para paciente, a confiabilidade será alta. Se as mudanças de escore nos pacientes forem altas em relação às diferenças entre pacientes, a confiabilidade será baixa.

A expressão matemática de confiabilidade é a variância (ou variabilidade) entre pacientes dividida pela variância entre pacientes e a variância nos pacientes. Um índice de confiabilidade mede a homogeneidade ou a consistência interna de itens, constituindo uma escala expressa pelo *coeficiente* α *de Cronbach*. O α de Cronbach varia entre 0 e 1, sendo desejáveis os valores de pelo menos 0,7. Uma medida mais útil, expressa como confiabilidade teste-reteste, refere-se à reprodutibilidade de medidas quando o mesmo instrumento é aplicado a pacientes estáveis. As expressões matemáticas preferidas desse tipo de confiabilidade são κ, quando a escala é dicotômica, e coeficiente de correlação intraclasse (CCI), quando a escala é contínua. Para uma explicação de κ, consulte o Capítulo 17.3, Medindo a concordância além do acaso. Ambas as medidas variam entre -1 e 1. Como uma regra aproximada, os valores de κ ou de CCI deveriam exceder 0,7.

Ao medir mudança

Retornando ao nosso exemplo de insuficiência cardíaca crônica, podemos agora querer determinar se um medicamento como espironolactona foi efetivo na melhoria do *status* funcional de um paciente individual e, ao fazê-lo, monitorar as mudanças na classe funcional NYHA do paciente. Quando usamos instrumentos para avaliar mudanças ao longo do tempo, eles devem ser capazes de detectar qualquer mudança na maneira como os pacientes estão se sentindo, mesmo se essas mudanças forem pequenas. Assim, o sinal provém da diferença em escore em pacientes cujo *status* tenha melhorado ou se deteriorado, e o ruído provém da variabilidade em escore em pacientes cujo *status* não tenha mudado. O termo que usamos para a capacidade de detectar mudança (*razão sinal-ruído* ao longo do tempo) é "suscetibilidade". Às vezes, também é referida como sensibilidade à mudança.

Um instrumento não suscetível pode apresentar resultados falso-negativos, nos quais a intervenção melhora o modo como os pacientes se sentem, ainda que o instrumento falhe em detectar a melhora. Esse problema pode ser particularmente saliente para questionários que têm a vantagem de contemplar todas as áreas relevantes de QVRS, mas com a desvantagem de abranger cada área superficialmente. Com quatro categorias somente, um instrumento cru como a NYHA Functional Classification pode funcionar bem para estratificar pacientes, mas pode não conseguir detectar melhoras pequenas do tratamento, porém importantes.

Não existe nenhuma expressão matemática com concordância geral para suscetibilidade. Alguns estudos julgam uma escala como suscetível quando descobrem uma mudança estatisticamente significativa depois de uma intervenção de eficácia conhecida. Por exemplo, foi descoberto que o Chronic Respiratory Disease Questionnaire (CRQ) era suscetível quando todas as suas subescalas do escore melhoravam substancialmente depois do início ou da modificação do tratamento, apesar de melhoras pequenas somente em valores espirométricos.[6] Apesar da alta suscetibilidade, foi descoberto depois que uma das subescalas do CRQ tinha uma confiabilidade modesta (consistência interna da confiabilidade = 0,53; teste-reteste da confiabilidade = 0,73).[27]

Em estudos que não mostram nenhuma diferença em mudança de QVRS quando os pacientes recebem um tratamento *versus* uma intervenção controle, os médicos devem procurar evidências de que os instrumentos sejam capazes de detectar efeitos de tamanho pequeno ou médio em investigações anteriores. Na ausência dessas evidências, a não suscetibilidade do instrumento torna-se uma razão plausível para o fracasso em detectar diferenças em QVRS.

Por exemplo, pesquisadores que conduziram um ensaio randomizado de um programa educativo em diabete não relataram nenhuma mudança em duas medidas de bem-estar, atribuindo o resultado à, entre outros fatores, falta de integração do programa com terapia padrão.[26] Contudo, aqueles envolvidos no programa educativo, em comparação com um grupo-controle que não passou por ele, mostraram uma melhora em conhecimento e autocuidado, bem como diminuição em sentimentos de dependência dos médicos. Dadas essas mudanças, outra explicação para o resultado negativo – nenhuma diferença entre tratamentos em bem-estar – é a suscetibilidade inadequada das duas medidas de bem-estar que os investigadores utilizaram.

UTILIZANDO AS *DIRETRIZES*

No ensaio de antipsicóticos para esquizofrenia crônica, o relatório não examina a suscetibilidade da PANSS. Uma comparação da PANSS com uma avaliação independente global de mudança, no entanto, demonstrou convincentemente sua suscetibilidade.[21]

O instrumento se relaciona com outras medidas da maneira como deveria?

A validade define se o instrumento está medindo o que tencionava medir. A ausência de um *padrão de referência* para QVRS cria um desafio para qualquer um que deseje medir a experiência dos pacientes. Podemos ter mais certeza de que um instrumento está desempenhando seu papel se os itens parecem medir o que era pretendido (a *validade de face* do instrumento), embora a validade de face sozinha seja de ajuda limitada. Evidências empíricas de que esta mede os domínios de interesse permitem inferências mais fortes.

Para fornecer essas evidências, os investigadores tomaram estratégias de validação emprestadas dos psicólogos, que por muitos anos lutaram para determinar se questionários avaliando inteligência e atitudes realmente medem o que é pretendido.

Estabelecer a validade envolve examinar as relações lógicas que devem existir entre medidas de avaliação. Por exemplo, esperaríamos que pacientes com uma baixa capacidade de exercício em esteira geralmente tivessem mais dispneia na vida diária do que aqueles com uma capacidade de exercício mais alta, e esperaríamos ver correlações substanciais entre uma nova medida de função emocional e questionários de função emocional existente.

Quando estamos interessados em avaliar mudança ao longo do tempo, examinamos correlações de escores de mudança. Por exemplo, pacientes que pioram sua capacidade de exercício em esteira deveriam, em geral, mostrar aumento em dispneia, enquanto aqueles cuja capacidade de exercício melhora deveriam experimentar menos dispneia; uma nova medida de função emocional deveria mostrar melhoras em pacientes que melhoram em medidas de função emocional existentes. O termo técnico para esse processo é testagem da "validade do constructo" de um instrumento.

Os médicos deveriam procurar evidências da validade de medidas de QVRS usadas em estudos clínicos. Relatórios de ensaios randomizados usando medidas de QVRS raramente revisam evidências da validade dos instrumentos que usam, mas os médicos podem obter certa segurança com a afirmativa (alicerçada em citações) de que os questionários foram validados previamente. Na ausência de validade de face evidente ou de evidências empíricas da *validade do constructo*, os médicos têm direito ao ceticismo a respeito da medida de QVRS do estudo.

Uma preocupação final sobre a validade aparece se o instrumento de medida for usado em um ambiente cultural e linguisticamente diferente daquele em que foi desenvolvido – tipicamente, o uso de uma versão em idioma diferente do inglês de um questionário original em inglês. Idealmente, as versões em idioma diferente do inglês passaram por um processo de tradução que assegura que a nova versão do questionário refletirá o idioma e as atitudes da população local, um processo denominado validação linguística e cultural.[29] No mínimo, a tradução do instrumento deveria seguir um procedimento conhecido como tradução reversa, na qual um grupo de pesquisadores traduz o original em uma nova língua, outro grupo de forma cega o traduz de novo para o inglês e um terceiro grupo avalia a equivalência da versão original e da tradução reversa e resolve qualquer discrepância. Se os investigadores não fornecem nenhuma segurança de validação linguística apropriada, o médico tem outro motivo para ser cauteloso em relação aos resultados.

UTILIZANDO AS *DIRETRIZES*

No estudo de antipsicóticos, os investigadores não fornecem nenhuma citação para apoiar a validade da PANSS. Como foi observado, uma busca rápida no PubMed (inserindo "PANSS" sem nenhuma restrição) identificou 854 artigos, mostrando que é uma medida largamente usada em psiquiatria. Os dois primeiros relatos descreviam uma validação extensa do instrumento.[11,20]

Existem aspectos importantes da qualidade de vida relacionada à saúde que foram omitidos?

Embora os investigadores possam ter abordado aspectos de QVRS, podem não tê-lo feito de forma muito abrangente. Ao medir o desconforto, o sofrimento e a incapacidade dos pacientes, pode-se pensar em uma hierarquia que começa com sintomas, avança para as consequências funcionais dos sintomas e termina com elementos mais complexos como a função emocional. A medida exaustiva pode ser mais ou menos importante em um contexto em particular.

Se, como médico, você acredita que o único interesse de seus pacientes é se um tratamento alivia os sintomas primários e a maioria das limitações funcionais importantes, você ficará satisfeito com uma diversidade limitada de avaliações. Ensaios randomizados em pacientes com enxaqueca[30] e com neuralgia pós-herpética[31] se restringiram fundamentalmente à medida de dor; estudos de pacientes com artrite reumatoide[32] e com dor nas costas[33] mediram dor e função física, mas não função emocional ou social. Dependendo da magnitude do efeito sobre a dor e dos efeitos adversos da medicação e das circunstâncias do paciente (grau de dor, preocupação com toxicidade, grau de prejuízo da função ou sofrimento emocional), a falta de abrangência da medida do desfecho pode ou não ser importante.

Assim, como médico, você pode julgar se essas omissões são importantes ou não para você ou, mais diretamente, para seus pacientes. Você deve considerar que, embora as omissões não sejam importantes para alguns pacientes, podem ser fundamentais para outros (ver Cap. 22.2, Tomadas de decisão e o paciente). Portanto, o estimulamos a ter em mente o efeito mais amplo da doença sobre a vida dos pacientes.

Medidas de *QVRS específicas por doenças* que exploram toda a diversidade de problemas e experiências dos pacientes nos lembram de domínios que poderíamos esquecer de outra forma. Podemos acreditar que essas medidas sejam abrangentes se os que as desenvolveram conduziram uma pesquisa detalhada de pacientes com a doença ou problema.

Por exemplo, o American College of Rheumatology desenvolveu o conjunto de escores de sete itens de medidas de atividade de doença para artrite reumatoide, três dos quais representam os relatos dos próprios pacientes a respeito de dor, atividade de doença global e função física.[34] Apesar do extenso e intensivo processo de desenvolvimento dos sete itens centrais, o conjunto de dados, quando apresentado aos pacientes, não incluiu um aspecto importante da atividade da doença: fadiga.[35]

Se você tiver interesse em ir além da doença específica e comparar o efeito de tratamentos sobre a QVRS entre doenças ou problemas, deve procurar por uma avaliação mais abrangente. Essas comparações requerem medidas de *QVRS genéricas*, abrangendo todas as áreas relevantes da QVRS, que são desenhadas para administração a todas as pessoas com qualquer tipo de problemas de saúde subjacentes (ou nenhum problema).

Um tipo de medida genérica, um *perfil de saúde*, produz escores para todos os domínios de QVRS (incluindo, por exemplo, mobilidade, autocuidado e função física, emocional e social). Os perfis de saúde mais populares são formulários curtos dos instrumentos usados no *Medical Outcomes Study*.[36,37] Inevitavelmente, esses instrumentos abrangem cada área superficialmente. Isso pode limitar sua suscetibilidade. Na verdade, instrumentos genéricos são menos poderosos para detectar efeitos de tratamento do que instrumentos específicos.[30] Ironicamente, os instrumentos genéricos também podem não ser suficientemente abrangentes; em certos casos, podem omitir completamente os sintomas primários dos pacientes.

Mesmo quando os investigadores usam tanto medidas de QVRS específicas para doença ou genéricas, ainda podem falhar em abordar adequadamente efeitos adversos ou toxicidade de terapia.

Por exemplo, em um estudo de metotrexato para pacientes com doença inflamatória intestinal,[39] os pacientes preencheram o Inflammatory Bowel Disease Questionnaire (IBDQ), que aborda o funcionamento do intestino dos pacientes, a função emocional, os sintomas sistêmicos e a função social. Coincidentemente, mede alguns efeitos adversos de metotrexato, inclusive náusea e letargia, porque também afligem os pacientes com doença inflamatória intestinal que não estão tomando metotrexato, mas não consegue medir outros como *rash* ou aftas. Os investigadores poderiam ter administrado um instrumento genérico para aplicar em aspectos de QVRS relacionados à doença inflamatória não intestinal, porém, mais uma vez, esses instrumentos teriam falhado em abordar diretamente aspectos como *rash* ou aftas. Os investigadores escolheram uma abordagem em lista de checagem e documentaram a frequência de ocorrência de efeitos adversos que eram suficientemente severos como não suficientemente severos para ordenar a interrupção do tratamento, mas essa abordagem fornece informações limitadas sobre a influência de efeitos adversos na vida dos pacientes.

UTILIZANDO AS *DIRETRIZES*

No ensaio *Clinical Antipsychotic Trials of Intervention Effectiveness* (Catie), os investigadores não só administraram a PANSS, mas também monitoraram eventos adversos por meio de inquérito sistemático, administraram três escalas de ordenamento de sinais extrapiramidais e mediram mudanças em peso, eletrocardiograma e análises laboratoriais.[1] A avaliação parece adequadamente abrangente.

QUAIS SÃO OS RESULTADOS?

Como podemos interpretar os escores?

Compreender os resultados de um ensaio envolvendo QVRS implica desafios especiais. Pacientes que tinham dor aguda nas costas e foram aconselhados a fazer repouso no leito tiveram escores médios no índice Owestry Back-Disability, uma medida que se concentra em *status* funcional específico para doenças, que eram 3,9 pontos piores do que aqueles de pacientes-controle.[33] Pacientes com artrite reumatoide severa alocados para tratamento com ciclosporina tiveram um escore de incapacidade médio que era 0,28 unidades melhor do que o de pacientes-controle.[40] As diferenças são triviais, pequenas porém importantes, de magnitude moderada ou refletem diferenças grandes e extremamente importantes em eficácia entre tratamentos?

Esses exemplos mostram que a interpretabilidade da maioria das medidas de QVRS não é autoevidente. Ao tentar interpretar resultados de QVRS, devemos considerar que, dependendo do paciente, um valor diferente será colocado sobre a mesma mudança em função ou capacidade. O resultado é uma série de compensações que muitas vezes são avaliadas informalmente na interação entre médicos e pacientes. Por exemplo, um paciente pode estar desesperado por pequenas melhoras em um domínio particular de QVRS e desejará tomar medicamentos com efeitos adversos severos para alcançá-las. Outro paciente, em comparação, pode ser indiferente a pequenas melhoras e não desejar tolerar nem mesmo uma leve toxicidade. Permitir a expressão dessas preferências é parte integral da prática efetiva e sensível da *medicina baseada em evidências* (ver Cap. 1, Como utilizar a literatura médica – e este livro – para melhorar a atenção ao seu paciente; ver também Cap. 2, A filosofia da medicina baseada em evidências, e Cap. 22.2, Tomadas de decisão e o paciente).

Ao ler a literatura e aconselhar os pacientes antes de começar o tratamento, entretanto, os médicos devem ainda chegar a algumas estimativas de quão bem, em média, determinada terapia é realizada com relação à efetivação de melhoras em QVRS. Pode-se classificar as maneiras de definir a interpretabilidade de medidas de QVRS como ancoradas ou embasadas na distribuição. Essas estratégias levam a estimativas de mudança em medidas de QVRS que, seja para pacientes individuais ou para um grupo deles, constituem diferenças triviais, pequenas, médias e grandes. Nenhuma abordagem é isenta de limitações, mas todas contribuem com informações importantes.

Abordagens ancoradas para definir a interpretabilidade

Os métodos ancorados exigem um padrão independente, ou âncora, que é em si interpretável e está pelo menos moderadamente correlacionado com o instrumento sendo explorado. Geralmente, a âncora é assim designada para estabelecer uma *diferença importante mínima* (DIM) em mudança. A DIM é a menor diferença em escore no domínio de interesse que os pacientes percebem como benéfica e que definiria, na ausência de efeitos adversos problemáticos e de custo excessivo, uma mudança no manejo da atenção à saúde do paciente.[41] A âncora típica única usada nessa abordagem é uma avaliação global de mudança correspondendo a "nenhuma mudança", "mudança pequena, porém importante", "mudança moderada" e "mudança grande".

Por exemplo, investigadores perguntaram a pacientes com doença respiratória crônica ou insuficiência cardíaca sobre o grau em que sua dispneia, fadiga e função emocional tinha mudado com o tempo. Para definir a DIM, concentraram-se em pacientes cujo ordenamento global sugeria que tinham sofrido uma mudança pequena, porém importante. Descobriram, para todos os domínios, que a DIM era aproximadamente 0,5 em uma escala de 1 a 7, na qual 1 denotava extremamente incapacitado/sofrendo/sintomático e 7 denotava sem incapacidade/sofrimento/sintomas. Outros estudos em limitação crônica do fluxo aéreo, asma e rinoconjuntivite sugeriram que a DIM muitas vezes é aproximadamente 0,5 por pergunta.[41-43] Uma diferença moderada pode corresponder a uma mudança de aproximadamente 1,0 por pergunta, e mudanças maiores do que 1,5 podem ser consideradas grandes.[44]

> **UTILIZANDO AS *DIRETRIZES***
>
> Leucht e colaboradores[21] avançaram na interpretação da PANSS ao compará-la com a Clinical Global Impression of Improvement, que é um ordenamento de transição global que classifica os pacientes em sete notas, de 1 (muito melhor) a 7 (muito pior). Descobriram que, a fim de ser avaliado como minimamente melhor, o escore PANSS precisava ser reduzido entre 19 e 28%. Como o escore PANSS inicial no conjunto de dados era 94, isso se traduz em algo entre 18 a 26. Como a PANSS consiste de 30 itens para psicopatologia esquizofrênica, cada um avaliou em uma escala Likert de 7 pontos, variando de 1 (nenhum sintoma) a 7 (extremo), essa DIM corresponde aproximadamente a 0,5 por pergunta da diretriz mencionada.

Abordagens baseadas em distribuição para definir a interpretabilidade

Os métodos baseados na distribuição interpretam resultados em termos da relação entre a magnitude do efeito e alguma medida de variabilidade nos resultados. A magnitude do efeito pode ser a diferença em escores dos pacientes antes e depois do tratamento ou a diferença em escore entre os grupos tratamento e controle. Como uma medida de variabilidade, os investigadores podem escolher a variabilidade entre paciente (por exemplo, o desvio padrão [DP] de pacientes no início) ou a variabilidade intrapaciente (p. ex., o DP de mudança que os pacientes experimentam durante um estudo).

O índice baseado em distribuição mais frequentemente usado é o *d* de Cohen, também referido como *tamanho do efeito*, que é a diferença em escores médios entre o grupo-tratamento e o controle dividido pelo DP dos escores no grupo-controle (ou o DP combinado dos grupos tratamento e controle).

Considere um ensaio hipotético em que o grupo-intervenção tinha um escore médio de 50 (DP = 15) e o grupo-controle tinha um escore médio de 40 (DP = 15) no fim do ensaio. O *d* de Cohen será (50 – 40)/15 = 0,67.

Cohen forneceu uma regra prática para interpretar a magnitude dos tamanhos do efeito. Mudanças na faixa de 0,2 representam pequenas mudanças, aquelas na faixa de 0,5, mudanças moderadas, e aquelas na faixa de 0,8, grandes mudanças.[45] Assim, os médicos poderiam prever melhoras de moderadas a grandes em QVRS com essa intervenção hipotética. Alguns estudos empíricos recentes sugerem que a diretriz de Cohen pode, de fato, ser aplicável em geral,[46] mas outros estudos sugerem que a DIM, conforme foi determinada pela abordagem ancorada corresponde aproximadamente a um tamanho de efeito de 0,5.[47,48]

Usando o número necessário para tratar para melhorar a interpretabilidade

Usando as estratégias que revisamos, podemos, por exemplo, definir que uma mudança de 4,0 pontos no índice Owestry Back-Disability significa, em média, diferenças pequenas mas importantes para indivíduos. Isso gera problemas na interpretação de resultados de ensaios clínicos. A apresentação de mudanças médias em QVRS (p. ex., o grupo-tratamento melhorou em 2,0 pontos mais do que o grupo-controle no índice Owestry Back-Disability) pode ser equivocada. Podemos inferir a partir da diferença média de 2,0 que o tratamento não é importante para os pacientes? Como nem todos no ensaio experimentam o efeito médio, nao é necessariamente assim. Embora alguns pacientes possam não ter experimentado nenhum benefício do tratamento, este pode ter resultado em melhora importante para outros.

Os investigadores avançaram nesse assunto ao examinar a distribuição de mudança em QVRS em pacientes individuais calculando a proporção de pacientes que alcançaram ganhos pequenos, médios e grandes com o tratamento.[44] A proporção de pacientes alcançando um grau em particular de benefício e o *número necessário para tratar* (NNT) correspondente para assegurar que uma única pessoa obtenha esse benefício fornece uma maneira mais informativa de apresentar os resultados. Por exemplo, ensaios de medicação para asma produziram NNTs de 2,8, 3,3, 4,5 e 21, correspondendo a diferenças médias entre tratamentos de 0,9, 0,5, 0,3 e 0,2, respectivamente e uma escala de 1 a 7 cuja DIM é 0,5.[44] Observe que as últimas duas diferenças médias são apreciavelmente menores do que a DIM, embora o NNT seja apreciável.

E se, ao adotar a abordagem ancorada, os investigadores não consiguirem relatar as proporções de pacientes que melhoraram, permaneceram no mesmo estado ou pioraram? Por exemplo, os investigadores que conduziram o ensaio de metotrexato para doença de Crohn não ajudaram os médicos a interpretarem a magnitude da diferença em QVRS.[39] A diferença média em escores IBDQ entre o grupo tratamento e o controle em 16 semanas foi 0,56 ($P < 0,002$). Assim, a diferença média entre pacientes tratados e controle no estudo de metotrexato provavelmente não consiga recair na categoria de mudança pequena mas importante em QVRS.

Existe algo mais que possamos fazer para melhorar a interpretabilidade dos resultados? Uma abordagem seria calcular o *d* de Cohen. Nesse caso, a diferença média de 0,56 se traduz em um tamanho de efeito de 0,43 (= 0,56/1,3, que é o DP do grupo-controle).

Outra abordagem é transformar mais um tamanho de efeito em NNT.[49] A Tabela 10.5.3 apresenta a conversão do tamanho do efeito em NNT para tamanhos e taxas de eventos aproximados no grupo-controle ou tratamento. No caso do ensaio metotrexato, se supomos que um incidente de melhora importante em QVRS foi perto da metade das taxas de remissão relatadas em termos de atividade de doença e foi 20% no grupo-placebo, a diferença média de 0,43 DPs traduz-se aproximadamente em um NNT entre 6,0 (correspondendo à interseção para taxa de resposta do grupo-controle = 20% e tamanho do efeito = 0,5) e 16,5 (correspondendo ao mesmo para a taxa de resposta do grupo-controle = 20% e tamanho do efeito = 0,2).

TABELA 10.5.3 Do tamanho do efeito para o NNT

	Taxa de resposta %								
Grupo-controle	**10**	**20**	**30**	**40**	**50**	**60**	**70**	**80**	**90**
Grupo-tratamento	90	80	70	60	50	40	30	20	10
TE= 0,2	25,2	16,5	13,7	12,7	12,6	13,4	15,2	19,5	32,5
TE= 0,5	8,5	6,0	5,3	5,1	5,2	5,7	6,8	9,1	16,0
TE= 0,8	4,6	3,5	3,2	3,3	3,5	3,9	4,8	6,7	12,3
TE= 1,0	3,5	2,8	2,6	2,7	2,9	3,4	4,2	6,0	11,3

Abreviaturas: NNT, número necessário para tratar; TE, tamanho do efeito.

Uma tabela Excel para calcular o NNT do tamanho do efeito e a taxa de resposta está disponível no *site* das *Diretrizes para utilização da literatura médica* (http://www.jamaevidence.com/). No caso do metotrexato, você digita 0,20 na taxa de resposta e 0,43 no tamanho do efeito e a tabela fornecerá um NNT de 16. Outros métodos para estimar o NNT a partir de dados contínuos e DIM [47] fornecem resultados similares.

UTILIZANDO AS *DIRETRIZES*

O ensaio Catie mostrou que, em 3 meses, a olanzapina produzia uma redução de aproximadamente 7 pontos sobre a PANSS, enquanto a risperidona resultava em reduções menores, em torno de 3 pontos somente (não é fornecida nenhuma tabela e esses números são derivados de gráficos, onde a diferença geral é *estatisticamente significativa* em P = 0,002).[1] Como a DIM da PANSS é aproximadamente 18 para 26, somos tentados a concluir que nenhum antipsicótico poderia produzir mudanças tangíveis, mas, como discutimos anteriormente, essa pode ser uma conclusão equivocada.

O relatório do ensaio não fornece nenhuma indicação da proporção de pacientes que melhoraram, não mudaram ou pioraram e, portanto, usa a interpretação baseada na distribuição. A diferença nos escores PANSS entre olanzapina e risperidona é, em média, cerca de 1 ponto em 1 mês e 4 pontos em 3 meses, e o DP da PANSS inicial é 18, que então forneceria um tamanho de efeito intergrupo entre 1/18 = 0,06 e 4/18 = 0,22. Esses tamanhos de efeito intergrupo podem ser caracterizados como pequenos a muito pequenos, conforme a diretriz de Cohen. Como a percentagem absoluta de pacientes alcançando melhoras importantes deve ser pequena, na faixa de 10 a 20% (a melhora média foi 7 para olanzapina, quando a DIM foi em torno de 20), as células na Tabela 10.5.3 correspondentes a um tamanho de efeito de 0,2 em 3 meses e a percentagem melhorando no grupo tratamento de 10 ou 20% indicam um NNT de olanzapina sobre a risperidona na faixa de 20 a 30 para produzir um paciente adicional com uma mudança pequena, mas importante. Ou você pode digitar tamanho de efeito = 0,06 em 1 mês e taxas de resposta = 10 ou 20% na calculadora do Excel, disponível no *site* das *Diretrizes para utilização da literatura médica* (http://www.jamaevidence.com) e obter um NNT de aproximadamente 60 a 100.

COMO POSSO APLICAR OS RESULTADOS À ATENÇÃO AO PACIENTE?

As informações do estudo abordaram aspectos da vida considerados importantes por seu paciente?

Antes de responder à pergunta sobre como o tratamento afetaria a vida dos pacientes, o médico deve estar ciente dos problemas que os pacientes estão experimentando, a importância que conferem a esses problemas e o valor que podem atribuir a ter seu problema aliviado (ver Cap. 22.2, Tomadas de decisão e o paciente). Os instrumentos de QVRS que focalizam aspectos específicos do funcionamento e dos sintomas dos pacientes podem ser de maior utilidade do que medidas globais ou medidas que simplesmente nos falam da satisfação ou do bem-estar dos pacientes.

Por exemplo, pacientes com doença pulmonar crônica podem considerar mais informativo saber que seus compatriotas que aceitaram o tratamento ficaram menos dispneicos e fatigados em atividades diárias, em vez de simplesmente terem julgado que sua qualidade de vida melhorou. As medidas de QVRS serão mais úteis quando os resultados facilitarem seu uso prático entre médicos e pacientes.

UTILIZANDO AS *DIRETRIZES*

O paciente fez duas perguntas específicas a você: qual é a natureza dos efeitos adversos que pode sentir e quão melhor se sentirá ao tomar medicações alternativas. Além de seu tremor, o paciente não está terrivelmente preocupado com seus efeitos extrapiramidais adversos atuais, mas sua família está. O estudo Catie mostrou que os efeitos neurológicos de olanzapina e risperidona eram muito semelhantes, com aproximadamente 8% sentindo alguns sinais extrapiramidais. O estudo também nos fala de efeitos adversos adicionais – a olanzapina resultará em ganho de peso adicional (foi observado um ganho de peso maior do que 7% em 30% que estavam tomando olanzapina *versus* 14% tomando risperidona; $P < 0,001$) e aumento em hemoglobina glicosilada – mas não nos diz se houve alguma consequência importante do nível elevado de glicose no sangue para o paciente. O estudo também relatou que houve maior aumento em prolactina no plasma para pacientes tomando risperidona do que naqueles tomando outras medicações ($P < 0,001$), mas novamente não nos diz se isso levou a quaisquer consequências importantes para o paciente. O paciente está preocupado com seus sintomas atuais de insônia, medo e ouvir vozes. O estudo não relata mudanças naqueles sintomas particulares separadamente mas, dado às mudanças na escala PANSS, alguém anteciparia pequenos efeitos médios e uma probabilidade baixa (mas não zero) de melhora importante com olanzapina *versus* risperidona.

RESOLUÇÃO CLÍNICA

Retornando ao nosso cenário clínico de abertura, à luz das informações disponíveis, você informa ao paciente que é menos provável que ele sofra efeitos extrapiramidais adversos intoleráveis com antipsicóticos mais novos, e dada sua preocupação com o tremor e a preocupação de sua família com sua aparência doente, você recomenda enfaticamente uma mudança para um dos agentes mais novos. O paciente concorda. Entre os antipsicóticos mais novos, a olanzapina produziu uma redução maior em sintomas, mas a probabilidade de que seu paciente se beneficie é pequena: 1/20 para 100 pacientes tiveram uma mudança pequena mas importante em sintomas ao tomar olanzapina, que não seria percebida se estivesse tomando risperidona. Portanto, considerando a compensação entre uma pequena probabilidade de benefício em termos de sintomas menores com olanzapina e a probabilidade de ganho de peso aumentado e um aumento em glicose no sangue de significância incerta, o paciente decide tentar a olanzapina primeiro, ficando preparado para trocar para risperidona se efeitos adversos significativos (como ganho de peso substancial ou polidipsia ou poliúria como resultado de hiperglicemia) ocorrerem.

CONCLUSÃO

Estimulamos os médicos a considerarem o efeito de seus tratamentos sobre a QVRS e a procurarem informações referentes a essa influência em ensaios clínicos. Instrumentos suscetíveis, válidos e interpretáveis medindo experiências de importância para a maioria dos pacientes cada vez mais devem orientar nossas decisões clínicas.

Referências

1. Lieberman JA, Stroup TS, McEvoy JP, et al. Effectiveness of antipsychotic drugs in patients with chronic schizophrenia. *N Engl J Med.* 2005;353(12):1209-1223.
2. Fletcher RH, Wagner EH. *Clinical Epidemiology.* Baltimore, MD: Williams & Wilkins; 1996.
3. Beck AT, Brown GK. *BDI-II: Beck Depression Inventory Manual.* 2nd ed. San Antonio, TX: Psychological Corporation; 1996.
4. Folstein MF, Folstein SE, McHugh PR. "Mini-mental state": a practical method for grading the cognitive state of patients for the clinician. *J Psychiatr Res.* 1975;12 (3):189-198.
5. Callahan CM, Unverzagt FW, Hui SL, Perkins AJ, Hendrie HC. Six-item screener to identify cognitive impairment among potential subjects for clinical research. *Med Care.* 2002;40(9):771-781.
6. Guyatt GH, Berman LB, Townsend M, Pugsley SO, Chambers LW. A measure of quality of life for clinical trials in chronic lung disease. *Thorax.* 1987;42(10):773-778.
7. Juniper EF, Guyatt GH, Epstein RS, Ferrie PJ, Jaeschke R, Hiller TK. Evaluation of impairment of health related quality of life in asthma: development of a questionnaire for use in clinical trials. *Thorax.* 1992;47(2):76-83.
8. Brazier JE, Harper R, Jones NM, et al. Validating the SF-36 health survey questionnaire: new outcome measure for primary care. *BMJ.* 1992;305(6846):160-164.
9. Bergner M, Bobbitt RA, Carter WB, Gilson BS. The Sickness Impact Profile: development and final revision of a health status measure. *Med Care.* 1981, 19(8):787-805.
10. Williams JB. A structured interview guide for the Hamilton Depression Rating Scale. *Arch Gen Psychiatry.* 1988;45(8):742-747.
11. Kay SR, Fiszbein A, Opler LA. The Positive and Negative Syndrome Scale (PANSS) for schizophrenia. *Schizophr Bull.* 1987;13(2):261-276.
12. Guy W. *ECDEU Assessment Manual for Psychopharmacology.* Rockville, MD: US Dept of Health and Human Services; 1976.
13. Mahler DA, Weinberg DH, Wells CK, Feinstein AR. The measurement of dyspnea. Contents, interobserver agreement, and physiologic correlates of two new clinical indexes. *Chest.* 1984;85(6):751-758.
14. Nocturnal Oxygen Therapy Trial Group. Continuous or nocturnal oxygen therapy in hypoxemic chronic obstructive lung disease: a clinical trial. *Ann Intern Med.* 1980;93(3):391-398.
15. Heaton RK, Grant I, McSweeny AJ, Adams KM, Petty TL. Psychologic effects of continuous and nocturnal oxygen therapy in hypoxemic chronic obstructive pulmonary disease. *Arch Intern Med.* 1983;143(10):1941-1947.
16. Wu HS, McSweeney M. Assessing fatigue in persons with cancer: an instrument development and testing study. *Cancer.* 2004;101(7):1685-1695.
17. Dittner AJ, Wessely SC, Brown RG. The assessment of fatigue: a practical guide for clinicians and researchers. *J Psychosom Res.* 2004;56(2):157-170.
18. Juniper EF, Svensson K, O'Byrne PM, et al. Asthma quality of life during 1 year of treatment with budesonide with or without formoterol. *Eur Respir J.* 1999; 14(5):1038-1043.
19. Jaeschke R, Guyatt GH, Willan A, et al. Effect of increasing doses of beta agonists on spirometric parameters, exercise capacity, and quality of life in patients with chronic airflow limitation. *Thorax.* 1994;49(5):479-484.
20. Kay SR, Opler LA, Lindenmayer JP. Reliability and validity of the positive and negative syndrome scale for schizophrenics. *Psychiatry Res.* 1988;23(1):99-110.
21. Leucht S, Kane JM, Kissling W, Hamann J, Etschel E, Engel RR. What does the PANSS mean? *Schizophr Res.* 2005;79(2-3):231-238.
22. Goldstein RS, Gort EH, Stubbing D, Avendano MA, Guyatt GH. Randomised controlled trial of respiratory rehabilitation. *Lancet.* 1994;344(8934):1394-1397.
23. Wasson JH, Reda DJ, Bruskewitz RC, Elinson J, Keller AM, Henderson WG. A comparison of transurethral surgery with watchful waiting for moderate symptoms of benign prostatic hyperplasia: the Veterans Affairs Cooperative Study Group on Transurethral Resection of the Prostate. *N Engl J Med.* 1995;332(2):75-79.
24. Kirshner B, Guyatt G. A methodological framework for assessing health indices. *J Chronic Dis.* 1985;38(1):27-36.
25. Pitt B, Zannad F, Remme WJ, et al. The effect of spironolactone on morbidity and mortality in patients with severe heart failure: Randomized Aldactone Evaluation Study Investigators. *N Engl J Med.* 1999;341(10):709-717.
26. Guyatt GH, Kirshner B, Jaeschke R. Measuring health status: what are the necessary measurement properties? *J Clin Epidemiol.* 1992;45(12):1341-1345.
27. Wijkstra PJ, TenVergert EM, Van Altena R, et al. Reliability and validity of the chronic respiratory questionnaire (CRQ). *Thorax.* 1994;49(5):465-467.
28. de Weerdt I, Visser AP, Kok GJ, de Weerdt O, van der Veen EA. Randomized controlled multicentre evaluation of an education programme for insulin-treated diabetic patients: effects on metabolic control, quality of life, and costs of therapy. *Diabet Med.* 1991;8(4):338-345.
29. Guillemin F, Bombardier C, Beaton D. Cross-cultural adaptation of health-related quality of life mea-

sures: literature review and proposed guidelines. *J Clin Epidemiol.* 1993;46(12):1417-1432.

30. Mathew NT, Saper JR, Silberstein SD, et al. Migraine prophylaxis with divalproex. *Arch Neurol.* 1995;52(3):281-286.
31. Tyring S, Barbarash RA, Nahlik JE, et al. Famciclovir for the treatment of acute herpes zoster: effects on acute disease and postherpetic neuralgia: a randomized, double-blind, placebo-controlled trial: Collaborative Famciclovir Herpes Zoster Study Group. *Ann Intern Med.* 1995;123(2):89-96.
32. Kirwan JR. The effect of glucocorticoids on joint destruction in rheumatoid arthritis: the Arthritis and Rheumatism Council Low-Dose Glucocorticoid Study Group. *N Engl J Med.* 1995;333(3):142-146.
33. Malmivaara A, Hakkinen U, Aro T, et al. The treatment of acute low back pain: bed rest, exercises, or ordinary activity? *N Engl J Med.* 1995;332(6):351-355.
34. Felson DT, Anderson JJ, Boers M, et al. The American College of Rheumatology preliminary core set of disease activity measures for rheumatoid arthritis clinical trials: the Committee on Outcome Measures in Rheumatoid Arthritis Clinical Trials. *Arthritis Rheum.* 1993;36(6):729-740.
35. Wolfe F, Pincus T, O'Dell J. Evaluation and documentation of rheumatoid arthritis disease status in the clinic: which variables best predict change in therapy. *J Rheumatol.* 2001;28(7):1712-1717.
36. Tarlov AR, Ware JE Jr, Greenfield S, Nelson EC, Perrin E, Zubkoff M. The Medical Outcomes Study: an application of methods for monitoring the results of medical care. *JAMA.* 1989;262(7):925-930.
37. Ware JE Jr, Kosinski M, Bayliss MS, McHorney CA, Rogers WH, Raczek A. Comparison of methods for the scoring and statistical analysis of SF-36 health profile and summary measures: summary of results from the Medical Outcomes Study. *Med Care.* 1995;33(4 suppl):AS264-279.
38. Wiebe S, Guyatt G, Weaver B, Matijevic S, Sidwell C. Comparative responsiveness of generic and specific quality-of-life instruments. *J Clin Epidemiol.* 2003;56(1):52-60.
39. Feagan BG, Rochon J, Fedorak RN, et al. Methotrexate for the treatment of Crohn's disease: the North American Crohn's Study Group Investigators. *N Engl J Med.* 1995;332(5):292-297.
40. Tugwell P, Pincus T, Yocum D, et al. Combination therapy with cyclosporine and methotrexate in severe rheumatoid arthritis: the Methotrexate-Cyclosporine Combination Study Group. *N Engl J Med.* 1995;333(3):137-141.
41. Jaeschke R, Singer J, Guyatt GH. Measurement of health status: ascertaining the minimal clinically important difference. *Control Clin Trials.* 1989;10(4):407-415.
42. Juniper EF, Guyatt GH, Willan A, Griffith LE. Determining a minimal important change in a disease-specific Quality of Life Questionnaire. *J Clin Epidemiol.* 1994;47(1):81-87.
43. Juniper EF, Guyatt GH, Griffith LE, Ferrie PJ. Interpretation of rhinoconjunctivitis quality of life questionnaire data. *J Allergy Clin Immunol.* 1996;98(4):843-845.
44. Guyatt GH, Juniper EF, Walter SD, Griffith LE, Goldstein RS. Interpreting treatment effects in randomised trials. *BMJ.* 1998;316(7132):690-693.
45. Cohen J. *Statistical Power Analysis in the Behavioral Sciences.* Hillsdale, NJ: Erlbaum; 1988.
46. Samsa G, Edelman D, Rothman ML, Williams GR, Lipscomb J, Matchar D. Determining clinically important differences in health status measures: a general approach with illustration to the Health Utilities Index Mark II. *Pharmacoeconomics.* 1999;15(2):141-155.
47. Norman GR, Sridhar FG, Guyatt GH, Walter SD. Relation of distribution- and anchor-based approaches in interpretation of changes in health-related quality of life. *Med Care.* 2001;39(10):1039-1047.
48. Norman GR, Sloan JA, Wyrwich KW. Interpretation of changes in health-related quality of life: the remarkable universality of half a standard deviation. *Med Care.* 2003;41(5):582-592.
49. Furukawa TA. From effect size into number needed to treat. *Lancet.* 1999;353(9165):1680.

11.1

TÓPICOS AVANÇADOS EM APLICAÇÃO DOS RESULTADOS DE ENSAIOS TERAPÊUTICOS

Aplicando os resultados a pacientes individuais

ANTONIO L. DANS, LEONILA F. DANS
E GORDON GUYATT

Neste capítulo:

- Cenário clínico
  - Para quais pacientes com infarto do miocárdio a terapia trombolítica está indicada nas Filipinas?
- Encontrando as evidências
- Introdução
  - Foram excluídos os fatores biológicos que poderiam modificar a resposta ao tratamento?
  - Os pacientes se comprometem com as exigências do tratamento?
  - Os profissionais de saúde se comprometem com as exigências do tratamento?
- Os prováveis benefícios compensam os riscos e custos em potencial?
  - Estudos epidemiológicos da incidência de doença podem elucidar o risco basal
  - Resumo
- Resolução clínica

CENÁRIO CLÍNICO

Para quais pacientes com infarto do miocárdio a terapia trombolítica está indicada nas Filipinas?

Você é o internista de plantão quando um professor de história com 40 anos de idade consulta no setor de emergência de um hospital geral nas Filipinas. Ele sentiu uma severa dor no peito por 2 horas, associada a uma transpiração fria. A dor agora está estável, e o paciente não está se sentindo dispneico nem com outros desconfortos. O exame físico revela pressão arterial de 110/70 mmHg, batimento cardíaco de 92/min, um primeiro som cardíaco normal e pulmões limpos. Um eletrocardiograma revela elevação de 3 mm do segmento ST em derivações II, II e a VF, sugerindo infarto agudo do miocárdio (IM) da parede inferior. Enquanto os enfermeiros instalam o acesso intravenoso e preparam o paciente para internação na unidade de cuidados coronarianos, você pensa nos possíveis benefícios e *riscos* de administrar a terapia trombolítica. A fim de estar completamente preparado para orientar justamente esse tipo de paciente, você recentemente examinou a literatura, portanto, movimenta-se rápida e confiantemente para o leito.

ENCONTRANDO AS EVIDÊNCIAS

A estreptoquinase é o único agente trombolítico no qual a maioria de seus pacientes poderia investir. Dessa forma, em sua recente revisão das *evidências*, você restringiu sua busca a esse medicamento, tentando localizar as melhores evidências de um *ensaio randomizado* apropriado ou, se disponível, de uma *metanálise* de muitos ensaios. Acessando o PubMed no *site* da National Library of Medicine, você selecionou "myocardial infarction" da lista "Títulos de Assuntos Médicos" usada para indexar artigos. Na segunda linha de assunto, utilizou o termo "streptokinase". Por meio da função de limite, você restringiu o tipo de publicação para "meta-analysis" e recuperou uma metanálise que aborda a efetividade,[1] mas não a segurança. Portanto, também decide revisar um único *ensaio clínico randomizado (ECR)*, o *Second International Study of Infarct Survival* (ISIS-2),[2] o qual você escolhe com base em seu tamanho (17.000 pacientes), no delineamento forte (o que inclui o *cegamento)* e na ampla diversidade de centros que participaram. Os artigos atendem a critérios de *validade* para *revisões sistemáticas* e ensaios. Você observa que, na metanálise, um tratamento reduziu a *taxa de eventos* de 17,4 para 12,8%. Para o participante médio desses ensaios, isso claramente supera o dano potencial de sangramento exigindo transfusão, que ocorreu em 0,5% dos pacientes tratados com estreptoquinase, comparados com 0,2% no grupo-*placebo* no ensaio ISIS-2.[2]

Ao considerar como tratar seu paciente, você observa que os asiáticos compõem somente uma minoria dos pacientes no ensaio e na metanálise.

INTRODUÇÃO

Os médicos que examinam ECRs para orientar decisões médicas devem decidir como aplicar os resultados a pacientes individualmente. O Capítulo 6, Terapia (ensaios clínicos randomizados), sugeriu dois critérios para decidir sobre aplicabilidade: (1) Posso aplicar os resultados do estudo ao paciente à minha frente? (2) Os benefícios compensam os riscos e custos? Neste capítulo, discutimos essas diretrizes em maiores detalhes.

Os médicos que desenvolvem os ensaios normalmente despendem muito de seu esforço para assegurar a comparabilidade de *grupos-controle* e tratamento (*validade interna*) por meio de estratégias como a randomização, o cegamento e as análises da intenção de tratar. Gastam muito menos esforço para assegurar a comparabilidade de pacientes do ensaio com pacientes reais (*validade externa*) por intermédio de estratégias como a amostragem populacional,[3] porque o foco principal dos ensaios tem sido responder à pergunta relacionada a se o medicamento pode funcionar mesmo, em vez de questionar se ele realmente funcionará na vida real.

No entanto, ensaios publicados oferecem informações que ajudam os médicos a decidirem sobre a aplicabilidade dos resultados para pacientes individualmente. Critérios de inclusão e exclusão, por exemplo, ajudam a definir se pacientes seriam elegíveis para participarem de ensaios. De forma semelhante, análises de subgrupo podem elucidar os efeitos de tratamento sobre populações específicas que podem ser de interesse quando tentamos aplicar os resultados (ver Cap. 20.4, Quando acreditar em uma análise de subgrupo). Infelizmente, na vida real, enfrentamos uma miríade de subtipos de pacientes, mas os ensaios tipicamente não têm poder para abordar mais do que algumas hipóteses de subgrupo. Portanto, os médicos precisam se capacitar na aplicação de resultados de ensaios a pacientes de forma individual. A Tabela 11.1.1 resume os critérios que lhe ajudarão a decidir em meio a generalizações apressadas e hesitações imprudentes na aplicação de resultados de ensaios. Às vezes, as diretrizes podem levar a claras decisões se os resultados se aplicam. Em outras ocasiões, pelo menos aumentarão ou diminuirão seu nível de confiança em usar um tratamento.

As *reduções de risco relativo* (*RRRs*) estimadas em ensaios refletem a resposta média de uma população a um tratamento. Como as características biológicas e socioeconômicas de pacientes às vezes modulam o efeito do tratamento, a resposta média pode nem sempre ser a mesma em diferentes subgrupos de pacientes. Aqui, revisamos essas características biológicas e socioeconômicas que podem modificar a resposta do tratamento.

Foram excluídos os fatores biológicos que poderiam modificar a resposta ao tratamento?

A Tabela 11.1.2 lista cinco fatores biológicos que, às vezes, nos levam a rejeitar a ideia de aplicar resultados a um paciente em particular. "SCRAP" é um recurso mnemônico para recordar os cinco fatores, incluindo o gênero ("sex"), a presença de comorbidade, a raça ou a etnia, a idade ("age") e a patologia da doença. Os seguintes exemplos ilustram como esses fatores podem modificar efeitos de tratamentos em pacientes de forma individual.

Gênero

A prevenção da doença cardiovascular oferece um campo em que as respostas ao tratamento têm se diferenciado entre homens e mulheres.[5] Por exemplo, a metanálise do uso de aspirina em prevenção primária detectou significativas diferenças no efeito do tratamento entre homens e mulheres.[4] Como mostra a Figura 11.1.1, a administração de aspirina a mulheres saudáveis não diminuiu a incidência de IM como fez nos homens. Em comparação, a aspirina reduziu a incidência de acidente vascular cerebral (AVC) em mulheres enquanto parecia aumentá-la nos homens. Contrariando as expectativas, esses achados sugerem que, no geral, as mulheres têm mais benefício com o tratamento.

TABELA 11.1.1 Diretrizes para leitura da literatura médica para aplicar resultados de estudos a pacientes individualmente

A. Posso aplicar os resultados aos meus pacientes?

1. Foram excluídos os fatores biológicos que poderiam modificar a resposta ao tratamento?
2. Os pacientes se comprometem com as exigências do tratamento?
3. Os profissionais de saúde se comprometem com as exigências do tratamento?

B. Os prováveis benefícios compensam os riscos e custos em potencial?

Reproduzida com permissão de Ridker e colaboradores.[4] Copyright © 2005 Massachusetts Medical Society. Todos os direitos reservados.

TABELA 11.1.2 Fatores biológicos que podem modular a resposta de um indivíduo ao tratamento

Fator biológico	Exemplos
Gênero	Aspirina para prevenção de aterosclerose: a RRR para AVC e doença coronariana é maior em mulheres do que em homens[4]
	Uso de *stents* após angioplastia: a RR para cirurgia de *bypass* é menor entre mulheres[6,7]
Comorbidades	Vacinação contra sarampo: foi observado que o grau de resposta de anticorpos à vacinas é menor na presença de desnutrição[8,9]
	Tratamento de hipertensão: uma pressão diastólica alvo de 80 mmHg ou menos reduz eventos em pacientes diabéticos, mas não na população geral[10]
Raça	Diuréticos para hipertensão: melhor resposta em negros comparando com brancos[11]
	Inibidores de bomba de próton para doença de úlcera péptica: mais efetivos em asiáticos comparando com não asiáticos[12]
Idade	Vacina contra influenza para prevenção da gripe: resposta imune mais baixa em pacientes idosos[13]
	Terapia dupla para doença de úlcera péptica: taxas de erradicação de *Helicobacter pylori* mais altas nos idosos[14]
Patologia	Vacina contra influenza para prevenção da gripe: a efetividade depende da cepa de vírus usada[15]
	Quimioterapia para câncer de mama: resposta dependente da expressão de certos genes[16]

Abreviaturas: AVC, acidente vascular cerebral; RR, redução de risco; RRR, redução de risco relativo.

Outro exemplo de diferenças de gênero envolve o uso de *stents* depois de angioplastia coronariana percutânea transluminal para IM agudo. A inserção de *stent* em mulheres apresenta uma RRR mais baixa para enxerto coronariano por *bypass* comparado com o procedimento para homens.[6] Embora essas observações sobre diferenças de desfecho sejam parcialmente explicadas pelo tamanho do corpo e fatores de risco clínico, o gênero pode ser um determinante importante de resposta à terapia.[7]

Comorbidade

As comorbidades podem modificar a efetividade terapêutica quando, por exemplo, tornam perigosa a administração de terapia (p. ex., pode-se ordinariamente não levar em conta a varfarina em um paciente com um sangramento gastrintestinal recente). A comorbidade também pode diminuir ou aumentar a magnitude de efeitos do tratamento.

Na prevenção de sarampo, por exemplo, a desnutrição pode reduzir a resposta ao tratamento quando medida pela imunogenicidade.[8,9] A Tabela 11.1.3 resume os resultados do estudo *Hypertension Optimal Treatment* (HOT), que demonstrou que as pressões arteriais diastólicas alvo abaixo de 80 mmHg reduziam eventos cardiovasculares em pacientes diabéticos, mas não na população em geral. Aqui, a presença de comorbidade (diabete) melhorou o efeito da tratabilidade (a redução adicional da pressão arterial reduziu os desfechos adversos em pacientes diabéticos, mas não em pacientes não diabéticos). Devido a esses achados, a maioria das diretrizes para hipertensão recomenda uma pressão arterial alvo mais baixa para pacientes diabéticos.[10]

Raça

As diferenças raciais ou étnicas às vezes podem modificar uma resposta esperada de

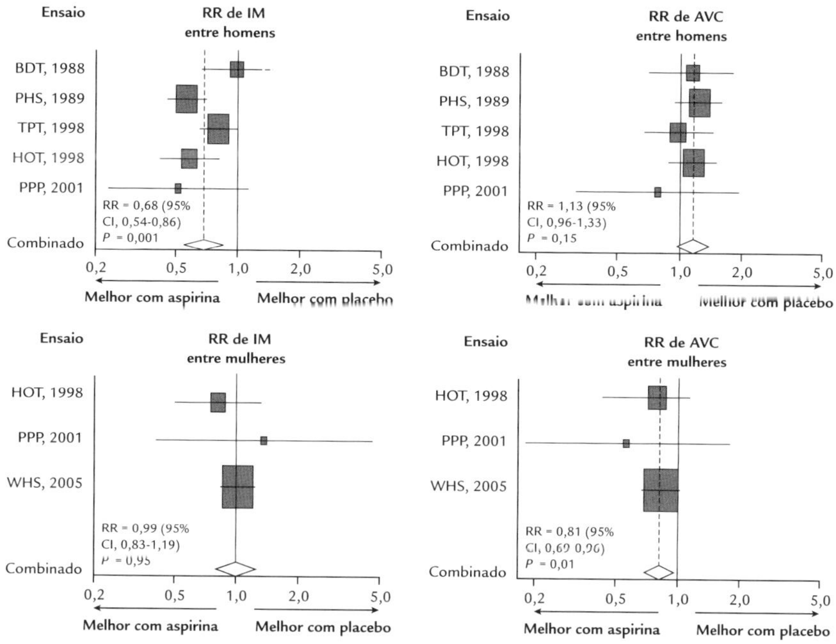

FIGURA 11.1.1 Metanálise de aspirina na prevenção primária de infarto do miocárdio e acidente vascular cerebral em homens e mulheres.

Abreviaturas: AVC, acidente vascular cerebral, BDT, British Doctor's Trial; IC, intervalo de confiança; IM, infarto do miocárdio; HOT, estudo Hypertension Optimal Treatment; PHS, Physician's Health Study; PPP, Primary Prevention Project; RR, risco relativo; TPT, Thrombosis Prevention Trial; WHS, Women's Health Study.

Reimpressa de Ridker e colaboradores.[4] Copyright © 2005 Massachusetts Medical Society. Todos os direitos reservados.

TABELA 11.1.3 Efeito de diversos níveis de pressão arterial alvo sobre a incidência de eventos cardiovasculares importantes, comparando pacientes diabéticos e a população geral[10]

PAD-alvo (mmHg)	Nº de eventos	Eventos por 1.000 pacientes/ano	*P* para tendência	Comparação	RR (95% IC)
		Pacientes diabéticos			
≤ 90	45	24,4		≤ 90 vs. ≤ 85	1,32 (0,84-2,06)
≤ 85	34	18,6		≤ 85 vs. ≤ 80	1,6 (0,1-2,67)
≤ 80	22	11,9	0,005	≤ 90 vs. ≤ 80	2,06 (1,24-3,44)
		População geral			
≤ 90	232	9,9		≤ 90 vs. ≤ 85	0,99 (0,83-1,19)
≤ 85	234	10,0		≤ 85 vs. ≤ 80	1,08 (0,89-1,29)
≤ 80	217	9,3	0,5	≤ 90 vs. ≤ 80	1,07 (0,89-1,28)

Abreviaturas: IC, intervalo de confiança; PAD, pressão arterial diastólica; RR, risco relativo.

tratamento. No tratamento de hipertensão, por exemplo, está comprovado que pessoas negras são mais responsivas a diuréticos e menos responsivas a β-bloqueadores do que as brancas.[11]

Essa resposta seletiva reflete um estado de relativo excesso de volume, que os investigadores teorizam que pode ter servido a funções protetoras em ambientes ancestrais quentes e áridos.[17]

Em doença de úlcera péptica, uma recente metanálise de pacientes com sangramento gastrintestinal agudo sugere que inibidores de bomba de próton (IBPs) são mais efetivos entre asiáticos do que entre brancos na redução da mortalidade e na prevenção de ressangramento e intervenção cirúrgica (Tab. 11.1.4).[12] Essa resposta diferencial pode ser o resultado de uma massa celular parietal mais baixa, uma taxa mais alta de infecção por *Helicobacter pylori* ou uma taxa de metabolismo mais lento para IBPs entre asiáticos.

Idade

A idade é um fator comumente reconhecido que afeta a resposta ao tratamento. Por exemplo, após a imunização para influenza, pacientes mais velhos demonstram RRRs menores na incidência da gripe,[13] talvez devido a uma resposta imune diminuída ao estímulo antigênico (Tab. 11.1.5). Às vezes, a idade aumenta a resposta terapêutica. Um estudo recente mostrou que a taxa de erradicação de *H. pylori* com IBP e antibióticos era 2,5 vezes mais alta do que entre pacientes com mais de 50 anos.[14] O mecanismo para essa diferença não está claro, mas os investigadores teorizaram que, como a infecção por *H. pylori* persistiu por maior tempo em pacientes mais velhos, alterações relacionadas ao tempo na função ou na estrutura da mucosa gástrica podem contribuir para uma ação medicamentosa local mais efetiva.

Patologia

Finalmente, as doenças às quais nos referimos pelo mesmo nome às vezes diferem na patologia subjacente e, consequentemente, na resposta ao tratamento. Em vacinação para influenza, por exemplo, a efetividade depende de se as cepas de influenza no ano seguinte serão as mesmas que aquelas contidas na vacina.[15] Outro exemplo de diferenças em patologia de doença que podem modificar um efeito de tratamento é o câncer de mama. Aqui, a resposta à quimioterapia depende de certas expressões de genes.[16]

TABELA 11.1.4 Metanálises de IBP para sangramento de úlcera, comparando ECRs em asiáticos e em não asiáticos

	Taxa com IBP (%)	Taxa com controle (%)	OR (IC 95%)	NNT (IC 95%)
Mortalidade				
Asiáticos	1,5	4,7	0,35 (0,16-0,74)	31 (20-100)
Não asiáticos	4,8	3,6	1,36 (0,94-1,96)	Incalculável
Ressangramento				
Asiáticos	6,8	22,5	0,24 (0,16-0,36)	6 (5-8)
Não asiáticos	11,9	15,5	0,72 (0,58-0,89)	27 (17-100)
Cirurgia				
Asiáticos	2,9	9,2	0,29 (0,16-0,53)	16 (11-33)
Não asiáticos	7,5	9,8	0,74 (0,56-0,97)	43 (20-100)

Abreviaturas: IC, intervalo de confiança; OR, razão de chances; IBP, inibidor de bomba de próton; ECR, ensaio clínico randomizado, NNT, número necessário para tratar.

Reproduzida de Leontiadis e colaboradores,[12] com permissão de Wiley-Blackwell. Copyright © 2005.

TABELA 11.1.5 Influência da idade sobre as estimativas de tamanho de efeito de ensaios avaliando a eficácia da vacinação na prevenção de influenza em adultos saudáveis

Idade mediana dos pacientes	Casos clinicamente confirmados		Casos laboratorialmente confirmados	
	Nº de ensaios	RR (95% IC)[a]	Nº de ensaios	RR (95% IC)[a]
< 33	15	0,54 (0,44-0,67)	5	0,22 (0,13-0,37)
≥ 33	23	0,89 (0,85-0,94)	16	0,43 (0,33-0,57)

Abreviaturas: IC, intervalo de confiança; RR, risco relativo.
[a] Estimativa de RR combinada (modelo de efeitos aleatórios e método de DerSimonian e Laird).
Reproduzida com permissão de Belshe.[15]

Cuidado com o excesso de cautela

Às vezes, você pode encontrar informações referentes a fatores biológicos que afetam a resposta ao tratamento em relatórios de ensaios e revisões sistemáticas, especialmente quando os investigadores exploraram as diferenças de subgrupos. Quando essas análises não estão disponíveis, os médicos devem se basear na justificativa biológica compilada a partir de experimentos *in vitro* e em animais, bem como em estudos patológicos em humanos.

Embora nossos exemplos ilustrem casos em que o efeito do tratamento é modificado por fatores biológicos, os leitores devem ser cautelosos para não ficarem excessivamente restritivos na aplicação de resultados de ensaios ou revisões sistemáticas que avaliam a terapia. Existem muitos casos em que os tratamentos foram interrompidos desnecessariamente devido a problemas biológicos percebidos que afetaram a aplicabilidade.

As mulheres, por exemplo, em geral receberam atenção inferior no tratamento e na prevenção de doença cardiovascular.[5] Embora achados recentes sugiram diferenças de gênero em resposta aos tratamentos, a maior parte das diferenças não obriga a interrupção da terapia. Como mencionamos, no caso da prevenção de AVC, as mulheres parecem se beneficiar ainda mais do que os homens com o uso da aspirina.

Outro exemplo de interrupção não justificada de terapia foi o uso de diurético para hipertensão em pacientes diabéticos. Como os diuréticos aumentavam o açúcar no sangue, muitas sociedades de especialistas não os recomendavam como uma terapia de primeira linha para pacientes diabéticos, apesar das evidências convincentes de que os diuréticos reduzem eventos cardiovasculares na população geral.[18] Um estudo de longa duração demonstrou que, apesar dos efeitos metabólicos, os diuréticos reduziram os eventos mórbidos severos e mortais em pacientes diabéticos.[19]

De forma semelhante, devido às peculiaridades de seu perfil lipídico, as estatinas inicialmente não foram recomendadas como terapia de primeira linha para pacientes diabéticos com dislipidemia, apesar das provas evidentes de reduções em eventos cardiovasculares na população geral. Os fibratos eram recomendados como a droga de escolha até que uma revisão sistemática mostrou que as estatinas funcionam tão bem em pacientes diabéticos como em outros.[20]

Decidir quando aplicar os resultados a um paciente individualmente pode ser complicado. Em geral, sugerimos que você aplique os resultados a indivíduos, a menos que existam fortes evidências de que diferenças biológicas atenuarão significativamente a resposta ao tratamento ou causem dano. Essas evidências, às vezes, vêm de subgrupos em um ensaio randomizado (ver Cap. 20.4, Quando acreditar em uma análise de subgrupo). Outras vezes, virão de estudos epidemiológicos que sustentam teorias sobre a influência de sexo, comorbidade, raça, idade e patologia, bem como de estudos sobre adesão de paciente e profissional.

UTILIZANDO AS *DIRETRIZES*

Pesquisando em sua base de dados local da Literatura Médica, você recupera uma série de casos de autópsias realizadas em pacientes filipinos com IM.[21] Esse estudo mostrou que as alterações patológicas nas artérias coronárias e no miocárdio eram semelhantes àquelas observadas em pacientes norte-americanos. As causas não arteroscleróticas de doença coronariana apareciam raramente.[22] Além disso, o estudo Interheart posterior mostrou que o efeito dos fatores de risco sobre a incidência de doença coronariana era semelhante em países do mundo todo.[23] Finalmente, estudos pós-comercialização local mostram que os filipinos experimentam as mesmas complicações de arritmias por reperfusão e sangramento que os norte-americanos quando recebem estreptoquinase na mesma dose.[24] Tais estudos oferecem alguma certeza de que a resposta biológica ao tratamento será semelhante entre pacientes filipinos.

Os pacientes se comprometem com as exigências do tratamento?

Quando satisfeitos de que as diferenças biológicas não comprometem a aplicabilidade do tratamento, os médicos devem examinar as restrições relacionadas ao ambiente social que podem modificar a efetividade e a segurança do tratamento. Esse aspecto é importante não apenas em populações desfavorecidas, mas também em ambientes onde os pacientes são privilegiados.

Como normalmente os ensaios recrutam com níveis incomumente altos de adesão, os pacientes tendem a ser sistematicamente diferentes daqueles na população geral. Investigadores documentaram essas diferenças em situações como manejo de hipertensão[25] e asma.[26] Na medida em que grupos de pessoas exibem diferentes níveis de adesão a tratamento, os médicos podem esperar variações no efeito da tratabilidade.

A variabilidade na adesão entre populações pode resultar de limitações óbvias de recursos ou de características de atitudes ou comportamentos menos óbvias.

Como um exemplo, ambos os tipos de problemas podem afetar a segurança da administração de agentes anticoagulantes a pacientes ambulatoriais. Devido à restrição de recursos, nem os pacientes indigentes nem seus grupos conseguem pagar por repetidas consultas clínicas nem por exames para monitoramento de tempo de protrombina, que são essenciais para a segurança do tratamento. De forma semelhante, alcoolistas ou drogaditos, independentemente de sua situação financeira, podem ser menos prováveis de se comprometerem com o monitoramento. O monitoramento inadequado, qualquer que seja o motivo, aumenta o risco de sangramento por sobre-anticoagulação e pode abalar o equilíbrio entre benefício e dano.

Embora os médicos muitas vezes não consigam predizer a adesão de um paciente, é provável que um exame sistemático da adesão em pacientes de forma individual – ou grupos de pacientes – ajude a identificar padrões de adesão variados. Estudos de comunidade nos dão uma ideia geral de quão diferente pode ser a adesão daquela relatada em ambientes de ensaios clínicos.[25,26] Os médicos também podem se dirigir a fontes de evidências mais gerais, como descrições sociológicas de atitudes de grupos de pessoas específicas (ver Cap. 11.5, Pesquisa qualitativa).

Nas Filipinas, por exemplo, uma atitude chamada *bahala na* denota uma falta de capacidade ou vontade de controlar o próprio destino.[27] Em inglês, uma afirmativa equivalente seria "Vamos esperar e ver o que acontece; realmente não podemos fazer muito nessa situação." Esse lócus externo de controle[28] pode ter um efeito adverso sobre a adesão do paciente.

UTILIZANDO AS *DIRETRIZES*

A estreptoquinase é administrada intravenosamente em dose única. Assim, em nosso cenário, se o paciente puder adquirir o medicamento, sua adesão não será um problema.

Os profissionais de saúde se comprometem com as exigências do tratamento?

A expressão "adesão do profissional" ou "compromisso" se refere a um rol de exames diagnósticos, equipamento de monitoramento, capacidades de intervenção, habilidades e outras especificações técnicas necessárias para administrar um tratamento de forma segura e efetiva. A capacidade dos profissionais de atenção à saúde de se comprometerem com essas exigências pode influenciar o efeito da tratabilidade, o que é especialmente verdadeiro em ensaios de intervenções invasivas em que a habilidade dos médicos se torna um critério importante para envolvimento no ensaio clínico. Quando os médicos na população geral são tão capacitados quanto aqueles em um estudo, você deveria questionar seriamente a aplicabilidade desse estudo.

Por exemplo, em uma metanálise de ensaios randomizados de endarterectomia carotídea para estenose de carótida assintomática com risco relativamente baixo de AVC, os pacientes mostraram benefício com a cirurgia.[29] No entanto, a taxa de AVC associado à cirurgia foi baixa, provavelmente devido ao alto nível de experiência e especialização dos centros cirúrgicos que participaram do ensaio. O efeito relativo em outros centros na comunidade pode ser um aumento em desfechos adversos,[30] particularmente preocupante porque equipes cirúrgicas com taxas de complicação e volumes operatórios que as tornariam inelegíveis para o ensaio realizam a maioria das endarterectomias.[31]

Mesmo intervenções não invasivas podem colocar desafios à adesão do profissional. Por exemplo, embora a fibrilação atrial reumática continue sendo um problema comum em países asiáticos, e alguns pacientes possam querer e podem se comprometer com o monitoramento, poucos laboratórios em áreas rurais realizam os exames necessários para titração da dose de varfarina. Considerando as restrições na adesão de pacientes que recém descrevemos, é provável que a limitação na adesão do profissional influencie o equilíbrio crítico entre efetividade e segurança, possivelmente levando à não aplicação dos resultados de um ensaio que seria válido de outra maneira.

UTILIZANDO AS *DIRETRIZES*

A administração de estreptoquinase acarreta ameaças em potencial, sendo uma das piores o sangramento catastrófico. Os estabelecimentos para administração emergencial de crioprecipitado, plasma fresco congelado ou sangue total devem estar disponíveis.[32] Em hospitais sem sistema de armazenamento de sangue eficiente, lidar com sangramentos de emergência pode ser difícil. Isso aumenta as ameaças potenciais do tratamento e pode ameaçar o equilíbrio entre benefício e dano. Felizmente, depois de revisar os estabelecimentos hospitalares e a competência da equipe médica e paramédica, foi descoberto que o hospital terciário no cenário tinha salvaguardas suficientes para o uso de estreptoquinase.

OS PROVÁVEIS BENEFÍCIOS COMPENSAM OS RISCOS E CUSTOS EM POTENCIAL?

Quando você estiver convencido de que as diferenças biológicas e socioeconômicas não comprometem a aplicabilidade dos riscos e benefícios estimados em um ensaio, o próximo passo na aplicação de resultados será estimar o benefício específico para o paciente. Isso está refletido, por exemplo, no *número necessário para tratar* (*NNT*). Usando o exemplo do medicamento hipotético A que reduz a incidência de AVC em 25% (RRR), a Tabela 11.1.6 mostra cinco passos para fazer o cálculo. Dados os riscos iniciais variados, a diferença de risco resultante ou *redução de risco absoluto* (*RRA*) e, assim, o NNT, podem variar.

Os médicos podem produzir estimativas do risco basal do paciente a partir de diversas fontes. Primeiro, podem usar sua intuição, que às vezes pode ser precisa – pelo menos em termos da medida em que o risco está aumentado ou reduzido em relação ao paciente típico em um ensaio.[33] Segundo, se os ensaios randomizados ou metanálises relatam riscos em subgrupos de pacientes, os médicos podem escolher o subgrupo que melhor se aplica ao paciente. Investigadores de fibrilação atrial combinaram dados de pacientes individuais de todos os ensaios randomizados testando terapia antitrombótica em fibrilação atrial não valvular e conseguiram fornecer estimativas de prognóstico para pacientes em subgrupos clinicamente importantes.[34] Infelizmente, a maioria dos ensaios e metanálises não relata estimativas de risco basal em todos os subgrupos de pacientes.

Terceiro, os médicos podem encontrar informações a respeito de riscos iniciais em subgrupos de pacientes em estudos sobre prognóstico (ver Cap. 18, Prognóstico). Por exemplo, a análise do Malmo Stroke Registry demonstrou que, durante os 3 anos após um acidente vascular cerebral, os pacientes têm um risco de 6% de AVC recorrente não fatal. Esses riscos eram mais altos em pacientes mais velhos e naqueles com diabete melito ou com doença cardíaca.[35]

Às vezes, os investigadores usam dados de estudos prognósticos para construírem modelos que incorporam um grande número de variáveis para criar estratos de risco clinicamente úteis (ver Cap. 17.4, Regras de predição clínica). Quando prospectivamente validados em populações novas, tais sistemas de estratificação de risco podem fornecer estimativas precisas de prognóstico específico para paciente. Um exemplo popular é o calculador de risco de Framingham que estima o risco de um evento coronariano para um indivíduo, de acordo com idade, sexo, níveis lipídicos séricos, pressão arterial, índice de massa corporal (IMC), tabagismo e nível de glicose no sangue.[36]

Estudos epidemiológicos da incidência de doença podem elucidar o risco basal

Keys[37] comparou a incidência em 20 anos de mortes por doença cardíaca coronariana nos EUA, em cinco países europeus e no Japão e

TABELA 11.1.6 Efeito de risco basal de AVC sobre a RRA e o NNT, usando um tratamento hipotético que pode reduzir os eventos em 25%[a]

Risco basal de AVC sem tratamento (Rc), %	RRR, %	Risco de AVC com tratamento (Rt), %	RRA, %	NNT
20	25	15	5	20
16	25	12	4	25
12	25	9	3	33
8	25	6	2	50
4	25	3	1	100

Abreviaturas: AVC, acidente vascular cerebral; NNT, número necessário para tratar; RRA, redução de risco absoluto; RRR, redução de risco relativo.

[a] Estimar o NNT exige cinco passos simples: (1) estimar o risco basal de seu paciente para o evento (Rc); (2) estimar a RRR usando os resultados do ensaio; (3) calcular o novo risco de um evento com tratamento (Rt) reduzindo o Rc em 25% (a RRR para tratamento); (4) calcular a RRA obtendo a diferença entre Rc e Rt, e (5) dividir 100 pela RRA (expressa em porcentagem) para estimar o NNT específico para o paciente.

descobriu uma incidência extremamente baixa de morte por doença cardíaca coronariana na coorte japonesa, apesar de a correção para diferenças em características iniciais representar fatores de risco reconhecidos. O projeto The Multinational Monitoring of Cardiovascular Disease and Their Determinants[38] relatou resultados semelhantes. Nesse estudo, envolvendo 39 centros de 26 países, pessoas do leste asiático apresentaram uma incidência muito mais baixa de morte por doença cardíaca coronariana do que seus pares ocidentais. As taxas de mortalidade padronizadas por idade para doença cardíaca coronariana foram mais baixas no Japão (40/100.000) e mais altas na Irlanda do Norte (414/100.000).

Estimando o número necessário para tratar específico para o paciente: um exemplo

Consideremos como exemplo a decisão de recomendar ou não endarterectomia de carótida para um paciente com 65 anos de idade da Suécia com um AVC isquêmico leve prévio e estenose de carótida em alto grau. Para estimar o risco basal de acidente vascular cerebral (passo 1), usamos o estudo Malmo Stroke Registry, o qual nos diz que tal paciente enfrenta uma probabilidade de 8,4% de AVC recorrente nos próximos 3 anos.[35] Para estimar a RRR (passo 2), usamos os resultados de um estudo sobre endarterectomia de carótida[39] que demonstra que o procedimento reduzirá o *risco relativo* (*RR*) de AVC em aproximadamente 44% (assumindo que possamos encontrar uma equipe cirúrgica que alcance o mesmo baixo risco de AVC perioperatório dos participantes do ensaio). O risco de acidente vascular cerebral com tratamento (passo 3), portanto, diminuirá para aproximadamente 5,4% (obtido pela redução do risco basal de 8,4 em 44%). No passo 4, calculamos a diferença entre risco basal e o risco com tratamento para conseguir uma RRA de 3% (8,4% de risco basal menos o novo risco de 5,4% com tratamento). Finalmente, no passo 5, dividimos 100 pela RRA para estimar o NNT específico para o paciente de 100/3, ou 33. Se isso é inaceitavelmente alto ou adequadamente baixo dependerá em muito dos desfechos evitados, dos riscos envolvidos e do custo de tratar cada um desses 33 indivíduos.

Para aqueles que preferem evitar a aritmética do passo final, um nomograma permite ao clínico armado de uma régua somente (ou de qualquer outro recurso retilíneo) começar com o risco basal do paciente, avançar para a RRR (ou aumento de RR) e chegar ao NNT ou número necessário para causar dano (NND)[40] (ver Fig. 7.2 do Cap. 7, O tratamento diminui o risco? Compreendendo os resultados).

Independentemente da estratégia escolhida, variar o risco do paciente afetará o benefício em qualquer estabelecimento onde você atender. Mesmo que você trabalhe em um estabelecimento terciário ocidental em que os investigadores tenham conduzido seus estudos originais, ainda assim encarará pacientes de alto e de baixo risco. O equilíbrio fundamental entre risco e benefício pode variar nesses grupos de pacientes, demandando diferentes decisões de tratamento (ver Cap. 21, Como utilizar uma recomendação para o manejo do paciente).

UTILIZANDO AS *DIRETRIZES*

Retornando à nossa decisão sobre a administração de agentes trombolíticos para um paciente nas Filipinas, usamos os mesmos cinco passos para gerar um NNT específico para o paciente.

Passo 1: estimar o risco basal. Para estimar o risco basal para nosso paciente, usamos um estudo de coorte conduzido em nove centros na região metropolitana de Manila. Esse estudo avaliou 424 filipinos com IM que eram elegíveis para estreptoquinase, mas para quem o medicamento não foi administrado. As taxas de morte cardíaca em pacientes com menos de 60 anos de idade com um IM inferior eram 2%.[41]

Passo 2: estimar o efeito do tratamento. De acordo com o estudo ISIS, se a estreptoquinase tivesse sido fornecida, teria reduzido o risco de morte em 25% (RRR).

Passo 3: calcular o risco pós-tratamento. Reduzir o risco basal de 2% (passo 1) em 25%

(passo 2) resultaria em uma taxa de eventos de 1,5% se a estreptoquinase fosse administrada.

Passo 4: calcular a RRA. Subtrair o risco pós-tratamento do risco basal (2 - 1,5%) nos dá uma RRA de 0,5%. Isso significa que 0,5% daqueles destinados a terem eventos teriam evitado-os.

Passo 5: calcular o NNT específico para o paciente para esse cenário. O NNT seria o inverso matemático da RRA em percentagem (i.e., 100/0,5 ou aproximadamente 200).

RESUMO

Embora a inspiração para essas diretrizes tenha vindo de um problema em países em desenvolvimento, elas são relevantes para todas as situações nas quais os médicos devem tomar decisões relacionadas à aplicabilidade. Ao segmentar o problema em perguntas específicas, oferecemos orientações para as tentativas diárias dos médicos de atingir um equilíbrio entre tomar decisões injustificadamente amplas sobre generalização e ser conservador demais em suas conclusões.[42]

Para resumir (ver Tab. 11.1.1), a diretriz A1 (fatores biológicos) nos ajuda a responder à pergunta "o medicamento pode funcionar sob condições ideais?". As diretrizes A2 e 3 (adesão de paciente e profissional) nos ajudam a considerar se o medicamento realmente funcionará. Finalmente, a diretriz B (riscos e custos) nos ajuda a responder quão eficientemente o medicamento funcionará em pacientes específicos. As diretrizes A1-3 examinam se a RRR é a mesma em seu paciente e no ensaio. No mínimo, essas diretrizes nos dão espaço para considerar se podemos superestimar ou subestimar a efetividade. A diretriz B, contudo, nos ajuda a gerar RRAs e NNTs específicos para paciente.

Você não deveria considerar essas diretrizes como regras absolutas sobre aplicação dos resultados de um ensaio a um paciente em particular. Em casos em que existem provas evidentes dos benefícios na população geral, os médicos devem insistir sobre evidências fortes de resposta diminuída antes de decidir não aplicar. Quando as evidências de benefício forem menos certas, contudo, a dúvida levantada ao considerar esses fatores biológicos pode ser suficiente para dissuadir os médicos de recomendarem o tratamento.

Quando os médicos suspeitam de aplicabilidade limitada, o que podem fazer? Isso dependerá de se as diferenças previstas são importantes e, se o forem, se são corrigíveis. As diferenças biológicas (diretriz A1) muitas vezes podem ser abordadas pela alteração da administração de um tratamento (como o ajuste da dose de um medicamento). Problemas de adesão de paciente e profissional (diretrizes A2 e 3), entretanto, podem ser corrigidos por estratégias como educação, treinamento e fornecimento de equipamento necessário. Finalmente, como demonstramos, as diferenças em taxas de eventos (diretriz B) podem ser calculadas para gerar estimativas de NNT e NND específicas para pacientes. Isso pode ser então usado para fornecer aos pacientes uma estimativa razoável do equilíbrio entre benefícios, riscos e custos.

RESOLUÇÃO CLÍNICA

O que deveríamos recomendar em relação ao uso de agentes trombolíticos para o paciente filipino internado no hospital por IM agudo? Em resumo, não existe motivo para crer que os filipinos terão uma resposta diferente ao tratamento com agentes trombolíticos sob condições ideais. A adesão do paciente não será um aspecto importante porque o medicamento é fornecido intravenosamente em uma única dose. Os requisitos técnicos para administração com frequência (mas nem sempre) estão disponíveis e, quando não estão, os riscos da administração de trombolítico podem superar os benefícios. Felizmente, nesse hospital, os requisitos técnicos mínimos foram atendidos.

O risco basal de morte cardíaca em filipinos em geral é 11,1% e, usando estreptoquinase, você pode reduzir para 25%, resultando em um NNT de 36 para a população geral. Para subgrupos de pacientes, entretanto, o NNT variará de 16 a 179, dependendo da idade e do tamanho do infarto. O homem de 40 anos com um IM inferior tem uma mortalidade esperada de somente 2% durante o curso dos próximos 30 dias, sugerindo um NNT de 200.

Deveríamos recomendar estreptoquinase para esse paciente? Embora tenhamos confirmado a aplicabilidade dos dados trombolíticos sobre a efetividade da estreptoquinase para centros com instalações adequadas para armazenamento de sangue, também devemos considerar os custos. O custo do medicamento é de aproximadamente US$150 por tratamento em um país onde a renda per capita anual média é $1.000.[43]

No fim, você atende o paciente e explica que poderia oferecer a ele um tratamento que reduzirá seu risco de morrer, que já é bem baixo, para um pouco menos. Existirá um pequeno risco de sangramento e uma cobrança de $150. O paciente conversa com a esposa e, com alguma pena, declinam da intervenção. Você os deixa parecendo um pouco preocupado, pensando sobre a decisão do casal. Você reflete sobre quão mais confortável se sentiria se o país oferecesse atenção universal à saúde.

Referências

1. Midgette AS, O'Connor GT, Baron JA, Bell J. Effect of intravenous streptokinase on early mortality in patients with suspected acute myocardial infarction: a metaanalysis by anatomic location of infarction. *Ann Intern Med.* 1990;113(12):961- 968.
2. ISIS-2 (Second International Study of Infarct Survival) Collaborative Group. Randomised trial of intravenous streptokinase, oral aspirin, both, or neither among 17,187 cases of suspected acute myocardial infarction: ISIS-2. *Lancet. 1*988;2(8607):349-360.
3. Rothwell PM. External validity of randomised controlled trials: "to whom do the results of this trial apply?" *Lancet.* 2005;365(9453):82-93.
4. Ridker PM, Cook NR, Lee IM, et al. A randomized trial of low-dose aspirin in the primary prevention of cardiovascular disease in women. *N Engl J Med.* 2005;352 (13):1293-1304.
5. Crawford BM, Meana M, Stewart D, Cheung AM. Treatment decision making in mature adults: gender differences. *Health Care Women Int.* 2000;21(2):91-104.
6. Watanabe CT, Maynard C, Ritchie JL. Comparison of short-term outcomes following coronary artery stenting in men versus women. *Am J Cardiol.* 2001; 88(8):848-852.
7. Lansky AJ, Pietras C, Costa RA, et al. Gender differences in outcomes after primary angioplasty versus primary stenting with and without abciximab for acute myocardial infarction: results of the Controlled Abciximab and Device Investigation to Lower Late Angioplasty Complications (CADILLAC) trial. *Circulation.* 2005;111(13):1611-1618.
8. Adu FD, Akinwolere OA, Tomori O, Uche LN. Low seroconversion rates to measles vaccine among children in Nigeria. *Bull World Health Organ.* 1992;70 (4):457-460.
9. Bautista-Lopez NL, Vaisberg A, Kanashiro R, Hernandez H, Ward BJ. Immune response to measles vaccine in Peruvian children. *Bull World Health Organ.* 2001;79(11):1038-1046.
10. Hansson L, Zanchetti A, Carruthers SG, et al. Effects of intensive blood-pressure lowering and low-dose aspirin in patients with hypertension: principal results of the Hypertension Optimal Treatment (HOT) randomised trial: HOT Study Group. *Lancet* 1998;351(9118):1755-1762.
11. Falkner B, Kushner H. Effect of chronic sodium loading on cardiovascular response in young blacks and whites. *Hypertension.* 1990;15(1):36-43.
12. Leontiadis GI, Sharma VK, Howden CW. Systematic review and meta-analysis: enhanced efficacy of proton-pump inhibitor therapy for peptic ulcer bleeding in Asia—a post hoc analysis from the Cochrane Collaboration. *Aliment Pharmacol Ther.* 2005;21(9):1055-1061.
13. Villari P, Manzoli L, Boccia A. Methodological quality of studies and patient age as major sources of variation in efficacy estimates of influenza vaccination in healthy adults: a meta-analysis. *Vaccine.* 2004;22(25-26):3475-3486.
14. Treiber G, Ammon S, Klotz U. Age-dependent eradication of *Helicobacter pylori* with dual therapy. *Aliment Pharmacol Ther.* 1997;11(4):711-718.
15. Belshe RB. Current status of live attenuated influenza virus vaccine in the US. *Virus Res.* 2004;103(1-2): 177-185.
16. Trock BJ, Leonessa F, Clarke R. Multidrug resistance in breast cancer: a metaanalysis of MDR1/gp170 expression and its possible functional significance. *J Natl Cancer Inst.* 1997;89(13):917-931.
17. Wilson TW. History of salt supplies in West Africa and blood pressures today. *Lancet.* 1986;1(8484):784-786.
18. Staessen JA, Wang JG, Thijs L. Cardiovascular prevention and blood pressure reduction: a quantitative overview updated until 1 March 2003. *J Hypertens.* 2003;21(6):1055-1076.
19. Kostis JB, Wilson AC, Freudenberger RS, Cosgrove NM, Pressel SL, Davis BR. Longterm effect of diuretic-based therapy on fatal outcomes in subjects with isolated systolic hypertension with and without diabetes. *Am J Cardiol.* 2005;95(1):29-35.

20. Vijan S, Hayward RA. Pharmacologic lipid-lowering therapy in type 2 diabetes mellitus: background paper for the American College of Physicians. *Ann Intern Med.* 2004;140(8):650-658.
21. Canlas MM, Dominguez AE, Abarquez RF. Ten year review of the clinicopathologic findings of coronary artery disease at the University of the Philippines, Philippine General Hospital (1969-1978). *Phil J Int Med.* 1980;18:65-74.
22. Roberts WC, Potkin BN, Solus DE, Reddy SG. Mode of death, frequency of healed and acute myocardial infarction, number of major epicardial coronary arteries severely narrowed by atherosclerotic plaque, and heart weight in fatal atherosclerotic coronary artery disease: analysis of 889 patients studied at necropsy. *J Am Coll Cardiol.* 1990;15(1):196-203.
23. Yusuf S, Hawken S, Ounpuu S, et al. Effect of potentially modifiable risk factors associated with myocardial infarction in 52 countries (the INTERHEART study): case-control study. *Lancet.* 2004;364(9438): 937-952.
24. Dela Paz AG PN, Justinian RP. Thrombolysis in acute myocardial infarction. *Phil J Cardiol.* 1988;17:185-188.
25. Cardinal H, Monfared AA, Dorais M, LeLorier J. A comparison between persistence to therapy in ALLHAT and in everyday clinical practice: a generalizability issue. *Can J Cardiol.* 2004;20(4):417-421.
26. Kennedy WA, Laurier C, Malo JL, Ghezzo H, L'Archeveque J, Contandriopoulos AP. Does clinical trial subject selection restrict the ability to generalize use and cost of health services to "real life" subjects? *Int J Technol Assess Health Care.* 2003;19(1):8-16.
27. Bulatao J. *Split-Level Christianity.* Manila, Philippines: University of St. Tomas Press; 1966.
28. Raja SN, Williams S, McGee R. Multidimensional health locus of control beliefs and psychological health for a sample of mothers. *Soc Sci Med.* 1994;39(2): 213-220.
29. Chambers BR, You RX, Donnan GA. Carotid endarterectomy for asymptomatic carotid stenosis. *Cochrane Database Syst Rev.* 2000;(2):CD001923.
30. Barnett HJ, Eliasziw M, Meldrum HE, Taylor DW. Do the facts and figures warrant a 10-fold increase in the performance of carotid endarterectomy on asymptomatic patients? *Neurology.* 1996;46(3):603-608.
31. Tu JV, Hannan EL, Anderson GM, et al. The fall and rise of carotid endarterectomy in the United States and Canada. *N Engl J Med.* 1998;339(20):1441-1447.
32. White HD, Gersh BJ, Opie LH. *Antithrombotic Agents: Platelet Inhibitors, Anticoagulants and Fibrinolytics.* 3rd ed. Philadelphia, PA: WB Saunders; 1991.
33. Grover SA, Lowensteyn I, Esrey KL, Steinert Y, Joseph L, Abrahamowicz M. Do doctors accurately assess coronary risk in their patients? preliminary results of the coronary health assessment study. *BMJ.* 1995;310(6985):975-978.
34. Atrial Fibrillation Investigators. Risk factors for stroke and efficacy of antithrombotic therapy in atrial fibrillation: analysis of pooled data from five randomized controlled trials. *Arch Intern Med.* 1994;154(13): 1449-1457.
35. Elneihoum AM, Goransson M, Falke P, Janzon L. Three-year survival and recurrence after stroke in Malmo, Sweden: an analysis of stroke registry data. *Stroke.* 1998;29(10):2114-2117.
36. Sheridan S, Pignone M, Mulrow C. Framingham--based tools to calculate the global risk of coronary heart disease: a systematic review of tools for clinicians. *J Gen Intern Med.* 2003;18(12):1039-1052.
37. Keys A. *Seven Countries: A Multivariate Analysis of Death and Coronary Heart Disease.* Cambridge, MA: Harvard University Press; 1980.
38. Tuomilehto J, Kuulasmaa K. WHO MONICA Project: assessing CHD mortality and morbidity. *Int J Epidemiol.* 1989;18(3)(suppl 1):S38-S45.
39. European Carotid Surgery Trialists' Collaborative Group. Randomised trial of endarterectomy for recently symptomatic carotid stenosis: final results of the MRC European Carotid Surgery Trial (ECST). *Lancet.* 1998;351 (9113):1379-1387.
40. Chatellier G, Zapletal E, Lemaitre D, Menard J, Degoulet P. The number needed to treat: a clinically useful nomogram in its proper context. *BMJ.* 1996;312 (7028):426-429.
41. Dans AL; ISIP Study Group. Acute myocardial infarction in tertiary centres in Metro Manila: in-hospital survival and physicians practices. *ASEAN Heart J.* 1999;7(1):1-6.
42. Gottlieb SS, McCarter RJ, Vogel RA. Effect of beta-blockade on mortality among high-risk and low-risk patients after myocardial infarction. *N Engl J Med.* 1998;339(8):489-497.
43. World Bank. *World Development Report 2000/2001.* Washington, DC: World Bank; 2000.

11.2

TÓPICOS AVANÇADOS EM APLICAÇÃO DOS RESULTADOS DE ENSAIOS TERAPÊUTICOS

Exemplos de número necessário para tratar

IGNACIO FERREIRA-GONZÁLEZ, CHRISTINA LACCHETTI, GORDON GUYATT E P. J. DEVEREAUX

Neste capítulo:

- Como podemos resumir benefícios e riscos?
- O número necessário para tratar ao pesar benefício e dano
- O número necessário para tratar ao pesar benefício e dano – outros exemplos

COMO PODEMOS RESUMIR BENEFÍCIOS E RISCOS?

A *prática baseada em evidências* exige que os médicos resumam os benefícios e os *riscos* do tratamento dos pacientes. Além disso, quando chamados a agir, os médicos devem incorporar os valores e preferências do paciente às *evidências* de benefício/risco para determinar que estratégias de manejo são de maior interesse para os pacientes (ver Cap. 22.2, Tomadas de decisão e o paciente).

Essas ações requerem resumos claros e vívidos sobre a magnitude do efeito do tratamento. A *redução de risco relativo* (*RRR*; a *taxa de evento controle* menos a *taxa de evento experimental* dividido pela taxa de evento controle), a *redução do risco absoluto* (*RRA*; a taxa de evento controle menos a taxa de evento experimental) e o *número necessário para tratar* (*NNT*) representam maneiras alternativas de resumir o efeito do tratamento (ver Cap. 7, O tratamento diminui o risco? Compreendendo os resultados). Neste capítulo, fornecemos diversos exemplos do NNT.

O NÚMERO NECESSÁRIO PARA TRATAR AO PESAR BENEFÍCIO E DANO

O NNT, o número de pacientes que o médico deve tratar por um período em particular para prevenir um evento adverso alvo (como acidente vascular cerebral [AVC]) ou para criar um desfecho positivo (como um paciente livre de dispepsia), pode ser a medida isolada mais atraente. Aritmeticamente, o NNT é o inverso da RRA. Os médicos, portanto, poderiam simplesmente pegar a RRA de um *ensaio clínico randomizado* (*ECR*), calcular seu inverso e produzir um NNT para seus pacientes. Essa abordagem, contudo, pode estar profundamente equivocada.

Considere, por exemplo, o ensaio *Global Utilization of Streptokinase and Tissue Plasminogen Activator for Occluded Coronary Arteries*, o qual relatou a taxa de mortalidade nos 30 dias após a hospitalização de aproximadamente 20.000 pacientes que receberam estreptoquinase e aproximadamente 10.000 que receberam ativador do plasminogênio tecidual (TPA).[1] Nos pacientes que receberam TPA, o risco de morrer era de 6,3%; naqueles que receberam estreptoquinase, o risco era 7,3%. O risco relativo de morrer dos que receberam TPA é, portanto, 6,3 (86%) de 7,3; RRR, 100 – 86 (14%); RRA, 7,3 – 6,3 (1%), e o NNT, 1/0,01 (100). Ao decidir se um paciente precisava de TPA, poderíamos supor que precisaríamos tratar 100 pacientes para prevenir uma única morte.

Essa abordagem ignora o fato de que, na fase aguda de infarto do miocárdio (IM) com elevação de ST, os pacientes têm riscos muito diferentes de morte. A primeira linha da Tabela 11.2.1 nos diz que, no mês seguinte ao infarto do miocárdio com elevação de ST, não mais do que 4,4% dos pacientes com 76 anos de idade com infarto do miocárdio da parede inferior Killip I não complicado e ausência de outros fatores prognósticos adversos morrerão. Entretanto, 36% daqueles com 76 anos de idade e com infarto do miocárdio da parede anterior Killip III a IV morrerão.[2]

O NÚMERO NECESSÁRIO PARA TRATAR AO PESAR BENEFÍCIO E DANO – OUTROS EXEMPLOS

O exemplo do TPA/estreptoquinase também ilustra a utilidade do NNT para ajudar os médicos a julgarem o grau de benefício e de dano que os pacientes podem esperar da terapia. Um dos exemplos na Tabela 11.2.1 ilustra ainda mais esse ponto.

Como um dos resultados de ingerir aspirina, os pacientes com hipertensão sem doença coronariana arterial conhecida podem esperar uma redução de aproximadamente 15% no seu risco relativo de eventos cardiovasculares relacionados durante os 4 anos seguintes.[6] Para uma mulher de baixo risco sob outros aspectos com hipertensão e um risco basal de eventos cardiovasculares relacionados entre 2,5 e 5%,[28] isso se traduz em um NNT de aproximadamente 200 durante um período de 5 anos. Entretanto, conforme é apresentado na Tabela 11.2.1, para cada 476 pacientes tratados com aspirina por ano, um sofreria uma hemorragia importante. Assim, em 1.000 pacientes tratados durante 5 anos, a aspirina seria responsável por prevenir cinco eventos cardiovasculares, mas também seria responsável por causar aproximadamente 10 episódios graves de sangramento. Recomendar aspirina para pacientes de tão baixo risco seria no mínimo questionável. Para um paciente de alto risco para eventos cardiovasculares (p. ex., um homem com hipertensão e diabete com mais de 70 anos de idade), o NNT de aproximadamente 44 (em 1.000 pacientes, 22 eventos cardiovasculares prevenidos por aspirina e 10 episódios de sangramento causados por aspirina) sugere que recomendar aspirina pode ser muito mais apropriado.

Outro exemplo da Tabela 11.2.1 enfatiza a importância de levar em consideração o tempo ao avaliar o NNT. Durante um período de 1 ano, o NNT para prevenção de AVC ou IM com inibidores de enzima conversora de angiotensina em pacientes hipertensos de baixo e alto risco é 303 e 151, respectivamente. Entretanto, se for considerado um período de 20 anos, os NNTs correspondentes são 27 e 13. Esses números ajudam a demonstrar que o modo como os dados sobre NNT são apresentados pode determinar o efeito da informação sobre médicos e pacientes.

Um último ponto é que os médicos também podem aplicar o conceito de NNT aos efeitos adversos de intervenções; então se torna um *número necessário para causar dano* (*NND*). Os médicos podem usar os dados da Tabela 11.2.1 para tomar decisões de tratamento com pacientes. Mais importante, os resultados ilustram a importância de considerar o *risco basal* de pacientes individuais e a RRR associada ao tratamento antes de aconselhar os pacientes a respeito do manejo ótimo de seus problemas de saúde.

TABELA 11.2.1 Exemplo de número necessário para tratar

Problema ou distúrbio	Intervenção *versus* controle	Desfecho durante 1 ano[a]	Grupos de risco, %[a]	RRR (95% IC)[a]	RRA, %	NNT
Fase aguda de IM com elevação de ST	Trombólise com TPA *versus* estreptoquinase	Mortalidade total em 1 mês	Baixo = 0,8-4,4[b]	14 (5,9-21,3)[1]	0,1-0,6	1.000-166
			Médio = 4,5-16		0,6-2,25	166-44
			Alto = 16,1-36		2,25-5	44-20
Sobreviventes de IM[c]	Inibidor de ECA *versus* placebo	mortalidade total	Baixo = 4[d]	17 (3-29)[3]	0,68	147
			Médio = 19,8		3,3	30
			Alto = 28,8		4,8	20
Pessoas sem doença cardiovascular diagnosticada[e]	Estatina *versus* placebo	Evento cardiovascular importante[f]	Baixo < 2[g]	10 (4-15)[4]	0,2	500
			Moderado = 6,5		0,65	154
			Alto =12,5		1,25	80
			Muito alto = 20		2	50
Pessoas sem doença cardiovascular diagnosticada[e]	Aspirina *versus* placebo	Qualquer evento vascular importante durante 5 anos[h]	Baixo < 2[g]	15 (0-28)[5]	0,3	333
			Moderado = 6,5		1	100
			Alto = 12,5		1,9	53
			Muito alto = 20		2,25	44
Pessoas sem doença cardiovascular diagnosticada[e]	Aspirina *versus* placebo	Episódios de sangramento importante (fatal e não fatal)	Não disponível	Aumento de RR = 75 (31-130)[6]	0,21	NND = 476
Insuficiência cardíaca congestiva	Espironolactona *versus* placebo	Mortalidade total	Baixo = 8[i]	30 (18-40)[7]	2,40	42
			Médio = 21		6,30	16
			Alto = 33		9,90	10

Tabela 11.2.1 Exemplo de número necessário para tratar (*continuação*)

Insuficiência cardíaca congestiva	Inibidor de ECA *versus* placebo	Mortalidade total	Baixo = 8[i]	23 (12-33)[8]	1,84	54
			Médio = 21		4,83	21
			Alto = 33		7,59	13
Insuficiência cardíaca congestiva	β-bloqueador *versus* placebo	Mortalidade total	Baixo = 8[i]	35 (20-47)[9]	2,8	36
			Médio =21		7,35	14
			Alto = 33		11,55	9
Pessoas com história de evento coronariano	Implantação de desfibrilador cardioversor	Risco de morte cardíaca súbita	Baixo = 5[j]	53 (48-74)[10]	2,65	38
			Médio = 20		10,6	9
			Alto = 27		14,3	7
			Muito alto = 35		18,5	5
Fibrilação atrial não valvular	Varfarina *versus* placebo	AVC	Baixo = 1,9[k]	62 (48-72)[11]	1,1	85
			Baixo-médio = 2,8		1,7	58
			Médio = 3,6		2,2	45
			Médio-alto = 6,4		4	25
			Alto = 8		5	20
			Muito alto = 44		27	4
Fibrilação atrial não valvular	Anticoagulante oral *versus* aspirina	AVC	Baixo = 1,9[k]	45 (29-57)[12]	0,85	117
			Baixo-médio = 2,8		1,26	79
			Médio = 3,6		1,62	62
			Médio-alto = 6,4		2,90	35
			Alto = 8		3,6	28
			Muito alto = 44		19,8	5

(*continua*)

Tabela 11.2.1 Exemplo de número necessário para tratar (*continuação*)

Problema ou distúrbio	Intervenção *versus* controle	Desfecho durante 1 ano[a]	Grupos de risco, %[a]	RRR (95% IC)[a]	RRA, %	NNT
Hipertensão	Inibidor de ECA *versus* placebo	AVC fatal ou não fatal ou IM fatal ou não fatal	Baixo risco < 1,5[l]	22 (17-27)[13]	0,33	303
			Alto risco > 3		0,66	151
Hipertensão	Antagonista de cálcio *versus* placebo	AVC fatal ou não fatal ou IM fatal ou não fatal	Baixo risco < 1,5[l]	18 (5-29)[13]	0,27	370
			Alto risco > 3		0,54	185
Infecção por HIV	Ritonavir *versus* placebo	Doença definidora de AIDS	Baixo = 0,7[m]	42 (29-52)[14]	0,29	340
			Alto = 2,1		0,9	113
Infecção por HIV	Regime antirretroviral triplo *versus* duplo	Doença definidora de AIDS	Baixo = 0,7[m]	25 (19-48)[15]	0,17	571
			Alto = 2,1		0,52	190
Sobreviventes de ressecção curativa de câncer colorretal	Acompanhamento intensivo *versus* atendimento usual	Mortalidade total	Baixo = 2[n]	19 (6-30)[16]	0,38	263
			Médio = 6		1,1	88
			Alto = 11		2,1	48
Estenose sintomática da carótida	Endarterectomia da carótida *versus* atendimento médico ótimo, inclusive terapia antiplaquetária	AVC	Baixo = 3,5[o]	Aumento de RR[p] = 20 (variação, 0-44)	ARI = 3,7	NND = 27
			Alto = 6	Aumento de RR[p] = 27 (variação, 5-44)	ARR = 1,6	NNT = 62
				RRR = 48 (variação, 27-73)	ARR = 2,9	NNT = 35

TABELA 11.2.1 Exemplo de número necessário para tratar (*continuação*)

Artrite reumatoide tratada com drogas anti-inflamatórias não esteroidais	Misoprostol simultâneo *versus* placebo	Desenvolvimento de complicações gastrintestinais superiores graves	Baixo = 0,8[q]	40 (1,8-64)[17]	0,32	312
			Médio = 2,0		0,80	125
			Alto = 18		7,20	14
Uma ou mais convulsões não provocadas	Tratamento imediato com medicamentos antiepilépticos *versus* tratamento somente depois de recorrência de convulsão	Convulsões recorrentes	Baixo = 13,5[r]	60 (40-70)[18]	8,1	12
			Médio = 30		18,3	6
			Alto = 34		2,1	4
Câncer de mama	Radioterapia mais tamoxifeno *versus* tamoxifeno apenas	Qualquer recorrência	Baixo = 4,3[s]	22 (13-29)[19]	4,75	22
			Alto = 7,8		8,6	

Abreviaturas: AIDS, síndrome da imunodeficiência humana adquirida; ARA, aumento de risco absoluto; ARR, aumento de risco relativo; AVC, acidente vascular cerebral; ECA, enzima conversora de angiotensina; HIV, vírus da imunodeficiência humana; IM, infarto do miocárdio; NNT, número necessário para tratar; NND, número necessário para causar dano; RRA, redução de risco absoluto; RRR, redução de risco relativo; TPA, ativador do plasminogênio tecidual.

[a] A menos que seja especificado de outra forma, todos os cálculos realizados foram padronizados para 1 ano, assumindo tanto um risco basal constante como uma redução de risco constante pelo período do estudo correspondente.

[b] Risco conforme a escala Thrombolysis In Myocardial Infarction (TIMI) para infarto do miocárdio com elevação de ST. Os estratos de risco foram assim definidos: baixo risco, menos de 4 pontos; risco médio, 4 a 6 pontos; alto risco, mais de 6 pontos, em que cada ponto corresponde à presença de qualquer um dos seguintes preditores de mortalidade em 30 dias na fase aguda do evento: idade (< 65 anos = 1 ponto; 65-74 anos = 2 pontos; > 74 anos = 3 pontos); pressão arterial sistólica (PAS) < 100 mmHg (3 pontos); batimento cardíaco > 100/min (2 pontos); Killip II-IV (2 pontos); elevação de ST anterior ou bloqueio de ramo esquerdo (1 ponto); diabete (1 ponto); peso < 67 kg (1 ponto); tempo até tratamento < 4 horas (1 ponto).[2]

[c] Uma semana depois do episódio índice.

[d] Baixo, 1 a 10 batimentos ventriculares prematuros (BVPs) por hora e nenhuma insuficiência cardíaca congestiva (ICC); médio, 1 a 10 BVPs/h e ICC; alto, > 10 BVPs/h e ICC. Os BVPs foram analisados a partir de registros Holter realizados entre a primeira semana e o primeiro mês após o episódio índice.[20]

[e] Mais de 90% dos pacientes do estudo não tinham doença cardiovascular diagnosticada.

[f] Evento cardiovascular importante é definido como um evento coronariano importante (infarto do miocárdio não fatal ou morte relacionada à doença coronariana arterial), acidente vascular cerebral não fatal ou fatal ou revascularização coronariana.

(*continua*)

[g] Risco de 1 ano de doença cardiovascular fatal. O risco varia conforme o sexo, os níveis de colesterol, o *status* de tabagismo e a idade do paciente. Por exemplo, baixo risco representa pacientes com idade entre 40 e 49 anos com PAS entre 120 e 140 mmHg, que não fumam e com níveis de colesterol total < 200 mg/dL; risco moderado, pacientes com 50 anos ou mais com PAS de 140 a 160 mmHg, que têm níveis de colesterol total > 300 mg/dL e que não fumam; alto risco, pacientes com 60 anos ou mais com PAS de 160 a 180 mmHg, que podem ter níveis de colesterol total > 250 mg/dL e que não fumam; risco muito alto, pacientes com 70 anos ou mais com PAS de 180 mmHg, que têm níveis de colesterol total > 300 mg/dL e que não fumam. Modificado de Conroy e colaboradores.[21] Refira-se a Conroy e colaboradores[21] para identificar as diversas combinações de fatores que determinam a categoria de risco de um paciente.

[h] Qualquer evento vascular importante é o composto de morte vascular, infarto do miocárdio não fatal ou acidente vascular cerebral não fatal.[5]

[i] Baixo risco, classe funcional II da New York Heart Association (NYHA); risco médio, classe funcional III da NYHA; alto risco, classe funcional IV da NYHA.[22]

[j] Risco de morte súbita cardíaca conforme os seguintes grupos de risco: grupo de baixo risco, história de evento coronariano; subgrupo de médio risco, história de evento coronariano e fração de ejeção de menos de 30%; subgrupo de alto risco, sobrevivente de parada cardíaca fora do hospital secundária a evento coronariano agudo; subgrupo de risco muito alto, episódios de taquicardia ventricular sustentada ou fibrilação ventricular na fase de convalescença depois de um evento coronariano (normalmente depois das primeiras 48 horas do episódio índice). Modificado de Myerburg e Castellanos.[23]

[k] Taxa de acidente vascular cerebral ajustada. Cada estrato de risco é definido a partir de uma escala de escore de risco, na qual cada um dos seguintes soma 1 ponto: ICC recente, hipertensão, idade de pelo menos 75 anos ou diabete melito. Acidente vascular cerebral prévio ou ataque isquêmico transitório acrescenta 2 pontos. O escore define cada estrato de risco como segue: baixo risco (0 ponto), risco baixo-médio (1 ponto), risco médio (2 pontos), risco médio-alto (3 pontos), alto risco (4 pontos), risco muito alto (6 pontos).[24]

[l] Baixo risco: PAS de 140 a 159 mmHg ou pressão arterial diastólica (PAD) de 90 a 99 mmHg sem qualquer outro fator de risco cardiovascular. Risco médio: PAS 140 a 159 mmHg ou PAD de 90 a 99 mmHg com 1 a 2 fatores de risco adicionais; PAS de 160 a 179 mmHg ou PAD de 100 a 109 mmHg com 0, 1 ou 2 fatores de risco adicionais. Alto risco: PAS de 140 a 159 mmHg ou PAD de 90 a 99 mmHg com 3 ou mais fatores de risco; PAS de 160 a 179 mmHg ou PAD de 100 a 109 mmHg com 3 ou mais fatores de risco; PAS > 180 mmHg ou PAD > 110 mmHg. Modificado de Whitworth.[25]

[m] Nível inicial de RNA de HIV-1 (cópias/mL): baixo, 501 a 3.000; médio, 3.001 a 10.000; alto, 10.001 a 30.000; muito alto, mais de 30.000.[26]

[n] 1,5 anos de mortalidade de câncer colorretal conforme os estágios de Duke.

[o] Baixo, menor do que 50% de estenose; médio, 50 a 69% de estenose; alto, mais de 70%.[27]

[p] Como os efeitos da endarterectomia da carótida variam com o grau de estenose, são apresentados três benefícios ou riscos da cirurgia.

[q] Baixo risco, pacientes sem nenhum dos seguintes fatores de risco: 75 anos ou mais, história de úlcera péptica, história de sangramento gastrintestinal ou história de doença cardiovascular; risco médio, pacientes com qualquer um dos fatores; alto risco, pacientes com todos os quatro fatores.[17]

[r] Baixo risco, primeira convulsão; risco médio, segunda convulsão; alto risco, terceira convulsão.[18]

[s] Baixo, nenhum linfonodo afetado; médio, um a três linfonodos afetados; alto, mais de três linfonodos afetados.[19]

Referências

1. GUSTO Investigators. An international randomized trial comparing four thrombolytic strategies for acute myocardial infarction. *N Engl J Med.* 1993;329(10):673-682.
2. Morrow DA, Antman EM, Charlesworth A, et al. TIMI risk score for ST-elevation myocardial infarction: a convenient, bedside, clinical score for risk assessment at presentation: an Intravenous nPA for Treatment of Infarcting Myocardium Early II Trial substudy. *Circulation.* 2000;102(17):2031-2037.
3. Domanski MJ, Exner DV, Borkowf CB, Geller NL, Rosenberg Y, Pfeffer MA. Effect of angiotensin converting enzyme inhibition on sudden cardiac death in patients following acute myocardial infarction: a meta-analysis of randomized clinical trials. *J Am Coll Cardiol.* 1999;33(3):598-604.
4. Baigent C, Keech A, Kearney PM, et al. Efficacy and safety of cholesterol-lowering treatment: prospective meta-analysis of data from 90,056 participants in 14 randomised trials of statins. *Lancet.* 2005;366(9493): 1267-1278.
5. Eidelman RS, Hebert PR, Weisman SM, Hennekens CH. An update on aspirin in the primary prevention of cardiovascular disease. *Arch Intern Med.* 2003;163(17):2006-2010.
6. Hansson L, Zanchetti A, Carruthers SG, et al. Effects of intensive blood-pressure lowering and low-dose aspirin in patients with hypertension: principal results of the Hypertension Optimal Treatment (HOT) randomised trial: HOT Study Group. *Lancet.* 1998;351(9118):1755-1762.
7. Pitt B, Zannad F, Remme WJ, et al. The effect of spironolactone on morbidity and mortality in patients with severe heart failure: Randomized Aldactone Evaluation Study Investigators. *N Engl J Med.* 1999;341(10):709-717.
8. Garg R, Yusuf S. Overview of randomized trials of angiotensin-converting enzyme inhibitors on mortality and morbidity in patients with heart failure: Collaborative Group on ACE Inhibitor Trials. *JAMA.* 1995;273(18):1450-1456.
9. Brophy JM, Joseph L, Rouleau JL. Beta-blockers in congestive heart failure: a Bayesian meta-analysis. *Ann Intern Med.* 2001;134(7):550-560.
10. Ezekowitz JA, Armstrong PW, McAlister FA. Implantable cardioverter defibrillators in primary and secondary prevention: a systematic review of randomized, controlled trials. *Ann Intern Med.* 2003;138(6):445-452.
11. Hart RG, Benavente O, McBride R, Pearce LA. Antithrombotic therapy to prevent stroke in patients with atrial fibrillation: a meta-analysis. *Ann Intern Med.* 1999;31(7):492-501.
12. van Walraven C, Hart RG, Singer DE, et al. Oral anticoagulants vs aspirin in nonvalvular atrial fibrillation: an individual patient meta-analysis. *JAMA.* 2002;288(19):2441-2448.
13. Turnbull F. Effects of different blood-pressure-lowering regimens on major cardiovascular events: results of prospectively-designed overviews of randomised trials. *Lancet.* 2003;362(9395):1527-1535.
14. Cameron DW, Heath-Chiozzi M, Danner S, et al. Randomised placebo-controlled trial of ritonavir in advanced HIV-1 disease: the Advanced HIV Disease Ritonavir Study Group. *Lancet.* 1998;351(9012):543-549.
15. Yazdanpanah Y, Sissoko D, Egger M, Mouton Y, Zwahlen M, Chene G. Clinical efficacy of antiretroviral combination therapy based on protease inhibitors or nonnucleoside analogue reverse transcriptase inhibitors: indirect comparison of controlled trials. *BMJ.* 2004;328(7434):249-253.
16. Renehan AG, Egger M, Saunders MP, O'Dwyer ST. Impact on survival of intensive follow up after curative resection for colorectal cancer: systematic review and meta-analysis of randomised trials. *BMJ.* 2002;324(7341):813-816.
17. Silverstein FE, Graham DY, Senior JR, et al. Misoprostol reduces serious gastrointestinal complications in patients with rheumatoid arthritis receiving nonsteroidal anti-inflammatory drugs: a randomized, double-blind, placebocontrolled trial. *Ann Intern Med.* 1995;123(4):241-249.
18. Hauser WA, Rich SS, Lee JR, Annegers JF, Anderson VE. Risk of recurrent seizures after two unprovoked seizures. *N Engl J Med.* 1998;338(7):429-434.
19. Overgaard M, Jensen MB, Overgaard J, et al. Postoperative radiotherapy in highrisk postmenopausal breast-cancer patients given adjuvant tamoxifen: Danish Breast Cancer Cooperative Group DBCG 82c randomised trial. *Lancet.* 1999;353(9165):1641-1648.
20. Maggioni AP, Zuanetti G, Franzosi MG, et al. Prevalence and prognostic significance of ventricular arrhythmias after acute myocardial infarction in the fibrinolytic era: GISSI-2 results. *Circulation.* 1993;87(2):312-322.
21. Conroy RM, Pyorala K, Fitzgerald AP, et al. Estimation of 10-year risk of fatal cardiovascular disease in Europe: the SCORE project. *Eur Heart J.* 2003;24(11):987-1003.
22. Matoba M, Matsui S, Hirakawa T, et al. Long-term prognosis of patients with congestive heart failure. *Jpn Circ J.* 1990;54(1):57-61.
23. Myerburg RJ, Castellanos A. Cardiac arrest and sudden death. Chapter 24. In: Saunders WB, ed. *Heart Disease: A Textbook of Cardiovascular Medicine.* Philadelphia, PA: WB Saunders; 1997:742-779.
24. Gage BF, Waterman AD, Shannon W, Boechler M, Rich MW, Radford MJ. Validation of clinical classi-

fication schemes for predicting stroke: results from the National Registry of Atrial Fibrillation. *JAMA*. 2001;285(22):2864-2870.

25. Whitworth JA. 2003 World Health Organization (WHO)/International Society of Hypertension (ISH) statement on management of hypertension. *J Hypertens*. 2003;21(11):1983-1992.
26. Mellors JW, Munoz A, Giorgi JV, et al. Plasma viral load and CD4+ lymphocytes as prognostic markers of HIV-1 infection. *Ann Intern Med*. 1997;126(12): 946-954.
27. Barnett HJ, Taylor DW, Eliasziw M, et al. Benefit of carotid endarterectomy in patients with symptomatic moderate or severe stenosis: North American Symptomatic Carotid Endarterectomy Trial Collaborators. *N Engl J Med*. 1998;339(20): 1415-1425.
28. Jackson R. Updated New Zealand cardiovascular disease risk-benefit prediction guide. *BMJ*. 2000;320 (7236):709-710.

11.3

TÓPICOS AVANÇADOS EM APLICAÇÃO DOS RESULTADOS DE ENSAIOS TERAPÊUTICOS

Lidando com apresentações equivocadas de resultados de ensaios clínicos

VICTOR MONTORI, JOHN IOANNIDIS, ROMAN JAESCHKE, P. J. DEVEREAUX, HOLGER SCHÜNEMANN, MOHIT BHANDARI E GORDON GUYATT

Neste capítulo:

- Introdução
- Oito diretrizes para evitar enganos
  - Ler somente a metodologia e os resultados; não ler a discussão
  - Ler o resumo apresentado em recursos pré-avaliados
  - Ter cuidado com grandes efeitos de tratamento em ensaios com poucos eventos
  - Ter cuidado com grupos-controle inadequados
  - Ter cuidado com afirmativas de equivalência equivocadas
  - Ter cuidado com efeitos de tratamento pequenos e extrapolação para pacientes de baixo risco
  - Ter cuidado com falta de equilíbrio na ênfase sobre benefícios e danos
  - Esperar pelo aparecimento de resultados gerais; não se apressar
- Conclusão

INTRODUÇÃO

Muitas vezes a ciência não é objetiva.[1] A escolha de questões de pesquisa, os métodos para coletar e analisar dados e a interpretação dos resultados refletem a *Weltanschauung*, ou a visão de mundo do investigador.[2] O investimento emocional dos investigadores em suas próprias ideias e seu interesse pessoal em sucesso e progressão acadêmica podem comprometer ainda mais a objetividade científica. Frequentemente os investigadores enfatizam demais a importância de seus achados e a qualidade de seu trabalho e escolhem interpretações que melhorarão as chances de sucesso na obtenção de fundos por parte dos órgãos de financiamento. O exame minucioso do trabalho desses autores demonstrará que não estamos imunes a esses lapsos.

Outros conflitos de interesse sérios emergem quando organizações com fins lucrativos, como empresas de biotecnologia e empresas farmacêuticas, financiam a condução de pesquisas, consultorias e a presença em eventos científicos. Nos últimos 20 anos houve um aumento de oito vezes no número de ensaios para os quais os autores declararam afiliação industrial.[3] Investigadores que aceitam financiamento se arriscam a ter conflitos de interesse. Mais problemático ainda, podem ceder seu direito de supervisionar diretamente a coleta de dados, de participar ou supervisionar a análise dos dados e de redigir os relatórios de pesquisa aos quais seus nomes estão vinculados.[4-6] Finalmente, a experiência recente demonstrou que alguns autores deliberadamente se engajam em publicação duplicada e distorcem os dados, a análise e a apresentação de relatórios para agradar a seus patrocinadores.

A extensa publicidade destacando esses problemas capturou a atenção de muitos médicos que, portanto, estão bem cientes de sua vulnerabilidade a apresentações enviesadas e potencialmente equivocadas de resultados de *ensaios clínicos randomizados (ECRs)*. Este livro descreve com algum detalhe diretrizes para ajudar a reconhecer fragilidades metodológicas que podem introduzir *viés*. Essas diretrizes, contudo, não protegem os leitores contra interpretações equivocadas de estudos aparentemente sólidos em termos metodológicos. Na verdade, todos os estudos que usamos como exemplo neste capítulo satisfazem os critérios mínimos de *validade*, sendo que a maioria era excepcionalmente forte. Neste capítulo, vamos além de aspectos de validade para apresentar um conjunto de diretrizes sobre apresentação e interpretação enviesada de dados que podem ajudar os médicos a aplicar achados de pesquisa de forma ótima (Tab. 11.3.1). Ilustramos nossas diretrizes com exemplos reais, não para embaraçar ou criticar adversamente publicações individuais, mas para ajudar a conscientizar sobre os perigos que a literatura médica atualmente apresenta aos médicos incautos.

Existem algumas diretrizes para evitar engano que são pelo menos tão importantes quanto aquelas que aqui apresentamos, tão

TABELA 11.3.1 Diretrizes para utilização da literatura médica para evitar engano por apresentação e interpretação enviesadas de dados

1. Ler somente a metodologia e os resultados; não ler a discussão.
2. Ler o resumo relatado em publicações secundárias baseadas em evidências.
3. Ter cuidado com efeitos grandes em ensaios com apenas poucos eventos.
4. Ter cuidado com grupos-controle inadequados.
5. Ter cuidado com afirmativas de equivalência equivocadas.
6. Ter cuidado com efeitos de tratamento pequenos e extrapolação para pacientes de baixo risco.
7. Ter cuidado com falta de equilíbrio na ênfase sobre benefícios e danos.
8. Esperar pelo aparecimento de resultados gerais; não se apressar.

BMJ. 2004;329(7474):1093-1096. Reformulada com permissão do BMJ Publishing Group.

importantes que as alocamos em seus próprios capítulos (ver Cap. 9.3, Ensaios randomizados interrompidos precocemente por benefício; 10.4, Desfechos combinados; 19, Sumarizando as evidências; 20.1, Viés de publicação; e 20.4, Quando acreditar em uma análise de subgrupo). A atenção a esses aspectos e às oito diretrizes a seguir lhe ajudarão a driblar o campo minado dos relatos de ensaios clínicos sofisticados com apresentações que servem a outros interesses além daqueles de seus pacientes.

OITO DIRETRIZES PARA EVITAR ENGANOS

Ler somente a metodologia e os resultados; não ler a discussão

Frequentemente, a discussão (e, em alguma medida, a seção do resumo, da introdução e da conclusão de resumos estruturados) oferece inferências que diferem daquelas que um leitor desapaixonado retiraria dos métodos e resultados.[7]

Considere, por exemplo, duas *revisões sistemáticas* publicadas em 2001 resumindo ensaios randomizados que avaliaram o efeito do uso de albumina para ressuscitação com fluido. Uma revisão, financiada pela Plasma Proteins Therapeutic Association, agregou 42 ensaios de curta duração relatando mortalidade e não descobriu nenhuma diferença significativa em mortalidade com albumina *versus* soluções cristaloides em todos os grupos de pacientes (risco relativo [RR], 1,11; intervalo de confiança [IC] 95%, 0,95-1,28) e em pacientes com queimaduras (RR, 1,76; IC 95%, 0,97-3,17).[8] A outra revisão, financiada pelo UK National Health Service, agregou 31 ensaios de curta duração relatando mortalidade e descobriu uma mortalidade significativamente mais alta com albumina em todos os grupos de pacientes (RR, 1,52; IC 95%, 1,17-1,99) e em pacientes com queimaduras (RR, 2,40; IC 95%, 1,11-5,19).[9]

Embora essas duas revisões incluíssem um conjunto de dados levemente diferentes (p. ex., a primeira incluiu um ensaio adicional em pacientes com queimaduras), ambas resultaram em estimativas de ponto sugerindo que a albumina pode aumentar a mortalidade e os ICs que incluem a possibilidade de um considerável aumento na mortalidade. Os ensaios eram pequenos, muitos eram metodologicamente fracos e os resultados foram heterogêneos. Os autores da primeira revisão concluíram, em sua discussão, que os resultados "deveriam servir para mitigar preocupações referentes à segurança da albumina." Em comparação, a seção de discussão da segunda revisão recomendou o banimento do uso da albumina fora do contexto de um ECR rigorosamente conduzido.

Os autores de um editorial que acompanhava a primeira revisão[10] sugeriram que a fonte de financiamento pode ter sido, pelo menos em parte, responsável pelas diferentes interpretações. Por um lado, a Plasma Proteins Therapeutic Association promove o acesso e reembolsa o uso de albumina, uma intervenção cara; por outro lado, o National Health Service paga por ela no Reino Unido.

Exemplos de conflito em potencial aparentemente dirigindo conclusões são abundantes. Exames sistemáticos da relação entre financiamento e conclusões descobriram que os autores demonstram maior entusiasmo pelo tratamento experimental quando são financiados por organizações com fins lucrativos do que sem fins lucrativos.[11-14] Mesmo depois de ajuste para magnitude do efeito do tratamento e eventos adversos, o financiamento por uma organização com fins lucrativos resulta em um aumento de cinco vezes nas chances de recomendação de um medicamento experimental como tratamento de escolha (razão de chances [OR] 5,3; IC 95%, 2,0-14,4) quando comparado com o financiamento sem fins lucrativos.[11]

Para aplicar a primeira diretriz e não ler a discussão, os médicos devem ser capazes de compreender os métodos e os resultados. Se você se familiarizou com o conteúdo deste livro, alcançou esse feliz estado.

Ler o resumo apresentado em recursos pré-avaliados

Periódicos secundários, como ACP Journal Club, Evidence-Based Medicine e Evidence-Based Mental Health, publicam *resumos estruturados* produzidos por uma equipe de médicos e metodólogos em colaboração com os autores dos artigos originais. Esses resumos muitas vezes incluem informações fundamentais sobre a condução da pesquisa (ocultamento da alocação; cegamento de pacientes, prestadores de atendimento à saúde, coletadores de dados, analistas de dados e adjudicadores de desfecho; acompanhamento completo) omitidas a partir dos relatórios originais.[15] Os resumos estruturados não incluem as seções de introdução e de discussão do relatório original nem as conclusões do estudo original. O título e as conclusões do resumo secundário são produto de avaliação crítica por indivíduos para quem os interesses financeiros ou pessoais concorrentes serão mínimos ou ausentes na maioria dos casos.

Compare, por exemplo, o resumo do ACP Journal Club e a publicação completa original de um importante ensaio[16] abordando a prevenção de acidente vascular cerebral (AVC).[17] O título da publicação original descreve o estudo como o teste de "um regime de diminuição da pressão arterial baseado em perindopril" e relata que o regime contendo perindopril resultou em uma redução de risco relativo (RRR) de 28% no risco de AVC recorrente (IC 95%, 17-38%).

O resumo do ACP Journal Club e seu comentário identificaram a publicação como a descrição de dois ensaios randomizados controlados por placebo paralelos mas separados, incluindo aproximadamente 6.100 pacientes com história de AVC ou ataque isquêmico transitório. Em um ensaio, os pacientes foram randomizados para receberem perindopril ou placebo; o tratamento ativo não teve nenhum efeito apreciável sobre AVC (RRR, 5%; IC 95%, –19 a 23%). No segundo ensaio, os pacientes foram alocados para receberem perindopril mais indapamide ou placebo duplo. O tratamento combinado resultou em uma RRR de 43% (IC 95%, 30-54%) em AVC recorrente. O comentário do ACP Journal Club observa que os autores, em comunicação com os editores, se recusaram a aceitar a interpretação da publicação como um relato de dois ECRs separados (o que explica por que é difícil, mesmo para o leitor conhecedor, obter um quadro claro do delineamento a partir da publicação original).

A objetividade e a sofisticação metodológica dos que preparam os resumos estruturados independentes podem oferecer um valor adicional para os médicos. Sugerimos conferir o resumo estruturado de qualquer artigo que apareça em publicações secundárias de alta qualidade. Não clamamos por perfeição nessa revisão metodológica: um viés oculto residual ou uma apresentação equivocada podem escapar aos metodólogos. No entanto, com certeza o recurso pode muitas vezes ajudar.

Ter cuidado com grandes efeitos de tratamento em ensaios com poucos eventos

Embora você deva ser particularmente cético em relação a grandes efeitos de tratamento advindos de ensaios com poucos eventos que foram interrompidos precocemente (ver Cap. 9.3, Ensaios randomizados interrompidos precocemente por benefício), sempre que observar um efeito incomumentemente grande (digamos, uma RRR > 50%) de um estudo com poucos eventos (digamos < 100) seria sábio ter cautela. Uma razão para ser cauteloso é que os investigadores podem não ter tido uma regra de interrupção formal, mas podem ter olhado repetidas vezes para seus dados e escolhido interromper o estudo precocemente quando observaram um efeito grande. Se for esse o caso, nem o valor nominal P nem o IC são válidos.

Efeitos muito grandes são implausíveis porque mecanismos múltiplos são subjacentes à maior parte das doenças, e as terapias tipicamente abordam somente um ou dois desses mecanismos. O sucesso complementar dos inibidores de enzima conversora de angiotensina (ECA), dos agentes antiplaquetários, dos agentes redutores de lipídeos e dos β-bloqueadores na redução de eventos cardíacos em pacientes com infarto do miocárdio (IM) ilustra a multiplicidade de mecanismos de doença. Previsivelmente, cada agente oferece somente uma modesta magnitude de redução de risco (de 1/5 a 1/3).

Essas considerações não deveriam nos surpreender quando ensaios subsequentes sugerem que os efeitos positivos iniciais grandes representam achados demasiadamente otimistas ou mesmo completamente baseados em suposição. Por exemplo, um *ensaio clínico randomizado* (ECR) metodologicamente rigoroso randomizou 103 pacientes com IM agudo para receberem uma infusão de magnésio ou placebo por 48 horas. O ensaio relatou uma morte em hospital no grupo do magnésio e nove mortes no grupo-placebo (ou seja, uma RRR de 88%; P < 0,001).[18] Entretanto, um ECR posterior de aproximadamente 60.000 pacientes com mais de 4.300 mortes não mostrou nenhum benefício; de fato, havia uma tendência em relação ao excesso de mortalidade com magnésio (P = 0,07).

A implicação é clara: espere até que um número suficiente de estudos mostrando um número suficiente de eventos tenha sido realizado antes de expor seus pacientes a intervenções inconvenientes, caras ou potencialmente arriscadas (ver Diretriz 8 neste capítulo).

Ter cuidado com grupos-controle inadequados

Estudos patrocinados pela indústria tipicamente resultam em efeitos de tratamento maiores do que os de estudos patrocinados por organizações sem fins lucrativos.[3,13,14,19] Uma explicação importante é a escolha de elementos para comparação.[20] A Tabela 11.3.2 lista os tipos de elementos comparativos falhos para os quais você deve ficar alerta.

Embora frequentemente os placebos sejam comparadores apropriados, nem sempre este é o caso. Aqueles envolvidos em um resultado de ensaio positivo podem escolher um placebo comparador em vez de um agente alternativo com efetividade demonstrada. Por exemplo, em um estudo de 136 ensaios de tratamento novos para mieloma múltiplo, 60% dos estudos patrocinados por organizações com fins lucrativos, mas somente 21% dos ensaios patrocinados por organizações sem fins lucrativos, compararam suas novas intervenções com placebo ou com nenhum tratamento.[19]

Três importantes ensaios de bloqueadores de receptores para angiotensina para pacientes com nefropatia diabética usaram placebo, em vez de medicamentos de comprovada efetividade, inibidores de ECA, como a estratégia controle de manejo.[21-23] O editorial que acompanhava a revisão sugeria que os interesses econômicos do patrocinador ditavam a escolha do comparador. Os patrocinadores podem ter evitado um grupo-controle com inibidor de ECA porque "(...) as vendas de

TABELA 11.3.2 Grupos-controle inadequados

- Comparação com placebo quando existem agentes efetivos à disposição.
- Comparação com agentes menos efetivos quando existem agentes comparativos mais efetivos à disposição.
- Comparação com agentes mais tóxicos quando existem agentes comparativos menos tóxicos à disposição.
- Comparação com dose muito baixa (ou dose de titração inadequada) de um agente comparativo efetivo sob outra forma, levando a afirmativas de efetividade equivocadas.
- Comparação com uma dose muito alta (e, assim, tóxica) (ou dose de titração inadequada) de um agente comparativo seguro sob outra forma, levando a afirmativas de menor toxicidade equivocadas.

bloqueadores de receptores para angiotensina seriam mais baixas se as duas classes de medicamentos comprovassem serem igualmente efetivas."[24]

A escolha da dose e do regime do administração também pode resultar em comparações equivocadas.[25] Tipicamente, os patrocinadores escolherão agentes menos efetivos ou mais tóxicos do que os melhores disponíveis ou administrarão o melhor agente disponível em doses excessivamente pequenas ou excessivamente grandes.

Por exemplo, Safer[25] identificou oito ensaios patrocinados por três empresas farmacêuticas que compararam agentes neurolépticos de segunda geração mais novos com uma alta dose preparada (20 mg/d; dosagem ótima < 12 mg/d[26]) de haloperidol. Não surpreendentemente, os ensaios mostraram que os pacientes que usaram os novos agentes tiveram menos efeitos adversos extrapiramidais.

Safer[25] oferece outro exemplo, em que um estudo comparou paroxetina com amitriptilina, um antidepressivo tricíclico sedativo. O ensaio administrava amitriptilina duas vezes ao dia, possivelmente levando a uma sonolência diurna excessiva.[27] Johansen e Gotzsche[28] observaram o uso de um comparador não efetivo (nistatina) e o uso de uma via de administração inadequada e não usual (anfotericina B oral, mal absorvida no trato gastrintestinal) como elementos de comparação em ECRs sobre a eficácia de antifúngicos em pacientes com câncer e neutropenia.

Ao ler relatos de ECRs com elementos de comparação ativos, os médicos deveriam se perguntar se o elemento comparativo deveria ter sido outro agente ativo em vez de placebo, e em caso positivo, se a dose, a formulação e o regime de administração eram ótimos.

Ter cuidado com afirmativas de equivalência equivocadas

Uma estratégia para colocar um medicamento novo no mercado é demonstrar sua equivalência terapêutica em relação a um produto correntemente usado de forma ampla e então justificar algum benefício não terapêutico (muitas vezes marginal) (conveniência, dose menos frequente, melhor perfil de efeito adverso). Para o médico, essa estratégia envolve diversos perigos.

O primeiro problema nesses ensaios é que é provável que tenham tamanho de amostra relativamente pequeno e, assim, um número também relativamente pequeno de eventos de desfecho. O resultado será composto de estimativas imprecisas de efeito de tratamento (i.e., ICs amplos).

É provável que o patrocinador declare a equivalência com base na correta afirmativa de que a diferença entre medicamentos não era significativa, ignorando o fato de que ICs amplos incluem a possibilidade de que o novo medicamento na verdade seja inferior à terapia padrão. Em outras palavras, o ensaio não era grande o suficiente para demonstrar equivalência. Você pode querer revisar a explicação de ICs e, em particular, a discussão sobre como decidir se um *ensaio negativo* é grande o suficiente no Capítulo 8, Intervalos de confiança, para uma compreensão completa desse assunto.

Em segundo lugar, o agente de comparação, normalmente um medicamento mais antigo, pode ter apenas evidências fracas sustentando seu benefício sobre nenhum tratamento ou placebo. Assim, pode ser que a verdade subjacente seja a de que o medicamento novo e o antigo na verdade se equivalem – ambos são inúteis! A demonstração de equivalência sob essas circunstâncias resulta em um caso fraco – mas muito triste e frequentemente vendável – para o novo agente.

Não é pouco frequente que o tamanho da amostra seja pequeno e que as evidências para as drogas de comparação mais antigas sejam de baixa qualidade. Considere ensaios de antibióticos para infecções comuns leves, como rinossinusite aguda. Embora os antibióticos possam beneficiar alguns pacientes com sinusite bacteriana aguda, a maioria das infecções na comunidade não é bacteriana ou é autolimitada.[29] Investigações falharam em demonstrar convincentemente que os antibióticos apresentam qualquer benefício importante para o paciente nesse ambiente, embora causem eventos adversos.[30] No entanto, existem mais de 100 ensaios comparando antibióticos entre si para esse problema comum.[31] Esses ensaios circulam nos congressos e em periódicos médicos e ajudam a manter, com sucesso variado em diferentes países, um grande mercado irracional de uso de antibiótico.[32] Esse mercado gradualmente se modifica, adicionando grandes fatias para agentes mais novos, sem que os antibióticos antigos percam suas vendas absolutas.[33]

Existe uma situação similar para ensaios de quimioterapia para alguns tipos de câncer em estágio avançado para os quais a quimioterapia é de benefício limitado. Para câncer pulmonar de células não pequenas em estágio avançado, se a quimioterapia oferece qualquer benefício, é marginal.[34] No entanto, mais de 250 ECRs compararam um regime de quimioterapia com outro.[35] Com o tempo, os investigadores selecionaram pacientes com prognóstico progressivamente melhor para inclusão nesses ensaios. O resultado foi uma mediana de sobrevida mais longa, embora os regimes sejam uniformemente não efetivos. Os investigadores podem se concentrar na descrição desse prolongamento artificial da mediana de sobrevida, em detrimento de pacientes que sofrem posteriormente com a toxicidade do tratamento.

Ter cuidado com efeitos de tratamento pequenos e extrapolação para pacientes de baixo risco

Cada vez mais as empresas farmacêuticas estão conduzindo ECRs muito grandes para poderem excluir o acaso como uma explicação para efeitos de tratamento pequenos. Os resultados são consistentes com pequenos efeitos de tratamento quando a estimativa de ponto está muito próxima de nenhum efeito (uma RRR ou redução de risco absoluto [RRA] próxima de 0; um RR ou razão de chances próximo a 1) ou o IC inclui valores próximos a nenhum efeito.

Em um ensaio muito grande, os investigadores alocaram aleatoriamente mais de 6.000 sujeitos para receberem terapia anti-hipertensiva baseada em inibidor de ECA ou para receberem terapia baseada em agentes diuréticos e concluíram que "o início do tratamento anti-hipertensivo envolvendo inibidores de ECA em sujeitos mais velhos [...] parece levar a desfechos melhores do que o tratamento com agentes diuréticos[...].[36] Em termos absolutos, entretanto, a diferença entre os regimes era pequena: houve 4,2 eventos por 100 pacientes/ano e 4,6 eventos por 100 pacientes/ano no grupo inibidor de ECA e diurético, respectivamente. A RRR correspondente a essa diferença absoluta, 11%, tinha um IC de 95% associado de –1 a 21%.

Aqui, temos duas razões para duvidar da importância da aparente diferença entre grupos de tratamento. Primeiro, a estimativa de ponto sugere uma pequena diferença absoluta (0,4 evento por 100 pacientes/ano) e, segundo, o IC sugere que pode ter sido ainda menor. De fato, pode não haver nenhuma diferença verdadeira.

Existe uma diversidade de estratégias que os investigadores e os patrocinadores usam para criar uma suposta impressão de um grande efeito de tratamento (Tab. 11.3.3). Quando o risco absoluto de eventos adversos em pacientes não tratados – o *risco basal* – é baixo, provavelmente você verá uma apresentação que se concentra sobre a RRR e não enfatiza ou ignora a RRA. O foco sobre o RR transmite um suposto sentido da importância do resultado.

Por exemplo, o European Trial on the Reduction of Cardiac Events with Perindopril in Stable Coronary Artery Disease (Europa) demonstrou uma redução em IM com perindopril em pacientes sobreviventes a um IM anterior e foi saudado como um feito. A RRR em IM de 22% (IC 95%, 10-33%) se traduz em uma RRA de 1,4% durante 4 anos. Assim, os médicos devem tratar aproximadamente 70 pacientes por 4 anos para prevenir um único IM. Em particular, quando se considera que

TABELA 11.3.3 Estratégias para fazer um efeito de tratamento parecer maior do que é

1. Usar risco relativo em vez de absoluto; uma RRR de 50% pode significar uma diminuição no risco de 1 para 0,5%.
2. Expressar o risco durante um período longo; a redução no risco de 1 para 0,5% pode ocorrer durante 10 anos.
3. Para apresentações visuais, ter certeza de que x faz interseção com o eixo de y bem acima de 0; se o eixo vertical faz interseção com o eixo horizontal em 60%, você pode ter uma melhora de 70 para 75% que pareça com um aumento de 33% em sobrevida.
4. Incluir uma minoria de pacientes de alto risco em um ensaio com predomínio de pacientes de baixo risco; ainda que a maioria dos eventos ocorra em indivíduos de alto risco, declarar benefícios importantes para um grande número de pacientes de baixo risco na população geral.
5. Ignorar o limite inferior do IC; quando o limite inferior do intervalo IC em torno da RRR se aproximar de 0, declarar significância e, a partir daí, se concentrar exclusivamente na estimativa de ponto.
6. Concentrar-se sobre a significância estatística; quando um resultado alcançar significância estatística, mas tanto os efeitos relativos como absolutos forem pequenos, destacar a significância estatística e minimizar ou ignorar a magnitude.

Abreviaturas: IC, intervalo de confiança; RRR, redução de risco relativo.

a maioria desses pacientes já pode estar ingerindo aspirina ou varfarina, uma estatina e um β-bloqueador, para reduzir o risco de IM, pode-se questionar a caracterização do benefício incremental como um feito notável.

Outras técnicas complementam o uso de RRRs para fazer os efeitos do tratamento parecerem grandes. Para apresentações visuais, cuidado com curvas de sobrevida em que o eixo vertical faz interseção com o eixo horizontal muito acima do nível 0, dando a impressão de um efeito grande.[37] Outra técnica se relaciona à escolha do período para apresentar o efeito do tratamento: longos períodos para efeitos que os investigadores ou patrocinadores desejam que pareçam grandes e curtos períodos para aqueles efeitos que desejam que pareçam pequenos.

Por exemplo, McCormack e Greenhalgh[38] apontaram que o relato 33 do ensaio United Kingdom Prospective Diabetes Study[39] expressava o risco de hipoglicemia grave como porcentagem de participantes por ano (p. ex., 2,3% por ano para pacientes recebendo insulina). Isso contrasta com a expressão dos benefícios como porcentagem de participantes durante 10 anos (p. ex., 3,2% de redução absoluta no risco de qualquer desfecho relacionado ao diabete). A apresentação oculta o fato de que o aumento absoluto na frequência de hipoglicemia com controle glicêmico intensivo é aproximadamente sete vezes a redução absoluta em complicações de diabete.

Uma mudança da população-alvo do estudo para incluir pacientes de muito baixo risco significa uma expansão potencialmente importante no tamanho do mercado para o agente e um consequente efeito maior sobre os custos da atenção à saúde associados com ganhos pequenos e possivelmente marginais em saúde. Nos últimos anos, diversas associações profissionais diminuíram o limiar para diagnóstico e tratamento de hipertensão, diabete e hiperlipidemia, o que aumentou drasticamente a proporção de pessoas elegíveis para tratamento. Mesmo que ECRs mostrem benefícios em populações que incluem esses pacientes de risco muito baixo, o número de eventos em pacientes de muito baixo risco tipicamente é pequeno e os resultados desses ensaios são inteiramente orientados por uma minoria de pacientes de muito alto risco.[40]

Sempre que os benefícios relativos ou absolutos forem pequenos ou o limite inferior do IC se aproximar de nenhum efeito, os benefícios do tratamento e o *dano*, o inconveniente e os custos em potencial provavelmente serão, quando muito, finamente equilibrados. É improvável que a administração judiciosa em vez de rotineira de novos medicamentos sob essas circunstâncias sirva melhor às necessidades do paciente ou represente uma alocação prudente de recursos de atenção à saúde.

Ter cuidado com falta de equilíbrio na ênfase sobre benefícios e danos

A tomada de decisão clínica exige interpretação equilibrada tanto dos benefícios como dos danos associados a qualquer intervençao. Infelizmente, muitos ensaios clínicos negligenciam até o relato de dano mínimo.[41,42] Em uma análise de ensaios de sete áreas, os investigadores descobriram que o espaço alocado para os danos nos resultados era levemente menor do que o espaço alocado para os nomes dos autores e sua afiliação.[41] Mesmo quando os investigadores relatam alguma informação referente a danos, a falha em apresentar taxas de eventos em grupos de tratamento e controle, a omissão da severidade dos eventos ou a combinação inapropriada de eventos discrepantes podem comprometer a interpretação sensata.

> Por exemplo, um ensaio de imunoglobulina intravenosa em infecção de imunodeficiência humana avançada interrompido precocemente devido à eficácia não mencionou qualquer evento adverso.[43] Nesse ensaio, a omissão de dados sobre dano compõe problemas associados com a interrupção precoce (ver Cap. 9.3, Ensaios randomizados interrompidos precocemente por benefício). Um ensaio clínico por placebo de nabumetona para artrite reumatoide afirmou que "os perfis de experiência adversa eram similares para ambos os grupos-tratamento", sem nenhuma informação adicional referente à natureza dos efeitos adversos.[44]

Esperar pelo aparecimento de resultados gerais; não se apressar

Muitas especialidades clínicas se movem em alta velocidade em termos de introdução de novos tratamentos, diagnósticos e outras intervenções no mercado. Embora seja excitante e, muitas vezes, possa melhorar os desfechos dos pacientes, haverá problemas se os médicos adotarem as intervenções prematuramente. O problema mais comum é que as afirmativas iniciais de eficácia ou eficiência são exageradas. À medida que os estudos clínicos se acumulam, é mais comum que os efeitos encolham.[45]

Um primeiro estudo pode mostrar um enorme efeito e, quando o estudo seguinte mostrar um efeito negligenciável ou mesmo negativo, o resultado é controverso. Esse cenário é mais comumente observado em estudos de medicina molecular, nos quais a mudança de informação pode ser rápida e as hipóteses propostas podem ser rapidamente rejeitadas. Estudos subsequentes sobre a mesma questão podem mostrar resultados intermediários entre esses dois extremos.[46,47]

> Por exemplo, um artigo em 1994 relatou que uma variante do gene receptor da vitamina D explica a maior parte do risco da população de ter baixa densidade mineral óssea (i.e., ossos fracos propensos à fratura).[48] O achado foi capa da Nature que anunciou o "gene da osteoporose". Outros estudos subsequentes mostraram um efeito oposto com a mesma variante predisponente a ossos mais fortes. Uma análise em larga escala de 100 vezes mais participantes do que o estudo original da Nature mostrou que não havia efeito algum.[49]

Outra razão para esperar é que os ECRs não inscrevem pacientes suficientes ou não os acompanham por um período de tempo suficientemente longo para permitir a detecção de eventos adversos relativamente incomuns e graves, particularmente se os eventos adversos ocorrem, não raro, na ausência da intervenção (como IMs que ocorrem sem exposição a inibidores de cicloxigenase-2). No período de 25 anos a partir do licenciamento, aproximadamente 20% dos medicamentos que a US Food and Drug Administration licencia ou são retirados do mercado ou recebem advertências importantes em relação à segurança em seu rótulo.[50]

Uma razão final para esperar é que evidências com uma distorção de resultados podem aparecer. Por exemplo, o relatório original, publicado, de um ensaio que investigou a toxicidade de medicamentos anti-inflamatórios continha dados de 6 meses e indicava que o celecoxibe causava menos úlceras sintomáticas e complicações de úlcera do que o diclofenaco ou o ibuprofeno.[51] Contudo, quando a Food and Drug Administration revisou os dados de 12 meses combinando ambos os ensaios, o resultado foi inconclusivo: o RR para complicações de úlcera em pacientes recebendo celecoxibe e em pacientes recebendo ibuprofeno ou diclofenaco era 0,83 (IC 95%, 0,46-1,50).[52] Os autores explicaram sua omissão com base na grande perda diferencial para o acompanhamento, particularmente de pacientes de alto risco no braço diclofenaco, depois de 6 meses.[53] Felizmente, esses exemplos notórios de apresentação equivocada de evidências são raros.

A Tabela 11.3.4 apresenta diversas razões para se ter cautela ao adotar novas intervenções, algumas retiradas de outros capítulos deste livro. Em cada caso em que novas intervenções promissoras estão disponíveis, o médico deve pesar o risco de oferecer um manejo potencialmente subótimo pelo uso da intervenção estabelecida *versus* oferecer prematuramente a nova intervenção que pode ser menos efetiva do que o anunciado ou pode estar associada com toxicidade ainda não revelada ou desconhecida. A decisão não é fácil, particularmente porque os médicos enfrentam pressões tanto de mercado quanto de colegas para se atualizarem com o que circula em congressos e periódicos médicos recentes. Na verdade, muitos podem se perceber como praticando medicina baseada em evidências quando adotam a terapia mais recente testada em um ECR publicado.

CONCLUSÃO

Apresentamos oito diretrizes que podem ajudar os médicos a protegerem a si e a seus pacientes contra apresentações e interpretações de dados enviesados potencialmente equivocadas na literatura médica. É improvável que essas estratégias sejam à prova de erro. Diminuir a dependência do esforço de pesquisa e das agências regulatórias do financiamento da indústria farmacêutica, implementar a exigência para registro obrigatório de ensaios clínicos planejados e revelação de resultados de pesquisa e instituir abordagens mais estruturadas à pesquisa revisada por pares e relatos de pesquisa[54,55] podem diminuir a magnitude de relatos enviesados, para os quais os médicos devem estar alerta. Ao mesmo tempo, sempre haverá relatos potencialmente equivocados, e os médicos sensatos precisam de ferramentas de avaliação crítica, incluindo as oito diretrizes delineadas neste capítulo.

TABELA 11.3.4 Razões para ser cauteloso ao adotar novas intervenções

1. Estudos iniciais podem ser enviesados por inadequações no ocultamento, cegamento, perda para acompanhamento ou interrupção precoce.
2. Estudos iniciais são particularmente suscetíveis ao relato de viés.
3. Estudos iniciais são particularmente suscetíveis ao viés de divulgação; é provável que estudos consideravelmente positivos recebam atenção desproporcional.
4. Estudos iniciais podem superestimar efeitos do acaso (particularmente, se os efeitos forem grandes e o número de eventos for pequeno).
5. Existe uma substancial probabilidade (20%) de que efeitos adversos graves apareçam posteriormente (inibidores de cicloxigenase-2 proporcionam um forte exemplo recente).
6. Em raras ocasiões, os resultados de pesquisa demonstrarão ter sido mal representados.

Referências

1. Horton R. The rhetoric of research. *BMJ.* 1995; 310(6985):985-987.
2. Trotter G. Why were the benefits of tPA exaggerated? *West J Med.* 2002; 176(3):194-197.
3. Buchkowsky SS, Jewesson PJ. Industry sponsorship and authorship of clinical trials over 20 years. *Ann Pharmacother.* 2004;38(4):579-585.
4. LaRosa SP. Conflict of interest: authorship issues predominate. *Arch Intern Med.* 2002;162(14):1646; author reply 1646.
5. Davidoff F, DeAngelis CD, Drazen JM, et al. Sponsorship, authorship, and accountability. *N Engl J Med.* 2001;345(11):825-826.
6. Bodenheimer T. Uneasy alliance—clinical investigators and the pharmaceutical industry. *N Engl J Med.* 2000;342(20):1539-1544.
7. Bero LA, Rennie D. Influences on the quality of published drug studies. *Int J Technol Assess Health Care.* 1996;12(2):209-237.
8. Wilkes MM, Navickis RJ. Patient survival after human albumin administration: a meta-analysis of randomized, controlled trials. *Ann Intern Med.* 2001; 135(3):149- 164.
9. Alderson P, Bunn F, Lefebvre C, et al. Human albumin solution for resuscitation and volume expansion in critically ill patients. *Cochrane Database Syst Rev.* 2002;(1):CD001208.
10. Cook D, Guyatt G. Colloid use for fluid resuscitation: evidence and spin. *Ann Intern Med.* 2001;135(3): 205-208.
11. Als-Nielsen B, Chen W, Gluud C, Kjaergard LL. Association of funding and conclusions in randomized drug trials: a reflection of treatment effect or adverse events? *JAMA.* 2003;290(7):921-928.
12. Bhandari M, Busse JW, Jackowski D, et al. Association between industry funding and statistically significant pro-industry findings in medical and surgical randomized trials. *CMAJ.* 2004;170(4):477-480.
13. Lexchin J, Bero LA, Djulbegovic B, Clark O. Pharmaceutical industry sponsorship and research outcome, and quality: systematic review. *BMJ.* 2003;326(7400):1167-1170.
14. Bekelman JE, Li Y, Gross CP. Scope and impact of financial conflicts of interest in biomedical research: a systematic review. *JAMA.* 2003;289(4):454-465.
15. Devereaux PJ, Manns BJ, Ghali WA, Quan H, Guyatt GH. Reviewing the reviewers: the quality of reporting in three secondary journals. *CMAJ.* 2001;164(11): 1573-1576.
16. Tirschwell D. Combined therapy with indapamide and perindopril but not perindopril alone reduced the risk of recurrent stroke. Commentary on: PROGRESS Collaborative Group. Randomised trial of perindopril-based blood pressure-lowering regimen among 6105 individuals with previous stroke or transient ischaemic attack. *Lancet.* 2001;358(9287):1033-1041. *ACP Journal Club.* 2002;136(2):51.
17. PROGRESS Collaborative Group. Randomised trial of a perindopril-based bloodpressure- lowering regimen among 6,105 individuals with previous stroke or transient ischaemic attack. *Lancet.* 2001;358(9287):1033-1041.
18. Shechter M, Hod H, Marks N, Behar S, Kaplinsky E, Rabinowitz B. Beneficial effect of magnesium sulfate in acute myocardial infarction. *Am J Cardiol.* 1990;66 (3):271-274.
19. Djulbegovic B, Lacevic M, Cantor A, et al. The uncertainty principle and industrysponsored research. *Lancet.* 2000;356(9230):635-638.
20. Mann H, Djulbegovic B. *Biases Due to Differences in the Treatments Selected for Comparison (Comparator Bias).* Oxford, UK: James Lind Library: Library and Information Services Department of the Royal College of Physicians of Edinburgh; 2003.
21. Parving H-H, Lehnert H, Brochner-Mortensen J, et al. The effect of irbesartan on the development of diabetic nephropathy in patients with type 2 diabetes. *N Engl J Med.* 2001;345(12):870-878.
22. Brenner BM, Cooper ME, de Zeeuw D, et al. Effects of losartan on renal and cardiovascular outcomes in patients with type 2 diabetes and nephropathy. *N Engl J Med.* 2001;345(12):861-869.
23. Lewis EJ, Hunsicker LG, Clarke WR, et al. Renoprotective effect of the angiotensin- receptor antagonist irbesartan in patients with nephropathy due to type 2 diabetes. *N Engl J Med.* 2001;345(12):851-860.
24. Hostetter TH. Prevention of end-stage renal disease due to type 2 diabetes. *N Engl J Med.* 2001;345(12): 910-912.
25. Safer DJ. Design and reporting modifications in industry-sponsored comparative psychopharmacology trials. *J Nerv Ment Dis.* 2002;190(9):583-592.
26. Geddes J, Freemantle N, Harrison P, Bebbington P. Atypical antipsychotics in the treatment of schizophrenia: systematic overview and meta-regression analysis. *BMJ.* 2000;321(7273):1371-1376.
27. Christiansen PE, Behnke K, Black CH, Ohrstrom JK, Bork-Rasmussen H, Nilsson J. Paroxetine and amitriptyline in the treatment of depression in general practice. *Acta Psychiatr Scand.* 1996;93(3):158-163.
28. Johansen HK, Gotzsche PC. Problems in the design and reporting of trials of antifungal agents encountered during meta-analysis. *JAMA.* 1999;282(18): 1752-1759.
29. de Ferranti SD, Ioannidis JP, Lau J, Anninger WV, Barza M. Are amoxycillin and folate inhibitors as effective as other antibiotics for acute sinusitis? a metaanalysis. *BMJ.* 1998;317(7159):632-637.
30. Ioannidis JP, Chew P, Lau J. Standardized retrieval of side effects data for metaanalysis of safety ou-

tcomes: a feasibility study in acute sinusitis. *J Clin Epidemiol.* 2002;55(6):619-626.

31. Ioannidis JP, Lau J. State of the evidence: current status and prospects of metaanalysis in infectious diseases. *Clin Infect Dis.* 1999;29(5):1178-1185.
32. Cars O, Molstad S, Melander A. Variation in antibiotic use in the European Union. *Lancet.* 2001; 357(9271):1851-1853.
33. Zintzaras E, Ioannidis JP. Modelling of escalating outpatient antibiotic expenditures. *J Antimicrob Chemother.* 2003;52(6):1001-1004.
34. Non-Small Cell Lung Cancer Collaborative Group. Chemotherapy in non-small cell lung cancer: a meta-analysis using updated data on individual patients from 52 randomised clinical trials. *BMJ.* 1995;311(7010):899-909.
35. Ioannidis JP, Polycarpou A, Ntais C, Pavlidis N. Randomised trials comparing chemotherapy regimens for advanced non-small cell lung cancer: biases and evolution over time. *Eur J Cancer.* 2003;39(16):2278-2287.
36. Wing LM, Reid CM, Ryan P, et al. A comparison of outcomes with angiotensinconverting –enzyme inhibitors, and diuretics for hypertension in the elderly. *N Engl J Med.* 2003;348(7):583-592.
37. Pocock SJ, Clayton TC, Altman DG. Survival plots of time-to-event outcomes in clinical trials: good practice and pitfalls. *Lancet.* 2002;359(9318):1686-1689.
38. McCormack J, Greenhalgh T. Seeing what you want to see in randomised controlled trials: versions and perversions of UKPDS data: United Kingdom Prospective Diabetes Study. *BMJ.* 2000;320(7251): 1720-1723.
39. UK Prospective Diabetes Study (UKPDS) Group. Intensive blood-glucose control with sulphonylureas or insulin compared with conventional treatment and risk of complications in patients with type 2 diabetes (UKPDS 33). *Lancet.* 1998; 352(9131):837-853.
40. Ioannidis JP, Lau J. The impact of high-risk patients on the results of clinical trials. *J Clin Epidemiol.* 1997;50(10):1089-1098.
41. Ioannidis JP, Lau J. Completeness of safety reporting in randomized trials: an evaluation of 7 medical areas. *JAMA.* 2001;285(4):437-443.
42. Ioannidis JP, Evans SJ, Gotzsche PC, et al. Better reporting of harms in randomized trials: an extension of the CONSORT statement. *Ann Intern Med.* 2004;141(10):781-788.
43. Kiehl MG, Stoll R, Broder M, Mueller C, Foerster EC, Domschke W. A controlled trial of intravenous immune globulin for the prevention of serious infections in adults with advanced human immunodeficiency virus infection. *Arch Intern Med.* 1996;156(22): 2545-2550.
44. Lanier BG, Turner RA Jr, Collins RL, Senter RG Jr. Evaluation of nabumetone in the treatment of active adult rheumatoid arthritis. *Am J Med.* 1987;83(4B): 40-43.
45. Ioannidis JP. Contradicted and initially stronger effects in highly cited clinical research. *JAMA.* 2005;294(2):218-228.
46. Ioannidis JP, Trikalinos TA. Early extreme contradictory estimates may appear in published research: the Proteus phenomenon in molecular genetics research and randomized trials. *J Clin Epidemiol.* 2005;58(6):543-549.
47. Ioannid is J, Lau J. Evolution of treatment effects over time: empirical insight from recursive cumulative metaanalyses. *Proc Natl Acad Sci U S A.* 2001;98(3): 831-836.
48. Morrison NA, Qi JC, Tokita A, et al. Prediction of bone density from vitamin D receptor alleles. *Nature.* 1994;367(6460):284-287.
49. Uitterlinden AG, Weel AE, Burger H, et al. Interaction between the vitamin D receptor gene and collagen type Ialpha1 gene in susceptibility for fracture. *J Bone Miner Res.* 2001;16(2):379-385.
50. Lasser KE, Allen PD, Woolhandler SJ, Himmelstein DU, Wolfe SM, Bor DH. Timing of new black box warnings and withdrawals for prescription medications. *JAMA.* 2002;287(17):2215-2220.
51. Silverstein FE, Faich G, Goldstein JL, et al. Gastrointestinal toxicity with celecoxib vs nonsteroidal anti-inflammatory drugs for osteoarthritis and rheumatoid arthritis: the CLASS study: a randomized controlled trial: Celecoxib Long-term Arthritis Safety Study. *JAMA.* 2000;284(10):1247-1255.
52. Hrachovec JB, Mora M. Reporting of 6-month vs 12 month data in a clinical trial of celecoxib. *JAMA.* 2001;286(19):2398; author reply 2399-2400.
53. Silverstein F, Simon LS, Faich G. Reporting of 6-month vs 12-month data in a clinical trial of celecoxib. *JAMA.* 2001;286(19):2399-2400.
54. Docherty M, Smith R. The case for structuring the discussion of scientific papers. *BMJ.* 1999;318(7193): 1224-1225.
55. Moher D, Schulz KF, Altman DG. The CONSORT statement: revised recommendations for improving the quality of reports of parallel-group randomised trials. *Lancet.* 2001;357(9263):1191-1194.

11.4

TÓPICOS AVANÇADOS EM APLICAÇÃO DOS RESULTADOS DE ENSAIOS TERAPÊUTICOS

Desfechos substitutos

Heiner C. Bucher, Regina Kunz,
Deborah J. Cook, Anne Holbrook
e Gordon Guyatt

Neste capítulo:

- Cenário clínico
  - Podemos oferecer com confiança um inibidor de enzima conversora de angiotensina para uma mulher normotensa com diabete do tipo 2 e nefropatia inicial?
- Encontrando as evidências
- O que é um desfecho substituto?
- Uso de desfechos substitutos: bom, ruim ou indiferente?
- Os resultados são válidos?
  - Existe uma associação forte, independente e consistente entre o desfecho substituto e o desfecho importante para o paciente?
  - Os ensaios randomizados de classes diferentes de medicamentos mostram que a melhora no desfecho substituto levou à melhora no desfecho relevante de forma consistente?
  - Os ensaios randomizados de medicamentos da mesma classe mostram que a melhora no desfecho substituto levou à melhora no desfecho relevante de forma consistente?
- Quais são os resultados?
  - Qual o tamanho, a precisão e a duração do efeito do tratamento?
  - Os prováveis benefícios do tratamento compensam os danos e custos em potencial?
- Resolução clínica
- Conclusão

CENÁRIO CLÍNICO

Podemos oferecer com confiança um inibidor de enzima conversora de angiotensina para uma mulher normotensa com diabete do tipo 2 e nefropatia inicial?

Você é um internista atendendo uma mulher com 56 anos de idade com diabete do tipo 2 diagnosticada há cerca de 5 anos. A paciente é obesa (índice de massa corporal de 29,5 kg/m^2) e tem dificuldade para aderir a uma dieta recomendada. Sua hemoglobina glicosilada (HbA1c) durante os últimos 2 anos tem estado razoavelmente bem controlada (entre 7,5 e 8,5%). Ela repetidamente apresentou níveis normais de colesterol de baixa densidade (LDL) e de pressão arterial (< 135/80 mmHg), mas nas duas últimas consultas você descobriu um nível de microalbuminúria de 200 mg por 24 horas. Isso aumenta sua preocupação com o risco de sua paciente desenvolver doença renal em estágio final (DREF) como sua irmã com diabete, que é 8 anos mais velha.

Você sabe que a microalbuminúria recentemente detectada fortalece o caso para duas novas terapias. Evidências diretas de um *ensaio clínico randomizado* (*ECR*) grande e bem delineado lhe dizem que o tratamento com um inibidor de enzima conversora de angiotensina (ECA) reduzirá o risco de infarto do miocárdio (IM) e acidente vascular cerebral (AVC) da paciente[1] (Fig. 11.4.1, coluna A). Três ECR grandes e bem delineados fornecem evidências diretas de que um bloqueador de receptor de angiotensina II (AT-II) retardará a progressão de uma albuminúria e o desenvolvimento de DREF[2-4] (ver Fig. 11.4.1, coluna H).

Agora você tem um dilema: deveria oferecer para sua paciente um bloqueador de receptor de AT-II para reduzir seu risco renal, esperando que isso também reduza seu risco cardíaco? Embora tanto os inibidores de ECA como os bloqueadores de receptores de AT-II tenham como alvo o sistema renina-angiotensina-aldosterona, os dois medicamentos atuam em sítios diferentes do sistema[5] e sua atividade biológica pode ser bem diferente. Na verdade, ECRs disponíveis fornecem evidências de que os bloqueadores de receptores de AT-II não oferecem a mesma redução de risco cardiovascular em pacientes com diabete do tipo 2 como fazem os inibidores de ECA.[3,6]

E quanto à outra alternativa, oferecer à sua paciente um inibidor de ECA para reduzir o risco cardíaco, esperando que também retarde a progressão do problema renal? Idealmente, você gostaria de contar com o mesmo tipo de evidências diretas que os inibidores de ECA reduzem DREF em pacientes com diabete do tipo 2 que você tem para desfechos cardiovasculares. Alternativamente, uma comparação direta de um inibidor de ECA e um bloqueador de AT-II demonstrando desfechos renais semelhantes seria satisfatória. Infelizmente, nenhuma alternativa está disponível (Fig. 11.4.1, coluna E).

Como os inibidores de ECA e os bloqueadores de receptores de AT-II têm um mecanismo de ação semelhante, você pensa: se eles têm um efeito similar sobre a redução da albuminúria diabética, terão um efeito similar sobre doença renal importante para o paciente. Essa suposição se confirma? Para oferecer informações sólidas à sua paciente a respeito dos benefícios gerais do tratamento, você procura por mais informações referentes à legitimidade de sua suposição.

ENCONTRANDO AS EVIDÊNCIAS

Você acessa o PubMed no *site* da National Library of Medicine. Usando a base de dados dos Títulos de Assuntos Médicos (MeSH), você constrói uma estratégia de busca que inclui os termos "diabetes mellitus type 2", "diabetic nephropathies" e "angiotensin-converting enzyme inhibitors". Você restringe sua busca incluindo somente ECRs (a partir do menu "publication types") e recupera 41 ensaios. Examinando os títulos e resumos, você procura por uma comparação direta entre um inibidor de ECA e um bloqueador de AT-II que avaliou um desfecho importante, como duplicar o nível de creatinina (o que pode resultar em desfechos importantes para o paciente, como o início de dieta pobre em proteína ou orientação psicológica para diálise) ou um desfecho claramente importante para o paciente, como DREF. Se tal estudo existisse, você não teria que se basear no substituto do efeito sobre a albuminúria. Como suspeita, não existe um estudo como este.

O melhor estudo disponível é uma comparação direta randomizada do bloqueador de receptores de AT-II telmisartan e o inibidor de ECA enalapril em 250 pacientes com diabete do tipo 2 e nefropatia que mediu a mudança em taxa de filtragem glomerular como o desfecho primário e mudança em albuminúria como desfecho secundário. Esse estudo falhou em demonstrar qualquer diferença em taxa de filtragem glomerular (diferença de tratamento, –2,6 mL/min/1,73 m^2; intervalo de confiança [IC 95%], –7,1 a 2,0 mL/min/1,73 m^2) ou albuminúria (razão de excreção urinária de albumina entre grupos, 1,04; IC 95%, 0,71-1,51) entre os medicamentos após 5 anos.[7] Então, agora você encara sua pergunta: é possível usar a microalbuminúria em pacientes com diabete do tipo 2 como um substituto para o desfecho de DREF em longo prazo, permitindo a substituição do inibidor de ECA pelo bloqueador de receptores de AT-II para prevenção da progressão de insuficiência renal (ver Fig. 11.4.1, coluna E)?

O QUE É UM DESFECHO SUBSTITUTO?

Idealmente, os médicos que tomam decisões de tratamento deveriam se dirigir a ECRs metodologicamente fortes que examinam o efeito de terapia sobre desfechos importantes para o paciente como AVC, IM, *qualidade de vida relacionada à saúde (QVRS)* e morte.[8] Frequentemente, contudo, a condução desses ensaios exige um tamanho de amostra tão grande ou um acompanhamento de pacientes tão extenso que os pesquisadores ou empresas farmacêuticas procuram por alternativas. Substituir medidas laboratoriais ou fisiológicas (*desfechos substitutos*) por desfechos importantes para o paciente permite que os pesquisadores conduzam ensaios mais curtos e menores, oferecendo assim uma aparente solução para o dilema.[9]

Os desfechos substitutos – desfechos que substituem medidas diretas de como um paciente se sente, funciona ou sobrevive[10] – incluem variáveis fisiológicas (como excreção de albumina na urina como um desfecho substituto para DREF, densidade mineral óssea como substituto para fraturas de ossos longos, pressão arterial como um desfecho substituto para AVC e contagem de células CD4 como um desfecho substituto para AIDS e mortalidade relacionada à AIDS) ou medidas de doença subclínica (como o grau de aterosclerose em angiografia coronariana como desfecho substituto para um futuro infarto do miocárdio ou morte coronariana). Essas variáveis fisiológicas também são, às vezes, descritas como biomarcadores, um indicador de processos biológicos normais, processos patogênicos ou respostas farmacológicas a uma intervenção terapêutica. A mudança de desfechos substitutos para desfechos importantes para o paciente é atraente quando o substituto pode ser medido mais precocemente, mais facilmente, mais frequentemente, com maior precisão ou com menos confusão por riscos concorrentes ou outras terapias. Para ser válido, o marcador não só deve estar estatisticamente correlacionado com o desfecho importante para o paciente, mas também captar na maior extensão possível o efeito relativo da intervenção sobre o desfecho importante para o paciente.[9]

USO DE DESFECHOS SUBSTITUTOS: BOM, RUIM OU INDIFERENTE?

O uso de desfechos substitutos é indispensável para a avaliação de medicamentos em ensaios de fase II e ensaios de fase III inicial montados para estabelecer ou verificar a promessa de benefício de um medicamento. Em muitos países, as empresas podem obter uma

A	B	C	D
Nefropatia diabética do tipo 2; risco cardiovascular aumentado	Albuminúria por nefropatia diabética do tipo 2	Albuminúria por nefropatia diabética do tipo 2	Nefropatia diabética do tipo 2
↓ Inibidores de ECA	↓ Albuminúria	↓ Bloqueador de AT-II	↓ Inibidores de ECA
Redução em mortalidade cardiovascular, infarto do miocárdio e acidente vascular cerebral[1]	Redução em TFG e progressão para DREF[24,25]	Redução paralela em progressão de albuminúria, diminuição em função renal e desenvolvimento de DREF[2,3,4]	Evidências inconsistentes de redução paralela em nível de albuminúria e aumentos em nível de creatinina[48,50]

(*Continua*)

FIGURA 11.4.1 Desfechos renais com inibidores de enzima conversora de angiotensina e bloqueadores de angiotensina II e evidências sustentando o uso de um substituto (proteinúria) para insuficiência renal em estágio final.

Abreviaturas: AT-II, angiotensina II; DREF, doença renal em estágio final; ECA, enzima conversora de angiotensina; ECR, ensaio clínico randomizado; IC, intervalo de confiança TFG, taxa de filtragem glomerular.

licença para comercializar o medicamento ao demonstrarem um efeito positivo sobre desfechos substitutos. O uso de desfechos substitutos para fins regulatórios reflete as decisões de aprovação de medicamentos que os reguladores devem tomar frente às exigências de saúde pública e às pressões comerciais por tomadas de decisão mais rápidas. No entanto, continua o debate se e sob que circunstâncias o uso de desfechos substitutos constitui um atalho apropriado para a prática e o licenciamento de medicamentos.

Basear-se em desfechos substitutos pode ser benéfico ou prejudicial. Por um lado, o uso do desfecho substituto pode levar a um acesso rápido e apropriado a novos tratamentos.

Por exemplo, a decisão da US Food and Drug Administration de aprovar novos medicamentos antirretrovirais, de acordo com a informação de ensaios utilizando desfechos substitutos, reconheceu a enorme necessidade continuada de terapias efetivas para pacientes com infecção pelo vírus da imunodeficiência humana (HIV). A primeira geração de inibidores de protease comprovou ser efetiva em ECRs que focalizaram desfechos importantes para o paciente.[11] Ensaios mais recentes de medicamentos antirretrovirais de diferentes classes demonstraram efeito sobre marcadores substitutos de infecção por HIV, enquanto os resultados de estudos de coorte sugerem redução associada de AIDS e morbidade associada à AIDS.[12]

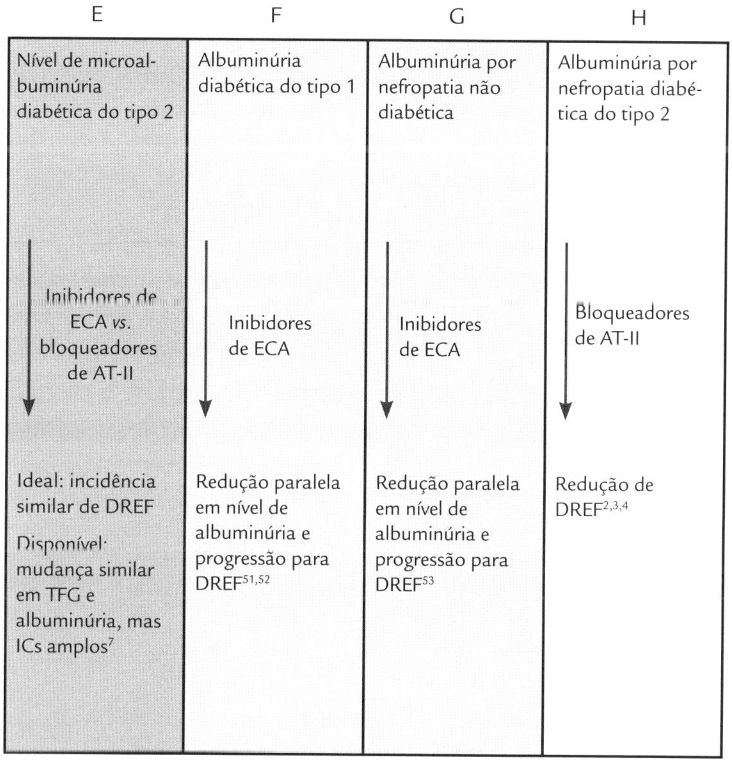

FIGURA 11.4.1 (*Continuação*)

A coluna A exibe evidências diretas de que os inibidores de ECA reduzem desfechos cardiovasculares adversos em pacientes com diabete do tipo 2 e risco cardiovascular. A coluna H exibe as evidências de que os inibidores de AT-II melhoram o desfecho renal em pacientes com diabete do tipo 2 com nefropatia. A coluna E (em cinza escuro) exibe as evidências que gostaríamos de ter (ECR demonstrando influência aparente similar de inibidores de ECA e bloqueadores de AT-II sobre DREF) em pacientes com nefropatia diabética do tipo 2 e albuminúria e as evidências que temos (influência aparente similar sobre TFG e albuminúria – o desfecho substituto).

Por outro lado, confiar em desfechos substitutos pode ser equivocado e, assim, resultar em excesso de morbidade e mortalidade. Por exemplo, flosequinan, milrinona, ibopamina, vesnarinona e xamoterol melhoram desfechos substitutos de função hemodinâmica em pacientes ambulatoriais com insuficiência cardíaca, mas ECRs demonstraram que cada um desses agentes leva a um excesso de mortalidade (ver Cap. 9.2, Resultados surpreendentes de ensaios randomizados). Dado que a motivação subjacente para o uso de um substituto com frequência é diminuir o tamanho da amostra e a duração do acompanhamento que seria necessário se os investigadores fossem medir um desfecho importante para o paciente, o uso de substitutos pode resultar em uma estimativa pior de toxicidade, o que enfatiza a necessidade de um alto nível de confiança na validade do substituto.

Como os médicos podem distinguir entre marcadores substitutos válidos e inválidos? Nesta seção, apresentamos uma abordagem à avaliação crítica de estudos usando desfechos substitutos e a aplicação de seus resultados ao manejo de pacientes de forma individual. Como nossa discussão demonstrará, os médicos precisam avaliar muito mais do que um único estudo para decidir sobre a adequação de um desfecho substituto. A avaliação pode requerer uma *revisão sistemática* de estudos observacionais da relação entre o desfecho substituto e o desfecho relevante, junto com uma revisão de alguns ou todos os ECRs que avaliaram o efeito do tratamento sobre ambos os desfechos. Embora a maior parte dos médicos não tenha tempo para conduzir tal investigação, nossas diretrizes lhes permitirão que avaliem os argumentos dos especialistas – ou aqueles da indústria farmacêutica – para prescrever tratamentos conforme seu efeito sobre desfechos substitutos.

OS RESULTADOS SÃO VÁLIDOS?

Quando consideramos a validade de um desfecho substituto, devemos abordar dois aspectos. Primeiro, um desfecho substituto será consistentemente confiável somente se existir uma conexão causal entre mudança em substituto e mudança no desfecho importante para o paciente. Assim, o substituto deve estar na cadeia causal do processo de doença. Por exemplo, o LDL deve ser uma causa de eventos ateroscleróticos cardíacos e cerebrais para atuar como um substituto válido para esses eventos. Segundo, devemos ter confiança de que a mudança no substituto capta todas as influências críticas sobre os desfechos importantes para o paciente.[9] Por exemplo, se o tratamento afetar tanto positiva como negativamente (como se tornou o caso dos fibratos[13]) a morbidade ou a mortalidade independentemente de seus efeitos sobre LDL, a validade do substituto é ameaçada.

Nossas diretrizes para validade, apresentadas na Tabela 11.4.1, afetam diretamente esses dois aspectos.

Existe uma associação forte, independente e consistente entre o desfecho substituto e o desfecho importante para o paciente?

Para funcionar como um substituto válido para um desfecho relevante importante, o desfecho substituto deve estar associado àquele desfecho relevante. Com frequência, os pesquisadores escolhem desfechos substitutos porque descobriram uma correlação entre um desfecho substituto e um desfecho relevante em estudos observacionais. Sua compreensão de características biológicas lhes dá confiança de que mudanças no substituto invariavelmente levarão a mudanças no desfecho importante. Quanto mais forte é a associação, mais provável é o vínculo causal entre o substituto e o alvo. A força de uma associação está refletida em medidas estatísticas como o *risco relativo* (*RR*) ou a *razão de chances* (OR) (ver Cap. 7, O tratamento diminui o risco? Compreendendo os resultados).

TABELA 11.4.1 Diretrizes para utilização da literatura médica para um ensaio de desfecho substituto

Os resultados são válidos?
- Existe uma associação forte, independente e consiste entre o desfecho substituto e o desfecho importante para o paciente?
- Os ensaios randomizados de classes diferentes de medicamentos mostram que a melhora no desfecho substituto levou à melhora no desfecho relevante de forma consistente?[a]
- Ensaios randomizados de medicamentos da mesma classe mostram que a melhora no desfecho substituto levou à melhora no desfecho relevante de forma consistente?[a]

Quais são os resultados?
- Qual o tamanho, a precisão e a duração do efeito do tratamento?

Como posso aplicar os resultados à atenção ao paciente?
- Os prováveis benefícios do tratamento compensam danos e custos em potencial?

[a] As respostas a uma ou ambas as perguntas deveriam ser sim para que um ensaio substituto fosse um guia adequado para ação clínica.

Muitos substitutos biologicamente plausíveis estão apenas fracamente associados a desfechos importantes para o paciente. Por exemplo, medidas de função respiratória em pacientes com doença pulmonar crônica – ou exames convencionais de exercício em pacientes com doença cardíaca e pulmonar – estão apenas fracamente associadas à capacidade de realizar atividades da vida diária.[14,15] Quando as correlações são baixas, é provável que o substituto não seja adequado para o desfecho relevante.

Além da força da associação, a confiança de alguém na validade da associação depende da consistência em diferentes estudos e após um ajuste para variáveis de confusão conhecidas.

Por exemplo, estudos ecológicos como o Seven Countries Study[16] sugeriram uma forte correlação entre níveis séricos de colesterol e mortalidade por doença cardíaca coronariana mesmo depois de ajuste para outros preditores como idade, fumo e pressão arterial sistólica (PAS). Quando um substituto está associado a um desfecho após ajuste para múltiplos outros fatores prognósticos em potencial, a associação é uma associação independente (ver Cap. 13, Tópicos avançados em dano. Correlação e regressão). Grandes estudos observacionais posteriores confirmaram essa associação em indivíduos de todos os continentes.[17]

Da mesma forma, estudos de coorte consistentemente revelaram que uma única medida de carga viral no plasma prediz o risco posterior de AIDS ou morte em pacientes com infecção por HIV.[18-23] Por exemplo, em um estudo, a proporção de pacientes que evoluíram para AIDS após 5 anos dos quartis de carga viral mais baixos até os mais altos foi 8, 26, 49 e 62%.[23] Além disso, essa associação reteve seu poder preditivo após ajuste para outros preditores em potencial, como a contagem de células CD4.[18-22]

UTILIZANDO AS *DIRETRIZES*

Retornemos à nossa paciente com diabete do tipo 2 à sua pergunta se é possível substituir a albuminúria pelo desfecho relevante real de DREF.

Idealmente, para estabelecer a associação entre progressão de albuminúria e progressão para DREF em diabete do tipo 2, gostaria-se de ter uma coorte grande em que os pacientes com diabete do tipo 2 tivessem sido acompanhados desde o estabelecimento do diabete, durante os diferentes estágios de envolvimento renal até o desenvolvimento de DREF. Infelizmente, ninguém nunca iniciou um estudo tão abrangente de longa duração como esse e, dadas as opções de tratamento disponíveis, é improvável que alguém jamais o faça. Portanto, temos que coletar as evidências a partir de fontes diferentes para explorar a evolução de um estágio para o próximo. Um estudo de coorte prospectivo comparou 78 pacientes com diabete do tipo 2 e microalbuminúria inicial com aqueles sem esse problema. Após 10 anos de acompanhamento, os pacientes com microalbuminúria inicial eram quatro vezes mais prováveis de desenvolver microalbuminúria (> 300 mg perda de albumina/24 h)[24] (ver Fig. 11.4.1, coluna B). Um estudo de coorte recentemente publicado de 227 pacientes com diabete do tipo 2 e uma média de acompanhamento de 6,5 anos encontrou uma forte associação entre macroalbuminúria e progressão para insuficiência renal[25] (ver Fig. 11.4.1, coluna B). Usando uma análise multivariável, macroalbuminúria, retinopatia diabética, idade, HbA1c, taxa de filtragem glomerular (TFG) inicial e PAS (listadas na ordem de seu efeito) determinaram independentemente o declínio em TFG. A macroalbuminúria provou ser o preditor mais forte para "tempo até o desfecho composto de duplicar a creatinina/DREF inicial" com uma razão de riscos (RR) de 7,4 (CI 95%, 3,4-15,7) por aumento em log^{10} desde a albumina inicial, seguida por HbA1c (RR, 1,5; IC 95%, 1,2-1,8) e PAS (RR, 1,2; IC 95%, 1,1-1,4).

Assim, podemos concluir que a microalbuminúria é um preditor forte e independente da DREF e adequada ao nosso primeiro critério para um desfecho substituto aceitável.

Atender ao primeiro critério é necessário, mas não é suficiente para sustentar a confiança em um desfecho substituto. Antes de oferecer uma intervenção com base nos efeitos sobre um desfecho substituto, você deveria observar uma relação consistente entre desfecho substituto e desfecho relevante em ECRs; o efeito da intervenção sobre o substituto deve ser grande, preciso e duradouro, e o equilíbrio benefício/risco deve ser claro.

Os ensaios randomizados de classes diferentes de medicamentos mostram que a melhora no desfecho substituto levou à melhora no desfecho relevante de forma consistente?

Estudos fisiopatológicos, estudos ecológicos e estudos de coorte são insuficientes para estabelecer definitivamente o vínculo entre desfechos substitutos e desfechos importantes para o paciente.

Considere o exemplo de medicamentos antiarrítmicos. Agentes antiarrítmicos de classe II[26] efetivamente preveniram batimentos ventriculares ectópicos que estavam fortemente associados a prognósticos adversos em pacientes com infarto do miocárdio[27] e, portanto, eram de uso disseminado. Quando finalmente – com atraso considerável – foi lançado um ECR para avaliar o efeito dos medicamentos sobre morbidade e mortalidade, os agentes na verdade aumentaram a mortalidade.[28] A confiança imprudente no desfecho substituto de supressão de arritmias não letais levou à morte de dezenas de milhares de pacientes.

O tratamento da insuficiência cardíaca fornece outro exemplo instrutivo. Ensaios de inibidores de ECA em pacientes com insuficiência cardíaca revelaram aumentos paralelos em capacidade de exercício[29-32] e uma diminuição em mortalidade,[33] sugerindo que os médicos podem conseguir se basear em capacidade de exercício como um substituto válido. Tanto a milrinona, um inibidor de fosfodiesterase,[34] como o epoprostenol, uma prostaglandina,[35] demonstraram melhor tolerância ao exercício em pacientes com insuficiência cardíaca sintomática. Contudo, quando esses medicamentos foram avaliados em ECRs, ambos mostraram um aumento em mortalidade cardiovascular, que, em um caso, era estatisticamente significativo[36] e, no segundo caso, levou à interrupção precoce do ensaio.[37] Assim, a tolerância ao exercício é inconsistente para predizer mortalidade melhorada e é, portanto, um substituto inválido.

Outros desfechos substitutos sugeridos em pacientes com insuficiência cardíaca incluíram fração de ejeção, variabilidade do batimento cardíaco e marcadores de função autônoma.[38] O agente dopaminérgico ibopamina influencia positivamente todos os três desfechos substitutos, ainda que um ECR tenha descoberto que o medicamento aumenta a mortalidade em pacientes com insuficiência cardíaca, principalmente devido a taquiarritmias induzidas por ibopamina.[39]

Um ensaio de fluoreto de sódio como prevenção secundária contra osteoporose em mulheres pós-menopáusicas fornece apoio adicional para o uso cauteloso de substitutos. Embora o fluoreto de sódio aumentasse em 35% a densidade mineral óssea na espinha lombar durante um período de 5 anos, ocorreram mais fraturas vertebrais e não vertebrais no grupo-intervenção do que no grupo-placebo (163 fraturas vertebrais e 72 não vertebrais ocorreram em 101 mulheres tratadas com fluoreto de sódio *versus* 136 fraturas vertebrais e 24 não vertebrais em 101 mulheres recebendo placebo).[40] Uma metanálise de 11 ECRs confirmou que o fluoreto de sódio falhou em melhorar as taxas de fratura, apesar de promover grandes aumentos em densidade óssea.[41]

Evidências de ensaios múltiplos de agentes múltiplos indicam ainda mais que mudanças em densidade óssea em ECRs estão apenas fracamente associadas com a redução em fraturas não vertebrais.[42] Esses achados atestam a sensatez de demandar que os ensaios de terapias para osteoporose sejam estimulados para mostrar diferenças em incidência de fraturas. Assim, para o uso seguro do zoledronato, um bisfosfonato licenciado para prevenção de fraturas osteoporóticas em pacientes incapazes de ingeri-lo na apresentação oral, o uso clínico confiante do agente exigia os resultados de um ECR que relatasse dados de fratura. A política da Food and Drug Administration para licenciamento de medicamentos para prevenção de fraturas osteoporóticas também segue essa linha de argumento.

Contudo, existem exemplos de desfechos apropriados. Por exemplo, ensaios terapêuticos em pacientes com HIV consistentemente demonstraram que a modificação na contagem de células CD4 e a supressão completa de carga viral de RNA de HIV-1 estão associadas a mudança em desfechos importantes. Ensaios que compararam diferentes classes de terapias antirretrovirais demonstraram que pacientes randomizados para regimes de medicamentos mais potentes tinham contagem de células CD4 mais altas e taxas mais altas de supressão de carga viral de HIV-1 e eram menos prováveis de evoluir para AIDS ou morte.[11,43] Estudos de coorte grandes que investigaram novos medicamentos antirretrovirais diferentes demonstraram substanciais reduções em AIDS e morbidade relacionada à AIDS.[44]

Embora não exista nenhuma garantia de que o próximo ensaio usando uma classe diferente de medicamentos mostre o mesmo padrão, esses resultados fortalecem muito nossa confiança de que, por exemplo, um inibidor de protease novo como o atazanavir para infecção por HIV que aumente a contagem de células CD4 e efetivamente suprima a carga viral de HIV-1 resulte em uma redução em morbidade e mortalidade relacionada à AIDS. Devemos ter em mente, no entanto, que evidências convincentes da validade do substituto não obscureçam as preocupações com a inicialmente inaparente toxicidade do medicamento em longo prazo.

UTILIZANDO AS *DIRETRIZES*

Retornemos ao nosso cenário clínico de abertura. Ensaios controlados por placebo de bloqueadores de AT-II em pacientes com diabete do tipo 2 e microalbuminúria demonstraram uma diminuição no desenvolvimento de macroalbuminúria.[2] Ensaios semelhantes controlados por placebo com bloqueadores de receptores de AT-II losartan[3] e irbesartan em pacientes com macroalbuminúria mostraram uma diminuição nos desfechos relevantes para o paciente "duplicar o nível de creatinina sérica" (losartan: RR, 0,75; CI 95%, 0,61-0,92; irbesartan: RR, 0,71; CI 95%, 0,57-0,90) e "DREF" (losartan: RR, 0,72; CI 95%, 0,58-0,89; irbesartan: RR, 0,79; CI 95%, 0,61-1,04). Assim, a melhora em microalbuminúria em pacientes com diabete do tipo 2 mostra uma relação constante com melhora em desfecho relevante (duplicar o nível de nível de creatinina sérica e DREF) para bloqueadores de AT-II (ver Fig. 11.4.1, coluna C).

Os ensaios randomizados de medicamentos da mesma classe mostram que a melhora no desfecho substituto levou à melhora no desfecho relevante de forma consistente?

Os médicos estão em uma posição mais forte para confiar em desfechos substitutos se um medicamento novo pertence a uma classe de medicamentos em que ECRs confirmaram uma forte relação entre desfecho substituto e desfecho relevante.

Por exemplo, diversos ensaios grandes de prevenção primária e secundária de doença cardíaca coronariana com estatinas consistentemente observaram que esses medicamentos reduzem desfechos cardiovasculares adversos.[13] Portanto, poderíamos supor que uma nova estatina como a rosuvastatina, com uma potência redutora de colesterol LDL similar ou até mesmo mais potente, também pode reduzir desfechos importantes para o paciente. Mesmo assim, a recente experiência em estudos observacionais de um aumento de 10 vezes em rabdomiólise associada a outra estatina – cerivastatina – que tinha sido aprovada somente com base em suas atividades redutoras de lipídeos[45] nos lembra que a confiança em um substituto pelo benefício ainda deixa o aspecto da toxicidade aberto a sérios questionamentos.

Relutaríamos, por dois motivos, em facilmente generalizar esses resultados para outra classe de agentes redutores de lipídeos. Primeiro, a relação biológica entre o desfecho substituto importante para o paciente que existe com uma classe de agentes pode não existir com outro. Em segundo lugar, pode haver efeitos de um agente não relacionados àqueles mediados pelo substituto que influenciam o desfecho importante para o paciente.

Considere, por exemplo, ensaios de como uma classe de agentes anticolesterol (os fibratos) demonstrou uma significativa redução de infarto do miocárdio, mas um risco aumentado de mortalidade por outras causas que se contrapuseram a esse benefício e levaram a nenhum efeito sobre a mortalidade geral.[13] Como ressaltamos, a confiança em um desfecho substituto depende da suposição de que o substituto capte a completa relação entre o tratamento e o desfecho.[46,47]

Tal suposição pode ser derrubada de duas maneiras. Primeiro, o tratamento pode ter um mecanismo benéfico adicional de efeito sobre o desfecho independentemente de seu efeito sobre o substituto.

> Por exemplo, nem os bloqueadores de receptores de AT-II nem os bloqueadores de canais do cálcio parecem ter qualquer efeito favorável sobre eventos cardiovasculares ou cerebrovasculares em pacientes com diabete do tipo 2 e nefropatia explícita além do que pode ser alcançado por controle da pressão sanguínea.[6] Bloqueadores de receptores de AT-II, no entanto, demonstraram um efeito superior sobre desfecho renal como DREF, um efeito biológico adicional que os bloqueadores de canais do cálcio parecem não compartilhar.[4]

Segundo, o tratamento pode ter efeitos deletérios sobre o desfecho que não são mediados pelo substituto. Efeitos de aumento de mortalidade dos fibratos, em vez da incapacidade de reduzir morbidade e mortalidade pela redução de colesterol, provavelmente explicam a falta geral de efeito dos fibratos sobre a mortalidade. Outra razão para ter mais confiança nas evidências intraclasse de desfechos substitutos é que os efeitos deletérios adicionais são menos prováveis de ocorrer entre classes de medicamentos do que intraclasse.

Esse critério é complicado pela existência de diversas interpretações do termo "classe de medicamento". Um fabricante naturalmente defenderá uma definição ampla de "classe" quando seu medicamento se encaixar em uma classe de agentes com uma associação positiva consistente entre desfecho substituto e de interesse (como β-bloqueadores em pacientes que tiveram um infarto do miocárdio). Se substâncias estão relacionadas a medicamentos com efeitos adversos conhecidos ou suspeitos sobre eventos de interesse (p. ex., clofibrato ou inibidores de ciclo-xigenase-2), é mais provável que os fabricantes dos agentes defendam que a conexão química ou fisiológica não está suficientemente próxima para que o novo medicamento seja relegado à mesma classe do agente prejudicial (ver Cap. 22.5, Efeitos de classe de medicamentos).

UTILIZANDO AS *DIRETRIZES*

De volta ao cenário de abertura, definimos a partir de estudos observacionais que a microalbuminúria mantém as características de um marcador substituto potencialmente confiável e, a partir de ECRs, que bloqueadores de receptores de AT-II consistentemente mostram uma relação entre a diminuição de albuminúria e DREF em nefropatia diabética do tipo 2.

Quanto ao efeito de inibidores de ECA em pacientes com diabete do tipo 2, contudo, os dados são menos claros. Um pequeno ECR controlado por placebo incluindo 94 pacientes encontrou forte redução na progressão de micro para macroalbuminúria (RR, 0,08; IC 95%, 0,02-0,34), além de uma redução na duplicação do nível de creatinina sérica (RR, 0,15; IC 95%, 0,04-0,65).[48] Em uma análise de subgrupo de um grande ECR que comparou ramipril com placebo para prevenção de doenças cardiovasculares em pacientes em alto risco para a doença-alvo,[49] os investigadores observaram uma redução na progressão para macroalbuminúria que era independente da redução de pressão sanguínea (RR, 0,87; IC 95%,

0,69-1,10), mas não houve nenhuma diferença na duplicação do nível de creatinina sérica ou DREF.[50] O curto acompanhamento e a baixa taxa de eventos no grupo-controle limitam as inferências a partir desse estudo. Assim, existe alguma inconsistência na aparente relação entre redução em albuminúria e redução em progressão de insuficiência renal com inibidores de ECA (ver Fig. 11.4.1, coluna D).

Existem, no entanto, evidências adicionais de uma relação constante de melhora no desfecho substituto (microalbuminúria) e de interesse em pacientes com diabete do tipo 1 tratados com inibidores de ECA. Em uma metanálise de ECRs de dados de pacientes individuais com diabete do tipo 1, inibidores de ECA foram associados com uma forte e consistente redução na progressão de micro para macroalbuminúria (razão de chances, 0,38; IC 95%, 0,25-0,57)[51] (Fig. 11.4.1, coluna F). Em outro ensaio de pacientes com diabete do tipo 1 e macroalbuminúria, inibidores de ECA foram associados a uma redução em macroalbuminúria e no desfecho combinado de morte, diálise ou transplan-

TABELA 11.4.2 Exemplos controversos selecionados de critérios de validade aplicados para avaliação crítica de estudos usando desfechos substitutos

Tipos de intervenção	Desfecho substituto	Desfecho relevante	Critério 1	Critério 2	Critério 3
			Existe uma associação forte, independente e consistente entre o desfecho substituto e o desfecho clínico?	Existem evidências de ensaios randomizados em outras classes de medicamentos de que a melhora no desfecho substituto consistentemente levou à melhora no desfecho relevante?	Existem evidências de ensaios randomizados na mesma classe de medicamentos de que a melhora no desfecho substituto consistentemente levou à melhora no desfecho relevante?
Bisfosfonato zoledronato[a,54]	Densidade mineral óssea	Fraturas osteoporóticas	Sim[55]	Não[40,41]	Sim[56]
Inibidor de proteinase[b] atazanavir[57]	Carga viral plasmática de HIV-1	AIDS ou morte	Sim[18-22]	Sim[58]	Sim[11,43]
Inibidor de proteinase[b] atazanavir[57]	Contagem de células CD4	AIDS ou morte	Sim[18-22]	Sim[58]	Sim[11,43]
Medicamento antilipidêmico rosuvastatina[59,60]	Redução no nível de colesterol ou redução no nível de colesterol LDL	Infarto do miocárdio ou morte por infarto do miocárdio	Sim[16,61]	Não[13]	Sim[13]

Abreviaturas: AIDS, síndrome da imunodeficiência humana adquirida; HIV, vírus da imunodeficiência humana; LDL, lipoproteína de baixa densidade.

[a] Um ensaio[67] não concluído na época em que este capítulo foi redigido forneceu evidências de que o zoledronato reduz o risco de fraturas recorrentes em pacientes que passaram por reparação de fraturas de quadril.

[b] Em terapia de combinação com dois inibidores de transcrição reversa.

te (RR, 0,50; IC 95%, 0,30-0,82)[52] (Fig. 11.4.1, coluna F). Efeitos similares foram observados em metanálise de ECRs de dados de pacientes individuais com macroalbuminúria causada por doença renal não diabética (RR para duplicação do nível de creatinina sérica inicial, 0,64; IC 95%, 0,51-0,80; RR para DREF, 0,63; IC 95%, 0,47-0,85)[53] (Fig. 11.4.1, coluna G).

Em resumo, existem algumas evidências de ECRs que inibidores de ECA em diabete do tipo 2 reduzem o desenvolvimento de macroalbuminúria. Existe um corpo consistente de evidências em doença renal relacionada a diabete do tipo 1 e não diabética de que inibidores de ECA reduzem o desenvolvimento de microalbuminúria, diminuem a albuminúria e reduzem o desenvolvimento de DREF.

Na Tabela 11.4.2, aplicamos nossos critérios de validade a diversos exemplos controversos de uso de desfechos substitutos.

QUAIS SÃO OS RESULTADOS?

Qual o tamanho, a precisão e a duração do efeito do tratamento?

Ao considerar os resultados, nos interessa não só se uma intervenção altera um desfecho substituto, mas também a magnitude, a precisão e a duração do efeito. Se uma intervenção resulta em grandes reduções no desfecho substituto, se os ICs de 95% em torno dessas grandes reduções forem estreitos e se o efeito persiste durante um período suficientemente longo, nossa confiança de que o desfecho relevante será favoravelmente afetado aumenta. Efeitos positivos menores, com ICs mais amplos e acompanhamento de menor duração nos deixam menos confiantes.

Já citamos evidências sugerindo que as contagens de CD4 podem ser um desfecho substituto aceitável para mortalidade em pacientes com infecção por HIV. Antes da bem sucedida introdução de terapia antirretroviral potente, um ECR de terapia com zidovudina imediata *versus* retardada em pacientes assintomáticos com infecção por HIV relatou um resultado positivo para terapia imediata, baseado em grande parte na existência de maior proporção de pacientes tratados com contagens de células CD4 excedendo 350/mL em uma mediana de acompanhamento de 1,7 anos.[62] Posteriormente, o estudo Concorde abordou a mesma questão em um ECR com uma mediana de acompanhamento de 3,3 anos.[63] Os investigadores do Concorde encontraram um declínio contínuo em células CD4 tanto no grupo-tratamento como no controle, mas a diferença de mediana de 30 células/mL em favor dos pacientes tratados ao fim do estudo foi estatisticamente significativa. No entanto, o estudo não mostrou nenhum efeito de zidovudina em termos de evolução reduzida para AIDS ou morte. A diferença mediana de células CD4 era insuficiente para afetar desfechos importantes para o paciente. Os autores do Concorde concluíram que a pequena mas altamente significativa e persistente diferença em contagem CD4 entre os grupos não foi traduzida em um benefício clínico significativo e "colocou em questão o uso sem crítica de contagens de células CD4 como um desfecho substituto".[63] Se a análise Concorde que mostrou tempos significativamente mais curtos para alcançar uma contagem CD4 de 350/mL no grupo-controle fosse considerada fundamental, o ensaio teria sido interrompido precocemente com base em um resultado falso-positivo.[64] A mensagem aqui é que o efeito de uma intervenção sobre um desfecho substituto deve ser grande, consistente e de duração suficiente, mesmo se o substituto preencher os critérios que desenvolvemos. Somente então as inferências sobre efeitos importantes para o paciente podem se tornar confiáveis.

UTILIZANDO AS *DIRETRIZES*

Voltando ao nosso cenário e ao estudo que recuperamos, o ensaio randomizado de telmisartan *versus* enalapril em nefropatia diabética do tipo 2[7] não encontrou nenhuma diferença entre os grupos no desfecho primário, a taxa de filtragem glomerular (diferença do tratamento,

–2,6 mL/min/1,73 m^2; IC 95%, –7,1 a 2,0 mL/min/1,73 m^2). A redução similar em albuminúria de bloqueadores de receptores de AT-II e inibidores de ECA sugere que os inibidores de ECA podem ser similarmente efetivos ao reduzirem o desfecho importante para o paciente de DREF, mas para haver certeza preferiríamos um IC muito mais estreito do que o que observamos no estudo. Acima de tudo, parece haver razoáveis evidências de que os inibidores de ECA sejam tão efetivos na redução de albuminúria em pacientes com diabete do tipo 2 comparados com bloqueadores de receptores de AT-II, fornecendo evidências adicionais para sustentar uma inferência pela qual possamos confiar no inibidor de ECA para retardar a progressão da deficiência renal de nosso paciente.

Como ilustraremos quando pensarmos em comparar benefícios e danos, a magnitude do efeito sobre o desfecho substituto pode nos ajudar ou não a estimar a magnitude de um possível efeito sobre o desfecho relevante.

Os prováveis benefícios do tratamento compensam os danos e custos em potencial?

As três perguntas que os médicos deveriam fazer a si mesmos ao aplicarem os resultados são as mesmas que sugerimos para qualquer aspecto de terapia ou prevenção (ver Cap. 6, Terapia [ensaios clínicos randomizados]): os pacientes do estudo eram similares ao meu paciente? Os desfechos importantes para o paciente foram levados em conta? Os prováveis benefícios compensam os potenciais danos e riscos? O terceiro critério, equilíbrio entre benefícios e riscos do tratamento, apresenta desafios particulares quando os investigadores se concentraram somente em desfechos substitutos. Portanto, discutiremos esse aspecto com algum detalhamento.

Antes de oferecer um tratamento para seus pacientes, os médicos precisam conhecer a magnitude do provável benefício. Estimar tal magnitude se torna um desafio quando nosso conhecimento sobre benefícios estiver limitado ao efeito da intervenção sobre um desfecho substituto. Uma abordagem é procurar por um ou mais ECRs em uma população de pacientes semelhantes que avalie uma intervenção relacionada que use tanto desfechos substitutos como de interesse e extrapole a partir desses dados. Quando isso não estiver disponível, devemos extrapolar a partir de modelos prognósticos que relacionem o marcador substituto ao desfecho clínico de interesse.

Como podemos verificar a redução de risco de inibidores de ECA sobre DREF em diabete do tipo 2 se tudo que conhecemos é o efeito sobre a albuminúria? Reconhecendo as limitações dessa abordagem, poderíamos usar os resultados dos ensaios controlados por placebo que incluem tanto o efeito sobre a albuminúria substituta como a redução de risco sobre DREF para aproximar a redução de risco de inibidores de ECA para desfecho clínico que foi avaliado somente para a albuminúria substituta. O losartan reduziu a microalbuminúria em 35% comparando com o início, enquanto a macroalbuminúria diminuiu levemente no grupo placebo ($P < 0{,}001$).[3] Tais alterações se traduziram em uma redução de risco relativo de 25% de duplicar o nível de creatinina sérica (IC 95%, 8-39%) e uma redução de risco relativo de 28% (IC 95%, 11-42%) de DREF. Portanto, precisaríamos tratar 17 pacientes por 3,4 anos para prevenir que um paciente desenvolvesse DREF. A redução similar em albuminúria observada no ECR que comparou telmisartan com enalapril[7] nos permite extrapolar que o inibidor de ECA enalapril poderia levar a reduções relativas similares de DREF. No entanto, é sabido que a extrapolação e as comparações indiretas de resultados de ECRs diferentes têm problemas inerentes e podem levar a estimativas com sérios vieses.[65]

RESOLUÇÃO CLÍNICA

Descobrimos uma associação forte, mais ou menos consistente, independente e biologicamente plausível entre albuminúria e DREF. Ensaios randomizados sobre bloqueadores de receptores de AT-II demonstraram uma relação consistente entre a diminuição de albuminúria e DREF em pacientes com diabete do tipo 2. As evidências de que inibidores de ECA reduzem albuminúria e DREF em pacientes com diabete do tipo 2 são menos fortes, mas ensaios de inibidores de ECA em diabete do tipo 1 e doença renal não diabética oferecem evidências adicionais do vínculo entre redução de albuminúria e redução de DREF com inibidores de ECA. Embora o caso não seja tão forte como poderia ser, podemos razoavelmente concluir que a albuminúria é um marcador substituto que preenche suficientemente nossos critérios e, portanto, podemos usar evidências baseadas no marcador substituto para orientar nossa decisão de prescrever ou não um inibidor de ECA na paciente com diabete do tipo 2 para diminuir o risco de DREF. Essa evidência provém do ECR que sugere que inibidores de ECA não são inferiores aos bloqueadores de receptores de AT-II na redução de albuminúria, porém é limitada pelo amplo IC.

Médicos e pacientes devem também levar em conta os potenciais danos e efeitos adversos ao tomarem decisões de tratamento. A maioria dos pacientes tolera bem ambos os medicamentos. Os efeitos adversos que realmente ocorrem estão fundamentalmente relacionados à formação reduzida de AT-II e aparecem em ambos os medicamentos com uma frequência comparável. Uma tosse incômoda representa um efeito adverso adicional dos ini-

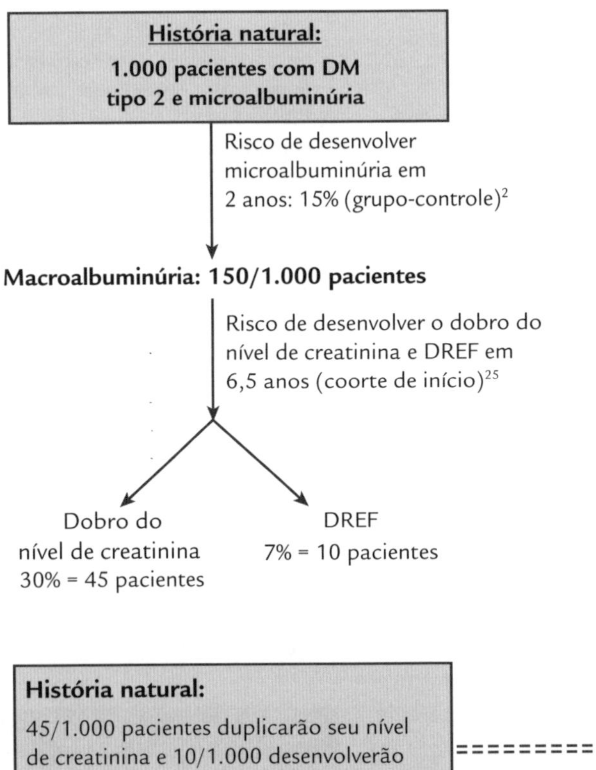

(*Continua*)

FIGURA 11.4.2 Extrapolação dos resultados de estudos de coorte e de intervenção (bloqueadores de receptores de angiotensina II) para uma coorte imaginária de 1.000 pacientes.

Abreviaturas: AC, acompanhamento; BRA, bloqueador de receptor de angiotensina II; DM, diabete melito; DREF, doença renal em estágio final; ECR, ensaio clínico randomizado; RRR, razão de risco relativo.

bidores de ECA, mas o problema é reversível quando o medicamento é interrompido.

O que podemos dizer para nossa paciente? Se ela deseja minimizar o risco de acidente vascular cerebral ou infarto do miocárdio, as fortes evidências do ECR sugerem que deveria estar tomando um inibidor de ECA. Em relação à doença renal, devemos transmitir os dados apresentados na Figura 11.4.2. O risco de a paciente desenvolver microalbuminúria nos próximos 2 anos fica em torno de 15%.[2] Se isso acontecer, ela terá um risco de 30% de duplicar o nível de creatinina sérica e um risco de 7% de ter DREF nos próximos 6,5 anos.[25] Conforme as evidências do ensaio com irbesartan,[2] tratar 14 pacientes iguais a esse com um bloqueador de AT-II durante 2 anos evitaria que evoluíssem de microalbuminúria para macroalbuminúria. Na presença de macroalbuminúria, bloqueadores de receptores de AT-II reduziriam o risco de duplicar o nível de creatinina sérica e DREF, em termos relativos, em 20 a 30% e, em termos absolutos, em aproximadamente 1,3% (*número necessária para tratar* [NNT]: 76) (Fig. 11.4.2).[3,4] Como a paciente está em baixo risco de desenvolver DREF (1%), o tratamento reduzirá o risco absoluto de DREF em apenas 2 em 1.000 (NNT: 500) (Fig. 11.4.2).

Um inibidor de ECA resultará em uma redução de risco semelhante? O vínculo entre a redução em albuminúria induzida por inibidor de ECA em pacientes com diabete do tipo 2 e sub-

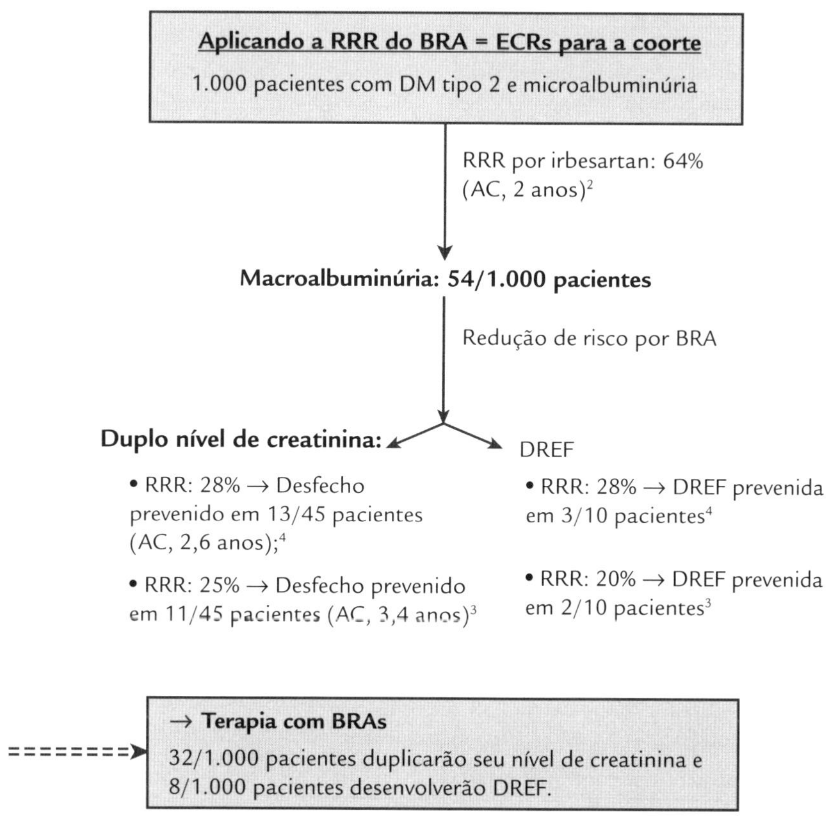

FIGURA 11.4.2 (*Continuação*) Extrapolação dos resultados de estudos de coorte e de intervenção (bloqueadores de receptores de angiotensina II) para uma coorte imaginária de 1.000 pacientes.
Abreviaturas: AC, acompanhamento; BRA, bloqueador de receptor de angiotensina II; DM, diabete melito; DREF, doença renal em estágio final; ECR, ensaio clínico randomizado; RRR, razão de risco relativo.

sequente redução em DREF é substancial, mas não tão forte quanto gostaríamos. O mesmo é verdadeiro para as evidências de que inibidores de ECA alcancem a mesma redução em nível de albuminúria que os inibidores de AT-II.[7]

Isso nos deixa com três opções de tratamento em potencial. Primeiro, podemos sugerir a monoterapia com inibidores de ECA porque existem boas evidências para uma redução de risco cardíaco e evidências substanciais mas não ótimas de que a paciente também será beneficiada no risco renal. Segundo, recomendamos a monoterapia com bloqueadores de receptores de AT-II. Isso minimizaria o risco renal, mas pode não reduzir o risco cardíaco. Terceiro, podemos sugerir a terapia dupla com inibidores de ECA e bloqueadores de AT-II, inibindo com isso a rota renina-angiotensina-aldosterona em dois sítios; entretanto, pouco se sabe sobre o perfil dos efeitos adversos da terapia combinada, e a terapia dupla para microalbuminúria parece ser inapropriadamente agressiva.[66]

De acordo com as melhores evidências disponíveis, incluindo o baixo risco de a paciente desenvolver DREF na próxima década, você a orienta a tomar um inibidor de ECA. Você tem mais confiança nas suas recomendações porque, ao discutir a escolha com ela, descobre seus valores e preferências. No fim, a paciente reluta (em parte devido ao custo) em tomar outra medicação e acha pouco atrativa a perspectiva do monitoramento cuidadoso adicional para hipercalemia que a terapia combinada exigiria.

CONCLUSÃO

Quando usamos desfechos substitutos para fazer inferências sobre benefícios esperados, estamos fazendo suposições referentes ao vínculo entre o desfecho substituto e os desfechos importantes para o paciente. Nesta seção, delineamos critérios que você pode usar para decidir quando essas suposições seriam apropriadas. Mesmo que um desfecho substituto precise responder a todos os critérios, as inferências sobre o benefício de um tratamento ainda podem provar estarem equivocadas. Assim, as recomendações de tratamento baseadas em efeitos de desfecho substituto podem nunca ser tão fortes quanto os resultados focalizados sobre um desfecho importante para o paciente.

Tais considerações enfatizam que esperar por resultados de ECRs que investigam o efeito da intervenção sobre desfechos de inequívoca importância para pacientes é a única solução definitiva para o dilema do desfecho substituto. O grande número de casos em que a confiança sobre desfechos substitutos levou ou pode ter levado os médicos a se perderem pede pela sensatez dessa abordagem conservadora (ver Cap. 9.2, Resultados surpreendentes de ensaios randomizados). Entretanto, quando o risco sério de morbidade ou mortalidade de um paciente for alto, a estratégia de esperar e ver pode trazer problemas para muitos pacientes e seus médicos.

Estimulamos os médicos a criticamente questionarem as intervenções terapêuticas em que a única prova de eficácia são dados de desfecho substituto. Quando o desfecho substituto responde a todos os nossos critérios de validade, quando o efeito da intervenção sobre o desfecho substituto for grande, quando o risco do desfecho relevante do paciente for alto, quando o paciente valorizar muito evitar o desfecho relevante e quando não existir nenhuma terapia alternativa satisfatória, os médicos poderão escolher recomendar terapia com base em ECRs que avaliam somente desfechos substitutos. Em todas as situações, os médicos devem considerar cuidadosamente os efeitos adversos conhecidos e potenciais, bem como os custos da terapia, antes de recomendar uma intervenção com base em desfechos substitutos somente.

Referências

1. Yusuf S, Sleight P, Pogue J, Bosch J, Davies R, Dagenais G. Effects of an angiotensin-converting-enzyme inhibitor, ramipril, on cardiovascular events in high-risk patients: the Heart Outcomes Prevention Evaluation Study Investigators. *N Engl J Med.* 2000;342(3): 145-153.
2. Parving HH, Lehnert H, Brochner-Mortensen J, Gomis R, Andersen S, Arner P. The effect of irbesartan on the development of diabetic nephropathy in patients with type 2 diabetes. *N Engl J Med.* 2001;345(12): 870-878.

3. Brenner BM, Cooper ME, de Zeeuw D, et al. Effects of losartan on renal and cardiovascular outcomes in patients with type 2 diabetes and nephropathy. *N Engl J Med.* 2001;345(12):861-869.
4. Lewis EJ, Hunsicker LG, Clarke WR, et al. Renoprotective effect of the angiotensin- receptor antagonist irbesartan in patients with nephropathy due to type 2 diabetes. *N Engl J Med.* 2001;345(12):851-860.
5. Burnier M. Angiotensin II type 1 receptor blockers. *Circulation.* 2001;103(6):904- 912.
6. Berl T, Hunsicker LG, Lewis JB, et al. Cardiovascular outcomes in the Irbesartan Diabetic Nephropathy Trial of patients with type 2 diabetes and overt nephropathy. *Ann Intern Med.* 2003;138(7):542-549.
7. Barnett AH, Bain SC, Bouter P, et al. Angiotensin-receptor blockade vs converting-enzyme inhibition in type 2 diabetes and nephropathy. *N Engl J Med.* 2004;351(19):1952-1961.
8. Guyatt G, Montori V, Devereaux PJ, Schunemann H, Bhandari M. Patients at the center: in our practice and in our use of language. *ACP J Club.* 2004;140(1): A11- A12.
9. Biomarkers Definitions Working Group. Biomarkers and surrogate endpoints: preferred definitions and conceptual framework. *Clin Pharmacol Ther.* 2001; 69(3):89-95.
10. Temple R. *A Regulatory Authority's Opinion About Surrogate Endpoints.* New York, NY: John Wiley & Sons; 1995:3-22.
11. Hammer SM, Squires KE, Hughes MD, et al. A controlled trial of two nucleoside analogues plus indinavir in persons with human immunodeficiency virus infection and CD4 cell counts of 200 per cubic millimeter or less: AIDS Clinical Trials Group 320 Study Team. *N Engl J Med.* 1997;337(11):725-733.
12. Olsen CH, Gatell J, Ledergerber B, et al. Risk of AIDS and death at given HIV-RNA and CD4 cell count, in relation to specific antiretroviral drugs in the regimen. *AIDS.* 2005;19(3):319-330.
13. Studer M, Briel M, Leimenstoll B, Glass TR, Bucher HC. Effect of different antilipidemic agents and diets on mortality: a systematic review. *Arch Intern Med.* 2005;165(7):725-730.
14. Guyatt GH, Thompson PJ, Berman LB, et al. How should we measure function in patients with chronic heart and lung disease? *J Chronic Dis.* 1985;38(6): 517-524.
15. Mahler DA, Weinberg DH, Wells CK, Feinstein AR. The measurement of dyspnea: contents, interobserver agreement, and physiologic correlates of two new clinical indexes. *Chest.* 1984;85(6):751-758.
16. Verschuren WM, Jacobs DR, Bloemberg BP, et al. Serum total cholesterol and long-term coronary heart disease mortality in different cultures: twenty-five-year follow-up of the Seven Countries Study. *JAMA.* 1995;274(2):131-136.
17. Yusuf S, Hawken S, Ounpuu S, et al. Effect of potentially modifiable risk factors associated with myocardial infarction in 52 countries (the INTERHEART Study): case-control study. *Lancet.* 2004;364(9438):937-952.
18. Mellors JW, Rinaldo CR Jr, Gupta P, White RM, Todd JA, Kingsley LA. Prognosis in HIV-1 infection predicted by the quantity of virus in plasma. *Science.* 1996;272(5265):1167-1170.
19. Mellors JW, Kingsley LA, Rinaldo CR Jr, et al. Quantitation of HIV-1 RNA in plasma predicts outcome after seroconversion. *Ann Intern Med.* 1995;122(8): 573-579.
20. Ruiz L, Romeu J, Clotet B, et al. Quantitative HIV-1 RNA as a marker of clinical stability and survival in a cohort of 302 patients with a mean CD4 cell count of 300 × 10(6)/l. *AIDS.* 1996;10(11):F39-F44.
21. O'Brien TR, Blattner WA, Waters D, et al. Serum HIV-1 RNA levels and time to development of AIDS in the Multicenter Hemophilia Cohort Study. *JAMA.* 1996;276(2):105-110.
22. Yerly S, Perneger TV, Hirschel B, et al. A critical assessment of the prognostic value of HIV-1 RNA levels and CD4+ cell counts in HIV-infected patients: the Swiss HIV Cohort Study. *Arch Intern Med.* 1998;158(3):247-252.
23. Ho DD. Viral counts count in HIV infection. *Science.* 1996;272(5265):1124-1125.
24. Mogensen CE. Microalbuminuria predicts clinical proteinuria and early mortality in maturity-onset diabetes. *N Engl J Med.* 1984;310(6):356-360.
25. Rossing K, Christensen PK, Hovind P, Tarnow L, Rossing P, Parving HH. Progression of nephropathy in type 2 diabetic patients. *Kidney Int.* 2004;66(4): 1596-1605.
26. McAlister FA, Teo KK. Antiarrhythmic therapies for the prevention of sudden cardiac death. *Drugs.* 1997;54(2):235-252.
27. Bigger JT Jr, Fleiss JL, Kleiger R, Miller JP, Rolnitzky LM. The relationships among ventricular arrhythmias, left ventricular dysfunction, and mortality in the 2 years after myocardial infarction. *Circulation.* 1984;69(2):250-258.
28. Echt DS, Liebson PR, Mitchell LB, et al. Mortality and morbidity in patients receiving encainide, flecainide, or placebo: the Cardiac Arrhythmia Suppression Trial. *N Engl J Med.* 1991;324(12):781-788.
29. Drexler H, Banhardt U, Meinertz T, Wollschlager H, Lehmann M, Just H. Contrasting peripheral short-term and long-term effects of converting enzyme inhibition in patients with congestive heart failure: a double-blind, placebocontrolled trial. *Circulation.* 1989;79(3):491-502.
30. Lewis GR. Comparison of lisinopril vs placebo for congestive heart failure. *Am J Cardiol.* 1989;63(8): 12D-16D.

31. Giles TD, Fisher MB, Rush JE. Lisinopril and captopril in the treatment of heart failure in older patients: comparison of a long- and short-acting angiotensinconverting enzyme inhibitor. *Am J Med.* 1988;85(3B):44-47.
32. Riegger GA. Effects of quinapril on exercise tolerance in patients with mild to moderate heart failure. *Eur Heart J.* 1991;12(6):705-711.
33. Garg R, Yusuf S; Collaborative Group on ACE Inhibitor Trials. Overview of randomized trials of angiotensin-converting enzyme inhibitors on mortality and morbidity in patients with heart failure. *JAMA.* 1995;273(18):1450-1456.
34. DiBianco R, Shabetai R, Kostuk W, Moran J, Schlant RC, Wright R. A comparison of oral milrinone, digoxin, and their combination in the treatment of patients with chronic heart failure. *N Engl J Med.* 1989;320(11):677-683.
35. Sueta CA, Gheorghiade M, Adams KF Jr, et al; Epoprostenol Multicenter Research Group. Safety and efficacy of epoprostenol in patients with severe congestive heart failure. *Am J Cardiol.* 1995;75(3): 34A-43A.
36. Packer M, Carver JR, Rodeheffer RJ, et al; PROMISE Study Research Group. Effect of oral milrinone on mortality in severe chronic heart failure. *N Engl J Med.* 1991;325(21):1468-1475.
37. Califf RM, Adams KF, McKenna WJ, et al. A randomized controlled trial of epoprostenol therapy for severe congestive heart failure: the Flolan International Randomized Survival Trial (FIRST). *Am Heart J.* 1997;134(1):44-54.
38. Yee KM, Struthers AD. Can drug effects on mortality in heart failure be predicted by any surrogate measure? *Eur Heart J.* 1997;18(12):1860-1864.
39. Hampton JR, van Veldhuisen DJ, Kleber FX, et al; Second Prospective Randomised Study of Ibopamine on Mortality and Efficacy (PRIME II) Investigators. Randomised study of effect of ibopamine on survival in patients with advanced severe heart failure. *Lancet.* 1997;349(9057):971-977.
40. Riggs BL, Hodgson SF, O'Fallon WM, et al. Effect of fluoride treatment on the fracture rate in postmenopausal women with osteoporosis. *N Engl J Med.* 1990;322(12):802-809.
41. Haguenauer D, Welch V, Shea B, Tugwell P, Adachi JD, Wells G. Fluoride for the treatment of postmenopausal osteoporotic fractures: a meta-analysis. *Osteoporos Int.* 2000;11(9):727-738.
42. Guyatt GH, Cranney A, Griffith L, et al. Summary of meta-analyses of therapies for postmenopausal osteoporosis and the relationship between bone density and fractures. *Endocrinol Metab Clin North Am.* 2002;31(3):659-679, xii.
43. Cameron DW, Heath-Chiozzi M, Danner S, et al; Advanced HIV Disease Ritonavir Study Group. Randomised placebo-controlled trial of ritonavir in advanced HIV-1 disease. *Lancet.* 1998;351(9102): 543-549.
44. Sterne JA, Hernan MA, Ledergerber B, et al. Long-term effectiveness of potent antiretroviral therapy in preventing AIDS and death: a prospective cohort study. *Lancet.* 2005;366(9483):378-384.
45. Furberg CD, Pitt B. Withdrawal of cerivastatin from the world market. *Curr Control Trials Cardiovasc Med.* 2001;2(5):205-207.
46. Prentice RL. Surrogate endpoints in clinical trials: definition and operational criteria. *Stat Med.* 1989;8(4):431-440.
47. Fleming TR. Surrogate markers in AIDS and cancer trials. *Stat Med.* 1994;13(13- 14):1423-1435; discussion 1437-1440.
48. Ravid M, Savin H, Jutrin I, Bental T, Katz B, Lishner M. Long-term stabilizing effect of angiotensin-converting enzyme inhibition on plasma creatinine and on proteinuria in normotensive type II diabetic patients. *Ann Intern Med.* 1993; 118(8):577-581.
49. Gerstein HC, Yusuf S, Mann JFE, Hoogwerf B; Heart Outcomes Prevention Evaluation Study Investigators. Effects of ramipril on cardiovascular and microvascular outcomes in people with diabetes mellitus: results of the HOPE study and MICRO-HOPE substudy. *Lancet.* 2000;355(9200):253-259.
50. Strippoli GF, Craig M, Deeks JJ, Schena FP, Craig JC. Effects of angiotensin converting enzyme inhibitors and angiotensin II receptor antagonists on mortality and renal outcomes in diabetic nephropathy: systematic review. *BMJ.* 2004; 329(7470):828.
51. ACE Inhibitors in Diabetic Nephropathy Trialist Group. Should all patients with type 1 diabetes mellitus and microalbuminuria receive angiotensin-converting enzyme inhibitors? a meta-analysis of individual patient data. *Ann Intern Med.* 2001;134(5):370-379.
52. Lewis EJ, Hunsicker LG, Bain RP, Rohde RD; Collaborative Study Group. The effect of angiotensin-converting-enzyme inhibition on diabetic nephropathy. *N Engl J Med.* 1993;329(20):1456-1462.
53. Jafar TH, Schmid CH, Landa M, et al. Angiotensin-converting enzyme inhibitors and progression of nondiabetic renal disease: a meta-analysis of patient-level data. *Ann Intern Med.* 2001;135(2):73-87.
54. Reid IR, Brown JP, Burckhardt P, et al. Intravenous zoledronic acid in postmenopausal women with low bone mineral density. *N Engl J Med.* 2002;346(9):653- 661.
55. Huang C, Ross PD, Wasnich RD. Short-term and long-term fracture prediction by bone mass measurements: a prospective study. *J Bone Miner Res.* 1998; 13(1):107-113.
56. Karpf DB, Shapiro DR, Seeman E, et al; Alendronate Osteoporosis Treatment Study Groups. Pre-

vention of nonvertebral fractures by alendronate: a metaanalysis. *JAMA*. 1997;277(14):1159-1164.

57. Johnson M, Grinsztejn B, Rodriguez C, et al. Atazanavir plus ritonavir or saquinavir, and lopinavir/ritonavir in patients experiencing multiple virological failures. *AIDS*. 2005;19(2):153-162.
58. Montaner JS, Reiss P, Cooper D, et al. A randomized, double-blind trial comparing combinations of nevirapine, didanosine, and zidovudine for HIVinfected patients: the INCAS Trial: Italy, The Netherlands, Canada and Australia Study. *JAMA*. 1998;279(12):930-937.
59. Jones PH, Davidson MH, Stein EA, et al. Comparison of the efficacy and safety of rosuvastatin vs atorvastatin, simvastatin, and pravastatin across doses (STELLAR* Trial). *Am J Cardiol*. 2003;92(2):152-160.
60. Brown WV, Bays HE, Hassman DR, et al. Efficacy and safety of rosuvastatin compared with pravastatin and simvastatin in patients with hypercholesterolemia: a randomized, double blind, 52 week trial. *Am Heart J*. 2002;144(6):1036-1043.
61. Law MR, Wald NJ, Thompson SG. By how much and how quickly does reduction in serum cholesterol concentration lower risk of ischaemic heart disease? *BMJ*. 1994;308(6925):367-372.
62. Cooper DA, Gatell JM, Kroon S, et al; European-Australian Collaborative Group. Zidovudine in persons with asymptomatic HIV infection and CD4+ cell counts greater than 400 per cubic millimeter. *N Engl J Med*. 1993;329(5):297-303.
63. Aboulker JP, Babiker AG, Darbyshire JH, Dormont J; Concorde Coordinating Committee. MRC/ANRS randomised double-blind controlled trial of immediate and deferred zidovudine in symptom-free HIV infection. *Lancet*. 1994; 343(8902):871-881.
64. Montori VM, Devereaux PJ, Adhikari NK, et al. Randomized trials stopped early for benefit: a systematic review. *JAMA*. 2005;294(17):2203-2209.
65. Bucher HC, Guyatt GH, Griffith LE, Walter SD. The results of direct and indirect treatment comparisons in meta-analysis of randomized controlled trials. *J Clin Epidemiol*. 1997;50(6):683-691.
66. Kunz R, Friedrich C, Wolbers M, Mann JFE. Meta-analysis: effect of monotherapy and combination therapy with inhibitors of the renin–angiotensin system on proteinuria in renal disease. *Ann Intern Med*. 2008;148(1):30-48.
67. Lyles KW, Colón-Emeric CS, Magaziner JS, et al; HORIZON Recurrent Fracture Trial. Zoledronic acid and clinical fractures and mortality after hip fracture. *N Engl J Med*. 2007;357(18):1799-1809.

11.5

TÓPICOS AVANÇADOS EM APLICAÇÃO DOS RESULTADOS DE ENSAIOS TERAPÊUTICOS

Pesquisa qualitativa

MITA GIACOMINI E DEBORAH J. COOK

Neste capítulo:

- Cenário clínico
- Encontrando as evidências
- Introdução
- Quando a pesquisa qualitativa é relevante?
- Os resultados são confiáveis?
  - A escolha de participantes ou observações foi explícita e abrangente?
  - A aprovação de ética em pesquisa foi obtida?
  - A coleta de dados foi suficientemente abrangente e detalhada?
  - Os investigadores analisaram os dados apropriadamente e corroboraram os achados adequadamente?
- Quais são os resultados?
- Como posso aplicar os resultados à atenção ao paciente?
  - O estudo oferece uma teoria útil?
  - O estudo me ajuda a compreender interações sociais na atenção clínica?
- Resolução clínica

CENÁRIO CLÍNICO

Depois da apresentação de um palestrante convidado na sessão de discussão sobre polifarmácia nos idosos, você reflete sobre um paciente sob seus cuidados, uma mulher com 77 anos de idade com doença pulmonar obstrutiva crônica (DPOC), hipertensão e insuficiência renal leve, que consultou por pneumonia adquirida na comunidade. Depois de 6 dias de tratamento com antibiótico, ela desenvolveu uma colite por *Clostridium difficile*. Durante a sessão de discussão, o clínico geral sugeriu que a terapia com antibiótico contribuiu para o desenvolvimento da colite. Você destacou que o inibidor de bomba de próton que a paciente tinha tomado por mais de 1 ano, e que você continuou a fornecer no hospital, aumentou seu risco de desenvolver tanto a pneumonia original[1] como a infecção por *C. difficile* adquirida no hospital.[2] No dia em que ela foi hospitalizada, você se lembra de ter encarregado o médico de descobrir por que ela estava tomando um inibidor de bomba de próton; ele descobriu que o uso do medicamento havia iniciado um ano atrás, durante uma internação em unidade de terapia intensiva por uma exacerbação de sua DPOC que exigia ventilação mecânica. Os médicos responsáveis pelo atendimento da paciente administraram o inibidor de bomba de próton, em vez do antagonista de receptor de histamina-2 mais apropriado, para prevenir ulceração por estresse. Além disso, não havia comprovação na ficha sobre o motivo por que o inibidor de bomba de próton foi continuado posteriormente. A paciente se lembra de receber uma prescrição para o novo medicamento quando recebeu alta do hospital, mas não se recorda de uma conversa sobre a razão para tal.

Você está perturbado com o que vê como outro exemplo de prescrição subótima e quer descobrir evidências de pesquisa que possam esclarecer como a comunicação afeta a polifarmácia. Acima de tudo, você busca novas ideias sobre o que pode estar acontecendo em seu hospital e *insights* sobre a natureza da má prescrição para pacientes internados e soluções em potencial. Você reflete sobre como o melhor acesso aos registros médicos ajudaria, bem como sobre uma revisão obrigatória de medicação em longo prazo. Caminhando na direção das enfermarias, ouve uma colega lamentar-se de que, para ela, o problema real é se manter informada a respeito de medicamentos e suas interações nos idosos. Você imagina que o problema é complexo, que está relacionado ao comportamento e não à biomedicina e que você não tem uma visão ampliada de seus fatores contribuintes. Antes de começar a buscar possíveis soluções, você quer informações mais sistemáticas, baseadas em evidências e consistentes sobre a natureza do problema. Talvez as ciências sociais possam ajudar. Você se empenha em ampliar mais o tópico das sessões de discussão ao apresentar e avaliar criticamente um artigo sobre prescrição inadequada de medicamentos em uma conferência ao meio-dia, usando sua paciente como um caso ilustrativo. A pauta da conferência é composta por reações adversas a medicamentos, os desafios singulares de cuidar de pessoas idosas que recebem numerosas medicações e uma introdução à *pesquisa qualitativa*.

ENCONTRANDO AS EVIDÊNCIAS

Como você está interessado em compreender melhor a cultura da comunicação em seu hospital, sabe que está procurando por evidências descritivas em ciências sociais, particularmente um estudo de pesquisa qualitativa. Embora atualmente não exista nenhum tópico de assuntos médicos que indique metodologia de pesquisa qualitativa, existe uma estratégia no PubMed com a qual poucos estão familiarizados. Assim, de volta ao seu consultório, você entra no PubMed e vai para as "Special Queries" listadas na coluna à esquerda da página inicial, sob "PubMed Services". Na próxima página, você escolhe "Health Services Research [HSR] Queries" e, na tela que segue, escolhe "Qualitative Research" e "Narrow, specific search". Você insere "communication decision making drug utilization" [comunicação tomada de decisão utilização de medicamento] em uma linha só; a busca resulta em duas opções.

Uma delas parece ser diretamente relevante para sua pesquisa: um estudo qualitativo da adequação do uso de medicação em pacientes idosos internados.[3]

A descrição dos objetivos do estudo pelos autores é diretamente relevante para sua preocupação: "*To explore the processes leading to inappropriate use of medicines for elderly pacientes admitted for acute care.*" [Explorar os processos que levam ao uso inapropriado de remédios em pacientes idosos internados para atendimento agudo.] Você baixa o artigo, lê e faz cópias para a conferência. A seção de metodologia do artigo indica http://www.bmj.com para maiores detalhes sobre métodos de pesquisa e você recebe esse apêndice suplementar para ajudar na avaliação crítica.

INTRODUÇÃO

A pesquisa qualitativa tem duas qualidades que a distinguem da pesquisa quantitativa tradicional em atenção à saúde: (1) enfatiza fenômenos sociais e interpretados em vez de quantificáveis e (2) objetiva descobrir, descrever e compreender em vez de testar e avaliar. Estudos qualitativos e quantitativos fundamentalmente abordam questões diferentes; não são intercambiáveis com respeito às metas e aos métodos.

O que são fenômenos sociais e em que sentido são diferentes dos fenômenos biomédicos embasados nas ciências naturais? Imagine que você está tentando compreender o que um relógio de pulso faz e você nunca viu um antes. Se você abordá-lo como um fenômeno natural, pode fazer observações sobre sua química e mecanismos e descobrir como, da mesma forma que todas as coisas (e pessoas), o relógio obedece a leis imutáveis da física. Porém, essa abordagem pode descobrir a essência natural de um relógio ou descrever o efeito do relógio de pulso sobre a vida humana? Não, e desconsidera poderosas forças sociais que constituem o que um relógio é e faz.

Compreender tais aspectos requer uma interpretação descritiva. O que fazem os números do relógio? Seu poder reside em sua natureza simbólica. Representam horas do dia para as quais temos compromissos. Os números do relógio nos movem mesmo quando não os consultamos; eles estão presentes em nosso entendimento tácito, em nossa realidade social consensuada.

Embora as leis naturais sejam invioláveis, se alguém viola uma regra social (p. ex., se atrasar para um compromisso) não significa que a regra social não existe. As regras sociais diferem fundamentalmente das leis naturais, pela maneira como mudam conforme o contexto, e exigem interpretações tanto para serem detectadas como para serem compreendidas.[4] Esse fluxo e subjetividade não tornam as regras e símbolos sociais menos reais ou poderosos do que os fenômenos físicos, mas, para estudá-los bem, são necessários métodos diferentes.

Em pesquisa quantitativa, a *validade* se refere à probabilidade de que os métodos de estudo resultarão em uma avaliação não enviesada do *efeito da intervenção* subjacente, do *prognóstico* ou do desempenho do teste diagnóstico. Em pesquisa qualitativa, as verdades sociais ou pessoais que buscamos são naturalmente mutáveis e dependentes do contexto. Também sabemos que descrições confiáveis variarão com a perspectiva do pesquisador e, com frequência, uma pesquisa ruim não só não é verdadeira como não produz *insight*, é superficial ou inútil. Muitos pesquisadores qualitativos rejeitam inteiramente o termo *validade* em favor de termos como *credibilidade* ou *fidedignidade*, que apontam para o elemento do julgamento do investigador, bem como para os procedimentos: precisamos acreditar que muito trabalho cuidadoso e sensível foi feito nos bastidores, onde as descrições de metodologia não vão. Para manter a consistência entre as palavras, usamos a palavra *credibilidade* em vez de *validade.*

Por credibilidade queremos dizer não apenas que os achados correspondem aos fatos, mas também que o relatório de pesquisa mostra sinais de que os investigadores se engajaram cuidadosa e sensivelmente com o material e que as interpretações dos investigadores são confiáveis. Por essas mesmas razões, sinais de excelência metodológica podem ser encontrados não somente nas descrições de procedimentos de metodologia, mas também por uma avaliação da coerência e da profundidade dos achados relatados.

A larga amplitude e os variados propósitos da pesquisa qualitativa explicam em parte por que não existe nenhum padrão amplamente aceito para sua avaliação crítica. Além disso, alguns pesquisadores qualitativos têm objeções filosóficas à avaliação crítica ou aos critérios hierárquicos para atribuir valor à pesquisa qualitativa. Apesar das discussões no campo, a maioria das propostas para avaliar estudos qualitativos de alguma maneira aborda os aspectos gerais delineados na Tabela 11.5.1. Focalizamos aqui o uso de informações de pesquisa qualitativa para a prática e a política clínica e encaminhamos os leitores para outros materiais para introdução ao delineamento e à condução da pesquisa qualitativa.[5-8]

QUANDO A PESQUISA QUALITATIVA É RELEVANTE?

Para ser relevante para os clínicos, a pesquisa qualitativa deve não só ser sobre um assunto (p. ex., prescrição de medicamentos, atenção aos idosos), mas também preencher dois outros critérios. Primeiro, o problema clínico deve se referir a fenômenos sociais, não naturais. Por exemplo, um estudo qualitativo não lhe dirá se uma intervenção alcançou benefício (um ensaio randomizado é melhor para essa questão). Contudo, pode lhe ajudar a descobrir como as pessoas experimentaram a intervenção, como se reorganizaram para acomodá-la e reagir a ela ou que desfechos valorizam mais e por quê. Segundo, deve-se buscar um entendimento teórico ou conceitual do problema. A pesquisa qualitativa faz inferências indutivas e descritivas para a teoria referente a experiências ou ambientes sociais, enquanto a pesquisa quantitativa faz inferências causais ou *correlacionais* para populações.[9]

Os estudos qualitativos podem originar teorias simples ou elaboradas. Os achados podem contribuir para o conhecimento nas ciências sociais ou podem ser úteis para o público leigo, profissional ou interdisciplinar. Para os médicos, os achados qualitativos podem fornecer compreensão e explicação para fenômenos que não são reconhecidos, são mal compreendidos ou não familiares. Também podem

TABELA 11.5.1 Diretrizes para utilização da literatura médica para um artigo que relata os resultados de pesquisa qualitativa em atenção à saúde

Quando a pesquisa qualitativa é relevante?

- Minha pergunta é sobre fenômenos sociais em vez de biomédicos?
- Busco uma compreensão teórica ou conceitual do problema?

Os resultados são confiáveis?

- A escolha de participantes ou observações foi explícita e abrangente?
- A aprovação de ética em pesquisa foi obtida?
- A coleta dos dados foi suficientemente abrangente e detalhada?
- Os investigadores analisaram os dados apropriadamente e corroboraram os achados adequadamente?

Quais são os resultados?

Como posso aplicar os resultados à atenção ao paciente?

- O estudo oferece uma teoria útil?
- O estudo me ajuda a compreender o contexto de minha prática?
- O estudo me ajuda a compreender as interações sociais na atenção clínica?

oferecer novos *insights* a padrões e problemas familiares, como barreiras de comunicação com pacientes. Embora promover ideias de forma livre e elaborar hipóteses teóricas tenha seu valor, a pesquisa qualitativa pode oferecer uma fonte mais rigorosa e empiricamente alicerçada de *insights* sobre o que pode estar acontecendo; isto é, pode fornecer uma teoria útil. Como médico em busca de compreender os dilemas da prescrição nos idosos, você sabe que esse tipo de teoria poderia não só aprofundar sua compreensão do problema, mas também desenvolver hipóteses mais precisas acerca de possíveis soluções para o problema.[10]

OS RESULTADOS SÃO CONFIÁVEIS?

A seção de métodos de um estudo qualitativo deve descrever diversos aspectos do delineamento da pesquisa, inclusive a maneira como os participantes do estudo foram selecionados, os métodos usados para gerar dados, a abrangência da coleta de dados e os procedimentos para analisar os dados e validar os achados. A seguir, descrevemos algumas diretrizes gerais para ajudar os médicos leitores a determinarem se os achados de um estudo qualitativo são confiáveis.

A escolha de participantes ou observações foi explícita e abrangente?

A natureza exploratória e indutiva da pesquisa qualitativa requer que os investigadores não pré-especifiquem uma população de estudo ou o tamanho de uma amostra em termos estritos, a fim de que não deixem passar participantes importantes ou papéis sociais que não compreendem ainda. Em comparação com o imperativo da pesquisa quantitativa de selecionar grandes números de participantes representativos, os pesquisadores qualitativos buscam um pequeno número de participantes (ou observações) selecionados deliberadamente para responder a determinados critérios. Esse processo é denominado *amostragem intencional*.

Geralmente, a amostragem objetiva contempla o conjunto de fenômenos e perspectivas potencialmente relevantes de tipos de dados apropriadamente diversos. Os critérios de seleção tipicamente evoluem durante o curso da análise para explorar temas ou perspectivas emergentes. Dependendo do tópico, a amostragem intencional pode objetivar representar qualquer um dos seguintes: casos típicos, casos não usuais, casos críticos, casos que refletem aspectos políticos importantes ou casos em conexão com outros casos.[11,12] Os casos meramente convenientes seriam menos interessantes. A amostragem aleatória é geralmente inapropriada. Os leitores de estudos qualitativos devem procurar por uma argumentação sólida que descreva e justifique as estratégias de seleção de participantes.

A *unidade de análise* para um estudo qualitativo nem sempre é o indivíduo e, assim, os tópicos de amostragem vão além dos participantes. Podem ser documentos, períodos de observação em um estabelecimento envolvendo muitas pessoas, papéis sociais em particular (p. ex., paciente, membro da família, médico), eventos, entrevistas, rituais, rotinas, etc. Muitos estudos usam múltiplas unidades de análise, precisando de múltiplas fontes de dados. Para julgar se foram coletados dados suficientes, relevância e diversidade significativa contam (e não existe nenhum método estatístico para avaliar a adequação da amostra). O estudo deve envolver um número suficiente de observações para alcançar uma amplitude adequada de perspectivas e evitar captar um quadro equivocado.

UTILIZANDO AS *DIRETRIZES*

Spinewine e colaboradores[3] praticaram a amostragem intencional e envolveram diversas unidades de análise. O ambiente era formado por enfermarias hospitalares para idosos com casos agudos, e a atividade de interesse era a prescrição e o uso de medicamentos. Os investigadores envolveram cinco enfermarias de cinco hospitais (de ensino e alguns não de ensino, urbanos e alguns rurais). Não explicam a justificativa, mas usam distinções comuns entre tipos de hospitais relacionadas a pacientes, processos de atenção e cultura organizacional. Os investigadores envolveram participantes com uma diversidade de papéis (cinco médicos, compreendendo dois residentes e três geriatras, quatro enfermeiros, três farmacêuticos hospitalares e 17 pacientes de duas enfermarias).

Excluíram pacientes cognitivamente incapacitados (embora indivíduos cognitivamente incapacitados constituam cerca de dois terços da população de idosos hospitalizada nesse estabelecimento); não apresentaram a justificativa, embora presumivelmente não se relacione com dificuldades de comunicação e compreensão. A exclusão significa que o estudo pode ser limitado na oferta de *insights* sobre pacientes com necessidades ou sobre problemas especiais de pacientes cognitivamente incapacitados, e os leitores devem especular como os achados poderiam se aplicar a este tipo de paciente.

O estudo foi conduzido na Bélgica francófona. Os leitores precisam considerar se as atitudes e as práticas de prescrição dos médicos e dos pacientes seriam diferentes daquelas em seu próprio sistema de saúde. A prestação de atenção à saúde, no que tange à prescrição medicamentosa nos idosos, provavelmente é semelhante na maioria dos países desenvolvidos. Dado o público internacional desse periódico, teria sido útil se a discussão do contexto belga em relação a outros sistemas de saúde tivesse sido feita.

A aprovação de ética em pesquisa foi obtida?

O tratamento ético de participantes humanos em pesquisa é um aspecto fundamental da qualidade de qualquer pesquisa em saúde e, em pesquisa qualitativa, a aprovação ética também reflete favoravelmente a capacidade dos investigadores de abordarem os participantes com o devido respeito e sensibilidade. Assim, ajuda a refletir favoravelmente sobre – embora não determine sozinha – a credibilidade dos achados. Apesar de os estudos qualitativos tipicamente assumirem uma abordagem não intervencionista, a partir da perspectiva de pesquisa quantitativa, estudos qualitativos exigem a aprovação formal do comitê de ética em pesquisa para examinar o protocolo e o processo de consentimento para riscos em potencial aos participantes. Deve incluir a perda de confidencialidade, o peso das entrevistas, os incentivos que podem solapar o consentimento voluntário, a fidedignidade de informações fornecidas aos participantes, a interferência do pesquisador em atendimento ou outras experiências e a possibilidade de trauma psicológico ao participar. É prática padrão assegurar o consentimento informado e voluntário dos indivíduos ou de seus tomadores de decisão substitutos para proteger a confidencialidade dos participantes, por meio da coleta discreta e segura de dados, e para garantir o anonimato. Os relatórios qualitativos devem afirmar que o estudo recebeu aprovação formal do comitê de ética.

UTILIZANDO AS *DIRETRIZES*

Spinewine e colaboradores[3] fornecem um relato detalhado do processo de consentimento informado e medidas para proteger a confidencialidade e assegurar o anonimato no apêndice do *site* http://www.bmj.com. No final do artigo, os autores afirmam que seu estudo era parte de um projeto global aprovado pelo comitê de ética local. O projeto geral foi aprovado pela Belgian National Foundation for Scientific Research e pelo Research Committee da Universidade.

A coleta de dados foi suficientemente abrangente e detalhada?

A pesquisa qualitativa se esforça para produzir um quadro abrangente e rico das experiências e dinâmica social dos participantes. Para alcançar isso, os investigadores devem envolver pessoas e situações relevantes suficientes e coletar volumes e qualidade de dados adequados a partir delas. Geralmente, a pesquisa qualitativa escolhe entre três estratégias básicas de coleta de dados (Fig. 11.5.1). A *observação de campo* envolve presenciar e registrar eventos à medida que ocorrem. As *entrevistas* engajam os participantes em diálogo, permitindo que interpretem eventos e experiências em seus próprios termos. A *análise documental* envolve a revisão interpretativa de material escrito.

Dada cada fonte, os pesquisadores qualitativos têm métodos adicionais para escolher; essas opções podem influenciar a completude do estudo ou a perspectiva dos resultados (Fig. 11.5.1). Os leitores devem considerar se os pesquisadores usaram múltiplas fontes de informação e, em caso negativo, se poderiam ter obtido um quadro mais completo e preciso caso o tivessem feito. O valor dos dados coletados refletirá não só a natureza e a amplitude das fontes, mas também a medida em que cada fonte originou um texto adequado e detalhado para análise interpretativa. Como veremos, todos os dados qualitativos, no fim, assumem a forma de palavras escritas, e é a interpretação dessas palavras que gera os achados.

Observação de campo

A observação de campo registra as interações sociais prospectiva e diretamente. Para a *observação direta*, os investigadores registram anotações de campo detalhadas do ambiente que estão estudando. Na *observação não participativa*, o pesquisador participa relativamente pouco das interações que está estudando. Os leitores médicos devem considerar se e como a presença do pesquisador pode influenciar o comportamento dos participantes. Por exemplo, um pesquisador em uma sala de espera superlotada pode passar despercebido e não afetar muito como os eventos ali se desenrolam. Em comparação, um pesquisador na sala de exames de uma clínica pode afetar substancialmente as interações sociais que ali ocorrem.

Na *observação participativa*, o pesquisador assume um papel no ambiente social além do de um pesquisador (p. ex., médico, membro de comitê). Tanto para a observação não participativa como para a participativa, a pergunta para leitores do relatório é se a presença e o papel dos pesquisadores permitem acesso a interações sociais francas e significativas. Seu envolvimento pode permitir um *insight* extra ou pode obscurecê-lo, dependendo da situação.[7]

Às vezes, os pesquisadores qualitativos usam a observação indireta por registro em vídeo ou áudio, mas a presença da própria supervisão pode influenciar o que os participantes dizem e fazem. Independentemente do método de observação, o observador sempre terá algum efeito inevitável, pequeno ou grande. Essa interação do observador com o que é observado é chamada *reflexividade* em pesquisa qualitativa. Se ela exerce um papel positivo ou negativo ao acessar verdades sociais, o pesquisador deve reconhecer e investigar a reflexividade e levá-la em conta na interpretação dos dados.

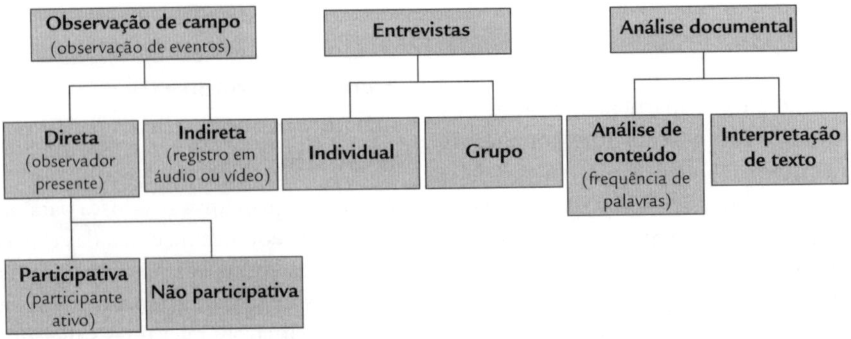

FIGURA 11.5.1 Fontes de informação em pesquisa qualitativa.

Entrevistas

Uma segunda fonte potencial de informação é a entrevista. As entrevistas mais comuns são semiestruturadas, entrevistas detalhadas de indivíduos ou entrevistas baseadas na discussão de grupos (grupos focais). Os questionários padronizados normalmente não são apropriados para pesquisa qualitativa porque pressupõem respostas (literalmente fornecendo as palavras que os respondentes usam) e não são formatados para permitir aos respondentes que relatem experiências em seus próprios termos. Perguntas abertas em questionários permitem que os respondentes usem suas próprias palavras, mas são inferiores às entrevistas porque produzem relativamente pouco texto para análise, e os pesquisadores podem perder a oportunidade de aprofundar mais informações por meio do diálogo.

O método apropriado de entrevista depende do tópico. As entrevistas individuais tendem a ser mais úteis do que as em grupo para evocar experiências e perspectivas pessoais, particularmente sobre tópicos delicados. As entrevistas em grupo tendem a ser mais úteis do que as individuais para captar dinâmicas interpessoais, de linguagem e culturais. Os grupos focais podem ser apropriados para tópicos emocionalmente delicados se os participantes se sentirem capazes de falar na presença de semelhantes; o fórum público de um grupo focal também pode, no entanto, inibir revelações francas.[13,14] Os leitores críticos devem procurar a justificativa dos pesquisadores para escolherem uma abordagem em particular e avaliar sua adequação aos tópicos específicos abordados. Usar mais do que um método para entrevista pode ser útil para captar uma diversidade maior de perspectivas, bem como para avaliar a influência de outras pessoas sobre as respostas dos participantes.

Análise documental

Finalmente, documentos como fichas médicas, periódicos, correspondência e outros artefatos materiais podem fornecer dados qualitativos.[15] São especialmente úteis para estudos políticos, históricos ou organizacionais da atenção à saúde. Existem diferentes abordagens para a análise de documentos. Uma abordagem tradicional da pesquisa quantitativa envolve simplesmente contar elementos de conteúdo específico (p. ex., frequência de palavras específicas). Isso não é adequado para a interpretação do sentido de termos ou documentos. Abordagens qualitativas mais apropriadas envolvem a interpretação de dados como se interpreta qualquer outra forma de comunicação (p. ex., buscar nuances de sentido e levar em consideração o contexto).

Independentemente da fonte dos dados, ela deve ser adequada em quantidade, qualidade e diversidade para abordar a pergunta de pesquisa. Diversos aspectos de um relatório qualitativo indicam a extensão em que os investigadores coletaram os dados: o número de observações, entrevistas ou documentos; a duração das observações; a duração do período de estudo; a diversidade das unidades de análise e das técnicas de coleta de dados; o número ou diversidade de investigadores envolvidos na coleta e análise de dados, e o grau de envolvimento de investigadores individuais na coleta e análise de dados.[12,16-18]

Quanto mais texto gerado em cada encontro, melhor. Entrevistas gravadas e transcritas são superiores àquelas lembradas de memória ou por anotações seletivas. Observe se o investigador anotou as observações de campo; idealmente, isso deveria ser feito no campo ou ao deixá-lo. Lembretes sobre as reflexões dos investigadores em qualquer ponto do processo de pesquisa ajudam a identificar os vieses pessoais, ainda que os investigadores possam usar experiências pessoais como informação analítica.[19]

UTILIZANDO AS *DIRETRIZES*

O estudo de Spinewine e colaboradores[3] se baseou em diversas fontes de dados, incluindo a observação participante diretamente do campo, entrevistas individuais e entrevistas em grupo. A diversidade de fontes permitiu aos pesquisadores não só investigarem como os participantes descrevem e explicam a prescrição e o uso de medicamentos, mas também observarem o comportamento real de prescrição.

Embora a intenção da observação não fosse ser intrometida, os observadores eram farmacêuticos e, em algum grau, participantes. A reflexividade do processo de pesquisa é especialmente saliente porque os farmacêuticos observadores discutiam qualquer prescrição inapropriada observada com os prescritores observados (independentemente de seu efeito sobre a pesquisa, essa intervenção seria exigida pela ética profissional). Os autores reconhecem a possibilidade de que a observação e as entrevistas realizadas pelos pesquisadores afetaram o comportamento e as declarações dos respondentes. Referiram-se imprecisamente a essa possibilidade como o *efeito Hawthorne* (que é a aparente tendência dos trabalhadores aumentarem a produtividade quando sentem que alguém está simplesmente prestando atenção a eles). O efeito Hawthorne não capta a amplitude de possíveis influências pesquisador-participante em pesquisa qualitativa. A reflexividade é um termo mais apropriado usado em metodologia de pesquisa qualitativa e aqui tem tanto implicações positivas como negativas. A devolução de informações pode ter ajudado a corrigir o problema da presença dos pesquisadores afetando o comportamento e oferecido menos oportunidade para observá-lo e estudá-lo. Contudo, na medida em que a prescrição não apropriada persistiu, isso pode sugerir que a devolução de informações aparentemente não corrige o problema.

A coleta de dados foi suficientemente extensa? Spinewine e colaboradores[3] entrevistaram profissionais de saúde de cinco hospitais, incluindo cinco médicos, quatro enfermeiros e três farmacêuticos. Também entrevistaram e observaram 17 pacientes de dois hospitais de ensino, sendo um deles urbano e o outro rural. Entrevistaram cinco pacientes individualmente e 12 em quatro grupos focais pequenos. Fizeram observações de comportamento de prescrição nas enfermarias dos mesmos dois hospitais durante 1 mês. Não relatam o total de horas ou dias de observação, de modo que não podemos determinar a extensão dessas investigações.

Os autores observaram (em http://www.bmj.com) que os dados dos pacientes eram insuficientes para sustentar uma análise focada no paciente e que foram analisados somente em comparação com os dados dos profissionais. Embora isso enfraqueça nossa confiança de que análise represente bem a perspectiva ou a experiência do paciente, a revelação estimula estudos adicionais. Os leitores médicos devem julgar se os dados remanescentes eram adequados em parte pela qualidade dos resultados que produziram, o que abordaremos na seção seguinte. A coleta de dados parece suficiente para o foco mais estreito sobre as perspectivas e o comportamento do médico.

Os investigadores analisaram os dados apropriadamente e corroboraram os achados adequadamente?

A pesquisa qualitativa não é um método único, mas sim um conjunto de abordagens analíticas que se embasam na descrição e interpretação de dados qualitativos. Métodos específicos incluem a teoria fundamentada nos dados (*grounded theory*), a etnografia, a fenomenologia, o estudo de caso, a teoria crítica, a historiografia e outros, que se originam de várias ciências sociais e assumem abordagens distintas para construir teorias ou narrativas a partir de dados qualitativos. Focalizamos aqui alguns aspectos gerais da análise qualitativa que são relevantes para a maior parte dos métodos. Contudo, os leitores devem procurar referências para uma metodologia específica (e preferencialmente o texto metodológico relevante). Tal medida direciona o leitor para metas analíticas mais específicas e também pode apontar para procedimentos metodológicos e detalhes não abordados no relatório.

Os pesquisadores qualitativos começam com uma pergunta exploratória e com conceitos preliminares que ajudam a identificar quem estudar e como abordar o ambiente. A seguir, coletam dados relevantes, observam padrões nos dados e os organizam em conceitos. Então, resumem a coleta de dados para explorar e enfrentar o esquema conceitual preliminar e revisar ou refiná-lo. Podem repetir esse ciclo diversas vezes. As iterações entre coleta de dados, análise e desenvolvimento de teoria continuam até que um esquema conceitual esteja bem desenvolvido e observações adicionais não resultem em novas informações úteis (um ponto variadamente referido como saturação teórica[20] ou redundância informacional,[21] dependendo do método específico). Esses critérios de interrupção da análise são tão básicos para a análise qualitativa que raramente os autores declaram que chegaram a esse ponto.

No decorrer da análise, os investigadores também corroboram achados-chave pelo uso de múltiplas fontes de informação, um processo denominado *triangulação*. A triangulação é uma metáfora e não significa literalmente que sejam necessárias três ou mais fontes. O número apropriado de fontes dependerá da importância dos achados, das implicações específicas à teoria e da relevância e riqueza das fontes de dados. Como duas fontes de dados qualitativos não geram exatamente as mesmas informações ou interpretações, muito da interpretação qualitativa envolve a exploração de por que e como fontes diferentes resultam em informações levemente (ou profundamente) diferentes.[22]

Por exemplo, se um respondente relata, em uma entrevista, ser usuário de drogas e, em entrevista posterior, relata não ser, a pergunta para a análise se torna não somente se o respondente é de fato usuário, mas também por que a história mudou. Pode ser que o respondente tenha perdido a confiança ou mudado suas definições, estava inicialmente se exibindo e dizendo a verdade na segunda vez, e assim por diante. Um amigo próximo ou o médico também poderia descrever os hábitos da pessoa para o pesquisador, mas seus relatos não contarão com a perspectiva do respondente. Tudo isso requer mais investigações por parte do pesquisador.

Esse exemplo também mostra como os conceitos investigados por análise qualitativa não são variáveis fixas: a diversidade de sentidos dados ao uso de drogas intravenosas pelo entrevistado, entrevistador, amigo e médico se tornaria um achado-chave do estudo e teria importantes implicações para a comunicação médico-paciente. A tarefa de corroborar um achado qualitativo é diferente de, por exemplo, definir a confiabilidade intra ou interavaliador em um estudo quantitativo em que supomos que exista um fato fixo sobre determinado assunto e que qualquer desvio desse fato é um erro. Power[23] descreve esse tipo de aspecto metodológico em um estudo de caso detalhado.

Os leitores podem encontrar diversas técnicas de triangulação para corroborar achados qualitativos.[24,25] A *triangulação de investigador* exige haver mais de um investigador para coletar e analisar os dados brutos, de modo que os achados apareçam por consenso de uma equipe de investigadores. Às vezes, equipes interdisciplinares trazem perspectivas mais ricas, mas a dificuldade de comunicação nesses grupos também pode tender a desvalorizar achados, a menos que os investigadores estejam suficientemente engajados uns com os outros.[26]

A participação de investigadores externos que não estejam envolvidos no estudo é controversa, pois podem ter apenas uma compreensão superficial para oferecer.[24] O trabalho de conferência envolve compartilhar esboços dos achados do estudo com os participantes para inquirir se seus pontos de vista foram fielmente interpretados, determinar se existem erros grosseiros e verificar se o relato faz sentido para os participantes com diferentes perspectivas. A triangulação é um processo pelo qual os investigadores corroboram achados emergentes com as teorias de ciências sociais existentes.[12]

Alguns relatos de pesquisa qualitativa descrevem o uso de pacotes de *software* para análise qualitativa. Os leitores não devem igualar o uso de computadores com o rigor analítico; o *software* é meramente uma ferramenta de gerenciamento de dados, e esses programas não realizam análise. Os próprios investigadores conduzem a análise quando criam palavras-chave, categorias, conceitos e relações lógicas para organizar e interpretar os dados eletrônicos. A validade dos achados de um estudo qualitativo depende desses julgamentos do investigador, que não podem ser programados em pacotes de *software*.

Indicamos anteriormente que a coleta de dados qualitativos deve ser abrangente, adequada em sua amplitude e profundidade para resultar em uma descrição significativa. O critério para julgar se os dados foram analisados apropriadamente é se essa abrangência foi determinada em parte pelos próprios resultados da pesquisa, com os objetivos de desafiar, elaborar e corroborar achados emergentes. Isso fica evidente quando os pesquisadores afirmam que alternaram coleta e análise de dados, coletaram dados com o objetivo de elucidar a análise em andamento e, se corroboraram achados-chave com fontes múltiplas (triangulação), interromperam a coleta quando dados novos consistentemente falharam em fornecer novas informações (redundância), continuando a análise até que os temas e categorias centrais fossem organizados em uma teoria ou em um esquema conceitual coerente (saturação). Resumimos esses termos para fácil referência na Tabela 11.5.2.

UTILIZANDO AS *DIRETRIZES*

Spinewine e colaboradores[3] relataram análise sistemática de dados seguindo convenções apropriadas para teoria fundamentada nos dados. Os autores relataram que coletaram e analisaram dados simultaneamente, fortalecendo nossa confiança de que exploraram, corroboraram e desenvolveram seus achados adequadamente. Os autores[3] usaram tanto abordagens convencionais como não convencionais para triangulação. O estudo foi delineado para captar uma amplitude de perspectivas relevantes: as dos pacientes, dos médicos, dos enfermeiros e dos farmacêuticos (embora nem todas tivessem sido captadas em igual profundidade, como foi observado anteriormente no caso de pacientes). A triangulação de investigador foi possível pelo envolvimento tanto de um sociólogo como de um farmacêutico na análise dos dados. Os investigadores também apresentaram os resultados em uma etapa de conferência entre membros para os participantes profissionais (embora não para os pacientes participantes) para a devolução das informações.

Também usaram um método mais controverso de triangulação (ver http://www.bmj.com): um farmacêutico não envolvido no estudo conferiu duas transcrições de entrevistas para confiabilidade na codificação. Os autores calcularam valores κ para documentar a concordância corrigida para o acaso; os códigos com baixa confiabilidade interavaliador foram redefinidos e o material foi recodificado. Pesquisadores qualitativos normalmente não buscam confiabilidade desse tipo, porque acreditam no tratamento de códigos como interpretações em vez de representações objetivas: se duas pessoas veem diferentemente a mesma coisa, não significa que suas percepções não sejam confiáveis; significa que elas veem as coisas diferentemente, e essa diferença pode se tornar o foco de mais investigação qualitativa (em vez de medida quantitativa).

Em pesquisa qualitativa, frequentemente os investigadores procuram, discutem e conciliam diferenças na codificação. Essa prática é uma forma de triangulação investigativa e o diálogo muitas vezes enriquece o desenvolvimento da teoria. Também é controverso recrutar investigadores de fora do estudo para julgar a codificação. Esses indivíduos não têm necessariamente uma objetividade superior – eles também trazem suas perspectivas subjetivas para a interpretação, e seu distanciamento da situação de estudo pode ser um risco para compreendê-lo bem. O que é claramente valioso a partir desse exercício, contudo, se refere ao fato de que as discrepâncias levaram à discussão e ao desenvolvimento do esquema de codificação.

Não existe menção ao alcance de redundância de dados ou saturação teórica, mas esses pontos de parada muitas vezes não são mencionados em relatórios qualitativos porque são tomados como dados. A descrição detalhada da teorização embasada fornecida no suplemento http://www.bmj.com sugere que os pesquisadores seguiram convenções de codificação e análise qualitativa de dados.

TABELA 11.5.2 Termos comumente usados para descrever a extensão da análise de dados em pesquisa qualitativa

Triangulação – procura e usa múltiplas fontes de evidências para corroborar achados-chave.

Redundância – ponto na análise em que novos dados não conseguem gerar novos temas e novas informações se tornam redundantes (considerada como um ponto de parada apropriado para coleta de dados na maior parte dos métodos e para análise em alguns métodos).

Saturação – ponto na análise em que os temas estão bem organizados em uma teoria ou esquema conceitual coerentes; novos dados se encaixam facilmente sem exigir revisão da teoria (considerada como um ponto de parada apropriado para análise de dados, especialmente em métodos da teoria fundamentada nos dados).

Adaptada de Glaser e Strauss,[20] Lincoln e Guba[21] e Stake.[22]

QUAIS SÃO OS RESULTADOS?

O produto de um estudo qualitativo é uma narrativa que representa fielmente o mundo social que os investigadores estudaram. Idealmente, terá sentido para os participantes, pesquisadores e leitores. Isso desafia os autores a traduzirem três mundos. Embora a metodologia de pesquisa se concentre na tradução das visões de participantes e de pesquisadores, escrever acrescenta considerações adicionais do leitor.

Um bom relatório qualitativo oferece detalhes descritivos suficientes para evocar um quadro vívido das interações e experiências daqueles no ambiente. Tipicamente, os autores ilustram achados-chave com excertos de dados de anotações de campo, transcrição de entrevistas ou documentos. Tais excertos oferecem uma excelente oportunidade para o leitor examinar e julgar como os investigadores interpretaram os dados. Os excertos de dados ilustrativos devem sustentar claramente a interpretação feita a partir deles; se não o fizerem, isso pode levantar dúvidas acerca das habilidades interpretativas dos investigadores, da completude da análise ou de ambas. Além disso, o relatório deve ter sentido para o leitor da publicação; aqui, nos concentramos sobre as necessidades dos médicos que leem os periódicos clínicos.

UTILIZANDO AS *DIRETRIZES*

Spinewine e colaboradores[3] descreveram seus resultados a partir de excertos ilustrativos dos dados em categorias maiores e menores. Os resultados foram resumidos em uma tabela, a qual reproduzimos (Tab. 11.5.3). Para fins de informar a prática, esses achados podem ajudar os médicos a refletirem sobre a dinâmica da prescrição e da comunicação que afeta os pacientes e sua saúde.

COMO POSSO APLICAR OS RESULTADOS À ATENÇÃO AO PACIENTE?

O estudo oferece uma teoria útil?

A investigação qualitativa busca as teorias descritivas a respeito de como as coisas são (em oposição a respostas a perguntas sobre como as coisas funcionam). Os achados de pesquisa qualitativa são conceitos (muitas vezes referidos como categorias) e relações. As categorias são os blocos de construção da teoria. Às vezes, suas relações são hierárquicas (categorias maiores contendo subcategorias menores), mas as categorias potencialmente se relacionam umas com as outras de muitas maneiras (p. ex., opostas umas às outras). Por exemplo, em um estudo pode não apenas existir uma categoria "paternalismo", com diversos aspectos subordinados, tal como Spinewine e colaboradores[3] retrataram na Tabela 11.5.3, mas também uma categoria "aumento de poder" para descrever a abordagem contrastante de alguns médicos. Essas categorias se relacionariam como opostas.

Um teste de uma teoria pode ser seu apelo intuitivo geral: o leitor a acha interessante? No entanto, o leitor também pode medir sua utilidade por algumas características específicas como coerência, abrangência e relevância.[27] A coerência resulta em parcimônia (invoca um número mínimo de suposições), consistência (concordância com o que já é sabido e explicação do inesperado), clareza (expressão de ideias de forma evocativa e sensata) e fertilidade (sugestão de orientações para mais investigações ou ações). Além disso, muito da análise emerge na escrita: narrativas e discussões sensatas, metáforas e analogias evocativas e termos e rótulos significativos. Essas qualidades são parcialmente subjetivas, parcialmente compartilhadas; idealmente, participantes, autores e leitores deveriam considerar o relato interessante. Similarmente, ilustrações como diagramas deveriam fazer sentido geral e a partir de suas partes componentes. Uma teoria desenvolvida empiricamente não precisa concordar com crenças ou teorias de ciências sociais existentes. Concordando ou não, é útil especialmente para usuários não especializados se os autores descrevem criticamente como seus achados se relacionam com o conhecimento prevalente.[28,29]

UTILIZANDO AS *DIRETRIZES*

A Tabela 11.5.3 resume a teoria que Spinewine e colaboradores[3] levaram adiante. Existem três categorias importantes: confiança no atendimento agudo geral e no tratamento em curto prazo, atitude passiva dos médicos em relação à aprendizagem e à tomada de decisão paternalista. Cada uma dessas categorias principais também resulta em dois a quatro subtemas.

O esquema capta o espectro de fenômenos importantes? Podemos julgar isso ao nos basearmos no relato do próprio autor, em nossa própria experiência como médicos e no conhecimento relevante da ciência social e da literatura biomédica. O relato apresentado pelos autores sustenta bem seus achados. Contudo, existem dois temas intrigantes que poderiam ter sido mais desenvolvidos. O primeiro

TABELA 11.5.3 Categorias que resumem os achados de Spinewine e colaboradores[3]

Categorias subjacentes ao uso inapropriado de remédios

Confiança no atendimento agudo geral e no tratamento em curto prazo

- Revisão do tratamento orientado por considerações agudas; outras considerações não são levadas em conta
- Transferência limitada de informações sobre remédios da atenção primária para a secundária
- "Tamanho único": comportamento prescritor não adaptado para paciente mais velho

Atitude passiva em relação à aprendizagem

- Ineficiência antecipada na busca de informação sobre remédios
- Confiança em ser ensinado (centrada no professor) em vez de aprendizagem auto-orientada

Tomada de decisão paternalista

- Pacientes vistos como conservadores
- Pacientes declarados como incapazes de compreender
- Discriminação pela idade
- Dificuldade em compartilhar decisões sobre tratamento com outros prescritores

Reproduzida de Spinewine e colaboradores, com permissão do BMJ Publishing Group.[3]

está sob a categoria de uma atitude passiva dos médicos em aprender. A falta de tempo é mencionada em dois dos excertos de dados, mas a pressão do tempo não é ressaltada nos achados. Os investigadores poderiam ter desenvolvido uma categoria de ineficiência antecipada em busca de informações como falta de tempo e ineficiência, que não necessariamente constituem o mesmo problema.

O segundo achado instigante é a relutância dos médicos em questionar ou desafiar as decisões tomadas por seus colegas, evidenciada em dois excertos de dados. Isso pode ser importante e é um pouco distinto da tomada de decisão paternalista, que se refere a como os médicos abordam os pacientes. Alguns leitores também podem questionar o termo "paternalista" devido às suas conotações sexuais relacionadas ("parental" ou "autoritário" poderiam ser expressões alternativas, mas o que seria mais útil talvez fosse nomear isso nos termos dos próprios participantes).

O esquema teórico de Spinewine e colaboradores[3] é coerente, ou seja, exibe qualidades de parcimônia, consistência, clareza e fertilidade como foi definido acima? As categorias parecem parcimoniosas, claras e confiáveis no geral, assim como consistentes com os problemas reconhecidos em continuidade, comunicação e educação continuada na atenção hospitalar. Os achados também são férteis por apontarem soluções e orientações em potencial para outras investigações.

O estudo me ajuda a compreender interações sociais na atenção clínica?

A pesquisa qualitativa interpretativa proporciona aos médicos uma compreensão dos papéis sociais, interações, relações e experiências. Muitos estudos qualitativos de interesse para os médicos se concentram sobre comunicação ou sobre comportamentos entre pacientes, famílias e cuidadores. Oferecem teoria para ajudar a compreender, não uma resposta definitiva para uma pergunta. Os achados qualitativos devem ser aplicados com julgamento para situações específicas, o que sempre diferirá do ambiente do estudo. Contudo, mesmo quando achados de pesquisa qualitativa não refletirem a experiência dos próprios leitores, podem oferecer *insight* sobre o que realmente está acontecendo. Por exemplo, alguns leitores podem recusar os termos "paternalismo" ou "discriminação pela idade" usados por Spinewine e colaboradores[3] e não usariam esses rótulos. No entanto, sua própria teorização sobre isso – por que os rótulos não se aplicam, por que poderiam ser melhor nomeados, e assim por diante – ajuda na reflexão sobre o problema clínico, sua natureza social dinâmica e sua possível solução.

UTILIZANDO AS *DIRETRIZES*

A maioria dos médicos reconhece que os pacientes são vulneráveis a pontos de atendimento de transição (p. ex., quando os pacientes vão da atenção curativa para a paliativa ou de casas de repouso para o atendimento hospitalar). Spinewine e colaboradores[3] apontam que os médicos podem usar pontos de transição para esclarecer as metas da terapia medicamentosa e para revisar a justificativa para cada medicamento, além de adequar tais medidas à luz de novas medicações. As interações entre cuidadores são uma importante fonte de prescrição inapropriada, seja por falta de diálogo acerca da justificativa para medicações ou por falta de vontade de questionar a prescrição de colegas. Uma atitude paternalista entre médicos não é incomum e pode contribuir para a má comunicação entre médicos e pacientes a respeito da prescrição medicamentosa.[30] Esse estudo oferece mais ímpeto para mudar esse aspecto da cultura médica. Finalmente, podemos refletir sobre os efeitos dessas dinâmicas de comunicação e prescrição sobre pacientes cognitivamente incapacitados. O estudo não incluiu essa população, mas tais pacientes podem estar sob risco maior quando os médicos não se comunicam bem, aumentando a possibilidade de que as intervenções para abordar esse problema devam incluí-los.

RESOLUÇÃO CLÍNICA

Voltando à nossa paciente de 77 anos de idade com DPOC, você observa que os problemas associados ao seu regime de medicação apareceram no contexto de diversas transições entre atendimento agudo e crônico. Você observa que o estudo avaliado identificou uma ênfase excessiva sobre as considerações do tratamento agudo como uma fonte em potencial de prescrição inapropriada. Além disso, o relato de Spinewine e colaboradores[3] descreve erros de omissão e de cometimento. Refletindo sobre isso, você imagina que pode abordar o problema da polifarmácia sob a perspectiva da segurança da paciente. Embora os médicos tenham clara responsabilidade pela prescrição medicamentosa, podem não ser responsabilizados para fazê-lo de maneira ótima. Como mencionam os autores, estabelecimentos de atenção multidisciplinar, como os hospitais, poderiam minimizar os erros associados à polifarmácia ao melhor organizar e divulgar o extenso conhecimento profissional e as habilidades do farmacêutico na enfermaria.[31] Esse modelo tem sido usado com bons efeitos na unidade de terapia intensiva,[31] onde a polifarmácia é a norma para pacientes criticamente doentes, vulneráveis e incapazes de falar por si, como os pacientes cognitivamente incapacitados omitidos nesse relato.

Após a conferência daquele dia, a enfermeira encarregada decide desenvolver um memorando para enfermeiros a fim de alertá-las quanto à necessidade de revisão da medicação com as equipes médicas para cada nova internação e durante as reuniões semanais da equipe. O residente de 2º ano se oferece para criar uma conferência interativa a cada 2 meses, no horário do almoço, baseada em casos sobre prescrição medicamentosa nos idosos, para os residentes em estágio rotativo. Reconhecendo o importante papel do aumento de poder dos pacientes, você planeja explorar a possibilidade de grupos de apoio e informação para pacientes e familiares cuidadores para ajudá-los a aprender sobre os riscos e o manejo apropriado de regimes complexos de medicação. O farmacêutico de sua equipe está pensando em um projeto com estudantes de farmácia delineado para compreender as necessidades dos pacientes e de suas famílias a esse respeito. Você sugere que o farmacêutico também envolva um estudante no treinamento em métodos de pesquisa qualitativa, talvez do departamento de sociologia, que poderia estudar os assuntos levantados nesse relato a partir da perspectiva de sua instituição.

Referências

1. Laheij R, Sturkenboom M, Hassing R, Dieleman J, Stricker B, Jansen J. Risk of community-acquired pneumonia and use of gastric acid-suppressive drugs. *JAMA*. 2004;292(16):1955-1960.
2. Dial S, Alrasadi K, Manoukian C, Huang A, Menzies D. Risk of *Clostridium difficile* diarrhea among hospital inpatients prescribed proton pump inhibitors: cohort and case-control studies. *CMAJ*. 2004;171(1):33-38.
3. Spinewine A, Swine C, Dhillon S, et al. Appropriateness of use of medicines in elderly inpatients: qualitative study. *BMJ*. 2005;331(7522):935.
4. Geertz C. Thick description: toward an interpretive theory of culture. In: *The Interpretation of Cultures*. New York, NY: Basic Books; 1973:3-30.
5. Creswell JW. *Research Design: Qualitative, Quantitative, and Mixed Methods Approaches*. Thousand Oaks, CA: Sage Publications; 2003.
6. Patton MQ. *Qualitative Evaluation and Research Methods*. 3rd ed. Thousand Oaks, CA: Sage Publications; 2002.
7. Lincoff MA, Topol EJ. Interventional catheterization techniques. In: Braunwald E, ed. *Heart Disease*. 5th ed. Philadelphia, PA: WB Saunders Co; 1997:1366-1391.
8. Denzin NK, Lincoln YS. *Handbook of Qualitative Research*. 2nd ed. Thousand Oaks, CA: Sage Publications; 2000.
9. Yin RK. The case study method as a tool for doing evaluation. *Curr Soc*. 1992;40(1):122-137.
10. Walker S, McGeer A, Simor AE, Armstrong-Evans M, Loeb M. Why are antibiotics prescribed for asymptomatic bacteriuria in institutionalized elderly people? a qualitative study of physicians' and nurses' perceptions. *CMAJ*. 2000;163(3):273- 277.
11. Patton MQ. Designing qualitative studies. In: *Qualitative Evaluation and Research Methods*. 3rd ed. Thousand Oaks, CA: Sage Publications; 2002:209-257.
12. Lincoln YS, Guba EG. Is being value-free valuable? In: *Naturalistic Inquiry*. London, England: Sage Publications; 1985:160-186.

13. Kitzhaber J. A healthier approach to health care. *Issues Sci Technol.* 1991; 7(2):59-65.
14. Steward DW, Shamdasani PN. Group dynamics and focus group research. In: *Focus Groups: Theory and Practice.* London, England: Sage Publications; 1990:33-50.
15. Hodder I. The interpretation of documents and material culture. In: Denzin N, Lincoln Y, eds. *Handbook of Qualitative Research.* 2nd ed. London, England: Sage Publications; 2000:703-716.
16. Kirk J, Miller ML. *Reliability and Validity in Qualitative Research.* London, England: Sage Publications; 1986.
17. Schachter S, Rauscher F, Christenfeld N, Crone KT. The vocabularies of academia. *Psychol Sci.* 1994;5(1): 37-41.
18. Patton MQ. Fieldwork strategies and observation methods. In: *Qualitative Evaluation and Research Methods.* Thousand Oaks, CA: Sage Publications; 2002:259-338.
19. Patton MQ. Qualitative analysis and interpretation. In: *Qualitative Evaluation and Research Methods.* 3rd ed. Thousand Oaks, CA: Sage Publications; 2002:431-540.
20. Glaser B, Strauss AL. The constant comparative methods of qualitative analysis. In: *Discovery of Grounded Theory.* New York, NY: Aldine de Gruyter; 1967: 101-116.
21. Lincoln YS, Guba EG. Designing a naturalistic inquiry. In: *Naturalistic Inquiry.* London, England: Sage Publications; 1985:221-249.
22. Stake R. Triangulation. In: Stake R, ed. *The Art of Case Study Research.* London, England: Sage Publications; 1995:107-120.
23. Power E. Toward understanding in postmodern interview analysis: interpreting the contradictory remarks of a research participant. *Qual Health Res.* 2004;14(6):858-865.
24. Lincoln YS, Guba EG. Establishing trustworthiness. In: *Naturalistic Inquiry.* London, England: Sage Publications; 1985:289-331.
25. Patton MQ. Enhancing the quality and credibility of qualitative analysis. In: *Qualitative Evaluation and Research Methods.* 3rd ed. London, England: Sage Publications; 2002:541-598.
26. Giacomini M. Interdisciplinarity in health services research: dreams and nightmares, maladies and remedies. *J Health Serv Res Policy.* 2004;9(3):117-183.
27. Elder NC, Miller WL. Reading and evaluating qualitative research studies. *J Fam Pract.* 1995;41(3): 279-285.
28. Hamberg K, Johansson E, Lindgren G, Westman G. Scientific rigour in qualitative research: examples from a study of women's health in family practice. *Fam Pract.* 1994;11(2):176-181.
29. Strauss A, Corbin J. *Basics of Qualitative Research: Grounded Theory Procedures and Techniques.* London, England: Sage Publications; 1990.
30. Stevenson F, Barry C, Britten N, Barber N, Bradley C. Doctor-patient communication about drugs: the evidence for shared decision making. *Soc Sci Med.* 2000;50(6):829-840.
31. Montazeri M, Cook D. The impact of a clinical pharmacist in a multi-disciplinary intensive care unit. *Crit Care Med.* 1994;22(6):1044-1048.

PARTE C

DANO (ESTUDOS OBSERVACIONAIS)

12

Dano (estudos observacionais)

MITCHELL LEVINE, JOHN IOANNIDIS,
TED HAINES E GORDON GUYATT

Neste capítulo:

- Cenário clínico
  - O leite de soja (ou leite de soja em pó) aumenta o risco de desenvolvimento de alergia ao amendoim em crianças?
- Encontrando as evidências
- Os resultados são válidos?
  - Em um estudo de coorte, além da exposição de interesse, o grupo exposto e o grupo-controle começaram e terminaram com o mesmo risco para o desfecho?
  - Em um estudo de caso-controle, o grupo-caso e o grupo-controle tinham o mesmo risco (chance) de terem sido expostos no passado?
  - Estudos transversais
  - Séries de casos e relatos de caso
  - Aspectos de delineamento: resumo
- Quais são os resultados?
  - Qual a força da associação entre exposição e desfecho?
  - Qual a precisão da estimativa do risco?
- Como posso aplicar os resultados à atenção ao paciente?
  - Os pacientes do estudo eram semelhantes ao paciente em meu consultório?
  - O acompanhamento foi suficientemente longo?
  - A exposição é semelhante ao que poderia ocorrer com meu paciente?
  - Qual é a magnitude do risco?
  - Existem benefícios que compensem os riscos associados à exposição?
- Resolução clínica

CENÁRIO CLÍNICO

O leite de soja (ou leite de soja em pó) aumenta o risco de desenvolvimento de alergia ao amendoim em crianças?

Você é um clínico geral com uma paciente de 29 anos de idade que está grávida de 8 meses do segundo filho. O primeiro filho, que agora tem 3 anos de idade, apresentou intolerância ao leite de vaca quando bebê. O leite de vaca foi trocado para leite de soja em pó e depois para leite de soja, que ele passou a tolerar muito bem. Aos 2 anos de idade, o leite de vaca foi reintroduzido sem qualquer problema, e o menino vem recebendo-o desde então. A paciente estava planejando começar a amamentar seu próximo filho com leite de soja em pó desde o nascimento, mas ouviu de uma vizinha que isso pode aumentar o risco de alergia a amendoim em seu bebê, uma doença potencialmente grave e duradoura. Ela pede seu conselho sobre o assunto. Como você não está particularmente familiarizado com o assunto, informa à sua paciente que examinará as evidências e discutirá seus achados com ela quando retornar para a próxima consulta pré-natal em 1 semana.

ENCONTRANDO AS EVIDÊNCIAS

Você elabora a pergunta relevante: em bebês, qual é a associação entre *exposição* ao leite de soja e o desenvolvimento subsequente de alergia ao amendoim? Pesquisando no Ovid (Medline) com os termos "peanut" [amendoim] AND "soy" [soja] AND "allergy" [alergia] AND "risk" [risco], você identifica 12 artigos. Um artigo parece ter um tema particularmente relevante para seu objetivo: fatores associados ao desenvolvimento de alergia ao amendoim na infância.[1] Você imprime uma cópia do resumo e então se organiza para receber uma cópia do texto completo do artigo pela biblioteca do hospital local.

O artigo descreve um estudo de caso-controle que usou uma coorte geograficamente definida de 13.971 pré-escolares. Os investigadores identificaram crianças com uma história convincente de alergia ao amendoim que reagiam a um teste cego de alergia ao alimento. Coletaram informações detalhadas dos pais das crianças e de dois grupos de pais-controle (uma amostra aleatória da coorte geograficamente definida e de um subgrupo de crianças da coorte que tiveram eczema nos primeiros 6 meses de vida e cujas mães tinham uma história de eczema).

A Tabela 12.1 apresenta nossa abordagem usual em três passos para usar um artigo sobre dano a partir da literatura médica para orientar sua prática. Você considerará os critérios úteis para uma variedade de tópicos envolvendo preocupações com etiologia ou com fatores de risco em que uma exposição potencialmente prejudicial não pode ser aleatoriamente causada. Esses *estudos observacionais* envolvem o uso tanto de delineamentos de caso-coorte como de caso-controle.

OS RESULTADOS SÃO VÁLIDOS?

Frequentemente, os médicos encontram pacientes que enfrentam exposições potencialmente prejudiciais tanto a intervenções médicas como a agentes ambientais. Essas circunstâncias trazem à tona perguntas importantes. Mulheres grávidas estão sob maior risco de aborto se trabalharem em frente a terminais de vídeo? Vasectomias aumentam o risco de câncer de próstata? Mudanças em políticas de atenção à saúde levam a desfechos prejudiciais? Ao examinar essas questões, os profissionais da atenção à saúde e os administradores devem avaliar a validade dos dados, a força da associação entre a causa assumida e o desfecho adverso e a relevância para pacientes em seu domínio.

Ao responder a qualquer pergunta clínica, nossa primeira meta deveria ser identificar qualquer *revisão sistemática* existente sobre o tópico que pudesse fornecer um resumo das evidências de maior qualidade disponíveis (ver Cap. 19, Sumarizando as evidências). Interpretar a *revisão* requer compreensão das regras das evidências para estudos individuais ou *estudos primários*, *ensaios clínicos randomizados* (*ECRs*) e estudos observacionais. Os testes para julgar a validade

TABELA 12.1 Diretrizes para utilização da literatura médica para um artigo sobre dano

Os resultados são válidos?

Em um estudo de coorte, além da exposição de interesse, o grupo exposto e grupo-controle começaram e terminaram com o mesmo risco para o desfecho?

- Os pacientes eram semelhantes para fatores prognósticos que sabidamente estão associados ao desfecho (ou o ajuste estatístico nivelou o campo)?
- As circunstâncias e os métodos para detecção do desfecho eram similares?
- O acompanhamento foi suficientemente completo?

Em um estudo de caso-controle, o grupo-caso e grupo-controle tinham o mesmo risco (chance) de terem sido expostos no passado?

- Os casos e os controles eram semelhantes com respeito à indicação ou às circunstâncias que levariam à exposição?
- As circunstâncias e os métodos para determinar a exposição eram similares para casos e controles?

Quais são os resultados?

- Qual a força da associação entre exposição e desfecho?
- Qual a precisão da estimativa do risco?

Como posso aplicar os resultados à atenção ao paciente?

- Os pacientes do estudo eram semelhantes ao paciente em meu consultório?
- O acompanhamento foi suficientemente longo?
- A exposição é semelhante ao que poderia ocorrer com meu paciente?
- Qual é a magnitude do risco?
- Existem benefícios que compensem os riscos associados à exposição?

de resultados de estudos observacionais lhe ajudarão a decidir se os grupos expostos e controle (ou casos e controles) começaram e terminaram o estudo com similaridades suficientes para que façamos uma avaliação com um viés mínimo da influência da exposição sobre o desfecho (ver Cap. 5, Por que os resultados dos estudos podem estar errados: erro aleatório e viés).

Os ECRs fornecem estimativas menos enviesadas de efeitos potencialmente prejudiciais do que outros delineamentos de estudos porque a randomização é a melhor maneira de assegurar que os grupos sejam equilibrados com respeito a determinantes conhecidos e desconhecidos do desfecho (ver Cap. 6, Terapia [ensaios clínicos randomizados]). Embora os investigadores conduzam ECRs para determinar se agentes terapêuticos são benéficos, também deveriam procurar por efeitos prejudiciais, podendo, às vezes, fazerem descobertas surpreendentes sobre os efeitos negativos da intervenção sobre seus desfechos primários (ver Cap. 9.2, Resultados surpreendentes de ensaios randomizados).

Existem três razões por que os ECRs podem não ser úteis para determinar se um agente supostamente prejudicial verdadeiramente apresenta efeitos deletérios. Primeiro, consideraríamos não ético randomizar pacientes a exposições que prevemos que possam resultar em efeitos prejudiciais sem benefício. Segundo, com frequência nos preocupamos com efeitos adversos raros e sérios que podem ficar evidentes somente depois que dezenas de milhares de pacientes consumiram uma medicação por anos. Mesmo um ECR muito grande[2] não conseguiu detectar uma associação entre clopidogrel e púrpura trombocitopênica trombótica que apareceu em um estudo observacional subsequente.[3] ECRs abordando especificamente efeitos adversos podem ser factíveis para taxas de eventos raros tão baixas como 1%.[4,5] Porém, os ECRs que precisamos para explorar eventos prejudiciais ocorrendo em menos de 1/100 pacientes expostos são logisticamente difíceis e com frequência proibitivamente caros devido ao imenso tamanho da amostra e ao demorado acompanhamento. As metanálises podem ser muito úteis quando as taxas de eventos são muito baixas.[6] Entre quase 2.000 revisões sistemáticas, entretanto, somente 25 tinham dados em larga escala sobre 4.000 ou mais sujeitos randomizados referentes a danos bem definidos que poderiam estar associados às intervenções avaliadas.[7] Terceiro, os ECRs muitas vezes falham em relatar adequadamente informações sobre dano.[8]

Dado que os médicos não encontrarão ECRs para responder à maioria das questões sobre dano, devem compreender as estratégias alternativas usadas para minimizar o *viés*. Isso exige familiaridade com delineamentos de estudos observacionais, os quais descreveremos agora (Tab. 12.2). Existem dois tipos principais de estudos observacionais, coorte e caso-controle. Em um estudo de coorte, o investigador identifica grupos de pacientes expostos e não expostos, cada um sendo uma coorte, e então os acompanha ao longo do tempo, monitorando a ocorrência do desfecho predito. O delineamento em coorte é similar a um ECR, porém sem randomização; ao contrário, determinar se um paciente recebeu a exposição de interesse resulta da sua preferência, da preferência do médico ou de casualidade.

Os estudos de caso-controle também avaliam associações entre exposições e desfechos. Desfechos raros ou aqueles que levam um longo tempo para se desenvolverem podem ameaçar a factibilidade dos estudos de coorte. O estudo de caso-controle oferece um delineamento alternativo embasado na identificação inicial de casos – ou seja, pacientes que já desenvolveram o desfecho relevante – e a seleção de controles – pessoas que não têm esse desfecho. Usando delineamentos de caso-controle, os investigadores avaliam a frequência relativa de exposição prévia ao agente supostamente prejudicial nos casos e nos controles.

Em um estudo de coorte, além da exposição de interesse, o grupo exposto e o grupo-controle começaram e terminaram com o mesmo risco para o desfecho?

Os pacientes eram semelhantes para fatores prognósticos que sabidamente estão associados ao desfecho (ou o ajuste estatístico nivelou o campo)?

Em um estudo de coorte, o investigador identifica grupos de pacientes expostos e não expostos, cada um sendo uma coorte, e então segue seus desfechos no tempo. Os estudos de coorte podem ser prospectivos ou retrospecti-

TABELA 12.2 Direção de pesquisa e pontos fortes e fragilidades para diferentes delineamentos de estudo

Delineamento	Ponto de partida	Avaliação	Pontos fortes	Fragilidades
Ensaio clínico randomizado	*Status* da exposição	*Status* do evento desfecho	Baixa suscetibilidade a viés	Restrições de factibilidade e possível generabilidade
Coorte	*Status* da exposição	*Status* do evento desfecho	Factibilidade quando randomização de exposição não é possível, generabilidade	Suscetibilidade a viés
Caso-controle	*Status* do evento desfecho	*Status* da exposição	Supera atrasos temporais e a necessidade de grandes tamanhos de amostra para acumular eventos raros	Suscetibilidade a viés

vos. Em estudos prospectivos, o investigador começa o acompanhamento e espera que os desfechos (eventos de interesse) ocorram. Esses estudos podem demorar muitos anos para terminar e, assim, são difíceis de conduzir. Contudo, uma vantagem é que o investigador pode ter uma ideia melhor de como os pacientes são monitorados e como os dados são coletados. Em estudos retrospectivos, os desfechos (eventos de interesse) já aconteceram em algum ponto no passado; o investigador simplesmente volta cada vez mais no tempo e seleciona pessoas expostas e não expostas; então, a pergunta é se isso é diferente no desenvolvimento dos desfechos de interesse. Esses estudos são mais fáceis de serem realizados porque dependem da disponibilidade de dados sobre exposições e desfechos que já aconteceram. Entretanto, o investigador tem menos controle sobre a qualidade e a relevância dos dados disponíveis para a pergunta de pesquisa que foi formulada.

Estudos de coorte de exposições potencialmente prejudiciais produzirão resultados enviesados se o grupo exposto ao agente supostamente prejudicial e o grupo não exposto começarem com características iniciais diferentes que lhes deem um prognóstico diferente (e a análise falhar ao lidar com esse desequilíbrio). Os investigadores se baseiam em delineamentos de coorte quando a exposição tem pouco ou nenhum benefício possível e um possível dano (tornando a randomização não ética) ou quando a ocorrência de desfechos prejudiciais não é frequente.

Em um exemplo da situação anterior, ocorre hemorragia gastrintestinal superior clinicamente aparente em usuários de anti-inflamatórios não esteroidais (AINEs) aproximadamente 1,5 vezes por 1.000 pessoas/anos de exposição, em comparação com 1,0 por 1.000 pessoas/anos naqueles que não usam AINEs.[9] Como a taxa de eventos em pacientes não expostos é muito baixa (0,1%), um ECR para estudar um aumento de 50% no risco exigiria números imensos de pacientes (cálculos de tamanho de amostra sugerem cerca de 75.000 pacientes por grupo) para ter um poder adequado para testar a hipótese de que os AINEs causam o sangramento adicional.[10] Esse ECR não seria factível, mas um estudo de coorte, em que as informações vêm de uma grande base de dados administrativos, seria possível.

Um perigo de usar estudos observacionais para avaliar uma possível exposição prejudicial é que pacientes expostos e não expostos podem começar com um risco diferente ao desfecho relevante. Por exemplo, na associação entre AINEs e o risco aumentado de sangramento gastrintestinal superior, a idade pode estar ligada tanto com exposição aos AINEs como ao sangramento gastrintestinal. Em outras palavras, como os pacientes ingerindo AINEs serão mais velhos, e como pacientes mais velhos têm mais probabilidade de sangrar, essa variável de confusão faz com que seja problemático atribuir um risco aumentado de sangramento à exposição a AINE.

Não existe motivo para que pacientes que autosselecionam (ou que são selecionados por seu médico) a exposição a um agente potencialmente prejudicial devam ser semelhantes aos pacientes não expostos com respeito a outros determinantes importantes daquele desfecho. Na verdade, existem muitas razões para esperar que não sejam semelhantes. Os médicos relutam em prescrever medicamentos que percebem que colocariam seus pacientes em risco e podem seletivamente prescrever medicamentos de baixo risco.

Em um estudo, por exemplo, 24,1% dos pacientes que recebiam um então novo AINE, cetoprofeno, tinham recebido terapia para úlcera péptica durante os 2 anos anteriores em comparação com 15,7% da população-controle.[11] A provável razão é que o fabricante do cetoprofeno conseguiu persuadir os médicos de que o medicamento era menos provável de causar sangramento gastrintestinal do que outros agentes. Uma comparação de cetoprofeno com outros agentes estaria sujeita ao risco de descobrir um aumento ilegítimo no sangramento com o novo agente (comparado com outras terapias), porque pacientes de risco mais alto estariam recebendo o cetoprofeno.

A prescrição de benzodiazepínicos para pacientes idosos fornece outro exemplo da maneira como práticas de prescrição médica seletivas podem levar a uma distribuição de risco diferente em pacientes recebendo determinados medicamentos, às vezes referido como viés de encaminhamento.[12] Ray e colaboradores[13] encontraram uma associação entre benzodiazepínicos de longa ação e risco de quedas (risco relativo [RR], 2,0; intervalo de confiança [IC] 95%, 1,6-2,5) em dados de 1977 a 1979, mas não em dados de 1984 a 1985 (RR, 1,3; IC 95%, 0,9-1,8). A explicação mais plausível para a mudança é que pacientes em alto risco de quedas (aqueles com demência) receberam seletivamente benzodiazepínicos durante o período anterior. Relatos de associações entre o uso de benzodiazepínicos e quedas levaram a uma cautela maior, e a aparente associação desapareceu quando os médicos começaram a evitar o uso de benzodiazepínicos naqueles em alto risco de cair.

Portanto, os investigadores devem documentar as características dos participantes expostos e não expostos e demonstrar sua comparabilidade ou usar técnicas estatísticas para criar um campo nivelado pelo ajuste para diferenças. Análises ajustadas efetivas para fatores prognósticos exigem a medida precisa desses fatores. Para coortes prospectivas, os investigadores podem tomar especial cuidado com a qualidade dessa informação. Para bases de dados retrospectivos, contudo, deve-se usar o que estiver disponível. Grandes bases de dados administrativos, apesar de fornecerem um tamanho de amostra que permite a verificação de eventos raros, às vezes têm qualidade de dados limitada com relação às características do paciente.

Por exemplo, Jollis e colaboradores[14] pensaram a respeito da precisão das informações sobre características do paciente em uma base de dados para queixas relacionadas a seguro. Para investigar o assunto, compararam os dados de reclamação de seguro com a coleção de dados prospectivos de um colega cardiologista. Descobriram um alto grau de concordância corrigida para o acaso entre o cardiologista e a base de dados administrativos para a presença de diabete: o κ, uma medida de concordância corrigida para o acaso, era 0,83 (ver Cap. 17.3, Medindo a concordância além do acaso). Também encontraram um alto grau de concordância para infarto do miocárdio (κ, 0,76) e moderada concordância para hipertensão (κ, 0,56). Contudo, a concordância era pobre para insuficiência cardíaca (κ, 0,39) e muito pobre para uso de tabaco (κ, 0,19).

Mesmo que os investigadores documentem a comparabilidade de variáveis de confusão potenciais em coortes expostas e não expostas, e mesmo que usem técnicas estatísticas para ajuste para diferenças, fatores prognósticos importantes não conhecidos ou que não foram medidos podem estar desequilibrados entre os grupos e, assim, serem responsáveis por diferenças em desfecho. Chamamos isso de *confundidor residual*. Voltando ao nosso exemplo anterior, pode ser que as doenças que exijam AINEs, em vez dos AINEs em si, possam contribuir para o risco aumentado de sangramento. Assim, a força da inferência de um estudo de coorte sempre será menor do que a de um ECR rigorosamente conduzido.

As circunstâncias e os métodos para detecção do desfecho eram similares?

Em ECRs e estudos de coorte, a verificação do desfecho é o aspecto-chave. Por exemplo, investigadores relataram um aumento de três vezes no risco de melanoma maligno em indivíduos que trabalham com materiais radiativos. Uma possível explicação para parte do risco aumentado é que os médicos, preocupados com um possível risco, pesquisem mais diligentemente e, portanto, detectem doença que, de outra maneira, passaria despercebida (ou podem detectar doença em um ponto anterior no tempo). Isso poderia resultar na coorte exposta apresentando um aumento aparente, porém ilegítimo, no risco – uma situação à qual nos referimos como *viés de vigilância*.[15]

A escolha de desfecho pode responder parcialmente ao problema. Em um estudo de coorte, por exemplo, os investigadores avaliaram desfechos perinatais entre filhos pequenos de homens expostos ao chumbo e a solventes orgânicos na indústria gráfica por meio de um estudo de coorte que avaliou todos os homens que tinham sido membros de sindicatos dos gráficos em Oslo.[16] Os investigadores usaram a classificação do emprego para categorizar os pais tanto como expostos ao chumbo e a solventes orgânicos como não expostos a essas substâncias. O conhecimento dos investigadores sobre se os pais tinham sido expostos ao chumbo ou aos solventes pode enviesar a avaliação do desfecho do bebê para defeitos congênitos menores ou para defeitos que exigiam procedimentos investigativos especiais. Entretanto, o desfecho de nascimento pré-termo seria menos suscetível a um viés de detecção. No estudo, a exposição foi associada a um aumento de oito vezes em nascimentos pré-termo, mas não foi vinculada a defeitos congênitos, então o viés de detecção era improvável.

O acompanhamento foi suficientemente completo?

Conforme apontamos no Capítulo 6, Terapia (ensaios clínicos randomizados), a perda durante o acompanhamento pode introduzir viés porque os pacientes que são perdidos podem ter desfechos diferentes daqueles pacientes ainda disponíveis para avaliação. Isso é particularmente problemático se existirem diferenças no acompanhamento entre os grupos expostos e os não expostos.

Em um estudo bem executado,[17] investigadores determinaram o *status* vital de 1.235 de 1.261 homens brancos (98%) empregados em operação têxtil com amianto crisotila entre 1940 e 1975. O RR para morte por câncer de pulmão ao longo do tempo aumentou de 1,4 para 18,2 em proporção direta com a exposição cumulativa entre trabalhadores do amianto com pelo menos 15 anos desde a primeira exposição. Nesse estudo, em que a exposição era contínua (i.e., não dicotômica), era improvável que os 2% de dados perdidos afetassem os resultados, e a perda no acompanhamento não ameaçava a validade da inferência de que a exposição ao amianto causava mortes por câncer de pulmão.

Em um estudo de caso-controle, o grupo-caso e o grupo-controle tinham o mesmo risco (chance) de terem sido expostos no passado?

Os casos e os controles eram semelhantes com respeito à indicação ou às circunstâncias que levariam à exposição?

Investigadores utilizaram um delineamento de caso-controle para demonstrar a associação entre a ingestão de dietillstilbestrol (DES) por mulheres grávidas e o desenvolvimento de adenocarcinomas vaginais em suas filhas muitos anos depois.[18] Um delineamento de ECR ou um estudo de coorte prospectiva para testar essa relação causa-efeito exigiria pelo menos 20 anos desde a época em que a associação foi suspeitada pela primeira vez até a conclusão do estudo. Além disso, dada a pouca frequência da doença, tanto um ECR como um estudo de coorte exigiriam centenas de milhares de participantes. Em comparação, usando a estratégia de caso-controle, os investigadores delinearam dois grupos relativamente pequenos de mulheres jovens. Aquelas que tinham o desfecho relevante (adenocarcinoma vaginal) foram delineadas como casos (n = 8) e aquelas que não tinham passado pelo desfecho, como controles (n = 32). Voltando então no tempo, as taxas de exposição ao DES foram determinadas para os dois grupos. Os investigadores encontraram uma forte associação entre a exposição ao DES no útero e adenocarcinoma vaginal, o que era extremamente improvável de ser atribuível ao papel do acaso ($P < 0{,}001$). Encontraram a resposta sem um atraso de 20 anos e estudando somente 40 mulheres.

Um aspecto crítico nesse estudo seria se os casos tivessem apresentado qualquer outra circunstância especial para exposição ao DES, ao contrário dos controles. Nessa situação, o DES tinha sido prescrito para mulheres com risco de aborto ou de parto prematuro. Seria importante na avaliação desse estudo ter certeza de que aqueles fatores de risco próprios não respondessem pela alta taxa subsequente de patologia vaginal na prole feminina.

Em outro estudo, os investigadores usaram um delineamento de caso-controle com base em registros computadorizados entre dados de seguro de saúde e um plano com medicamento para investigar a possível relação entre o uso de agonistas β-adrenérgicos e taxas de mortalidade em pacientes com asma.[19] A base de dados para o estudo incluía 95% da população da província de Saskatchewan, no oeste do Canadá. Os investigadores usaram pareamento para escolher 129 casos de ataque fatal ou quase fatal de asma com 655 controles que não tivessem tido um ataque fatal ou quase fatal de asma.

A tendência dos pacientes com asma mais severa de usar mais medicamentos β-adrenérgicos poderia criar uma associação ilegítima entre uso de medicação e taxa de mortalidade. Os investigadores tentaram controlar o efeito confundidor da severidade da doença medindo o número de hospitalizações nos 24 meses antes da morte (para os casos) ou antes da data índice de ingresso no estudo (para o grupo-controle) e pelo uso de um índice do uso agregado de medicamentos. Descobriram uma associação entre o uso rotineiro de grandes doses de inaladores com espaçador de agonista β-adrenérgico e morte por asma (razão de chances [OR], 2,6 por frasco por mês; IC 95%, 1,7-3,9), mesmo depois de correção para suas medidas de severidade de doença.

Da mesma forma que os estudos de coorte, os estudos de caso-controle são suscetíveis a variáveis de confusão não mensuráveis, particularmente quando a exposição varia ao longo do tempo. Por exemplo, hospitalização prévia e uso de medicação podem não captar adequadamente toda a variabilidade na severidade de doença subjacente em asma. Além disso, comportamentos de estilo de vida adverso de pacientes asmáticos que utilizam grandes quantidades de β-agonistas poderiam ser a real explicação para a associação.

As circunstâncias e os métodos para determinar a exposição eram similares para casos e controles?

Em estudos de caso-controle, a verificação da exposição é um aspecto chave. Se os pacientes-caso têm uma melhor memória para a exposição do que os pacientes-controle, o resultado será uma associação ilegítima.

Por exemplo, um estudo de caso-controle encontrou um aumento de duas vezes no risco de fratura de quadril associada ao uso de medicamento psicotrópico. No estudo, os investigadores definiram a exposição ao medicamento pelo exame de arquivos computadorizados com queixas do programa Medicaid, de Michigan, uma estratégia que evitou a memória seletiva sobre exposição – viés de memória – e a sondagem diferencial de casos e controles por um entrevistador – viés do entrevistador.[20]

Outro exemplo é um estudo que avaliou se o uso de telefones celulares aumenta o risco de acidentes em veículos automotores. Suponha que os investigadores tivessem tentado perguntar às pessoas que tiveram um acidente em veículo automotor e pacientes-controle (que não tiveram nenhum acidente no mesmo dia e hora) se estavam usando seu telefone celular em torno do horário de interesse. Seria mais provável que as pessoas que tiveram um acidente lembrassem do uso porque sua memória pode ser avivada pelas circunstâncias infelizes. Isso levaria a uma relação ilegítima devido à lembrança diferencial. Portanto, os investigadores do estudo utilizaram uma base de dados computadorizados sobre o uso de telefone celular. Além disso, usaram cada pessoa em acidente como seu próprio controle: o horário do acidente foi pareado com o horário correspondente da vida da mesma pessoa quando estava dirigindo sem ocorrer nenhum acidente (p. ex., mesmo horário dirigindo para o trabalho). Esse delineamento apropriado definiu que o uso de telefones celulares aumenta o risco de acidente em veículo automotor.[21]

Nem todos os estudos têm acesso a informações não enviesadas sobre exposição. Em um estudo de caso-controle que observa a associação entre café e câncer pancreático, os pacientes com câncer podem estar mais motivados para identificar possíveis explicações para seu problema e fornecer uma recordação maior do consumo de café.[22] Também, se os entrevistadores não forem cegados para saber se um paciente é caso ou controle, o entrevistador poderá sondar com maior profundidade as informações sobre exposição dos casos. Nesse estudo em particular, não há nenhuma fonte objetiva de dados referentes à exposição. O viés de memória ou do entrevistador pode explicar a aparente associação.

Como se vê, outro viés fornece uma explicação ainda mais provável para o que se mostrou ser uma ilegítima associação. Os investigadores escolheram pacientes-controle dos médicos cuidando de pacientes com câncer pancreático. Os pacientes-controle tinham uma diversidade de problemas gastrintestinais, alguns dos quais eram exacerbados pela ingestão de café. Os pacientes-controle tinha aprendido a evitar o café, o que explica o achado pelos investigadores de uma associação entre café (que os pacientes com câncer pancreático consumiam em níveis de população geral) e câncer pancreático. Investigações posteriores, usando controles mais apropriados, refutaram a associação.[23]

Os exemplos apresentados se relacionam à avaliação enviesada da exposição, mas a avaliação imprecisa da exposição também pode ser aleatória. Em outras palavras, muitas pessoas expostas são classificadas como não expostas e vice-versa, mas as taxas de má classificação são similares em casos e controles. A má classificação não diferencial tende a diluir a associação (i.e., a verdadeira associação será maior do que a associação observada). No caso extremo em que os erros são muito frequentes, mesmo associações que são muito fortes na realidade podem não ser identificadas na base de dados.

Estudos transversais

Da mesma forma que o estudo de coorte e de caso-controle, o estudo transversal também é um delineamento de estudo observacional. Como um estudo de coorte, um estudo transversal é baseado em uma população organizada de sujeitos expostos e não expostos. Porém, no estudo transversal, a exposição e o desfecho existente ou prevalente são medidos ao mesmo tempo. Dessa maneira, a direção da associação pode ser difícil de determinar. Outra limitação importante é que o desfecho, ou a ameaça de alcançá-lo, pode ter levado a uma dispersão de casos, de modo que uma medida de associação pode estar enviesada contra a associação. Entretanto, estudos transversais são relativamente baratos e rápidos de conduzir e podem ser úteis ao gerarem e explorarem hipóteses que serão posteriormente investigadas por meio de outros delineamentos observacionais ou de ECRs.

Séries de casos e relatos de caso

A *série de casos* (descrição de uma série de pacientes) e o relato de caso (descrição de pacientes individuais) não fornecem nenhum grupo comparativo, de modo que é impossível determinar se o desfecho observado provavelmente teria ocorrido na ausência da exposição. Embora estudos descritivos ocasionalmente demonstrem achados importantes, demandando uma mudança imediata no comportamento do médico como uma precaução, antes da disponibilidade de evidências de estudos de delineamentos mais fortes (p. ex., recordar as consequências de relatos de casos de defeitos congênitos específicos que ocorreram em associação com exposição à talidomida),[24] existem consequências potencialmente indesejáveis quando são tomadas atitudes em resposta a evidências fracas.

Considere o caso do medicamento Bendectin (uma combinação de doxilamina, piridoxina e diciclomina usada como antiemético na gestação), cujo fabricante retirou do mercado em consequência de relatos de casos sugerindo que fosse teratogênico.[25] Posteriormente, embora diversos estudos comparativos demonstrassem a segurança relativa do medicamento,[26] não foi possível erradicar a atmosfera litigiosa prevalente – o que impediu que o fabricante reintroduzisse o Bendectin. Assim, foi negado a muitas gestantes que teriam se beneficiado da disponibilidade do medicamento o alívio sintomático que teria oferecido.

Para algumas intervenções, o registro de eventos adversos pode oferecer inicialmente as melhores evidências possíveis. Por exemplo, existem registros de vacinas que marcam eventos adversos entre pessoas que a receberam. Esses registros podem sinalizar problemas com um evento adverso particular que seria muito difícil de captar a partir de estudos prospectivos (tamanho de amostra muito pequeno). Mesmo estudos retrospectivos podem ser muito difíceis de conduzir se a maioria das pessoas recebe a vacina ou se as pessoas que não recebem a vacina são muito diferentes daquelas que a recebem, e as diferenças não podem ser relacionadas adequadamente. Nesse caso, pode ser realizada uma comparação antes-depois usando a população geral antes da introdução da nova vacina. Porém, as comparações com controles históricos são sujeitas ao viés porque muitos outros fatores podem ter mudado no mesmo período. Contudo, se as mudanças na incidência de um evento adverso forem muito grandes, o sinal pode ser real. Um exemplo é o aglomerado de casos de intussuscepção entre crianças que recebem a vacina contra o rotavírus,[27] resultando na decisão de retirar a vacina. A associação foi subsequentemente fortalecida por um estudo de caso-controle.[28]

Em geral, os médicos não deveriam tirar conclusões sobre relações de causa e efeito a partir de séries de casos, mas sim deveriam reconhecer que os resultados podem gerar perguntas para agências regulatórias, que os investigadores médicos deveriam abordar com estudos válidos. Quando o risco imediato de exposição supera os benefícios (e supera o risco de interromper uma exposição), o médico pode ter que tomar uma decisão de manejo com menos dados do que seria o ótimo.

Aspectos de delineamento: resumo

Da mesma forma que é verdadeiro para a resolução de questões de efetividade terapêutica, os médicos deveriam primeiro olhar para ECRs para resolver aspectos de dano. Com frequência ficarão desapontados na busca e devem fazer uso de estudos com delineamento mais fraco. Independentemente do delineamento, contudo, deveriam procurar por uma população-controle apropriada antes de fazer uma inferência forte acerca de um agente supostamente prejudicial. Para ECRs e estudos de coorte, o grupo-controle deveria ter um risco basal de desfecho similar ou os investigadores deveriam usar técnicas estatísticas para ajustar ou corrigir para diferenças. Em estudos de caso-controle, os casos e os controles deveriam ter oportunidades similares de terem sido expostos, de modo que se uma diferença em exposição for observada pode-se legitimamente concluir que a associação poderia ser devida a um vínculo causal entre a exposição e o desfecho e não a um fator de confusão. Alternativamente, os investigadores deveriam usar técnicas estatísticas para ajustar para diferenças.

Mesmo quando os investigadores deram todos os passos apropriados para minimizar o viés, os médicos deveriam ter em mente que as diferenças residuais entre grupos ainda podem enviesar os resultados de estudos observacionais.[29] Como as evidências, as preferências do profissional e os valores e preferências do paciente determinam o uso de intervenções no mundo real, os pacientes expostos e não expostos provavelmente difiram em fatores prognósticos. O grau de viés em estudos observacionais *versus* ensaios randomizados continua incerto.

Uma avaliação empírica de 15 danos em que ambos os tipos de evidências estavam disponíveis mostrou que estudos observacionais podem oferecer estimativas de risco maiores ou menores em comparação com ECRs, mas é mais comum que estudos observacionais subestimem em vez de superestimar o risco absoluto de dano.[30] Portanto, evidências de efeitos prejudiciais a partir de estudos observacionais bem delineados não deveriam ser facilmente descartadas.

UTILIZANDO AS *DIRETRIZES*

Voltando à nossa discussão anterior, o estudo que investiga a associação entre leite (ou leite em pó) de soja e o desenvolvimento de alergia ao amendoim usou um delineamento de caso-controle.[1] Aqueles com alergia ao amendoim (casos) parecem ser semelhantes aos controles com respeito à indicação ou circunstâncias que levaram à exposição à soja, porém havia alguns desequilíbrios potencialmente importantes. No grupo com alergia ao amendoim (casos), tanto uma história familiar de alergia ao amendoim como um irmão mais velho com história de intolerância ao leite foram mais comuns e poderiam enviesar a probabilidade de um filho seguinte ser exposto à soja. Para evitar confusão, esses fatores foram ajustados na análise para oferecer uma avaliação independente da associação entre soja e alergia ao amendoim.

Os métodos para determinar a exposição foram similares para casos e controles porque os dados foram coletados prospectivamente, e tanto os entrevistadores como os pais não conheciam a hipótese relacionando a exposição à soja com alergia ao amendoim (evitando, assim, o viés do entrevistador e, talvez, de memória). Com relação ao acesso à soja, todas as crianças vieram da mesma região geográfica, embora isso não garanta que fatores econômicos e culturais que poderiam determinar o acesso à soja estivessem equilibrados entre casos e controles. Assim, a partir da avaliação inicial, a validade do estudo parece adequada, sendo feitos os ajustes adequados.

QUAIS SÃO OS RESULTADOS?

Qual a força da associação entre exposição e desfecho?

Descrevemos as alternativas para expressar a associação entre a exposição e o desfecho – o RR e a OR – em outros capítulos deste livro (ver Caps. 6, Terapia [ensaios clínicos randomizados]; 7, O tratamento diminui o risco? Compreendendo os resultados, e 10.2, Compreendendo os resultados: mais sobre a razão de chances).

> Em um estudo de coorte avaliando a mortalidade hospitalar depois de cirurgia não cardíaca em idosos do sexo masculino, 23 de 289 pacientes com história de hipertensão morreram em comparação com 3 de 185 pacientes sem o problema. O RR para mortalidade em pacientes hipertensos[31] (23/289 e 3/185) foi 4,9. O RR nos diz que a morte após cirurgia não cardíaca ocorre quase cinco vezes mais frequentemente em pacientes com hipertensão do que em pacientes normotensos.

A estimativa de RR depende da disponibilidade de amostras de pacientes expostos e não expostos, em que a proporção dos pacientes com o desfecho relevante pode ser determinada. O RR, portanto, não se aplica a estudos de caso-controle nos quais o número de casos e controles – e, portanto, a proporção de indivíduos com o desfecho – é escolhida pelo investigador. Para estudos de caso-controle, em vez de usar uma razão de RR, usamos a OR, as chances de um paciente-caso ter sido exposto dividido pelas chances de um paciente controle ter sido exposto (ver Caps. 7 e 10.2). Em circunstâncias em que o desfecho é raro na população em geral (< 1%), a OR de um estudo caso-controle representa a razão de riscos na população total, a partir da qual os casos e os controles foram retirados como amostra. Mesmo quando as taxas de evento são tão altas quanto 10%, a OR e o RR ainda podem estar muito próximos.

Ao considerar tanto o delineamento quanto a força da associação do estudo, podemos estar prontos para interpretar um pequeno aumento no risco representando um efeito prejudicial verdadeiro se o delineamento do estudo for forte (como em um ECR). Pode ser exigido de delineamentos mais fracos (como estudos de coorte ou caso-controle) um aumento muito maior no risco porque é mais provável que achados sutis sejam causados pela chance inevitavelmente maior de viés. Valores de RR ou OR muito grandes representam associações fortes que são menos prováveis de resultarem de viés.

Além de mostrar uma magnitude grande de RR ou OR, existe um segundo achado que pode fortalecer uma inferência de que uma exposição está verdadeiramente associada a efeito prejudicial. Se, quando a quantidade ou a duração da exposição ao agente supostamente prejudicial aumentar, o risco ao efeito adverso também aumentar (ou seja, os dados sugerirem um gradiente de dose-resposta), então temos maior probabilidade de lidar com uma relação causal entre exposição e desfecho. O fato de o risco de morrer por câncer de pulmão em médicos homens fumantes aumentar em 50, 132 e 220% para 1 a 14, 15 a 24 e 25 ou mais cigarros por dia, respectivamente, fortalece nossa inferência de que o tabagismo causa câncer de pulmão.[32]

Qual a precisão da estimativa do risco?

Os médicos podem avaliar a precisão da estimativa de risco ao examinarem o IC em torno da estimativa (ver Caps. 6 e 8, Intervalos de confiança). Em um estudo em que os investigadores demonstraram associação entre uma exposição e um desfecho adverso, o limite inferior da estimativa de RR associado à exposição adversa fornece uma estimativa da menor magnitude possível da associação. Alternativamente, em um estudo negativo (em que os resultados não são estatisticamente significativos), o limite superior do IC em torno do RR diz ao médico somente o tamanho de um efeito adverso que ainda pode estar presente, apesar da falha em mostrar uma associação estatisticamente significativa (ver Cap. 8).

UTILIZANDO AS *DIRETRIZES*

Os investigadores calcularam a OR para o risco de alergia ao amendoim naqueles expostos à soja *versus* aqueles não expostos como sendo 2,6 (IC 95%, 1,3-5,2). Os resultados foram ajustados para manifestações cutâneas de alergia (ou seja, atopia). O consumo de soja pelos bebês estava independentemente associado com alergia ao amendoim e não podia ser explicado como uma resposta dietética a outros problemas atópicos. Contudo, continua sendo possível que a associação com soja fique confusa por outros fatores desconhecidos.[1] Infelizmente, os investigadores não abordaram a possibilidade de uma relação dose-resposta para exposição à soja e o desenvolvimento de alergia ao amendoim.

COMO POSSO APLICAR OS RESULTADOS À ATENÇÃO AO PACIENTE?

Os pacientes do estudo eram semelhantes ao paciente em meu consultório?

Se possíveis vieses em um estudo não forem suficientes para descartá-lo, você deveria considerar a medida em que os resultados podem se aplicar ao paciente em seu consultório. Seu paciente poderia ter respondido aos critérios de elegibilidade? Seu paciente é semelhante àqueles descritos no estudo com respeito a fatores potencialmente importantes, como características ou histórico médico? Se não, é provável que a biologia da exposição prejudicial seja diferente para o paciente que você está atendendo (ver Cap. 11.1)?

O acompanhamento foi suficientemente longo?

Os estudos podem ser impecáveis em termos de validade, mas de uso limitado se os pacientes não forem acompanhados por um período suficientemente longo. Ou seja, podem fornecer uma estimativa não enviesada do efeito de uma exposição no curto prazo, mas o efeito no qual realmente estamos interessados ocorre durante um período maior. Por exemplo, a maior parte dos casos de câncer demora uma década ou mais para se desenvolver desde o ataque original em termos biológicos até a malignidade clinicamente detectada. Por exemplo, se a questão for se uma exposição específica, como a uma substância química industrial, causa o desenvolvimento de câncer, não se esperaria que a detecção de câncer nos primeiros anos refletisse qualquer efeito da exposição sob questão.

A exposição é semelhante ao que poderia ocorrer com meu paciente?

Existem diferenças importantes nas exposições, por exemplo, dose ou duração, entre seus pacientes e os pacientes no estudo?

Como ilustração, o risco de tromboflebite associado ao uso de contraceptivo oral descrito na década de 1970 pode não ser aplicável às pacientes no século XXI devido à dose menor de estrogênio em contraceptivos orais atualmente usados. Outro exemplo vem do estudo que mostrou que os trabalhadores empregados em operação têxtil com amianto crisotila entre 1940 e 1975 tiveram um risco aumentado para morte por câncer de pulmão, um risco que aumentou de 1,4 para 18,2 em relação direta com a exposição cumulativa entre trabalhadores do amianto com pelo menos 15 anos desde a primeira exposição.[17] O estudo não fornece informações confiáveis referentes a quais seriam os riscos associados a uma exposição apenas breve ou intermitente ao amianto (p. ex., uma pessoa trabalhando por poucos meses em um escritório localizado em um edifício onde posteriormente foram descobertos níveis anormalmente altos de amianto).

Qual é a magnitude do risco?

O RR e a OR não dizem qual é a frequência de ocorrência do problema; dizem somente que o efeito observado ocorre mais ou menos frequentemente no grupo exposto em comparação com o grupo não exposto. Assim, precisamos de um método para avaliar a importância clínica. Em nossa discussão sobre terapia (ver Cap. 6, Terapia [ensaios clínicos randomizados]; e Cap. 7, O tratamento diminui o risco? Compreendendo os resultados), descrevemos como calcular o número de pacientes que os médicos devem tratar para prevenir um evento adverso (número necessário para tratar [NNT]). Quando o assunto é dano, podemos usar dados de um ensaio randomizado ou estudo de coorte de maneira semelhante, para depois calcular o número de pacientes que teríamos exposto ao resultado em um evento prejudicial adicional. Podemos até mesmo usar dados de estudos de caso-controle com OR, embora a fórmula seja um pouco mais complexa, e precisaríamos conhecer a taxa de eventos para o desfecho na população não exposta a partir da qual os casos e os controles foram tirados (ver Cap. 10.2).

Durante uma média de 10 meses de acompanhamento, os investigadores que conduziram o Cardiac Arrhythmia Suppression Trial, um ECR de agentes antiarrítmicos,[33] descobriram que a taxa de mortalidade em aproximadamente 10 meses foi 3% para pacientes tratados com placebo e 7,7% para pacientes tratados com encainida ou com flecainida. O aumento do risco absoluto foi de 4,7%, cuja recíproca diz que, em média, para cada 21 pacientes tratados com encainida ou flecainida por cerca de 1 ano, causaríamos uma morte em excesso. Isso contrasta com nosso exemplo da associação entre AINEs e sangramento gastrintestinal superior. De 2.000 pacientes não expostos, 2 terão um episódio de sangramento a cada ano. De 2.000 pacientes tomando AINEs, 3 terão este episódio a cada ano. Assim, se tratarmos 2.000 pacientes com AINEs, podemos esperar um único evento adicional de sangramento.[9]

Existem benefícios que compensem os riscos associados à exposição?

Mesmo depois de avaliar as evidências de que uma exposição seja prejudicial e definir que os resultados são potencialmente aplicáveis ao paciente em seu consultório, determinar as ações seguintes pode não ser simples. Além de considerar a magnitude do risco, deve-se considerar quais são as consequências adversas de reduzir ou eliminar a exposição ao agente prejudicial; isto é, a magnitude de qualquer benefício potencial que os pacientes não mais receberão.

Tomar decisões clínicas é simples quando as consequências prejudiciais são inaceitáveis e o benefício está ausente. Como as evidências de mortalidade aumentada pela encainida e flecainida vieram de um ECR, podemos ter certeza da conexão causal. Como tratar somente 21 pessoas resultaria em um excesso de morte, não é surpresa que os médicos rapidamente cortassem o uso desses agentes antiarrítmicos quando os resultados do estudo foram disponibilizados.

A decisão clínica também é mais facilmente tomada quando uma alternativa aceitável para evitar o risco está disponível. Mesmo se as evidências são relativamente fracas, a disponibilidade de uma substância alternativa pode resultar em uma decisão clara.

Por exemplo, os estudos iniciais de caso-controle demonstrando a associação entre uso de aspirina e síndrome de Reye eram relativamente fracos e deixavam considerável dúvida sobre a relação causal. Apesar de a força da inferência não ser grande, a disponibilidade de uma alternativa segura, barata e bem tolerada, o acetaminofeno, justificou a preferência pelo uso desse agente alternativo em lugar da aspirina em crianças sob risco para síndrome de Reye.[34]

Em comparação com os estudos iniciais relacionados à aspirina e à síndrome de Reye, múltiplos estudos de coorte e caso-controle bem delineados consistentemente demonstraram uma associação entre AINEs e sangramento gastrintestinal superior; portanto, nossa inferência sobre dano era relativamente forte.

Contudo, o risco de um episódio de sangramento gastrintestinal superior é muito baixo e pode não haver alternativas anti-inflamatórias mais seguras e igualmente eficazes disponíveis. Portanto, provavelmente estávamos certos em continuar a prescrever AINEs para os problemas clínicos apropriados.

UTILIZANDO AS *DIRETRIZES*

Você define que o filho ainda não nascido da paciente, quando alcançar o início da infância, provavelmente preencheria os critérios de elegibilidade no estudo. Também relevante para o cenário clínico, mas talvez desconhecido, é se os produtos de soja discutidos no estudo são semelhantes aos que a paciente está pensando em usar. Com relação à magnitude do risco, nos foi dito que a prevalência de alergia ao amendoim é aproximadamente 4/1.000 crianças. Um cálculo aproximado sugeriria que, com exposição à soja, 10 crianças por 1.000 seriam afetadas por alergia ao amendoim. Em outras palavras, o número de crianças que é necessário ser exposto à soja para que resulte um caso adicional de alergia ao amendoim é 167. (Essa estimativa é grosseira e baseada em diversas suposições não verificadas referentes à verdadeira incidência de alergia ao amendoim.) Finalmente, não existem dados referentes às consequências negativas de interromper o leite de soja em pó ou produtos do leite de soja, e isso dependeria claramente de quão severa e sustentada seria uma intolerância ao leite de vaca de uma criança em particular.

RESOLUÇÃO CLÍNICA

Para decidir seu curso de ação, você continua ao longo dos três passos de uso da literatura médica para orientar sua prática clínica. Primeiro, você considera a validade do estudo à sua frente. Ajustes de fatores de confusão conhecidos não diminuíram a associação entre a exposição à soja quando neonato e o desenvolvimento de alergia a amendoim. Também, o delineamento do estudo não tem qualquer problema óbvio relacionado a viés de memória ou de entrevistador. Embora você continue sem certeza sobre confundidores desconhecidos, o estudo oferece evidências de uma associação que não se pode desconsiderar facilmente.

Voltando aos resultados, você observa uma associação apenas moderada entre a exposição à soja e o desenvolvimento de alergia a amendoim (2 < OR < 5). Embora os resultados sejam estatisticamente significativos (i.e., o IC de 95% exclui 1), vieses ocultos e confundidores podem responder por algo ou pela maior parte da OR observada.

Portanto, você prossegue para o terceiro passo, com algumas reservas, e considera as implicações dos resultados do estudo para seu paciente. O estudo pareceria se aplicar ao futuro filho da sua paciente. Apesar de a magnitude do risco geral ser pequeno, talvez em torno de 1%, as consequências da alergia ao amendoim podem ser uma séria ameaça à saúde para um paciente e muito perturbadoras para uma família devido às precauções e restrições alimentares necessárias. Como a consequência de não usar produtos da soja pode ter uma consequência negativa mínima e parece ser um risco potencial para aumentar a probabilidade de desenvolver uma alergia ao amendoim em um bebê exposto à soja, você pode recomendar à mãe não usar produtos de soja, a menos que a criança seja comprovadamente intolerante ao leite materno ou de vaca.

Referências

1. Lack G, Fox D, Northstone K, Golding J. Factors associated with the development of peanut allergy in childhood. *N Engl J Med.* 2003;348(11):977-985.
2. CAPRIE Steering Committee. A randomised, blinded, trial of clopidogrel versus aspirin in patients at risk of ischaemic events (CAPRIE). *Lancet.* 1996;348 (9038):1329-1339.
3. Bennett CL, Connors JM, Carwile JM, et al. Thrombotic thrombocytopenic purpura associated with clopidogrel. *N Engl J Med.* 2000;342(24):1773-1777.
4. Silverstein FE, Graham DY, Senior JR, et al. Misoprostol reduces serious gastrointestinal complications in patients with rheumatoid arthritis receiving nonsteroidal anti-inflammatory drugs: a randomized, double-blind, placebocontrolled trial. *Ann Intern Med.* 1995;123(4):241-249.
5. Bombardier C, Laine L, Reicin A, et al; VIGOR Study Group. Comparison of upper gastrointestinal toxicity of rofecoxib and naproxen in patients with rheumatoid arthritis. *N Engl J Med.* 2000;343(21): 1520-1528.
6. Langman MJ, Jensen DM, Watson DJ, et al. Adverse upper gastrointestinal effects of rofecoxib compared with NSAIDs. *JAMA.* 1999;282(20):1929-1933.
7. Papanikolaou PN, Ioannidis JP. Availability of large-scale evidence on specific harms from systematic reviews of randomized trials. *Am J Med.* 2004;117(8): 582-589.
8. Ioannidis JP, Haidich AB, Pappa M, et al. Comparison of evidence of treatment effects in randomized and nonrandomized studies. *JAMA.* 2001;286(7):821-830.
9. Carson JL, Strom BL, Soper KA, West SL, Morse ML. The association of nonsteroidal anti-inflammatory drugs with upper gastrointestinal tract bleeding. *Arch Intern Med.* 1987;147(1):85-88.
10. Walter SD. Determination of significant relative risks and optimal sampling procedures in prospective and retrospective comparative studies of various sizes. *Am J Epidemiol.* 1977;105(4):387-397.
11. Leufkens HG, Urquhart J, Stricker BH, Bakker A, Petri H. Channelling of controlled release formulation of ketoprofen (Oscorel) in patients with history of gastrointestinal problems. *J Epidemiol Community Health.* 1992;46(4):428-432.
12. Joseph KS. The evolution of clinical practice and time trends in drug effects. *J Clin Epidemiol.* 1994;47(6): 593-598.
13. Ray WA, Griffin MR, Downey W. Benzodiazepines of long and short elimination half-life and the risk of hip fracture. *JAMA.* 1989;262(23):3303-3307.
14. Jollis JG, Ancukiewicz M, DeLong ER, Pryor DB, Muhlbaier LH, Mark DB. Discordance of databases designed for claims payment versus clinical information systems: implications for outcomes research. *Ann Intern Med.* 1993;119 (8):844-850.
15. Hiatt RA, Fireman B. The possible effect of increased surveillance on the incidence of malignant melanoma. *Prev Med.* 1986;15(6):652-660.
16. Kristensen P, Irgens LM, Daltveit AK, Andersen A. Perinatal outcome among children of men exposed to lead and organic solvents in the printing industry. *Am J Epidemiol.* 1993;37(2):134-144.
17. Dement JM, Harris RL Jr, Symons MJ, Shy CM. Exposures and mortality among chrysotile asbestos workers, part II: mortality. *Am J Ind Med.* 1983;4(3): 421-433.
18. Herbst AL, Ulfelder H, Poskanzer DC. Adenocarcinoma of the vagina: association of maternal stilbestrol therapy with tumor appearance in young women. *N Engl J Med.* 1971;284(15):878-881.
19. Spitzer WO, Suissa S, Ernst P, et al. The use of beta-agonists and the risk of death and near death from asthma. *N Engl J Med.* 1992;326(8):501-506.

20. Ray WA, Griffin MR, Schaffner W, Baugh DK, Melton LJ 3rd. Psychotropic drug use and the risk of hip fracture. *N Engl J Med.* 1987;316(7):363-369.
21. Redelmeier DA, Tibshirani RJ. Association between cellular-telephone calls and motor vehicle collisions. *N Engl J Med.* 1997;336(7):453-458.
22. MacMahon B, Yen S, Trichopoulos D, Warren K, Nardi G. Coffee and cancer of the pancreas. *N Engl J Med.* 1981;304(11):630-633.
23. Baghurst PA, McMichael AJ, Slavotinek AH, Baghurst KI, Boyle P, Walker AM. A case-control study of diet and cancer of the pancreas. *Am J Epidemiol.* 1991;134(2):167-179.
24. Lenz W. Epidemiology of congenital malformations. *Ann N Y Acad Sci.* 1965;123:228-236.
25. Soverchia G, Perri PF. 2 Cases of malformations of a limb in infants of mothers treated with an antiemetic in a very early phase of pregnancy. *Pediatr Med Chir.* 1981;3(1):97-99.
26. Holmes LB. Teratogen update: Bendectin. *Teratology.* 1983;27(2):277-281.
27. Centers for Disease Control and Prevention. Intussusception among recipients of rotavirus vaccine—United States, 1998-1999. *Morb Mortal Wkly Rep CDC Surveill Summ.* 1999;48(27):577-581.
28. Murphy TV, Gargiullo PM, Massoudi MS, et al. Intussusception among infants given an oral rotavirus vaccine. *N Engl J Med.* 2001;344(8):564-572.
29. Kellermann AL, Rivara FP, Rushforth NB, et al. Gun ownership as a risk factor for homicide in the home. *N Engl J Med.* 1993;329(15):1084-1091.
30. Papanikolaou PN, Christidi GD, Ioannidis JP. Comparison of evidence on harms of medical interventions in randomized and nonrandomized studies. *CMAJ.* 2006;174(5):635-641.
31. Browner WS, Li J, Mangano DT. In-hospital and long-term mortality in male veterans following noncardiac surgery: the Study of Perioperative Ischemia Research Group. *JAMA.* 1992;268(2):228-232.
32. Doll R, Hill AB. Mortality in relation to smoking: ten years' observations of British doctors. *BMJ.* 1964;1(5395):1399-1410.
33. Echt DS, Liebson PR, Mitchell LB, et al. Mortality and morbidity in patients receiving encainide, flecainide, or placebo: the Cardiac Arrhythmia Suppression Trial. *N Engl J Med.* 1991;324(12):781-788.
34. Soumerai SB, Ross-Degnan D, Kahn JS. Effects of professional and media warnings about the association between aspirin use in children and Reye's syndrome. *Milbank Q.* 1992;70(1):155-182.

13

TÓPICOS AVANÇADOS EM DANO

Correlação e regressão

GORDON GUYATT, STEPHEN WALTER,
DEBORAH J. COOK E ROMAN JAESCHKE

Neste capítulo:

INTRODUÇÃO

Às vezes, os investigadores estão interessados na relação entre diferentes medidas ou variáveis e colocam questões relacionadas à correlação dessas variáveis. Por exemplo, podem perguntar: de que maneira a impressão do médico a respeito dos sintomas de uma criança asmática se relaciona com a percepção dos pais? Qual é o grau da relação entre a função física e emocional de um paciente?

Em comparação, outros investigadores estão fundamentalmente interessados em prevenir que os indivíduos sob alto risco tenham um evento subsequente. Por exemplo, podemos identificar indivíduos sob alto risco de infarto do miocárdio ou morte cardíaca depois de cirurgia não cardíaca?

Outros investigadores, ainda, buscam as relações causais entre fenômenos biológicos. Por exemplo, podem questionar: o que determina o grau com que nos sentimos dispneicos quando nos exercitamos ou quando temos uma doença cardíaca ou respiratória? Finalmente, os investigadores também podem fazer perguntas casuais que poderiam informar diretamente o manejo de pacientes: os inibidores de cicloxigenase 2 (COX-2) realmente causam infarto do miocárdio?

Os médicos podem estar interessados nas respostas a todos os três tipos de perguntas – aquelas sobre correlação, predição e causação. Na medida em que a relação entre a percepção de pais e filho é fraca, os médicos devem obter ambas as perspectivas. Se as funções física e emocional estão apenas fracamente relacionadas, então os médicos devem sondar ambas as áreas detalhadamente. Podemos abordar um paciente em alto risco de eventos adversos subsequentes com intervenções profiláticas. Se os médicos sabem que a hipoxemia está fortemente relacionada à dispneia, podem estar mais inclinados a administrar oxigênio a um paciente com dispneia. As implicações clínicas das questões causais são mais óbvias. Podemos abordar um paciente cirúrgico de alto risco com intervenções preventivas e podemos retirar do mercado inibidores de COX-2 perigosos.

Referimo-nos à magnitude da relação entre variáveis ou fenômenos diferentes como *correlação*. Chamamos as técnicas estatísticas para predição ou para fazer uma inferência causal de *regressão*. Neste capítulo apresentaremos exemplos para ilustrar o uso de correlação e regressão na literatura médica.

CORRELAÇÃO

Tradicionalmente, realizamos medidas laboratoriais de capacidade de exercício em pacientes com doenças cardíacas e respiratórias pelo uso de esteira ou bicicleta ergométrica. Cerca de 30 anos atrás, investigadores interessados em doenças respiratórias começaram a usar um teste mais simples que está mais relacionado à atividade do dia a dia.[1] No teste de caminhada, é solicitado aos pacientes que caminhem tanto quanto puderem durante um período de tempo especificado (tipicamente 6 minutos), em local coberto. Por diversas razões, podemos estar interessados na força da relação entre o teste de caminhada e as medidas laboratoriais convencionais de capacidade de exercício. Se os testes estiverem fortemente relacionados, podemos ser capazes de substituir um exame pelo outro. Além disso, a força da relação pode nos informar o potencial de exames laboratoriais de capacidade de exercício para predizer a capacidade de um paciente de realizar atividades da vida diária fisicamente exigentes.

O que queremos dizer com força da relação entre duas medidas? Encontra-se uma forte relação positiva entre duas medidas quando pacientes que obtêm escores altos na primeira também obtêm escores altos na segunda, quando aqueles nos quais encontramos escores intermediários na primeira também mostram valores intermediários na segunda e quando pacientes que alcançam escores baixos em uma medida também o fazem na outra medida. Também é possível ter relações negativas fortes: aqueles que têm escores altos em uma medida alcançam escores baixos em outra. Se os pacientes que têm escores baixos em uma medida são igualmente prováveis de ter um escore baixo ou alto em outra medida, a relação entre as duas variáveis é pobre, fraca ou inexistente.

Ganhamos um senso de força da correlação ao examinar uma plotagem visual relacionando os escores de pacientes nas duas medidas. A Figura 13.1 apresenta uma plotagem que relaciona resultados de teste de caminhada (no eixo horizontal) com os resultados de teste ergométrico (no eixo vertical). Os dados dessa plotagem, e aqueles para as análises subsequentes usando resultados de teste de caminhada, originam-se de três estudos de pacientes com limite crônico de fluxo respiratório.[3-5] Cada ponto na Figura 13.1 representa um paciente e apresenta dois fragmentos de informação: o escore do teste de caminhada do paciente e o tempo do exercício de ergometria. Embora os resultados do teste de caminhada sejam verdadeiramente contínuos, os resultados do teste ergométrico tendem a assumir somente certos valores, pois o paciente normalmente interrompe o teste no fim de um nível em particular, em vez de seguir adiante.

Examinando a Figura 13.1, você pode observar que, em geral, o paciente que tem um bom escore no teste de caminhada também tende a alcançar um bom escore no teste ergométrico, e o paciente que tem um mau escore na bicicleta ergométrica tende a alcançar um escore ruim no teste de caminhada. Mais ain-

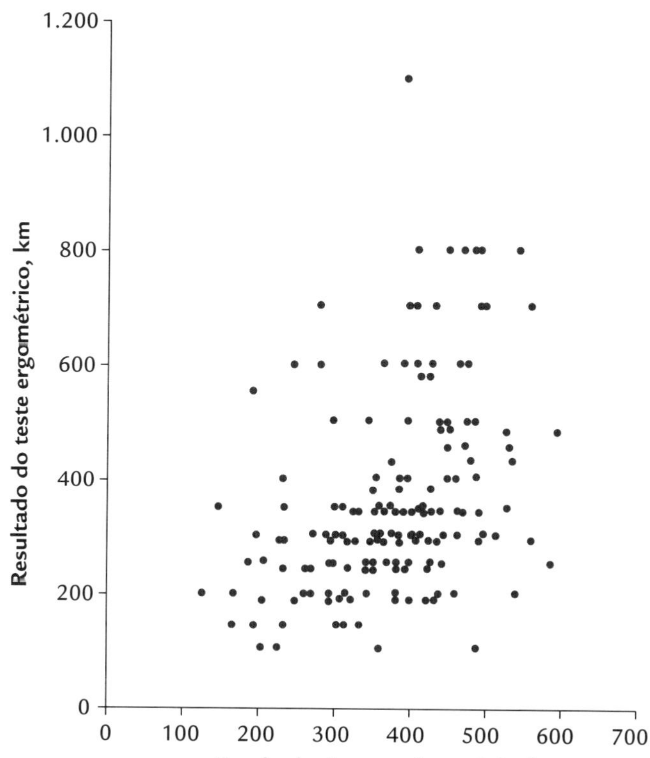

FIGURA 13.1 Relação entre resultados de teste de caminhada e teste ergométrico.

Adaptada de Guyatt et al.,[2] por permissão do editor. Copyright © 1995, Canadian Medical Association.

da, você pode encontrar pacientes que representam exceções, alcançando escores melhores do que a maioria dos outros pacientes em um teste e não indo tão bem no outro. Esses dados, portanto, representam uma relação moderada entre duas variáveis: o teste ergométrico.

Pode-se resumir a força de uma relação entre duas variáveis contínuas (também chamada intervalo) em um único número, o *coeficiente de correlação*. O coeficiente de correlação, identificado por *r*, pode variar de –1,0 (representando a relação negativa mais forte possível, em que a pessoa que alcança o escore mais alto em um teste alcança o menor escore no outro) a 1,0 (representando a relação mais forte possível, em que a pessoa que alcança o escore mais alto em um teste também alcança o mais alto no outro). Um coeficiente de correlação de 0 denota nenhuma relação entre as duas variáveis (ou seja, pessoas que alcançam um escore alto no teste A têm a mesma variação de valores no teste B que aquelas que tiveram escores baixos no teste A). A plotagem dos dados com uma correlação de 0 não mostra nenhuma relação.

O coeficiente de correlação assume uma relação linear entre as variáveis. Pode haver uma relação entre as variáveis, mas ela pode não assumir a forma de uma linha reta quando observada visualmente. Por exemplo, mesmo se os escores sobre as variáveis aumentam juntos, um também pode aumentar mais lentamente do que o outro para valores baixos, mas aumentará mais rapidamente do que o outro para valores altos. Se existe uma relação forte, mas não linear, o coeficiente de correlação pode estar equivocado.

No exemplo apresentado na Figura 13.1, a relação parece se aproximar de uma linha reta, e o valor *r* para a correlação entre o teste de caminhada e de ergometria é 0,50. Essa correlação moderadamente forte é boa ou ruim? Depende de como desejamos aplicar a informação. Se estivermos pensando em usar o valor do teste de caminhada como um substituto para a ergometria – afinal, o teste de caminhada é muito fácil de realizar – ficaríamos desapontados. Uma correlação de 0,8 ou mais alta (embora o limiar seja arbitrário) exigiria que tivéssemos confiança nesse tipo de substituição. Se a correlação fosse muito baixa, haveria risco demais de que uma pessoa com um escore alto no teste de caminhada tivesse um desempenho medíocre ou baixo no teste ergométrico ou que uma pessoa que tivesse ido mal no teste de caminhada fosse bem na ergometria. Entretanto, se assumirmos que o teste de caminhada oferece uma boa indicação da capacidade de exercício na vida diária, a correlação moderada sugere que o resultado do teste ergométrico nos diz alguma coisa (menos do que o teste de caminhada, mas ainda assim algo) a respeito da capacidade de exercício no dia a dia.

Ao entender a magnitude de uma correlação, além da possibilidade de substituir uma variável por outra (exigindo uma correlação muito alta) ou de uma variável que oferece alguma indicação de *status* sobre a outra (exigindo uma correlação mais baixa), pode-se pensar na proporção de variabilidade ou variância em um fator que é explicada por outro. O quadrado da correlação representa a proporção de variância explicada (se a correlação for 0,4, uma variável explica 16% da variância na outra; se a correlação for 0,8, 64% da variância é explicada).

Você também verá com frequência um valor P associado a um coeficiente de correlação (ver Cap. 10.1). Quando se considerar coeficientes de correlação, o valor P será associado com a hipótese nula de que a verdadeira correlação entre as duas medidas é 0. Assim, o valor P representa a probabilidade de que, se a correlação verdadeira fosse 0, uma relação aparentemente linear tão ou mais forte do que aquela que observamos na realidade teria ocorrido por acaso. Quanto menor o valor P, menos provável é que o acaso explique a aparente relação entre as duas medidas.

O valor P depende não só da força da relação, mas também do tamanho da amostra. Nesse caso, em que tínhamos dados tanto sobre o teste de caminhada como sobre o ergométrico de 179 pacientes e com uma correlação de 0,50, o valor P associado foi menos de 0,001. Uma relação pode ser muito fraca, mas, se o tamanho da amostra for suficientemente grande, o valor P pode ser pequeno. Por exemplo, com um tamanho de amostra de 500, alcançamos o limiar convencional de P de 0,05 em uma correlação de apenas 0,10.

Ao avaliar efeitos de tratamento, o tamanho do efeito e os intervalos de confiança (ICs) em torno do efeito tendem a ser muito mais informativos do que valores P (ver Cap. 8).[6] O mesmo é verdade para as correlações, em que a magnitude da correlação e o IC em torno da correlação são parâmetros-chaves.

O IC de 95% em torno da correlação entre o teste de caminhada e o exercício em laboratório varia de 0,38 a 0,60.

REGRESSÃO

Como médicos, frequentemente nos interessamos pela predição. Queremos saber que pessoa desenvolverá uma doença (como a doença arterial coronariana) e qual pessoa não o fará, qual paciente melhorará e qual piorará. Também nos interessamos por fazer inferências causais em situações em que *ensaios clínicos controlados (ECRs)* não sejam possíveis. As técnicas de regressão são úteis na abordagem de ambos os tipos de assunto.[7]

Modelagem de regressão com variáveis-alvo contínuas

Em qualquer regressão, temos um desfecho relevante ou resposta variável que chamamos de *variável dependente*, pois é influenciada ou determinada por outras variáveis ou fatores. Quando a variável dependente é uma *variável contínua*, como o escore do teste de 6 minutos de caminhada, que pode assumir um grande número de valores, a ferramenta apropriada é a regressão linear. Às vezes, os estatísticos tratam variáveis-alvo que assumem um entre diversos valores descontínuos como os mais ou menos 10 níveis que um paciente pode alcançar em um teste de exercício convencional, como se fossem contínuas.

As regressões também envolvem variáveis explicativas ou preditoras que suspeitamos estarem associadas, ou causalmente relacionadas, à variável dependente. Essas variáveis independentes podem ser binárias (e/ou) – como sexo (masculino ou feminino), as quais denominamos variáveis dicotômicas – ou contínuas – como o volume expiratório forçado em 1 segundo (VEF_1).

Quando existe uma única variável preditora, denominamos de *regressão univariável* ou *regressão simples* (ou *univariada*, menos correta tecnicamente, porém usada com mais frequência).[8] Quando estamos examinando mais de uma variável independente, denominamos de *regressão multivariável* ou regressão múltipla (ou *multivariada*). Com frequência, nos referimos às abordagens de regressão como produtoras de modelos estatísticos.

Vamos supor que estamos tentando predizer os escores do teste de caminhada de pacientes usando variáveis facilmente mensuráveis: sexo, altura e uma medida de função pulmonar – VEF_1. Alternativamente, podemos pensar na investigação como o exame de uma hipótese causal: em que medida os escores de teste de caminhada de pacientes são determinados por sexo, altura e função pulmonar? De qualquer maneira, a variável dependente aqui é o teste de caminhada e as variáveis independentes são sexo, altura e VEF_1.

A Figura 13.2, um histograma dos escores em teste de caminhada de 219 pacientes com doença pulmonar crônica, demonstra que os escores do teste de caminhada variam largamente entre pacientes. Se tivéssemos que predizer um escore de teste de caminhada de um indivíduo sem qualquer outra informação, nossa melhor aposta seria o escore médio de todos os pacientes (394 m). Para muitos pacientes, contudo, essa predição estaria fora da meta.

A Figura 13.3 mostra a relação entre VEF_1 e o teste de caminhada. Observe que existe uma relação entre as duas variáveis, apesar de não ser tão forte quanto a relação entre o teste de caminhada e o de exercício mostrado na Figura 13.1. Assim, algumas das diferenças, ou variação, em escores do teste de caminhada parecem ser explicadas ou atribuíveis ao VEF_1 do paciente. Podemos construir uma equação usando VEF_1 para predizer escores do teste de caminhada.

Geralmente, quando construímos equações de regressão, nos referimos à variável preditora (independente) como x e à variável alvo (dependente) como y. A equação de regressão assume um aspecto linear entre o VEF_1 e os dados do teste de caminhada e especifica o ponto em que a linha reta se encontra com o eixo y (a intercepção) e a inclinação da linha (a obliquidade). Neste caso, a regressão é expressa como se segue:

$$y = 298 + 108x$$

onde y é o valor do teste de caminhada, 298 é a intercepção, 108 é a obliquidade da linha e x é o valor do VEF_1 em litros. Nesse caso, a intercepção de 298 tem pouco significado prático; prediz a distância no teste de caminhada de um paciente com um VEF_1 de 0. A obliquidade de 108, porém, tem um significado: prediz que para cada aumento em VEF_1 de 1 litro, o paciente caminhará 108 metros mais. Mostramos a linha de regressão correspondente a essa fórmula na Figura 13.3.

Tendo construído a equação de regressão, podemos examinar a correlação entre as duas variáveis e podemos determinar se a correlação pode ser explicada pelo acaso. A correlação é 0,40, sugerindo que o acaso é uma explicação muito improvável ($P < 0{,}001$). Assim, concluímos que o VEF_1 explica ou responde por uma proporção estatisticamente significativa da variabilidade, ou variância, em escores de teste de caminhada.

Também podemos examinar a relação entre o escore de teste de caminhada e o sexo dos pacientes (Fig. 13.4). Embora exista uma variabilidade considerável entre os sexos, os homens tendem a ter escores mais altos do que as mulheres. Se tivéssemos que predizer o escore de um homem, escolheríamos o escore médio dos homens (410 m); para predizer o escore de uma mulher, escolheríamos o escore médio das mulheres de 363 m.

Podemos perguntar se a aparente relação entre sexo e escore de teste de caminhada resulta do acaso. Uma maneira de responder a essa questão é construir outra equação de regressão

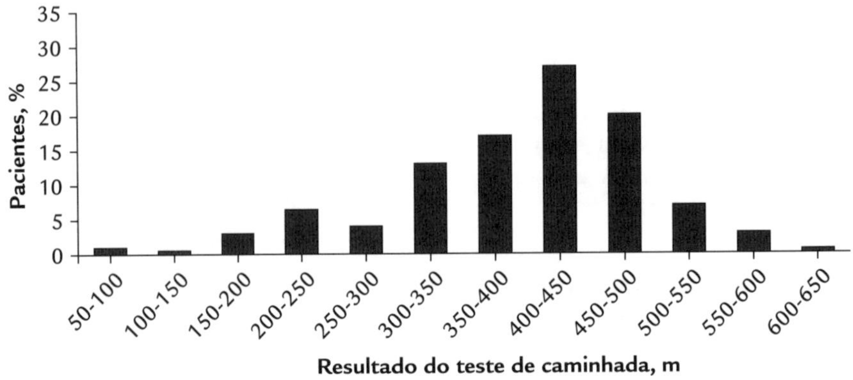

FIGURA 13.2 Distribuição dos resultados de teste de caminhada na amostra total de 219 pacientes.

Adaptada de Guyatt et al.,[2] por permissão do editor. Copyright © 1995, Canadian Medical Association.

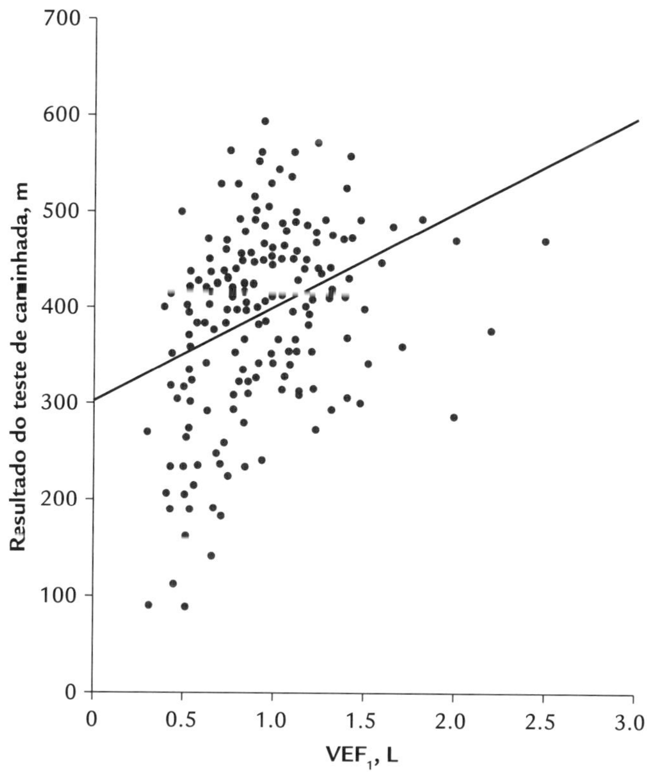

FIGURA 13.3 Relação entre VEF_1 e resultados de teste de caminhada em 219 pacientes.

Abreviatura: VEF_1, volume expiratório forçado em 1 segundo.

Adaptada de Guyatt et al.,[2] por permissão do editor. Copyright © 1995, Canadian Medical Association.

simples com o teste de caminhada como a variável dependente e o sexo do paciente como a variável independente. Como se vê, o acaso é uma explicação improvável da relação entre o sexo e o teste de caminhada ($P < 0,001$).

Na Figura 13.5, separamos os homens das mulheres e, para cada sexo, dividimos em grupos com resultados de VEF_1 alto e baixo. Embora exista uma variação de escores em cada um desses grupos, a variação é mais estreita do que entre todas as mulheres ou entre todos os homens e ainda mais estreita do que entre todos os pacientes, e, quando usamos a média de qualquer grupo como nossa melhor ideia do escore do teste de caminhada de qualquer membro daquele grupo, a variação ficará, em média, mais próxima do valor verdadeiro do que se tivéssemos usado a média para todos os pacientes.

A Figura 13.5 ilustra como podemos levar em conta mais de uma variável independente ao explicar ou predizer a variável dependente. Podemos construir um modelo matemático que explica ou prediz o escore do teste de caminhada ao simultaneamente considerar todas as variáveis independentes, criando assim uma equação de regressão multivariada.

As equações de regressão multivariada nos permitem determinar se cada uma das variáveis que estavam associadas à variável dependente nas equações univariáveis contribui para explicar a variação. Variáveis independentes que estão fortemente associadas com outra (como idade e ano de nascimento) não contribuirão fortemente em separado para a predição da va-

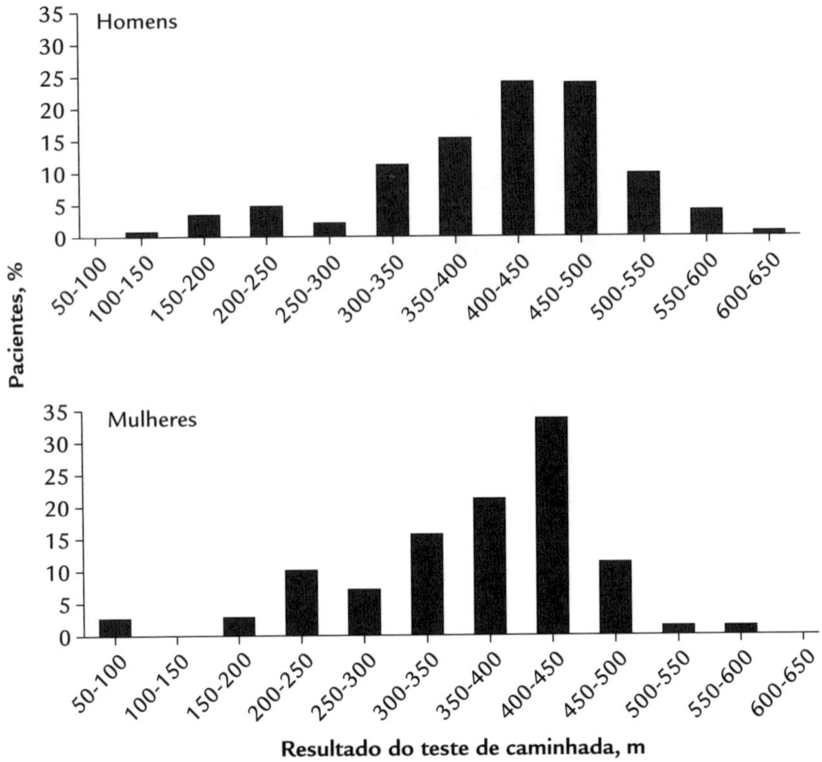

FIGURA 13.4 Distribuição dos resultados do teste de caminhada em homens e em mulheres (amostra de 219 pacientes).

Adaptada de Guyatt et al.,[2] por permissão do editor. Copyright © 1995, Canadian Medical Association.

riável dependente. As abordagens de regressão multivariada nos deixam com modelos em que cada variável faz sua própria contribuição independente para a predição.[9]

Por exemplo, tanto o VEF_1 como o sexo fazem contribuições independentes para explicar os resultados do teste de caminhada ($P < 0{,}001$ para VEF_1 e $P = 0{,}03$ para sexo na análise de regressão múltipla), mas a altura (que era significativa em nível $P = 0{,}02$ quando considerada em uma regressão univariável) não faz uma contribuição comparável para essa explicação.

Se tivéssemos escolhido tanto o VEF_1 como as taxas de pico de fluxo respiratório como variáveis independentes, ambos mostrariam associações significativas com o escore do teste de caminhada. Contudo, como o VEF_1 e as taxas de pico de fluxo respiratório estão muito fortemente associadas uma com a outra, é improvável que ofereçam contribuições independentes à explicação da variação em escores do teste de caminhada. Em outras palavras, quando levamos em conta o VEF_1, não é provável que as taxas de pico de fluxo ajudem a predizer escores de teste de caminhada, e se primeiro levarmos em conta a taxa de pico de fluxo, o VEF_1 não ofereceria nenhum poder explicativo adicional ao nosso modelo preditivo. De forma semelhante, a altura era um preditor significativo do escore do teste de caminhada quando considerada sozinha, mas não era mais significativa na regressão multivariável devido à sua correlação com sexo e VEF_1.

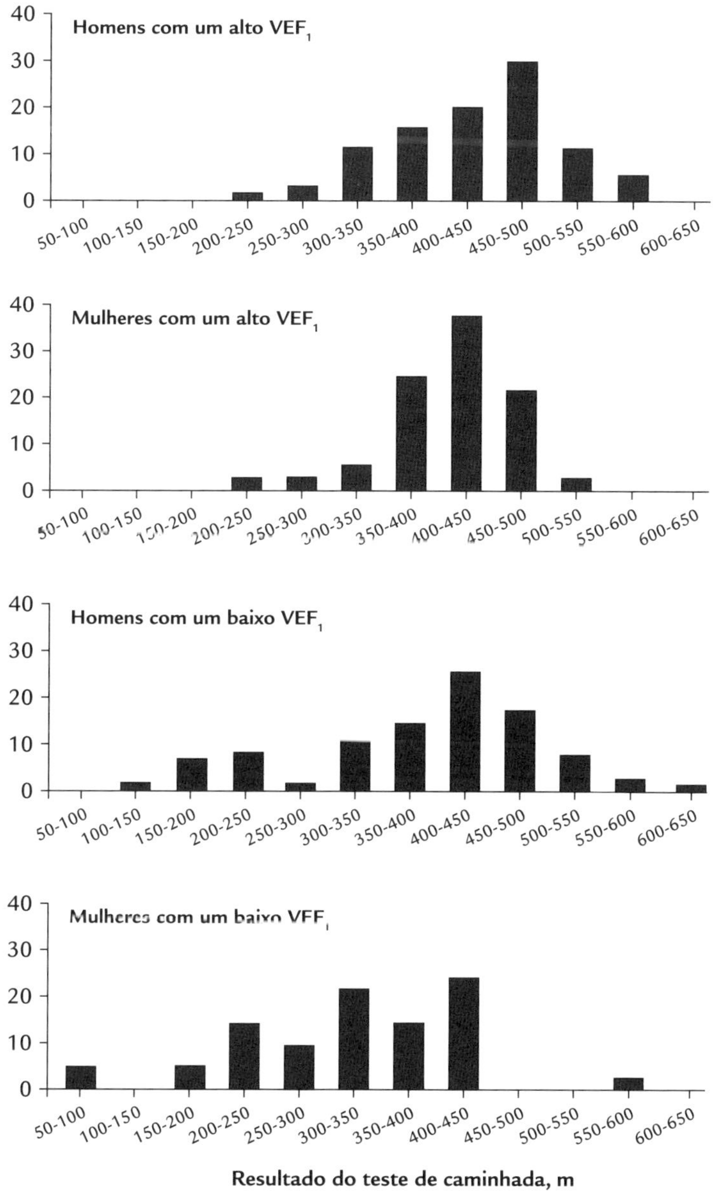

FIGURA 13.5 Distribuição dos resultados do teste de caminhada em homens e mulheres com VEF_1 alto e baixo (amostra de 219 pacientes).

Abreviatura: VEF_1, volume expiratório forçado em 1 segundo.
Adaptada de Guyatt et al.,[2] por permissão do editor. Copyright © 1995, Canadian Medical Association.

Enfatizamos como o valor P associado a uma correlação fornece poucas informações acerca da força da relação entre dois valores; o coeficiente de correlação em si é necessário. Similarmente, saber que diversas variáveis independentes em um modelo multivariado explicam algo da variação na variável dependente nos diz pouco sobre o poder de nosso modelo preditivo.

As equações de regressão podem nos dizer muito mais: a proporção da variação na variável dependente que é explicada pelo modelo. Se um modelo explicar menos de 10% da variabilidade, não é muito útil. Se explicar mais de 50% da variabilidade, será extremamente útil. Proporções intermediárias de variabilidade explicada têm valor intermediário.

Retornando ao nosso exemplo, a Figura 13.5 nos oferece alguma informação sobre a força do modelo preditivo. Embora as distribuições dos escores do teste de caminhada nos quatro subgrupos sejam substancialmente diferentes, permanece uma superposição considerável. Nesse caso, o VEF_1 explica 15% da variação quando for a primeira variável incluída no modelo, o sexo explica mais 2% da variação e o modelo total explica 17% da variação. Portanto, podemos concluir que existem muitos outros fatores que não medimos – e, talvez, que não possamos medir – que determinam qual a distância que uma pessoa com doença pulmonar crônica consegue caminhar em 6 minutos. Outras investigações usando técnicas de regressão descobriram que a experiência dos pacientes quanto à intensidade de seu exercício, bem como a percepção da severidade de sua doença, podem ser determinantes mais poderosos da distância do teste de caminhada do que seu VEF_1.[10]

Outro exemplo de regressão: predição de sangramento clinicamente importante (modelagem de regressão com variáveis-alvo dicotômicas)

Frequentemente, nos interessamos em predizer o *status* de um paciente a respeito de uma variável dicotômica, como morte ou infarto do miocárdio, em que o desfecho está tanto presente como ausente. Usamos o termo *regressão logística* para nos referirmos a tais modelos.

Algum tempo atrás, abordamos a questão se poderíamos predizer quais pacientes criticamente doentes estavam em risco de sangramento gastrintestinal superior clinicamente importante.[11] A variável dependente era se os pacientes tiveram um episódio de sangramento clinicamente importante. As variáveis independentes incluíam se os pacientes estavam respirando de forma independente ou precisavam de ventilação mecânica e a presença de coagulopatia, sepse, hipotensão, falência hepática ou falência renal.

A Tabela 13.1 mostra alguns dos resultados desse estudo, no qual documentamos a frequência de episódios de sangramento importante em 2.252 pacientes críticos. A tabela mostra que, em equações de regressão logística univariável, muitas variáveis independentes (falência respiratória, coagulopatia, hipotensão, sepse, falência hepática, nutrição enteral, administração de esteroides, transplante de órgãos, terapia anticoagulante) estavam significativamente associadas a sangramento clinicamente importante. Para diversas variáveis, a razão de chances (OR) (ver Cap. 6, Terapia [ensaios clínicos randomizados]), que indica a força da associação, é muito grande.

Quando construímos uma equação de regressão logística múltipla, somente duas das variáveis independentes, ventilação mecânica e coagulopatia, estavam significativa e independentemente associadas a risco de sangramento. Todas as outras variáveis que prediziam sangramento na análise univariada estavam correlacionadas ou com ventilação mecânica ou com coagulopatia e, portanto, não alcançaram níveis convencionais de significância estatística no modelo de regressão múltipla. Daqueles que não estavam precisando de ventilação mecânica, 3 de 1.597 (0,2%) passaram por um episódio de sangramento; daqueles que estavam ventilados, 30 de 655 (4,6%) passaram por um episódio de sangramento. Daqueles sem coagulopatia, 10 de

TABELA 13.1 Razão de chances e valor P conforme análise de regressão logística simples (univariável) e múltipla (multivariável) para fatores de risco para sangramento gastrintestinal clinicamente importante em pacientes críticos

Fatores de risco	Regressão simples		Regressão múltipla	
	OR	Valor P	OR	Valor P
Ventilação mecânica	25,5	< 0,001	15,6	< 0,001
Coagulopatia	9,5	< 0,001	4,3	< 0,001
Hipotensão	5,0	0,03	2,1	0,08
Sepse	7,3	< 0,001	NS	
Falência hepática	6,5	< 0,001	NS	
Falência renal	4,6	< 0,001	NS	
Nutrição enteral	3,8	< 0,001	NS	
Administração de esteroides	3,7	< 0,001	NS	
Transplante de órgãos	3,6	0,006	NS	
Terapia anticoagulante	3,3	0,004	NS	

Abreviaturas: NS, não significativo; OR, razão de chances.
Adaptada de Guyatt et al.,[2] por permissão do editor. Copyright © 1995, Canadian Medical Association.

1.792 (0,6%) sangraram; daqueles com coagulopatia, 23 de 455 (5,1%) passaram por um episódio de sangramento.

Nosso interesse clínico fundamental era identificar um subgrupo com um risco de sangramento suficientemente baixo para que a profilaxia pudesse ser interrompida. Separado da análise de regressão mas sugerido pelos resultados, dividimos os pacientes em dois grupos, aqueles que não eram ventilados mecanicamente nem tinham coagulopatia e em quem a incidência de sangramento era de apenas 2 de 1.405 (0,14%) e aqueles que ou eram ventilados ou tinham uma coagulopatia, dos quais 31 de 847 (3,7%) tiveram um episódio de sangramento. Concluímos que a profilaxia pode ser interrompida no primeiro grupo de baixo risco de forma razoável.

CONCLUSÃO

A correlação é uma ferramenta estatística que permite aos pesquisadores examinarem a força da relação entre duas variáveis quando nenhuma delas é necessariamente considerada a variável-alvo. A regressão, em comparação, examina a força da relação entre uma ou mais variáveis preditoras e uma variável-alvo. A regressão pode ser muito útil para formular modelos preditivos para avaliar riscos; por exemplo, o risco de morte subsequente em pacientes apresentando síndrome coronariana aguda,[12] o risco de eventos cardíacos em pacientes se submetendo a cirurgia não cardíaca[13] ou o risco de sangramento em pacientes críticos.[11] Esses modelos preditivos podem nos ajudar a tomar melhores decisões clínicas. Tais modelos também são vitais para examinar associações causais, particularmente com eventos prejudiciais raros, em estudos observacionais quando a randomização não é possível. Mesmo se você estiver considerando um aspecto de correlação ou regressão, deveria observar não apenas se a relação entre variáveis é estatisticamente significativa, mas também a magnitude ou a força da relação em termos da proporção de variação explicada, o grau em que os grupos com riscos muito diferentes de eventos de interesse podem ser especificados ou a razão de chances associada a uma *exposição* supostamente prejudicial.

Referências

1. McGavin CR, Gupta SP, McHardy GJ. Twelve-minute walking test for assessing disability in chronic bronchitis. *BMJ.* 1976;1(6013):822-823.
2. Guyatt G, Walter S, Shannon H, Cook D, Jaeschke R, Heddle N. Basic statistics for clinicians, 4: correlation and regression. *CMAJ* 1995;152(4):497-504.
3. Guyatt GH, Berman LB, Townsend M. Long-term outcome after respiratory rehabilitation. *CMAJ.* 1987;137(12):1089-1095.
4. Guyatt G, Keller J, Singer J, Halcrow S, Newhouse M. Controlled trial of respiratory muscle training in chronic airflow limitation. *Thorax.* 1992;47(8):598-602.
5. Goldstein RS, Gort EH, Stubbing D, Avendano MA, Guyatt GH. Randomised controlled trial of respiratory rehabilitation. *Lancet.* 1994;344(8934):1394-1397.
6. Guyatt G, Jaeschke R, Heddle N, Cook D, Shannon H, Walter S. Basic statistics for clinicians, 2: interpreting study results: confidence intervals. *CMAJ.* 1995;152(2):169-173.
7. Katz MH. Multivariable analysis: a primer for readers of medical research. *Ann Intern Med.* 2003;138(8): 644-650.
8. Godfrey K. Simple linear regression in medical research. *N Engl J Med.* 1985;313(26):1629-1636.
9. Babyak MA. What you see may not be what you get: a brief, nontechnical introduction to overfitting in regression-type models. *Psychosom Med.* 2004;66(3): 411-421.
10. Morgan AD, Peck DF, Buchanan DR, McHardy GJ. Effect of attitudes and beliefs on exercise tolerance in chronic bronchitis. *Br Med J (Clin Res Ed).* 1983;286 (6360):171-173.
11. Cook DJ, Fuller HD, Guyatt GH, et al. Risk factors for gastrointestinal bleeding in critically ill patients: Canadian Critical Care Trials Group. *N Engl J Med.* 1994; 330(6):377-381.
12. Eagle KA, Lim MJ, Dabbous OH, et al. A validated prediction model for all forms of acute coronary syndrome: estimating the risk of 6-month postdischarge death in an international registry. *JAMA.* 2004;291(22):2727-2733.
13. Detsky AS, Abrams HB, McLaughlin JR, et al. Predicting cardiac complications in patients undergoing non-cardiac surgery. *J Gen Intern Med.* 1986;1(4): 211-219.

PARTE D

DIAGNÓSTICO

14

O processo de diagnóstico

W. Scott Richardson e Mark C. Wilson

Neste capítulo:

- Cenários clínicos
- Duas abordagens complementares ao diagnóstico
- Conjuntos de achados definem problemas clínicos
- Os médicos selecionam uma pequena lista de possibilidades diagnósticas
- Estimar a probabilidade pré-teste facilita o processo diagnóstico
- Novas informações geram probabilidades pós-teste
- A relação entre probabilidades pós-teste e probabilidades de limiar determina a ação clínica
- Conclusão

CENÁRIOS CLÍNICOS

Considere as seguintes situações diagnósticas:

1. Uma mulher com 43 anos de idade consulta com um aglomerado de vesículas doloridas agrupadas no dermátomo T3 do lado esquerdo do tórax, que você reconhece como reativação de herpes-zóster.
2. Um homem com 78 anos de idade retorna ao consultório para acompanhamento de hipertensão. Perdeu 10 kg desde sua última consulta, 4 meses atrás. Ele descreve um apetite reduzido, mas não existem outros sintomas localizados. Você recorda que a esposa dele morreu há 1 ano e pensa em depressão como uma possível explicação, ainda que sua idade e história de exposição (p. ex., tabagismo) sugiram outras possibilidades.

DUAS ABORDAGENS COMPLEMENTARES AO DIAGNÓSTICO

A abordagem probabilística para diagnóstico clínico que utilize *evidências* de pesquisa clínica – foco deste capítulo – complementa o reconhecimento de padrão que os médicos especializados usam como uma ferramenta poderosa (ver Fig. 14.1).[1-8] O primeiro caso no cenário de abertura ilustra quão rapidamente esse reconhecimento pode ocorrer.

Para circunstâncias mais desafiadoras ou menos familiares, em que o reconhecimento de padrão falhar, os médicos podem usar um modo probabilístico de pensamento diagnóstico. Aqui, eles geram uma lista de diagnósticos potenciais, estimam a *probabilidade* associada a cada um e conduzem as investigações, cujos resultados aumentam ou diminuem as probabilidades, até que acreditem ter encontrado a resposta.[9-14] O segundo cenário de caso ilustra uma situação em que o médico precisa da abordagem probabilística para um diagnóstico preciso.

Aplicar o modo probabilístico requer conhecimento de anatomia, fisiopatologia e taxonomia das doenças humanas.[11,12,14] Evidências de pesquisa clínica representam outra forma de conhecimento necessário para um raciocínio diagnóstico ótimo.[15-17] O restante deste capítulo descreverá como as evidências de pesquisa clínica podem facilitar o modo probabilístico de diagnóstico.

CONJUNTOS DE ACHADOS DEFINEM PROBLEMAS CLÍNICOS

Usando o modo probabilístico, os médicos começam com a entrevista e o teste físico, que usam para identificar achados individuais como pistas potenciais. Por exemplo, no se-

Reconhecimento de padrão	**Raciocínio diagnóstico probabilístico**
Veja e reconheça o distúrbio ↓	Avaliação clínica gera probabilidade pré-teste ↓
Compare a probabilidade pós-teste com limiares	Novas informações geram probabilidade pós-teste
(geralmente o reconhecimento de padrão implica probabilidade próxima de 100% e assim acima do limiar)	(pode ser interativo) ↓ Compare a probabilidade pós-teste com limiares

FIGURA 14.1 Reconhecimento de padrão *versus* raciocínio diagnóstico probabilístico.

gundo cenário, o médico observou uma perda de peso de 10 kg em 4 meses que está associada com anorexia, mas sem sintomas localizados. Médicos experientes frequentemente agrupam os achados em aglomerados significativos, resumidos em sentenças breves sobre o sintoma, localização no corpo ou sistema de órgãos envolvidos, como "perda involuntária de peso com anorexia". Esses aglomerados, muitas vezes denominados problemas clínicos, representam o ponto de partida para a abordagem probabilística ao diagnóstico diferencial.[11,18]

OS MÉDICOS SELECIONAM UMA PEQUENA LISTA DE POSSIBILIDADES DIAGNÓSTICAS

Ao considerar o diagnóstico diferencial de um paciente, os médicos devem decidir quais distúrbios procurar. Se eles consideraram todas as causas conhecidas como igualmente prováveis e testaram todas elas simultaneamente (a lista "possibilística"), resultaria uma testagem desnecessária. Em vez disso, os médicos experientes são seletivos, considerando primeiro aqueles distúrbios mais prováveis (uma lista probabilística), mais graves se deixados sem diagnóstico e sem tratamento (uma lista prognóstica) ou mais responsivos ao tratamento (uma lista pragmática). Selecionar sabiamente um diagnóstico diferencial priorizado de um paciente envolve essas três considerações (probabilística, prognóstica e pragmática).

Pode-se chamar a melhor explicação isolada para o problema do paciente como a hipótese principal ou o diagnóstico de trabalho. No segundo cenário, o médico suspeitava de depressão como a causa mais provável da anorexia e perda de peso do paciente. Pode valer a pena levar em consideração alguns (normalmente um a cinco) outros diagnósticos na avaliação inicial devido à sua probabilidade, gravidade se não diagnosticados e não tratados ou responsividade ao tratamento. No caso de perda inexplicada de peso, a idade do homem levanta o espectro de neoplasia e, particularmente, seu tabagismo passado sugere a possibilidade de câncer de pulmão.

Causas adicionais do problema podem ser muito improváveis de considerar na avaliação diagnóstica inicial, mas podem aparecer posteriormente se as hipóteses iniciais forem refutadas. A maioria dos médicos, ao pensar em um homem com 78 anos de idade com perda de peso, não selecionaria uma doença que causasse má absorção como seu diagnóstico diferencial inicial, mas pode retornar a essa hipótese se a investigação excluir depressão e câncer ao final.

ESTIMAR A PROBABILIDADE PRÉ-TESTE FACILITA O PROCESSO DIAGNÓSTICO

Tendo montado uma curta lista de distúrbios-alvo plausíveis a serem investigados – o diagnóstico diferencial para esse paciente – os médicos organizam/ordenam esses problemas. A abordagem probabilística ao diagnóstico estimula os médicos a estimarem a probabilidade de cada problema-alvo na lista breve, a *probabilidade pré-teste* (Fig. 14.1).[18,19] A soma das probabilidades para todos os diagnósticos candidatos deveria ser igual a 1.

Como o médico pode estimar as probabilidades pré-teste? Um método é implícito: baseando-se em lembranças de casos anteriores com o(s) mesmo(s) problema(s) clínico(s) e usando a frequência de distúrbios encontrados naqueles pacientes anteriores para orientar as estimativas de probabilidade pré-teste para o paciente atual. Frequentemente, contudo, a memória é imperfeita e somos excessivamente influenciados por experiências vívidas ou recentes e por inferências anteriores e colocamos peso insuficiente sobre novas evidências. Além disso, nossa experiência com determinado problema clínico pode ser limitada. Todos esses fatores deixam as probabilidades resultantes da intuição dos médicos sujeitas ao *viés* e ao *erro aleatório*.[20-22]

Uma abordagem complementar utiliza evidências de pesquisa para orientar estimativas de probabilidades pré-teste. Em um tipo de pesquisa relevante, pacientes com o mesmo problema clínico passam por avaliação diagnóstica, resultando em um conjunto de frequências dos diagnósticos subjacentes feitos, que os médicos podem utilizar para estimar a probabilidade pré-teste inicial (ver Cap. 15, Diagnóstico diferencial). Uma segunda categoria de pesquisa relevante gera regras de decisão clínica ou regras de predição. Pacientes com um problema clínico definido passam por avaliação diagnóstica, e os investigadores usam métodos estatísticos para identificar aspectos clínicos e diagnósticos dos testes que segregam pacientes em subgrupos com diferentes probabilidades de um problema-alvo (ver Cap. 17.4, Regras de predição clínica).

NOVAS INFORMAÇÕES GERAM PROBABILIDADES PÓS-TESTE

O diagnóstico clínico é um processo dinâmico. Quando novas informações chegam, a probabilidade de um problema ou diagnóstico-alvo pode aumentar ou diminuir. Por exemplo, no homem mais velho com perda involuntária de peso, a presença de um recente evento importante na vida (a morte de sua esposa) levanta a probabilidade de que a depressão seja a causa, enquanto a ausência de sintomas localizados no intestino diminui a probabilidade de um distúrbio intestinal. As *razões de probabilidade* captam a extensão em que novas peças de informação reconsideram as probabilidades (ver Cap. 16, Testes diagnósticos).

Embora as estimativas intuitivas baseadas na experiência possam, às vezes, servir bem para que os médicos interpretem resultados de testes, a confiança no grau com que um resultado aumentou ou diminuiu as probabilidades exige pesquisa sistemática. Essa pesquisa pode assumir várias formas, mais notavelmente *estudos primários* individuais sobre precisão de teste (ver Cap. 16, Testes diagnósticos) e *revisões sistemáticas* desses estudos de precisão de testes (ver Cap. 19, Sumarizando as evidências). Quando os resultados de pesquisa forem avaliados em relação à validade e à aplicabilidade, o poder discriminatório dos achados ou resultados dos testes pode ser coletado em recursos de referência úteis para cada disciplina clínica (ver Cap. 17.2, Exemplos de razões de probabilidade).[23,24]

A RELAÇÃO ENTRE PROBABILIDADES PÓS-TESTE E PROBABILIDADES DE LIMIAR DETERMINA A AÇÃO CLÍNICA

Depois que o resultado do teste gera a probabilidade pós-teste, pode-se comparar essa nova probabilidade com dois limiares (Fig. 14.2).[25-27] Se a probabilidade pós-teste for igual a 1, o diagnóstico estaria absolutamente certo. Com pouca certeza, quando a probabilidade pós-teste se aproxima de 1, o diagnóstico fica mais e mais provável e alcança um limiar de probabilidade acima do qual o médico recomendaria começar o tratamento para o distúrbio (o *limiar de tratamento*) (Fig. 14.2). Esses limiares se aplicam tanto ao reconhecimento de padrão como ao raciocínio probabilístico ou *raciocínio diagnóstico bayesiano* (Fig. 14.1). Por exemplo, considere o primeiro cenário, a paciente que consulta com uma erupção dolorosa de vesículas agrupadas na distribuição de um único dermátomo. Em um instante, um médico experiente faria um diagnóstico de herpes-zóster e pensaria em oferecer tratamento à paciente. Em outras palavras, a probabilidade de herpes-zóster é tão alta (próxima de 1,0 ou 100%) que está acima de um limiar (o limiar de tratamento) no qual não há necessidade de nenhum teste adicional.

Alternativamente, se a probabilidade pós-teste se igualasse a 0, o diagnóstico seria refutado. Sem essa certeza, quando a probabilidade pós-teste se aproxima de 0, o diagnóstico é cada vez menos provável, até que um limiar de probabilidade seja alcançado, abaixo do qual o médico consideraria o diagnóstico excluído (o limiar de teste).[25] Entre os limiares de teste e tratamento existem probabilidades intermediárias que demandam mais testes. Por exemplo, pense em um atleta anteriormente saudável que consulte com dor na lateral da caixa torácica após ser acidentalmente atingido por um lançamento errático de beisebol. Novamente, um

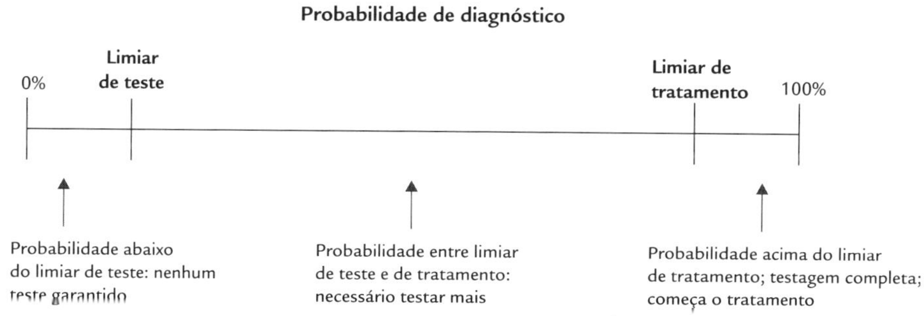

FIGURA 14.2 Limiares de teste e de tratamento no processo diagnóstico.

médico experiente reconheceria o problema clínico (dor pós-traumática na lateral do peito), identificaria uma hipótese principal (contusão na costela) e uma alternativa ativa (fratura da costela) e planejaria um teste (radiografia) para investigar esta última. Se questionado, o médico também poderia listar distúrbios improváveis demais para serem considerados (como infarto do miocárdio). Em outras palavras, apesar de não tão provável quanto uma contusão de costela, a probabilidade de uma fratura de costela está acima de um limiar para teste, enquanto a probabilidade de infarto de miocárdio está abaixo do limiar de teste.

O que determina esses limiares de teste e tratamento? São uma função das propriedades do teste, o prognóstico de doença e a natureza do tratamento. Para o limiar do teste, quanto mais segura e menos cara for a estratégia, mais severo será o problema se for deixado sem diagnóstico; quanto mais efetivo e seguro for o tratamento disponível, mais em baixo colocaríamos o limiar de teste. Contudo, quanto menos segura ou mais cara for a estratégia, menos severo será o problema se não for diagnosticado, e quanto menos seguros estivermos sobre a efetividade e a segurança do tratamento, mais acima colocaríamos o limiar de teste.

Pense, por exemplo, em solicitar troponina para suspeita de síndrome coronariana aguda. O problema, se presente, pode levar a consequências graves (como arritmias fatais) e o teste não é caro nem invasivo. Esse é o motivo por que se vê médicos de serviços de emergência solicitando o teste para pacientes mesmo com uma probabilidade muito baixa de síndrome coronariana aguda; eles definiram um limiar diagnóstico muito baixo. Compare isso com uma angiografia pulmonar para suspeita de embolia pulmonar. Apesar de esse problema ser grave, o teste é invasivo e pode ser complicado. Como resultado, se depois de testes como ultrassonografia de compressão com *Doppler* e tomografia de ventilação/perfusão ou tomografia computadorizada helicoidal forem deixados com uma baixa probabilidade de embolia pulmonar, os médicos podem escolher monitorar de perto. O limiar de teste é mais alto devido à invasividade e aos riscos do teste.

Para o limiar de tratamento, quanto mais seguro e menos caro for nosso próximo teste, mais benigno será o prognóstico da doença, e quanto mais altos forem os custos ou maiores os efeitos adversos das opções de tratamento, mais acima colocaríamos o limiar, exigindo maior certeza diagnóstica antes de expor nossos pacientes ao tratamento. Entretanto, quanto mais invasivo e menos seguro for o próximo teste necessário, mais ameaçador será o prognóstico, e quanto mais seguro e menos caro for o tratamento proposto, mais abaixo colocaríamos o limiar do tratamento, já que continuar com o tratamento poderia ser preferível à crescente certeza diagnóstica. Por exemplo, pense em pacientes consultando com suspeita de tumor maligno. Em geral, os médicos estão prontos a submetê-los a testes diagnósticos invasivos associados a possíveis complicações graves antes de tratar. A razão é que o tratamento – cirurgia, radiação ou quimioterapia – está em si associado à morbidade ou mesmo à mortalidade. Assim, os médicos definem o limiar de tratamento muito alto.

Compare isso com um paciente consultando com sintomas de azia e refluxo ácido. Mesmo se os sintomas forem atípicos, os médicos podem estar prontos a prescrever um inibidor de bomba de próton para alívio de sintomas em vez de submeter o paciente à endoscopia. O limiar de tratamento mais baixo é uma função da natureza relativamente benigna do tratamento em relação à invasividade do próximo teste.

CONCLUSÃO

Neste capítulo, delineamos a tradição probabilística do raciocínio diagnóstico e identificamos como diferentes tipos de evidências de pesquisa clínica podem apoiar nossas decisões e ações diagnósticas. O próximo capítulo destaca aspectos particulares do processo diagnóstico.

Referências

1. Elstein AS, Shulman L, Sprafka S. *Medical Problem Solving: An Analysis of Clinical Reasoning.* Cambridge, MA: Harvard University Press; 1978.
2. Schmidt HG, Norman GR, Boshuizen HP. A cognitive perspective on medical expertise: theory and implication. *Acad Med.* 1990;65(10):611-621.
3. Regehr G, Norman GR. Issues in cognitive psychology: implications for professional education. *Acad Med.* 1996;71(10 suppl):988-1001.
4. Redelmeier DA, Ferris LE, Tu JV, Hux JE, Schull MJ. Problems for clinical judgment: introducing cognitive psychology as one more basic science. *CMAJ.* 2001;164(3):358-360.
5. Eva KW. What every teacher needs to know about clinical reasoning. *Med Educ.* 2004;39(1):98-106.
6. Norman G. Research in clinical reasoning: past history and current trends. *Med Educ.* 2005;39(4):418-427.
7. Norman GR, Brooks LR. The non-analytical basis of clinical reasoning. *Adv Health Sci Educ.* 1997;2(2):173-184.
8. Norman GR. The epistemology of clinical reasoning: perspectives from philosophy, psychology, and neuroscience. *Acad Med.* 2000;75(10 suppl):S127-S135.
9. Barrows HS, Pickell GC. *Developing Clinical Problem Solving Skills: A Guide to More Effective Diagnosis and Treatment.* New York, NY: WW Norton; 1991.
10. Kassirer JP, Kopelman RI. *Learning Clinical Reasoning.* Baltimore, MD: Williams & Wilkins; 1991.
11. Barondess JA, Carpenter CCJ, eds. *Differential Diagnosis.* Philadelphia, PA: Lea & Febiger; 1994.
12. Bordage G. Elaborated knowledge: a key to successful diagnostic thinking. *Acad Med.* 1994;69(11):883-885.
13. Glass RD. *Diagnosis: A Brief Introduction.* Melbourne, Australia: Oxford University Press; 1996.
14. Cox K. *Doctor and Patient: Exploring Clinical Thinking.* Sydney, Australia: UNSW Press; 1999.
15. Kassirer JP. Diagnostic reasoning. *Ann Intern Med.* 1989;110(11):893-900.
16. Richardson WS. Integrating evidence into clinical diagnosis. In: Montori VM, ed. *Evidence-Based Endocrinology.* Totowa, NJ: Humana Press; 2006:69-89.
17. Richardson WS. We should overcome the barriers to evidence-based clinical diagnosis. *J Clin Epidemiol.* 2007;60(3):217-227.
18. Richardson WS, Wilson MC, Guyatt GH, Cook DJ, Nishikawa J; Evidence-Based Medicine Working Group. Users' guides to the medical literature, XV: how to use an article about disease probability for differential diagnosis. *JAMA.* 1999; 281(13):1214-1219.
19. Sox HC Jr, Blatt MA, Higgins MC, Marton KI, eds. *Medical Decision Making.* Boston, MA: Butterworth-Heinemann; 1988.
20. Richardson WS. Where do pretest probabilities come from [editorial, EBM Note]? *Evidence Based Med.* 1999;4:68-69.
21. Richardson WS, Glasziou P, Polashenski WA, Wilson MC. A new arrival—evidence about differential diagnosis [editorial]. *ACP J Club.* 2000;133(3):A11-A12.
22. Richardson WS. Five uneasy pieces about pre-test probability [editorial]. *J Gen Intern Med.* 2002;17(11): 882-883.
23. Fletcher RH, Fletcher SW. *Clinical Epidemiology: The Essentials.* 4th ed. Baltimore, MD: Lippincott Williams & Wilkins; 2005.
24. Straus SE, Richardson WS, Glasziou P, Haynes RB, eds. *Evidence-Based Medicine: How to Practice and Teach EBM.* 3rd ed. Edinburgh, Scotland: Churchill- Livingstone; 2005.
25. Pauker SG, Kassirer JP. The threshold approach to clinical decision making. *N Engl J Med.* 1980;302(20): 1109-1117.
26. Gross R. *Making Medical Decisions: An Approach to Clinical Decision Making for Practicing Physicians.* Philadelphia, PA: ACP Publications; 1999.
27. Hunink M, Glasziou P, eds. *Decision Making in Health and Medicine: Integrating Evidence and Values.* Cambridge, England: Cambridge University Press; 2001.

15

Diagnóstico diferencial

W. Scott Richardson, Mark C. Wilson
e Thomas G. McGinn

Neste capítulo:

- Cenário clínico
  - Homem com 76 anos de idade com perda de peso: quais distúrbios deveriam ser procurados e quais são suas probabilidades pré-teste?
- Encontrando as evidências
- Os resultados são válidos?
  - Os pacientes do estudo representavam o espectro completo daqueles com este problema clínico?
  - A avaliação diagnóstica foi definitiva?
- Quais são os resultados?
  - Quais eram os diagnósticos e suas probabilidades?
  - Qual a precisão das estimativas de probabilidade de doença?
- Como posso aplicar os resultados à atenção ao paciente?
  - Os pacientes do estudo e o ambiente clínico são similares aos meus?
  - É improvável que as possibilidades ou probabilidades de doença tenham mudado desde que as evidências foram coletadas?
- Resolução clínica

CENÁRIO CLÍNICO

Homem com 76 anos de idade com perda de peso: quais distúrbios deveriam ser procurados e quais são suas probabilidades pré-teste?

Você está tratando um homem de 76 anos de idade devido a uma perda de peso involuntária de 10 kg em 6 meses. Na consulta de rotina de hoje para acompanhamento de sua hipertensão de longa duração, ele ficou surpreso ao ouvir que seu peso diminuiu desde a última consulta. Ele relata estar comendo menos, com pouco apetite, mas sem sintomas relacionados à alimentação. Toma um diurético para sua hipertensão, sem nenhuma mudança na dose há mais de 1 ano, e usa acetaminofen para dores e rigidez ocasional no joelho. Parou de fumar há 11 anos e parou de ingerir álcool quatro décadas atrás. O exame físico mostra que está extremamente magro, porém não fornece nenhuma indicação localizada. Os resultados do exame de sangue e urina estão normais.

Você revisa a longa lista de possíveis causas de perda involuntária de peso, embora imagine que uma busca exaustiva de todas as possibilidades de uma vez não pareça sensata. Em vez disso, você quer mais informações sobre quais causas de perda involuntária de peso é comum selecionar, quais distúrbios pesquisar e estimar as probabilidades pré-teste para esses problemas.

ENCONTRANDO AS EVIDÊNCIAS

Você começa elaborando sua lacuna de conhecimento com uma pergunta: em adultos apresentando perda involuntária de peso que passam por uma avaliação diagnóstica, qual a frequência das categorias importantes de doença subjacente como neoplasias, problemas gastrintestinais e distúrbios psiquiátricos? Ao sentar-se em frente ao computador para procurar uma resposta, você observa seus arquivos que armazenam sua coleção de artigos impressos. Rapidamente, você abre o arquivo para perda involuntária de peso e encontra um artigo sobre a frequência de doenças em pacientes com perda involuntária de peso que foi publicado mais de 25 anos atrás.[1] Esperando encontrar evidências mais recentes, acessa o PubMed e localiza essa citação mais antiga na base de dados. Ao clicar no *link* "Related Articles" são exibidas 102 citações; dentre elas, a segunda listagem nova de Hernandez e colaboradores[2], publicada em 2003, parece promissora porque também aborda explicitamente a frequência de distúrbios subjacentes em pacientes com perda de peso.[2] Seguindo a lista, você descobre um recente artigo descritivo de revisão sobre perda de peso não intencional,[3] que cita o artigo de Hernandez e colaboradores[2] como o estudo mais recente de causas de perda de peso. Ao clicar duas vezes, você examina o capítulo sobre perda de peso em um texto eletrônico e descobre que nenhum estudo mais recente é mencionado. Com alguma confiança de que encontrou as evidências mais atuais, você recupera o texto completo para avaliá-lo criticamente.

UTILIZANDO AS *DIRETRIZES*

A Tabela 15.1 resume as orientações para um artigo sobre as probabilidades de doença para diagnóstico diferencial.

OS RESULTADOS SÃO VÁLIDOS?

Os pacientes do estudo representavam o espectro completo daqueles com este problema clínico?

Os pacientes de um estudo são retirados ou amostrados de uma população-alvo subjacente de pessoas que procuram atendimento para um problema clínico sendo investigado. Idealmente, essa amostra espelha a população-alvo de todas as maneiras importantes, de modo que a frequência de doenças subjacentes descoberta na amostra reflita a frequência na população como um todo. Uma amostra de pacientes que espelhe a população-alvo é denominada "re-

TABELA 15.1 Diretrizes para uso da literatura médica para artigos sobre probabilidade de doenças em diagnóstico diferencial

Os resultados são válidos?
- Os pacientes do estudo representavam o espectro completo daqueles com este problema clínico?
- A avaliação diagnóstica foi definitiva?

Quais são os resultados?
- Quais eram os diagnósticos e suas probabilidades?
- Qual a precisão das estimativas de probabilidade de doença?

Como posso aplicar os resultados à atenção ao paciente?
- Os pacientes do estudo e o ambiente clínico são similares aos meus?
- É improvável que as possibilidades ou probabilidades de doença tenham mudado desde que as evidências foram coletadas?

presentativa". Quanto mais representativa for a amostra, mais precisas serão as probabilidades de doença resultantes. Como é demonstrado na Tabela 15.2, sugerimos quatro maneiras para examinar quanto os pacientes do estudo representam toda a população-alvo.

Primeiro, encontre a definição dos investigadores para o problema clínico apresentado, pois isso determina a população-alvo a partir da qual os pacientes do estudo serão retirados. Por exemplo, para um estudo de desconforto no peito, você desejaria descobrir se a definição dos investigadores incluía pacientes com desconforto no peito que negam ter dor (como fazem muitos pacientes com angina), se "peito" significa somente o tórax anterior (*versus* posterior também) e se pacientes com trauma recente óbvio são excluídos. Além disso, os investigadores podem especificar o nível de atenção ou quantidade de avaliações prévias; por exemplo, "fadiga em atenção primária",[4] ou "encaminhado por tosse persistente não explicada".[5] Outras definições representariam diferentes populações-alvo que resultariam em diferentes probabilidades de doença. Uma definição detalhada e específica do problema clínico permite que você reconheça claramente a população-alvo com a qual comparará a amostra de pacientes montada para o estudo. Quanto menos clara for a definição, menos certeza você terá acerca da população pretendida e menos confiante estará ao julgar se a amostra de pacientes representa bem ou não o todo e a validade das probabilidades de doença resultantes.

Segundo, examine os ambientes dos quais os pacientes são recrutados. Pacientes com o mesmo problema clínico poderiam se apresentar em qualquer um dos diferentes estabelecimentos clínicos, sejam consultórios de atenção primária, serviços de emergência ou clínicas de atendimento especializado. A escolha de onde buscar atendimento pode envolver diversos fatores, incluindo a severidade da doença, a disponibilidade de estabelecimentos diversos, os hábitos de encaminhamento do médico de alguém ou as preferências do paciente. Essas influências significam que os diferentes estabelecimentos clínicos atenderão grupos de pacientes com frequências diferentes de doença. Tipicamente, os pacientes em estabelecimentos de

TABELA 15.2 Garantindo uma amostra de pacientes representativa

- Os investigadores definiram claramente o problema clínico?
- Os pacientes do estudo foram coletados de todos os ambientes clínicos relevantes?
- Os pacientes do estudo foram consecutivamente recrutados dos ambientes clínicos?
- Os pacientes do estudo apresentavam o espectro clínico completo desse problema atual?

atenção secundária ou terciária têm proporções mais altas de doenças mais graves ou menos comuns do que pacientes tratados em estabelecimentos de atenção primária. Por exemplo, em um estudo de pacientes consultando por dor no peito, uma proporção mais alta de pacientes de consultório especializado tinha doença arterial coronariana do que os pacientes de consultório de atenção primária, mesmo entre pessoas com história clínica similar.[6]

Os investigadores deveriam evitar restringir o recrutamento a estabelecimentos especializados demais que provavelmente tratam de uma amostra de pacientes não representativa. Por exemplo, para o problema da "fadiga em atenção primária", embora apenas estabelecimentos de atenção primária fossem relevantes, os investigadores idealmente recrutariam de um espectro amplo de estabelecimentos de atenção primária (p. ex., aqueles atendendo pacientes de diferentes *status* socioeconômicos). Em geral, quanto menos locais relevantes usados para recrutamento de pacientes, maior é o risco de que o estabelecimento seja especializado demais ou não representativo.

Terceiro, observe os métodos dos investigadores para identificação de pacientes em cada local e qual o grau de cuidado para evitar a perda de pacientes. Idealmente, recrutaria-se uma amostra consecutiva de todos os pacientes que procuram atendimento nos locais do estudo para o problema clínico durante um período especificado. Se os pacientes não são incluídos consecutivamente, então pode haver uma inclusão desigual de pacientes com distúrbios subjacentes diferentes, o que reduziria a representatividade da amostra e a confiança na validade das probabilidades resultantes de doença.

Quarto, examine o espectro de severidade e aspectos clínicos exibidos pelos pacientes na amostra do estudo. Estão incluídos pacientes com sintomas leves, moderados e severamente sintomáticos? Todas as variações importantes do problema clínico são encontradas na amostra? Por exemplo, para um estudo de desconforto no peito, você gostaria de determinar se pacientes com desconforto de qualquer grau de severidade foram incluídos e se foram incluídos pacientes independentemente de terem tido ou não sintomas importantes associados como dispneia, diaforese ou dor em radiação. Quanto mais completo for o espectro clínico de pacientes na amostra, mais representativa deveria ser a amostra da população-alvo. Inversamente, quanto mais estreito for o espectro clínico, menos representativa seria a amostra e menos confiança você teria na validade das probabilidades resultantes de doença.

UTILIZANDO AS *DIRETRIZES*

Hernandez e colaboradores[2] definiram o problema clínico para seu estudo como "perda involuntária de peso isolada", significando uma perda verificada, não intencional, de mais de 5% do peso corporal durante 6 meses, ocorrida sem sinais ou sintomas localizadores e sem nenhum diagnóstico feito no exame inicial. De janeiro de 1991 até dezembro de 1996, havia 1.211 pacientes encaminhados consecutivamente de uma área geográfica definida para seus ambulatórios gerais de medicina interna com e sem internação devido à perda involuntária de peso, dos quais 306 responderam à definição de "isolada". Estão incluídos homens e mulheres com idade variando de 15 a 97 anos. A raça, a cultura e o *status* socioeconômico das amostras de pacientes não são descritos. Pacientes seriam excluídos de uma amostra se tivessem perdido menos de 5 kg, se tivessem um diagnóstico prévio que pudesse explicar a perda involuntária de peso, se a avaliação inicial identificasse a causa (p. ex., uso de diurético nos últimos 3 meses) ou se a perda de peso foi intencional. Assim, a amostra do seu estudo representa muito bem a população-alvo de pacientes que são encaminhados para avaliação por perda involuntária de peso e que são os mais difíceis em termos de diagnóstico, com somente uma modesta restrição do espectro clínico.

A avaliação diagnóstica foi definitiva?

Artigos sobre probabilidade de doença para diagnóstico diferencial oferecerão evidências válidas somente se os investigadores chegarem a diagnósticos finais corretos para os pacientes do estudo. Para julgar a precisão dos diagnósticos finais, você deve examinar a avaliação diagnóstica utilizada para alcançá-los. Quanto mais definitiva for a avaliação diagnóstica, mais provável será que as frequências dos diagnósticos feitos na amostra sejam estimativas precisas das frequências de doença na população alvo. Como é demonstrado na Tabela 15.3, sugerimos seis maneiras de examinar quão definitiva é a avaliação diagnóstica.

Primeiro, qual a abrangência da avaliação diagnóstica dos investigadores? Idealmente, a avaliação diagnóstica conseguiria detectar todas as possíveis causas do problema clínico, se houver alguma presente. De acordo com o razoável, quanto mais abrangente for o conjunto de investigações, menor será a chance de que os investigadores alcancem conclusões inválidas a respeito da frequência da doença. Por exemplo, um estudo retrospectivo de acidente vascular cerebral em 127 pacientes com mudanças no *status* mental não conseguiu incluir uma busca abrangente para todas as causas de delírio e 118 casos permaneceram não explicados.[7] Como os investigadores não descreveram uma busca completa e sistemática para causas de delírio, as probabilidades da doença parecem menos confiáveis.

Segundo, examine o grau de consistência com que a avaliação diagnóstica foi realizada nos pacientes do estudo. Isso não significa que cada paciente deve passar por todos os exames. Ao contrário, para muitos problemas clínicos, o médico coleta um histórico detalhado e focalizado e realiza um exame físico orientado para o problema dos sistemas de órgãos envolvidos, junto com alguns exames iniciais. A seguir, dependendo das pistas diagnósticas a partir dessas informações, prossegue com mais questões ao longo das múltiplas trajetórias ramificadas possíveis. Idealmente, os investigadores avaliariam todos os pacientes com a mesma abordagem inicial e então seguiriam as pistas resultantes usando trajetórias ramificadas preestabelecidas de exame. Quando um resultado definitivo de exame confirmar um diagnóstico final, é desnecessário realizar mais exames.

Você pode achar relativamente fácil decidir se as doenças dos pacientes foram cuidadosa e consistentemente investigadas se forem avaliadas prospectivamente com uma abordagem diagnóstica predeterminada. Quando os médicos não padronizam sua investigação, fica mais difícil julgar. Por exemplo, em um estudo sobre fatores precipitadores em 101 pacientes com insuficiência cardíaca descompensada, apesar de todos os pacientes passarem por anamnese e exame físico, a falta de padronização de exames subsequentes dificulta julgar a precisão das probabilidades de doença.[8]

Terceiro, examine os conjuntos de critérios para cada distúrbio utilizados ao atribuir os diagnósticos finais dos pacientes. Idealmente, os investigadores desenvolverão ou adaptarão um conjunto de critérios explícitos para cada distúrbio subjacente possível que possa ser diagnosticado e então os aplicarão de forma consistente ao atribuírem um diagnóstico final a cada paciente. Quando possível, esses critérios deveriam incluir não somente os achados necessários para confirmar cada diagnóstico, mas também aqueles achados úteis para rejeitar cada diagnóstico. Por exemplo, os critérios

TABELA 15.3 Garantindo uma avaliação diagnóstica definitiva

A avaliação diagnóstica foi suficientemente abrangente?
A avaliação diagnóstica foi consistentemente aplicada a todos os pacientes?
Os critérios para todos os diagnósticos possíveis eram explícitos e confiáveis?
Os rótulos diagnósticos foram atribuídos de forma reproduzível?
Houve poucos pacientes sem diagnóstico?
Para os pacientes não diagnosticados, o acompanhamento foi suficientemente longo e completo?

diagnósticos publicados para endocardite infecciosa incluem critérios para confirmar a infecção e critérios para rejeitá-la.[9,10] Assim, os investigadores classificam os pacientes do estudo em grupos diagnósticos que são mutuamente exclusivos, com exceção de pacientes cujos sintomas derivem de mais de um fator etiológico. Como um conjunto de critérios diagnósticos completo, explícito, referenciado e confiável pode ser longo, pode aparecer como um apêndice ao artigo publicado, como no estudo de pacientes com palpitações,[11] ou como um apêndice eletrônico de uma publicação na *web*.

Quando revisar os critérios diagnósticos, tenha em mente que "achado de lesão" necessariamente não é a mesma coisa que "explicação de doença". Em outras palavras, quando utilizarem critérios diagnósticos confiáveis, os investigadores podem descobrir que os pacientes têm dois ou mais distúrbios que poderiam explicar o problema clínico, levantando algumas dúvidas em relação a qual distúrbio é o culpado. Estudos melhores sobre probabilidade de doença incluirão alguma segurança de que os distúrbios encontrados realmente respondiam pelas doenças dos pacientes.

> Por exemplo, em uma sequência de estudos sobre síncope, os investigadores exigiram que os sintomas ocorressem simultaneamente a uma arritmia antes que essa arritmia fosse julgada como sendo a causa.[12] Em um estudo sobre tosse crônica, os investigadores ofereceram terapia específica para a causa e utilizaram respostas positivas a ela para fortalecerem o fato desses distúrbios realmente causarem a tosse crônica.[5]

Quarto, considere se a atribuição dos diagnósticos finais dos pacientes era reproduzível. Assegurar a reprodutibilidade começa com o uso de critérios explícitos e uma avaliação abrangente e consistente, como foi descrito neste capítulo. Além disso, os investigadores podem usar um teste formal de reprodutibilidade, como foi feito em um estudo sobre causas de tontura.[13] Quanto maior é a concordância dos investigadores além do acaso sobre os diagnósticos finais atribuídos aos seus pacientes, maior confiança você pode ter na validade das probabilidades de doença resultantes.

Quinto, observe quantos pacientes continuam sem diagnóstico apesar da avaliação do estudo. Idealmente, uma avaliação diagnóstica abrangente não deixaria nenhuma doença do paciente sem explicação, embora mesmo a melhor avaliação possa falhar nessa meta. Quanto mais alta é a proporção de pacientes não diagnosticados, maior é a chance de erro nas estimativas de probabilidade de doença.

> Por exemplo, em um estudo retrospectivo de diversas causas de tontura em 1.194 pacientes em uma clínica de otolaringologia, em torno de 27% continuaram sem diagnóstico.[14] Com mais de um quarto das doenças dos pacientes não explicadas, as frequência de doenças para a amostra total pode ser imprecisa.

Sexto, se a avaliação do estudo deixa alguns pacientes não diagnosticados, observe a duração e a completude de seu acompanhamento, se foram feitos diagnósticos adicionais e se os desfechos clínicos são conhecidos. Quanto mais longo e mais completo é o acompanhamento, maior é nossa confiança na natureza benigna dos problemas em pacientes que continuam sem diagnóstico, ainda que não prejudicados, no fim do estudo. Quanto tempo é suficiente? Nenhuma resposta isolada satisfaria todos os problemas clínicos, mas sugerimos de 1 a 6 meses para sintomas que sejam agudos e autolimitados e de 1 a 5 anos para sintomas cronicamente recorrentes ou progressivos.

UTILIZANDO AS *DIRETRIZES*

> Hernandez e colaboradores[2] descreveram o uso consistente de uma avaliação inicial padronizada de história clínica, exame físico, exames de sangue (contagem de células sanguíneas, taxa de sedimentação, química do sangue, eletroforese proteica, níveis de

hormônio da tireoide), análise de urina e radiografias (tórax e abdome), depois da qual mais testes foram feitos a critério do médico atendente. O conjunto de critérios diagnósticos para cada distúrbio não é listado. Para o diagnóstico final dos pacientes, os investigadores exigiam não somente encontrar um distúrbio reconhecido na literatura que causasse a perda de peso, mas também uma correlação de perda de peso com o desfecho clínico do distúrbio (recuperação ou progressão). A atribuição dos diagnósticos foi feita independentemente por dois investigadores e as discordâncias (< 5%) foram resolvidas por consenso. Um distúrbio subjacente explicando a perda involuntária de peso foi diagnosticado para 221 (72%) pacientes, então 85 (28%) não foram inicialmente diagnosticados. Durante o acompanhamento e as avaliações repetidas em 3, 6 e 12 meses, 55 desses 85 pacientes foram vistos e foram elaborados diagnósticos para 41, deixando 14 diagnósticos não explicados em 1 ano e 30 pacientes perdidos no acompanhamento. Assim, a avaliação diagnóstica relatada parece muito confiável no geral, embora exista alguma incerteza devido a critérios não especificados e a 10% de perda durante o acompanhamento.

QUAIS SÃO OS RESULTADOS?

Quais eram os diagnósticos e suas probabilidades?

Em muitos estudos de probabilidade de doença, os autores exibem os resultados principais em uma tabela com os diagnósticos feitos, junto com os números e porcentagens de pacientes encontrados com esses distúrbios. Para alguns sintomas, os pacientes podem ter mais de uma doença subjacente coexistindo e, presumivelmente, contribuindo para o problema clínico. Nessas situações, com frequência os autores identificam o diagnóstico principal para os pacientes e tabulam separadamente as causas contribuintes. Alternativamente, os autores podem identificar um grupo separado de etiologia múltipla.

UTILIZANDO AS *DIRETRIZES*

Hernandez e colaboradores[2] mostram em uma tabela os diagnósticos feitos ao fim do acompanhamento do estudo em 276 de seus 306 pacientes (90%). Por exemplo, foram encontradas neoplasias em 104 (34%) e doenças psiquiátricas em 63 (21%), enquanto não foi identificada nenhuma causa conhecida em 14 (5%).

Qual a precisão das estimativas de probabilidade de doença?

Mesmo quando válidas, as frequências de doença encontradas na amostra do estudo são somente estimativas das verdadeiras probabilidades de doença na população-alvo. Você pode examinar a precisão dessas estimativas com os *intervalos de confiança* (*ICs*) apresentados pelos autores. Se os autores não os fornecem, você pode calculá-los com a seguinte fórmula:

$$\text{IC } 95\% = P \pm 1{,}96 \times \sqrt{(P(1-P))/N}$$

onde P é a proporção de pacientes com a etiologia de interesse e N é o número de pacientes na amostra. Essa fórmula fica imprecisa quando o número de casos é de cinco ou menos, estando disponíveis aproximações para essa situação. Por exemplo, considere a categoria de causas psiquiátricas de perda involuntária de peso no estudo de Hernandez e colaboradores.[2] Usando a fórmula apresentada, começaríamos com P = 0,23, (1 – P) = 0,77 e N = 276. Trabalhando com aritmética, encontramos o IC de 0,23 ± 0,049. Assim, embora a proporção medida seja 23%, pode variar entre 18,1 e 27,9%.

Considerar os ICs suficientemente precisos depende de onde a proporção estimada e os ICs recaem em relação ao seu *limiar de teste* ou *tratamento*. Se tanto a proporção estimada e todo o IC de 95% estiverem do mesmo lado de seu limiar, então o resultado é suficientemente preciso para permitir conclusões firmes acerca da probabilidade de doença para uso em planejamento de testes ou tratamentos. Ao contrário, se o limite de confiança em torno da estimativa cruzar seu limiar, o resultado pode não ser suficientemente preciso para conclusões definitivas sobre probabilidades de doença. Um resultado de probabilidade válido, porém impreciso, ainda pode ser usado, mantendo-se em mente a incerteza e o que isso pode significar para teste ou tratamento.

UTILIZANDO AS *DIRETRIZES*

Hernandez e colaboradores[2] não fornecem os ICs de 95% para as probabilidades que encontraram. Como ilustramos, se você estiver preocupado com a proximidade das probabilidades com seus limiares, poderia calcular os ICs de 95%. Nessa situação, mesmo o limite inferior do IC parece alto o suficiente para você procurar uma doença psiquiátrica subjacente como a causa da perda involuntária de peso.

COMO POSSO APLICAR OS RESULTADOS À ATENÇÃO AO PACIENTE?

Os pacientes do estudo e o ambiente clínico são similares aos meus?

Anteriormente, estimulamos que você examinasse como a amostra de pacientes do estudo foi selecionada a partir da população-alvo para julgar a sua representatividade e assim a validade dos resultados. Você deveria agora reexaminar a amostra do estudo para fazer um julgamento diferente – a aplicabilidade a seus pacientes e à sua prática. Tente fazer a seguinte pergunta de duas maneiras diferentes (Os pacientes e o ambiente clínico do estudo são suficientemente similares aos meus para que eu utilize as evidências? Ou, os pacientes e ambientes são tão diferentes dos meus que eu deveria desconsiderar os resultados?) e compare as respostas. Por exemplo, se os pacientes que consultam com um problema específico em seu consultório vêm de áreas onde um dos distúrbios subjacentes seja endêmico, a probabilidade do problema seria muito mais alta do que sua frequência encontrada em um estudo feito em uma área não endêmica, limitando a aplicabilidade dos resultados do estudo à sua prática.

UTILIZANDO AS *DIRETRIZES*

Para o homem de 76 anos de idade encaminhado a você para avaliação por perda involuntária de peso, o estabelecimento clínico descrito por Hernandez e colaboradores[2] parece se adequar muito bem. A descrição parcial dos pacientes da amostra soa suficientemente similar a esse homem, em idade e sexo, de modo que, apesar de ainda restar alguma incerteza, provavelmente não há tanta diferença a ponto de as evidências não serem usadas.

É improvável que as possibilidades ou probabilidades de doença tenham mudado desde que as evidências foram coletadas?

À medida que o tempo passa, as evidências sobre a frequência de doenças podem se tornar obsoletas. Antigas doenças podem ser controladas ou, como no caso da varíola, eliminadas.[15] Podem surgir novas doenças ou novas epidemias de doenças. Esses eventos podem alterar tanto a lista de doenças possíveis como a probabilidade de que estudos anteriormente válidos e aplicáveis possam perder sua relevância. Por exemplo, considere quão drasticamente a chegada do vírus da imunodeficiência humana (HIV) transformou as possibilidades e as probabilidades para problemas clínicos como linfadenopatia generalizada, diarreia crônica e perda de peso involuntária.

Mudanças semelhantes podem ocorrer como resultado da evolução em ciências médicas ou saúde pública. Por exemplo, em estudos sobre febre de origem desconhecida, novas tecnologias diagnósticas alteraram substancialmente a proporção de pacientes em que são encontrados tumores malignos ou cuja febre permanece sem explicação.[16-18] Os avanços de tratamentos que melhoram a sobrevida, como a quimioterapia para leucemia infantil, podem trazer mudanças em probabilidade de doença porque o tratamento pode causar complicações como tumores malignos secundários anos depois da cura. Medidas de saúde pública que controlam doenças como a cólera podem alterar a probabilidade de ocorrência das etiologias remanescentes dos problemas clínicos que a doença prevenida teria causado; nesse exemplo, diarreia aguda.

UTILIZANDO AS *DIRETRIZES*

O estudo de Hernandez e colaboradores[2] foi publicado em 2003, sendo o período de estudo entre 1991 e 1997. Nesse caso, você não conhece nenhuma evolução nova que possa mudar as causas ou probabilidades de doença em pacientes com perda involuntária de peso desde que as evidências foram coletadas.

RESOLUÇÃO CLÍNICA

Voltemos ao homem de 76 anos de idade sendo avaliado por perda involuntária de peso. Após uma avaliação inicial que não apresentou indício, o resultado de uma entrevista detalhada traz fortes indicações de um humor depressivo com anorexia e apetite reduzido após o falecimento de sua esposa há 1 ano. Sua hipótese principal é que o distúrbio depressivo maior está causando a perda involuntária de peso de seu paciente, ainda que esse diagnóstico não seja suficientemente certo para cessar a busca de outros problemas. Partindo do estudo de Hernandez e colaboradores[2], você decide incluir em suas alternativas selecionadas neoplasias (comuns, graves e tratáveis) e hipertireoidismo (menos comum, porém grave e tratável) e organiza os exames para excluir esses distúrbios (i.e., essas alternativas estão acima do limiar de teste). Finalmente, dado que poucos dos pacientes do estudo apresentaram síndrome de má absorção, e como seu paciente não apresenta outros aspectos desse distúrbio além de perda involuntária de peso, você o coloca na categoria de "outras hipóteses" (ou seja, abaixo do limiar de teste) e decide postergar o exame para esse problema. Você utiliza as frequências de doença do estudo como estimativas iniciais para probabilidade pré-teste e então eleva a probabilidade de depressão, dadas as pistas, o que diminui as probabilidades para os outros problemas.

Referências

1. Marton KI, Sox HC Jr, Krupp JR. Involuntary weight loss: diagnostic and prognostic significance. *Ann Intern Med.* 1981;95(5):568-574.
2. Hernandez JL, Riancho JA, Matorras P, Gonzalez-Macias J. Clinical evaluation for cancer in patients with involuntary weight loss without specific symptoms. *Am J Med.* 2003;114(8):631-637.
3. Alibhai SMH, Greenwood C, Payette H. An approach to the management of unintentional weight loss in elderly people. *CMAJ.* 2005;172(6):773-780.
4. Elnicki DM, Shockcor WT, Brick JE, Beynon D. Evaluating the complaint of fatigue in primary care: diagnoses and outcomes. *Am J Med.* 1992;93(3):303-306.
5. Pratter MR, Bartter T, Akers S, et al. An algorithmic approach to chronic cough. *Ann Intern Med.* 1993;119(10):977-983.
6. Sox HC, Hickam DH, Marton KI, et al. Using the patient's history to estimate the probability of coronary artery disease: a comparison of primary care and referral practices. *Am J Med.* 1990;89(1):7-14.
7. Benbadis SR, Sila CA, Cristea RL. Mental status changes and stroke. *J Gen Intern Med.* 1994;9(9):485-487.
8. Ghali JK, Kadakia S, Cooper R, Ferlinz J. Precipitating factors leading to decompensation of heart failure: traits among urban blacks. *Arch Intern Med.* 1988;148(9):2013-2016.
9. Von Reyn CF, Levy BS, Arbeit RD, Friedland G, Crumpacker CS. Infective endocarditis: an analysis based on strict case definitions. *Ann Intern Med.* 1981;94(4 pt 1):505-517.
10. Durack DT, Lukes AS, Bright DK; Duke Endocarditis Service. New criteria for diagnosis of infective endocarditis: utilization of specific echocardiographic findings. *Am J Med.* 1994;96(3):200-209.
11. Weber BE, Kapoor WN. Evaluation and outcomes of patients with palpitations. *Am J Med.* 1996;100(2):138-148.

12. Kapoor WN. Evaluation and outcome of patients with syncope. *Medicine.* 1990;69(3):160-175.
13. Kroenke K, Lucas CA, Rosenberg ML, et al. Causes of persistent dizziness: a prospective study of 100 patients in ambulatory care. *Ann Intern Med.* 1992; 117(11):898-904.
14. Katsarkas A. Dizziness in aging—a retrospective study of 1194 cases. *Otolaryngol Head Neck Surg.* 1994;110(3):296-301.
15. Barquet N, Domingo P. Smallpox: the triumph over the most terrible of the ministers of death. *Ann Intern Med.* 1997;127(8 pt 1):635-642.
16. Petersdorf RG, Beeson PB. Fever of unexplained origin: report on 100 cases. *Medicine.* 1961;40:1-30.
17. Larson EB, Featherstone HJ, Petersdorf RG. Fever of undetermined origin: diagnosis and follow up of 105 cases, 1970-1980. *Medicine.* 1982;61(5):269-292.
18. Knockaert DC, Vanneste LJ, Vanneste SB, Bobbaers HJ. Fever of unknown origin in the 1980s: an update of the diagnostic spectrum. *Arch Intern Med.* 1992;152(1):51-55.

16

Testes diagnósticos

Toshi A. Furukawa, Sharon Strauss,
Heiner C. Bucher e Gordon Guyatt

Neste capítulo:

- Introdução
- Cenário clínico
  - Como podemos identificar a demência de maneira rápida e precisa?
- Encontrando as evidências
- Os resultados são válidos?
  - Os pacientes participantes constituíram dilemas diagnósticos?
  - Os investigadores compararam o teste a um padrão de referência apropriado e independente?
  - As pessoas que interpretaram o teste e o padrão de referência eram cegas em relação aos outros resultados?
  - Os investigadores aplicaram o mesmo padrão de referência a todos os pacientes, independentemente dos resultados do teste em investigação?
- Quais são os resultados?
  - Que razões de probabilidade estavam associadas à faixa de resultados de teste possíveis?
  - Dicotomizando escores contínuos de teste, sensibilidade e especificidade, e RP+ e RP–
- Como posso aplicar os resultados à atenção ao paciente?
  - A reprodutibilidade do resultado do teste e sua interpretação serão satisfatórias em meu local de trabalho?
  - Os resultados do estudo são aplicáveis aos meus pacientes?
  - Os resultados de teste mudarão minha estratégia de manejo de pacientes?
  - Como resultado do teste, meus pacientes ficarão em melhor situação?

INTRODUÇÃO

Nos dois capítulos anteriores (Cap. 14, O processo de diagnóstico, e Cap. 15, Diagnóstico diferencial), explicamos o processo de diagnóstico, de que maneira resultados de testes diagnósticos impulsionam os clínicos a cruzarem o limiar de teste e o limiar terapêutico e como utilizar estudos para ajudar a obter uma *probabilidade pré-teste* acurada. Neste capítulo, mostraremos como usar um artigo sobre a capacidade de um teste diagnóstico para impulsionar clínicos em direção às *probabilidades pós-teste* extremamente altas (confirmação) e extremamente baixas (exclusão) que procuram. Posteriormente, mostraremos como utilizar artigos que integram vários resultados de teste em uma regra de predição clínica (Cap. 17.4, Regras de predição clínica).

CENÁRIO CLÍNICO

Como podemos identificar a demência de maneira rápida e precisa?

Você é um médico de atenção primária muito ocupado, e uma grande proporção dos pacientes de sua clínica é composta por idosos. Hoje cedo, você tratou uma senhora de 70 anos que mora sozinha e que até agora vivia bem. Nessa consulta, ela se queixou de um problema antigo, dor articular nos membros inferiores. Durante a consulta, você teve a impressão de que "ela não estava como de costume", embora você tivesse dificuldade para ser mais específico. Respondendo a perguntas sobre memória e funcionamento, ela reconheceu que sua memória não é mais o que costumava ser, mas negou outros problemas. Como você não dispõe de muito tempo, trata da osteoartrite e passa ao próximo paciente.

À noite, você reflete sobre o problema de como fazer uma avaliação rápida de seus pacientes idosos quando a possibilidade de deterioração cognitiva lhe ocorre. O mini-mental State Examination (MMSE), que você conhece, consome muito tempo. Você se pergunta se existe algum instrumento resumido que permita um diagnóstico rápido e razoavelmente acurado de prejuízo cognitivo que lhe auxilie a identificar pacientes que necessitem de investigação mais extensiva.

ENCONTRANDO AS EVIDÊNCIAS

Você formula a questão clínica: em pacientes idosos com suspeita de prejuízo cognitivo, qual é a acurácia de um instrumento breve de triagem para diagnosticar demência (ou para identificar aqueles que precisam de investigação mais extensiva)? Você escolhe "diagnosis" [diagnóstico] e "narrow, specific search" [busca específica, estreita] na página Clinical Queries da PubMed. Com o uso dos termos de busca "dementia AND screen AND brief" [demência E triagem e breve], a busca mostra 48 citações. A limitação a estudos em inglês em seres humanos nos últimos 5 anos diminui a lista para 21. Você examina os resumos, procurando artigos sobre pacientes com suspeita de demência e que informem ter uma acurácia similar à de seu padrão anterior, o MMSE. Um artigo relatando os resultados de um instrumento chamado Six-Item Screener (SIS) atende aos dois critérios.[1] Você obtém a cópia eletrônica do artigo completo e começa a lê-lo, esperando que seus métodos e resultados justifiquem o uso do instrumento em seu consultório.

OS RESULTADOS SÃO VÁLIDOS?

A Tabela 16.1 resume nossas diretrizes para avaliar a validade, examinar os resultados e determinar a aplicabilidade de um estudo sobre a acurácia de um teste diagnóstico.

Os pacientes participantes constituíram dilemas diagnósticos?

Um teste diagnóstico só é útil se distinguir entre danos e doenças que possam de outra forma ser confusos. Embora a maioria dos testes possa diferenciar indivíduos saudáveis daqueles severamente afetados, essa capacidade não nos ajuda na prática clínica. Estudos que se res-

TABELA 16.1 Diretrizes para uso da literatura médica para artigos sobre interpretação de resultados de testes diagnósticos

Os resultados são válidos?

- Os pacientes participantes constituíram dilemas diagnósticos?
- Os investigadores compararam o teste a um padrão de referência apropriado e independente?
- As pessoas que interpretaram o teste e o padrão de referência eram cegas em relação aos outros resultados?
- Os investigadores aplicaram o mesmo padrão de referência a todos os pacientes, independentemente dos resultados do teste em investigação?

Quais são os resultados?

- Que razões de probabilidade estavam associadas à faixa de resultados de teste possíveis?

Como posso aplicar os resultados à atenção ao paciente?

- A reprodutibilidade do resultado do teste e sua interpretação serão satisfatórias em meu local de trabalho?
- Os resultados do estudo são aplicáveis aos meus pacientes?
- Os resultados de teste mudarão minha estratégia de manejo de pacientes?
- Como resultado do teste, meus pacientes ficarão em melhor situação?

tringem a casos ostensivos *versus* voluntários sadios assintomáticos não são úteis porque, quando o diagnóstico é óbvio, não precisamos de um teste diagnóstico. Somente um estudo muito semelhante à prática clínica e que inclua pacientes com manifestações iniciais, leves, da patologia de interesse pode determinar o valor real de um teste.

A história do teste de antígeno carcinoembrionário (ACE) em pacientes com câncer colorretal mostra como a escolha do espectro errado de pacientes pode destruir as esperanças projetadas com a introdução de um teste diagnóstico. Um estudo encontrou uma elevação do ACE em 35/36 indivíduos sabidamente com câncer avançado do colo ou reto. Os investigadores encontraram níveis muito mais baixos em indivíduos normais, gestantes ou em pacientes com uma série de outras patologias.[2] Os resultados sugeriam que o ACE poderia ser útil para diagnosticar câncer colorretal ou mesmo para a triagem da doença. Em estudos subsequentes de pacientes em estágios menos avançados de câncer colorretal (portanto, menor severidade da doença) e de pacientes com outras neoplasias ou doenças gastrintestinais (portanto, doenças diferentes, mas passíveis de confusão), a acurácia do teste de ACE como instrumento diagnóstico caiu drasticamente. De forma apropriada, os clínicos abandonaram a medida de ACE, utilizando novos métodos de diagnóstico e rastreamento de câncer.

Foram feitos três exames empíricos sistemáticos de vieses ligados ao delineamento em estudos de testes diagnósticos. Lijmer e colaboradores[3] e Rutjes e colaboradores[4] coletaram metanálises de testes diagnósticos e examinaram quais aspectos do delineamento de estudo influenciaram o aparente poder diagnóstico dos testes. Whiting e colaboradores[5] sistematicamente coletaram e revisaram *estudos primários* que investigaram os efeitos de vieses em estimativas de desempenho de testes diagnósticos.

Todos os estudos documentaram um grau substancial de viés associado à escolha não representativa de pacientes. A inclusão de pacientes-alvo positivos (com a patologia de interesse – em nosso cenário, pessoas com demência) e de pacientes-alvo negativos (sem a patologia) de populações separadas resulta em superestimativas do poder do teste (*razão de chances diagnósticas relativas* [ORDR], 3,0; *intervalo de confiança* [IC] 95%, 2,0-4,5, e

ORDR, 4,9; IC 95%, 0,6-37,3).[3,4] Mesmo se os investigadores incluírem pacientes-alvo positivos e negativos da mesma população, a amostragem não consecutiva de pacientes e a coleta retrospectiva de dados podem aumentar as estimativas de desempenho de testes diagnósticos (ORDR, 1,5; IC 95%, 1,0-2,1, e ORDR, 1,6; IC 95%, 1,1-2,2, respectivamente).[2,3] Classificamos estudos com seleção não representativa de pacientes como tendo viés de espectro (ver o Cap. 17.1, Viés de espectro). A Tabela 16.2 resume as fontes de viés com suporte empírico em estudos de testes diagnósticos.

Os investigadores compararam o teste a um padrão de referência apropriado e independente?

A acurácia de um teste diagnóstico é melhor determinada por uma comparação com a "verdade". Os leitores devem ter certeza de que os investigadores aplicaram um *padrão de referência, critério padrão* ou *padrão-ouro* apropriado (como biópsia, cirurgia, autópsia ou acompanhamento a longo prazo sem tratamento) a todos os pacientes que fizeram o teste em investigação.

TABELA 16.2 Evidência empírica de fontes de viés em estudos de acurácia diagnóstica[a]

	Lijmer e colaboradores[3] (ORDR; IC 95%)	Whiting e colaboradores[5]	Rutjes e colaboradores[4] (ORDR; IC 95%)
Os pacientes participantes apresentaram dilemas diagnósticos?	Delineamento caso-controle (3,0; 2,0-4,5) Seleção não consecutiva de pacientes (0,9; 0,7-1,1) Coleta retrospectiva de dados (1,0; 0,7-1,4)	Distorção na seleção de participantes (algum apoio empírico)	Delineamento caso-controle (4,9; 0,6-37,3) Amostragem não consecutiva (1,5; 1,0-2,1) Coleta retrospectiva de dados (1,6; 1,1-2,2)
Os investigadores compararam o teste a um padrão de referência apropriado e independente?		Padrão referência inapropriado (algum apoio empírico) Viés de incorporação (usar o teste como parte do padrão de referência) (sem apoio empírico)	Incorporação (1,4; 0,7-2,8)
As pessoas que interpretaram o teste e o padrão de referência eram cegas em relação aos outros resultados?	Não cegas (1,3; 1,0-1,9)	Viés de revisão (algum apoio empírico)	Leitura única ou não cega (1,1; 0,8-1,6)
Os investigadores aplicaram o mesmo padrão de referência a todos os pacientes, independentemente dos resultados do teste em investigação?	Diferentes testes de referência (2,2; 1,5-3,3) Verificação parcial (1,0; 0,8-1,3)	Viés de verificação diferencial (algum apoio empírico) Viés de verificação parcial (forte apoio empírico)	Verificação diferencial (1,6; 0,9-2,9) Verificação parcial (1,1; 0,7-1,7)

Abreviaturas: IC, intervalo de confiança; ORDR, razão de chances diagnósticas relativas.
[a] São apresentadas a ORDR, estimativas de ponto e ICs 95%.

O estudo pode produzir erro se o teste sob avaliação fizer parte do padrão de referência. A incorporação do teste ao padrão de referência provavelmente aumentará a estimativa do poder diagnóstico do teste. Portanto, os clínicos devem insistir na independência como um critério para um padrão de referência satisfatório.

Por exemplo, considere um estudo que avaliou a utilidade do refluxo abdominojugular para o diagnóstico de insuficiência cardíaca congestiva. O estudo usou critérios clínicos e radiográficos, incluindo o refluxo abdominojugular, como teste de referência.[6] Outro exemplo é o de um estudo avaliando instrumentos de rastreamento para depressão em doentes terminais. Os autores alegaram um desempenho perfeito (sensibilidade = 1,0, especificidade = 1,0) para uma única pergunta (Você está deprimido?) para detectar depressão. Seus critérios diagnósticos incluíam nove questões, uma delas sendo "Você está deprimido?".[7]

Ao ler artigos sobre testes diagnósticos, se você não puder aceitar o padrão de referência (dentro de limites razoáveis, obviamente; afinal, nada é perfeito), então provavelmente o artigo não fornecerá resultados válidos (Tab. 16.2).[4]

As pessoas que interpretaram o teste e o padrão de referência eram cegas em relação aos outros resultados?

Se você aceitar o padrão de referência, a próxima questão é se as pessoas que interpretaram o teste e o padrão de referência estavam cientes dos resultados da outra investigação (avaliação cega).

Considere como, depois que clínicos veem um nódulo pulmonar em uma tomografia computadorizada (TC), podem ver uma lesão não detectada anteriormente no raio X de tórax ou, depois de conhecerem o resultado de um ecocardiograma, ouvem um sopro cardíaco antes inaudível.

Quanto maior é a probabilidade de que o conhecimento do resultado do padrão de referência possa influenciar a interpretação de um teste, maior é a importância da interpretação cega. De modo similar, quanto mais suscetível for o padrão de referência a mudanças de interpretação resultantes do conhecimento do teste em avaliação, mais importante será o cegamento do interpretador do padrão de referência. O estudo empírico de Lijmer e colaboradores[3] demonstrou viés associado ao não cegamento, embora de pequena magnitude (ORDR, 1,3; IC 95%, 1,0-1,9), enquanto Rutjes e colaboradores[4] encontraram uma ORDR compatível, embora sem significância estatística (ORDR, 1,1; IC 95%, 0,8-1,6) (Tab. 16.2).

Os investigadores aplicaram o mesmo padrão de referência a todos os pacientes, independentemente dos resultados do teste em investigação?

As propriedades de um teste diagnóstico serao distorcidas se seus resultados influenciarem quais pacientes terão confirmação pelo padrão de referência (*viés de verificação*[8,9] ou de investigação diagnóstica[10,11]). Isso pode ocorrer de duas maneiras. Primeiro, apenas uma amostra selecionada de pacientes que fizeram o teste índice pode ser verificada pelo padrão de referência. Por exemplo, pacientes com suspeita de arteriopatia coronariana com resultados positivos ao teste de exercício têm maior probabilidade de fazer uma angiografia coronariana (padrão de referência) do que aqueles com resultados negativos ao teste de exercício. Whiting e colaboradores[5] revisaram vários casos documentados desse tipo de viés de verificação, conhecido como *viés de verificação parcial.*

Segundo, resultados do teste índice podem ser verificados por diferentes padrões de referência. Lijmer e colaboradores[3] e Rutjes e colaboradores[4] encontraram um viés de grande magnitude associado ao uso de diferentes testes de referência para resultados positivos e negativos. As ORDRs para esse tipo de viés, também conhecido como *viés de verificação diferencial*, eram 2,2; IC 95%, 1,5-3,3[3], e 1,6; IC 95%, 0,9-2,9,[4] respectivamente, nessas duas *revisões sistemáticas* (Tab. 16.2).

O viés de verificação comprovou ser um problema para o estudo Prospective Investigation of Pulmonary Embolism Diagnosis (PIOPED), que avaliou a utilidade de cintilografias de ventilação/perfusão no diagnóstico de embolia pulmonar. Pacientes com resultados de ventilação/perfusão interpretados como "normal/quase normal" e "baixa probabilidade" tinham menos probabilidade de fazer uma angiografia pulmonar (69%) do que aqueles com resultados mais positivos de ventilação/perfusão (92%), o que não é surpreendente, porque clínicos podem relutar em submeter pacientes com uma baixa probabilidade de embolia pulmonar aos riscos de uma angiografia.[12]

A maioria dos artigos pararia aqui, e os leitores teriam que concluir que a magnitude do viés resultante de diferentes proporções de pacientes com alta e baixa probabilidade em estudos de ventilação/perfusão de fazerem uma angiografia adequada é incerta, mas talvez grande. Entretanto, os investigadores do PIOPED aplicaram um segundo padrão de referência aos 150 pacientes com resultados cintilográficos de baixa probabilidade ou normal/quase normal que não fizeram angiografia (136 pacientes) ou com interpretação angiográfica incerta (14 pacientes). Consideraram que esses pacientes não tinham embolia pulmonar se mostrassem boa resposta sem tratamento. Assim, os acompanharam por 1 ano sem tratá-los com anticoagulantes. Nenhum paciente desenvolveu embolia pulmonar clinicamente evidente durante o seguimento, permitindo-nos concluir que não havia uma embolia pulmonar importante presente quando os pacientes fizeram a cintilografia ventilação/perfusão (se definirmos embolia pulmonar importante para o paciente como a que requer terapia anticoagulante para prevenir eventos adversos subsequentes). Assim, o estudo PIOPED cumpriu o objetivo de aplicar uma avaliação por um padrão de referência a todos os pacientes, mas não aplicou o mesmo padrão para todos.

UTILIZANDO AS *DIRETRIZES*

O estudo de um teste diagnóstico breve e rápido para prejuízo cognitivo incluiu duas coortes. Uma era uma amostra aleatória estratificada de indivíduos negros de 65 anos e mais vivendo na comunidade; a outra, uma amostra consecutiva de pacientes não selecionados e não triados, encaminhados por familiares, cuidadores ou provedores para avaliação cognitiva no Alzheimer Disease Center. No primeiro grupo, os autores incluíram todos os pacientes com alto nível de suspeita de demência em um teste de triagem detalhado, assim como uma amostra aleatória daqueles com nível baixo ou médio de suspeita. Os investigadores enfrentaram incertezas diagnósticas nas duas populações. As populações não são perfeitas: a primeira incluiu indivíduos sem qualquer suspeita de demência, e a segunda já tinha passado por uma triagem inicial no nível de cuidados primários (de fato, encaminhar ou não para uma avaliação geriátrica completa é uma das questões que você está tentando resolver para a paciente que desencadeou a busca da literatura). Felizmente, as propriedades do teste comprovaram-se similares nas duas populações, diminuindo consideravelmente sua preocupação.

Todos os pacientes fizeram o SIS, no qual o paciente deve lembrar três palavras (maçã, mesa, moeda); em seguida, deve dizer o dia da semana, mês e ano: finalmente, deve dizer as três palavras iniciais sem qualquer lembrete. O número de erros dá um resultado entre 0 e 6.

Para o padrão de referência de diagnóstico de demência, os pacientes deveriam satisfazer os critérios do *manual diagnóstico e estatístico de transtornos mentais* (3ª edição revista) (DSM-III-R) e da *Classificação internacional de doença e problemas relacionados à saúde, 10ª revisão* (CID-10), segundo avaliação de um psiquiatra geriátrico ou neurologista, que incluísse história médica e exame físico e neurológico; uma bateria completa de testes, neuropsicológicos, incluindo o MMSE e outros cinco testes; e uma entrevista com um parente do participante.

Embora você esteja satisfeito com esse padrão de referência, o artigo publicado lhe deixa com dúvidas se as pessoas aplicando o

SIS e o diagnóstico de referência estavam cegas em relação ao outro resultado. Para resolver a questão, você envia um *e-mail* ao primeiro autor pedindo esclarecimentos. Alguns *e-mails* mais tarde, você fica sabendo que "assistentes de pesquisa que foram treinados e testados" administraram a bateria neuropsicológica. Contudo, "uma equipe de consenso composta por um psiquiatra geriátrico, psicólogo social, geriatra e neuropsicólogo" fez os diagnósticos usando o padrão de referência. O autor informa que "havia discussões abertas do caso, e eles tinham acesso a todo o prontuário, incluindo resultados de testes neuropsicológicos, à sua disposição". Os seis itens incluídos no SIS derivavam do MMSE, mas "não foram extraídos como um instrumento separado na conferência da equipe de consenso."

Assim, embora não houvesse cegamento, você suspeita que essa ausência não criou nenhum viés importante e que, portanto, você está pronto a considerar os resultados do estudo.

QUAIS SÃO OS RESULTADOS?

Que razões de probabilidade estavam associadas à faixa de resultados de teste possíveis?

Ao decidir como interpretar resultados de testes diagnósticos, consideraremos sua capacidade de mudar nossa estimativa da probabilidade de que o paciente tenha a patologia de interesse (que chamaremos de probabilidade pré-teste) para uma estimativa mais acurada (que chamaremos de probabilidade pós-teste). A *razão de probabilidade (RP)* de um dado resultado de teste nos leva da probabilidade pré-teste para a probabilidade pós-teste.

Coloque-se no lugar do médico nesse cenário e considere duas pacientes lúcidas e com suspeita de déficit cognitivo. A primeira é a senhora de 70 anos do cenário clínico, que parece estar lidando bastante bem com sua vida, mas que tem uma queixa específica de que sua memória não é mais a mesma. A outra é uma senhora de 85 anos, outra paciente antiga, que chega acompanhada, pela primeira vez, por seu filho. Preocupado, o filho lhe conta que ela se perdeu em uma de suas caminhadas matinais. Por acaso, um vizinho a encontrou a alguns quilômetros de casa e o informou do incidente. Ao visitar a mãe, ficou surpreendido em encontrar a sala em grande desordem. Entretanto, em seu consultório, ela o cumprimenta gentilmente e protesta que foi apenas um mau dia e que não acredita que o incidente justifique qualquer alvoroço (nesse momento, o filho olha para o teto com ar de incredulidade frustrada). Seus palpites clínicos sobre a probabilidade de demência dessas duas pessoas – ou seja, suas probabilidades pré-teste – são diferentes. Para a primeira, é relativamente baixa, talvez 20%; para a segunda, é relativamente alta, talvez 70%.

Os resultados de um teste formal de triagem, o SIS em nosso exemplo, não nos dirão definitivamente se há ou não há demência; na verdade, os resultados modificam a probabilidade pré-teste daquela patologia, produzindo uma nova probabilidade pós-teste. A direção e a magnitude dessa mudança de probabilidade de pré-teste para pós-teste são determinadas pelas propriedades do teste, e a propriedade mais valiosa é a RP.

Usaremos os resultados do estudo de Callahan e colaboradores[1] para ilustrar as RPs. A Tabela 16.3 apresenta a distribuição de escores SIS na coorte de pacientes no estudo de Callahan e colaboradores.[1]

Qual a probabilidade de um resultado 6 em pessoas com demência? A Tabela 16.3 mostra que 105 de 345 pessoas (30,4%) com essa patologia cometem seis erros. Também podemos ver que, de 306 pessoas sem demência, duas (0,65%) fizeram seis erros. Qual é a probabilidade desse resultado (i.e., seis erros) em alguém com demência comparado a alguém sem o problema? Essa determinação exige que examinemos a razão das duas probabilidades que calculamos (30,4/0,65), que é de 47. Em outras palavras, o resultado 6 tem uma probabilidade 47 vezes maior de ocorrer em um paciente com demência, comparado a outro sem demência.

TABELA 16.3 Escores do Six-Item Screener em pacientes com e sem demência e razões de probabilidade correspondentes

	Com demência (+)	Sem demência (−)	Razão de probabilidades
SIS = 6	105	2	47
SIS = 5	64	2	28
SIS = 4	64	8	7,1
SIS = 3	45	16	2,5
SIS = 2	31	35	0,79
SIS = 1	25	80	0,28
SIS = 0	11	163	0,06
Soma	345	306	

Abreviaturas: SIS, Six-Item Screener.
Dados de Callahan et al.[1]

Da mesma maneira, podemos calcular a RP associada a cada escore. Por exemplo, a RP para o escore 5 é (64/345)/(2/306) = 28. A Tabela 16.3 fornece a RP para cada escore SIS possível.

Como podemos interpretar RPs? RPs indicam o grau com que um dado resultado de teste diagnóstico aumentará ou diminuirá a probabilidade pré-teste da patologia de interesse. Uma RP de 1 diz que a probabilidade pós-teste é exatamente igual à probabilidade pré-teste. RPs acima de 1 aumentam a probabilidade de presença da doença de interesse; quanto maior for a RP, maior será esse aumento. Inversamente, RPs abaixo de 1 diminuem a probabilidade da doença de interesse; quanto menor for a RP, maior será a queda na probabilidade.

Quão grande é uma RP "grande" e quão pequena é uma "pequena"? O uso de RPs em sua prática diária lhe dará a sua própria percepção quanto a essa interpretação, mas considere as seguintes indicações grosseiras:

- RPs acima de 10 ou abaixo de 0,1 geram mudanças grandes e muitas vezes conclusivas de probabilidades pré-teste para pós-teste;
- RPs entre 5 e 10 e 0,1 e 0,2 geram alterações moderadas entre as possibilidades pré e pós-teste;
- RPs entre 2 e 5 e 0,5 e 0,2 geram mudanças pequenas (mas, às vezes, importantes) na probabilidade, e
- RPs entre 1 e 2 e 0,5 e 1 alteram a probabilidade em um grau pequeno (e raramente importante).

Tendo determinado a magnitude e significância de RPs, como usá-las para passar da probabilidade pré para a pós-teste? Uma maneira é converter a probabilidade pré-teste em chances, multiplicar o resultado pela RP e converter a chance pós-teste resultante em uma probabilidade pós-teste. Uma estratégia muito mais simples usa o nomograma proposto por Fagan[13] (Fig. 16.1), que faz todas as conversões e permite fácil transição de probabilidade pré-teste para pós-teste.

A coluna à esquerda desse nomograma representa a probabilidade pré-teste, a coluna central representa a RP e a coluna à direita mostra a probabilidade pós-teste. Você obtém a probabilidade pós-teste posicionando uma régua na probabilidade pré-teste e movendo-a até se alinhar com a RP do resultado de teste observado. Também existe um programa interativo disponível na internet (http://www.jamaevidence.com) que fará isso para você. Você pode digitar números exatos para uma probabilidade pré-teste e uma RP e obter a probabilidade pós-teste exata.

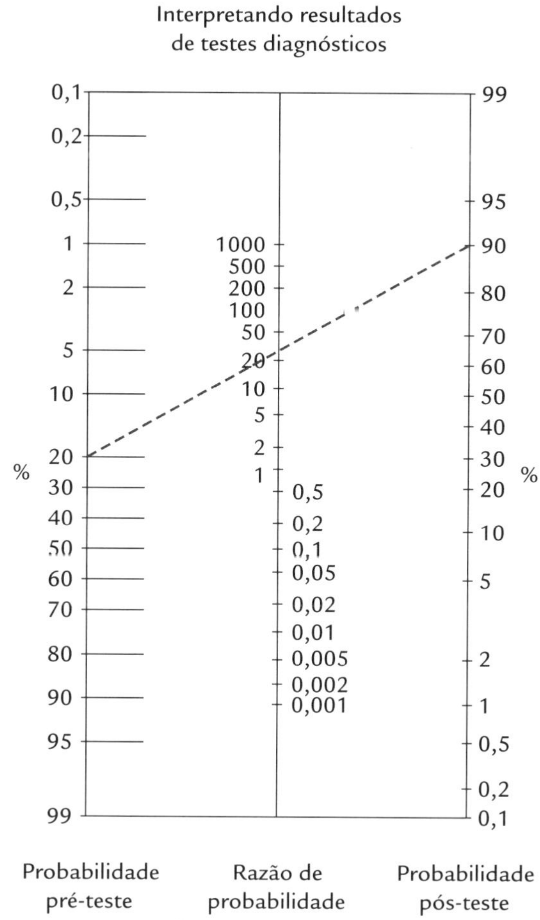

FIGURA 16.1 Nomograma de razões de probabilidade.

Copyright © 1975 Massachusetts Medical Society. Todos os direitos reservados. Reproduzida de Fagan,[13] com permissão da Massachusetts Medical Society.

Voltemos à senhora idosa do cenário de abertura, com suspeita de demência. Decidimos que a probabilidade dessa paciente ter a doença é de cerca de 20%. Suponhamos que ela cometa cinco erros no SIS. Colocando uma régua em sua probabilidade pré-teste de 20% e alinhando-a com a RP de 28, associada ao escore 5, você pode obter a probabilidade pós-teste, cerca de 90%.

A probabilidade pré-teste é uma estimativa. Embora a literatura sobre diagnóstico diferencial às vezes possa nos ajudar a estabelecer a probabilidade pré-teste (ver Cap. 15, Diagnóstico diferencial), não conhecemos nenhum estudo que complemente nossa intuição para chegar a uma possibilidade pré-teste quando há suspeita de demência. Mesmo que nossa intuição dificulte estimativas precisas da probabilidade pré-teste, podemos lidar com a incerteza residual, examinando as implicações de uma faixa plausível de probabilidades pré-teste.

Por exemplo, se a probabilidade pré-teste nesse caso for baixa, como 10%, ou alta, como 30%, o uso do nomograma nos dará probabilidades pós-teste de cerca de 80% e de mais de 90%. A Tabela 16.4 tabula as probabilidades pós-teste correspondendo a cada escore SIS possível para a senhora de 70 anos no cenário clínico.

Podemos repetir esse exercício para nossa segunda paciente, a senhora de 85 anos que se perdeu. Você estima que sua história médica e apresentação são compatíveis com uma probabilidade de demência de 70%. Com nosso nomograma (Fig. 16.1), a probabilidade pós-teste com um escore SIS de 6 ou 5 é de quase 100%; com um escore SIS de 4, 94%; com um escore SIS de 3, 85%, e assim por diante. A Tabela 16.5 apresenta a probabilidade pré-teste (com uma faixa de possíveis probabilidades pré-teste de 60 a 80%), as RPs e as probabilidades pós-teste associadas a cada um desses escores SIS possíveis.

Tendo aprendido a usar RPs, você pode estar curioso sobre onde encontrar fácil acesso às RPs dos testes que você usa regularmente em sua clínica. A Rational Clinical Examination[14] é uma série de *revisões sistemáticas* das propriedades diagnósticas da anamnese e exame físico publicadas no JAMA. O Capítulo 17.2, Exemplos de razões de probabilidade, lista alguns exemplos de RPs. Mais exemplos estão na página de *Diretrizes* (http://www.jamaevidence.com).

Dicotomizando escores contínuos de teste, sensibilidade e especificidade, e RP+ e RP–

Leitores que acompanharam a discussão até aqui compreenderão os pontos essenciais da interpretação de testes diagnósticos. Em parte porque continuam a ser amplamente utilizados, também é útil compreender dois outros termos do léxico dos testes diagnósticos: *sensibilidade* e *especificidade*. Muitos artigos sobre testes diagnósticos apresentam uma tabela 2 x 2 e sua sensibilidade e especificidade, como na Tabela 16.6, e, junto com ela, uma figura que retrata o poder global do teste diagnóstico (chamada *curva característica de operação do receptor* [*ROC*]).

O estudo de Callahan e colaboradores[1] recomenda um ponto de corte de três ou mais erros para o diagnóstico de demência. A Tabela 16.7 apresenta a divisão da coorte de pacientes encaminhados, de acordo com esse ponto de corte.

Quando estabelecemos o ponto de corte em 3 ou mais, o SIS tem uma sensibilidade de 0,81 (278/345) e uma especificidade de 0,91 (278/306). Também podemos calcular as RPs, exatamente como fizemos na Tabela 16.3. Portanto, a RP para um resultado de SIS igual ou maior do que 3 é (278/345)/(28/306) = 8,8, e a RP para um resultado de SIS menor do que

TABELA 16.4 Probabilidades pré-teste, razões de probabilidade do Six-Item Screener e probabilidades pós-teste da paciente de 70 anos com suspeita moderada de demência

Probabilidade pré-teste, % (faixa)[a]	Resultados do SIS (RP)	Probabilidade pós-teste % (faixa)[a]
20 (10-30)	SIS = 6 (47)	92 (84-95)
	SIS = 5 (28)	88 (76-92)
	SIS = 4 (7,1)	64 (44-75)
	SIS = 3 (2,5)	38 (22-52)
	SIS = 2 (0,79)	16 (8-25)
	SIS = 1 (0,28)	7 (3-11)
	SIS = 0 (0,06)	1 (1-3)

Abreviaturas: RP, razão de probabilidades; SIS, Six-Item Screener.
[a]Os valores em parênteses representam uma faixa plausível de probabilidades pré-teste; ou seja, embora o melhor palpite quanto à probabilidade pré-teste seja de 20%, valores de 10 a 30% também seriam estimativas razoáveis.

TABELA 16.5 Probabilidades pré-teste, razões de probabilidade[a] do Six-Item Screener e probabilidades pós-teste da paciente de 85 anos com alta suspeita de demência

Probabilidade pré-teste, % (faixa)[a]	Resultados do SIS (RP)	Probabilidade pós-teste, % (faixa)[a]
70 (60-80)	SIS = 6 (47)	99 (99-99)
	SIS = 5 (28)	98 (98-99)
	SIS = 4 (7,1)	94 (91-97)
	SIS = 3 (2,5)	85 (79-76)
	SIS = 2 (0,79)	65 (54-76)
	SIS = 1 (0,28)	40 (30-53)
	SIS = 0 (0,06)	12 (8-19)

Abreviaturas: RP, razão de probabilidades; SIS, Six-Item Screener.
[a]Os valores em parênteses representam uma faixa plausível de probabilidades pré-teste. Ou seja, embora o melhor palpite quanto à probabilidade pré-teste seja 70%, valores entre 60 a 80% também seriam estimativas razoáveis.

TABELA 16.6 Comparação dos resultados de um teste diagnóstico com os resultados do padrão de referência usando uma tabela 2 x 2

	Padrão de referência	
Resultados de teste	**Com doença**	**Sem doença**
Teste positivo	VP	FP
Teste negativo	FN	VN
Sensibilidade	$= \frac{VP}{VP + FN}$	
Especificidade	$= \frac{VN}{FP + VN}$	
Razão de probabilidades de um teste positivo (RP+)	$= \frac{\text{sens.}}{1 - \text{espec.}} = \frac{\text{Taxa de VP}}{\text{Taxa de FP}} = \frac{VP/(VP + FN)}{FP/(FP + VN)}$	
Razão de probabilidades de um teste negativo (RP-)	$= \frac{1 - \text{sens.}}{\text{espec.}} = \frac{\text{Taxa de FN}}{\text{Taxa de VP}} = \frac{FN/(VP + FN)}{VN/(FP + VN)}$	

Abreviaturas: Espec., especificidade; FN, falso-negativo; FP, falso-positivo; Sens., sensibilidade; VN, verdadeiro-negativo; VP, verdadeiro-positivo.
Sensibilidade é a proporção de pessoas com um resultado de teste positivo entre as que têm a patologia de interesse. Especificidade é a proporção de pessoas com um resultado de teste negativo entre as que não têm a patologia de interesse.

TABELA 16.7 Comparação dos resultados de um teste diagnóstico (Six-Item Screener) com os resultados do padrão de referência (consenso DSM-IV e diagnóstico da CID-10) usando o ponto de corte recomendado

	Demência (+)	**Demência (-)**
SIS e ≥ 3	278	28
SIS < 3	67	278
Soma	345	306

Abreviaturas: DSM-IV, *manual diagnóstico e estatístico de transtornos mentais* (4ª edição); CID-10, *Classificação internacional de doenças e problemas relacionados à saúde (10ª revisão)*; SIS, Six-Item Screener.

3 é (67/345)/(278/306) = 0,21. A RP para um resultado de teste positivo muitas vezes é indicada como RP+, e para um resultado de teste negativo, RP–.

Vamos agora tentar resolver nosso cenário clínico usando essa tabela 2 x 2 dicotomizada. Tínhamos suposto que a probabilidade pré-teste para a mulher no cenário de abertura era 20%, e ela fez cinco erros. Como o escore SIS de 5 está aqui associado a uma RP+ de 8,8, usando o nomograma de Fagan,[13] chegamos à probabilidade pós-teste de cerca de 70%, um valor consideravelmente mais baixo do que os 90% a que tínhamos chegado quando tínhamos uma RP específica para cinco erros. Isso se deve ao fato de que a RP+ dicotomizada para escores SIS de três ou mais estratos combinados para escores SIS de 3, 4, 5 e 6 faz com que a RP resultante seja diluída pelos estratos adjacentes.

Embora a diferença entre 70 e 90% possa não ditar mudanças nas estratégias de manejo para o caso desse cenário clínico, isso nem sempre ocorrerá. Considere um terceiro paciente, um idoso com uma probabilidade pré-teste de 50% de demência que nos surpreendeu não fazendo nenhum erro no SIS. Com a abordagem RP+/RP- dicotômica (ou, quanto a isso, com a abordagem sensibilidade/especificidade, porque essas são matematicamente equivalentes e intercambiáveis), você combina a probabilidade pré-teste de 50% com a RP– de 0,21 e chega à probabilidade pós-teste de cerca de 20%, provavelmente exigindo mais exames neuropsicológicos e outros. A verdadeira probabilidade pós-teste para esse homem, quando aplicamos a RP associada a um escore 0 da Tabela 16.3 (0,06), é somente de cerca de 5%. Com essa probabilidade pós-teste, você (bem como o paciente e sua família) pode ficar aliviado e evitar mais testes e mais angústia.

Em resumo, usar múltiplos cortes ou limiares (às vezes chamados RPs multiníveis ou RPs específicas por estratos) apresenta duas vantagens-chaves em relação à abordagem sensibilidade/especificidade. Primeiro, para um teste que produz escores contínuos ou várias categorias (como muitos testes em medicina), o uso de múltiplos limiares conserva o maior volume possível de informações. Segundo, conhecendo a RP de um dado resultado de teste, você pode usar um nomograma simples para passar da probabilidade pré-teste para a probabilidade pós-teste que está vinculada ao seu paciente.

UTILIZANDO AS *DIRETRIZES*

Até aqui, estabelecemos que os resultados são provavelmente verdadeiros para as pessoas que foram incluídas no estudo e calculamos as RPs multiníveis associadas a cada escore de teste possível. Demonstramos como os resultados poderiam ser aplicados a nosso paciente (embora ainda não saibamos o escore do paciente e ainda não tenhamos decidido como agir quando o soubermos).

COMO POSSO APLICAR OS RESULTADOS À ATENÇÃO AO PACIENTE?

A reprodutibilidade do resultado do teste e sua interpretação serão satisfatórias em meu local de trabalho?

O valor de qualquer teste depende de sua capacidade de produzir o mesmo resultado quando reaplicado a pacientes estáveis. Uma má reprodutibilidade pode ser resultado de problemas com o próprio teste (p. ex., variações de reagentes em *kits* de radioimunoensaio para determinar níveis hormonais) ou de sua interpretação (p. ex., o grau da elevação do segmento ST em um eletrocardiograma). Você pode facilmente confirmar esse fato lembrando as discordâncias clínicas que surgem quando você e um ou mais colegas examinam o mesmo eletrocardiograma, ultrassonografia ou TC (mesmo quando todos forem especialistas).

Idealmente, um artigo sobre teste diagnóstico abordará a reprodutibilidade dos resultados de teste, usando uma medida que corrija a concordância devida ao acaso (ver Cap. 17.3, Medindo a concordância além do acaso), especialmente no que se refere a questoes de interpretação.

Se a reprodutibilidade informada de um teste no contexto do estudo for medíocre e a discordância entre observadores for comum e, apesar disso, o teste ainda discriminar bem pessoas com e sem a patologia de interesse, será provavelmente útil. Nessas circunstâncias, há uma boa probabilidade de que o teste possa ser facilmente aplicado ao seu contexto clínico.

Entretanto, se a reprodutibilidade de um teste diagnóstico for alta, ou o teste é simples e sem ambiguidade ou as pessoas que o interpretam são altamente capacitadas. No último caso, pessoas com menos habilidade, que o interpretem em seu contexto de trabalho, podem não apresentar resultados tão bons. Você precisará ou obter o treinamento apropriado (ou garantir que as pessoas que interpretam o texto para você recebam esse treinamento) ou procurar um teste mais fácil e mais consistente.

Os resultados do estudo são aplicáveis aos meus pacientes?

As propriedades do teste podem mudar com uma mistura diferente da severidade da doença ou com outra distribuição de patologias rivais. Quando todos os pacientes com a doença de interesse apresentam um quadro grave, as RPs se afastarão do valor de 1 (i.e., a sensibilidade aumenta). Se todos os pacientes apresentam um quadro leve, as RPs irão em direção ao valor 1 (i.e., a sensibilidade diminui). Se pacientes sem a doença de interesse têm patologias rivais que mimetizam os resultados de teste observados para pacientes com a doença, as RPs se aproximarão de 1, e o teste parecerá menos útil (i.e., a especificidade diminui). Em um contexto clínico diferente, em que menos pacientes sem a patologia têm essas doenças rivais, as RPs se afastarão de 1, e o teste parecerá mais útil (i.e., a especificidade aumenta).

Investigadores demonstraram o fenômeno de diferentes propriedades de teste em subpopulações distintas para a eletrocardiografia de exercício no diagnóstico de arteriopatia coronariana. Quanto mais extensa for a severidade da arteriopatia coronariana, maiores serão as RPs da eletrocardiografia de exercício anormal para o estreitamento angiográfico das artérias coronárias.[15] Outro exemplo é o diagnóstico de tromboembolia venosa, em que a ultrassonografia com compressão para trombose da veia proximal comprovou ser mais acurada em pacientes ambulatoriais sintomáticos do que em pacientes assintomáticos pós-operatórios.[16]

Às vezes, um teste falha exatamente naqueles pacientes nos quais esperávamos que fosse servir melhor. A RP de um resultado negativo do teste de fita reagente para o diagnóstico rápido de infecção urinária é de aproximadamente 0,2 em pacientes com sintomas claros e, portanto, uma alta probabilidade de infecção urinária, mas é maior de 0,5 em pessoas com baixa probabilidade,[17] tornando-a pouco útil para afastar infecção na última situação.

Se você trabalhar em um contexto similar ao do estudo e se o paciente em questão satisfizer todos os critérios de elegibilidade do estudo, você pode confiar na aplicabilidade dos resultados. Em caso contrário, você deve fazer um julgamento. Como no caso de intervenções terapêuticas, você deve se perguntar se existem razões prementes por que os resultados não devam ser aplicados aos seus pacientes, seja devido à severidade da doença nesses pacientes ou porque a mistura de patologias rivais é tão diferente que a generalização não se justifica. Você pode resolver a questão da generalização se puder encontrar uma visão geral que resuma os resultados de vários estudos.[18]

Os resultados de teste mudarão minha estratégia de manejo de pacientes?

Ao aplicar e comunicar decisões de manejo, é útil vinculá-las explicitamente à probabilidade da doença de interesse. Para qualquer doença de interesse, existem probabilidades abaixo das quais um clínico afastaria um diagnóstico e não pediria mais testes – o limiar de teste. De modo similar, existem probabilidades acima das quais um clínico consideraria que o diagnóstico está confirmado, interromperia os testes e iniciaria o tratamento – o limiar de tratamento. Quando a probabilidade da doença está entre os limiares de teste e de tratamento, é obrigatório fazer mais testes (ver Cap. 14, O processo de diagnóstico).

Se a maioria dos pacientes tiver resultados de teste com RPs próximas de 1, os resultados de teste raramente nos farão transpor os limiares de teste ou de tratamento. Assim, a utilidade de um teste diagnóstico é fortemente influenciada pela proporção de pacientes com suspeita da doença de interesse cujos resultados de teste têm RPs muito altas ou muito baixas. Entre os pacientes com suspeita de demência, um exame da Tabela 16.3 permite determinar a proporção de pacientes com resultados extremos (ou RP > 10 ou RP < 0,1). A proporção pode ser calculada como (105 + 2 + 64 + 2 + 11 + 163)/(345 + 306) ou 347/651 = 53%. O SIS provavelmente mudará a probabilidade pós-teste de maneira decisiva em metade dos pacientes com suspeita de demência e examinados, uma proporção impressionante e melhor do que a maioria de nossos testes diagnósticos.

Um comentário final envolve o uso de testes sequenciais. Um novo teste pode ser integrado na via diagnóstica existente de três maneiras principais – como substituição, triagem ou acréscimo (Fig. 16.2). Em outras palavras, um novo teste pode substituir um teste existente na via diagnóstica; pode ser realizado antes do teste antigo, de modo que somente pacientes com determinados resultados nesse teste de triagem permanecerão na via de teste, ou pode ser colocado depois do teste antigo, de modo que somente pacientes com um determinado resultado no teste antigo podem precisar do novo teste adicionado.[19]

A abordagem RP encaixa-se particularmente bem quando pensamos sobre a via diagnóstica. Cada item da anamnese, ou cada achado do exame físico, representa um teste diagnóstico. Podemos usar um teste para obter uma dada probabilidade pós-teste que pode ser aumentada ou diminuída usando outro teste subsequente. Em geral, também podemos usar testes laboratoriais ou procedimentos de imagem do mesmo modo. Entretanto, se dois testes forem proximamente relacionados, a aplicação do segundo teste pode fornecer pouca ou nenhuma informação, e a aplicação sequencial de RPs levará a resultados enganadores. Por exemplo, uma vez tendo os resultados de ferritina sérica, o mais poderoso teste laboratorial para deficiência de ferro, outros testes como ferro sérico ou saturação da transferrina não acrescentam nenhuma outra informação útil.[20]

Regras de predição clínica lidam com a falta de independência de uma série de testes e fornecem ao clínico um modo de combinar seus resultados (ver Cap. 17.4, Regras de predição clínica). Por exemplo, no caso de pacientes com suspeita de embolia pulmonar, seria pos-

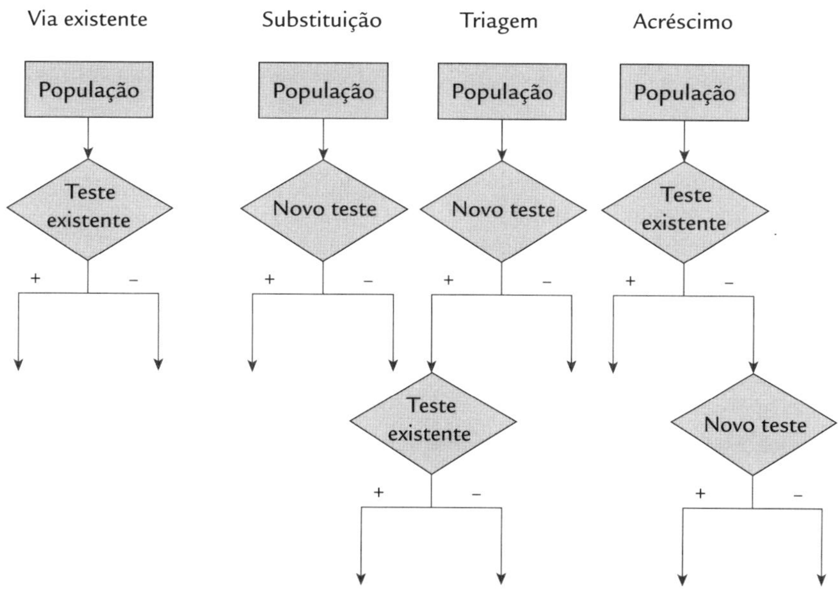

FIGURA 16.2 Três papéis de um novo teste na via diagnóstica existente.

Adaptada de Bossuyt et al,[19] com permissão do BMJ Publishing Group.

sível usar uma regra incorporando sintomas respiratórios, frequência cardíaca, sintomas de membros inferiores, saturação de oxigênio, achados eletrocardiográficos e outros aspectos de anamnese e exame físico para classificar acuradamente pacientes com suspeita de embolia pulmonar como caracterizados por alta, média e baixa probabilidade.[21]

Como resultado do teste, meus pacientes ficarão em melhor situação?

O critério final de utilidade de um teste diagnóstico é se os benefícios adicionais para os pacientes são maiores do que os riscos associados.[22] Como podemos determinar os benefícios e riscos da aplicação de um teste diagnóstico? A resposta está em pensar em um teste diagnóstico como uma manobra terapêutica (ver Cap. 6, Terapia [ensaios clínicos randomizados]). Determinar se um teste faz mais bem do que mal envolve a randomização de pacientes para uma estratégia diagnóstica que inclui o teste que está sendo investigado, criando um esquema de manejo vinculado à estratégia diagnóstica, ou para uma estratégia em que o teste não está disponível, bem como o seguimento de pacientes nos dois grupos, a fim de determinar a frequência de desfechos importantes para os pacientes.

Quando a demonstração de acurácia é suficiente para tornar obrigatório o uso de um teste e quando é preciso ter um ensaio clínico randomizado? O valor de um teste acurado não será questionado quando a doença de interesse for perigosa caso não seja diagnosticada, quando o teste apresentar riscos aceitáveis e quando houver um tratamento efetivo. Esse é o caso da cintilografia ventilação/perfusão em casos suspeitos de embolia pulmonar. Um resultado de alta probabilidade ou normal/quase normal de um estudo ventilação/perfusão pode eliminar a necessidade de mais investigações e fazer com que anticoagulantes sejam administrados ou suspensos de maneira apropriada (e qualquer um desses cursos de ação tem substancial influência positiva sobre o desfecho do paciente).

Às vezes, um teste pode ser completamente benigno, representar um investimento de baixos recursos, ser evidentemente acurado e levar claramente a mudanças úteis no manejo. Esse é o caso do uso do SIS em pacientes com suspeita de demência, quando resultados de teste podem ditar tranquilização ou investigação extensa e, finalmente, o planejamento para um curso de deterioração.

Em outras situações clínicas, os testes podem ser acurados, e o manejo pode até mudar em resultado de sua aplicação, mas seus efeitos sobre o desfecho do paciente podem estar longe de serem certos. Considere uma das questões que levantamos em nossa discussão sobre estruturar questões clínicas (ver Cap. 3, Qual é a questão?). Lá, consideramos um paciente com carcinoma pulmonar de não pequenas células aparentemente ressecável e nos perguntamos se o clínico deveria pedir uma TC e basear o manejo posterior nos seus resultados ou se deveria fazer uma mediastinoscopia imediata. Para essa pergunta, o conhecimento da acurácia da TC é insuficiente. Um ensaio randomizado do manejo dirigido pela TC ou por mediastinoscopia para todos os pacientes está justificado, e, de fato, investigadores realizaram um estudo desse tipo.[23] Outros exemplos incluem a cateterização do lado direito do coração para pacientes muito doentes com estado hemodinâmico incerto e lavagem bronquioalveolar para pacientes muito doentes com possível infecção pulmonar. Para esses testes, ensaios randomizados ajudaram a elucidar estratégias ótimas de manejo.

UTILIZANDO AS *DIRETRIZES*

Embora o estudo em si não informe sua reprodutibilidade, o escore é simples e direto, porque é necessário apenas contar o número de erros em seis perguntas. Ele não exige nenhum acessório ou pista visual, sendo, portanto, discreto e fácil de administrar. São necessários apenas 1 ou 2 minutos para completar o SIS (comparado a 5 a 10 minutos para o MMSE). O apêndice do artigo fornece instruções detalhadas de como aplicar o SIS. Você acredita que também pode aplicar essa escala de maneira confiável.

A paciente no cenário clínico é uma senhora de idade que foi capaz de vir ao seu consultório sozinha, mas pareceu não estar mais tão lúcida quanto costumava ser. A coorte do Alzheimer Disease Center no estudo que examinamos nesse capítulo consiste de pessoas cujos cuidadores suspeitam de demência e que foram levadas diretamente a um centro terciário. Suas características de teste foram informadas como sendo similares às observadas na coorte da população em geral, ou seja, em uma amostra com apresentações menos severas. Você decide que não existe nenhuma razão premente para que os resultados do estudo não se apliquem à sua paciente.

Você chama a paciente ao consultório para uma consulta de acompanhamento e aplica o SIS. O resultado é um escore de 4, o que, dada sua probabilidade pré-teste de 20%, aumenta a probabilidade para mais de 60%. Depois de ouvir que você está preocupado com a sua memória e possivelmente com sua função, a paciente concorda com um encaminhamento a um geriatra para investigações mais extensas.

Referências

1. Callahan CM, Unverzagt FW, Hui SL, Perkins AJ, Hendrie HC. Six-Item Screener to identify cognitive impairment among potential subjects for clinical research. *Med Care.* 2002;40(9):771-781.
2. Thomson DM, Krupey J, Freedman SO, Gold P. The radioimmunoassay of circulating carcinoembryonic antigen of the human digestive system. *Proc Natl Acad Sci U S A.* 1969;64(1):161-167.
3. Lijmer JG, Mol BW, Heisterkamp S, et al. Empirical evidence of design-related bias in studies of diagnostic tests. *JAMA.* 1999;282(11):1061-1066.
4. Rutjes AW, Reitsma JB, Di Nisio M, Smidt N, van Rijn JC, Bossuyt PM. Evidence of bias and variation in diagnostic accuracy studies. *CMAJ.* 2006;174(4): 469-476.
5. Whiting P, Rutjes AW, Reitsma JB, Glas AS, Bossuyt PM, Kleijnen J. Sources of variation and bias in studies of diagnostic accuracy: a systematic review. *Ann Intern Med.* 2004;140(3):189-202.
6. Marantz PR, Kaplan MC, Alderman MH. Clinical diagnosis of congestive heart failure in patients with acute dyspnea. *Chest.* 1990;97(4):776-781.

7. Chochinov HM, Wilson KG, Enns M, Lander S. Are you depressed? screening for depression in the terminally ill. *Am J Psychiatry*. 1997;154(5):674-676.
8. Begg CB, Greenes RA. Assessment of diagnostic tests when disease verification is subject to selection bias. *Biometrics*. 1983;39(1):207-215.
9. Gray R, Begg CB, Greenes RA. Construction of receiver operating characteristic curves when disease verification is subject to selection bias. *Med Decis Making*. 1984;4(2):151-164.
10. Ransohoff DF, Feinstein AR. Problems of spectrum and bias in evaluating the efficacy of diagnostic tests. *N Engl J Med*. 1978;299(17):926-930.
11. Choi BC. Sensitivity and specificity of a single diagnostic test in the presence of work-up bias. *J Clin Epidemiol*. 1992;45(6):581-586.
12. PIOPED Investigators. Value of the ventilation/perfusion scan in acute pulmonary embolism: results of the Prospective Investigation of Pulmonary Embolism Diagnosis (PIOPED). *JAMA*. 1990;263(20):2753-2759.
13. Fagan TJ. Letter: nomogram for Bayes theorem. *N Engl J Med*. 1975;293(5):257.
14. Sackett DL, Rennie D. The science of the art of the clinical examination. *JAMA*. 1992;267(19):2650-2652.
15. Hlatky MA, Pryor DB, Harrell FE Jr, Califf RM, Mark DB, Rosati RA. Factors affecting sensitivity and specificity of exercise electrocardiography: multivariable analysis. *Am J Med*. 1984;77(1):64-71.
16. Ginsberg JS, Caco CC, Brill-Edwards PA, et al. Venous thrombosis in patients who have undergone major hip or knee surgery: detection with compression US and impedance plethysmography. *Radiology*. 1991;181(3):651-654.
17. Lachs MS, Nachamkin I, Edelstein PH, Goldman J, Feinstein AR, Schwartz JS. Spectrum bias in the evaluation of diagnostic tests: lessons from the rapid dipstick test for urinary tract infection. *Ann Intern Med*. 1992;117(2):135-140.
18. Irwig L, Tosteson AN, Gatsonis C, et al. Guidelines for meta-analyses evaluating diagnostic tests. *Ann Intern Med*. 1994;120(8):667-676.
19. Bossuyt PM, Irwig L, Craig J, Glasziou P. Comparative accuracy: assessing new tests against existing diagnostic pathways. *BMJ*. 2006;332(7549):1089-1092.
20. Guyatt GH, Oxman AD, Ali M, Willan A, McIlroy W, Patterson C. Laboratory diagnosis of iron-deficiency anemia: an overview. *J Gen Intern Med*. 1992;7(2):145-153.
21. Wells PS, Ginsberg JS, Anderson DR, et al. Use of a clinical model for safe management of patients with suspected pulmonary embolism. *Ann Intern Med*. 1998;129(12):997-1005.
22. Guyatt GH, Tugwell PX, Feeny DH, Haynes RB, Drummond M. A framework for clinical evaluation of diagnostic technologies. *CMAJ*. 1986;134(6):587-594.
23. Canadian Lung Oncology Group. Investigation for mediastinal disease in patients with apparently operable lung cancer. *Ann Thorac Surg*. 1995;60(5):1382-1389.

17.1

TÓPICOS AVANÇADOS EM DIAGNÓSTICO

Viés de espectro

GORDON GUYATT, VICTOR MONTORI,
PETER WYER, THOMAS NEWMAN E SHERI KEITZ

Neste capítulo:

- A escolha dos pacientes incorretos criará um viés nas estimativas da utilidade de um teste diagnóstico
- Os pacientes incorretos são os alvo positivos com doença severa e alvo negativos sem suspeita de doença
- As distribuições de resultados de teste exemplificam o problema de espectro
- A população correta inclui apenas pacientes com incerteza diagnóstica
- A distribuição de resultados de teste ajuda a entender as razões de probabilidade
- O espectro da doença, e não sua prevalência, determina as propriedades de teste
- A prevalência (ou probabilidade pré-teste) influencia a probabilidade pós-teste
- As razões de probabilidade devem refletir espectros apropriados de pacientes-alvo positivos e negativos

A ESCOLHA DOS PACIENTES INCORRETOS CRIARÁ UM VIÉS NAS ESTIMATIVAS DA UTILIDADE DE UM TESTE DIAGNÓSTICO

Para que os clínicos possam usar testes diagnósticos apropriadamente em seu trabalho, precisam conhecer o *poder* do teste para distinguir entre pessoas que têm a *patologia de interesse* e as que não a têm. Como ressaltamos no Capítulo 16, Testes diagnósticos, se os investigadores escolherem populações clinicamente inapropriadas para estudar um teste diagnóstico (introduzindo o que às vezes é chamado *viés de espectro*), os resultados podem ser extremamente enganosos para os clínicos.

Nesse capítulo, apresentamos uma série de exemplos mais detalhados dos pontos ligados ao viés de espectro tratados no Capítulo 16. Trabalhando esses exemplos, você compreenderá mais profundamente quais características de uma população de estudo têm ou não probabilidade de levar a resultados enganadores. Em outra publicação[1], os leitores encontrarão uma versão elaborada dessa demonstração, para auxiliar professores em sessões interativas com pequenos grupos.

OS PACIENTES INCORRETOS SÃO OS ALVO POSITIVOS COM DOENÇA SEVERA E ALVO NEGATIVOS SEM SUSPEITA DE DOENÇA

Idealmente, a capacidade de um teste para identificar corretamente pacientes com uma determinada doença, condição clínica ou *desfecho* (pacientes-*alvo positivos*) e aqueles sem ela (pacientes-*alvo negativos*) não varia de paciente para paciente. Entretanto, um teste pode ter um melhor desempenho quando utilizado para avaliar pacientes com quadros mais severos do que em pacientes cuja doença for menos avançada e menos evidente. Além disso, clínicos não precisam de testes diagnósticos quando a doença é ou clinicamente manifesta ou suficientemente improvável para que não precisem considerá-la seriamente.

Um estudo do desempenho do teste diagnóstico envolve a realização do teste de interesse, junto com um segundo teste ou investigação (que chamaremos *padrão de referência, critério padrão* ou *padrão-ouro*) em pacientes com e sem a doença ou agravo de interesse. Aceitamos os resultados do padrão de referência como o critério para avaliar os resultados do teste em investigação.

Ao delinear um estudo desse tipo, às vezes os investigadores escolhem pacientes com quadros inequivocamente muito avançados, junto com pessoas inequivocamente sem patologia, tais como voluntários assintomáticos sadios. Essa abordagem garante a *validade* do critério padrão e pode ser apropriada nos estágios iniciais do desenvolvimento de um teste. Entretanto, qualquer estudo feito em uma população sem incerteza diagnóstica pode produzir uma estimativa do desempenho de um teste que apresente um viés em relação a um estudo restrito a pacientes para os quais o teste seria clinicamente indicado.

AS DISTRIBUIÇÕES DE RESULTADOS DE TESTE EXEMPLIFICAM O PROBLEMA DE ESPECTRO

Uma questão crucial no delineamento do estudo de um teste diagnóstico é a distribuição da doença ou anormalidade entre os pacientes inscritos. Chamamos essa distribuição de espectro da doença, patologia ou anormalidade.

O peptídeo cerebral natriurético (PCN) é um hormônio secretado pelos ventrículos cardíacos em resposta à sua expansão. Há aumento dos níveis plasmáticos de PCN na insuficiência cardíaca congestiva (ICC). Consequentemente, investigadores sugeriram o PCN como um teste para distinguir entre ICC e outras causas de dispneia aguda em pacientes que procuram serviços de emergência.[2]

Um estudo altamente divulgado informou resultados promissores, usando um ponto de corte para PCN de 100 pg/mL.[3,4] Ao refletir sobre o uso do PCN como um teste de ICC em pacientes com dispneia aguda, considere a Figura 17.1.1. O eixo horizontal apresenta valores crescentes de PCN. As duas curvas sinusoidais constituem gráficos da densidade de probabilidade hipotética da distribuição de valores de PCN em pacientes com e sem ICC. A altura do eixo vertical em qualquer ponto das duas curvas reflete a proporção de pacientes na emergência que apresentam aquele resultado de PCN. Além da escolha do valor de corte, essa figura é uma ilustração que não reflete diretamente os resultados de nenhum estudo real.

A curva à esquerda da Figura 17.1.1 representa um diagrama esquemático da distribuição de valores de PCN em um grupo de pessoas jovens sabidamente asmáticas e sem nenhum fator de risco para ICC. Elas tenderão a ter níveis circulantes muito baixos de PCN. A curva à direita representa a distribuição de valores de PCN em pacientes mais velhos com ICC inequívoca e severa. Os resultados de teste desses pacientes estarão agrupados na parte superior da escala.

Se a Figura 17.1.1 representar acuradamente o desempenho do PCN na distinção entre pacientes com e sem ICC como causa de seus sintomas, o PCN seria um teste muito bom. Há muito pouca superposição das duas curvas. Com valores de PCN acima de 110 pg/mL (ponto B), todos os pacientes têm ICC, e com valores de PCN abaixo de 85 pg/mL (ponto A), nenhum paciente tem ICC. Isso significa que você pode ter certeza sobre o diagnóstico de todos os indivíduos com valores de PCN acima de 110 pg/mL ou abaixo de 85 pg/mL. Somente para os pacientes com valores de PCN na estreita faixa de 85 a 110 pg/mL continua a haver incerteza, após a realização do teste, quanto à sua probabilidade de ICC.

Entretanto, antes de adotar um teste de acordo com seu desempenho em pacientes clinicamente inequívocos, você deve considerar a provável distribuição de resultados de teste em uma população de pacientes em que você tem menos certeza. No caso da Figura 17.1.2, imagine que toda a população é composta de pacientes de meia-idade, todos com história de ICC crônica e também de episódios de asma.

As distribuições de valores de PCN entre os subgrupos com e sem ICC aguda estão mais perto do centro. O grau de superposição das curvas entre os pontos A e B é muito maior.

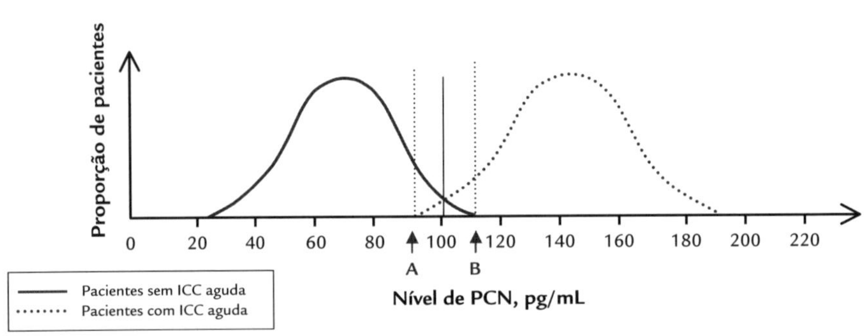

FIGURA 17.1.1 Distribuição de valores do peptídeo cerebral natriurético em pacientes com e sem insuficiência cardíaca congestiva: pacientes com asma e com insuficiência cardíaca severa.

A altura da curva sinusoidal em cada ponto reflete a proporção do subgrupo de pacientes que apresenta o valor PCN correspondente. Pacientes sem ICC (curva à esquerda) são compostos de pacientes mais jovens sabidamente asmáticos e sem fatores de risco para ICC. Os pacientes com ICC são mais velhos e têm quadros severos e inequívocos. Clínicos do setor de emergência têm pouca incerteza sobre a etiologia da dispneia em qualquer um desses pacientes.

Abreviaturas: ICC, insuficiência cardíaca congestiva; PCN, peptídeo cerebral natriurético.

Adaptado de Montori et al,[1] com permissão do editor. Copyright © 2005, Canadian Medical Association.

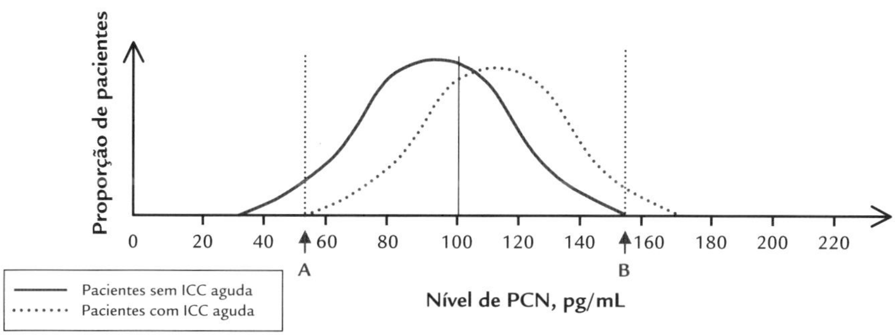

FIGURA 17.1.2 Distribuição de valores do peptídeo cerebral natriurético em pacientes com e sem insuficiência cardíaca congestiva.

Indivíduos com história de ICC e asma, alguns com ICC e outros sem ICC. Aqui, as distribuições de densidade de probabilidade refletem uma população de estudo de pacientes de meia-idade, todos com asma recorrente e ICC crônica. Os pacientes cuja dispneia é devida a exacerbações de asma manifestam resultados de teste similares aos de pacientes cujos sintomas estão sendo causados por ICC aguda.

Abreviaturas: ICC, insuficiência cardíaca congestiva; PCN, peptídeo cerebral natriurético.

Adaptada de Montori et al,[1] com permissão do editor. Copyright © 2005, Canadian Medical Association.

Isso significa que, mesmo depois da realização do teste PCN, continua a haver incerteza sobre a existência ou não de doença em uma grande proporção dos pacientes testados.

No estudo citado de desempenho do PCN, a sensibilidade e especificidade do teste, usando o ponto de corte de 100 pg/mL, foram 90 e 76%, respectivamente, quando se incluíram todos os pacientes.[3] Somente cerca de 25% da população de estudo, entretanto, compreendia pacientes considerados pelo seu médico como estando na faixa intermediária de probabilidade de ICC aguda.[3] Quando vários estudos consideraram apenas pacientes nesta última faixa, a especificidade do PCN com o ponto de corte de 100 pg/mL diminuiu para 55%.[5]

Na verdade, o desempenho do teste PCN parece adequado para auxiliar os médicos a tratarem de pacientes em serviços de emergência com suspeita de insuficiência cardíaca.[6-8] *Ensaios clínicos randomizados* (ECRs), em que pacientes com dispneia aguda e possível insuficiência cardíaca foram randomizados para fazer ou não o teste PCN, demonstraram que o acesso a resultados de PCN diminuía as taxas de internação e a duração da hospitalização dos internados.[6-8]

A POPULAÇÃO CORRETA INCLUI APENAS PACIENTES COM INCERTEZA DIAGNÓSTICA

Nossa mensagem é que os médicos não precisam de novos testes para diferenciar pacientes normais de pacientes com doença severa; de preferência, testes adicionais devem diferenciar entre aqueles que parecem poder ter a patologia de interesse e a têm daqueles que parecem poder ter a patologia de interesse e não a têm. A Tabela 17.1.1 apresenta vários modos de expressar a população certa para um estudo de teste diagnóstico.

A DISTRIBUIÇÃO DE RESULTADOS DE TESTE AJUDA A ENTENDER AS RAZÕES DE PROBABILIDADE

Como o Capítulo 16, Testes diagnósticos, descreve longamente, *razões de probabilidade* (RPs) são o melhor modo de expressar e usar resultados de testes diagnósticos. Na verdade, a razão de probabilidades para qualquer valor de teste determinado é representada pela razão das al-

TABELA 17.1.1 Três modos válidos de caracterizar a população correta para um estudo de teste diagnóstico

Casos em quem não temos certeza do diagnóstico
Casos em quem usaremos o teste no consultório para resolver nossa incerteza
Pacientes com a doença que apresentam um amplo espectro de severidade e pacientes sem a doença que constituem uma amostra representativa das patologias comumente confundidas com a doença de interesse.

turas respectivas das curvas naquele ponto do eixo x (Fig. 17.1.3). O ponto no eixo x abaixo da interseção das duas curvas é o resultado de teste com uma razão de probabilidade de 1. À medida que as proporções de indivíduos nas populações-alvo positivas e negativas com determinados resultados de teste divergem, as razões de probabilidade se afastam cada vez mais de 1.

O ESPECTRO DA DOENÇA, E NÃO SUA PREVALÊNCIA, DETERMINA AS PROPRIEDADES DE TESTE

Você pode ter aprendido que, enquanto as *probabilidades pós-teste* variam conforme a prevalência da doença, as RPs não. Isso é verdade? A resposta é sim, desde que o espectro da doença permaneça igual nas populações de alta e baixa prevalência; como veremos a seguir, esse é certamente um pressuposto forte.

Voltando mais uma vez à Figura 17.1.1, consideremos três casos. No primeiro, vamos pressupor que havia 2.000 pacientes em que a causa da dispneia era inequivocamente a ICC e 1.000 em que essa causa era quase certamente a asma. A prevalência de ICC é de 67%. Cada curva corresponde à distribuição de valores de PCN no respectivo subgrupo.

Consideremos agora um segundo caso em que há 1.000 pacientes com ICC severa e 1.000 pacientes com asma recorrente e ne-

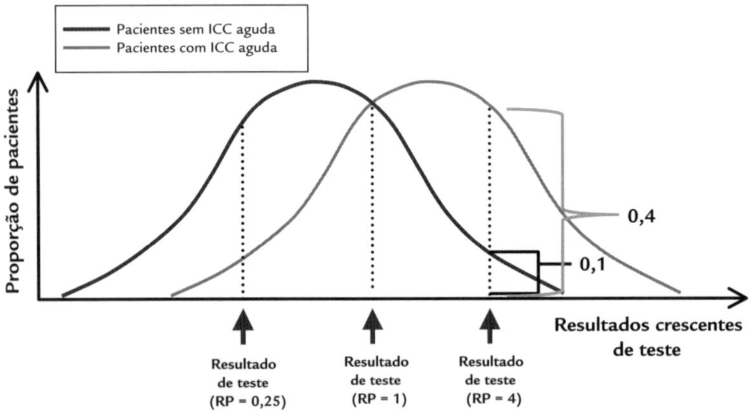

FIGURA 17.1.3 Distribuição de valores do peptídeo cerebral natriurético em pacientes com e sem insuficiência cardíaca congestiva.

Note como a altura das curvas está relacionada às RPs. A RP de um resultado de teste representada por um ponto na linha horizontal é a altura da curva de distribuição à direita (pacientes com a doença de interesse) dividida pela altura da curva de distribuição à esquerda (pacientes sem a doença de interesse) naquele ponto.

Abreviaturas: ICC, insuficiência cardíaca congestiva; RP, razão de probabilidades.

Adaptada de Montori et al,[1] com permissão do editor. Copyright © 2005, Canadian Medical Association.

nhum fator de risco para ICC. A prevalência de ICC é de 50%.

Finalmente, considere um terceiro caso, em que investigadores estudam 1.000 pacientes com ICC e 2.000 com asma. A prevalência de ICC é de 33%.

Em cada caso, independentemente da prevalência de ICC, a forma das duas curvas na Figura 17.1.1 não muda, porque o eixo vertical representa a proporção, não o número absoluto, de pacientes com aquele valor de teste naquele grupo. Portanto, mudanças no número total de pacientes não alterarão o desempenho do teste, quando medido em razões de probabilidade. Portanto, quando o espectro permanece igual, a prevalência de ICC na população em estudo é irrelevante para a estimativa das características do teste.

Tomemos um exemplo clínico diferente. O teste de gravidez Icon na urina tem sensibilidade e especificidade muito altas quando realizado nas primeiras 2 semanas após a concepção.[9] É um teste qualitativo e inerentemente dicotomizado.

Vamos assumir que o Icon seja positivo em 95% das mulheres que estão grávidas e negativo em 99% das mulheres não grávidas. As Tabelas 17.1.2, 17.1.3 e 17.1.4 mostram a sensibilidade e a especificidade do teste quando administrado em três locais geográficos com crescimento populacional alto, moderado e baixo, e onde a proporção de mulheres que vêm à consulta nas primeiras 2 semanas após a concepção é constante. Mais uma vez, para simplificar, estamos considerando apenas a prevalência de gestação na população estudada; em outras palavras, a porcentagem de mulheres testadas que estão grávidas. Um clínico pode estimar a probabilidade de gestação em uma dada paciente como sendo mais alta ou mais baixa, baseado em características clínicas, como o uso de métodos anticoncepcionais ou história de atividade sexual recente. Como as Tabelas 17.1.2 e 17.1.4 mostram, a prevalência de gestação na população não tem nenhum efeito na estimativa de características de teste.

Existem muitos outros exemplos de patologias que podem se apresentar com igual severidade em pessoas com diferentes características demográficas (idade, sexo, etnia), mas que são muito mais prevalentes em um certo grupo do que em outro. A osteoartrite leve do joelho é rara em jovens, mas é comum em pacientes mais velhos. Anormalidades assintomáticas da tireoide são raras em homens, mas são comuns em mulheres. Nos dois exemplos, desde que o espectro da doença e das patologias que podem ser confundidas com ela sejam similares, testes diagnósticos terão as mesmas RPs em jovens e idosos e em homens e mulheres.

TABELA 17.1.2 Testes de gravidez em mulheres em uma clínica de triagem localizada em um centro comunitário servindo a uma população com crescimento moderado

	Grávidas	Não grávidas	Total
Icon +	A	B	A + B
	95	1	96
Icon	C	D	C + D
	5	99	104
Total	A + C	B + D	A + B + C + D
	100	100	200

O teste de gravidez na urina tem uma sensibilidade de 95% e uma especificidade de 99%. A sensibilidade leva em conta mulheres que vêm à consulta nas 2 semanas após a concepção; 50% das mulheres estão grávidas.

Adaptada de Montori et al,[1] com permissão do editor. Copyright © 2005, Canadian Medical Association.

TABELA 17.1.3 O mesmo teste usado na Tabela 17.1.2 realizado em uma clínica similar, localizada em uma área geográfica caracterizada por alto crescimento populacional

	Grávidas	Não grávidas	Total
Icon +	A x 4	B	4A + B
	380	1	381
Icon	C x 4	D	4C + D
	20	99	119
Total	4A + 4C	B + D	4A + B + 4C + D
	400	100	500

A proporção de mulheres que consultam nas 2 semanas após a concepção é igual; 80% estão grávidas.

Adaptada de Montori et al,[1] com permissão do editor. Copyright © 2005, Canadian Medical Association.

TABELA 17.1.4 O mesmo teste de gravidez usado nas Tabelas 17.1.2 e 17.1.3 usado agora em uma clínica similar, atendendo a uma população caracterizada por baixo crescimento populacional

	Grávidas	Não grávidas	Total
Icon +	A	B x 4	A + 4B
	95	4	99
Icon	C	D x 4	C + 4D
	5	396	401
Total	A + C	4B + 4D	A + 4B + C + 4D
	100	400	500

A proporção de mulheres que consultam nas 2 semanas após a concepção é igual; só 20% estão grávidas.

Adaptada de Montori et al,[1] com permissão do editor. Copyright © 2005, Canadian Medical Association.

A PREVALÊNCIA (OU PROBABILIDADE PRÉ-TESTE) INFLUENCIA A PROBABILIDADE PÓS-TESTE

Entretanto, uma prevalência mais alta resultará em uma proporção mais alta de indivíduos com resultados tanto normais como anormais que, na verdade, são alvo positivos. Voltando à Tabela 17.1.3, na população B, em que 80% estão grávidas, 380 das 381 (99,7%) mulheres teste-positivas estão grávidas, bem como 20 de 119 (17%) mulheres teste-negativas. Na população C (Tabela 17.1.4), em que 20% estão grávidas, 95 de 99 (96%) mulheres teste-positivas estão grávidas, mas só 5 de 401 (1,2%) mulheres teste-negativas.

Os resultados mostram como as propriedades de teste podem permanecer as mesmas em populações com prevalências variadas, enquanto as probabilidades pós-teste podem diferir substancialmente.

AS RAZÕES DE PROBABILIDADE DEVEM REFLETIR ESPECTROS APROPRIADOS DE PACIENTES-ALVO POSITIVOS E NEGATIVOS

Embora diferenças somente na prevalência não devam afetar a sensibilidade ou especificidade de um teste, em muitos contextos clínicos, a prevalência e o espectro de doença podem estar relacionados. Por exemplo, a artrite reumatoide será relativamente incomum no consultório de um médico de família, e a maioria dos pacientes terá um quadro relativamente leve. Em contraste, a artrite reumatoide será comum no consultório de um reumatologista, e os pacientes tenderão a ter quadros relativamente severos. Testes para diagnosticar artrite reumatoide na sala de espera do reumatologista (i.e., inspeção das mãos procurando deformidades articulares) provavelmente serão mais sensíveis, não devido à maior prevalência, e sim pelo espectro da doença presente (i.e., grau e extensão de deformidades articulares) nesse contexto.

Enquanto os médicos enfrentarem incertezas diagnósticas, ambos são espectros de doença válidos, que, portanto, produzem RPs diferentes, porém válidas.

Referências

1. Montori VM, Wyer P, Newman TB, Keitz S, Guyatt G. Tips for learners of evidence-based medicine, 5: the effect of spectrum of disease on the performance of diagnostic tests. *CMAJ*. 2005;173(4):385-390 and online appendix.
2. Dao Q, Krishnaswamy P, Kazanegra R, et al. Utility of B-type natriuretic peptide in the diagnosis of congestive heart failure in an urgent-care setting. *J Am Coll Cardiol*. 2001;37(2):379-385.
3. Maisel AS, Krishnaswamy P, Nowak RM, et al. Rapid measurement of B-type natriuretic peptide in the emergency diagnosis of heart failure. *N Engl J Med*. 2002;347(3):161-167.
4. McCullough PA, Nowak RM, McCord J, et al. B-type natriuretic peptide and clinical judgement in emergency diagnosis of heart failure: analysis from Breathing Not Properly (BNP) Multinational Study. *Circulation*. 2002;106(4):416-422.
5. Schwam E. B-type natriuretic peptide for diagnosis of heart failure in emergency department patients: a critical appraisal. *Acad Emerg Med*. 2004;11(6): 686-691.
6. Mueller C, Scholer A, Laule-Kilian K, et al. Use of B-type natriuretic peptide in the evaluation and management of acute dyspnea. *N Engl J Med*. 2004; 350(7):647-654.
7. Mueller C, Laule-Kilian K, Scholer A, et al. Use of B-type natriuretic peptide for the management of women with dyspnea. *Am J Cardiol*. 2004;94(12): 1510-1514.
8. Mueller C, Laule-Kilian K, Frana B, et al. The use of B-type natriuretic peptide in the management of elderly patients with acute dyspnoea. *J Intern Med*. 2005;258(1):77-85.
9. ICON 25 hCG Test [package insert]. Fullerton, CA: Beckman Coulter, Inc; 2001. http://www.beckman.com/literature/ClinDiag/08109.D.pdf. Accessed July 13, 2005.

17.2

TÓPICOS AVANÇADOS EM DIAGNÓSTICO

Exemplos de razões de probabilidade

LUZ MARIA LETELIER, GABRIEL RADA, DANIEL CAPURRO, SOLANGE RIVERA E VICTOR MONTORI

Neste capítulo:

INTRODUÇÃO

Capítulos anteriores sustentaram a utilidade de *razões de probabilidade (RPs)* no processo de diagnóstico (ver Cap. 14, O processo de diagnóstico, e Cap. 16, Testes diagnósticos). Neste capítulo, apresentaremos alguns exemplos de RPs, junto com os *intervalos de confiança* (ICs) de 95% associados a elas. Para cada teste, descrevemos a população em que foi aplicado e a faixa de *prevalência (probabilidade pré-teste)* encontrada para cada *patologia de interesse* (doença). Nossa escolha de patologias foi por preferência pessoal e representou os interesses dos principais autores, que são internistas gerais no nível secundário de atendimento (L.M.L., G.R., D.C., V.M.) e um médico de família (S.R.). Limitamo-nos a testes atualmente em uso e assim não oferecemos uma descrição técnica deles. Os autores realizaram todas as buscas e sumários, sem adjudicação duplicada de elegibilidade ou extração de dados.

MÉTODOS PARA SUMARIZAR A INFORMAÇÃO SOBRE RAZÕES DE PROBABILIDADES

Critérios de elegibilidade

Para cada teste e patologia de interesse em consideração, incluímos estudos que satisfaziam cada um dos seguintes critérios:

- Os autores apresentaram RPs ou dados suficientes para permitir seu cálculo.
- Os investigadores compararam o teste a um *critério padrão (padrão de referência* ou *padrão-ouro)* que foi definido antecipadamente e satisfazia os seguintes critérios: (1) era de amplo uso no estudo e não havia nenhum padrão melhor disponível; (2) quando a decisão de aplicar o critério padrão não estava relacionada aos resultados do teste, ele foi aplicado a, ao menos, 50% dos pacientes elegíveis, e (3) quando a decisão de aplicar o critério padrão pudesse ter sido influenciada por resultados do teste, ele foi aplicado a 90% dos pacientes elegíveis ou foi aplicado de maneira cega.
- Os investigadores inscreveram pacientes similares aos tratados em locais de trabalho em que o teste pudesse razoavelmente ser aplicado.
- Publicações em inglês ou em espanhol.

Excluímos estudos que satisfaziam os seguintes critérios:

- O estudo envolvia a previsão de desfechos em longo prazo.
- O estudo avaliava modelos diagnósticos, incluindo testes múltiplos, como árvores de decisão, algoritmos diagnósticos, redes neurais ou sistemas computadorizados de reconhecimento de padroes.

Busca na literatura

Para a primeira edição, pesquisamos os bancos eletrônicos de dados Best Evidence (1991-2000) e Medline (1966-2000); pesquisamos manualmente a série do JAMA intitulada *The Rational Clinical Examination* (1992-2000) e as referências de um livro-texto de diagnóstico.[1] Também revisamos as citações de artigos que encontramos, buscando outros estudos potencialmente elegíveis. Em relação a esses testes incluídos na primeira edição, atualizamos a busca Medline de 2000 a 2005 e revisamos a série do JAMA de 2000 a 2005.

Para cada par patologia de interesse e teste, pesquisamos as bases de dados com o seguinte modelo de estratégia de busca, usando tanto Medical Subject Headings (MeSH) e palavras de texto (Fig. 17.2.1). A Figura 17.2.2 apresenta um exemplo de uma estratégia típica de busca.

Processo de seleção

Sempre que achamos uma *revisão sistemática* de boa qualidade,[2] ela foi usada como nossa única fonte de dados, embora às vezes revisássemos os estudos originais, a fim de obter os dados necessários para nossa própria análise

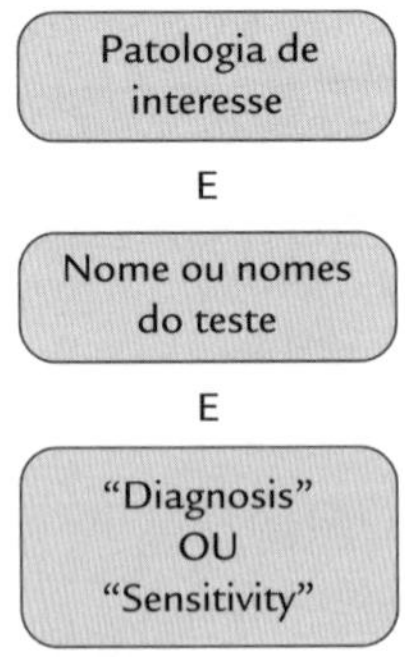

FIGURA 17.2.1 Modelo de estratégia de busca.

estatística, e procurássemos estudos mais recentes sobre o tópico. Quando identificamos mais de uma revisão sistemática, selecionamos a melhor e mais abrangente ou apresentamos a faixa de RPs possíveis.

Análise estatística

No caso de tópicos sem revisão sistemática e *metanálise* formal, computaram-se RPs e ICs de 95% para tabelas individuais 2 x 2 e 2 x J (i.e., dois desfechos – *alvo positivo* e *alvo negativo* –, mas níveis J do resultado de teste), usando métodos descritos por Simel e colaboradores.[3] Computamos estimativas reunidas de *efeito ao acaso* das RPs (com o acréscimo de $\Delta = 0{,}25$ à contagem de cada célula), usando o método metanalítico geral proposto por Fleiss.[4]

Ao calcular RPS que resumissem a situação, não consideramos a qualidade do estudo, diferenças em calibragem entre centros ou diferenças na população de estudo além das incluídas em nossos critérios de elegibilidade, de modo que esses resultados não são considerados como passíveis de serem qualificados como metanálise formal.

EXEMPLOS

Aneurisma de aorta abdominal

No seguinte estudo, investigadores inscreveram pessoas assintomáticas com fatores de risco para aneurisma da aorta abdominal (AAA). O critério padrão era ultrassonografia abdominal. Encontramos os resultados em uma revisão sistemática (Tab. 17.2.1).

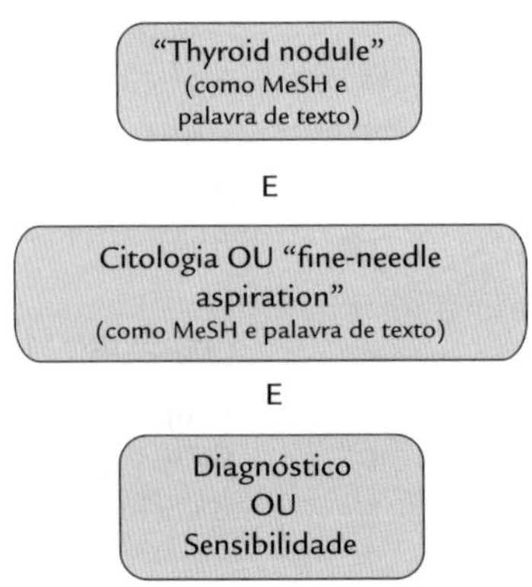

FIGURA 17.2.2 Exemplo de estratégia de busca.

TABELA 17.2.1 Razões de probabilidade para a detecção de aneurisma de aorta abdominal em pessoas sintomáticas

Prevalência, probabilidade pré-teste, %	Número de pacientes	Teste	Resultado de teste	Razão de probabilidade (IC 95%)	Referência
		Patologia de interesse: AAA ≥ 3 cm			
1-28	2.955	Palpação abdominal direcionada para detecção do AAA	Positivo	12 (7,4-20)	5
			Negativo	0,72 (0,65-0,81)	
		Patologia de interesse: AAA ≥ 4 cm			
1-28	2.955	Palpação abdominal direcionada para detecção do AAA	Positivo	6 (8,6-29)	5
			Negativo	0,51 (0,38-0,67)	

Abreviaturas: AAA, aneurisma de aorta abdominal; IC, intervalo de confiança.

Apendicite aguda

Em oito estudos avaliando anamnese e exame físico, investigadores inscreveram pacientes com dor no quadrante inferior direito ou dor abdominal aguda (<1 semana), incluindo crianças acima de 2 anos. Para a avaliação de ultrassonografia e tomografia computadorizada, encontramos uma revisão sistemática de boa qualidade e recente, incluindo pacientes acima de 14 anos com suspeita de apendicite aguda. O padrão de referência para o diagnóstico de apendicite aguda era cirurgia e histopatologia ou seguimento clínico em todos os estudos incluídos (Tab. 17.2.2).

Colecistite aguda

Essa revisão incluiu pacientes adultos com dor abdominal ou suspeita de colecistite aguda. O padrão de referência usado para confirmar o diagnóstico era cirurgia com histopatologia ou seguimento clínico (Tab. 17.2.3).

TABELA 17.2.2 Razões de probabilidade de testes para o diagnóstico de apendicite aguda

Prevalência, probabilidade pré-teste, %	Número de pacientes	Teste	Resultado de teste	Razão de probabilidade (IC 95%)	Referência
12-26	2.447	Anamnese ou exame físico			6-13
		Rigidez	Presente	3,8 (3,0-4,8)	
			Ausente	0,82 (0,79-0,85)	
		Sinal do psoas[a]	Presente	2,7 (1,5-4,7)	
			Ausente	0,82 (0,76-0,99)	
		Migração da dor da região periumbilical ou epigástrio para o QID	Presente	2,4 (1,4-4,2)	
			Ausente	0,55 (0,38-0,78)	
		Defesa	Presente	2,2 (1,6-3,0)	
			Ausente	0,34 (0,22-0,53)	

(*Continua*)

TABELA 17.2.2 Razões de probabilidade de testes para o diagnóstico de apendicite aguda (*Continuação*)

Prevalência, probabilidade pré-teste, %	Número de pacientes	Teste	Resultado de teste	Razão de probabilidade (IC 95%)	Referência
12-26	2.447	Dor localizada no QID	Presente	2,2 (0,77-6,1)	6-13
			Ausente	0,29 (0,11-0,77)	
		Sinal do rebote[b]	Presente	1,9 (1,6-2,2)	
			Ausente	0,36 (0,25-0,52)	
		Testes radiológicos			
50	1.516	US feita por radiologista ou cirurgião treinado, com ou sem técnica de compressão graduada	Positivo	5,8 (3,5-9,5)	14
			Negativo	0,19 (0,13-0,27)	
45	1.172	TC helicoidal de alta resolução: abdominal e pélvica ou focalizando só o apêndice; com contraste IV, oral ou colônico, ou sem contraste intestinal[c]	Positivo	13,3 (9,9-17,9)	14
			Negativo	0,09 (0,07-0,12)	

Abreviaturas: IC, intervalo de confiança; IV, intravenoso; QID, quadrante inferior direito; TC, tomografia computadorizada; US, ultrassonografia.

[a]Sinal do psoas: sinal de irritação do músculo psoas, provocado quando o paciente faz a extensão da perna (ipsilateral à localização da dor abdominal) na altura do quadril contra resistência (feita pelo examinador), enquanto está deitado sobre o lado não afetado. Se a dor abdominal surgir ou for exacerbada com essa manobra, o sinal é considerado positivo. Na apendicite aguda, esse sinal pode ser positivo à direita.

[b]Sinal do rebote: sinal de inflamação peritoneal, provocado primeiro por uma palpação profunda e lenta de uma área do abdome distante do local da dor, seguida da retirada rápida da mão. Se a dor abdominal surgir ou for exacerbada pela retirada da mão, o sinal é considerado positivo.

[c]Não foram encontradas diferenças entre diferentes técnicas de TC.

TABELA 17.2.3 Razões de probabilidade de testes para o diagnóstico de colecistite em pacientes com dor abdominal ou suspeita de colecistite aguda

Prevalência, probabilidade pré-teste, %	Número de pacientes	Teste	Resultado de teste	Razão de probabilidade (IC 95%)	Referência
41-80		Anamnese			15
	1.135	Anorexia	Presente	1,1-1,7	
			Ausente	0,5-0,9	
	669	Náusea	Presente	1,0-1,2	
			Ausente	0,6-1,0	

(*Continua*)

TABELA 17.2.3 Razões de probabilidade de testes para o diagnóstico de colecistite em pacientes com dor abdominal ou suspeita de colecistite aguda *(Continuação)*

Prevalência, probabilidade pré-teste, %	Número de pacientes	Teste	Resultado de teste	Razão de probabilidade (IC 95%)	Referência
41-80	1.338	Vômitos	Presente	1,5 (1,1-2,1)	15
			Ausente	0,6 (0,3-0,9)	
41-80		Exame físico			15
	1.292	Febre (temperatura > 35°C)	Presente	1,5 (1,0-2,3)	
			Ausente	0,9 (0,8-1,0)	
	1.170	Defesa	Presente	1,1-2,8	
			Ausente	0,5-1,0	
	565	Sinal de Murphy	Presente	2,8 (0,8-8,6)	
			Ausente	0,5 (0,2-1,0)	
	1.381	Rebote	Presente	1,0 (0,6-1,7)	
			Ausente	1,0 (0,8-1,1)	
	1.170	Sensibilidade retal	Presente	0,3-0,7	
			Ausente	1,0-1,3	
	1.140	Rigidez	Presente	0,5-2,32	
			Ausente	1,0-1,2	
	408	Massa no QSD	Presente	0,8 (0,5-1,2)	
			Ausente	1,0 (0,9-1,1)	
	949	Dor no QSD	Presente	1,5 (0,9-1,1)	
			Ausente	0,7 (0,3-1,6)	
	1.001	Sensibilidade no QSD	Presente	1,6 (1,0-2,5)	
			Ausente	0,4 (0,2-1,1)	
41-80		Laboratório			15
	556	Fosfatase alcalina > 120 U/L	Presente	0,8 (0,4-1,6)	
			Ausente	1,1 (0,6-2,0)	
	592	TGO ou TGP elevadas[a]	Presente	1,0 (0,5-2,0)	
			Ausente	1,0 (0,8-1,4)	
	674	Bilirrubina total > 2 mg/dL	Presente	1,3 (0,7-2,3)	
			Ausente	0,9 (0,7-1,2)	
	270	Elevação de bilirrubina total, TGO e fosfatase alcalina (todas)	Presente	1,6 (1,0 2,8)	
			Ausente	0,8 (0,8-0,9)	
	270	Elevação de bilirrubina total, ou TGO, ou fosfatase alcalina	Presente	1,2 (1,0-1,5)	
			Ausente	0,7 (0,6-0,9)	
	1.197	Leucocitose[b]	Presente	1,5 (1,2-1,9)	
			Ausente	0,6 (0,5-1,8)	

Abreviaturas: IC, intervalo de confiança; QSD, quadrante superior direito; TGO, aspartato aminotransferase ou transaminase glutâmico oxalacética; TGP, alanina aminotransferase ou transferase glutâmico pirúvica.

[a]Acima do limite superior da normalidade (TGP: 40 U/L; TGO: 48 U/L).
[b]Contagem de leucócitos > 10.000/µL.

Infarto agudo do miocárdio

Encontramos uma revisão sistemática recente avaliando vários sintomas, sinais e alterações eletrocardiográficas (ECG) em pacientes com dor torácica aguda, em relação ao diagnóstico de infarto agudo do miocárdio (IM). O critério padrão era a combinação de achados clínicos e alterações no ECG e biomarcadores cardíacos. Foram incluídos 21 estudos para a avaliação de achados clínicos e 53 para a avaliação de ECG. Embora os testes não sejam independentes do critério padrão, incluímos os resultados, considerando que esse critério padrão é o mais amplamente utilizado (Tabela 17.2.4).

Obstrução do fluxo aéreo

No seguinte estudo do diagnóstico de obstrução aguda ou crônica do fluxo aéreo, investigadores inscreveram pacientes apresentando sintomas respiratórios, usando a espirometria como seu padrão de referência (Tabela 17.2.5).

Abuso ou dependência de álcool

Para o diagnóstico de abuso ou dependência de álcool com o escore CAGE (Cut down, Annoyed, Guilty, Eye opener) (ver a Tab. 17.2.6 para uma descrição do escore CAGE), apresentamos uma revisão sistemática envolvendo uma população geral (excluindo instituições psiquiátricas e serviços de emergência). Os critérios padrões usados foram os critérios do *manual diagnóstico e estatístico de transtornos mentais* (3ª edição revisada ou 4ª edição) (DSM-III-R ou DSM-IV) (Tab. 17.2.6).

Ascite

No seguinte estudo sobre o diagnóstico de ascite, investigadores inscreveram pacientes com suspeita de hepatopatia ou ascite, usando ultrassonografia abdominal como padrão de referência (Tabela 17.2.7).

Estenose carotídea

Nos seguintes estudos do diagnóstico de estenose da artéria carótida (definida como a estenose de mais de 50% da luz arterial), investigadores inscreveram pacientes realizando angiografia devido a ataques isquêmicos transitórios ou a outras patologias neurológicas, usando os resultados da angiografia de carótida como seu padrão de referência (Tab. 17.2.8).

Pneumonia comunitária

Nos seguintes estudos do diagnóstico de pneumonia comunitária, investigadores inscreveram pacientes com febre, tosse ou outros sintomas respiratórios, ou com suspeita de pneumonia, excluindo aqueles com infecção hospitalar e imunossupressão. O padrão de referência foi definido como a presença de infiltrados novos definidos ou a suspeitos na radiografia de tórax. Encontramos os resultados em uma revisão geral e usamos os dados necessários de quatro dos estudos nela incluídos (Tab. 17.2.9).

Trombose venosa profunda

Com relação à trombose venosa profunda (TVP), encontramos duas revisões sistemáticas. Uma, sobre ultrassonografia e pletismografia, inscreveu pacientes sintomáticos, hospitalizados ou de ambulatório, com suspeita do primeiro episódio de TVP. O padrão de referência era venografia.

A revisão sistemática avaliando D-dímeros incluía 49 estudos inscrevendo qualquer paciente com suspeita de TVP. O ponto de corte na maioria dos estudos era 500. Como padrão de referência, usou-se qualquer "teste objetivo" (Tab. 17.2.10).

Hipovolemia

Para o diagnóstico de hipovolemia, encontramos uma revisão sistemática envolvendo pacientes com 60 anos ou mais, com patologias agudas associadas a vômitos, diarreia ou diminuição da ingestão oral. O critério padrão

TABELA 17.2.4 Razões de probabilidade de testes para o diagnóstico de infarto do miocárdio em pacientes hospitalizados por suspeita de IM ou procurando a emergência devido à dor torácica

Prevalência, probabilidade pré-teste, %	Número de pacientes	Teste	Resultado de teste	Razão de probabilidade (IC 95%)	Referência
9	38.638	Anamnese			16
		Irradiação da dor para a esquerda	Presente	1,45 (1,36-1,55)	
		Irradiação da dor para a direita	Presente	2,59 (1,85-3,70)	
		Qualquer irradiação da dor	Presente	1,43 (1,33-1,55)	
		Dor central	Presente	1,24 (1,20-1,27)	
		Dor pleurítica	Presente	0,19 (0,14-0,25)	
		Dor forte	Presente	0,32 (0,21-0,50)	
		Dor posicional	Presente	0,27 (0,21-0,36)	
		Dor em aperto	Presente	1,44 (0,39-1,49)	
		Dor por > 1 h	Presente	1,30 (1,15-1,47)	
		IM/angina anterior	Presente	1,29 (1,22-1,36)	
		Náusea/vômito	Presente	1,88 (1,58-2,23)	
		Sudorese	Presente	2,06 (1,96-2,16)	
9	38.638	Exame físico			16
		Dor à palpação	Presente	0,23 (0,08-0,30)	
		Terceira bulha	Presente	3,21 (1,60-6,45)	
		Crepitações pulmonares	Presente	2,08 (1,42-3,05)	
		PS < 80 mmHg	Presente	3,06 (1,96-2,16)	
9	78.515	ECG			16
		ECG normal	Presente	0,14 (0,11-0,20)	
		Elevação do segmento ST	Presente	13,1 (8,28-20,6)	
		Depressão do segmento ST	Presente	3,13 (2,50-3,92)	
		Ondas T anormais	Presente	1,87 (1,41-2,48)	
		Ondas Q	Presente	5,01 (3,56-7,06)	
		BR esquerdo	Presente	0,40 (0,15-1,60)	
		BR direito	Presente	0,28 (0,04-2,12)	

Abreviaturas: BR, bloqueio de ramo; ECG, eletrocardiograma; IC, intervalo de confiança; IM, infarto do miocárdio; PS, pressão sistólica.

TABELA 17.2.5 Razões de probabilidade de testes para o diagnóstico de obstruções agudas ou crônicas ao fluxo aéreo em pacientes sintomáticos

Prevalência, probabilidade pré-teste, %	Número de pacientes	Teste	Resultado de teste	Razão de probabilidade (IC 95%)[a]	Referência
Não informado	Não informado	Anamnese			17
		Carteiras de cigarro/ano	> 70	8,0	
			< 70	0,63	
		Tabagismo	Alguma vez	1,8	
			Nunca	0,16	
		Produção de catarro (> ¼ xícara)	Presente	4,0	
			Ausente	0,84	
		Sibilância	Presente	3,8	
			Ausente	0,66	
		Dispneia ao exercício (grau 4)	Presente	3,0	
			Ausente	0,98	
		Dispneia ao exercício (qualquer grau)	Presente	2,2	
			Ausente	0,83	
		Exame físico			
		Sibilância	Presente	36	
			Ausente	0,85	
		Diminuição da macicez cardíaca	Presente	10	
			Ausente	0,88	
		Teste do fósforo[b]	Presente	7,1	
			Ausente	0,43	
		Hiper-ressonância torácica à percussão	Presente	4,8	
			Ausente	0,73	
		Ápice cardíaco palpável na região subxifoide	Presente	4,6	
			Ausente	0,94	
		Tempo expiratório forçado (s)	> 9	4,8	
			9-6	2,7	
			< 6	0,45	

Abreviatura: IC, intervalo de confiança.

[a] Ausência de dados suficientes para IC 95%.
[b] Teste do fósforo: incapacidade de apagar um fósforo aceso a 10 cm da boca.

TABELA 17.2.6 Razões de probabilidade de testes para o diagnóstico de abuso ou dependência de álcool

Prevalência, probabilidade pré-teste, %	Número de pacientes	Teste	Resultado de teste	Razão de probabilidade (IC 95%)	Referência
10-53	4.562	Questionário CAGE	4	25,18 (14,6-43,43)	18
			3	15,33 (8,22-28,6)	
			2	6,86 (4,17-11,31)	
			1	3,44 (2,31-5,11)	
			0	0,18 (0,11-0,29)	

Abreviatura: IC, intervalo de confiança.

TABELA 17.2.7 Razões de probabilidade de testes para o diagnóstico de ascite em pacientes com suspeita de hepatopatia ou ascite

Prevalência, probabilidade pré-teste, %	Número de pacientes	Teste	Resultado de teste	Razão de probabilidade (IC 95%)[a]	Referência
29-33	Não informado	Aumento do perímetro abdominal	Presente	4,6[a]	19
			Ausente	0,17[a]	
		Aumento de peso recente	Presente	3,2[a]	
			Ausente	0,42[a]	
		Hepatite	Presente	3,2[a]	
			Ausente	0,80[a]	
		Inchaço de tornozelos	Presente	2,8[a]	
			Ausente	0,10[a]	
		Onda líquida	Presente	6,0 (3,3-11)	
			Ausente	0,4 (0,3-0,6)	
		Macicez móvel	Presente	2,7 (1,9-3,9)	
			Ausente	0,3 (0,2-0,6)	
		Macicez de flancos	Presente	2,0 (1,5-2,9)	
			Ausente	0,3 (0,1-0,7)	
		Flancos salientes	Presente	2,0 (1,5-2,6)	
			Ausente	0,3 (0,2-0,6)	

Abreviatura: IC, intervalo de confiança.

[a] Ausência de dados suficientes para IC 95%.

TABELA 17.2.8 Razões de probabilidade de testes para o diagnóstico de estenose carotídea (> 50%) em pacientes sintomáticos fazendo angiografia cerebral

Prevalência, probabilidade pré-teste, %	Número de pacientes	Teste	Resultado de teste	Razão de probabilidade (IC 95%)	Referência
8,2-38	2.011	Sopro carotídeo	Presente	4,4 (2,9-6,8)	20-23
			Ausente	0,62 (0,45-0,86)	

Abreviatura: IC, intervalo de confiança.

TABELA 17.2.9 Razões de probabilidade de testes para o diagnóstico de pneumonia comunitária em pacientes sintomáticos com suspeita de pneumonia

Prevalência, probabilidade pré-teste, %	Número de pacientes	Teste	Resultado de teste	Razão de probabilidade (IC 95%)	Referência
3-38		Anamnese			24-28
	1.118	Demência[a]	Presente	3,4 (1,6-6,5)	
			Ausente	0,94 (0,90-0,99)	
	1.118	História de asma	Presente	0,30 (0,16-0,54)	
			Ausente	1,2 (1,2-1,3)	
3-38		Exame físico			24-28
	483	Respiração assintomática	Presente	80 (1,3-5,003)	
			Ausente	0,96 (0,90-1,0)	
	1.909	Egofonia	Presente	4,0 (2,0-8,1)	
			Ausente	0,96 (0,90-1,0)	
	1.118	Murmúrio brônquico	Presente	3,5 (2,0-5,6)	
			Ausente	0,90 (0,83-0,96)	
	1.426	Macicez à percussão	Presente	3,0 (1,6-5,8)	
			Ausente	0,86 (0,74-1,0)	
	308	Frequência respiratória > 30/min	Presente	2,6 (1,6-4,1)	
			Ausente	0,80 (0,70-0,90)	
	1.426	Diminuição do murmúrio vesicular	Presente	2,4 (2,0-2,9)	
			Ausente	0,71 (0,59-0,86)	
	2.164	Temperatura > 37,8°C	Presente	2,3 (1,5-3,5)	
			Ausente	0,67 (0,58-0,77)	
	1.601	Frequência respiratória >25/min	Presente	2,2 (1,0-5,0)	
			Ausente	0,80 (0,71-0,90)	
	2.164	Crepitações à ausculta	Presente	2,1 (1,5-2,9)	
			Ausente	0,77 (0,65-0,91)	
	308	Qualquer anormalidade de sinais vitais	Presente	1,2 (1,1-1,3)	
			Ausente	0,18 (0,07-0,46)	

Abreviatura: IC, intervalo de confiança.

[a] Deterioração cognitiva severa com mecanismos inefetivos de proteção da via aérea.

TABELA 17.2.10 Razões de probabilidade de testes para o diagnóstico de trombose venosa profunda em pacientes sintomáticos

Prevalência, probabilidade pré-teste, %	Número de pacientes	Teste	Resultado de teste	Razão de probabilidade (IC 95%)	Referência
Patologia de interesse: todas as TVPs, incluindo TVP distal (TVP isolada da panturrilha) e TVP proximal					
Não informado	2.658	Ultrassonografia	Positivo	15[a]	29
			Negativo	0,12[a]	
	1.156	Pletismografia por impedância	Anormal	10[a]	
			Normal	0,18[a]	
36	Não informado	D-dímeros (ensaio)			30
		ELISA	Positivo	1,60 (1,39-1,83)	
			Negativo	0,12 (0,03-0,36)	
		ELISA rápido quantitativo	Positivo	1,71 (1,43-2,05)	
			Negativo	0,10 (0,03-0,36)	
		ELISA rápido Semiquantitativo	Positivo	1,48 (1,24-1,78)	
			Negativo	0,25 (0,12-0,55)	
		ELISA rápido qualitativo	Positivo	1,73 (1,40-2,13)	
			Negativo	0,15 (0,07-0,37)	
		Látex quantitativo	Positivo	2,20 (1,70-2,84)	
			Negativo	0,23 (0,13-0,41)	
		Látex semiquantitativo	Positivo	2,33 (1,75-3,11)	
			Ausente	0,32 (0,20-0,51)	
		Sangue total	Positivo	2,62 (2,17-3,16)	
			Negativo	0,20 (0,13-0,32)	
Patologia de interesse: TVP proximal (veia poplítea ou mais proximal)					
	2.658	Ultrassonografia	Positivo	49[a]	29
			Negativo	0,03[a]	
	1.156	Pletismografia por impedância	Positivo	8,4[a]	29
			Negativo	0,09[a]	

Abreviaturas: ELISA, ensaio imunossorbente ligado à enzima; IC, intervalo de confiança; TVP, trombose venosa profunda.

[a] Ausência de dados suficientes para determinar IC.

incluía determinações químicas, como níveis séricos de sódio e ureia, razão ureia/creatinina séricas e osmolalidade (Tab. 17.2.11).

Influenza

Nos seguintes estudos sobre a acurácia diagnóstica de achados clínicos para o diagnóstico de influenza, os investigadores inscreveram pacientes com sintomas respiratórios agudos durante as temporadas de influenza. Os padrões de referência usados eram culturas, reação em cadeia de polimerase para influenza A, ensaio imunossorbente ligado à enzima (ELISA), imunofluorescência ou um

TABELA 17.2.11 Razões de probabilidade para o diagnóstico de hipovolemia em pacientes com 60 anos ou mais com patologias agudas associadas à perda de volume[31]

Prevalência, probabilidade pré-teste, %	Número de pacientes	Teste	Resultado de teste	Razão de probabilidade (IC 95%)	Referência
Não disponível	38	Olhos fundos	Presente	3,4 (1,0-12)	31
			Ausente	0,50 (0,3-0,7)	
	86	Secura de axilas	Presente	2,8 (1,4-5,4)	31
			Ausente	0,6 (0,4-1,0)	
	38	Secura de língua	Presente	2,1 (0,8-5,8)	31
			Ausente	0,6 (0,3-1,0)	
	38	Secura de boca e mucosa nasal	Presente	2,0 (1,0-4,0)	31
			Ausente	0,3 (0,1-0,6)	
	38	Sulcos longitudinais na língua	Presente	2,0 (1,0-4,0)	31
			Ausente	0,3 (0,1-0,6)	
	38	Fala pouco clara	Presente	3,1 (0,9-11)	31
			Ausente	0,5 (0,4-0,8)	
	38	Fraqueza de extremidades superiores ou inferiores	Presente	23 (0,6-8,6)	31
			Ausente	0,7 (0,5-1,0)	
	38	Confusão	Presente	2,1 (0,8-5,7)	31
			Ausente	0,6 (0,4-1,0)	

Abreviatura: IC, intervalo de confiança.

aumento de quatro vezes nos títulos de influenza (Tab. 17.2.12).

Anemia ferropriva

Para estudos sobre o diagnóstico de anemia ferropriva, investigadores inscreveram pacientes com níveis de hemoglobina abaixo de 11,7 g/dL e de 13,0 g/dL para mulheres e homens, respectivamente. O padrão de referência era uma punção de medula com coloração para ferro (Tab. 17.2.13).

Melanoma

No seguinte estudo sobre o diagnóstico de melanoma, investigadores inscreveram pacientes com lesões cutâneas pigmentadas, usando a biópsia das lesões como seu padrão de referência (Tab. 17.2.14).

Osteoporose

Esta revisão sistemática incluiu pacientes acima de 50 anos (na maioria mulheres). O padrão de referência usado era densitometria óssea ou fratura vertebral documentada, usando uma técnica semiquantitativa ou morfometria vertebral (Tab. 17.2.15).

Arteriopatia periférica ou insuficiência vascular periférica

Nos seguintes estudos do diagnóstico de arteriopatia periférica ou insuficiência vascular periférica, investigadores usaram o índice de pressão sistólica tornozelo/braço (ITB) como padrão de referência. Encontramos os resultados em uma revisão sistemática e os estudos nela incluídos (Tab. 17.2.16).

TABELA 17.2.12 Razões de probabilidade de testes clínicos para o diagnóstico de influenza

Prevalência, probabilidade pré-teste, %	Número de pacientes	Teste	Resultado de teste	Razão de probabilidade (IC 95%)	Referência
28-67	4.712	Febre em qualquer idade	Presente	1,8 (1,1-2,9)	32
			Ausente	0,40 (0,25-0,66)	
7	1.838	Febre > 60 anos	Presente	3,8 (2,8-5,0)	32
			Ausente	0,72 (0,64-0,82)	
66-67	3.825	Febrícula em qualquer idade	Presente	1,0 (0,86-1,2)	32
			Ausente	0,70 (0,27-2,5)	
8	614	Febrícula > 60 anos	Presente	2,1 (1,2-3,7)	32
			Ausente	0,68 (0,45-1,0)	
28-67	4.793	Tosse em qualquer idade	Presente	1,1 (1,1-1,2)	32
			Ausente	0,42 (0,31-0,57)	
7-8	2.371	Tosse > 60 anos	Presente	2,0 (1,1-3,5)	32
			Ausente	0,57 (0,37-0,87)	
50-67	4.183	Mialgia em qualquer idade	Presente	0,93 (0,83-1,0)	32
			Ausente	1,2 (0,90-1,16)	
7-8	2.371	Mialgia > 60 anos	Presente	2,4 (1,9-2,9)	32
			Ausente	0,68 (0,58-0,79)	
67	81	Mal-estar em qualquer idade	Presente	0,98 (0,75-1,3)	32
			Ausente	1,1 (0,51-2,2)	
50	1.838	Mal-estar > 60 anos	Presente	2,6 (2,2-3,1)	32
			Ausente	0,55 (0,44-0,67)	
28-68	4.793	Cefaleia em qualquer idade	Presente	1,0 (1,0-1,1)	32
			Ausente	0,75 (0,63-0,89)	
7-8	1.156	Cefaleia > 60 anos	Presente	1,9 (1,6-2,3)	32
			Ausente	0,70 (0,60-0,82)	

Abreviatura: IC, intervalo de confiança.

Hipertensão renovascular

No seguinte estudo do diagnóstico de hipertensão renovascular, investigadores inscreveram pacientes hipertensos encaminhados para arteriografia, usando arteriografia renal como padrão de referência (Tab. 17.2.17).

Acidente vascular cerebral

Na seguinte revisão sistemática sobre a acurácia diagnóstica de achados clínicos para o diagnóstico de acidente vascular cerebral (AVC), os investigadores inscreveram pacientes que procuraram o serviço de emergência ou receberam atenção pré-hospitalar devido a sintomas neurológicos. Os pacientes pré-hospitalares deviam ter mais de 45 anos, ter sintomas há menos de 24 horas, não estar restritos ao leito ou à cadeira de rodas e ter uma glicemia entre 60 e 400 mg/dL. Os padrões de referência usados foram estudos de neuroimagem (Tab. 17.2.18).

TABELA 17.2.13 Razões de probabilidade de testes para o diagnóstico de anemia ferropriva em pacientes com anemia

Prevalência, probabilidade pré-teste, %	Número de pacientes	Teste	Resultado de teste	Razão de probabilidade (IC 95%)	Referência
21-50	2.798	Ferritina sérica, µg/L	< 15	55 (35-84)	33,34
			15-25	9,3 (6,3-14)	
			25-35	2,5 (2,1-3,0)	
			35-45	1,8 (1,5-2,2)	
			45-100	0,54 (0,48-0,60)	
			> 100	0,08 (0,06-0,11)	
21-50	536	Volume celular médio, μm^3	< 70	13 (6,1-19)	33
			70-75	3,3 (2,0-4,7)	
			75-85	1,0 (0,69-1,31)	
			85-90	0,76 (0,56-0,96)	
			> 90	0,29 (0,21-0,37)	
21-50	764	Saturação da transferrina, %	< 5	11 (6,4-15)	33
			5-10	2,5 (2,0-3,1)	
			10-20	0,81 (0,70-0,92)	
			20-30	0,52 (0,41-0,63)	
			30-50	0,43 (0,31-0,55)	
			> 50	0,15 (0,06-0,24)	
21-50	278	Protoporfirina eritrocítica, µg/dL	< 350	8,3 (2,6-14)	33
			350-250	6,1 (2,8-9,3)	
			250-150	2,0 (1,4-2,6)	
			150-50	0,56 (0,48-0,64)	
			> 50	0,12 (0,0-0,25)	
Pacientes com anemia e insuficiência renal crônica recebendo hemodiálise ou diálise peritoneal					
9-50	190	Ferritina sérica, µg/L	< 50	12 (4,4-32)	35-39
			50-100	2,3 (0,70-7,3)	
			100-300	0,64 (0,32-1,2)	
			> 300	0,27 (0,12-0,61)	
Paciente com anemia e cirrose					
40	72	Ferritina sérica, µg/L	< 50	22[a]	40
			50-400	1,0-1,8[a]	
			400-1.000	0,13[a]	
			1.000-2.200	0,19[a]	

Abreviatura: IC, intervalo de confiança.

[a] Ausência de dados suficientes para determinar IC.

TABELA 17.2.14 Razões de probabilidade de testes para o diagnóstico de melanoma em pacientes com lesões cutâneas pigmentadas

Prevalência, probabilidade pré-teste, %	Número de pacientes	Teste	Resultado de teste	Razão de probabilidade (IC 95%)	Referência
3	192	Lista de verificação ABCD(E)	BCD pos.	62 (19-170)	41
			BCD neg.	0 (0-0,5)	

Abreviaturas: lista de verificação ABCD(E). A, assimetria, B, bordas irregulares, C, variação de cor, D, diâmetro > 6 mm; E, elevação.

TABELA 17.2.15 Razões de probabilidade de testes para o diagnóstico de osteoporose

Prevalência, probabilidade pré-teste, %	Número de pacientes	Teste	Resultado de teste	Razão de probabilidade (IC 95%)	Referência
		Pacientes com sinais clínicos e sintomas de osteoporose			
50	4.638	Diminuição da estatura > 3 cm	Presente	1,1 (1,0-1,1)	42
			Ausente	0,60 (0,4-0,9)	
50	4.638	Peso < 60 kg	Presente	1,9 (1,8-2,0)	42
			Ausente	0,3 (0,3-0,4)	
50	4.638	Força do aperto de mão < 59 kPa	Presente	1,2 (1,1-1,2)	42
			Ausente	0,6 (0,5-0,7)	
50	4.638	Força do aperto de mão < 44 kPa	Presente	1,7 (1,5-1,9)	42
			Ausente	0,8 (0,7-0,9)	
8	1.873	Peso < 51 Kg	Presente	7,3 (5,0-10,8)	42
			Ausente	0,8 (0,7-0,9)	
10	610	Cifose	Presente	3,1 (1,8-5,3)	42
			Ausente	0,8 (0,7-1,0)	
63	225	Prega cutânea na mão	Presente	1,2 (1,0-1,3)	42
			Ausente	0,40 (0,2-0,8)	
33	1.365	< 22 dentes	Presente	1,0 (0,8-1,2)	42
			Ausente	1,0 (0,9-1,1)	
11,5	190	< 20 dentes	Presente	3,4 (1,4-8,0)	42
			Ausente	0,8 (0,6-0,1)	
		Pacientes com sinais clínicos e sintomas de fratura vertebral			
3,4 (55-59 anos) 21,9 (80-84 anos)	449	Diferença da envergadura de braços-altura > 5 cm	Presente	1,6 (1,1-2,5)	42
			Ausente	0,8 (0,6-1,0)	
14	781	Distância costela-pelve < 2 polpas digitais	Presente	3,8 (2,9-5,1)	42
			Ausente	0,6 (0,5-0,7)	

Abreviatura: IC, intervalo de confiança.

TABELA 17.2.16 Razões de probabilidade de testes para o diagnóstico de arteriopatia periférica

Prevalência, probabilidade pré-teste, %	Número de pernas de pacientes	Teste	Resultado de teste	Razão de probabilidade (IC 95%)	Referência
Pacientes: assintomáticos/sintomáticos com fatores de risco para aterosclerose ou história clássica de AP					
Desfecho relevante: AP severa (ITB < 0,5)					
Sintomáticos ou assintomáticos com fatores de risco[a]: 10-12	605	Tempo de enchimento venoso	> 20 s < 20 s	3,6 (1,9-6,8) 0,8 (0,7-1,0)	43, 44, 46, 47
Com história clássica de AP: 71	854	Pulso tibial ou dorsal do pé	Fraco/ausente Presente	3,2 (2,7-3,9) 0,19 (0,03-1,15)	43-44
	605	Ausência de pelos nos MI; pele atrófica; pele fria; pele azulada/cianótica; tempo de preenchimento capilar > 5 s	Qualquer um deles	0,5-2,0	45
Pacientes: assintomáticos ou sintomáticos com fatores de risco para aterosclerose ou com qualquer queixa de perna ao caminhar, com ou sem fatores de risco					
Desfecho relevante: AP moderada (ITB < 0,9)					
10-12	4.597	Pulso tibial ou dorsal do pé, ou ambos	Fraco/ausente Presente	8,9 (7,1-11) 0,33 (0,28-0,40)	44, 46, 47
10-12	4.910	Ferida ou úlcera no pé ou dedos	Presente Ausente	6,9 (2,9-16) 0,98 (0,97-1,0)	47
10-12	5.418	Pulso femoral	Fraco/ausente Presente	6,7 (4,3-10) 0,94 (0,91-0,96)	46, 47
10-12	4.910	Pele mais fria unilateralmente	Presente Ausente	5,8 (4,0-8,4) 0,92 (0,89-0,95)	47
10-12	5.418	Sopro femoral	Presente Ausente	5,4 (4,5-6,5) 0,78 (0,70-0,86)	46, 47

(Continua)

TABELA 17.2.16 Razões de probabilidade de testes para o diagnóstico de arteriopatia periférica (*Continuação*)

Prevalência, probabilidade pré-teste, %	Número de pernas de pacientes	Teste	Resultado de teste	Razão de probabilidade (IC 95%)	Referência
10-12	4.910	Anormalidade da cor dos pés ou perna	Presente	2,8 (2,4-3,2)	47
			Ausente	0,74 (0,69-0,80)	
Pacientes: história clássica de AP					
Desfecho relevante: AP moderada (ITB < 0,9)					
71	4.597	Pulso tibial ou dorsal do pé, ou ambos	Fraco/ausente	8,9 (7,1-11)	44, 46, 47
			Presente	0,33 (0,28-0,40)	

Abreviaturas: AP, arteriopatia periférica; IC, intervalo de confiança; ITB, índice de pressão sistólica tornozelo/braço; MI, membros inferiores.

[a]Fatores de risco incluem dislipidemia, diabete melito, tabagismo, hipertensão e doença cardiovascular.

Tromboembolia ou embolia pulmonar aguda

Em estudos sobre o diagnóstico de embolia pulmonar aguda (EP) que usaram avaliação clínica, ECG, radiografia de tórax ou cintilografia ventilação/perfusão, investigadores usaram angiografia ou seguimento clínico por mais de 1 ano como seu padrão de referência. A cintilografia ventilação/perfusão normal foi usada para descartar EP naqueles estudos que usaram "avaliação clínica", ECG ou radiografia de tórax. Para avaliação de D-dímeros, encontramos revisão sistemática recente incluindo 31 estudos com pacientes com suspeita de EP inscritos. Na maioria dos estudos, o ponto de corte de D-dímeros era 500. O critério padrão era qualquer "teste objetivo". Outra revisão sistemática incluindo 48 estudos (11.004 pacientes) avaliou diferentes imagens em pacientes com suspeita de EP. O critério padrão era angiografia para indivíduos com resultados positivos e angiografia ou seguimento para aqueles com resultados negativos (Tab. 17.2.19).

TABELA 17.2.17 Razões de probabilidade de testes para o diagnóstico de hipertensão renovascular

Prevalência, probabilidade pré-teste, %	Número de pacientes	Teste	Resultado de teste	Razão de probabilidade (IC 95%)	Referência
24	263	Sopro sistólico e diastólico abdominal	Presente	39 (9,4-160)	48
			Ausente	0,62 (0,51-0,75)	
23	118	Qualquer sopro sistólico no epigástrio ou flancos	Presente	6,4 (3,2-12,6)	48
			Ausente	0,42 (0,25-0,68)	

Abreviatura: IC, intervalo de confiança.

TABELA 17.2.18 Razões de probabilidade de achados clínicos para o diagnóstico de acidente vascular cerebral

Prevalência, probabilidade pré-teste, %	Número de pacientes	Teste	Resultado de teste	Razão de probabilidade (IC 95%)	Referência
Avaliação (exame físico) por médicos plantonistas do serviço de emergência					
24	161	Paresia facial ou hemiparesia de braço ou alterações de fala	3 (+)	14 (1,6-121)	49
			2 (+)	4,2 (1,4-13)	
			1 (+)	5,2 (2,6-11)	
			> 1 (+)	5,5 (3,3-9,1)	
			0 (+)	0,39 (0,25-0,61)	
Avaliação (exame físico) por funcionários do serviço de emergência					
24	161	Paresia facial ou hemiparesia de braço ou alterações de fala	3 (+)	7,0 (3,3-14)	49
			2 (+)	7,6 (3,7-16)	
			1 (+)	4,4 (3,0-6,4)	
			≥ 1 (+)	5,4 (4,1-7,0)	
			0 (+)	0,46 (0,38-0,56)	
Avaliação pré-hospitalar (exame físico) por paramédicos (socorristas)					
16,5	206	Presença de um dos três déficits unilaterais (hemiparesia de braço, alteração na força do aperto de mão ou paresia facial)	Presente	31 (13-75)	49
			Ausente	0,09 (0,03-0,027)	

Abreviatura: IC, intervalo de confiança.

TABELA 17.2.19 Razões de probabilidade para o diagnóstico de embolia pulmonar

Prevalência, probabilidade pré-teste, %	Número de pacientes	Teste	Resultado de teste	Razão de probabilidade (IC 95%)	Referência
Paciente com suspeita de embolia pulmonar aguda com sintomas nas últimas 24 h					
32-44		Anamnese/exame físico		a	
	78	Pressão arterial	< 100/70	3,1	50
			> 100/70	0,8	
	78	Galope diastólico ventricular	Presente	3,0	50
			Ausente	0,9	
	78	Insuficiência cardíaca congestiva	Presente	0,3	50
			Ausente	1,2	

(*Continua*)

TABELA 17.2.19 Razões de probabilidade para o diagnóstico de embolia pulmonar (*Continuação*)

Prevalência, probabilidade pré-teste, %	Número de pacientes	Teste	Resultado de teste	Razão de probabilidade (IC 95%)	Referência
	403	Fatores de risco[b]		0,5-2,0[c]	50-52
		Sintomas[b]			
		Sinais[b]			
41-44		Eletrocardiograma		a	
	78	S-I/Q-III/T-III	Presente	2,4	50
			Ausente	0,88	
	78	Inversão ondas T V1 →V3	Presente	2,3	50
			Ausente	0,94	
	78	Normal	Presente	0,82	50
			Ausente	2,2	
	78	Bloqueio de ramo direito		0,5-2,0[c]	50
		Hipertrofia ventricular direita			
27-44	1.203	Radiografia de tórax • normal • edema pulmonar • aumento de hilo ou mediastino • procminência ar terial central • atelectasia • derrame pleural	Qualquer sinal	0,5-2,0[c]	53, 54
25	Não informado	D-dímeros (ensaio)			30
		ELISA	Positivo	1,97 (1,72-2,26)	
			Negativo	0,08 (0,01-0,43)	
		ELISA rápido quantitativo	Positivo	1,64 (1,40-1,91)	
			Negativo	0,07 (0,00-1,55)	
		ELISA rápido semiquantitativo	Positivo	1,55 (1,25-1,93)	
			Negativo	0,18 (0,04-0,94)	
		ELISA rápido qualitativo	Positivo	3,01 (1,52-5,96)	
			Negativo	0,13 (0,01-1,28)	
		Látex quantitativo	Positivo	1,69 (1,44-1,99)	
			Negativo	0,23 (0,11-0,48)	

(*Continua*)

TABELA 17.2.19 Razões de probabilidade para o diagnóstico de embolia pulmonar (*Continuação*)

Prevalência, probabilidade pré-teste, %	Número de pacientes	Teste	Resultado de teste	Razão de probabilidade (IC 95%)	Referência
		Látex semiquantitativo	Positivo	1,81 (1,35-2,42)	
			Ausente	0,36 (0,20-0,67)	
		Sangue total	Positivo	2,32 (1,87-2,88)	
			Negativo	0,27 (0,17-0,42)	
30	378	Ultrassonografia venosa da perna	Positiva	16,2 (5,6-46,7)	55
			Negativa	0,67 (0,50-0,89)	
30	431 TC (+)[d]	TC espiral	Positiva	24,1 (12,4-46,7)	55
	1.197 TC (+)[d]		Negativa	0,11 (0,06-0,19)	
30		Ultrassonografia e TC espiral	Negativa	0,04 (0,03-0,06)	55
29	881	Cintilografia ventilação/perfusão	Probabilidade alta	18 (11-31)	56
			Probabilidade intermediária	1,2 (1,0-1,5)	
			Probabilidade baixa	0,36 (0,26-0,49)	
			Normal	0,10 (0,04-0,25)	
30	148	Ecocardiografia	Positiva	5 (2,3-10,6)	55
			Negativa	0,59 (0,41-0,86)	
30	221	Angiografia por ressonância magnética	Positiva	11,7 (3,6-37,8)	55
			Negativa	0,20 (0,12-0,34)	
Pacientes com suspeita de embolia pulmonar e radiografia de tórax normal[a]					
15	133	Cintilografia ventilação/perfusão	Probabilidade alta	10	57
			Probabilidade intermediária	1,7	
			Probabilidade baixa	1,1	
			Normal	0,2	

(*Continua*)

TABELA 17.2.19 Razões de probabilidade para o diagnóstico de embolia pulmonar (*Continuação*)

Prevalência, probabilidade pré-teste, %	Número de pacientes	Teste	Resultado de teste	Razão de probabilidade (IC 95%)	Referência
15	110	Dispneia e PaO_2	< 70	2,8	57
			> 70	0,58	
15	110	PaO_2	< 70	2,2	57
			> 70	0,62	
Pacientes com suspeita de embolia pulmonar e radiografia de tórax normal e sem doença cardiopulmonar prévia[a]					
15	110	Dispneia e PaO_2	< 60	6	57
			> 60	0,84	
			< 70	3,6	
			> 70	0,77	

Abreviaturas: ELISA, ensaio imunossorbente ligado à enzima; EP, embolia pulmonar; IC, intervalo de confiança; TC, tomografia computadorizada.

[a] Ausência de dados suficientes para determinar IC 95%.
[b] Fatores de risco: imobilização, cirurgia, trauma, neoplasia, trombose venosa profunda anterior, estrógenos, puerpério e acidente vascular cerebral.
Sintomas: dispneia, hemoptise, qualquer tipo de dor torácica, tosse, dor ou inchaço de pernas. Sinais: febre, frequência cardíaca > 100/min, frequência respiratória > 20/min, crepitações, sibilos, terceira ou quarta bulha, componente pulmonar da segunda bulha aumentado, sinal de Homan, presença de trombose venosa profunda, edema e varizes.
[c] Faixa de RPs possíveis.
[d] Mais estudos analisaram TC para excluir EP do que para confirmar EP.

Câncer de tireoide

Nos estudos seguintes sobre o diagnóstico de neoplasia maligna em nódulos de tireoide (câncer primário, metastático ou linfoma), investigadores inscreveram pacientes com função tireoidiana normal e nódulos tireoidianos palpáveis. Os nódulos podiam ser sólidos ou císticos e solitários ou dominantes, se múltiplos nódulos estivessem presentes. O padrão de referência era exame histopatológico após excisão cirúrgica ou seguimento clínico (Tab. 17.2.20).

CONCLUSÃO

Neste capítulo, descrevemos uma série de RPs apoiadas por evidências de alta qualidade para indicações de anamnese, sinais de exame físico e testes laboratoriais ou radiológicos para auxiliar o diagnóstico de problemas médicos comuns.

TABELA 17.2.20 Razões de probabilidade para o diagnóstico de neoplasia em pacientes eutireóideos com um nódulo tireoidiano único ou dominante

Prevalência, probabilidade pré-teste, %	Número de pacientes	Teste	Resultado de teste	Razão de probabilidade (IC 95%)	Referência
20	132	Citologia de biópsia aspirativa com agulha fina orientada por ultrassonografia	Maligno	226 (4,4-11.739)	58
			Suspeito	1,3 (0,52-3,2)	
			Insuficiente	2,7 (0,52-15)	
			Benigno	0,24 (0,11-0,52)	
7-22	868	Citologia de biópsia aspirativa com agulha fina sem orientação	Maligno	34 (15-74)	
			Suspeito	1,7 (0,94-3,0)	
			Insuficiente	0,5 (0,27-0,76)	
			Benigno	0,23 (0,13-0,42)	

Sigla: IC, intervalo de confiança.

Referências

1. Black ER, Bordely DR, Tape TG, Panzer RJ, eds. *Diagnostic Strategies for Common Medical Problems.* 2nd ed. Philadelphia, PA: American College of Physicians; 1999.
2. Oxman AD, Cook DJ, Guyatt GH. Users' guides to the medical literature, VI: how to use an overview. *JAMA.* 1994;272(17):1367-1371.
3. Simel DL, Samsa GP, Matchar DB. Likelihood ratios with confidence: sample size estimation for diagnostic test studies. *J Clin Epidemiol.* 1991;44(8):763-770.
4. Fleiss JL. The statistical basis of meta-analysis. *Stat Methods Med Res.* 1993;2(2):121-145.
5. Lederle FA, Simel DL. Does this patient have abdominal aortic aneurysm? *JAMA.* 1999;281(1):77-82.
6. Nauta RJ, Magnant C. Observation versus operation for abdominal pain in the right lower quadrant: roles of the clinical examination and the leukocyte count. *Am J Surg.* 1986;151(6):746-748.
7. Dixon JM, Elton RA, Rainey JB, Macleod DA. Rectal examination in patients with pain in the right lower quadrant of the abdomen. *BMJ.* 1991;302(6773):386-388.
8. Liddington MI, Thomson WH. Rebound tenderness test. *Br J Surg.* 1991;78(7):795-796.
9. Izbicki JR, Knoefel WT, Wilker DK, et al. Accurate diagnosis of acute appendicitis: a retrospective and prospective analysis of 686 patients. *Eur J Surg.* 1992;158(4):227-231.
10. John H, Neff U, Kelemen M. Appendicitis diagnosis today: clinical and ultrasonic deductions. *World J Surg.* 1993;17(2):243-249.
11. Eskelinen M, Ikonen J, Lipponen P. The value of history-taking, physical examination, and computer assistance in the diagnosis of acute appendicitis in patients more than 50 years old. *Scand J Gastroenterol.* 1995;30(4):349-355.
12. Wagner JM, McKinney WP, Carpenter JL. Does this patient have appendicitis? *JAMA.* 1996;276(19):1589-1594.
13. Andersson RE, Hugander AP, Ghazi SH, et al. Diagnostic value of disease history, clinical presentation, and inflammatory parameters of appendicitis. *World J Surg.* 1999;23(2):133-140.
14. Terasawa T, Blackmore C, Bent S, Kohlwes J. Systematic review: computed tomography and ultrasonography to detect acute appendicitis in adults and adolescents. *Ann Intern Med.* 2004;141(7):537-546.
15. Trowbridge RL, Rutkowski NK, Shojania KG. Does this patient have acute cholecystitis? *JAMA.* 2003;289(1):80-86.
16. Mant J, McManus RJ, Oakes RA, et al. Systematic review and modeling of the investigation of acute and chronic chest pain presenting in primary care. *Health Technol Assess.* 2004;8(2):iii, 1-158.
17. Holleman DR Jr, Simel DL. Does the clinical examination predict airflow limitation? *JAMA.* 1995;273(4):313-319.
18. Aertgeerts B, Buntinx F, Kester A. The value of the CAGE in screening for alcohol abuse and alcohol dependence in general clinical populations: a diagnostic meta-analysis. *J Clin Epidemiol.* 2004;57(1):30-39.
19. Williams JW Jr, Simel DL. Does this patient have ascites? How to divine fluid in the abdomen. *JAMA.* 1992;267(19):2645-2648.

20. Ziegler DK, Zileli T, Dick A, Sebaugh JL. Correlation of bruits over the carotid artery with angiographically demonstrated lesions. *Neurology*. 1971; 21(8):860-865.
21. Ingall TJ, Homer D, Whisnant JP, Baker HL Jr, O'Fallon WM. Predictive value of carotid bruit for carotid atherosclerosis. *Arch Neurol*. 1989;46(4):418-422.
22. Hankey GJ, Warlow CP. Symptomatic carotid ischaemic events: safest and most cost effective way of selecting patients for angiography, before carotid endarterectomy. *BMJ*. 1990;300(6738):1485-1491.
23. Sauve JS, Laupacis A, Ostbye T, Feagan B, Sackett DL. Does this patient have a clinically important carotid bruit? *JAMA*. 1993;270(23):2843-2845.
24. Metlay JP, Kapoor WN, Fine MJ. Does this patient have community-acquired pneumonia? Diagnosing pneumonia by history and physical examination. *JAMA*. 1997;278(17):1440-1445.
25. Diehr P, Wood RW, Bushyhead J, Krueger L, Wolcott B, Tompkins RK. Prediction of pneumonia in outpatients with acute cough – a statistical approach. *J Chronic Dis*. 1984;37(3):215-225.
26. Gennis P, Gallagher J, Falvo C, Baker S, Than W. Clinical criteria for the detection of pneumonia in adults: guidelines for ordering chest roentgenograms in the emergency department. *J Emerg Med*. 1989;7(3):263-268.
27. Singal BM, Hedges JR, Radack KL. Decision rules and clinical prediction of pneumonia: evaluation of low-yield criteria. *Ann Emerg Med*. 1989;18(1):13-20.
28. Heckerling PS, Tape TG, Wigton RS, et al. Clinical prediction rule for pulmonary infiltrates. *Ann Intern Med*. 1990;113(9):664-670.
29. Kearon C, Julian JA, Newman TE, Ginsberg JS. Noninvasive diagnosis of deep venous thrombosis: McMaster Diagnostic Imaging Practice Guidelines Initiative. *Ann Intern Med*. 1998;128(8):663-677.
30. Stein P, Russell H, Kalpesh P, et al. D-Dimer for the exclusion of acute venous thrombosis and pulmonary embolism. *Ann Intern Med*. 2004;140(8):589-602.
31. McGee S, Abernethy WB 3rd, Simel DL. Is this patient hypovolemic? *JAMA*. 1999;281(11):1022-1029.
32. Call SA, Vollenweider MA, Hornung CA, Simel DL, McKinney WP. Does this patient have influenza? *JAMA*. 2005;293(8):987-997.
33. Guyatt GH, Oxman AD, Ali M, Willan A, McIlroy W, Patterson C. Laboratory diagnosis of iron-deficiency anemia: an overview. *J Gen Intern Med*. 1992;7(2): 145-153.
34. Punnonen K, Irjala K, Rajamaki A. Serum transferrin receptor and its ratio to serum ferritin in the diagnosis of iron deficiency. *Blood*. 1997;89(3):1052-1057.
35. Hussein S, Prieto J, O'Shea M, Hoffbrand AV, Baillod RA, Moorhead JF. Serum ferritin assay and iron status in chronic renal failure and haemodialysis. *BMJ*. 1975;1(5957):546-548.
36. Milman N, Christensen TE, Pedersen NS, Visfeldt J. Serum ferritin and bone marrow iron in non-dialysis, peritoneal dialysis and hemodialysis patients with chronic renal failure. *Acta Med Scand*. 1980; 207(3):201-205.
37. Blumberg AB, Marti HR, Graber CG. Serum ferritin and bone marrow iron in patients undergoing continuous ambulatory peritoneal dialysis. *JAMA*. 1983;250(24):3317-3319.
38. Kalantar-Zadeh K, Hoffken B, Wunsch H, Fink H, Kleiner M, Luft FC. Diagnosis of iron deficiency anemia in renal failure patients during the post-erythropoietin era. *Am J Kidney Dis*. 1995;26(2):292-299.
39. Fernandez-Rodriguez AM, Guindeo-Casasus MC, Molero-Labarta T, et al. Diagnosis of iron deficiency in chronic renal failure. *Am J Kidney Dis*. 1999;34(3): 508-513.
40. Intragumtornchai T, Rojnukkarin P, Swasdikul D, Israsena S. The role of serum ferritin in the diagnosis of iron deficiency anaemia in patients with liver cirrhosis. *J Intern Med*. 1998;243(3):233-241.
41. Whited JD, Grichnik JM. Does this patient have a mole or a melanoma? *JAMA*. 1998;279(9):696-701.
42. Green AD, Colon-Emeric CS, Bastian L, Drake MT, Lyles KW. Does this woman have osteoporosis? *JAMA*. 2004;292(23):2890-2900.
43. Boyko EJ, Ahroni JH, Davignon D, Stensel V, Prigeon RL, Smith DG. Diagnostic utility of the history and physical examination for peripheral vascular disease among patients with diabetes mellitus. *J Clin Epidemiol*. 1997;50(6):659-668.
44. Christensen JH, Freundlich M, Jacobsen BA, Falstie-Jensen N. Clinical relevance of pedal pulse palpation in patients suspected of peripheral arterial insufficiency. *J Intern Med*. 1989;226(2):95-99.
45. McGee SR, Boyko EJ. Physical examination and chronic lower-extremity ischemia: a critical review. *Arch Intern Med*. 1998;158(12):1357-1364.
46. Criqui MH, Fronek A, Klauber MR, Barrett-Connor E, Gabriel S. The sensitivity, specificity, and predictive value of traditional clinical evaluation of peripheral arterial disease: results from noninvasive testing in a defined population. *Circulation*. 1985;71(3):516-522.
47. Stoffers HE, Kester AD, Kaiser V, Rinkens PE, Knottnerus JA. Diagnostic value of signs and symptoms associated with peripheral arterial occlusive disease seen in general practice: a multivariable approach. *Med Decis Making*. 1997;17(1):61-70.
48. Turnbull JM. Is listening for abdominal bruits useful in the evaluation of hypertension? *JAMA*. 1995; 274(16):1299-1301.
49. Goldstein LB, Simel DL. Is this patient having a stroke? *JAMA*. 2005;293(19):2391-2402.
50. Hildner FJ, Ormond RS. Accuracy of the clinical diagnosis of pulmonary embolism. *JAMA*. 1967;202(7): 567-570.

51. Stein PD, Terrin ML, Hales CA, et al. Clinical, laboratory, roentgenographic, and electrocardiographic findings in patients with acute pulmonary embolism and no pre-existing cardiac or pulmonary disease. *Chest.* 1991;100(3):598-603.
52. Nazeyrollas P, Metz D, Jolly D, et al. Use of transthoracic Doppler echocardiography combined with clinical and electrocardiographic data to predict acute pulmonary embolism. *Eur Heart J.* 1996;17(5):779-786.
53. Worsley DF, Alavi A, Aronchick JM, Chen JT, Greenspan RH, Ravin CE. Chest radiographic findings in patients with acute pulmonary embolism: observations from the PIOPED Study. *Radiology.* 1993;189(1):133-136.
54. Moons KG, van Es GA, Michel BC, Buller HR, Habbema JD, Grobbee DE. Redundancy of single diagnostic test evaluation. *Epidemiology.* 1999;10(3):276-281.
55. Roy PM, Colombet I, Durieux P, Chatellier G, Sors H, Meyer G. Systematic review and meta-analysis of strategies for the diagnosis of suspected pulmonary embolism. *BMJ.* 2005;331(7511):259.
56. PIOPED Investigators. Value of the ventilation/perfusion scan in acute pulmonary embolism: results of the Prospective Investigation of Pulmonary Embolism Diagnosis (PIOPED). *JAMA.* 1990;263(20):2753-2759.
57. Stein PD, Alavi A, Gottschalk A, et al. Usefulness of noninvasive diagnostic tools for diagnosis of acute pulmonary embolism in patients with a normal chest radiograph. *Am J Cardiol.* 1991;67(13):1117-1120.
58. Cochand-Priollet B, Guillausseau PJ, Chagnon S, et al. The diagnostic value of fine-needle aspiration biopsy under ultrasonography in nonfunctional thyroid nodules: a prospective study comparing cytologic and histologic findings. *Am J Med.* 1994;97(2):152-157.
59. Walfish PG, Hazani E, Strawbridge HT, Miskin M, Rosen IB. A prospective study of combined ultrasonography and needle aspiration biopsy in the assessment of the hypofunctioning thyroid nodule. *Surgery.* 1977;82(4):474-482.
60. Prinz RA, O'Morchoe PJ, Barbato AL, et al. Fine needle aspiration biopsy of thyroid nodules. *Ann Surg.* 1983;198(1):70-73.
61. Jones AJ, Aitman TJ, Edmonds CJ, Burke M, Hudson E, Tellez M. Comparison of fine needle aspiration cytology, radioisotopic and ultrasound scanning in the management of thyroid nodules. *Postgrad Med J.* 1990;66(781):914-917.
62. Cusick EL, MacIntosh CA, Krukowski ZH, Williams VM, Ewen SW, Matheson NA. Management of isolated thyroid swellings: a prospective six year study of fine needle aspiration cytology in diagnosis. *BMJ.* 1990;301(6747):318-321.
63. Perez JA, Pisano R, Kinast C, Valencia V, Araneda M, Mera ME. Needle aspiration cytology in euthyroid uninodular goiter. *Rev Med Chil.* 1991;119(2):158-163.
64. Piromalli D, Martelli G, Del Prato I, Collini P, Pilotti S. The role of fine needle aspiration in the diagnosis of thyroid nodules: analysis of 795 consecutive cases. *J Surg Oncol.* 1992;50(4):247-250.

17.3

TÓPICOS AVANÇADOS EM DIAGNÓSTICO

Medindo a concordância além do acaso

THOMAS MCGINN, GORDON GUYATT, RICHARD COOK,
DEBORAH KORENSTEIN E MAUREEN O. MEADE

Neste capítulo:

- Clínicos muitas vezes discordam
- O acaso sempre será responsável por certo grau de concordância aparente entre observadores
- Alternativas para lidar com o problema da concordância devida ao acaso
- Uma solução para a concordância devida ao acaso: concordância corrigida para o acaso, ou κ
- Calculando κ
- κ com três ou mais avaliadores, ou três ou mais categorias
- Uma limitação do κ
- Uma alternativa ao κ: concordância independente do acaso, ou φ
- Vantagens do φ em relação a outras abordagens

CLÍNICOS MUITAS VEZES DISCORDAM

Muitas vezes, clínicos discordam em sua avaliação de pacientes. Quando dois clínicos chegam a diferentes conclusões sobre a presença de um determinado sinal físico, a discordância pode decorrer de abordagens diferentes de exame ou de diferentes interpretações dos achados. De modo similar, a discordância entre aplicações repetidas de um teste diagnóstico pode resultar da aplicação diferente do teste ou de diferentes interpretações dos resultados.

Pesquisadores também podem enfrentar dificuldades em chegar a uma concordância sobre questões tais como: os pacientes satisfazem as exigências de elegibilidade para um *estudo clínico randomizado* (ECR)? Pacientes de um estudo apresentaram o *desfecho relevante?* (por exemplo, os clínicos podem discordar se um paciente teve um ataque isquêmico transitório ou um acidente vascular cerebral (AVC), ou se um óbito deveria ser classificado como morte cardiovascular. Ou um estudo satisfaz os critérios de elegibilidade para uma *revisão sistemática*?

O ACASO SEMPRE SERÁ RESPONSÁVEL POR CERTO GRAU DE CONCORDÂNCIA APARENTE ENTRE OBSERVADORES

Quando duas pessoas estão julgando a presença ou ausência de um atributo, elas concordarão algumas vezes simplesmente devido ao acaso. De modo similar, mesmo clínicos inexperientes e desinformados podem concordar ocasionalmente a respeito de um achado físico, puramente em resultado do acaso. Existe maior probabilidade de ocorrência de concordância por acaso quando a prevalência do achado de interesse (um achado físico, uma doença, um critério de elegibilidade) for alta. Quando os investigadores apresentam a concordância como concordância bruta – ou seja, simplesmente contando o número de vezes em que houve concordância – essa concordância devida ao acaso dá uma falsa impressão.

ALTERNATIVAS PARA LIDAR COM O PROBLEMA DA CONCORDÂNCIA DEVIDA AO ACASO

Este capítulo descreve abordagens para lidar com o problema de resultados enganosos baseados em uma concordância devida ao acaso. Quando trabalhamos com dados categóricos (i.e., alocação de pacientes em categorias discretas, como leve, moderada ou severa, ou estágio 1, 2, 3 ou 4), a abordagem mais popular para lidar com a concordância devida ao acaso é a *concordância corrigida para o acaso*. A concordância corrigida para o acaso é quantificada como κ ou estatística kappa. Outra opção é o uso da *concordância independente do acaso*, ou φ. Podemos usar essas três estatísticas para medir a concordância não casual entre observadores, investigadores ou mensurações.

UMA SOLUÇÃO PARA A CONCORDÂNCIA DEVIDA AO ACASO: CONCORDÂNCIA CORRIGIDA PARA O ACASO, OU κ

O κ remove a maior parte da concordância devida ao acaso e informa aos clínicos o grau da possível concordância além do simples acaso. Em qualquer julgamento, a concordância total possível é sempre 100%. A Figura 17.3.1 retrata uma situação em que a concordância devida ao acaso é 50%, deixando 50% para a possível concordância além do simples acaso. Como a figura mostra, os avaliadores tiveram 75% de concordância, dos quais 50% são devidos ao acaso. Dos 50% restantes de concordância possível, os avaliadores alcançaram a metade, resultando em um valor κ de 0,25/0,50 ou 0,50.

CALCULANDO κ

Como calcular κ? Suponha que dois observadores estejam avaliando a presença do sinal de Murphy, que pode auxiliar o clínico a detectar uma inflamação da vesícula biliar. Infelizmente,

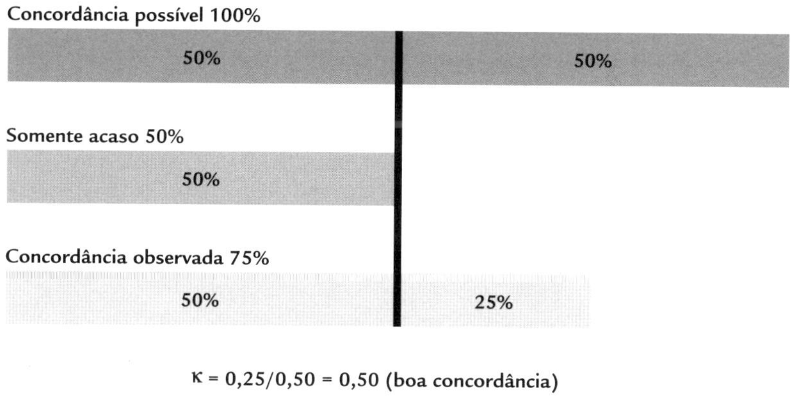

FIGURA 17.3.1 Valores κ.

Reproduzida de McGinn e colaboradores[1] com permissão do editor. Copyright © 2004, Canadian Medical Association.

eles não têm nenhuma habilidade na detecção da presença ou ausência do sinal de Murphy, e suas avaliações não são melhores do que um palpite às cegas. Digamos que ambos estejam fazendo suposições em uma razão de 50:50; eles supõem que o sinal de Murphy está presente na metade das vezes e ausente na outra metade. Em média, se os dois avaliadores estivessem avaliando os mesmos 100 pacientes, obteriam os resultados apresentados na Figura 17.3.2. Examinando a figura, você observa que esses resultados demonstram que as duas células cuja soma corresponde à concordância bruta, A e D, incluem 50% das observações. Assim, simplesmente por palpite (portanto, por acaso), os avaliadores obtiveram 50% de concordância.

O que acontece se os avaliadores repetirem o exercício de classificar cem pacientes, mas, dessa vez, com uma razão de 80% positivo e 20% negativo? A Figura 17.3.3 retrata o que ocorrerá, em média. Agora, a concordância (a soma das células A e D) aumentou para 68%.

Qual é a aritmética envolvida em preencher a tabela a fim de determinar o nível de concordância que ocorre por acaso? O procedimento envolve, para cada célula, multiplicar o número total de observações na linha daquela célula pelo número de observações na coluna daquela célula e dividir o resultado pelo número total de pacientes. No exemplo da Figura 17.3.2, por exemplo, podemos calcular quantas observações esperaríamos encontrar, devido ao acaso, na célula A, que representa o número de positivos em que há concordância dos dois observadores. Em primeiro lugar, multiplicamos o número de vezes em que o observador 1 encontrou um sinal de Murphy (50) pelo número de vezes em que o observador 2 detectou um sinal de Murphy (também 50) e dividimos por 100, o número total de pacientes avaliados. De maneira similar, para calcular o número de observações que esperamos na célula D, mais uma vez multiplicamos 50 por 50 (os dois números de negativas esperadas) e dividimos por 100. Os leitores podem encontrar uma demonstração mais detalhada do raciocínio por trás desse e outros cálculos aqui apresentados na série Evidence-Based Medicine Tips.[1]

Se repetíssemos esse exercício aritmético com diferentes totais marginais, veríamos que, à medida que a proporção de observações classificadas como positivas torna-se progressivamente mais extrema (i.e., à medida que se afasta de 50%), a concordância devida ao acaso aumenta. A Tabela 17.3.1 apresenta as mudanças médias na concordância devida ao acaso, conforme dois observadores classificam uma proporção cada vez maior de pacientes

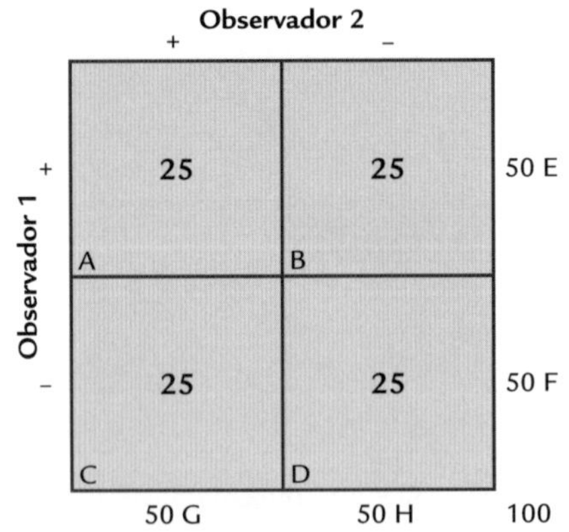

FIGURA 17.3.2 Concordância devida ao acaso quando os dois avaliadores fazem suposições em uma razão de 50% alvo positivo e 50% alvo negativo.

Abreviaturas: +, alvo positivo e –, alvo negativo; neste caso, + é a presença do sinal de Murphy e – é a ausência do sinal de Murphy. A, pacientes em que os dois observadores julgam que o sinal está presente. B, pacientes em que o observador 1 julga que o sinal está presente e o observador 2 julga que o sinal está ausente. C, pacientes em que o observador 1 julga que o sinal está ausente e o observador 2 julga que o sinal está presente. D, pacientes em que os dois observadores julgam que o sinal está ausente.

Reproduzida de McGinn e colaboradores[1] com permissão do editor. Copyright © 2005, Canadian Medical Association.

em uma ou em outra categoria (como positivo e negativo; sinal presente ou ausente).

A Figura 17.3.4 ilustra o cálculo de κ com um conjunto hipotético de dados. Em primeiro lugar, calculamos a concordância observada: em 40 pacientes, os dois observadores concordaram que o sinal de Murphy era positivo (célula A) e também concordaram que era negativo em outros 40 pacientes (célula D). Assim, a concordância total é: 40 + 40, ou 80.

A seguir, calculamos a concordância devida ao acaso, multiplicando as proporções de testes considerados positivos pelos dois observadores (0,5 x 0,5) e somando o resultado

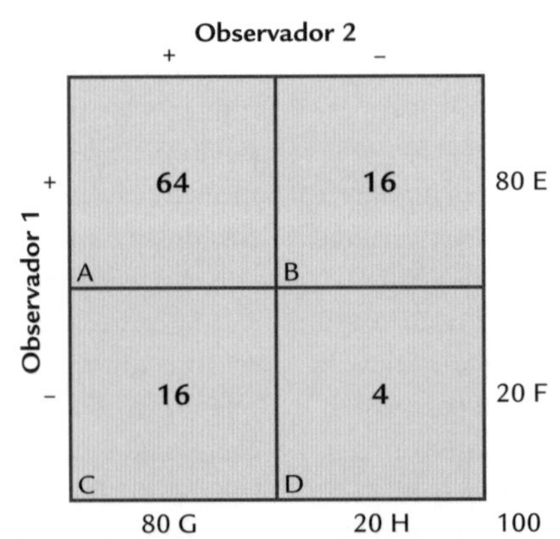

FIGURA 17.3.3 Concordância devida ao acaso quando os dois observadores fazem suposições em uma razão de 80% alvo positivo e 20% alvo negativo.

Abreviaturas: +, alvo-positivo e –, alvo-negativo; neste caso, + é a presença do sinal de Murphy e – é a ausência do sinal de Murphy.

ao produto das proporções de testes considerados negativos pelos dois observadores (0,5 x 0,5). A concordância total devida ao acaso é 0,25 + 0,25, ou 0,50, 50%.

Podemos então calcular κ, usando o princípio ilustrado na Figura 17.3.1.

$$\frac{\text{(concordância observada – concordância casual)}}{\text{(concordância possível – concordância casual)}}$$

ou, neste caso:

$$\frac{80 - 50}{100 - 50} = \frac{30}{50} = 0{,}6$$

κ COM TRÊS OU MAIS AVALIADORES, OU TRÊS OU MAIS CATEGORIAS

Usando princípios similares, pode-se calcular a concordância corrigida para o acaso quando existirem mais de dois avaliadores.[2] Mais ainda: pode-se calcular κ quando os avaliadores classificam pacientes em mais de duas categorias (p. ex., pacientes com insuficiência cardíaca podem ser classificados como classe I, II, III ou IV da New York Heart Association). Nessas situações, pode-se atribuir crédito parcial aos níveis intermediários de concordância (p. ex., um observador pode classificar um paciente como classe II, enquanto outro pode considerar o mesmo paciente como classe III), adotando a chamada estatística κ ponderada. Ponderação são cálculos que atribuem crédito total à concordância total e crédito parcial à concordância parcial (conforme a distância em relação à diagonal em uma tabela de concordância).[3]

Existem várias abordagens para avaliar os níveis κ obtidos pelos avaliadores. Uma opção é: 0 = má concordância; 0 a 0,2 = concordância leve; 0,21 a 0,4 = concordância razoável; 0,41 a 0,6 = concordância moderada; 0,61 a 0,8 = concordância substancial, e 0,81 a 1,0 = concordância quase perfeita.[4]

Exemplos de concordância corrigida para o acaso, calculados por investigadores em estudos clínicos, são alterações de ondas cardíacas T no teste de estresse, κ = 0,25; distensão da veia jugular, κ = 0,50; estenose arterial encontrada no cateterismo cardíaco, κ = 0,70; escore do questionário CAGE para alcoolismo (Cut down, Annoyed, Guilty, Eye opener), κ = 0,82; sensibilidade ao exame abdominal no serviço de emergência, κ = 0,42, e presença de retinopatia ao exame, κ = 0,72-0,75.

UMA LIMITAÇÃO DO κ

Apesar de sua atração intuitiva e uso disseminado, a estatística κ apresenta uma desvantagem importante: em resultado de seu alto nível de concordância devida ao acaso quando as distribuições se tornam mais extremas, a concordância possível além da concordância casual torna-se pequena, ficando difícil atingir mesmo valores moderados de κ. Assim, usando os mesmos avaliadores em vários contextos, à medida que a proporção de avaliações positivas torna-se extrema, o κ diminuirá, mesmo se a habilidade de interpretação dos avaliadores não diminuir.[5-7]

TABELA 17.3.1 Relação entre a proporção positiva e a concordância esperada pelo acaso

Proporção positiva	Concordância devida ao acaso (%)
0,5	0,5 (50)
0,6	0,52 (52)
0,7	0,58 (58)
0,8	0,68 (68)
0,9	0,82 (82)

Reproduzida de McGinn e colaboradores,[1] com permissão do editor. Copyright © 2005, Canadian Medical Association.

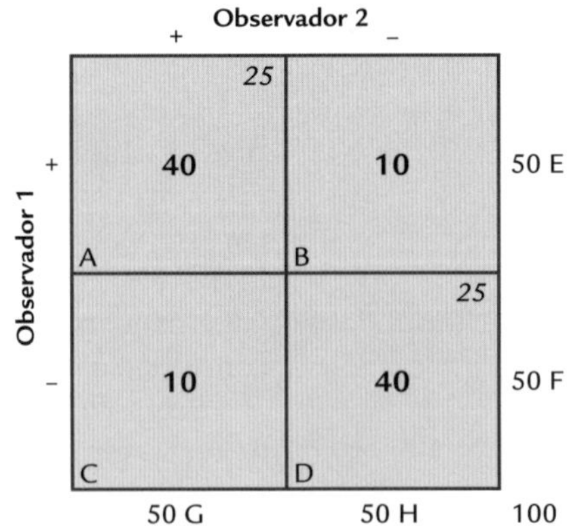

Figura 17.3.4 Concordância observada e esperada.

Abreviaturas: +, alvo positivo e −, alvo negativo; neste caso, + é a presença do sinal de Murphy e − é a ausência do sinal de Murphy. A concordância esperada devido ao acaso aparece em itálico nas células A e D.

Reproduzida de McGinn e colaboradores,[1] com permissão do editor. Copyright © 2005, Canadian Medical Association.

UMA ALTERNATIVA AO κ: CONCORDÂNCIA INDEPENDENTE DO ACASO, OU φ

Uma solução para esse problema é a concordância independente do acaso, usando a estatística φ.[8] Nesse caso, começamos por estimar a *razão de chances* (OR) de uma tabela 2 x 2, mostrando a concordância entre dois observadores. A Figura 17.3.5 contrasta as fórmulas de concordância bruta, κ e φ.

A OR (ad/bc) na Figura 17.3.5 serve como base para calcular φ. A OR é a chance de uma classificação positiva pelo avaliador B quando o avaliador A dá uma classificação positiva, dividida pelas chances de uma classificação positiva pelo avaliador B quando o avaliador A dá uma classificação negativa (ver Cap. 10.2, compreendendo os resultados: mais sobre a razão de chances). A OR não muda se invertermos as linhas e colunas. Assim, não importa qual observador é o observador A e qual é o observador B. A OR fornece uma medida natural de concordância. Podemos facilitar a interpretação dessa concordância convertendo-a em uma forma que assume valores de −1,0 (representando discordância extrema) a 1,0 (representando concordância extrema). A estatística φ faz essa conversão, usando a seguinte fórmula:

$$\varphi = \frac{\sqrt{OR} - 1}{\sqrt{OR} + 1} = \frac{\sqrt{ab} - \sqrt{bc}}{\sqrt{ad} + \sqrt{bc}}$$

Quando as duas margens são 0,5 (i.e., quando os dois avaliadores concluem que 50% dos pacientes são positivos e 50% são negativos para o traço de interesse), φ é igual a κ.

VANTAGENS DO φ EM RELAÇÃO A OUTRAS ABORDAGENS

O uso do φ apresenta quatro vantagens importantes em relação a outras abordagens. Primeiro, é independente do nível de concordância devida ao acaso. Assim, os investigadores poderiam esperar encontrar níveis similares de φ se a distribuição dos resultados for 50% positiva e 50% negativa ou se for 90% positiva e 10% negativa. Conforme ressaltamos, isso não ocorre no caso do κ.

Segundo, φ permite abordagens de modelagem estatística que a estatística κ não oferece. Por exemplo, essa flexibilidade permite que investigadores aproveitem todas as classificações quando observadores avaliam pacientes,

		Observador B	
		Observação presente	Observação ausente
Observador A	Observação presente	A	B
	Observação ausente	C	D

$$\text{Concordância bruta} = \frac{a+d}{a+b+c+d}$$

$$\kappa = \frac{\text{Concordância observada} - \text{concordância esperada}}{1 - \text{concordância esperada}}$$

$$\text{em que a concordância observada} = \frac{a+d}{a+b+c+d}$$

$$\text{e a concordância esperada} = \frac{(a+b)(a+c)}{a+b+c+d} + \frac{(c+d)(b+d)}{a+b+c+d}$$

$$\text{Razão de chances (OR)} = \frac{ad}{bc}$$

$$\varphi = \frac{\sqrt{OR}-1}{\sqrt{OR}+1} = \frac{\sqrt{ab}-\sqrt{bc}}{\sqrt{ad}+\sqrt{bc}}$$

FIGURA 17.3.5 Cálculos de concordância.

radiografias ou outros desfechos de estudo em múltiplas ocasiões.[8]

Terceiro, φ permite testar se diferenças de concordância entre pares de avaliadores têm significância estatística, uma opção que não está disponível com o κ.[8]

Quarto, porque φ é baseada na OR, podemos realizar análises exatas. Essa característica é particularmente atraente quando a amostra é pequena ou se as observações incluem uma célula de valor zero.[9]

Estatísticos podem discordar quanto à utilidade relativa de κ e φ. Mais importante do que isso, do ponto de vista do clínico, as duas estatísticas constituem um grande avanço em relação à concordância bruta.

Referências

1. McGinn T, Wyer P, Newman T, Keitz S, Leipzig R, Guyatt G; Evidence-Based Medicine Teaching Tips Working Group. Tips for the teachers of evidence-based medicine, 3: measures of observer variability (kappa statistic). *CMAJ*. 2004;171(11): online-1 to online-9. http://www.cmaj.ca/cgi/data/171/111/1369/DC1361/1361.
2. Cohen J. Weighted kappa: nominal scale agreement with provision for scaled disagreement or partial credit. *Psychol Bull*. 1968;70:213-220.
3. Landis J, Koch G. The measurement of observer agreement for categorical data. *Biometrics*. 1977;33(1): 159-174.
4. Sackett D, Hayes R, Guyatt G, Tugwell P. *Clinical Epidemiology: A Basic Science for Clinical Medicine*. 2nd ed. Boston, MA: Brown & Co; 1991:30.

5. Thompson W, Walter S. A reappraisal of the kappa coefficient. *J Clin Epidemiol.* 1988;41(10):949-958.
6. Feinstein A, Cicchetti D. High agreement but low kappa, I: the problems of two paradoxes. *J Clin Epidemiol.* 1990;43(6):543-549.
7. Cook R, Farewell V. Conditional inference for subject-specific and marginal agreement: two families of agreement measures. *Can J Stat.* 1995;23:333-344.
8. Meade M, Cook R, Guyatt G, et al. Interobserver variation in interpreting chest radiographs for the diagnosis of acute respiratory distress syndrome. *Am J Respir Crit Care Med.* 2000;161(1):85-90.
9. Armitage P, Colton T, eds. *Encyclopedia of Biostatistics.* Chichester, NY: John Wiley & Sons; 1998.

17.4

TÓPICOS AVANÇADOS EM DIAGNÓSTICO

Regras de predição clínica

THOMAS MCGINN, PETER WYER, JUAN WISNIVESKY,
P. J. DEVEREAUX, IAN STIELL, SCOTT RICHARDSON E GORDON GUYATT

Neste capítulo:

CENÁRIO CLÍNICO

Uma regra de predição clínica pode reduzir o número de radiografias de tornozelo desnecessárias?

Você é o diretor clínico de um serviço de emergência muito movimentado em um centro urbano. Com um orçamento limitado e pressões para melhorar a eficiência, você fez uma auditoria dos procedimentos radiológicos solicitados para pequenos traumatismos e verificou uma alta taxa de pedidos de radiografias para traumatismos de tornozelo e joelho. Você conhece as regras de tornozelo de Ottawa, que são diretrizes que identificam pacientes que podem com segurança omitir radiografias de tornozelo sem consequências adversas (Fig. 17.4.1).[1,2]

Além disso, você está ciente de que apenas um pequeno número de docentes e residentes atualmente baseia-se nessas diretrizes para tomar decisões rápidas na linha de frente no serviço de emergência. Você está interessado em conhecer a acurácia das regras de tornozelo de Ottawa, se são aplicáveis à sua população de pacientes e se você deveria implementá-las em seu próprio trabalho. Além disso, você se pergunta se a implementação das diretrizes pode mudar o comportamento dos médicos e reduzir custos sem comprometer a qualidade de cuidados. Você decide consultar a literatura médica original e avaliar as evidências.

ENCONTRANDO AS EVIDÊNCIAS

Atualmente, *regras de predição clínica* (RPCs) ou *regras de decisão* não têm um Medical Subject Headings (MeSH) separado na base de dados Medline da National Library of Medicine. Entrando na internet, você busca na PubMed "ankle injuries decision rules" [regras de decisão de lesões de tornozelo]. Essa busca produz 40 citações, várias delas sobre derivação e validação das *regras de predição clínica* de Ottawa (RPCs) para fraturas de tornozelo. Um filtro de busca para RPCs está disponível como parte do pacote PubMed Clinical Queries. Uma busca usando a pergunta clínica estreita com o termo "ankle fracture" [fratura de tornozelo] resultou em 17 citações, mas não sobre a derivação original (http://www.ncbi.nlm.nih.gov/entrez/query/static/clinical.shtml).

Revisando esses artigos e decidindo implementar ou não mudanças em seu serviço de emergência, você precisa de critérios para decidir sobre a força da inferência que se pode fazer sobre a acurácia e influência das regras de tornozelo de Ottawa. Este capítulo fornece as ferramentas necessárias para responder a essas perguntas.

O QUE É UMA REGRA DE PREDIÇÃO CLÍNICA?

A determinação do diagnóstico e do prognóstico de um paciente é um aspecto central da prática de cada médico. Os diagnósticos que fazemos – ou nossa avaliação de prognósticos de pacientes – geralmente determinam nossas recomendações. A experiência clínica nos dá uma sensação intuitiva de quais achados de anamnese, exame físico e investigação laboratorial ou radiológica são cruciais para fazer um diagnóstico ou uma avaliação acurada do destino provável de um paciente. Embora a intuição de um clínico às vezes seja extraordinariamente precisa, essa intuição pode ser enganosa. As RPCs tentam aumentar a acurácia de avaliações médicas de diagnóstico e prognóstico.

Definimos RPC como uma ferramenta clínica que quantifica as contribuições individuais de vários componentes da anamnese, exame físico e resultados laboratoriais básicos para o diagnóstico, prognóstico ou provável resposta ao tratamento em um dado paciente. Essa definição é igualmente aplicável ao que foi chamado "regra de predição clínica" e "regras de decisão clínica".

Predição implica ajudar o clínico a tomar a melhor decisão em relação a um evento clínico futuro. Decisão implica direcionar um clínico para um curso específico de ação. A aplicação de RPCs às vezes resulta em uma decisão e outras vezes em uma predição, mas

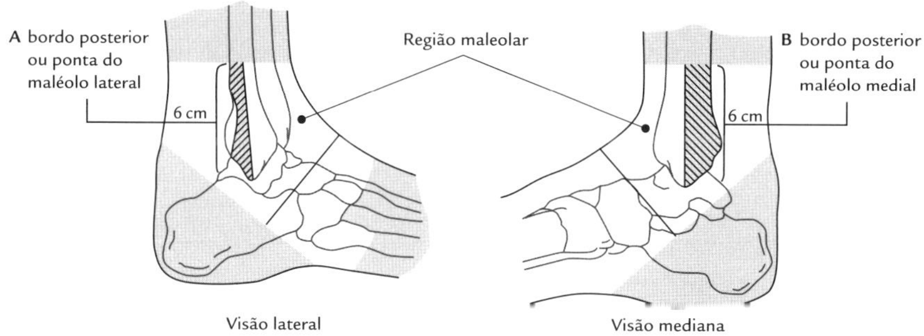

Um conjunto de radiografias do tornozelo somente é necessário se houver qualquer dor na região maleolar e qualquer um dos seguintes fatores:

1. Sensibilidade óssea em **A**

ou

2. Sensibilidade óssea em **B**

ou

3. Incapacidade de sustentar peso tanto imediatamente quanto no serviço de emergência

FIGURA 17.4.1 Regras de tornozelo de Ottawa.

Reproduzida de Stiell e colaboradores,[3] com permissão do JAMA.

também pode levar a uma probabilidade ou a uma *razão de probabilidade* (RP), que um médico aplica a um problema diagnóstico atual. Neste capítulo, usamos a sigla RPC, independentemente se o desfecho da "regra" for a sugestão de um curso de ação clínica, a probabilidade de um evento futuro ou um aumento ou diminuição na probabilidade de um dado diagnóstico.

Qualquer que seja o produto da RPC, uma decisão, predição ou mudança em probabilidade diagnóstica, os médicos provavelmente a julgarão útil em situações em que a tomada de decisões é complexa, em que há muito em jogo ou quando existirem oportunidades de economizar custos sem comprometer o cuidado do paciente.

DIRETRIZES PARA REGRAS DE PREDIÇÃO CLÍNICA

Nossa abordagem usual para guias de usuários – validade, resultados e aplicabilidade – não funciona bem para RPCs, porque o desenvolvimento e o teste de uma RPC envolve três passos: criar ou derivar a regra, testar ou validar a regra e avaliar o efeito da regra sobre o comportamento clínico – a análise de impacto. O processo de validação pode exigir vários estudos em diferentes locais de trabalho a fim de testar totalmente a acurácia da regra (Fig. 17.4.2). Diferentes autores podem publicar separadamente cada passo na evolução de uma RPC ou, raramente, podem publicar múltiplos passos em um artigo. Autores frequentemente relatam uma "derivação e validação" de uma regra de predição, quando a "validação" limita-se ao uso de técnicas estatísticas em um único conjunto de dados. Na maioria das circunstâncias, uma validação estatística desse tipo não se qualificaria como passo independente separado do processo de derivação. A Tabela 17.4.1 apresenta uma hierarquia de evidências que pode orientar clínicos para avaliarem toda a gama de evidências em favor do uso de uma RPC em sua prática. Revisaremos agora os passos no desenvolvimento e no teste de uma RPC, relacionando cada estágio do processo às diretrizes apresentadas na Tabela 17.4.1.

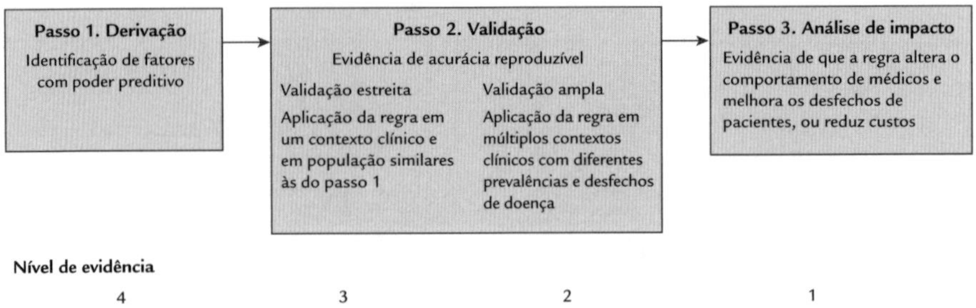

FIGURA 17.4.2 Desenvolvimento e teste de uma regra de predição clínica.

DESENVOLVENDO UMA REGRA DE PREDIÇÃO CLÍNICA

Nossa busca revelou três artigos relacionados às regras de tornozelo de Ottawa[1,2,4]; o primeiro descrevia a derivação das regras.[1] Os elaboradores da RPC começaram por construir uma lista de possíveis preditores do desfecho relevante – neste caso, fraturas de tornozelo demonstradas radiograficamente. A lista tipicamente inclui itens da anamnese, exame físico e testes laboratoriais básicos. A seguir, os investigadores examinam um grupo de pacientes e determinam (1) se os candidatos a preditores clínicos estão presentes e (2) qual é a situação de cada paciente em relação ao desfecho relevante; nesse caso, o resultado da radiografia de tornozelo.[5] A análise estatística revela quais preditores são

TABELA 17.4.1 Diretrizes para utilização da literatura médica para regras de predição clínica

Nível I
A regra passou por pelo menos uma validação prospectiva em uma população separada do conjunto de derivação, mais uma análise de impacto que demonstre uma mudança no comportamento de clínicos com consequências benéficas? Em caso afirmativo, os clínicos podem usar a regra em uma ampla variedade de contextos, com confiança de que podem mudar o comportamento de clínicos, facilitar a tomada de decisão sobre pacientes, melhorar os desfechos de pacientes ou reduzir custos.
Nível II
A regra demonstrou acurácia em um estudo prospectivo multicêntrico de grande porte, incluindo um amplo espectro de pacientes e clínicos, ou validação em vários contextos menores que diferem entre si? Em caso afirmativo, mas se não houver nenhuma análise de impacto, clínicos podem usá-la em uma variedade de contextos, com confiança em sua acurácia, mas sem nenhuma certeza de melhora nos desfechos do paciente.
Nível III
A regra foi validada em apenas uma amostra prospectiva estreita? Em caso afirmativo, clínicos podem considerar usar a RPC com cautela e apenas se pacientes no estudo forem similares àqueles em seu cenário clínico.
Nível IV
A regra foi derivada, mas não validada, ou foi validada apenas em subamostras, bases de dados retrospectivas grandes ou por meio de técnicas estatísticas? Em caso afirmativo, esta é uma RPC que necessita de mais validação antes de poder ser aplicada clinicamente.

Abreviaturas: RPC, regra de predição clínica.

mais poderosos e quais podem ser omitidos da regra pelos pesquisadores sem perda do poder preditivo. Tipicamente, as técnicas estatísticas usadas nesse processo são baseadas em regressão logística (ver Cap. 13, Tópicos avançados em dano: correlação e regressão). Outras técnicas às vezes usadas por investigadores incluem: análise discriminante, que produz equações similares à análise de regressão[6]; análise particionada recursiva, que divide a população de pacientes em grupos cada vez menores, de acordo com fatores discriminantes de risco[7], e redes neurais.[8] Padrões para o desenvolvimento de uma RPC estão disponíveis além do alcance do necessário para um clínico interessado em usar uma RPC e que precisa focalizar o grau de validação da RPC.

RPCs não validadas em geral não estão prontas para aplicação clínica (ver a Tab. 17.4.1). Apesar dessa importante limitação, médicos ainda podem extrair mensagens clinicamente relevantes de um artigo que descreve o desenvolvimento de uma RPC. Podem querer ver quais os preditores mais importantes e considerá-los com mais cuidado em sua própria prática. Também podem considerar dar menos importância a variáveis que não demonstraram poder preditivo.

Por exemplo, ao desenvolver uma RPC para prever mortalidade por pneumonia, investigadores descobriram que a contagem de leucócitos não tinha nenhuma influência sobre a mortalidade subsequente.[9,10] Portanto, os clínicos podem querer dar menos peso ao leucograma ao tomar decisões sobre hospitalização de pacientes com pneumonia.

A DERIVAÇÃO – MESMO QUANDO RIGOROSA – RARAMENTE É SUFICIENTE

Existem três razões por que até RPCs rigorosamente derivadas em geral não podem ser aplicadas na prática clínica sem mais validação. Primeiro, as regras de predição derivadas de um conjunto de pacientes podem refletir associações entre dados preditores e desfechos que ocorrem primariamente devido à ação do acaso. Se isso for verdade, haverá um conjunto diferente de preditores em um grupo diferente de pacientes, mesmo se provenientes do mesmo ambiente. Segundo, preditores podem ser idiossincráticos à população, aos médicos usando a regra ou a outros aspectos do delineamento de estudos individuais. Se for assim, a regra pode falhar em outro ambiente. Finalmente, devido a problemas na viabilidade da aplicação da regra no contexto clínico, médicos podem não implementá-la de maneira abrangente ou acurada, o que resultaria em uma regra que funciona na teoria, mas fracassa na prática.

O primeiro problema pode ser tratado por métodos estatísticos. Por exemplo, os investigadores podem dividir sua população em dois grupos e usar um deles para o desenvolvimento da regra e o outro para seu teste. Alternativamente, podem usar métodos estatísticos mais sofisticados construídos com a mesma lógica. Conceitualmente, essas abordagens envolvem a retirada de um paciente da amostra, a geração da regra usando o restante dos pacientes e o seu teste no paciente removido da amostra. Repete-se esse procedimento – às vezes chamado técnica *bootstrap* – sequencialmente para cada paciente em estudo.

Embora validações estatísticas no mesmo contexto ou grupo de pacientes reduzam a probabilidade de que a regra reflita a ação do acaso e não verdadeiras associações, elas não abordam as outras duas ameaças à validade. Devido ao risco de que uma RPC forneça informações enganosas quando aplicada em um ambiente clínico real, uma regra desenvolvida sem validação está no nível IV da hierarquia (ver Tab. 17.4.1). Para subir em nossa hierarquia de evidências, os estudos precisam avaliar o uso da regra pelos médicos na prática clínica.

Autores frequentemente intitulam seus relatórios pilotos do desenvolvimento de uma regra de predição como "derivação e validação", implicando que realizaram os dois primeiros passos em nossa hierarquia de desenvolvimento. Na maioria das vezes, a fase de validação envolve o equivalente a um controle estatístico em uma subamostra em um único estudo de desenvolvimento, e não uma aplicação clínica independente da regra derivada em uma amostra não contígua de pacientes. Os leitores deveriam encarar todos esses relatos como estando em conformidade com a fase IV de desenvolvimento em nosso esquema.

Como um exemplo, um estudo recente delineado para desenvolver uma regra para identificar um grupo de baixo risco de crianças procurando serviços de emergência com sinais e sintomas sugestivos de apendicite aguda inscreveu pacientes durante um período de 16 meses.[11] Sem alterar nenhum outro aspecto do protocolo do estudo, os autores escolheram definir pacientes inscritos nos últimos 5 meses do período de estudo como grupo de "validação". Os autores apresentaram o instrumento resultante como sendo uma regra de predição que já tinha sido validada e que, portanto, podia ser aplicada na clínica. Embora promissora, a regra é classificada como classe IV em nossa hierarquia.

Uma RPC desenvolvida para prever um desfecho grave (incluindo insuficiência cardíaca ou arritmia ventricular) em pacientes com síncope ressalta ainda mais a importância da validação clínica. Investigadores derivaram a regra usando dados de 252 pacientes que procuraram o serviço de emergência; subsequentemente, tentaram validá-la prospectivamente em uma amostra de 374 pacientes.[12] A regra de predição atribuiu aos indivíduos um escore entre 0 e 4, dependendo do número de preditores clínicos presentes. Infelizmente, se usarmos resultados dos pacientes da derivação, estimaríamos que teriam quase o dobro do risco de um mau desfecho do que os pacientes no grupo de validação! Por exemplo, no grupo de derivação, o risco de um mau desfecho em pacientes com escore 3 era de 52%; em contraste, pacientes com o mesmo escore no grupo de validação tinham uma probabilidade muito menor de mau desfecho, 27%. Essa variação de resultados pode ter ocorrido em decorrência de diferenças na severidade dos casos de síncope inscritos nos dois estudos – ou devido a diferentes critérios para gerar um escore de 3.

Há casos em que a aplicação rígida dessa hierarquia pode ser enganosa. Por exemplo, Eagle e colaboradores[13] realizaram um grande estudo multicêntrico em mais de 90 hospitais com 15.000 pacientes. O estudo avaliou previtores de mortalidade em pacientes que tiveram alta após uma síndrome coronariana aguda. A regra de predição foi desenvolvida com um conjunto de dados prospectivos, incluindo mais de 15.000 pacientes, e depois foi validada em uma segunda coorte de mais de 7.000 pacientes. Algumas pessoas diriam que, embora esse estudo não fosse uma validação prospectiva formal e médicos nunca tenham realmente usado a regra, a magnitude da validação faz com que a regra possa ter aplicação clínica (Fig. 17.4.1). Como os autores identificaram nove variáveis preditivas de mortalidade em 6 meses (idade mais avançada, história de infarto do miocárdio, história de insuficiência cardíaca, aumento da frequência de pulso na apresentação, queda na pressão sistólica na apresentação aumento do nível sérico de creatinina inicial, elevação dos níveis séricos iniciais de biomarcadores cardíacos, depressão do segmento ST no eletrocardiograma de apresentação e ausência de intervenção coronariana percutânea durante a hospitalização), e os clínicos provavelmente não sejam capazes de lembrar de todos, pode-se questionar a viabilidade da aplicação à prática clínica. Assim, continua a existir um forte argumento em favor de mais estudos a fim de garantir viabilidade e acurácia ao uso clínico real.

SUBINDO NA HIERARQUIA – VALIDAÇÃO DE UMA REGRA DE PREDIÇÃO CLÍNICA

Para subirem na hierarquia, RPCs devem fornecer mais evidências de validade. O segundo artigo em nossa busca descrevia o aperfeiçoamento e a validação prospectiva das regras de tornozelo de Ottawa. A validação de uma RPC envolve demonstrar que sua aplicação repetida, como parte do processo de cuidados clínicos, leva aos mesmos resultados. Idealmente, a validação envolve a aplicação da regra prospectivamente em uma nova população (com prevalência e espectro da doença diferentes dos da população de derivação) e por vários clínicos em diversas instituições. Também é importante verificar se ela funciona bem quando médicos a aplicam conscientemente como uma regra, e não como uma derivação estatística a partir de um grande número de possíveis preditores coletados, por exemplo, pela revisão de prontuários ou pela coleta de dados por assistentes de pesquisa.

Se o contexto de desenvolvimento original da regra de predição era limitado e sua validação foi confinada a ele, a aplicação por clínicos trabalhando em outros contextos é menos segura. A validação em contexto similar pode assumir várias formas. A mais simples é que, depois de desenvolver a regra de predição, os investigadores voltem à sua população, tomem uma nova amostra de pacientes e testem o desempenho da regra da mesma forma como é realmente implementada por médicos. Assim, classificamos regras que foram validadas na mesma população limitada ou estreita da amostra usada na fase de desenvolvimento, ou em populações muito similares a ela, como sendo nível III em nossa hierarquia, e recomendamos que os médicos usem o resultado com cautela (ver Tab. 17.4.1).

Na fase de derivação, se os investigadores usaram pacientes de uma população suficientemente heterogênea em diferentes instituições, o teste da regra na mesma população produz uma forte validação. A validação em uma nova população por médicos desse contexto fornece ao clínico fortes inferências sobre a utilidade da regra, correspondendo ao nível II em nossa hierarquia (ver Tab. 17.4.1). Quanto mais numerosos e diversos forem os contextos em que a regra for testada, verificando-se ser acurada, maior será a probabilidade de ela poder ser generalizada para outro contexto não testado.[14]

As regras de tornozelo de Ottawa foram derivadas em dois grandes serviços de emergência universitários em Ottawa, e depois validadas prospectivamente em uma grande amostra de pacientes dos mesmos serviços.[2] Nesse estágio, a regra seria classificada como nível II em nossa hierarquia, devido ao grande número e à diversidade de pacientes e médicos envolvidos no estudo. Desde a validação inicial, outros estudos[15-18] validaram a regra em vários contextos clínicos, com resultados relativamente consistentes. Essa evidência fortalece ainda mais nossa inferência sobre seu poder preditivo quando aplicada em contextos clínicos reais.

Para demonstrar a importância da progressão do nível III ao nível II, considere uma regra derivada para prever a função ventricular esquerda (VE) preservada após um IM.[19] A derivação e a validação iniciais foram realizadas em 314 pacientes internados em um centro de cuidados terciários. Em primeiro lugar, derivou-se a regra de predição, usando 162 pacientes, validando-a depois em 152 pacientes no mesmo contexto. A regra de predição demonstrou que, em pacientes em que a regra sugeria preservação da função VE, isso era de fato verdadeiro em 99%.

Nesse estágio de desenvolvimento da regra, ela seria considerada como nível III, para ser usada somente em contextos similares ao do estudo de validação, ou seja, em unidades de cuidados cardíacos similares. A regra também foi validada em dois estudos maiores, um usando 213 pacientes de um único local, e um estudo maior usando 1.891 pacientes de várias instituições.[20,21] Nos dois contextos, 11% dos pacientes em quem a regra sugeria que a função VE tinha sido preservada tinham uma função VE anormal. Essa queda em acurácia muda o uso e implicações potenciais da regra na prática clínica. Nesse ponto do desenvolvimento, consideraríamos que a regra está na categoria nível II, significando que os médicos podem usá-la em contextos clínicos com alto grau de confiança para identificar pacientes com aproximadamente 90% de probabilidade de função VE preservada.

UMA METODOLOGIA SÓLIDA AUMENTA A CONFIANÇA EM ESTUDOS DE VALIDAÇÃO

Independentemente de se os investigadores realizaram seu estudo de validação em uma população similar, estreita (nível III) ou ampla, heterogênea ou diferente (nível II), os resultados permitem inferências mais fortes caso tiverem seguido vários padrões metodológicos (Tab. 17.4.2). Os leitores interessados podem encontrar discussão completa do processo de validação e desses critérios em um artigo de Laupacis e colaboradores.[5]

Se as pessoas que avaliam a situação dos pacientes do estudo quanto ao preditor conhecem o desfecho, ou se as pessoas que avaliam o desfecho estão cientes da situação dos pacientes em relação aos preditores, sua avaliação pode ter um viés. Por exemplo, em uma RPC desenvolvida para prever a presença de pneumonia em pacientes com tosse, os autores não mencionam cegamento durante o processo de derivação nem o de validação.[22] O conhecimento dos achados de anamnese ou exame físico pode ter influenciado os julgamentos dos radiologistas não cegados.

Os investigadores que testaram as regras de tornozelo de Ottawa inscreveram pacientes consecutivos, obtiveram radiografias de todos eles e asseguraram-se de que não apenas os clínicos que avaliaram os preditores clínicos não conheciam os resultados radiológicos, como também os radiologistas desconheciam os dados clínicos.

COMO DECIDIR SOBRE O PODER DA REGRA

Independentemente do nível de evidência associado a uma RPC, sua utilidade dependerá de seu poder preditivo. Investigadores podem informar seus resultados sob várias formas. Um, os resultados podem ditar um curso específico de ação. Por exemplo, o componente tornozelo das regras de tornozelo de Ottawa diz que radiografias de tornozelo somente estão indicadas para pacientes com dor próxima aos maléolos e incapacidade em suportar peso ou aumento localizado de sensibilidade óssea no bordo posterior ou extremidade de qualquer um dos maléolos (Fig. 17.4.1).[2] Por trás dessa decisão, encontramos as RPs associadas à regra como um teste diagnóstico (ver Cap. 16, Testes diagnósticos). No processo de desenvolvimento, todos os pacientes com fraturas tinham um resultado positivo (sensibilidade de 100%), mas somente 40% daqueles sem fraturas tinham um resultado negativo (especificidade de 40%). Esses resultados sugerem que, se os médicos solicitarem radiografias apenas para pacientes com um resultado positivo, não deixarão de ver qualquer fratura e evitarão o teste em 40% daqueles sem fraturas.

O estudo de validação confirmou esses resultados. O teste manteve uma sensibilidade de 100%, com um intervalo de confiança (IC) de 95% em torno dessa estimativa entre 93 e 100%.[2] Alguns médicos ainda poderiam se sentir desconfortáveis em se comprometer a usar a regra, caso o verdadeiro valor da sensibilidade fosse de 93%, o limite inferior desse intervalo. Mesmo assim, os médicos que adotassem a regra deixariam de notar poucas fraturas, se é que perderiam alguma.

Outra maneira de informar resultados de RPCs é em termos da probabilidade da patolo-

TABELA 17.4.2 Padrões metodológicos para validação de uma regra de predição clínica

- A escolha dos pacientes não teve viés? Eles representam um amplo espectro de severidade da doença?
- Houve uma avaliação cega do critério padrão para todos os pacientes?
- Houve uma interpretação explícita e acurada das variáveis preditoras e da regra real sem conhecimento do desfecho?
- Houve seguimento de 100% dos pacientes inscritos?

gia ou do desfecho relevante, dado um determinado resultado. Quando investigadores informam resultados de regras de predição dessa maneira, implicitamente estão incorporando todas as informações clínicas. Ao fazê-lo, removem qualquer necessidade de os médicos considerarem informações independentes ao decidirem sobre a possibilidade do diagnóstico ou sobre o prognóstico de um paciente. Por exemplo, uma regra de predição recente para embolia pulmonar, derivada e validada por Wells e colaboradores[23], classificou acuradamente pacientes hospitalizados e fora de hospital que procuravam hospitais terciários em categorias de probabilidade baixa (3,4%; IC 95%, 2,2-5,0%), intermediária (28%; IC 95%, 23,4-32,2%) ou alta (78%; IC 95%, 69,2-89,6%).

Finalmente, investigadores podem informar seus achados sobre a acurácia de regras de predição como RPs ou como riscos absolutos ou riscos relativos. Usando RPs, investigadores estão implicitamente sugerindo que os médicos deveriam usar outras informações, independentes, a fim de gerar uma probabilidade pré-teste (ou probabilidade pré-regra). Os médicos podem então usar as RPs geradas a partir da regra para estabelecer uma probabilidade pós-teste. (Para abordagens para o uso de RPs, ver o Cap. 16, Testes diagnósticos.) Por exemplo, a acurácia da regra de predição CAGE (Cut down, Annoyed, Guilty, Eye opener) para detectar alcoolismo foi informada pelo uso de RPs (p. ex., para escores CAGE de 0/4, RP = 0,14; para escores de 1/4, RP = 1,5; para escores de 2/4, RP = 4,5; para escores de 3/4, RP = 13, e para escores de 4/4, RP = 100).[24] Nesse exemplo, a probabilidade da doença alcoolismo depende da combinação da prevalência da doença na comunidade e do escore na regra de predição CAGE.

TESTANDO O IMPACTO CLÍNICO DE UMA REGRA DE PREDIÇÃO CLÍNICA

O uso de RPCs envolve lembrar as variáveis relevantes de preditor e frequentemente envolve fazer cálculos para determinar a probabilidade de um paciente ter o desfecho relevante. Cartões de bolso e algoritmos computadorizados podem facilitar o uso de RPCs complexas. Mesmo assim, elas exigem tempo e energia do médico, e seu uso só se justifica se houver mudanças no comportamento de médicos de uma maneira que melhore os desfechos do paciente ou reduza custos, enquanto mantém a qualidade.

Mesmo uma regra de predição acurada pode não produzir uma mudança em comportamento ou uma melhora em desfechos. Em primeiro lugar, a estimativa intuitiva de médicos quanto às probabilidades pode ser tão boa quanto a regra, se não for melhor. Em segundo lugar, os cálculos envolvidos podem ser trabalhosos, e, em resultado disso, os médicos podem não usar a regra. Pior ainda, podem fazer erros de cálculo. Em terceiro lugar, podem existir barreiras práticas para agir com base nos resultados da RPC. Por exemplo, no caso das regras de tornozelo de Ottawa, os médicos podem estar suficientemente preocupados em se proteger contra processos e podem solicitar radiografias, apesar de um resultado de regra de predição sugerindo uma probabilidade mínima de fratura.

Essas são as considerações que nos levam a classificar uma RPC com evidência de acurácia em populações diversas como sendo de nível II e a insistir em um resultado positivo em um estudo de impacto antes que uma RPC passe para o nível I.

Idealmente, um estudo de impacto randomizaria pacientes – ou unidades administrativas de maior porte – para aplicar ou não a RPC e seguiria os pacientes quanto a todos os desfechos relevantes (incluindo qualidade de vida, morbidade e uso de recursos). É improvável que a randomização de pacientes individuais seja apropriada, porque se esperaria que os médicos participantes incorporassem a regra ao cuidado de todos os pacientes. Uma alternativa adequada é randomizar instituições ou clínicas e realizar análises apropriadas para essas unidades maiores de randomização. Outro delineamento potencial é examinar um único grupo antes e depois que os médicos comecem a usar a RPC, mas a escolha de um estudo antes-depois reduz substancialmente a força de inferência.

Investigadores examinando o impacto das regras de tornozelo de Ottawa realizaram um estudo não randomizado no qual compararam um hospital onde a regra foi implementada com um hospital-controle onde isso não ocorreu.[3] Os resultados sugeriram um impacto da implementação da regra. Subsequentemente, randomizaram seis serviços de emergência para usarem ou não suas regras de predição.[4] Um centro saiu do estudo imediatamente antes do início, ficando cinco serviços de emergência no total, dois no grupo de intervenção e três no grupo de cuidados usuais. A intervenção consistiu em introduzir a regra de predição em uma reunião geral, distribuir cartões de bolso resumindo a regra, afixar a regra por todo o setor de emergência e colocar formulários pré-impressos de coleta de dados em cada prontuário. No grupo-controle, a única intervenção foi a introdução de formulários pré-impressos de coleta de dados sem as regras de tornozelo de Ottawa em cada prontuário. Um total de 1.911 pacientes elegíveis entrou no estudo, 1.005 no grupo-controle e 906 no grupo de intervenção. Desse total, 691 radiografias foram solicitadas no grupo de intervenção e 996 no grupo-controle. Em uma análise focalizada no médico solicitante, os investigadores verificaran que a proporção média de pacientes encaminhados à radiografia foi de 99,6% no grupo-controle e de 78,9% no grupo de intervenção (P = 0,03). Os investigadores notaram três fraturas não diagnosticadas no grupo de intervenção, nenhuma das quais teve desfechos adversos. Assim, os investigadores demonstraram um impacto positivo da utilização de um recurso da regra de tornozelo de Ottawa (menor solicitação de teste) sem aumento em desfechos adversos, levando a RPC ao nível I na hierarquia (ver Tab. 17.4.1).

Devido à sua própria natureza, algumas regras de predição exigem evidências de impacto clínico como pré-condição para seu uso. O instrumento do Pneumonia Outcomes Research Team (PORT) para estratificar o risco de mortalidade em pacientes com pneumonia comunitária não prescreve um curso de ação para clínicos.[25] Os autores do estudo original incluíram recomendações sobre a alocação apropriada de pacientes em diferentes classes de risco para manejo em ambulatório, hospital ou unidades de cuidados intensivos. Entretanto, no final das contas, cabe aos médicos que tratam o paciente tomar a decisão quanto ao local de cuidados para cada paciente, e o escore de severidade PORT é apenas um dos fatores que devem ser considerados no processo. Um estudo antes-depois[26] incorporou o escore PORT como parte de uma via clínica baseada no setor de emergência e demonstrou que, quando os escores estavam à sua disposição, os médicos estavam mais inclinados a manejar pacientes de baixo risco sem hospitalização. Mais recentemente, Yealy e colaboradores[27] publicaram uma proposta sólida para um *ensaio clínico randomizado* (ECR) estudando o impacto clínico da regra PORT, e resultados preliminares desse estudo confirmam seu valor clínico.

METANÁLISE DE REGRAS DE PREDIÇÃO CLÍNICA

À medida que as RPCs tornam-se mais comuns, não é raro encontrar várias regras para prever o mesmo evento ou uma regra individual que foi derivada e validada em múltiplas populações e em diferentes contextos. Revisões sistemáticas e, caso apropriado, metanálises são as ferramentas preferidas para avaliar a qualidade da predição e o nível de evidência. Pesquisadores usaram metanálises para gerar as melhores estimativas do poder preditivo de uma RPC, assim como usam metanálises para gerar melhores estimativas das propriedades de um teste diagnóstico.[28] Embora a realização de revisões sistemáticas e metanálises de testes diagnósticos possa ser um desafio, o caso de RPC é particularmente desafiador, devido aos vários números de preditores que compõem uma RPC.[29]

As evidências sobre a acurácia das regras de tornozelo de Ottawa foram sumarizadas em uma metanálise publicada recentemente.[30] Os autores revisaram sistematicamente a literatura e identificaram seis estudos envolvendo 4.249 pacientes adultos que foram incluídos na análise. Usando esses dados, a sensibilidade agregada da regra de decisão era de 98,5% (IC 95%, 93,2-100%) e a especificidade agregada era de 48,6% (IC 95%, 43,4-51,0%). Assim, evidências combinadas desses estudos sugerem que a referida regra acuradamente exclui fraturas de joelho após lesão aguda dessa articulação.

RPCs subsidiam nosso julgamento clínico e têm o potencial de mudar o comportamento clínico e reduzir custos desnecessários, ao mesmo tempo em que mantêm a qualidade de assistência e satisfação do paciente. O desafio para os médicos é avaliar a força da regra e seu provável efeito e encontrar modos de incorporar eficientemente regras de nível I em sua prática diária.

É provável que a importância das RPCs aumente à medida que forem incorporadas a sistemas que fornecem estimativas de probabilidade, RPs e ações recomendadas. No intervalo, clínicos podem acessar na internet um resumo de RPCs que ressalta seu nível de evidência (http://med.mssm.edu/ebm).

RESOLUÇÃO CLÍNICA

Você encontrou evidências de nível I apoiando o uso das regras de predição clínica de Ottawa para reduzir radiografias de tornozelo desnecessárias em pacientes que buscam serviço de emergência com lesões de tornozelo. Portanto, você sente confiança em poder usar a regra em seu próprio local de trabalho. Outro estudo lhe diz que mudar o comportamento de seus colegas, a fim de concretizar as possíveis reduções de custo, pode ser um desafio. Cameron e Naylor[31] relataram uma iniciativa em que médicos especializados no uso das regras de tornozelo de Ottawa treinaram 16 indivíduos para ensinar o seu uso; eles voltaram a seus setores de emergência munidos com *slides*, retroprojetores, um vídeo instrucional de 13 minutos e a incumbência de treinar colegas dos níveis local e regional. Infelizmente, esse programa não levou a nenhuma mudança no uso da radiografia de tornozelo.

Graham e colaboradores[32] realizaram um levantamento estruturado de médicos de emergência em cinco países, a fim de determinar a conscientização e o uso das regras de pé e tornozelo. A ciência da existência da regra em respostas do Canadá, Reino Unido e Estados Unidos variou entre 91 e 99%. Entretanto, somente 32% dos médicos nos Estados Unidos que estavam cientes da regra declararam que a usavam sempre ou na maior parte do tempo. Isso contrastava sensivelmente com suas contrapartes no Canadá e no Reino Unido: mais de 80% deles usavam consistentemente o instrumento (a diferença pode estar relacionada ao diferente risco de processos por imperícia). Em um levantamento similar somente com médicos de serviços de emergência canadenses, aproximadamente 90% declararam que usavam a regra na prática e acreditavam fortemente que era um instrumento importante. Uma grande porcentagem, entretanto, mais de 50% das respostas, declarou que as regras de tornozelo de Ottawa não eram o determinante primário para suas decisões de pedir ou não uma radiografia de tornozelo.

Os resultados demonstraram que mesmo a disponibilidade de uma RPC de nível I pode exigir estratégias de implementação local de efetividade conhecida a fim de mudar o comportamento de provedores para assegurar a implementação. A necessidade de encontrar maneiras de mudar o comportamento de médicos em direção do uso consistente de diretrizes e terapias validadas é considerada a principal agenda do campo emergente da transmissão do conhecimento.

Referências

1. Stiell IG, Greenberg GH, McKnight RD, Nair RC, McDowell I, Worthington JR. A study to develop clinical decision rules for the use of radiography in acute ankle injuries. *Ann Emerg Med*. 1992;21(4): 384-390.
2. Stiell IG, Greenberg GH, McKnight RD, et al. Decision rules for the use of radiography in acute ankle injuries: refinement and prospective validation. *JAMA*. 1993;269(9):1127-1132.
3. Stiell IG, McKnight RD, Greenberg GH. Implementation of the Ottawa ankle rules. *JAMA*. 1994; 271(11):827-832.
4. Auleley GR, Ravaud P, Giraudeau B, et al. Implementation of the Ottawa ankle rules in France: a multicenter randomized controlled trial. *JAMA*. 1997;277(24):1935-1939.

5. Laupacis A, Sekar N, Stiell IG. Clinical prediction rules: a review and suggested modifications of methodological standards. *JAMA*. 1997;277(6):488-494.
6. Rudy TE, Kubinski JA, Boston JR. Multivariate analysis and repeated measurements: a primer. *J Crit Care*. 1992;7(5):30-41.
7. Cook EF, Goldman L. Empiric comparison of multivariate analytic techniques: advantages and disadvantages of recursive partitioning analysis. *J Chronic Dis*. 1984;37(9-10):721-731.
8. Baxt WG. Application of artificial neural networks to clinical medicine. *Lancet*. 1995;346(8983):1135-1138.
9. Fine MJ, Auble TE, Yealy DM, et al. A prediction rule to identify low-risk patients with community-acquired pneumonia. *N Engl J Med*. 1997;336(4):243-250.
10. Fine MJ, Hanusa BH, Lave JR, et al. Comparison of a disease-specific and a generic severity of illness measure for patients with community-acquired pneumonia. *J Gen Intern Med*. 1995;10(7):359-368.
11. Kharbanda AB, Taylor GA, Fishman SJ, Bachur RG. A clinical decision rule to identify children at low risk for appendicitis. *Pediatrics*. 2005;116(3):709-716.
12. Martin TP, Hanusa BH, Kapoor WN. Risk stratification of patients with syncope. *Ann Emerg Med*. 1997; 29(4):459-466.
13. Eagle KA, Lim MJ, Dabbous OH, et al. A validated prediction model for all forms of acute coronary syndrome: estimating the risk of 6-month postdischarge death in an international registry. *JAMA*. 2004;291(22):2727-2733.
14. Justice AC, Covinsky KE, Berlin JA. Assessing the generalizability of prognostic information. *Ann Intern Med*. 1999;130(6):515-524.
15. Lucchesi GM, Jackson RE, Peacock WF, Cerasani C, Swor RA. Sensitivity of the Ottawa rules. *Ann Emerg Med*. 1995;26(1):1-5.
16. Kelly AM, Richards D, Kerr L, et al. Failed validation of a clinical decision rule for the use of radiography in acute ankle injury. *N Z Med J*. 1994;107(982):294-295.
17. Stiell I, Wells G, Laupacis A, et al. Multicentre trial to introduce the Ottawa ankle rules for use of radiography in acute ankle injuries: Multicentre Ankle Rule Study Group. *BMJ*. 1995;311(7005):594-597.
18. Auleley GR, Kerboull L, Durieux P, Cosquer M, Courpied JP, Ravaud P. Validation of the Ottawa ankle rules in France: a study in the surgical emergency department of a teaching hospital. *Ann Emerg Med*. 1998;32(1):14-18.
19. Silver MT, Rose GA, Paul SD, O'Donnell CJ, O'Gara PT, Eagle KA. A clinical rule to predict preserved left ventricular ejection fraction in patients after myocardial infarction. *Ann Intern Med*. 1994;121(10): 750-756.
20. Tobin K, Stomel R, Harber D, Karavite D, Sievers J, Eagle K. Validation in a community hospital setting of a clinical rule to predict preserved left ventricular ejection fraction in patients after myocardial infarction. *Arch Intern Med*. 1999;159(4):353-357.
21. Krumholz HM, Howes CJ, Murillo JE, Vaccarino LV, Radford MJ, Ellerbeck EF. Validation of a clinical prediction rule for left ventricular ejection fraction after myocardial infarction in patients > or = 65 years old. *Am J Cardiol*. 1997;80(1):11-15.
22. Heckerling PS, Tape TG, Wigton RS, et al. Clinical prediction rule for pulmonary infiltrates. *Ann Intern Med*. 1990;113(9):664-670.
23. Wells PS, Ginsberg JS, Anderson DR, et al. Use of a clinical model for safe management of patients with suspected pulmonary embolism. *Ann Intern Med*. 1998;129(12):997-1005.
24. Buchsbaum DG, Buchanan RG, Centor RM, Schnoll SH, Lawton MJ. Screening for alcohol abuse using CAGE scores and likelihood ratios. *Ann Intern Med*. 1991;115(10):774-777.
25. Atlas SJ, Benzer TI, Borowsky LH. Safely increasing the proportion of patients with community-acquired pneumonia treated as outpatients: an interventional trial. *Arch Intern Med*. 1998;158(12):1350-1356.
26. Yealy DM, Fine MJ, Auble TE. Translating the pneumonia severity index into practice: a trial to influence the admission decision [abstract]. *Ann Emerg Med*. 2002;9:361.
27. Yealy DM, Auble TE, Stone RA, et al. The emergency department community acquired pneumonia trial: methodology of a quality improvement intervention. *Ann Emerg Med*. 2004;43(6):770-782.
28. Irwig L, Macaskill P, Glasziou P, Fahey M. Meta-analytic methods for diagnostic test accuracy. *J Clin Epidemiol*. 1995;48(1):119-130; discussion 131-132.
29. Wisnivesky JP, Serebrisky D, Moore C, Sacks HS, Iannuzzi MC, McGinn T. Validity of clinical prediction rules for isolating inpatients with suspected tuberculosis: a systematic review. *J Gen Intern Med*. 2005; 20(10):947-952.
30. Bachmann LM, Haberzeth S, Steurer J, ter Riet G. The accuracy of the Ottawa knee rule to rule out knee fractures: a systematic review. *Ann Intern Med*. 2004; 140(2):121-124.
31. Cameron C, Naylor CD. No impact from active dissemination of the Ottawa Ankle Rules: further evidence of the need for logical implementation of practice guidelines. *CMAJ*. 1999;160(8):1165-1168.
32. Graham ID, Stiell IG, Laupacis A, et al. Awareness and use of the Ottawa ankle and knee rules in 5 countries: can publication alone be enough to change practice? *Ann Emerg Med*. 2001;37(3):259-266.

PARTE E

PROGNÓSTICO

18

Prognóstico

ADRIENNE RANDOLPH, DEBORAH J. COOK
E GORDON GUYATT

Neste capítulo:

- Cenário clínico
  - Qual é o prognóstico de uma paciente de 364 dias com neuroblastoma recém-diagnosticado?
- Encontrando as evidências
- Por que e como medimos o prognóstico
- Os resultados são válidos?
  - A amostra de pacientes era representativa?
  - Os pacientes eram suficientemente homogêneos em relação ao risco prognóstico?
  - O seguimento foi suficientemente completo?
  - Os critérios de desfecho eram objetivos e sem viés?
- Quais são os resultados?
  - Qual a probabilidade dos desfechos ao longo do tempo?
  - Qual a precisão das estimativas de probabilidade?
- Como posso aplicar os resultados à atenção ao paciente?
  - Os pacientes do estudo e seu manejo eram similares aos da minha prática clínica?
  - O seguimento foi suficientemente longo?
  - Posso usar os resultados no manejo de pacientes em minha prática clínica?
- Resolução clínica

CENÁRIO CLÍNICO

Qual é o prognóstico de uma paciente de 364 dias com neuroblastoma recém-diagnosticado?

Em seu terceiro mês de residência pediátrica, você viu uma paciente no ambulatório para a revisão de rotina dos 12 meses. Embora ela estivesse saudável, com exceção de um ventre volumoso, você sentiu alguma coisa no abdome e pensou que poderia ser um tumor. Nas semanas seguintes, ela se submeteu à ultrassonografia e ressonância magnética do abdome, cintilografia óssea, estudo radiológico do esqueleto e, finalmente, biópsias de medula óssea e do tumor. Depois de amanhã, sua paciente completará 1 ano. Você estava junto quando a oncologista contou à família que a menina tem neuroblastoma, a neoplasia intra-abdominal mais comum no primeiro ano de vida. Os pais souberam que, como a menina tinha menos de 365 dias no momento do diagnóstico inicial, e como seus marcadores tumorais e o envolvimento da medula óssea eram consistentes com doença em estágio IV-S e um prognóstico favorável, a ressecção cirúrgica apresenta uma chance de cura de pelo menos 85%. A oncologista também disse aos pais que, em geral, crianças acima de 1 ano de idade com diferentes marcadores tumorais e extensão da doença precisam também de quimioterapia e, às vezes, de transplante de medula óssea. Ainda chocados e tentando assimilar as informações, os pais não fizeram nenhuma pergunta para a oncologista. Mais tarde, quando você os acompanha até a sala de espera de familiares, expressam preocupação por sua filha ter sido diagnosticada tão perto da idade limite de 365 dias. Perguntam-lhe o que teria acontecido se sua consulta tivesse ocorrido 3 semanas mais tarde, conforme originalmente agendada. O prognóstico teria sido pior? Você entende a posição da família. Essa dúvida faz com que você se pergunte onde a oncologista obteve a estimativa de 85% ou mais de cura e decide verificar por si mesmo as evidências.

ENCONTRANDO AS EVIDÊNCIAS

Você usa a internet gratuita de seu hospital para acessar a página do Medline da National Library of Medicine, dos Estados Unidos via PubMed. Você seleciona a seção "Clinical Queries" dos serviços PubMed. Na seção "Search by Clinical Study Category", você digita os termos "neuroblastoma" e "age" [idade] e clica em "prognosis" [prognóstico] e em "narrow, specific search" [busca estreita, específica]. Você vê um artigo intitulado *Evidence for an Age Cutoff Greater Than 365 Days for Nauroblastoma Risk Group Stratification* do Children's Oncology Group (COG)."[1] A bibliotecária o ajuda a obter uma cópia do acervo do hospital. A análise de dados de múltiplos estudos clínicos de neuroblastoma pediátrico e de *estudos observacionais*, incluindo 3.666 crianças com neuroblastoma, examinou o efeito da idade na probabilidade de recidiva.[1]

POR QUE E COMO MEDIMOS O PROGNÓSTICO

Médicos podem ajudar pacientes de três grandes modos: diagnosticando o que está errado com eles, administrando o tratamento que traz mais benefícios do que *danos* e indicando-lhes o que provavelmente ocorrerá no futuro. Para alcançar os dois últimos objetivos, os médicos precisam de estudos de *prognóstico* – que examinam os possíveis *desfechos* de uma doença e indicam qual a probabilidade de sua ocorrência.

O conhecimento do prognóstico de um paciente pode ajudar os médicos a tomarem as decisões de tratamento certas. Se um paciente irá melhorar de qualquer maneira, os médicos não devem recomendar tratamentos caros ou potencialmente tóxicos. Se um paciente tem baixo risco de desfechos adversos, até mesmo tratamentos benéficos podem não valer a pena. Contudo, pacientes podem estar destinados a maus desfechos, apesar de qualquer tratamento que oferecermos. Nesses indivíduos, o tratamento agressivo pode apenas prolongar o sofrimento e desperdiçar recursos. Quaisquer que sejam as possibilidades de tratamento, ao entender o prognóstico e apresentar o curso esperado da doença de um paciente, os clínicos também oferecem tranquilidade e esperança, ou preparação para a morte ou para a incapacidade prolongada.

Para estimar o prognóstico de um paciente, examinamos desfechos em grupos de pacientes com um quadro clínico similar. Podemos então aperfeiçoar nosso prognóstico examinando subgrupos definidos por variáveis demográficas, como idade, e por *comorbidades*, e decidir em qual subgrupo os pacientes se enquadram. Quando essas variáveis ou fatores realmente preveem quais pacientes têm um curso melhor ou pior, são chamados de *fatores prognósticos*.

Os autores podem fazer uma distinção entre fatores prognósticos e *fatores de risco*, aquelas características do paciente associadas ao desenvolvimento inicial da doença. Por exemplo, o tabagismo é um importante fator de risco para o desenvolvimento de câncer de pulmão, mas não é um fator prognóstico importante em alguém que já tem câncer de pulmão. As questões em estudos de fatores prognósticos e de fatores de risco são as mesmas tanto para acessar a *validade* quanto para usar os resultados no cuidado de pacientes.

Neste capítulo, focalizaremos como usar artigos que possam conter informações prognósticas válidas que médicos julgarão úteis para o aconselhamento de pacientes (Tab. 18.1).

Utilizando os mesmos delineamentos de ensaios observacionais (*coorte* e *caso-controle*) de investigadores que abordam questões de dano (ver Cap. 12, Dano [estudos observacionais]), investigadores que abordam questões de prognóstico realizam estudos para explorar os determinantes do desfecho. Implicitamente, *ensaios clínicos randomizados* (ECRs) também abordam questões de prognóstico. Tanto os resultados reportados para o grupo de tratamento quanto para o *grupo-controle* fornecem informações prognósticas. Os resultados do grupo-controle nos falam sobre o prognóstico em pacientes que não receberam a *terapia experimental*, enquanto os resultados do grupo experimental nos falam sobre o prognóstico em pacientes que receberam a intervenção investigacional. Nesse sentido, cada braço de um ensaio randomizado representa um estudo de coorte. Se o ECR satisfizer aos critérios que descreveremos nesse capítulo, pode fornecer informações úteis sobre o destino provável dos pacientes.

TABELA 18.1 Diretrizes para utilização da literatura médica para um artigo sobre prognóstico

Os resultados são válidos?

- A amostra de pacientes era representativa?
- Os pacientes eram suficientemente homogêneos em relação ao risco prognóstico?
- O seguimento foi suficientemente completo?
- Os critérios de desfecho eram objetivos e sem viés?

Quais são os resultados?

- Qual a probabilidade dos desfechos ao longo do tempo?
- Qual a precisão das estimativas de probabilidade?

Como posso aplicar os resultados à atenção ao paciente?

- Os pacientes do estudo e seu manejo eram similares aos da minha prática clínica?
- O seguimento foi suficientemente longo?
- Posso usar os resultados no manejo de pacientes em minha prática clínica?

OS RESULTADOS SÃO VÁLIDOS?

A amostra de pacientes era representativa?

O *viés* está relacionado a diferenças sistemáticas em relação à verdade. Um estudo prognóstico tem viés se produzir superestimativa ou subestimativa sistemática da probabilidade de desfechos adversos nos pacientes estudados. Quando uma amostra é sistematicamente diferente da população de interesse e, portanto, provavelmente apresenta um viés, pois os pacientes terão um prognóstico melhor ou pior do que o da população de interesse, chamamos a amostra de não representativa.

Como reconhecer uma amostra não representativa? Em primeiro lugar, determine se os pacientes passam por algum tipo de filtro antes de entrar no estudo. Em caso afirmativo, o resultado é provavelmente uma amostra sistematicamente diferente da população de interesse subjacente. Um desses filtros é a sequência de encaminhamentos que leva paciente de centros primários a terciários. Com frequência, centros terciários tratam pacientes com doenças raras e pouco comuns ou de maior severidade. Pesquisas que descrevem os desfechos de pacientes em centros terciários podem não ser aplicáveis ao paciente comum com a doença na comunidade (situação às vezes chamada de *viés de encaminhamento*).

Por exemplo, quando uma criança é hospitalizada com convulsões febris, os pais querem saber o risco de seu filho ter mais convulsões. Esse risco é muito mais baixo em estudos populacionais (riscos relatados variam de 1,5 a 4,6%) do que em estudos baseados em instituições (riscos relatados são 2,6 a 76,9%).[2] Os participantes destas últimas podem ter outros problemas neurológicos que os predisponham a ter taxas maiores de recidiva.

Os pacientes eram suficientemente homogêneos em relação ao risco prognóstico?

A utilidade de estudos prognósticos será maior se os indivíduos do grupo total de pacientes considerados forem suficientemente similares, de modo que o desfecho do grupo será aplicável a cada um de seus membros. Isso somente será verdade se os pacientes estiverem em um ponto similar e bem descrito de seus processos patológicos. O ponto no curso clínico não precisa ser muito precoce, mas é preciso que seja consistente. Por exemplo, em um estudo do prognóstico de crianças com lesão cerebral adquirida, os pesquisadores não examinaram toda a população, e sim uma subpopulação que permaneceu inconsciente por mais de 90 dias.[3]

Depois de assegurar que os pacientes estavam no mesmo estágio da doença, você deve considerar outros fatores que possam influenciar o desfecho do paciente. Se fatores como idade ou severidade influenciam o prognóstico, então dar um único prognóstico para jovens e velhos, leves e severos, seria enganoso para cada um desses subgrupos. Por exemplo, um estudo examinando o desfecho neurológico em crianças com lesão cerebral adquirida que agrupou pacientes com e sem traumatismo craniano seria enganoso caso esses dois grupos tivessem diferentes prognósticos. De fato, os autores de um estudo que aborda o tema[3] verificaram que pacientes com lesões pós-traumáticas tinham resultados muito melhores do que os com lesões anóxicas. De 36 pacientes com traumatismo encefálico fechado, 23 (64%) recuperaram uma função social suficiente para expressarem seus desejos e necessidades e 9 (25%) eventualmente recuperaram a capacidade de marcha independente. De 13 crianças com lesões por anoxia, nenhuma recuperou funções sociais ou cognitivas importantes. Fornecer um prognóstico intermediário englobando os dois grupos seria profundamente enganoso para os pais dessas crianças.

Os investigadores devem não apenas considerar todos os fatores prognósticos importantes como também considerá-los em relação uns aos outros. Se a doença, mas não a idade, determinar verdadeiramente o desfecho, e pacientes mais doentes tendem a ser mais velhos, investigadores que não consideram simultaneamente idade e severidade da doença podem erroneamente concluir que a idade é um fator prognóstico importante. Por exemplo, investigadores no estudo de Framingham examinaram fatores de risco para acidente vascular cerebral (AVC).[4] Relataram que a taxa de AVC em pacientes com fibrilação atrial e cardiopatia reumática era de 41 por 1.000 pessoas/ano, o que era similar à taxa em pacientes com fibrilação atrial, mas sem cardiopatia reumática. Entretanto, pacientes com cardiopatia reumática eram muito mais jovens do que aqueles que não tinham cardiopatia reumática. Para entender adequadamente a influência da cardiopatia reumática, investigadores nessas circunstâncias devem considerar separadamente o risco relativo de AVC em pessoas jovens com e sem doença reumática e o risco de AVC em idosos com e sem doença reumática. Chamamos essa consideração separada de *análise ajustada*. Depois de fazer ajustes para a idade, os investigadores verificaram que a taxa de AVC era seis vezes maior em pacientes com cardiopatia reumática e fibrilação atrial do que em pacientes com fibrilação atrial que não tinham cardiopatia reumática.

Se muitas variáveis têm um importante efeito sobre o prognóstico, investigadores devem usar técnicas estatísticas sofisticadas para determinar os preditores mais poderosos (ver Cap. 13, Tópicos avançados em dano: correlação e regressão). Esse tipo de análise pode levar a uma *regra de decisão clínica* que oriente os médicos a considerarem simultaneamente todos os fatores prognósticos importantes (ver Cap. 17.4, Regras de predição clínica).

Como você pode chegar a uma decisão sobre se os grupos são suficientemente homogêneos em relação ao risco? Com base em sua experiência clínica e em sua compreensão biológica da patologia em estudo, você pode pensar em fatores negligenciados pelos investigadores que provavelmente definem subgrupos com prognósticos muito diferentes? Se a resposta for afirmativa, a validade dos resultados do estudo pode estar comprometida.

O seguimento foi suficientemente completo?

Investigadores que perdem um grande número de pacientes comprometem a validade de seu estudo prognóstico. A razão para isso é que os pacientes que são seguidos podem ter um risco sistematicamente mais alto ou mais baixo do que os não seguidos. À medida que aumenta o número de pacientes que não voltam para *seguimento*, a probabilidade de viés também aumenta.

Quantos pacientes perdidos no seguimento são um número excessivo? A resposta depende da relação entre a proporção de pacientes perdidos e a proporção de pacientes que apresentaram o desfecho adverso de interesse. Quanto maior é o número de pacientes cujo destino é desconhecido, em relação ao número dos que apresentaram o evento adverso, maior é a ameaça para a validade do estudo. Por exemplo, assumamos que 30% de um grupo particularmente de alto risco (como idosos com diabete) apresentaram um desfecho adverso (como óbito por causas cardiovasculares) durante o seguimento em longo prazo. Se 10% dos pacientes tivessem sido perdidos no seguimento, a taxa real de pacientes que morreram poderia ser de aproximadamente 27% ou de até 37%. Nessa faixa, as implicações clínicas não mudariam consideravelmente, e a perda no seguimento não ameaçaria a validade do estudo. Entretanto, em uma amostra de pacientes de muito menor risco (p. ex., pacientes de meia-idade basicamente saudáveis), a taxa de eventos observada pode ser 1%. Nesse caso, um pressuposto de que 10% dos pacientes perdidos no seguimento tivessem morrido levaria a uma taxa de eventos de 11%, o que poderia ter implicações muito diferentes.

Uma grande perda no seguimento constituirá ameaça mais séria à validade quando os pacientes perdidos puderem ser diferentes daqueles mais fáceis de serem rastreados. Em um estudo, por exemplo, após muito esforço, os investigadores conseguiram seguir 180 de 186 pacientes tratados para neurose.[5] A taxa de mortalidade era de 3% entre os 60% que eram fáceis de rastrear. Entretanto, entre aqueles mais difíceis de serem encontrados, a taxa de mortalidade era 27%.

Se for plausível pensar que pacientes seguidos e pacientes perdidos possam ter um destino diferencial (e, na maioria dos estudos prognósticos, isso ocorrerá), uma grande perda no seguimento em relação à proporção de pacientes que apresentam um desfecho relevante adverso constitui importante ameaça à validade.

Os critérios de desfecho eram objetivos e sem viés?

Eventos de desfecho podem ser objetivos e facilmente medidos (como óbito), exigir algum grau de julgamento (como infarto do miocárdio) ou sua mensuração pode requerer considerável grau de julgamento e esforço (como incapacidade, qualidade de vida). Investigadores devem especificar e definir claramente seus *desfechos de interesse* e, sempre que possível, devem basear seus critérios em medidas objetivas.

O estudo de crianças com lesão cerebral adquirida fornece um bom exemplo das questões envolvidas na medida de desfechos.[3] Os examinadores verificaram que as famílias de pacientes com frequência interpretavam de forma otimista interações com os pacientes. Assim, os investigadores requeriam que o desenvolvimento de uma resposta social nas crianças afetadas fosse verificado pela equipe do estudo.

UTILIZANDO AS *DIRETRIZES*

Voltando ao nosso cenário clínico inicial, os investigadores no estudo COG de prognóstico de neuroblastoma usaram dados de 3.666 indivíduos abaixo de 21 anos com um diagnóstico de neuroblastoma confirmado patologicamente que participaram em um dentre 11 ensaios terapêuticos ou estudos observacionais.[1] Como mais de 60% de todas as crianças tratadas por câncer participam de ensaios clínicos, comparadas com menos de 2% dos pacientes adultos com câncer,[6] essa coorte provavelmente representa a maioria das crianças com neuroblastoma. Os investigadores consideraram se subgrupos definidos por idade, estágio da doença, estadiamento do câncer e amplificação de um marcador tumoral (MYCN) (um marcador tumoral que é ou amplificado ou não amplificado) apresentavam prognósticos diferentes. Os investigadores não informaram o número de pacientes perdidos ao longo do seguimento, o que é um problema. Uma revisão das cinco referências que incluíam dados dos 13 relatórios de estudo revelou que alguns pacientes foram incluídos em múltiplos estudos com diferentes exigências de seguimento. A revisão dos relatórios referenciados não permite determinar a taxa da perda no seguimento nas 3.666 crianças. Finalmente, os autores definiram sobrevida livre de eventos como pacientes que não apresentaram recidiva do câncer, progressão da doença, neoplasia secundária e óbito. Embora o óbito seja um desfecho objetivo, claro, a identificação da progressão da doença, da neoplasia secundária e da recidiva do câncer pode ter diferido entre os numerosos estudos. Embora você tenha algumas reservas quanto à totalidade do seguimento em longo prazo, conclui que o estudo provavelmente ainda fornece uma boa estimativa do prognóstico da criança sob seus cuidados e deve lhe ajudar a abordar a pergunta dos pais.

QUAIS SÃO OS RESULTADOS?

Qual a probabilidade dos desfechos ao longo do tempo?

Resultados de estudos de prognóstico ou risco são o número de eventos que ocorrem ao longo do tempo. Uma maneira informativa de representar esses resultados é uma *curva de sobrevida*, que é um gráfico do número de eventos ao longo do tempo (ou inversamente, a chance de estar livre desses eventos ao longo do tempo) (ver Cap. 7, O tratamento diminui o risco? Compreendendo os resultados). Os eventos devem ser do tipo sim/não (como óbito, AVC, recidiva de câncer), e os investigadores precisam saber o momento em que ocorreram. A Figura 18.1 mostra

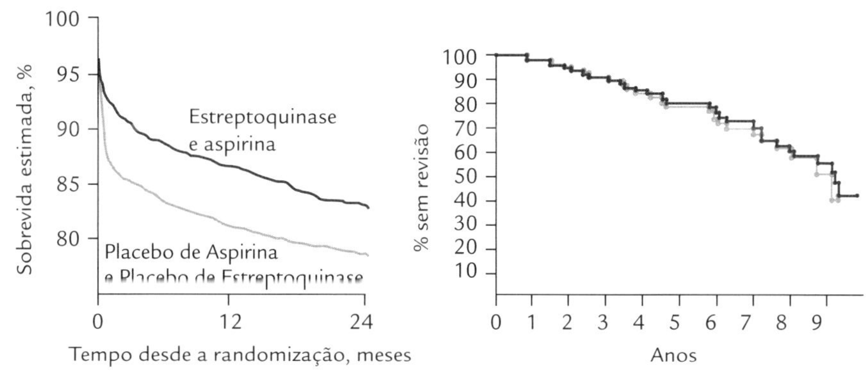

FIGURA 18.1 Curvas de sobrevida.

À esquerda, sobrevida após infarto do miocárdio. À direita, resultados de cirurgia de prótese de quadril: porcentagem de pacientes que sobrevivem sem necessidade de novo procedimento (revisão) após sua prótese de quadril inicial.

Reproduzida de The Lancet,[7] Copyright © 1988, com permissão de Elsevier (esquerda). Reproduzida de Dorey e Amstutz,[8] com permissão do Journal of Bone and Joint Surgery (direita).

duas curvas de sobrevida, uma após um infarto do miocárdio[7]; a outra, da necessidade de cirurgia de revisão após a colocação de prótese de quadril.[8]

A chance de morte após um infarto do miocárdio é maior logo após o evento (refletida em uma curva com inclinação inicialmente acentuada para baixo, que posteriormente torna-se horizontal), enquanto poucas próteses de quadril requerem revisão até muito mais tarde (essa curva, em contraste, começa plana e depois tem uma inclinação).

Qual a precisão das estimativas de probabilidade?

Quanto mais precisa for a estimativa de prognóstico fornecida por um estudo, menor será a incerteza necessária sobre o prognóstico estimado e mais útil este será para nós. Em geral, autores relatam os riscos de desfechos adversos com os *intervalos de confiança* (*ICs*) de 95% a eles associados. Se o estudo for válido, os ICs 95% definem a faixa de riscos na qual é altamente provável que se encontre o risco verdadeiro (ver Cap. 8, Intervalos de confiança). Por exemplo, um estudo do prognóstico de pacientes com demência forneceu um IC 95% em torno da estimativa de 49% de sobrevida em 5 anos após a apresentação (i.e., 39-58%).[9]

Na maioria das curvas de sobrevida, os períodos iniciais de acompanhamento em geral incluem resultados de mais pacientes do que períodos posteriores (devido a perdas ao acompanhamento e porque os pacientes não ingressam no estudo ao mesmo tempo). Isso significa que as curvas de sobrevida são mais precisas nos períodos iniciais, o que é indicado pelas faixas de confiança mais estreitas na zona esquerda da curva (Fig. 18.2).

UTILIZANDO AS *DIRETRIZES*

O estudo COG de neuroblastoma[1] avaliou o risco relativo de um evento em crianças maiores e menores antes e depois de um ajuste para sua situação quanto ao MYCN. Você está preocupado porque, como sua paciente foi diagnosticada por volta de 365 dias de vida, ela pode estar em um grupo de maior risco. A Figura 18.3 apresenta os resultados relevantes. A Figura 18.3-A mostra que, antes do ajuste para o estágio e a situação MYCN, mais idade parece ter um grande efeito negativo sobre o prognóstico. Entretanto, isso é enganoso, porque crianças com mais idade também tendem

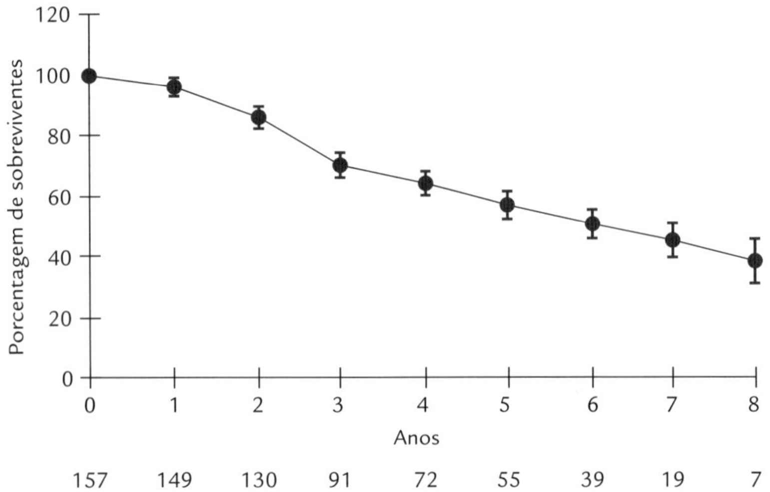

FIGURA 18.2 Risco de um evento por faixa etária em crianças com neuroblastoma.

Reproduzida de Wood et al,[10] com permissão de Wiley-Liss, Inc, uma subsidiária de John Wiley & Sons, Inc. Copyright © 1999, American Cancer Society.

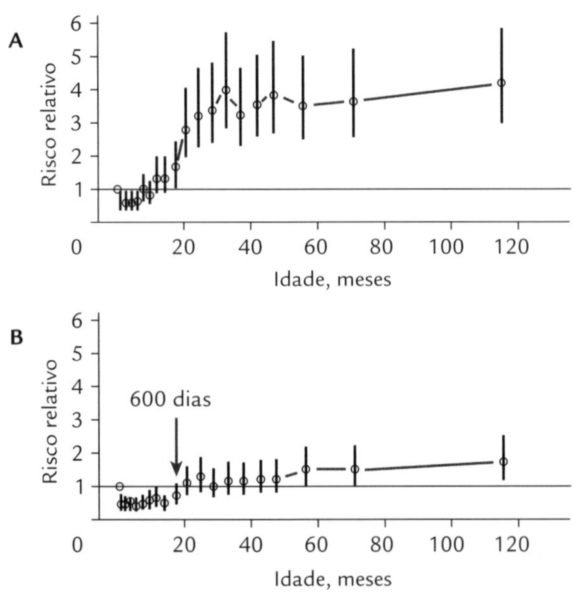

FIGURA 18.3 Risco relativo de um evento, com intervalos de confiança de 95%, por faixa etária em crianças com neuroblastoma.

A, modelo univariado de Cox de riscos proporcionais com faixa etária. B, modelo multivariado de Cox proporcional ao estágio do Sistema Internacional de Estadiamento de Neuroblastoma, situação de MYCN, e faixa etária. Não há aumento nem redução do risco para um evento onde a curva cruza o risco relativo = 1 em aproximadamente 600 dias de vida (19,7 meses).

Reproduzida de London et al,[1] com permissão da American Society of Clinical Oncology.

a ter um estágio e marcadores piores. A Figura 18.3-B mostra uma influência muito mais modesta da idade após o ajuste. Note que os ICs são mais estreitos nas faixas etárias mais baixas, porque a maioria dos pacientes é diagnosticada antes dos 20 meses de idade. A Figura 18.3-B mostra que o risco começa a aumentar consideravelmente após 600 dias, não 365.

COMO POSSO APLICAR OS RESULTADOS À ATENÇÃO AO PACIENTE?

Os pacientes do estudo e seu manejo eram similares aos da minha prática clínica?

Os autores devem descrever os pacientes do estudo de modo explícito e com suficiente detalhe para que você possa fazer uma comparação com seus pacientes. Um fator às vezes esquecido em estudos prognósticos que pode influenciar fortemente o desfecho é o tratamento. Muitas vezes, estratégias terapêuticas variam acentuadamente entre instituições e mudam ao longo do tempo, enquanto novos tratamentos surgem ou velhos tratamentos tornam a ganhar popularidade. À medida que os tratamentos forem benéficos ou prejudiciais, o desfecho global de pacientes pode melhorar ou piorar.

O seguimento foi suficientemente longo?

Como a presença de doença muitas vezes é muito anterior ao desenvolvimento de um evento de desfecho, investigadores devem acompanhar pacientes por um período suficientemente longo para detectar os desfechos de interesse. Por exemplo, a recidiva em algumas mulheres com câncer de mama inicial pode ocorrer muitos anos depois do diagnóstico e do tratamento.[11] Um estudo prognóstico pode fornecer uma avaliação sem viés do desfecho durante um curto período, se satisfizer os critérios de validade na Tabela 18.1, mas pode ter pouca utilidade caso uma paciente estiver interessada em seu prognóstico a longo prazo.

Posso usar os resultados no manejo de pacientes em minha prática clínica?

Muitas vezes, dados prognósticos fornecem a base para decisões sensatas sobre tratamento (ver Cap. 11.1, Aplicando os resultados a pacientes individuais). Mesmo se o resultado prognóstico não lhe ajudar na seleção do tratamento apropriado, pode ajudá-lo a aconselhar um paciente ou familiar preocupado. Alguns agravos, como hérnia de hiato assintomática ou divertículos assintomáticos de colo, têm um prognóstico global tão bom que foram chamados *não doenças*.[12] Contudo, um resultado com um prognóstico uniformemente ruim poderia dar ao médico um ponto de partida para uma discussão com o paciente e sua família, levando ao aconselhamento sobre cuidados terminais.

RESOLUÇÃO CLÍNICA

Sua paciente assemelha-se ao subgrupo de crianças com risco favorável no estudo[1], no que se refere à idade, ao estágio e a marcadores tumorais, e você pode facilmente generalizar os resultados para seu cuidado. O manejo terapêutico de pacientes com esse perfil de risco em todos os estudos é similar ao que sua paciente irá receber. O seguimento mínimo no estudo era de 3 anos, e metade dos pacientes foi seguida por até 5,8 anos, permitindo aos investigadores fornecerem estimativas para até 5 anos após o diagnóstico, o que você considera adequado para aconselhar os pais. Embora os pais ainda estejam abalados pelo diagnóstico de neuroblastoma e devam enfrentar qualquer risco de mortalidade associado, você colheu algumas informações tranquilizadoras do estudo.[1] Todos os achados de sua paciente sugerem o prognóstico mais favorável. O estudo nos diz que a sobrevida livre de eventos por 4 anos de pacientes entre 365 e 460 dias de vida, excluindo aqueles com doença no estágio 4 e tumores com amplificação de MYCN, é 92%, com ± 3% de erro padrão. A Tabela 18.2 mos-

TABELA 18.2 Calculando intervalos de confiança de 95% a partir de uma proporção

I. A regra dos 3s[13]

Usada quando o numerador é 0 ou 1 e existem pelo menos 30 pacientes na amostra = 100 x 3/ número de pacientes = limite superior do IC 95%

Exemplo: 50 dos 50 pacientes morrem; o limite superior do IC 95% de sobrevida = 100 x 3/50 = 6% ou, dado um tamanho amostral de 50, a taxa de sobrevida ainda poderia ser de até 6%.

II. Calculando o IC 95% a partir do erro padrão de uma proporção[14]

Usada quando dois ou mais pacientes apresentam o desfecho relevante

p = proporção = número de pacientes com o desfecho/número total de pacientes

epp = erro padrão da proporção = raiz quadrada de [p x (1 - p)]/n.

IC 95% = 100 x [p - (1,96 x epp)], 100 x [p + (1,96 x epp)]

Exemplo do nosso cenário: 124 de 135 sobrevivem, p = 0,92, epp = raiz quadrada de (0,92 x 0,08)/135 = 0,002, 1,96 x epp = 1,96 x 0,002 = 0,004, IC 95% = 100 x (0,92 - 0,004), 100 x (0,92 + 0,004) = 91,6 a 92,4%, que é o IC 95%.

Abreviatura: IC, intervalo de confiança.

tra como calcular ICs a partir de erros padrão de uma proporção, o que, para o estudo em questão, com 135 pacientes naquele subgrupo, dá um IC de 91,6 a 92,4%. Com o IC estreito, você tem segurança em usar as estimativas. Embora sua paciente esteja no limite de 365 dias no momento da apresentação, está claro que o risco não aumenta consideravelmente com a idade até depois de 600 dias. Sua paciente ainda está no grupo de risco mais favorável, e você pode tranquilizar os pais no sentido de que a quimioterapia tóxica não é necessária nesse momento.

Referências

1. London WB, Castleberry RP, Matthay KK, et al. Evidence for an age cutoff greater than 365 days for neuroblastoma risk group stratification in the Children's Oncology Group. *J Clin Oncol.* 2005; 23(27):6459-6465.
2. Ellenberg JH, Nelson KB. Sample selection and the natural history of disease: studies of febrile seizures. *JAMA.* 1980;243(13):1337-1340.
3. Kriel RL, Krach LE, Jones-Saete C. Outcome of children with prolonged unconsciousness and vegetative states. *Pediatr Neurol.* 1993;9(5):362-368.
4. Wolf PA, Dawber TR, Thomas HE Jr, et al. Epidemiologic assessment of chronic atrial fibrillation and risk of stroke: the Framingham study. *Neurology.* 1978;28 (10):973-977.
5. Sims AC. Importance of a high tracing-rate in long-term medical follow-up studies. *Lancet.* 1973; 2(7826):433-435.
6. Murthy VH, Krumholz HM, Gross CP. Participation in cancer clinical trials: race, sex-, and age-based disparities. *JAMA.* 2004;291(22):2720-2726.
7. ISIS-2 (Second International Study of Infarct Survival) Collaborative Group. Randomised trial of intravenous streptokinase, oral aspirin, both, or neither among 17,187 cases of suspected acute myocardial infarction: ISIS-2. *Lancet.* 1988;2(8607):349-360.
8. Dorey F, Amstutz HC. The validity of survivorship analysis in total joint arthroplasty. *J Bone Joint Surg Am.* 1989;71(4):544-548.
9. Walsh JS, Welch HG, Larson EB. Survival of outpatients with Alzheimer-type dementia. *Ann Intern Med.* 1990;113(6):429-434.
10. Wood LA, Coupland RW, North SA, Palmer MC. Outcome of advanced stage low grade follicular lymphomas in a population-based retrospective cohort. *Cancer.* 1999;85(6):1361-1368.
11. Early Breast Cancer Trialists' Collaborative Group. Systemic treatment of early breast cancer by hormonal, cytotoxic, or immune therapy: 133 randomised trials involving 31,000 recurrences and 24,000 deaths among 75,000 women. *Lancet.* 1992;339(8784):1-15.
12. Meador CK. The art and science of nondisease. *N Engl J Med.* 1965 Jan 14;272:92-95.
13. Hanley JA, Lippman-Hand A. If nothing goes wrong, is everything all right? interpreting zero numerators. *JAMA.* 1983;249(13):1743-1745.
14. Sackett DL, Haynes RB, Guyatt GH, Tugwell P, eds. Making a prognosis. In: *Clinical Epidemiology: A Basic Science for Clinical Medicine.* 2nd ed. Toronto, Ontario, Canada: Little, Brown & Company; 1991.

PARTE F

SUMARIZANDO AS EVIDÊNCIAS

19

Sumarizando as evidências

GORDON GUYATT, ROMAN JAESCHKE,
KAMESHWAR PRASAD E DEBORAH J. COOK

Neste capítulo:

- Cenário clínico
  - Devemos administrar magnésio intravenoso a pacientes que chegam com asma aguda severa?
- Encontrando as evidências
  - Revisão narrativa tradicional e revisão sistemática
  - Um mapa do caminho para revisões sistemáticas
- Os resultados são válidos?
  - A revisão abordou explicitamente uma questão clínica sensata?
  - A busca por estudos relevantes foi detalhada e exaustiva?
  - Os estudos primários tinham alta qualidade metodológica?
  - A seleção e as avaliações dos estudos eram reproduzíveis?
- Quais são os resultados?
  - Os resultados eram similares de estudo a estudo?
  - Quais são os resultados globais da revisão?
  - Qual a precisão dos resultados?
- Como posso aplicar os resultados à atenção ao paciente?
  - Todos os desfechos importantes para o paciente foram considerados?
  - Quaisquer efeitos de subgrupos postulados eram verossímeis?
  - Qual é a qualidade global das evidências?
  - Os benefícios compensam os custos e possíveis riscos?
- Resolução clínica

CENÁRIO CLÍNICO

Devemos administrar magnésio intravenoso a pacientes que chegam com asma aguda severa?

Em um plantão de medicina interna geral, você recebe o encaminhamento de uma mulher de 26 anos com exacerbação de asma. Ela esteve no serviço de emergência há 2 semanas e teve alta após tratamento com broncodilatadores e prescrição de um curso curto de esteroides orais. Apesar de aconselhada a se desfazer de seu gato, não tinha sido capaz de fazê-lo. Seu volume expiratório forçado em um segundo (VEF_1), 78% do previsto por ocasião da alta da emergência há 2 semanas, agora é 41% do previsto, e seu pico de fluxo expiratório (PFE) é 13% do previsto. A gasometria arterial mostra um pH de 7,37, PaO_2 de 69 mmHg e $PaCO_2$ de 44 mmHg. Você inicia o tratamento com broncodilatadores e corticosteroides e está considerando se a paciente seria melhor tratada em uma unidade de cuidados intermediários quando uma de suas colegas menos graduadas sugere o tratamento com sulfato de magnésio intravenoso. Você está incerto sobre essa sugestão e, assim, apenas agradece educadamente; no entanto, a colega volta 15 minutos depois com uma cópia de uma revisão da Cochrane Library abordando o tópico.[1]

ENCONTRANDO AS EVIDÊNCIAS

Nesse cenário, uma colega forneceu o artigo relevante da Cochrane Library. Se você procurasse "asthma and magnesium" [asma e magnésio], poderia ter encontrando esse artigo entrando na Cochrane Library e digitando "magnesium and asthma" [magnésio e asma]. Você também poderia encontrá-lo rapidamente no ACP Journal Club, digitando os mesmos termos, e no UpToDate, examinando a seção sobre asma, estreitando-a por magnésio e procurando "alternative agents for treatment of asthma" [agentes alternativos para o tratamento da asma].

Revisão narrativa tradicional e revisão sistemática

O grande número de estudos abordando muitas questões clínicas faz com que artigos de revisão sejam um modo eficiente de aprender *evidências* relevantes. Assim como é importante usar métodos rigorosos na pesquisa primária para proteger-se contra o *viés* e o *erro aleatório*, também é importante usar métodos rigorosos ao sumarizar os resultados de vários estudos. Revisões tradicionais da literatura, comumente encontradas em publicações especializadas e compêndios, tipicamente fornecem *revisões narrativas* de uma doença ou patologia. Revisões narrativas tradicionais muitas vezes incluem uma discussão de um ou mais aspectos da etiologia, diagnóstico, *prognóstico* ou manejo da doença e abordam várias *questões básicas (background)*, *questões clínicas (foreground)* e questões teóricas.

Tipicamente, autores de revisões tradicionais fizeram poucas ou nenhuma tentativas de serem sistemáticos ao formularem as questões que estão abordando, ao buscarem e selecionarem evidências, ao avaliarem a qualidade dos *estudos primários* e ao sumarizarem os resultados dos estudos primários. Estudantes de medicina e médicos que procuram informações básicas muitas vezes encontram revisões narrativas úteis para obterem uma visão geral de um agravo clínico (ver Cap. 3, Qual é a questão?, e Cap. 4, Encontrando as evidências).

Infelizmente, especialistas em revisão muitas vezes fazem recomendações conflitantes, e seus conselhos frequentemente estão atrasados ou são inconsistentes com as melhores evidências disponíveis.[2] Um motivo importante para esse fenômeno é o uso de abordagens não sistemáticas para a coleta e sumarização das evidências. De fato, em um estudo, a habilidade autoestimada estava inversamente relacionada ao rigor metodológico da revisão.[3]

Embora a maioria das *revisões sistemáticas* focalize questões sobre o efeito de intervenções, também podem abordar questões de diagnóstico e prognóstico, inclusive questões sobre "como" e "por que" contempladas por estudos de pesquisa qualitativa (às vezes chamados de *metassíntese*). Nesse capítulo, embora focalizemos revisões sistemáticas que abordam questões discretas de manejo de pacientes, os princípios para outros tipos de questões são similares.

Às vezes, autores erroneamente usam os termos revisão sistemática e *metanálise* de forma intercambiável. Usamos o termo revisão sistemática para qualquer sumário de pesquisa que procure abordar uma questão clínica focalizada de maneira sistemática, reproduzível, e *metanálise* para a síntese quantitativa que produz uma única melhor estimativa do *efeito do tratamento*, por exemplo. A maioria dos artigos rotulados como metanálises publicados na literatura biomédica são, na verdade, revisões sistemáticas que agrupam estatisticamente os resultados de dois ou mais estudos primários. A Tabela 19.1[4] apresenta as características que distinguem revisões narrativas de revisões sistemáticas e metanálises.

Durante a última década, a literatura que descreve os melhores métodos para revisões sistemáticas cresceu enormemente, e, atualmente, inclui estudos que fornecem uma base empírica para orientar decisões sobre os métodos usados para resumir evidências.[5,6] Aqui, enfatizamos pontos-chave, na perspectiva de clínicos que precisam tomar uma decisão sobre o cuidado de pacientes.

Um mapa do caminho para revisões sistemáticas

Ao aplicar as *Diretrizes para utilização da literatura médica*, você julgará útil compreender claramente o processo de realização de uma revisão sistemática. A Figura 19.1 demonstra como o processo tem início com a definição da questão, o que é sinônimo de especificar critérios de elegibilidade para decidir quais estudos incluir em uma revisão. Esses critérios definem a população, as *exposições* ou intervenções e os desfechos de interesse. Dependendo do alcance de sua revisão, os autores podem precisar decidir nesse estágio quais medidas de *desfecho* serão cruciais para os tomadores de decisões clínicas e garantir que sumarizem as evidências para cada um desses desfechos. Uma revisão sistemática também limitará os estudos incluídos àqueles que satisfazem padrões metodológicos mínimos. Por exemplo, revisões sistemáticas que abordam uma questão de tratamento muitas vezes incluirão apenas *ensaios controlados randomizados* (ECRs).

Tendo especificado seus critérios de seleção, os revisores devem realizar uma busca

TABELA 19.1 Diferenças entre revisões narrativas e sistemáticas

Característica	Revisão narrativa	Revisão sistemática
Questão clínica	Raramente informada, ou abordas várias questões gerais	Questão focalizada especificando população, intervenções ou exposição e desfecho
Busca por artigos primários	Raramente informada; se informada, não é abrangente	Busca abrangente de várias fontes de evidências
Seleção de artigos primários	Raramente informada; se informada, frequentemente a amostra de estudos apresenta viés	Critérios explícitos de inclusão e exclusão para estudos primários
Avaliação da qualidade de artigos primários	Raramente informada; se informada, em geral não é sistemática	Avaliação da qualidade metodológica dos artigos primários
Sumário dos resultados de estudos primários	Em geral, sumário não sistemático qualitativo	A síntese é sistemática (quantitativa ou qualitativa; se for quantitativa, com frequência é chamada de metanálise)

Reproduzida de Cook e colaboradores.[4]

Definir a questão
- Especificar critérios de inclusão e exclusão
  - População
  - Intervenção ou exposição
  - Desfecho
  - Metodologia (incluindo tempo, idioma, restrições de publicação)

Realizar uma busca na literatura
- Decidir as fontes de informação: bancos de dados, especialistas, agências de financiamento, empresas farmacêuticas, buscas manuais, arquivos pessoais, registros de estudos, Cochrane Database de ECRs, listas de citação de artigos encontrados
- Identificar títulos e resumos

Aplicar critérios de inclusão e exclusão
- Aplicar critérios de inclusão e exclusão a títulos e resumos
- Obter o texto completo de títulos e resumos elegíveis
- Aplicar critérios de inclusão e exclusão aos textos completos
- Selecionar os artigos elegíveis finais
- Avaliar a concordância na seleção de estudos

Criar abstração de dados
- Abstração de dados: participantes, intervenções, comparação de intervenções, delineamento do estudo
- Resultados
- Qualidade metodológica
- Avaliar a concordância na avaliação de validade

Realizar a análise
- Determinar o método de gerar estimativas agrupadas entre estudos
- Gerar estimativas agrupadas (caso apropriado)
- Explorar heterogeneidade, realizar análises de subgrupo caso apropriado
- Explorar a possibilidade de viés de publicação

FIGURA 19.1 O processo de realizar uma revisão sistemática.

abrangente que produza um grande número de títulos e resumos potencialmente relevantes. A seguir, aplicam os critérios de seleção aos títulos e resumos, chegando a um número menor de artigos que podem buscar. Mais uma vez, os revisores aplicam os critérios de seleção, agora aos relatórios completos. Tendo completado o processo de seleção, avaliam a qualidade metodológica dos artigos e retiram dados de cada estudo. Finalmente, sumarizam os dados, incluindo, se apropriado, uma síntese quantitativa ou metanálise. A análise inclui um exame de diferenças entre os estudos incluídos, uma tentativa de explicar diferenças de resultados (explorando a *heterogeneidade*), um sumário dos resultados globais e uma avaliação global da qualidade metodológica. Diretrizes para avaliar a validade de revisões e usar os resultados correspondem a esse processo (Tab. 19.2).

OS RESULTADOS SÃO VÁLIDOS?

A revisão abordou explicitamente uma questão clínica sensata?

Considere uma revisão sistemática que agrupou resultados de todas as modalidades terapêuticas para o câncer para todos os tipos de câncer, a fim de gerar uma única estimativa do efeito sobre a mortalidade. A seguir, considere uma revisão que agrupou os resultados dos efeitos de todas as doses de todos os agentes

TABELA 19.2 Diretrizes para utilização da literatura médica sobre como usar artigos de revisão

Os resultados são válidos?
- A revisão incluiu critérios de elegibilidade explícitos e apropriados?
- Existe pouca probabilidade de viés da seleção e notificação dos estudos?
- Os estudos primários tinham alta qualidade metodológica?
- As avaliações de estudos eram reproduzíveis?

Quais são os resultados?
- Os resultados eram similares de estudo a estudo?
- Quais são os resultados globais da revisão?
- Qual a precisão dos resultados?

Como posso aplicar os resultados ao cuidado de pacientes?
- Todos os desfechos importantes para o paciente foram considerados?
- Quaisquer efeitos de subgrupos postulados eram verossímeis?
- Qual é a qualidade global das evidências?
- Os benefícios compensam os custos e possíveis riscos?

antiplaquetários (incluindo aspirina, sulfinpirazona, dipiridamol, ticlodipina e clopidogrel) sobre eventos trombóticos importantes (incluindo infarto do miocárdio [IM], acidente vascular cerebral [AVC] e insuficiência arterial aguda nas pernas) e mortalidade em pacientes com aterosclerose clinicamente manifesta (seja no coração, crânio ou membros inferiores). Finalmente, pense sobre uma revisão que aborde a influência de uma ampla faixa de doses de aspirina para a prevenção do AVC trombótico em pacientes que sofreram um ataque isquêmico transitório (AIT) na circulação carotídea.

Clínicos não considerariam a primeira dessas revisões útil; concluiriam que é ampla demais. A maioria dos clínicos fica desconfortável com a segunda questão, considerando-a excessivamente ampla. Entretanto, ainda no caso da segunda questão, um grupo de investigadores de grande experiência e credibilidade julgou que ela era razoável e divulgou os resultados de sua metanálise em uma importante publicação.[7-10] A maioria dos médicos não tem problemas com a terceira questão, embora possa expressar preocupações sobre o fato de reunir uma ampla faixa de doses de aspirina.

O que torna uma revisão sistemática muito ampla ou muito estreita? Ao decidir se a questão colocada na revisão é sensata, os médicos devem se perguntar se a biologia subjacente é mais ou menos o que esperariam; ou seja, o mesmo efeito de tratamento em toda a gama de pacientes (Tab. 19.3). Devem fazer a pergunta paralela sobre os outros componentes da questão do estudo: a biologia subjacente é tal que, em toda a gama de intervenções e desfechos

TABELA 19.3 Os critérios de elegibilidade eram apropriados?

Os resultados provavelmente serão similares entre toda a gama de pacientes incluídos (p. ex., mais velhos ou mais novos, mais ou menos doentes)?

Os resultados provavelmente serão similares entre toda a gama de intervenções ou de exposições estudadas (p. ex., dose mais alta, dose mais baixa; teste interpretado por especialista ou não especialista)?

Os resultados provavelmente serão similares entre toda a gama de modos de medir o desfecho (p. ex., seguimento mais curto ou mais longo)?

Revelou-se que os resultados eram mesmo similares em toda a gama de pacientes, de intervenções e de desfechos (i.e., todos os estudos mostraram resultados similares)?

incluídos, espera-se mais ou menos o mesmo efeito de tratamento? Médicos também podem construir um conjunto similar de questões para outras áreas da investigação clínica. Por exemplo, diante de uma gama de pacientes, formas de testar e *padrões de referência* ou *padrões-ouro* de diagnóstico, esperamos mais ou menos as mesmas *razões de probabilidade* associadas a estudos que examinam um teste diagnóstico (ver Cap. 16, Testes diagnósticos)?[11]

Clínicos rejeitam uma revisão sistemática que agrupe dados de todos os modos de tratamento de câncer para todos os tipos de câncer, porque sabem que alguns tratamentos oncológicos são efetivos em certos cânceres, enquanto outros são nocivos. Combinar os resultados desses estudos produziria uma estimativa de efeito que seria enganosa para a maioria das intervenções. Clínicos que rejeitam a segunda revisão argumentariam que a variação biológica em agentes antiplaquetários provavelmente levará a diferenças importantes no efeito do tratamento. Além disso, podem sustentar que existem diferenças importantes na biologia da aterosclerose nos vasos do coração, cabeça e pernas. Os que endossam a segunda revisão argumentam a biologia subjacente similar dos agentes antiplaquetários – e da aterosclerose em diferentes locais do corpo – e, assim, preveem uma magnitude similar de efeitos do tratamento.

No caso da terceira questão, a maioria dos médicos aceitaria que a biologia da ação da aspirina provavelmente seria similar em pacientes com AITs que refletem isquemia cerebral direita ou esquerda, acima ou abaixo dos 75 anos de idade, dos dois sexos, com todas as doses, durante períodos de *seguimento* variando entre 1 e 5 anos, e em pacientes com AVC identificados pelo seu clínico ou por uma equipe de revisores especializados. A biologia semelhante provavelmente resultará em uma magnitude similar do efeito do tratamento, o que explica o bem-estar dos revisores com a combinação de estudos de aspirina em pacientes que sofreram um AIT.

A tarefa dos médicos é decidir se, em toda a gama de pacientes, intervenções ou exposições e desfechos, um efeito similar da intervenção é plausível. Esse julgamento somente é possível se os revisores fizeram uma declaração precisa de que faixa de pacientes, exposições e desfechos decidiram incluir; em outras palavras, critérios de elegibilidade explícitos para sua revisão.

Além disso, revisores devem especificar os critérios metodológicos de inclusão em sua revisão. Geralmente, eles devem ser similares aos critérios de validade mais importantes para estudos primários (Tab. 19.4). Critérios explícitos de elegibilidade não apenas facilitam a decisão sobre se a questão era sensata como também diminuem a probabilidade que

TABELA 19.4 Diretrizes para selecionar artigos com maior probabilidade de fornecer resultados válidos[3]

Terapia	• Os pacientes foram randomizados? • O seguimento foi completo?
Diagnóstico	• A amostra de pacientes era representativa das pessoas com o distúrbio? • O diagnóstico foi verificado com base em critérios verossímeis que eram independentes dos itens da anamnese, do exame físico, dos testes laboratoriais ou dos procedimentos de imagem em estudo?
Dano	• Os investigadores demonstraram similaridade em todos os determinantes conhecidos de desfecho ou fizeram um ajuste para diferenças na análise? • O seguimento foi suficientemente completo?
Prognóstico	• A amostra de pacientes era representativa? • O seguimento foi suficientemente completo?

os autores incluam preferencialmente estudos que apoiem suas próprias conclusões prévias.

Os clínicos podem legitimamente se perguntar, mesmo no âmbito de uma questão relativamente estreita, se podem confiar que os resultados serão similares em toda a gama de pacientes, intervenções e medidas de desfecho. Referindo-se à questão da aspirina em pacientes com um AIT, concebivelmente o efeito poderia ser diferente naqueles com aterosclerose subjacente mais ou menos severa, com diferentes doses de aspirina ou durante um seguimento em curto e em longo prazo. Assim, esse critério de validade não pode ser totalmente resolvido até que examinemos os resultados. Prevendo uma possível variabilidade em resultados, os revisores deveriam gerar hipóteses *a priori* de características da população, intervenção, desfecho e metodologia que possam explicar tal variabilidade (Fig. 19.1). Conforme descrevemos na seção "Resultados" deste capítulo, se houver grande variação de resultados entre estudos que as hipóteses *a priori* dos revisores não possam explicar, nossa confiança nas estimativas do efeito ficará comprometida.

A busca por estudos relevantes foi detalhada e exaustiva?

Revisões sistemáticas correm o risco de apresentarem resultados enganosos, se não conseguirem garantir uma amostra completa, ou pelo menos representativa, dos estudos elegíveis disponíveis. Para atingir esse objetivo, os revisores fazem buscas em bancos de dados bibliográficos, como Medline, Embase e o Cochrane Central Register of Controlled Trials (contendo mais de 450.000 ECRs), e em bancos de dados de pesquisas atuais.[12] Verificam as listas de referências dos artigos que encontram e procuram um contato pessoal com especialistas na área. Também pode ser importante examinar resumos recentemente publicados e apresentados em congressos científicos, bem como procurar bases de dados usadas com menor frequência, incluindo aquelas que sumarizem teses de doutorado, e bases de dados de ensaios em andamento realizados por empresas farmacêuticas. A não ser que os autores nos digam o que fizeram para localizar estudos relevantes, é difícil saber qual a probabilidade de que estudos relevantes não tenham sido localizados.

O viés de publicação ocorre de várias formas, e a mais familiar delas é não notificar ou publicar estudos com resultados negativos (ver Cap. 20.1, Viés de publicação). Esse *viés* pode levar a resultados enganosos de revisões sistemáticas que não incluem estudos não publicados.[13-18]

Se investigadores incluem estudos não publicados em uma revisão, devem obter relatórios escritos completos e devem usar os mesmos critérios para avaliar a validade tanto de estudos publicados quanto de não publicados. Existem várias técnicas disponíveis para explorar a possibilidade de viés de publicação, nenhuma delas totalmente satisfatória (ver Cap. 20.1). Revisões sistemáticas baseadas em vários estudos pequenos com tamanhos totais de amostras limitados são particularmente suscetíveis ao viés de publicação, especialmente se a maioria ou todos os estudos foram patrocinados por uma entidade comercial com interesses nos resultados. Achados que parecem bons demais para serem verdadeiros podem muito bem não o ser.

Outra forma cada vez mais reconhecida de viés de publicação ocorre quando investigadores medem uma série de desfechos, mas notificam apenas aqueles em favor da intervenção experimental ou aqueles que favorecem mais fortemente a intervenção (situação às vezes chamada de *viés de publicação seletiva de desfecho*). Se os revisores informarem que conseguiram contatar autores de estudos primários que garantem a revelação completa de resultados, a preocupação sobre o viés de notificação diminui.

Revisores podem ir além do simples contato dos autores de estudos primários. Podem recrutar esses investigadores como colaboradores de sua revisão e, nesse processo, podem obter registros de pacientes individuais. Essas *metanálises de dados de pacientes individuais* podem facilitar análises poderosas (abordando questões como análises da verdadeira *intenção de tratar*, análises informadas de subgrupos), que podem fortalecer as inferências de uma revisão sistemática.

Os estudos primários tinham alta qualidade metodológica?

Mesmo se uma revisão sistemática incluir somente ECRs, é importante saber se eles eram de boa qualidade. Infelizmente, uma revisão por pares não garante a validade de pesquisas publicadas.[19] Diferenças em métodos de estudo podem explicar diferenças importantes entre os resultados.[20-22] Por exemplo, estudos menos rigorosos tendem a superestimar a efetividade de intervenções terapêuticas e preventivas.[23] Mesmo se os resultados de diferentes estudos forem consistentes, ainda é importante determinar sua validade. Resultados consistentes são menos prementes se vierem de estudos fracos do que se vierem de estudos fortes.

Resultados consistentes de *estudos observacionais* supostamente abordando questões de tratamento são particularmente suspeitos. Médicos podem sistematicamente selecionar pacientes com um bom prognóstico para receberem terapia, e esse padrão de prática pode ser consistente ao longo do tempo e do espaço geográfico. Estudos observacionais sumarizados em uma revisão sistemática,[24] por exemplo, consistentemente apresentaram *reduções de risco relativo* (RRRs) médias em eventos cardiovasculares importantes com terapia de reposição hormonal (TRH). O primeiro grande ECR que abordou a questão não encontrou nenhum efeito da TRH sobre o risco cardiovascular,[25] e o ECR de grande porte subsequente sugeriu possivelmente um efeito deletério.[26-28] A TRH é um entre muitos exemplos de resultados enganosos de estudos observacionais (ver Cap. 9.2, Resultados surpreendentes de ensaios randomizados).

Tudo o que dissemos sobre validade se aplica ao foco desse capítulo: revisões sistemáticas que avaliam questões de terapia. Investigadores também podem realizar revisões sistemáticas de questões envolvendo diagnóstico ou prognóstico. Diferentes critérios de validade (correspondendo aos critérios de validade dos capítulos sobre prognóstico e diagnóstico desse livro) são apropriados para tais revisões sistemáticas.

Não existe uma maneira correta de estabelecer a qualidade de estudos, e clínicos devem ter cautela sobre o uso de escalas para avaliá-la.[29,30] Alguns revisores usam longas listas de verificação para avaliarem a qualidade metodológica, enquanto outros focalizam três ou quatro aspectos-chaves do estudo. Ao considerar se devemos acreditar nos resultados de uma revisão, verifique se os autores examinaram critérios similares àqueles que apresentamos em outros capítulos deste livro (ver Cap. 6, Terapia [ensaios clínicos randomizados]; Cap. 12, Dano [estudos observacionais]; Cap. 16, Testes diagnósticos, e Cap. 18, Prognóstico). Revisores devem aplicar esses critérios com um limiar relativamente baixo (tal como restringir a elegibilidade a ECRs) ao selecionar estudos (Tab. 19.4) e de modo mais abrangente (como considerar *ocultamento*, *cegamento*, *interrupção precoce* por benefício) ao avaliar a validade dos estudos incluídos (Fig. 19.1).

A seleção e as avaliações dos estudos eram reproduzíveis?

Como vimos, autores de artigos de revisão precisam decidir quais estudos incluir, qual seu grau de validade e que dados abstrair. Essas decisões exigem julgamento por parte dos revisores e estão sujeitas tanto a erros (i.e., erros aleatórios) e a viés (i.e., erros sistemáticos). Ter duas ou mais pessoas participando em cada decisão protege contra erros e, se houver uma boa concordância além do acaso entre os revisores, o médico pode ter mais confiança nos resultados da revisão sistemática (ver Cap. 17.3, Medindo a concordância além do acaso).

UTILIZANDO AS *DIRETRIZES*

Voltando ao nosso cenário inicial, a revisão Cochrane que você localizou incluía sete ensaios com pacientes asmáticos que chegam ao serviço de emergência com uma crise de asma; cinco deles abordavam o desfecho primário designado pelos investigadores, hospitalização.[1] Esses pacientes foram randomizados para receber ou não sulfato de magnésio intravenoso, em média 2 g durante 20 minutos. Os revisores buscaram o registro de asma do Cochrane Airway Review Group e as listas de referência de todos os estudos primários e artigos de revisão disponíveis e contataram autores de estudos primários. É provável que tenham obtido todos os ensaios relevantes, embora o número relativamente menor de ensaios pequenos deixe alguma incerteza quanto a viés de publicação.

Os autores da revisão abordaram o ocultamento da randomização e também usaram o escore Jadad, que classifica randomização, cegamento e perda no seguimento.[31] Dos sete ensaios, seis eram randomizados, tinham controles placebo e incluíam um certo grau de cegamento; a perda no seguimento era geralmente pequena. O sétimo ensaio era quase randomizado descrito como "único cego". Dos sete estudos incluídos, seis foram classificados como fortes e um como fraco, segundo o escore Jadad.

Dois dos autores da revisão decidiram se ensaios potencialmente elegíveis satisfaziam os critérios de elegibilidade; discordâncias eram resolvidas por consenso ou adjudicadas por terceiros. Os investigadores não informaram nenhuma medida de concordância, seja para as decisões de elegibilidade, seja para a classificação de qualidade.

Foram incluídos adultos e crianças com severidade variada de asma, e os autores planejaram *a priori* análises apropriadas de subgrupos baseadas na idade e na severidade. Além do desfecho primário de necessidade de hospitalização, também consideraram testes de função pulmonar (PFE e VEF_1), sinais vitais (frequência cardíaca, frequência respiratória, pressão arterial) e efeitos adversos.

Globalmente, concluímos que os métodos da revisão sistemática e a qualidade metodológica dos ensaios incluídos na revisão sistemáticas eram fortes.

QUAIS SÃO OS RESULTADOS?

Os resultados eram similares de estudo a estudo?

A maior parte das revisões sistemáticas documenta importantes diferenças em pacientes, exposições, medidas de desfecho e métodos de pesquisa de estudo para estudo. Em resultado disso, a resposta mais comum a se os critérios de elegibilidade eram apropriados – ou seja, se podemos esperar resultados similares em toda a gama de pacientes, intervenções e desfechos – é: talvez.

Felizmente, podemos resolver essa situação insatisfatória. Depois de completar a revisão, os investigadores devem apresentar os resultados de modo a permitir aos clínicos verificarem se os resultados comprovaram ser similares de estudo para estudo. Há quatro elementos a considerar quando se decide se os resultados foram suficientemente similares para assegurar conforto com uma única estimativa dos efeitos do tratamento que se aplique a toda a gama de populações, intervenções e desfechos estudados (Tab. 19.5, que também aparece como Tab. 20.3.1 no Cap. 20.3, Compreendendo a variabilidade em resultados de estudos). Primeiro, quão similares são as estimativas específicas do estudo do efeito do tratamento (ou seja, as *estimativas pontuais*) dos estudos individuais? Quanto maior for a diferença, mais os médicos devem questionar a decisão de agregar resultados entre estudos.

Segundo, em que grau as diferenças entre os resultados de estudos individuais são maiores do que você esperaria devido ao acaso? Os usuários podem fazer uma avaliação inicial examinando o grau de sobreposição dos *intervalos de confiança (ICs)*. Quanto maior é a sobreposição, maior é nosso conforto com a agregação de resultados. ICs com ampla separação indicam a presença de importante variabilidade em resultados, que exigem explicação.

Os médicos também podem examinar análises estatísticas formais, chamadas testes de *heterogeneidade*, que abordam a hipótese nula

TABELA 19.5 Avaliando a variabilidade em resultados de estudos

Avaliação visual da variabilidade
Quão similares são as estimativas pontuais?
Qual o grau de sobreposição dos intervalos de confiança?
Testes estatísticos que avaliam a variabilidade
Testes sim-ou-não de heterogeneidade que geram um valor P
Teste I^2 que quantifica a variabilidade explicada por diferenças entre resultados de estudos

de que os efeitos subjacentes são, na verdade, similares entre estudos, e que as diferenças observadas no tamanho do efeito entre estudos são devidas ao acaso. Quando o valor P associado ao teste de heterogeneidade for pequeno (p. ex., $P < 0{,}05$), o acaso torna-se uma explicação improvável para as diferenças observadas no tamanho do efeito (ver Cap. 10.1, Teste de hipóteses).

Um quarto critério é outra estatística, o I^2, que descreve a porcentagem da variabilidade em estimativas de efeito que é devida a diferenças subjacentes no efeito e não ao acaso.[32] Orientações brutas para a interpretação do I^2 sugerem que um valor abaixo de 20% representa uma variabilidade mínima, uma variabilidade entre 20 e 50% causa preocupação e valores acima de 50% representam uma heterogeneidade substancial que causa sérias preocupações sobre uma estimativa agregada única. Se você deseja entender mais profundamente essas abordagens da avaliação de heterogeneidade, consulte o Capítulo 20.3, Compreendendo a variabilidade em resultados de estudos.

Os revisores devem tentar explicar a variabilidade entre estudos nos achados que examinam diferenças em pacientes, intervenções, medidas de desfecho e metodologia. Embora apropriada e mesmo necessária, essa busca por explicações da heterogeneidade em resultados de estudo pode ser enganosa (ver Cap. 20.4, Quando acreditar em uma análise de subgrupo). E mais: como o médico deve lidar com a heterogeneidade residual em resultados de estudo que permanece inexplicada? Lidaremos com essa questão na próxima seção, sobre a aplicabilidade dos resultados de estudos.

Quais são os resultados globais da revisão?

Se os investigadores decidirem que é inapropriado agregar resultados para gerar uma única estimativa de efeito, uma revisão sistemática provavelmente irá terminar com uma ou várias tabelas descrevendo resultados de estudos individuais. Muitas vezes, entretanto, os revisores apresentam uma metaanálise com uma única melhor estimativa de efeito a partir das médias ponderadas dos resultados de estudos individuais. O processo de ponderação depende do tamanho da amostra dos estudos ou, mais especificamente, do número de eventos (ver Cap. 10.3, O que determina a amplitude do intervalo de confiança? e Cap. 20.2, Modelos de efeitos fixos e de efeitos aleatórios).

Você deve examinar os resultados globais de uma revisão sistemática do mesmo modo que examina os resultados de estudos primários. Em uma revisão sistemática de uma questão terapêutica que examina *desfechos dicotômicos* (sim/não), você deve procurar o *risco relativo* (RR) e a *redução do risco relativo* (RRR) ou a *razão de chances* (OR) e a *redução de chances* (ver Cap. 7, O tratamento diminui o risco? Compreendendo os resultados, e o Cap. 10.2, Compreendendo os resultados: mais sobre a razão de chances). Em revisões sistemáticas sobre diagnóstico, você deve procurar estimativas sumárias das razões de probabilidades (ver Cap. 16, Testes diagnósticos).

No contexto de desfechos contínuos e não de desfechos dicotômicos, investigadores tipicamente usam uma dentre duas opções para agregar dados entre os estudos. Se o desfecho for medido da mesma maneira em cada estudo (p. ex., porcentagem de melhora em VEF_1 ou diferença em litros em PFE), calcula-se a média dos resultados de cada estudo, levando-se em conta a precisão de cada estudo para calcular aquilo que é chamado diferença média ponderada.

Às vezes, as medidas de desfecho usadas nos estudos primários são similares, mas não idênticas. Por exemplo, um ensaio poderia medir a capacidade de exercício usando uma esteira; um segundo, uma bicicleta ergométrica, e um terceiro, um teste de marcha de 6 minutos. Se os pacientes e as intervenções forem razoavelmente similares, estimar o efeito médio da intervenção sobre a capacidade de exercício ainda pode valer a pena. Um modo de fazer isso é padronizar as medidas examinando a diferença média entre tratamento e controle e dividindo o resultado pelo desvio padrão (DP).[33] O *tamanho do efeito* que resulta desse cálculo fornece uma estimativa agrupada do efeito do tratamento, expressa em unidades de DP (como um tamanho de efeito de ½ significa que o efeito médio do tratamento entre estudos é metade de uma unidade de DP).

Você pode achar difícil interpretar a importância clínica de um tamanho de efeito. Tamanhos de efeito de aproximadamente 0,2 DP representam efeitos pequenos; 0,5 DP, moderados, e 0,8, grandes.[34] Revisores podem ajudá-lo a interpretar os resultados, reconvertendo o tamanho do efeito sumário em unidades naturais.[35] Por exemplo, os médicos podem estar familiarizados com a significância de diferenças em escores de testes de marcha em pacientes com pneumopatia crônica. Investigadores podem então converter o tamanho do efeito de um tratamento sobre várias medidas da situação funcional (como o teste de marcha e subir escadas) em diferenças em escores de testes de marcha.[36]

Qual a precisão dos resultados?

Assim como é possível estimar o efeito médio entre estudos, é possível estimar um IC em torno dessa estimativa; ou seja, uma faixa de valores com uma *probabilidade* especificada (tipicamente 95%) de incluir o verdadeiro efeito (ver Cap. 8, Intervalos de confiança).

UTILIZANDO AS *DIRETRIZES*

Voltando ao nosso cenário inicial, o desfecho primário – hospitalização – mostrou uma tendência em favor do sulfato de magnésio que mal atinge o limiar da *significância estatística* (RR, 0,70; IC 95%, 0,51-0,98). Entretanto, os resultados entre estudos são variáveis (Fig. 19.2) (valor P do teste de heterogeneidade = 0,04 e I^2 = 56%). Em contraste, no grupo de asma severa, a diferença agrupada entre magnésio e *placebo* era clara e estatisticamente significativa e importante (RR, 0,59; IC 95%, 0,43-0,80) e os resultados mais consistentes entre estudos (Fig. 19.2). Quatro estudos que inscreveram pacientes com asma severa incluíram um total de 70 pacientes que receberam sulfato de magnésio e 63 que receberam placebo; houve 56 internações entre os pacientes que receberam placebo e 34 entre pacientes de tratamento ativo (Fig. 19.2). Não havia nenhuma diferença em sinais vitais ou efeitos adversos medidos, embora os autores indiquem que o número de estudos disponíveis era insuficiente para tirar conclusões firmes sobre efeitos e eventos adversos.

COMO POSSO APLICAR OS RESULTADOS À ATENÇÃO AO PACIENTE?

Todos os desfechos importantes para o paciente foram considerados?

Embora seja uma boa ideia procurar artigos focalizados de revisão sistemática, por terem mais probabilidade de fornecer resultados acurados, isso não significa que você deva ignorar desfechos que não estão incluídos em uma revisão. Por exemplo, os benefícios em potencial da TRH incluem um menor risco de fraturas e de câncer de intestino grosso, e aspectos negativos em potencial incluem um maior risco de câncer de mama e, surpreen-

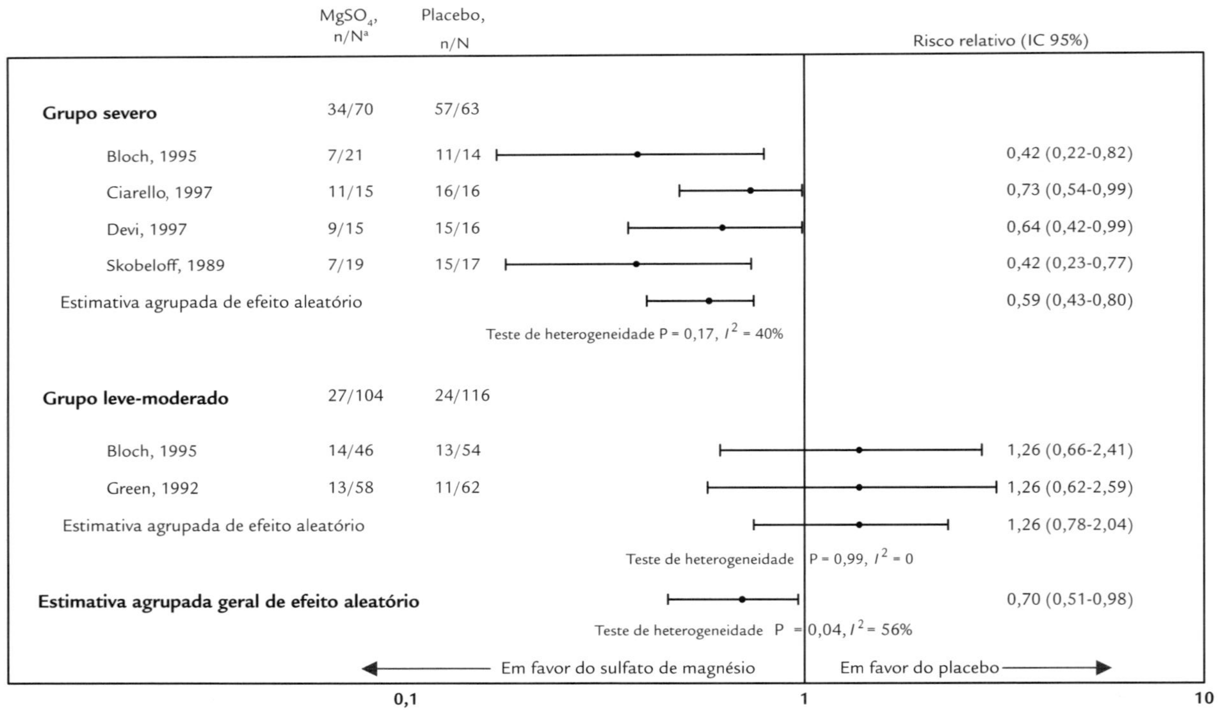

[a]n/N = Hospitalizações/amostra total.

FIGURA 19.2 Resultados de ensaios randomizados de sulfato de magnésio em pacientes asmáticos que procuram o serviço de emergência.

Reproduzida de Rowe e colaboradores,[1] com permissão. Copyright © 2000, Cochrane Collaboration.

dentemente, possíveis desfechos cardiovasculares adversos. Revisões focalizadas das evidências apresentam maior probabilidade de fornecer resultados acurados do impacto da terapia de reposição hormonal para cada um desses quatro desfechos, mas uma decisão clínica exige a consideração de todos eles. A melhor revisão sistemática é uma série de revisões desse tipo, uma para cada *desfecho importante para o paciente.*

Revisões sistemáticas frequentemente não informam os efeitos adversos do tratamento. Uma razão para isso é que estudos individuais muitas vezes ou medem esses efeitos adversos de diferentes maneiras ou simplesmente não os medem, dificultando o agrupamento ou mesmo a sumarização efetiva. Custos são outro desfecho cuja ausência de revisões sistemáticas você muitas vezes poderá constatar.

Quaisquer efeitos de subgrupos postulados eram verossímeis?

O grau com que consideramos análises de subgrupos verossímeis é muitas vezes essencial para interpretar os resultado de revisões sistemáticas. Mesmo se o verdadeiro efeito subjacente for idêntico em cada estudo de um conjunto, o acaso garantirá que os resultados observados difiram (ver Cap. 5, Por que os resultados dos estudos podem estar errados: erro aleatório e viés). Em resultado disso, revisões sistemáticas correm o risco de capitalizar na ação do acaso. Talvez os estudos com pacientes mais doentes tenham sido, por acaso, aqueles que apresentam os maiores efeitos de tratamento. O revisor pode erroneamente concluir que o tratamento é mais efetivo em pacientes mais doentes. Quanto mais análises de subgrupos o revisor fizer, maior será o risco de uma conclusão espúria.

O médico pode aplicar vários critérios para distinguir análises de subgrupos verossímeis daquelas que não o são (ver Tab. 19.6, que também aparece como Tab. 20.4.1 no Cap. 20.4, Quando acreditar em uma análise de subgrupo). Se esses critérios não forem satisfeitos, os resultados de uma análise de subgrupo terá menor probabilidade de serem verossímeis, e você deve pressupor que o efeito global entre toda a gama de pacientes e de tratamentos, e não o efeito de subgrupo, se aplica a esse paciente e ao tratamento em consideração.

O que os médicos devem fazer se as análises de subgrupo não fornecerem explicação adequada para a heterogeneidade inexplicada nos resultados do estudo? Embora existam várias possibilidades razoáveis, incluindo simplesmente não agregar achados, sugerimos que, enquanto não existirem outros ensaios que possam explicar as diferenças, os médicos usem uma medida sumária de todos os melhores estudos disponíveis para terem a melhor estimativa do efeito da intervenção ou exposição.[37-39]

UTILIZANDO AS *DIRETRIZES*

Sua confiança no benefício do magnésio depende do grau com que você considera verossímel a análise de subgrupo que focaliza pacientes severamente doentes. Aplicando os sete critérios, descobrimos que os investigado-

TABELA 19.6 Diretrizes para decidir se aparentes diferenças na resposta de subgrupos são reais

- A hipótese foi anterior ou posterior à análise?
- A diferença entre subgrupos foi uma entre um pequeno número de hipóteses de efeitos testadas?
- A diferença entre subgrupos é sugerida por comparações intraestudos, em vez de entre estudos?
- Qual é a magnitude da diferença de subgrupos?
- A diferença entre subgrupos é consistente entre estudos?
- A diferença entre subgrupos foi estatisticamente significativa?
- Há evidências externas que apoiem a hipótese de diferenças entre subgrupos?

res geraram a hipótese antes de começarem a análise, e ela era uma de apenas duas hipóteses de subgrupos exploradas. As comparações são baseadas em comparações entre estudos e, em um caso, intraestudo (Bloch; Fig. 19.2). A magnitude da diferença de efeito entre asma severa e leve ou moderada é grande (RRs de 0,59 e 1,26), e a diferença é razoavelmente consistente entre estudos (você observa um I^2 de 40%, sugerindo considerável variabilidade residual em resultados nos estudos dos pacientes moderados e severos), e é improvável que ocorra por acaso (P = 0,006) (Fig. 19.2). A plausibilidade é menos certa, mas como a asma severa foi geralmente descrita como uma patologia que não responde ao tratamento inicial com β-agonistas, podemos especular que era necessário um broncospasmo persistente para demonstrar um efeito do magnésio. Assim, o efeito de subgrupo postulado – de que o magnésio é efetivo na asma severa, mas não na leve a moderada – satisfaz completamente quatro critérios e parcialmente a três. Você conclui que está pronto para acreditar no efeito de subgrupo.

Qual é a qualidade global das evidências?

No caso de revisões sistemáticas que focalizam estratégias alternativas de manejo de pacientes – na maioria dos casos, decisões de tratamento para pacientes individuais –, pode ser útil considerar a qualidade global das evidências para cada desfecho importante para o paciente em cada subgrupo de pacientes (se acharmos uma ou mais análises de subgrupo verossímeis). Um grupo internacional de clínicos-metodologistas e elaboradores de diretrizes sugeriram um marco para essa avaliação[40] (ver Cap. 22.4, Graus de recomendação). O sistema fornece uma definição de qualidade de evidência: o grau com que podemos ter confiança nas estimativas de efeitos de intervenção.

Nesse sistema de classificação com quatro categorias (alto, moderado, baixo e muito baixo), estudos observacionais fornecem somente evidências de baixa qualidade, a não ser que a magnitude do efeito seja grande (como prótese de quadril em pacientes com osteoartrite severa de quadril). ECRs começam como evidências de alta qualidade, mas várias preocupações podem nos fazer diminuir nossa avaliação da qualidade da evidência (Tab. 19.7). Estudos observacionais começam como de baixa qualidade, mas, se a magnitude do efeito for suficientemente grande, podem passar para qualidade moderada ou mesmo alta. Algumas aplicações dessa abordagem (como UpToDate) combinam as duas categorias mais baixas de evidências, baixa qualidade e muito baixa qualidade, em uma única categoria e relatam suas recomendações dessa maneira.

Os benefícios compensam os custos e possíveis riscos?

Finalmente, explícita ou implicitamente, médico e paciente devem pesar os benefícios esperados em relação aos custos e aos possíveis

TABELA 19.7 Classificação GRADE simplificada da qualidade de evidências

Ensaios randomizados iniciam alto mas caem porque:
- Constituem somente evidências indiretas sobre a questão em tela
- Têm inadequado delineamento e implementação
- Têm imprecisão (intervalos de confiança amplos)
- Têm resultados inconsistentes (variabilidade de efeito)
- Têm alta probabilidade de viés de publicação

Estudos observacionais iniciam baixo mas sobem porque:
- Têm um efeito de tratamento grande

Abreviatura: GRADE, graus de recomendação, estimativa, desenvolvimento e avaliação.

riscos (ver Cap. 21, Como utilizar uma recomendação para o manejo do paciente). Um conjunto válido de revisões sistemáticas, ao comparar o efeito de diferentes estratégias de manejo sobre todos os desfechos importantes para o paciente, fornece a melhor base possível para a tomada de decisão, mas os médicos ainda devem considerar os resultados no contexto dos *valores e preferências* dos pacientes e da capacidade de atendimento de seu sistema de saúde (ver Cap. 21 e Cap. 22.2, Tomada de decisão e o paciente).

UTILIZANDO AS *DIRETRIZES*

Os dados disponíveis provêm de ECRs de pacientes com asma severa que focalizam um desfecho importante para o paciente (hospitalização), incluindo estudos metodologicamente fortes, com ICs razoavelmente estreitos, resultados razoavelmente consistentes (Fig. 19.2) e sem nenhuma forte sugestão de viés de publicação. Nessa base, classifica as evidências como sendo de alta qualidade. Entretanto, você continua a ter uma dúvida que o incomoda: o número total de pacientes com asma é de apenas 133, e o número total de eventos, somente 100. Os autores examinaram efeitos adversos, mas não encontraram nenhum importante, o que é consistente com estudos do magnésio para outras patologias.

RESOLUÇÃO CLÍNICA

Você decidiu (apesar da dúvida sobre o pequeno número de pacientes incluído nos estudos) que há evidências de alta qualidade sobre um efeito grande do magnésio na redução da necessidade de hospitalização em pacientes com asma. Portanto, você administra 2 g de sulfato de magnésio por via intravenosa, além de broncodilatadores e corticosteroides. Três horas mais tarde, a paciente se sente um pouco melhor, e você a interna em uma unidade bem monitorada. Durante as 48 horas seguintes, a paciente melhora e tem alta no terceiro dia, com o conselho enfático para que encontre um novo lar para seu gato.

Referências

1. Rowe BH, Bretzlaff JA, Bourdon C, Bota GW, Camargo CA Jr. Magnesium sulfate for treating exacerbations of acute asthma in emergency department. *Cochrane Database Syst Rev*. 2000;(1):CD001490.
2. Antman EM, Lau J, Kupelnick B, Mosteller F, Chalmers TC. A comparison of results of meta-analyses of randomized control trials and recommendations of clinical experts: treatments for myocardial infarction. *JAMA*. 1992;260(2):240-248.
3. Oxman AD, Guyatt GH. The science of reviewing research. *Ann N Y Acad SIC*. 1993;703:125-133; discussão 133-124.
4. Cook DJ, Mulrow CD, Haynes RB. Systematic reviews: synthesis of best evidence for clinical decisions. *Ann Intern Med*. 1997;126(5):376-380.
5. Higgins JPGS, ed. Cochrane handbook for systematic review of interventions 425 (atualizado em maio de 2005). Chichester, UK: John Wiley & Sons, Ltd: Cochrane Library;2005; número 3.
6. *Systematic Reviews in Health Care: Meta-Analysis in Context*. 2nd ed. London, England: BMJ Books; 2000.
7. Antiplatelet Trialists' Collaboration. Collaborative overview of randomised trials of antiplatelet therapy, I: prevention of death, myocardial infarction, and stroke by prolonged antiplatelet therapy in various categories of patients. *BMJ*. 1994;308(6921):81-106.
8. Antiplatelet Trialists' Collaboration. Collaborative overview of randomised trials of antiplatelet therapy, II: maintenance of vascular graft or arterial patency by antiplatelet therapy. *BMJ*. 1994;308(6922):159-168.
9. Antiplatelet Trialists' Collaboration. Collaborative overview of randomised trials of antiplatelet therapy, III: reduction in venous thrombosis and pulmonary embolism by antiplatelet prophylaxis among surgical and medical patients. *BMJ*. 1994;308(6923):235-246.
10. Antithrombotic Trialists' Collaboration. Collaborative meta-analysis of randomized trials of antiplatelet therapy for prevention of death, myocardial infarction, and stroke in high risk patients. *BMJ*. 2002; 324(7329):71-86.
11. Irwig L, Tosteson AN, Gatsonis C, et al. Guidelines for meta-analyses evaluating diagnostic tests. *Ann Intern Med*. 1994;120(8):667-676.
12. Antithrombotic Trialists' Collaboration. The *meta*Register of Controlled Trials (*m*RCT). Current controlled trials. http://www.controlled-trials.com. Acessado em 20 de março de 2008.
13. Dickersin K. The existence of publication bias and risk factors for its occurrence. *JAMA*. 1990;263(10): 1385-1389.
14. Dickersin K, Min YI, Meinert CL. Factors influencing publication of research results: follow-up of applications submitted to two institutional review boards. *JAMA*. 1992;267(3):374-378.

15. Dickersin K. How important is publication bias? a synthesis of available data. *AIDS Educ Prev*. 1997; 9(1 suppl):15-21.
16. Stern JM, Simes RJ. Publication bias: evidence of delayed publication in a cohort study of clinical research projects. *BMJ*. 1997;315(7109):640-645.
17. Ioannidis JP. Effect of the statistical significance of results on the time to completion and publication of randomized efficacy trials. *JAMA*. 1998;279(4): 281-286.
18. Eysenbach G. Tackling publication bias and selective reporting in health informatics research: register your eHealth trials in the International eHealth Studies Registry. *J Med Internet Res*. 2004;6(3):e35.
19. Williamson JW, Goldschmidt PG, Colton T. The quality of medical literature: an analysis of validation assessments. In: Bailar JC, Mosteller F. *Medical Uses of Statistics*. 2nd ed. Waltham, MA: NEJM Books; 1992.
20. Horwitz RI. Complexity and contradiction in clinical trial research. *Am J Med*. 1987;82(3):498-510.
21. Detsky AS, Naylor CD, O'Rourke K, McGeer AJ, L'Abbe KA. Incorporating variations in the quality of individual randomized trials into meta-analysis. *J Clin Epidemiol*. 1992;45(3):255-265.
22. Moher D, Pham B, Jones A, et al. Does quality of reports of randomised trials affect estimates of intervention efficacy reported in meta-analyses? *Lancet*. 1998;352(9128):609-613.
23. Kunz R, Oxman AD. The unpredictability paradox: review of empirical comparisons of randomised and non-randomised clinical trials. *BMJ*. 1998;317(7167): 1185-1190.
24. Stampfer MJ, Colditz GA. Estrogen replacement therapy and coronary heart disease: a quantitative assessment of the epidemiologic evidence. *Prev Med*.1991;20(1):47-63.
25. Hulley S, Grady D, Bush T, et al. Randomized trial of estrogen plus progestin for secondary prevention of coronary heart disease in postmenopausal women: Heart and Estrogen/progestin Replacement Study (HERS) Research Group. *JAMA*. 1998;280(7):605-613.
26. Nelson HD, Humphrey LL, Nygren P, Teutsch SM, Allan JD. Postmenopausal hormone replacement therapy: scientific review. *JAMA*. 2002;288(7):872-881.
27. Manson JE, Hsia J, Johnson KC, et al. Estrogen plus progestin and the risk of coronary heart disease. *N Engl J Med*. 2003;349(6):523-534.
28. Anderson GL, Limacher M, Assaf AR, et al. Effects of conjugated equine estrogen in postmenopausal women with hysterectomy: the Women's Health Initiative randomized controlled trial. *JAMA*. 2004; 291(14):1701-1712.
29. Moher D, Jadad AR, Nichol G, Penman M, Tugwell P, Walsh S. Assessing the quality of randomized controlled trials: an annotated bibliography of scales and checklists. *Control Clin Trials*. 1995; 16(1):62-73.
30. Juni P, Witschi A, Bloch R, Egger M. The hazards of scoring the quality of clinical trials for meta-analysis. *JAMA*. 1999;282(11):1054-1060.
31. Jadad AR, Moore RA, Carroll D, et al. Assessing the quality of reports of randomized clinical trials: is blinding necessary? *Control Clin Trials*. 1996;17(1): 1-12.
32. Higgins JP, Thompson SG, Deeks JJ, Altman DG. Measuring inconsistency in meta-analyses. *BMJ*. 2003; 327(7414):557-560.
33. Rosenthal R. *Meta-analytic Procedures for Social Research*. 2nd ed. Newbury Park, CA: Sage Publications; 1991.
34. Cohen J. *Statistical Power Analysis for the Behavioral Sciences*. 2nd ed. Hillsdale, NJ: Lawrence Earlbaum Associates; 1988.
35. Smith K, Cook D, Guyatt GH, Madhavan J, Oxman AD. Respiratory muscle training in chronic airflow limitation: a meta-analysis. *Am Rev Respir Dis*. 1992; 145(3):533-539.
36. Lacasse Y, Wong E, Guyatt GH, King D, Cook DJ, Goldstein RS. Meta-analysis of respiratory rehabilitation in chronic obstructive pulmonary disease. *Lancet*. 1996;348(9035):1115-1119.
37. Peto R. Why do we need systematic overviews of randomized trials? *Stat Med*. 1987;6(3):233-244.
38. Oxman AD, Guyatt GH. A consumer's guide to subgroup analyses. *Ann Intern Med*. 1992;116(1):78-84.
39. Yusuf S, Wittes J, Probstfield J, Tyroler HA. Analysis and interpretation of treatment effects in subgroups of patients in randomized clinical trials. *JAMA*. 1991;266(1):93-98.
40. Guyatt G, Gutterman D, Baumann MH, et al. Grading strength of recommendations and quality of evidence in clinical guidelines: report from an American College of Chest Physicians Task Force. *Chest*. 2006;129(1):174-181.

20.1

TÓPICOS AVANÇADOS EM REVISÕES SISTEMÁTICAS

Viés de publicação

Victor Montori, John Ioannidis
e Gordon Guyatt

Neste capítulo:

- As muitas fontes do viés de publicação
- Maiores perigos em revisões com estudos menores
- Estudos maiores não estão imunes
- Viés de disseminação
- Estratégias para abordar o viés de publicação
- Registros prospectivos podem reduzir o viés de publicação
- Advertência final

Uma *revisão sistemática* obedece a um protocolo que descreve o escopo da questão do pesquisador, os critérios de inclusão e de exclusão para *estudos primários*, a estratégia de busca, a extração de dados, os procedimentos de avaliação de qualidade e a análise de dados. O *erro sistemático* pode se introduzir em qualquer um desses passos. Talvez os tipos mais difíceis de *viés* que os revisores devam superar relacionem-se à inclinação de autores para publicarem materiais, que podem ser estudos inteiros ou *desfechos* específicos, com base na magnitude, direção ou *significância estatística* dos resultados. Chamamos o erro sistemático no corpo de evidências, resultante dessa inclinação, de *viés de publicação.*

AS MUITAS FONTES DO VIÉS DE PUBLICAÇÃO

Autores têm usado outros termos para se referirem a tipos específicos de viés de publicação. Quando todo um estudo permanece não notificado, o termo padrão é *viés de publicação.* Quando autores ou patrocinadores do estudo fazem uma manipulação seletiva e informam desfechos e análises específicos, críticos têm usado o rótulo *viés de publicação seletiva de desfechos.*[1-3] Quando há publicação mais tardia de materiais conforme os resultados, autores usam o termo *viés de duração temporal (time lag).*[4] Todos esses tipos de viés tendem a distorcer e, em geral, a exagerar estimativas da magnitude do *efeito do tratamento.*

Se os estudos não publicados mostrarem, em média, a mesma magnitude de efeito dos relatos publicados, a exclusão de estudos não publicados de uma revisão sistemática não causará viés nos resultados da revisão. Infelizmente, estudos sem resultados estatisticamente significativos (*estudos negativos*) têm menos probabilidades de publicação do que estudos que mostram aparentes diferenças (*estudos positivos*). A magnitude e a direção dos resultados de um estudo podem ser determinantes de publicação mais importantes do que o delineamento, a relevância ou a qualidade do estudo.[5,6] Estudos positivos podem ter uma probabilidade até três vezes maior de serem publicados do que estudos negativos.[7,8] Embora ensaios randomizados de grande porte, em geral, sejam publicados, sejam eles positivos ou negativos, estudos positivos tendem a aparecer mais cedo.[4,9] Esse viés de lapso temporal pode criar impressões clínicas espúrias (em geral, que as intervenções são mais efetivas do que realmente são), que publicações subsequentes não conseguem corrigir. Finalmente, no caso da publicação seletiva de desfechos, a impressão geral dos dados pode ser enganadora. Isso será verdadeiro mesmo no caso de *revisões sistemáticas* rigorosas, porque os revisores não sabem como os autores ou patrocinadores manipularam e informaram seletivamente seus dados.[1-3]

O viés de publicação pode se introduzir em praticamente todos os estágios do planejamento, da implementação e da disseminação da pesquisa (Tab. 20.1.1).

MAIORES PERIGOS EM REVISÕES COM ESTUDOS MENORES

Revisões sistemáticas que não identificam e incluem estudos não publicados correm o risco de apresentar estimativas otimistas demais sobre a efetividade do tratamento (Fig. 20.1.1).

O risco provavelmente será maior no caso de revisões baseadas em estudos menores.[14] Estudos menores têm mais probabilidade do que estudos maiores de produzirem resultados *falso-positivos* em condições iguais (p. ex., qualidade do estudo).[15] Estudos que incluem grandes números de pacientes têm menos probabilidade de permanecerem não publicados ou ignorados e tendem a fornecer estimativas mais precisas do efeito do tratamento, tanto positivo quanto negativo. Egger e colaboradores[16] ofereceram vários exemplos de *metanálises* de ensaios de pequeno porte que mostraram um efeito de tratamento maior do que um ensaio posterior de grande porte. Discrepân-

TABELA 20.1.1 Viés de publicação

Fases de publicação da pesquisa	Ações que contribuem ou resultam em viés
Estudos preliminares e piloto	Estudos pequenos com maior probabilidade de apresentar resultados negativos (como os que descartaram hipóteses que não se comprovaram) permanecem não publicados; empresas classificam alguns como informações protegidas por direitos de propriedade.[5]
Delineamento, organização e financiamento do estudo	A proposta cita seletivamente estudos com resultados positivos.
Aprovação por comissões de revisão institucional/ética	Comissões de revisão tipicamente não conservam registros de ensaios aprovados.[10]
Finalização do estudo	A análise provisória mostra que o estudo provavelmente terá resultados negativos, e o projeto é abandonado ou interrompido precocemente, possivelmente ocultando a demonstração de efeitos adversos.[11]
Finalização do relatório	Os autores decidem que não é interessante relatar um estudo com resultados negativos e não investem tempo e esforço requeridos para a apresentação do artigo.[12]
Apresentação do relatório	Os autores decidem retardar ou não apresentar o estudo com resultados negativos.[12]
Análise seletiva e relato de desfechos	Os autores decidem manipular análises e desfechos e relatar informações seletivamente, de acordo com os resultados mais marcantes.[1-3,13] Os editores da publicação pedem para resumir o texto; os autores apagam menções a desfechos que a intervenção não afetou significativamente.
Escolha da publicação	Os autores decidem apresentar o informe de resultados negativos a uma publicação não indexada, não em língua inglesa ou de circulaçao limitada.[13]
Consideração editorial	O editor decide que os resultados de estudo negativos não justificam uma revisão por pares e rejeita o artigo. Se o editor decidir que o estudo merece revisão, o artigo vai para a lista de baixa prioridade.
Revisão por pares	Os revisores concluem que os resultados de estudo negativos não contribuem para a área e recomendam a rejeição do artigo.[4]
Revisão do autor e reapresentação	O autor de um artigo rejeitado decide abandonar a apresentação dos resultados de estudo negativos ou apresentar os resultados do estudo mais tarde a outra publicação (ver "Escolha da publicação").
Publicação do informe	A publicação retarda a publicação dos resultados de estudo negativos.[4]

cias entre resultados de metanálises e estudos de grande porte posteriores podem ocorrer em até 20% das vezes,[17] e o viés de publicação pode contribuir de forma importante para essas discrepâncias.[18]

ESTUDOS MAIORES NÃO ESTÃO IMUNES

Embora estudos grandes tenham maior probabilidade de ser publicados, patrocinadores

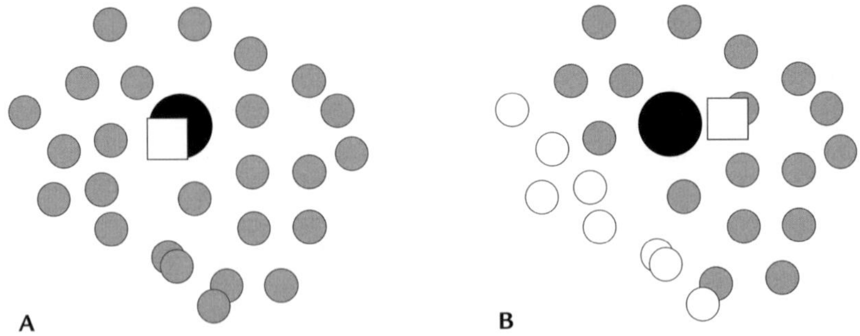

FIGURA 20.1.1 Efetividade do tratamento e viés de publicação.

A, o círculo negro representa a verdade subjacente. O quadrado branco representa a estimativa agrupada de uma revisão sistemática de todas as evidências. Os círculos sombreados pequenos representam os resultados de estudos individuais. B, os círculos brancos representam os resultados de estudos que os revisores não identificaram, por não terem sido publicados. Note o erro na estimativa agrupada, representado pelo espaço entre a estimativa agrupada (quadrado branco) e a verdade subjacente (círculo negro).

que não estejam satisfeitos com os resultados podem conseguir retardar sua publicação.[4] Além disso, podem publicar em revistas especializadas, com um número limitado de leitores, estudos que, por seu tamanho e importância, justificariam sua publicação nas revistas médicas gerais de maior perfil. Também podem conseguir fazer um informe seletivo de resultados, usando estratégias não cientificamente sólidas. O exemplo abaixo ilustra todos esses fenômenos.

O Salmeterol Multicenter Asthma Research Trial (Smart) foi um ensaio randomizado delineado para examinar o efeito do salmeterol ou de placebo sobre um *endpoint* composto por óbitos e experiências potencialmente fatais relacionadas ao sistema respiratório. Em setembro de 2002, depois de uma revisão da comissão de monitoramento e segurança de dados (CMSD), incluindo 25.858 pacientes randomizados, mostrar um aumento quase significativo no desfecho primário no grupo tratado com salmeterol, a empresa patrocinadora, GlaxoSmithKline, interrompeu o estudo. Afastando-se de modo significativo do protocolo original, a GlaxoSmithKline apresentou uma análise ao Food and Drug Administration (FDA), incluindo eventos ocorridos nos 6 meses após o fim do ensaio, que produziu uma aparente diminuição dos perigos associados ao salmeterol. Mais tarde, o FDA, por meio de inquérito específico, obteve a análise correta.[19] Os resultados do Smart finalmente foram publicados em janeiro de 2006 em uma revista especializada, *Chest*, informando a análise correta.[20]

VIÉS DE DISSEMINAÇÃO

Mesmo se estudos com resultados negativos evitarem cada um dos riscos de viés de publicação apresentados na Tabela 20.1.1, ainda podem ter um destino diferente de estudos com resultados positivos (Tab. 20.1.2). Mesmo publicados, podem aparecer em revistas menos importantes e, assim, não receber a mesma atenção de colegas cientistas, e menos ainda da imprensa leiga. Podem não receber a atenção adequada de formuladores de políticas, serem descartados em revisões narrativas, omitidos (se não identificados) mesmo de revisões sistemáticas e terem um efeito mínimo ou inexistente sobre a formulação de diretrizes de política. Futuras decisões de financiamento também podem ser feitas sem considerar as evidências desses ensaios. O estudo Smart, descrito na seção anterior, fornece um exemplo imperioso de viés de disseminação.

TABELA 20.1.2 Viés de disseminação: o destino de estudos publicados com resultados negativos

Fase da disseminação	Ações que contribuem ou causam um viés de publicação
Relatos na imprensa leiga	Estudos com resultados negativos não são considerados notícia.
Indexação em bancos de dados eletrônicos	Medline, Embase e ACP Journal Club não digitalizam ou indexam artigos no idioma de publicação do estudo.
Busca por tomadores de decisão	Gestores de saúde e formuladores de políticas não buscam o estudo para subsidiar políticas.
Outras evidências de ensaios	Novos relatos de ensaios discutem seus achados, mas não citam os achados do estudo.
Revisão narrativa	Especialistas escrevem uma revisão, mas o estudo nunca é citado.
Revisão sistemática	O revisor faz todo o possível para identificar relatos negativos, mas não analisa o estudo com resultados negativos. O revisor associado à indústria usa dados arquivados, não publicados, selecionados arbitrariamente; isso desacredita ainda mais a incorporação de relatos não publicados em revisões sistemáticas. O revisor sistemático inclui inadvertidamente a mesma publicação duas vezes.
Apresentação da revisão sistemática para publicação	Editores de revistas rejeitam uma metanálise porque incluiu relatos não publicados, não expostos ao rigor da revisão por pares.[21] A seguir, a revisão segue o mesmo caminho aqui descrito no caso do estudo com resultados negativos.
Diretrizes de prática	Diretrizes baseadas em evidências são produzidas de acordo com uma revisão sistemática que não incluiu o estudo.
Oportunidades de financiamento	O estudo não é considerado quando se identificam futuras oportunidades de financiamento.

Entretanto, estudos com resultados positivos recebem atenção desproporcional. Por exemplo, têm maior probabilidade de aparecerem em publicações secundárias que sumarizam resultados proeminentes.[22] Também podem ser publicados mais de uma vez. Essa duplicidade de publicação pode ser difícil de detectar, devido a diferentes autores, à alteração da apresentação e à variabilidade no número exato de pacientes e de eventos apresentados.[23]

ESTRATÉGIAS PARA ABORDAR O VIÉS DE PUBLICAÇÃO

Como tais esforços abrangentes podem não identificar todos os estudos não publicados, metodologistas criaram vários testes que podem ser usados para detectar viés de publicação. Esses testes são interessantes, mas, infelizmente, não parecem funcionar muito bem. Em teoria, só são apropriados se existirem mais de 30 estudos (uma situação incomum). Muitos revisores, entretanto, os usam em revisões com poucos estudos. Mais ainda, nenhum desses testes foi validado pelo uso de um *critério padrão* (ou *padrão-ouro*) de dados reais com o qual podemos saber se houve ou não um viés de publicação ou de outros tipos.[24]

Apesar das limitações dessas estratégias, iremos relatá-las a seguir porque são tudo o que temos, e porque você irá encontrá-las ao usar revisões sistemáticas e metanálises para orientar sua prática. A Tabela 20.1.3 descreve quatro categorias de testes diagnósticos para viés de publicação que descrevemos no texto abaixo. Testes híbridos combinam características dessas categorias.

TABELA 20.1.3 Quatro estratégias para abordar o viés de publicação

1. Examinar se os estudos menores apresentam efeitos maiores
   a. Gráficos de funil, avaliação visual
   b. Gráficos de funil, análise estatística
2. Reconstruir a evidência restaurando o quadro depois de levar em conta um viés de publicação postulado
   a. *Trim and fill*
   b. *Fail-safe N*
3. Estimar as chances de publicação segundo o nível de significância estatística
4. Examinar a evolução do tamanho do efeito ao longo do tempo, à medida que surgirem mais dados

Vários testes populares examinam se os resultados de estudos pequenos diferem dos de estudos maiores. Em uma figura que correlaciona a precisão (medida pelo tamanho da amostra, inverso do *erro padrão* ou *variância*) de estudos incluídos em uma metanálise com a magnitude do efeito do tratamento (medido pelo *tamanho do efeito, redução do risco relativo* ou *razão de chances*), o resultado deve parecer um funil invertido (Fig. 20.1.2). Esses *gráficos de funil* deveriam ser simétricos, em torno da *estimativa pontual* (dominada pelos estudos maiores) ou dos resultados dos próprios ensaios de maior porte.

Infelizmente, gráficos de funil raramente fornecem testemunhos claros sobre a ausência (Fig. 20.1.2-A) ou presença (Fig. 20.1.2-B) de viés de publicação. Assim, restringir o teste de assimetria a um exame visual do gráfico, embora seja uma prática comum, mostra uma predisposição angustiante para erros.[25] Mesmo se pudermos detectar de forma convincente uma aparente diferença entre estudos com resultados positivos e estudos pequenos com resultados negativos no gráfico de funil, existem outras explicações para a assimetria. Por exemplo, devido a uma população mais restritiva (e, portanto, sensível) ou a uma administração

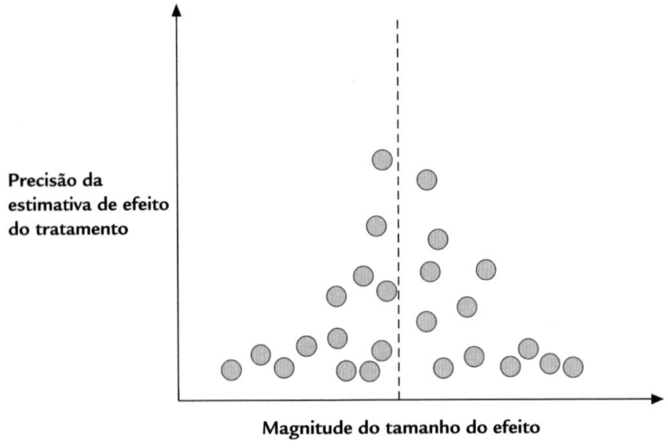

FIGURA 20.1.2-A Ausência de viés de publicação.

Os círculos representam as estimativas pontuais dos estudos. O padrão de distribuição parece um funil invertido. Estudos maiores tendem a estarem mais próximos da estimativa agrupada (linha pontilhada). Nesse caso, os tamanhos do efeito dos estudos menores estão distribuídos mais ou menos simetricamente em torno da estimativa agrupada.

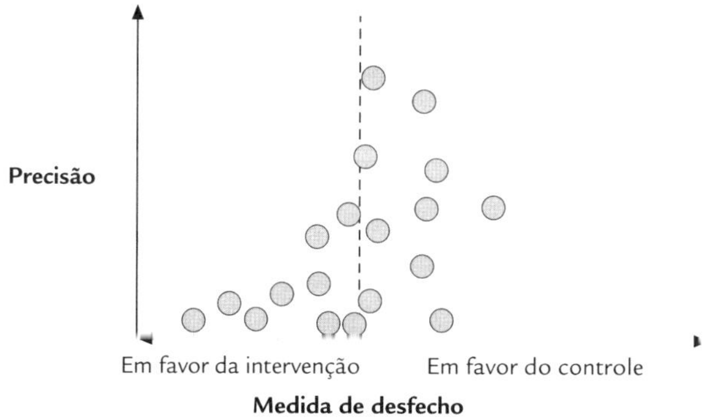

FIGURA 20.1.2-B Possível viés de publicação.

Esse gráfico em funil mostra que os estudos menores não apresentam uma distribuição simétrica em torno da estimativa pontual (dominada pelos estudos maiores) ou dos resultados dos próprios estudos maiores. Faltam os estudos esperados no quadrante inferior direito. Isso sugere um viés de publicação e uma superestimativa do efeito do tratamento em relação à verdade subjacente.

mais cuidadosa da intervenção, o efeito pode ser até maior nos estudos menores.

Estatísticos desenvolveram métodos quantitativos com base nos mesmos princípios,[14,26] embora sua adequação tenha sido questionada.[27-29] Quando esses testes sugerem viés, as explicações incluem viés de publicação real, acaso, mau delineamento de estudos pequenos e efeitos realmente maiores em estudos menores (p. ex., se o respeito à intervenção experimental for maior ou se o fornecimento da intervenção for mais consistente).[16]

Um segundo conjunto de testes procura atribuir e corrigir as informações ausentes e abordar seu efeito (*trim and fill*). Esses testes começam por remover ou retirar estudos pequenos com resultados positivos que não apresentem um estudo negativo como contraparte. Isso produz um gráfico de funil simétrico, a partir do qual os investigadores calculam um suposto efeito verdadeiro. Os investigadores então recolocam os estudos de resultados positivos que tinham removido, e estudos hipotéticos que espelhem esses estudos de resultados positivos são imputados ou colocados, a fim de criar um gráfico de funil simétrico que mantenha a nova estimativa agrupada do efeito. O método *trim and fill* permite o cálculo de um *intervalo de confiança* ajustado e uma estimativa do número de ensaios que faltariam.[18]

Outro teste da mesma família é o *fail-safe N* (uma estimativa do número de estudos com resultados negativos não detectados que seria necessário para alterar as conclusões de uma metanálise[30]). Mais uma vez, os poucos estudos disponíveis e a presença de heterogeneidade torna essa segunda estratégia inadequada para a maioria das metanálises.

Um terceiro conjunto de testes tenta estimar se existem chances diferenciais de publicação conforme o nível de significância estatística.[31,32] Esses testes são os mais diretamente vinculados ao propulsor usual do viés de publicação e estão bem estabelecidos na literatura de educação e psicologia, mas seu uso em ciências médicas é pouco comum, provavelmente devido à sua dificuldade computacional e a seus pressupostos complexos.

Finalmente, um conjunto de testes visa a examinar se as evidências se alteram com o tempo, à medida que mais dados se acumulam. A metanálise cumulativa recursiva[33] envolve realizar uma metanálise a cada vez que um novo ensaio é publicado ou ao final de cada ano, no caso de ensaios ordenados cronologicamente, notando a direção e a magnitude da mudança no efeito sumário. Efeitos em queda contínua são característicos de viés de duração temporal. Outro teste examina se o número de resultados estatisticamente significativos é maior do que seria esperado dentro de pressupostos plausíveis.[34]

Além dessas abordagens, se os autores obtiveram os resultados de alguns estudos não publicados, e se os dados publicados e não publicados mostram resultados diferentes, há grande possibilidade de viés de publicação.[35,36]

O teste mais poderoso de viés de publicação virá de uma comparação de estudos com registro prospectivo com resultados de estudos publicados.[37] Como o registro de ensaios é finalizado antes que os resultados estejam disponíveis, os resultados não influenciam o registro de estudo. Na verdade, o registro prospectivo de todos os ensaios representa a solução final para o problema do viés de publicação. Registros também podem abordar a notificação seletiva, caso os protocolos registrados incluam informações detalhadas sobre os desfechos e o plano de análise. Outras sugestões incluem anistia para ensaios não publicados ou publicação eletrônica de todos os estudos,[38] independentemente de publicação anterior ou futura em revistas.

REGISTROS PROSPECTIVOS PODEM REDUZIR O VIÉS DE PUBLICAÇÃO

Essa discussão evidencia que o registro prospectivo de um estudo com resultados acessíveis representa a melhor solução para o viés de publicação. Há muito existem propostas para vincular o registro prospectivo ao trabalho de comitês institucionais de revisão ou comissões de revisão ética[39] ou ao processo editorial de publicações médicas e de editoras.[40] Os editores das revistas médicas de maior impacto implementaram uma política segundo a qual não publicam ensaios randomizados, a não ser que estejam previamente cadastrados em um registro de ensaios clínicos que satisfaça padrões mínimos (conforme estabelecido pela International Clinical Trials Registry Platform da Organização Mundial da Saúde, http://www.who.int/ictrp), tais como o http://www.clinicaltrials.gov[41]. Algumas empresas farmacêuticas disponibilizaram suas informações de pesquisa[42] *online*, mas não é certo se essa decisão será muito respeitada. Algumas publicações, como o *Lancet* e algumas publicações médicas de acesso aberto na internet, estabeleceram páginas na internet para postar protocolos de estudo e informes de estudos concluídos que estão em processo de revisão por pares.[43] Até que o registro prospectivo e a publicação completa se tornem uma realidade, clínicos que utilizam relatos de pesquisa para orientar sua prática devem estar cientes dos perigos do viés de publicação.

ADVERTÊNCIA FINAL

Deixamos aqui mais uma nota de cautela: os leitores devem estar alertas quanto ao uso potencialmente inescrupuloso de dados não publicados. Por exemplo, uma metanálise baseada em dados publicados mostrou que medicamentos antidepressivos inibidores seletivos de recaptação de serotonina (ISRSs) têm a mesma taxa de interrupção de tratamento devido a efeitos adversos que antidepressivos tricíclicos. Uma metanálise patrocinada por um produtor de ISRSs usou dados não publicados arquivados na empresa para mostrar que ISRSs são melhor tolerados do que antidepressivos tricíclicos.[44] Com relação a isso, apresentamos duas questões: a escolha de dados não publicados foi seletiva e qual era a validade dos estudos? A credibilidade do uso de dados não publicados aumenta se outros investigadores têm acesso aberto a eles.

Referências

1. Chan AW, Altman DG. Identifying outcome reporting bias in randomised trials on PubMed: review of publications and survey of authors. *BMJ*. 2005; 330(7494): 753.
2. Chan AW, Krleza-Jeric K, Schmid I, Altman DG. Outcome reporting bias in randomized trials funded by the Canadian Institutes of Health Research. *CMAJ*. 2004;17 1(7):735-740.

3. Chan AW, Hrobjartsson A, Haahr MT, Gotzsche PC, Altman DG. Empirical evidence for selective reporting of outcomes in randomized trials: comparison of protocols to published articles. *JAMA*. 2004; 291(20):2457-2465.
4. Ioannidis JP. Effect of the statistical significance of results on the time to completion and publication of randomized efficacy trials. *JAMA*. 1998;279(4): 281-286.
5. Easterbrook P, Berlin J, Gopalan R, Matthews D. Publication bias in clinical research. *Lancet*. 1991; 337(8746):867-872.
6. Misakian A, Bero L. Publication bias and research on passive smoking: comparison of published and unpublished studies. *JAMA*. 1998;280(3):250-253.
7. Egger M, Smith G. Bias in location and selection of studies. *BMJ*. 1998;316(7124):61-66.
8. Stern J, Simes R. Publication bias: evidence of delayed publication in a cohort study of clinical research projects. *BMJ*. 1997;315(7109):640-645.
9. Hopewell S, Clarke M, Stewart L, Tierney J. Time to publication for results of clinical trials (Cochrane methodology review). *Cochrane Database Syst Rev*. 2003; 4:MR000011. doi:10.1002/14651858.MR000011.pub2.
10. Simes R. Publication bias: the case for an international registry of clinical trials. J *Clin Oncol*. 1986;4(10): 1529-1541.
11. Meade M. Pro/con clinical debate: it is acceptable to stop large multicentre randomized controlled trials at interim analysis for futility: con: the hazards of stopping for futility. *Crit Care*. 2005;9(1):34-36; discussion 34-36.
12. Dickersin K. The existence of publication bias and risk factors for its occurrence. *JAMA*. 1990;263(10). 1385-1390.
13. Kyzas P, Loizou K, Ioannidis J. Selective reporting biases in cancer prognostic factor studies. *J Natl Cancer Inst*. 2005;97(14):1043-1055.
14. Begg C, Berlin J. Publication bias: a problem in interpreting medical data. *J R Stat Soc A*. 1988;151(3): 419-463.
15. Ioannidis JP. Why most published research findings are false. *PLoS Med*. 2005; 2(8):e124.
16. Egger M, Davey Smith G, Schneider M, Minder C. Bias in meta-analysis detected by a simple, graphical test. *BMJ*. 1997;315(7109):629-634.
17. Cappelleri J, Ioannidis J, Schmidt C, et al. Large trials vs meta-analysis of smaller trials: how do their results compare? *JAMA*. 1996;276(16):1332-1338.
18. Sutton A, Duval S, Tweedie R, Abrams K, Jones D. Empirical assessment of effect of publication bias on meta-analyses. *BMJ*. 2000;320(7249):1574-1577.
19. Lurie P, Wolfe S. Misleading data analyses in salmeterol (SMART) study. *Lancet*. 2005;366(9493): 1261-1262.
20. Nelson HS, Weiss ST, Bleecker ER, Yancey SW, Dorinsky PM. The Salmeterol Multicenter Asthma Research Trial: a comparison of usual pharmacotherapy for asthma or usual pharmacotherapy plus salmeterol. *Chest*. 2006;129(1):15-26.
21. Cook D, Guyatt G, Ryan G, et al. Should unpublished data be included in metaanalyses? *JAMA*. 1993;269(21):2749-2753.
22. Carter AO, Griffin GH, Carter TP. A survey identified publication bias in the secondary literature. *J Clin Epidemiol*. 2006;59(3):241-245.
23. Rennie D. Fair conduct and fair reporting of clinical trials. *JAMA*. 1999;282(18): 1766-1768.
24. Lau J, Ioannidis JP, Terrin N, Schmid CH, Olkin I. The case of the misleading funnel plot. *BMJ*. 2006; 333(7568):597-600.
25. Terrin N, Schmid CH, Lau J. In an empirical evaluation of the funnel plot, researchers could not visually identify publication bias. *J Clin Epidemiol*. 2005; 58(9):894-901.
26. Begg C, Mazumdar M. Operating characteristics of a rank correlation test for publication bias. *Biometrics*. 1994;50(4):1088-1101.
27. Irwig L, Macaskill P, Berry G, Glasziou P. Bias in meta-analysis detected by a simple, graphical test: graphical test is itself biased. *BMJ*. 1998;316(7129):470; discussion 470-471.
28. Stuck A, Rubenstein L, Wieland D. Bias in meta-analysis detected by a simple, graphical test: asymmetry: asymmetry detected in funnel plot was probably due to true heterogeneity. *BMJ*. 1998;316(7129):469.
29. Seagroatt V, Stratton I. Bias in meta-analysis detected by a simple, graphical test: test had 10% positive rate. *BMJ*. 1998;316(7129):470; discussion 470-471.
30. Gleser L, Olkin L. Models for estimating the number of unpublished studies. *Stat Med*. 1996;15(23): 2493-2507.
31. Hedges L, Vevea J. Estimating effect size under publication bias: small sample properties and robustness of a random effects selection model. *J Educ Behav Stat*. 1996;21(4):299-333.
32. Vevea J, Hedges L. A general linear model for estimating effect size in the presence of publication bias. *Psychometrika*. 1995;60(3):419-435.
33. Ioannidis JP, Contopoulos-Ioannidis DG, Lau J. Recursive cumulative metaanalysis: a diagnostic for the evolution of total randomized evidence from group and individual patient data. *J Clin Epidemiol*. 1999;52(4):281-291.
34. Pan Z, Trikalinos T, Kavvoura F, Lau J, Ioannidis J. Local literature bias in genetic epidemiology: an empirical evaluation of the Chinese literature. *PLoS Med*. 2005;2(12):e334. doi:10.1371/journal.pmed.0020334.
35. Man-Son-Hing M, Wells G, Lau A. Quinine for nocturnal leg cramps: a metaanalysis including unpublished data. *J Gen Intern Med*. 1998;13(9):600-606.

36. Simes R. Confronting publication bias: a cohort design for meta-analysis. *Stat Med.* 1987;6(1):11-29.
37. Langhorne P. Bias in meta-analysis detected by a simple, graphical test: prospectively identified trials could be used for comparison with meta-analyses. *BMJ.* 1998;316(7129):471.
38. Varmus H. E-Biomed: a proposal for electronic publications in the biomedical sciences [PubMed Central Web site]. http://www.nih.gov/welcome/director/ebiomed/ebi.htm. Accessed August 8, 2000.
39. Boissel J, Haugh M. Clinical trial registries and ethics review boards: the results of a survey by the FICHTRE project. *Fundam Clin Pharmacol.* 1997;11(3):281-284.
40. Horton R, Smith R. Time to register randomised trials: the case is now unanswerable. *BMJ.* 1999;319(7214): 865-866.
41. DeAngelis C, Drazen J, Frizelle F, et al. Clinical trial registration: a statement from the International Committee of Medical Journal Editors. *JAMA.* 2004; 292(11): 1363-1364.
42. Levy M. A new register for clinical trial information. *CMAJ.* 2000;162(7):970-971.
43. McConnell J, Horton R. Lancet electronic research archive in international health and eprint server. *Lancet.* 1999;354(9172):2-3.
44. Davey Smith G, Egger M. Meta-analysis: unresolved issues and future developments. *BMJ.* 1998;316(7126): 221-225.

20.2

TÓPICOS AVANÇADOS EM REVISÕES SISTEMÁTICAS

Modelos de efeitos fixos e de efeitos aleatórios

VICTOR MONTORI, JOHN IOANNIDIS
E GORDON GUYATT

Neste capítulo:

- Modelos para combinar dados para uma metanálise
- Diferenças em resultados entre modelos de efeitos fixos e modelos de efeitos aleatórios
- Exemplos de diferenças em estimativas pontuais e intervalos de confiança de matanálises
- Conclusão

MODELOS PARA COMBINAR DADOS PARA UMA METANÁLISE

Em uma *metanálise*, resultados de dois ou mais *estudos primários* são combinados estatisticamente. Um metanalista que está procurando um método para combinar resultados de estudos primários pode fazê-lo usando um *modelo de efeitos fixos* ou um *modelo de efeitos aleatórios*.[1]

Um modelo de efeitos fixos considera o conjunto de estudos incluídos na metanálise e pressupõe que exista um único valor verdadeiro subjacente a todos os resultados de estudos.[2] Ou seja, o pressuposto é que, se todos os estudos fossem infinitamente grandes, produziriam estimativas de efeito idênticas. Assim, as estimativas do efeito observadas diferem entre si apenas devido ao *erro aleatório*.[3] O erro, para um modelo de efeitos fixos, provém apenas da variação interna do estudo (*variância* do estudo); o modelo não considera a variabilidade de resultados entre estudos (conhecida como *heterogeneidade*) nos resultados (ver Cap. 19, Sumarizando as evidências). Um modelo de efeitos fixos visa a estimar o efeito de verdade geral e a incerteza em torno dele.

Em contraste, um modelo de efeitos aleatórios pressupõe que os estudos incluídos são uma amostra aleatória de uma população de estudos que abordam a questão levantada na metanálise.[4] Cada estudo estima um efeito subjacente verdadeiro diferente, e pressupõe-se que esses efeitos tenham uma distribuição específica. Geralmente, pressupõe-se que essa distribuição seja normal e tenha algum valor médio.[3] O modelo de efeitos aleatórios leva em conta a variabilidade intraestudo e a variabilidade de resultados além do que possa ser atribuível à variabilidade intraestudo (i.e., variabilidade entre estudos). Visa a estimar o efeito médio entre a distribuição de efeitos, bem como a incerteza em torno do efeito médio.

Existem vários modelos estatísticos para implementar modelos de efeitos fixos e de efeitos aleatórios. Uma aplicação típica de um modelo de efeitos fixos é o método Mantel-Haenszel.[5] Embora o método DerSimonian e Laird exemplifique a aplicação de modelos de efeitos aleatórios,[4] existem várias alternativas.[6,7] Felizmente, em geral, eles produzem essencialmente o mesmo resultado. Frequentemente, também encontramos referências ao "método de variância inversa", que significa que os estudos são combinados e ponderados pelo inverso da variância. Se esta for apenas a variância dos resultados de cada estudo (variância interna), esse é um modelo de efeitos fixos. Se incluir uma estimativa da variância entre estudos, é um modelo de efeitos aleatórios.

DIFERENÇAS EM RESULTADOS ENTRE MODELOS DE EFEITOS FIXOS E MODELOS DE EFEITOS ALEATÓRIOS

Modelos de efeitos fixos e modelos de efeitos aleatórios geralmente produzem resultados idênticos ou similares.[8] Se a variância entre estudos for estimada em zero (isso não significa que os resultados sejam os mesmos; sempre existe alguma variabilidade entre estudos, mas a estimativa estatística será zero quando essa variabilidade for facilmente explicada pelo acaso), então os cálculos dos dois modelos produzirão resultados idênticos. Isso ocorre em cerca de 40% das metanálises de ensaios randomizados[9] e em uma porcentagem menor de metanálises de estudos epidemiológicos.[10] Em cerca de outros 40% das metaanálises de ensaios randomizados, a variância estimada entre estudos não é tão grande; assim, modelos de efeitos fixos e modelos de efeitos aleatórios fornecem resultados similares. Entretanto, existe uma proporção considerável de situações em que pode haver grande variabilidade entre estudos, e discordâncias de cálculos entre modelos de efeitos aleatórios e modelos de efeitos fixos podem então apresentar diferenças importantes.

Desde que exista alguma variabilidade entre estudos, um modelo de efeitos aleatórios atribuirá a estudos menores um peso proporcionalmente maior na estimativa agrupada, comparado a um modelo de efeitos fixos. Consequentemente, a direção e a magnitude da estimativa agrupada serão influenciadas relativamente mais por estudos menores. Modelos de efeitos aleatórios, portanto, geram estimativas sumárias mais próximas do *resultado nulo* (i.e., nenhum *efeito do tratamento*) do que estimativas sumárias de efeitos fixos, caso os resultados de estudos menores estiverem mais próximos do resultado nulo do que os de estudos maiores. Caso os estudos menores estiverem mais distantes do resultado nulo do que estudos maiores, um modelo de efeitos aleatórios produzirá estimativas maiores de efeitos benéficos ou nocivos do que um modelo de efeitos fixos.

Portanto, com uma ressalva importante, podemos concluir que estimativas de efeitos aleatórios podem fornecer uma estimativa mais conservadora ou menos conservadora do efeito do tratamento do que estimativas de efeitos fixos.[11] A reserva é que a estimativa sumária derivada do modelo de efeitos aleatórios pode ser mais suscetível a resultados extremos, exagerados, dos estudos pequenos disponíveis; esse não é um fenômeno incomum (ver Cap. 20.1, Viés de publicação).

A variabilidade entre estudos aumenta a estimativa de erro aleatório do modelo de efeitos aleatórios. Assim, o modelo de efeitos aleatórios geralmente produz *intervalos de confiança (ICs)* mais amplos em torno das estimativas sumárias do que o modelo de efeitos fixos. Nesse sentido, o modelo de efeitos aleatórios geralmente produz uma avaliação mais conservadora da precisão da estimativa agrupada do que o modelo de efeitos fixos.

EXEMPLOS DE DIFERENÇAS EM ESTIMATIVAS PONTUAIS E INTERVALOS DE CONFIANÇA DE METANÁLISES

Qual é o modelo preferido para realizar metanálises? A boa notícia é que, na maioria dos casos, a escolha não produzirá uma diferença importante.[8] Entretanto, existem exceções. Examinemos a Figura 20.2.1. Ela mostra nove *ensaios clínicos randomizados* (ECRs) de alendronato, em uma dose de 5 mg, para a prevenção de fraturas em locais não associados tradicionalmente à osteoporose. Examinando as *estimativas pontuais* de cada estudo, vemos que três deles sugerem que o alendronato é benéfico,[12-14] um não mostra nenhuma diferença entre tratamentos[15] e cinco sugerem que um tratamento-controle é melhor do que o alendronato.[16-19] Os estudos menores tendem a favorecer a intervenção controle. Existem grandes diferenças entre as estimativas pontuais, e vários dos ICs apresentam pouca ou nenhuma superposição; considere os estudos de Bone e colaboradores[13] e Hosking e colaboradores[18] ou os estudos de Hosking e colaboradores[18] e Cummings e colaboradores.[14] Apesar das diferenças apreciáveis em resultados de estudo, o teste formal de heterogeneidade mal ultrapassa o limiar de 0,10 (P = 0,08) (ver Cap. 20.3, Compreendendo a variabilidade em resultados de estudos).

A metanálise inclui sete estudos pequenos e dois estudos maiores, com estimativas pontuais nos dois lados da linha que não mostram nenhuma diferença em 1,0 e alguns ICs (entre parênteses) com pouca ou nenhuma superposição (i.e., ICs em torno de estimativas em estudos diferentes não compartilham nenhum valor comum). Usando o modelo de efeitos fixos, notamos que o IC é estreito, subestimando a incerteza sobre a magnitude do efeito. O modelo de efeitos aleatórios fornece uma estimativa mais conservadora do nível de incerteza sobre o efeito do tratamento.

Risco relativo com intervalo de confiança de 95% para fraturas de baixo risco após tratamento com alendronato

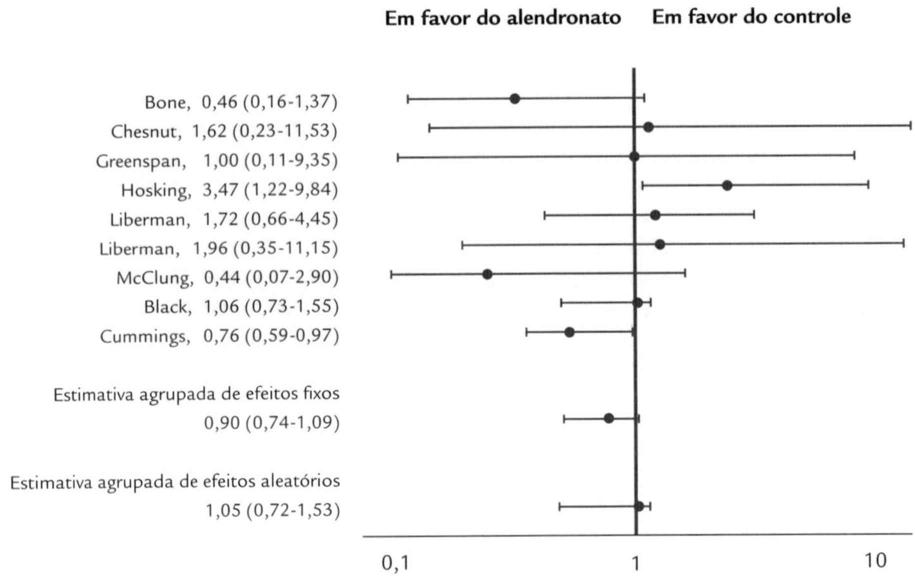

FIGURA 20.2.1 Impacto do modelo de metanálise escolhido sobre a estimativa agrupada de eficácia.

Considere a estimativa agrupada derivada do uso do modelo de efeitos fixos. Essa estimativa sumária reflete os resultados dos estudos maiores incluídos e favorece o alendronato. Como os estudos menores exercem um maior efeito sobre os resultados do modelo de efeitos aleatório, a estimativa sumária favorece o *grupo-controle*. Nenhum efeito sumário se aproxima da *significância estatística*.

Agora, examine os ICs em torno das estimativas sumária. Qual IC melhor reflete nosso nível de incerteza sobre o verdadeiro efeito da intervenção? Sugerimos que o IC mais estreito fornecido pelo modelo de efeitos fixos pode superestimar a força da inferência que podemos fazer sobre o verdadeiro efeito da intervenção. Contudo, o IC obtido com o modelo de efeitos aleatórios pode fornecer uma estimativa mais realista do leque de valores verdadeiros plausíveis (ver Cap. 8, Intervalos de confiança).

Na maioria das circunstâncias em que há discordância entre o modelo de efeitos aleatórios e o modelo de efeitos fixos, isso é uma questão da amplitude dos ICs. Em poucas situações, entretanto, as estimativas do efeito também podem apresentar grande divergência. Consideremos o magnésio no infarto agudo do miocárdio (Fig. 20.2.2). Uma série de ensaios pequenos realizados nos anos 1980 sugeriu que o magnésio podia cortar pela metade o risco de óbito.[20] Um ensaio relativamente grande, com 2.316 pacientes, publicado em 1992, também mostrou uma redução significativa na mortalidade (razão de chances [OR] 0,74; IC 95% 0,56-0,99), embora não tão grande.[21] Então, foi publicado o ISIS-4 Fourth International Study of Infarct Survival, um megaensaio fatorial randomizado que avaliou o uso precoce de captopril oral, de mononitrato oral e de sulfato de magnésio intravenoso em 58.050

pacientes com suspeita de infarto agudo do miocárdio (IM). O ISIS-4[22] forneceu uma estimativa diferente: uma tendência para aumento do risco de óbito (OR 1,06; IC 95% 1,00-1,13; P = 0,06).

A Figura 20.2.2 apresenta uma metanálise heterogênea desses estudos (P < 0,001; I^2 = 67,9%). A OR sumária dos efeitos fixos sugere ausência de benefício (OR 1,03; IC 95% 0,97-1,09), porém o uso do modelo de efeitos fixos não é estritamente adequado: os dados claramente violam o pressuposto de uma verdade comum entre os estudos. A estimativa de efeitos aleatórios sugere grande benefício do magnésio (OR 0,59; IC 95% 0,39-0,88), impulsionada pelos resultados dos ensaios pequenos.

À primeira vista, não faz nenhum sentido acreditar em ensaios de poucas centenas de pacientes quando existe um estudo disponível com mais de 50.000 pacientes. A credibilidade do resultado do ISIS-4 aumentou ainda mais com a publicação de outro estudo de grande porte, alguns anos depois,[23] que não mostrou nenhum benefício do magnésio entre 6.213 pacientes randomizados. Acreditando implicitamente nos ensaios maiores,[24] chegaríamos à conclusão de que a estimativa de efeitos aleatórios é profundamente enganosa.

É curioso, entretanto, que até um estudo tão grande quanto o Second Leicester Intravenous Intervention Trial tenha sugerido um benefício do magnésio.[25] Outra interpretação sugeriria que, no contexto de manejo da década de 1980, o magnésio era de fato efetivo, mas isso não continuou a ser verdade mais tarde, com as novas drogas, mobilização mais

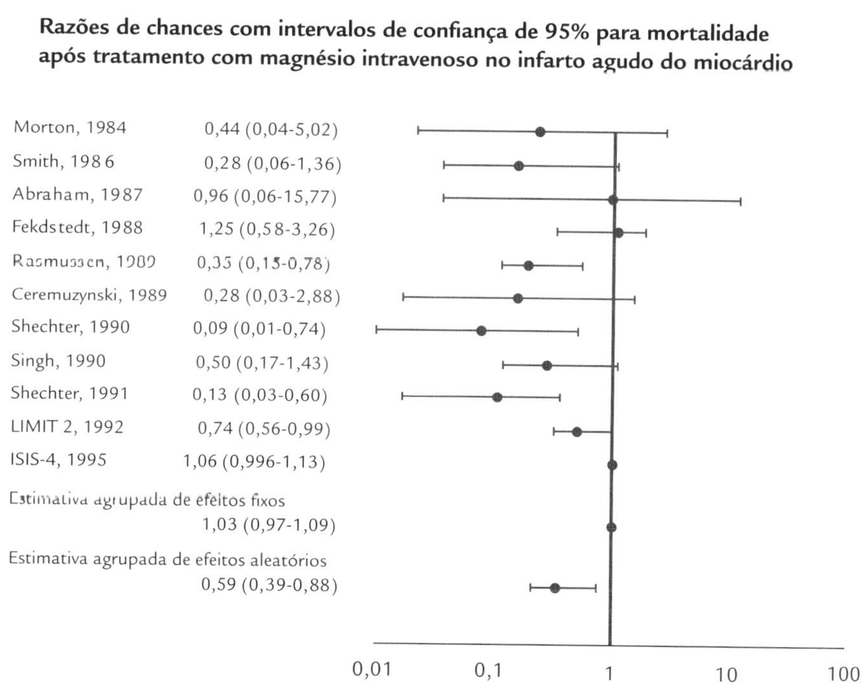

FIGURA 20.2.2 Impacto do modelo de metanálise escolhido sobre a estimativa conjunta de eficácia.

Abreviaturas: ISIS-4, Fourth International Study of Infarct Survival; LIMIT 2, Second Leicester Intravenous Intervention Trial. Adaptada de Teo e Yusef.[20]

rápida e menor mortalidade geral. Isso ilustra o conceito de modelos de efeitos aleatórios: focalizam um efeito médio em uma população de eventos que representa ampla variedade de populações e contextos. Mesmo assim, se acreditarmos que existe uma explicação da heterogeneidade – a época em que o estudo foi realizado – os clínicos devem procurar metanálises separadas para os ensaios iniciais e os mais recentes (ver Cap. 19, Sumarizando as evidências; Cap. 20.3, Compreendendo a variabilidade em resultados de estudos, e Cap. 20.4, Quando acreditar em uma análise de subgrupo).

Essa combinação de metanálises resulta de estudos sobre sais de magnésio no manejo do IM, tendo a mortalidade como desfecho. Nesse caso, o modelo de efeitos fixos é impulsionado pelos resultados do maior estudo e não revela nenhum benefício (excesso de 3% na chance de óbito), enquanto o modelo de efeitos aleatórios é impulsionado pelos resultados dos muitos estudos pequenos com resultados positivos e sugere uma redução maior nas chances de óbito, de 41%, estatisticamente significativa.

CONCLUSÃO

De uma maneira geral, como os leitores deveriam julgar se uma dada metanálise usou o modelo apropriado? É improvável que efeitos verdadeiros sejam exatamente idênticos em populações diversas. Além disso, estamos sempre interessados em extrapolar resultados além da amostra do estudo para pacientes em nossa prática. Essas considerações nos atraem para o modelo de efeitos aleatórios. Além disso, quando se documenta uma grande heterogeneidade entre estudos, os pressupostos de modelos de efeitos fixos são insustentáveis. Ademais, os casos em que estudos posteriores de grande porte contradisseram os resultados de metanálises de pequenos estudos sugerem a sabedoria de uma estimativa conservadora de ICs. Seguindo esse raciocínio, autores estão utilizando cada vez mais modelos de efeitos aleatórios de forma rotineira e selecionando variantes de modelos que produzam estimativas máximas de incerteza.[26] Contudo, a maior suscetibilidade do modelo de efeitos aleatórios ao *viés* de publicação, em resultado da maior ponderação atribuída a ensaios pequenos, é uma desvantagem.

Não pensamos que seja adequado ser dogmático sobre a escolha de um modelo analítico. Embora, em geral, o modelo escolhido pelos analistas de dados faça pouca diferença, entender as implicações associadas à escolha do modelo ajudará os clínicos a compreenderem situações nas quais há grande variabilidade de resultados de estudo.

Referências

1. Fleiss JL. The statistical basis of meta-analysis. *Stat Methods Med Res.* 1993; 2(2):121-145.
2. Anello C, Fleiss JL. Exploratory or analytic meta-analysis: should we distinguish between them? *J Clin Epidemiol.* 1995;48(1):109-116; discussion 117-118.
3. Lau J, Ioannidis JP, Schmid CH. Summing up evidence: one answer is not always enough. *Lancet.* 1998;351(9096):123-127.
4. DerSimonian R, Laird N. Meta-analysis in clinical trials. *Control Clin Trials.* 1986; 7(3):177-188.
5. Mantel N, Haenszel W. Statistical aspects of the analysis of data from retrospective studies of disease. *J Natl Cancer Inst.* 1959;22(4):719-748.
6. Smith TC, Spiegelhalter DJ, Thomas A. Bayesian approaches to random-effects meta-analysis: a comparative study. *Stat Med.* 1995;14(24):2685-2699.
7. Warn DE, Thompson SG, Spiegelhalter DJ. Bayesian random effects metaanalysis of trials with binary outcomes: methods for the absolute risk difference and relative risk scales. *Stat Med.* 2002;21(11):1601-1623.
8. Engels EA, Schmid CH, Terrin N, Olkin I, Lau J. Heterogeneity and statistical significance in meta-analysis: an empirical study of 125 meta-analyses. *Stat Med.* 2000;19(13):1707-1728.
9. Higgins JP, Thompson SG, Deeks JJ, Altman DG. Measuring inconsistency in meta-analyses. *BMJ.* 2003;327(7414):557-560.
10. Ioannidis JP, Trikalinos T, Ntzani E, Contopoulos-Ioannidis D. Genetic associations in large versus small studies: an empirical assessment. *Lancet.* 2003;361 (9357):567-571.
11. Poole C, Greenland S. Random-effects meta-analyses are not always conservative. *Am J Epidemiol.* 1999;150(5):469-475.

12. McClung M, Clemmesen B, Daifotis A, et al. Alendronate prevents postmenopausal bone loss in women without osteoporosis: a double-blind, randomized, controlled trial: Alendronate Osteoporosis Prevention Study Group. *Ann Intern Med.* 1998;128(4):253-261.
13. Bone HG, Downs RW, Tucci JR, et al. Dose-response relationships for alendronate treatment in osteoporotic elderly women: Alendronate Elderly Osteoporosis Study Centers. *J Clin Endocrinol Metab.* 1997;82(1):265-274.
14. Cummings SR, Black DM, Thompson DE, et al. Effect of alendronate on risk of fracture in women with low bone density but without vertebral fractures: results from the Fracture Intervention Trial. *JAMA.* 1998;280(24):2077-2082.
15. Greenspan SL, Parker RA, Ferguson L, et al. Early changes in biochemical markers of bone turnover predict the long-term response to alendronate therapy in representative elderly women: a randomized clinical trial. *J Bone Miner Res.*1998;13(9):1431-1438.
16. Liberman UA, Weiss SR, Broll J, et al. Effect of oral alendronate on bone mineral density and the incidence of fractures in postmenopausal osteoporosis: the Alendronate Phase III Osteoporosis Treatment Study Group. *N Engl J Med.*1995;333(22):1437-1443.
17. Black DM, Cummings SR, Karpf DB, et al. Randomised trial of effect of alendronate on risk of fracture in women with existing vertebral fractures: Fracture Intervention Trial Research Group. *Lancet.* 1996;348(9041):1535-1541.
18. Hosking D, Chilvers CED, Christiansen C, et al. Prevention of bone loss with alendronate in postmenopausal women under 60 years of age: Early Postmenopausal Intervention Cohort Study Group. *N Engl J Med.* 1998;338(8):485-492.
19. Chesnut CH III, McClung MR, Ensrud KE, et al. Alendronate treatment of the postmenopausal osteoporotic woman: effect of multiple dosages on bone mass and bone remodeling. *Am J Med.* 1995;99(2):144-152.
20. Teo KK, Yusuf S. Role of magnesium in reducing mortality in acute myocardial infarction: a review of the evidence. *Drugs.* 1993;46(3):347-359.
21. Woods KL, Fletcher S, Roffe C, Haider Y. Intravenous magnesium sulphate in suspected acute myocardial infarction: results of the Second Leicester Intravenous Magnesium Intervention Trial (LIMIT-2). *Lancet.* 1992;339(8809):1553-1558.
22. ISIS-4 (Fourth International Study of Infarct Survival) Collaborative Group. ISIS-4: a randomised factorial trial assessing early oral captopril, oral mononitrate, and intravenous magnesium sulphate in 58,050 patients with suspected acute myocardial infarction. *Lancet.* 1995;345(8951):669-685.
23. Early administration of intravenous magnesium to high-risk patients with acute myocardial infarction in the Magnesium in Coronaries (MAGIC) Trial: a randomized controlled trial. *Lancet.* 2002;360(9341):1189-1196.
24. Ioannidis JP, Cappelleri JC, Lau J. Issues in comparisons between meta-analyses and large trials. *JAMA.* 1998;279(14):1089-1093.
25. Woods KL. Mega-trials and management of acute myocardial infarction. *Lancet.* 1995;346(8975):611-614.
26. Babapulle MN, Joseph L, Belisle P, et al. A hierarchical bayesian meta-analysis of randomised clinical trials of drug-eluting stents. *Lancet.* 2004;364(9434):583-591.

20.3

TÓPICOS AVANÇADOS EM REVISÕES SISTEMÁTICAS

Compreendendo a variabilidade em resultados de estudos

VICTOR MONTORI, ROSE HATALA, JOHN IOANNIDIS,
MAUREEN O. MEADE, PETER WYER E GORDON GUYATT

Neste capítulo:

CHEGAR A UMA ÚNICA ESTIMATIVA SUMÁRIA DO EFEITO

Muitas vezes, clínicos procuram na literatura médica uma única informação-chave. Essa informação pode ser o efeito de um tratamento, o efeito de uma exposição potencialmente nociva, a informação fornecida por um teste diagnóstico ou a associação entre uma dada característica do paciente e o seu *prognóstico*. Cada estudo fornece uma *estimativa pontual* desse efeito. Entretanto, estimativas pontuais de estudos correlatos inevitavelmente apresentam algum grau de variação. O objetivo primário de uma *revisão sistemática* quantitativa, também chamada *metanálise*, é fornecer a melhor estimativa sumária individual do efeito. Para fornecer uma estimativa assim, revisores combinarão estatisticamente resultados de diferentes estudos em uma metanálise.

Outro objetivo importante de uma revisão sistemática é compreender a variabilidade em estimativas pontuais de estudos correlatos. O objetivo deste capítulo é compreender a variabilidade de resultados de estudos. Os princípios são os mesmos, qualquer que seja o foco: efeito do tratamento, *exposição* nociva, testes diagnósticos ou variável prognóstica. Neste capítulo, abordaremos a questão relativa a *efeitos do tratamento*.

O DILEMA DA VARIABILIDADE: HETEROGENEIDADE DOS RESULTADOS DE ESTUDOS

O pressuposto de uma revisão sistemática que fornece uma estimativa sumária de um efeito de tratamento é que, entre a gama de pacientes, intervenções e *desfechos* de estudo incluídos na revisão, o efeito de interesse será mais ou menos igual. No Capítulo 19, Sumarizando as evidências, apresentamos o dilema que os clínicos devem confrontar ao avaliar uma revisão desse gênero. Por um lado, uma questão de revisão formulada para incluir ampla gama de pacientes, intervenções e modos de medir desfechos ajuda a evitar efeitos espúrios de subgrupo (ver Cap. 20.4, Quando acreditar em uma análise de subgrupo), leva a *intervalos de confiança* (ICs) mais estreitos e aumenta a aplicabilidade a uma ampla faixa de pacientes. Por outro lado, combinar os resultados de diversos estudos pode violar o pressuposto de partida da análise: que a magnitude do efeito é mais ou menos igual em diferentes populações de pacientes, intervenções ou exposições e desfechos.

A solução para esse dilema é avaliar o quanto os resultados diferem de estudo para estudo; ou seja, a variabilidade ou *heterogeneidade* de resultados de estudo. A Tabela 20.3.1 resume abordagens para avaliar a variabilidade em resultados de estudo, e a discussão a seguir expande tais princípios.

AVALIAÇÃO VISUAL DA VARIABILIDADE

Como dois estudos raramente produzem estimativas pontuais extremamente próximas uma da outra e praticamente nunca produzem estimativas pontuais idênticas, qualquer metanálise que combine vários estudos inevitavelmente demonstrará alguma heterogeneidade de resultados. A questão é se essa he-

TABELA 20.3.1 Avaliando a variabilidade em resultados de estudos

Avaliação visual da variabilidade
Quão similares são as estimativas pontuais?
Qual o grau da superposição dos intervalos de confiança?
Testes estatísticos que avaliam a variabilidade
Testes sim-ou-não de heterogeneidade que geram um valor P
Teste I^2 que quantifica a variabilidade explicada por diferenças entre resultados de estudos

terogeneidade é suficientemente grande para criar desconforto em relação à combinação de resultados de um grupo de estudos correlatos para gerar um único efeito sumário.[1]

Considere os resultados de duas metanálises apresentados nas Figuras 20.3.1 e 20.3.2 (metanálises A e B, respectivamente). Revisando os resultados desses estudos, os clínicos se sentiriam bem com um único resultado sumário de qualquer uma ou ambas as metanálises? Parece implausível termos um único efeito representando todos os estudos em A, embora os clínicos possam facilmente aceitar um único efeito sumário para B.

O conforto com um único efeito sumário aumenta quando todos os estudos sugerem benefícios ou todos os estudos sugerem dano e, portanto, quando as estimativas pontuais de todos os estudos estão do mesmo lado da linha de ausência de efeito. Essa condição é verdadeira no caso da metanálise B, mas não da metanálise A, em que dois estudos sugerem benefício e dois sugerem dano. A Figura 20.3.3, entretanto, ressalta a limitação dessa regra empírica simples. A metanálise hipotética C também mostra estimativas pontuais dos dois lados da linha de ausência de efeito, mas, aqui, a maioria dos clínicos se sentiria confortável em agrupar os resultados.

Uma melhor abordagem para avaliar a heterogeneidade focaliza a magnitude das diferenças em estimativas pontuais dos estudos. Grandes diferenças em estimativas pontuais fazem com que clínicos se sintam menos confortáveis com o agrupamento (como na metanálise A). Em contraste, pequenas diferenças na magnitude de estimativas pontuais (como nas metanálises B e C) apoiam o pressuposto subjacente de que, em toda a gama de pacientes, intervenções e desfechos de estudos incluídos na revisão, o efeito de interesse é mais ou menos o mesmo.

Existe um segundo critério, igualmente importante, que clínicos devem aplicar ao julgar se o agrupamento é adequado. Se houver grande superposição dos ICs (como nas metanálises B e C), o *erro aleatório* permanecerá uma explicação plausível para as diferenças nas estimativas pontuais. Quando os ICs não se sobrepõem (como na metanálise A), o erro aleatório é uma explicação improvável para diferenças no aparente efeito do tratamento entre estudos.

TESTES ESTATÍSTICOS SIM-OU-NÃO DE HETEROGENEIDADE

A natureza subjetiva de avaliações visuais de riscos de heterogeneidade torna-as vulneráveis a erros de interpretação. Assim, a análise esta-

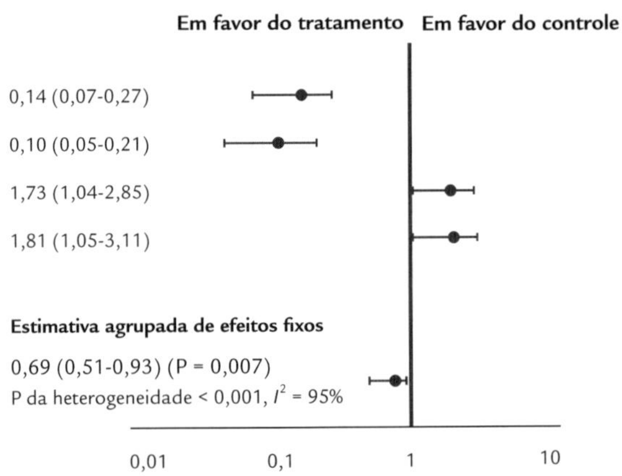

FIGURA 20.3.1 Resultados da metanálise A.

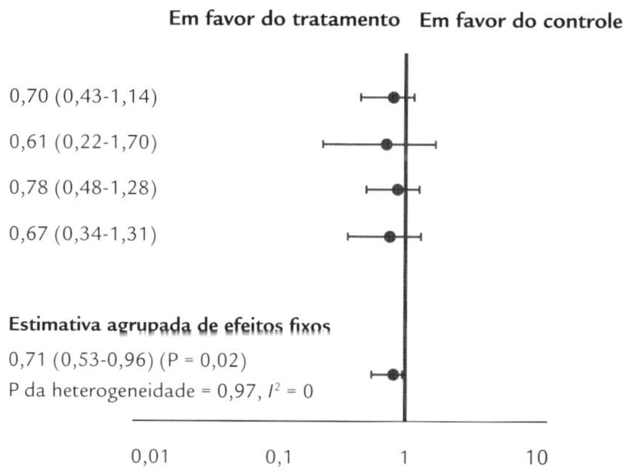

Figura 20.3.2 Resultados da metanálise B.

tística formal é um complemento útil para a inspeção visual.

A *hipótese nula* do *teste de heterogeneidade* é que o efeito subjacente é o mesmo em cada um dos estudos (p. ex., o *risco relativo* [RR] subjacente associado ao estudo 1 é igual ao RR subjacente associado aos estudos 2, 3, e 4) (ver Cap. 10.1, Teste de hipóteses). Existem vários testes de heterogeneidade que fornecem um valor P, representando a frequência com que se obteriam diferenças de resultados de estudo tão grandes ou maiores do que as observados, caso a hipótese nula fosse verdadeira e se repetíssemos os estudos muitas vezes.[2] Um valor P baixo significa que o erro aleatório é uma explicação improvável para as diferenças de resultados entre estudos. Assim, um valor P baixo em um teste de heterogeneidade deveria levantar dúvidas sobre a confiança em uma única estimativa sumária que representasse o efeito do tratamento para todos os pacientes e todas as variações na administração de um tratamento. Contudo, um valor P alto aumenta nossa confiança de que o pressuposto subjacente do agrupamento é verdadeiro e, portanto, nossa confiança em uma estimativa sumária global. Como em muitas metanálises o teste não tem poder suficiente para detectar heterogeneidade, investigadores muitas vezes escolhem um limiar para o valor P de 0,10 em vez do valor de 0,05 usado para a maioria dos testes estatísticos.

NOTA TÉCNICA 20.3.1

O Q de Cochrane, o teste de heterogeneidade mais comumente usado, pressupõe a hipótese nula de que toda a variabilidade aparente entre resultados individuais de estudos é devida ao acaso. O Q de Cochrane gera uma probabilidade, baseada em uma distribuição de χ^2, de que diferenças de resultados entre estudos iguais ou superiores àquelas observadas provavelmente ocorrem simplesmente por acaso.

Na Figura 20.3.1, o valor P associado ao teste de heterogeneidade é pequeno ($P \leq 0{,}001$), indicando que é improvável que observássemos resultados tão díspares se todos os estudos tivessem o mesmo efeito subjacente. O valor P correspondente na Figura 20.3.2 é 0,97, aproximando-se do valor P máximo possível, 1,0. Isso significa que, se a hipótese nula fosse verdadeira, observaríamos, em quase todas as repetições das experiências, diferenças de efeito tão grandes ou maiores do que as observadas nesses quatro estudos. O valor P para a Figura 20.3.3 também é relativamente grande, 0,37.

Como o teste sim-ou-não de heterogeneidade não tem poder suficiente quando uma metanálise é limitada por um número relativa-

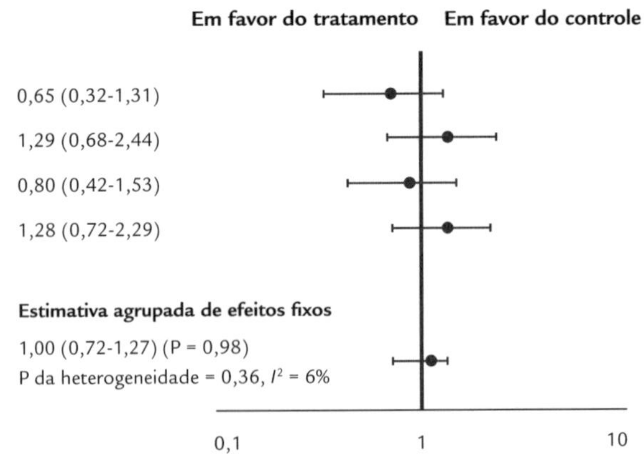

Figura 20.3.3 Resultados da metanálise C.

mente menor de estudos pequenos, um resultado não significativo nessas circunstâncias não exclui uma importante heterogeneidade subjacente do efeito de tratamento. Em tais situações, poderíamos ser incapazes de excluir o acaso como uma explicação de diferenças, mas continuaríamos a suspeitar que fatores como diferenças em populações, intervenções ou medidas de desfecho são responsáveis por diferenças em resultados do estudo (ver Cap. 20.4, Quando acreditar em uma análise de subgrupo).

Quando uma metanálise inclui estudos com grandes tamanhos amostrais e um número de eventos correspondentemente grande, o teste de heterogeneidade também pode fornecer resultados potencialmente enganosos. Nessas circunstâncias, podemos ver diferenças pequenas e sem importância em estimativas pontuais, mas, devido aos ICs estreitos, podemos ter um resultado de teste estatístico positivo para heterogeneidade. Essa é outra razão por que clínicos precisam usar suas próprias avaliações visuais de heterogeneidade e os resultados de testes estatísticos formais.

MAGNITUDE DE TESTES ESTATÍSTICOS DE HETEROGENEIDADE

Dadas as limitações da abordagem sim-ou-não ao valor P, é útil usar um teste alternativo que focalize a magnitude da variabilidade, e não a significância estatística da variabilidade entre estudos. A estatística I^2[3,4] fornece uma estimativa da porcentagem da variabilidade em resultados entre estudos que é provavelmente devida a diferenças reais no efeito de tratamento e não ao acaso. Quando I^2 é zero, o acaso fornece uma explicação satisfatória para a variabilidade em estimativas pontuais de estudos individuais, e clínicos podem aceitar confortavelmente uma única estimativa agrupada do efeito do tratamento. À medida que I^2 aumenta, sentimo-nos progressivamente menos confortáveis com uma única estimativa agrupada, e a necessidade de buscar explicações para a variabilidade além do acaso torna-se mais forte. Uma regra empírica caracteriza um I^2 abaixo de 0,25 como baixa heterogeneidade, de 0,25 a 0,5 como moderada e acima de 0,5 como grande.[5]

NOTA TÉCNICA 20.3.2

Pode-se calcular I^2 a partir do Q de Cochrane (a estatística de heterogeneidade mais comumente usada), de acordo com a fórmula: I^2 = 100% x (Q de Cochrane – graus de liberdade). Qualquer valor negativo de I^2 é considerado igual a 0, de modo que os valores de I^2 variam entre 0 e 100%.

Os resultados da Figura 20.3.1 geram um I^2 acima de 75%, enquanto os resultados das

Figuras 20.3.2 e 20.3.3 produzem valores de I^2 abaixo de 10%.

O QUE FAZER QUANDO EXISTE GRANDE VARIABILIDADE DE RESULTADOS ENTRE ESTUDOS

O que clínicos devem fazer quando houver *evidências* de diferenças grandes ou significativas de resultados de estudo para estudo? Quando o acaso se torna uma explicação improvável para diferenças, os clínicos devem assegurar-se de que os metanalistas procuraram outras explicações. Diferenças em participantes, intervenções, desfechos e metodologia do estudo podem explicar a variação no efeito do tratamento.

Idealmente, os revisores deveriam especificar possíveis explicações de heterogeneidade antes de analisar dados em uma metanálise. Quando fazem isso, aparentes explicações de heterogeneidade ganham credibilidade; quando investigadores não fornecem hipóteses *a priori*, a credibilidade diminui. Quando aparentes explicações para a heterogeneidade emergem de uma dragagem de dados *post hoc*, devemos encarar essas aparentes diferenças de subgrupos como *insights* que geram hipóteses. (Para uma compreensão mais profunda dos princípios com os quais clínicos devem avaliar a exploração das fontes de heterogeneidade, ver Cap. 20.4, Quando acreditar em uma análise de subgrupo. Para uma discussão de outras questões de análise estatística relacionadas à heterogeneidade de resultados de estudo, ver o Capítulo 20.2, Modelos de efeitos fixos e de efeitos aleatórios.)

E se, ao final, ficarmos com um grande grau de heterogeneidade inexplicada entre estudos, para a qual o acaso não é uma explicação adequada? Essa não é uma situação incomum. Alguns sustentam que, nessa situação, investigadores não devem combinar os resultados. Contudo, clínicos ainda precisam da melhor estimativa sobre o efeito do tratamento a fim de subsidiar suas decisões. Enquanto aguardamos outros estudos que possam explicar as diferenças entre resultados, a estimativa sumária permanece a melhor explicação do efeito do tratamento. Entretanto, clínicos deveriam ter cautela em recomendar tratamentos baseados em estimativas sumária associadas a uma grande heterogeneidade inexplicada.

Agradecimento

Este capítulo baseia-se em um artigo previamente publicado por Hatala e colaboradores.[5]

Referências

1. Lau J, Ioannidis JP, Schmid CH. Summing up evidence: one answer is not always enough. *Lancet*. 1998; 351(9096):123-127.
2. Lau J, Ioannidis JP, Schmid CH. Quantitative synthesis in systematic reviews. *Ann Intern Med*. 1997;127(9):820-826.
3. Higgins J, Thompson S, Deeks J, Altman D. Measuring inconsistency in metaanalyses. *BMJ*. 2003;327(7414): 557-560.
4. Higgins J, Thompson S, Deeks J, Altman D. Statistical heterogeneity in systematic reviews of clinical trials: a critical appraisal of guidelines and practice. *J Health Serv Res Policy*. 2002;7(1):51-61.
5. Hatala R, Keitz S, Wyer P, Guyatt G; for the Evidence-Based Medicine Teaching Tips Working Group. Tips for learners of evidence-based medicine, 4: assessing heterogeneity of primary studies in systematic reviews and whether to combine their results. *CMAJ*. 2005;172(5):661-665.

20.4

TÓPICOS AVANÇADOS EM REVISÕES SISTEMÁTICAS

Quando acreditar em uma análise de subgrupo

GORDON GUYATT, PETER WYER
E JOHN IOANNIDIS

Neste capítulo:

- Cenário clínico
- O desafio da análise de subgrupo
- Por que investigadores realizam análises de subgrupos?
- Geralmente antecipamos reduções similares de risco relativo, não absoluto, entre subgrupos
- Hipóteses de subgrupos devem focalizar diferenças identificáveis no início de um estudo
- Evitar achados enganadores fortuitos
- Diretrizes para interpretar análises de subgrupos
  - A hipótese foi anterior ou posterior à análise?
  - A diferença entre subgrupos é parte de um pequeno número de efeitos hipotéticos testados?
  - A diferença entre subgrupos é sugerida por comparações intraestudos em vez de entre estudos?
  - Qual é a magnitude da diferença entre subgrupos?
  - A diferença entre subgrupos é consistente entre estudos?
  - A diferença entre subgrupos é estatisticamente significativa?
  - Há evidências externas que apoiem a hipótese de diferenças entre subgrupos?
- Conclusão
- Resolução clínica

CENÁRIO CLÍNICO

Você é o diretor clínico de um serviço de emergência em sua região. O chefe do seu comitê de treinamento de ressuscitação observa que seus protocolos de parada cardíaca não incluem vasopressina. Ele indica um estudo no New England Journal of Medicine que sugere que a vasopressina, em relação à adrenalina, salvou vidas em pacientes que se apresentavam em assistolia[1] e que um editorial, na mesma edição, apoiava esse uso.[2] Também menciona que a American Heart Association publicou uma atualização de suas bem conhecidas diretrizes Advanced Cardiac Life Support[3] e observa que lista a vasopressina como uma alternativa válida à adrenalina, ao mesmo tempo em que reconhece que há controvérsias sobre tal recomendação.[4]

Apressado pela urgência de seu colega, você examina as novas diretrizes e observa que a fonte dos achados sobre a efetividade da vasopressina para parada cardíaca em pacientes em assistolia é uma análise de subgrupo de dados do estudo do *New England Journal of Medicine* que incluía pacientes que se apresentaram em diferente ritmos de parada.[1] Você também descobre uma metanálise recente de estudos similares[5] nos documentos relevantes da diretriz. A alegação aparente é que a vasopressina é efetiva em relação à adrenalina para assistolia, mas não é para outros ritmos, particularmente para a fibrilação ventricular. Você se pergunta sobre a credibilidade da análise de subgrupo e se esse tipo de análise pode apoiar mudanças de prática clínica. Frente a evidências conflitantes e controvérsias, você faz uma busca adicional em PubMed Clinical Queries e localiza uma análise das evidências sobre vasopressina com base em critérios publicados de validade de uma análise de subgrupo.[6] Abastecido com esse material, você começa a examinar as evidências.

O DESAFIO DA ANÁLISE DE SUBGRUPO

Diante de uma decisão de tratamento em um dado paciente, clínicos estão interessados em evidências mais diretamente pertinentes àquele indivíduo. Em um levantamento de 45 ensaios clínicos publicados em três importantes revistas médicas, Pocock e colaboradores[7] encontraram, em 51% dos informes, pelo menos uma análise de subgrupo que comparava a resposta ao tratamento em diferentes categorias de pacientes. Embora os investigadores que estavam realizando essas análises estivessem tentando responder às necessidades de clínicos por informações especificas para seus pacientes individuais, eles corriam mais riscos de iludirem do que de esclarecerem os médicos.

Neste capítulo, apresentamos diretrizes para interpretar resultados de *análises de subgrupos*. Embora nossa discussão seja centrada em *ensaios clínicos randomizados* (ECRs) e *revisões sistemáticas e metanálises* de ECRs, os mesmos princípios se aplicam a outros delineamentos de pesquisa. Nossa discussão pressupõe um delineamento sólido dos estudos. No caso de estudos de tratamento, um delineamento sólido envolve randomização, cegamento, seguimento completo e prevenção de interrupção prematura (ver Cap. 6, Terapia). Se os delineamentos de estudo não forem sólidos, as conclusões gerais serão suspeitas, ainda mais as conclusões baseadas em análises de subgrupos.

POR QUE INVESTIGADORES REALIZAM ANÁLISES DE SUBGRUPOS?

Uma análise de subgrupo procura diferenças importantes no efeito do tratamento. Essas diferenças podem ser entre tipos de pacientes (como diferentes faixas etárias ou gravidade da doença) ou entre tratamentos (como diferentes doses ou diferentes drogas na mesma classe). Quando a magnitude da diferença entre subgrupos for real e suficientemente grande, poderá influenciar o tratamento de pacientes.

Continua a haver controvérsia sobre como determinar em quais análises de subgrupo os clínicos devem acreditar. Críticos da análise de subgrupo censuram a busca de provas e exercícios de dragagem de dados,[8-11] que resultam em inferências espúrias sobre efeitos de subgrupos. Defensores da análise de subgrupo ficam alarmados pelos riscos de deixar de perceber diferenças importantes de efeitos,[12,13] particularmente com o agrupamento arbitrário de resultados,[14] que alegam poder resultar em conclusões sem significado sobre efeitos médios[15] ou fracasso ao detectar efeitos importantes de tratamento em resultado de populações de estudo heterogêneas demais.[16]

Clínicos precisam de conselhos práticos sobre quando acreditar em uma análise que mostre uma aparente diferença em efeitos de tratamento entre subgrupos. Ao considerarem esse ponto, os clínicos devem ter em mente possíveis diferenças em medidas de efeito e como a escolha dessa medida pode influenciar inferências sobre diferenças entre subgrupos.

GERALMENTE ANTECIPAMOS REDUÇÕES SIMILARES DE RISCO RELATIVO, NÃO ABSOLUTO, ENTRE SUBGRUPOS

Considere uma mulher de 40 anos, não fumante, sem diabete e sem história familiar de cardiopatia, com pressão arterial de 110/70 mmHg e um nível sérico de colesterol elevado com uma razão entre colesterol total e HDL (*high density lipoprotein*) de 6. Seu risco de morte cardiovascular na próxima década é de 2% ou menos. Compare essa mulher com um homem de 70 anos, fumante, diabético, com história familiar de cardiopatia, com pressão arterial de 140/85 mmHg e idênticos colesterol sérico e razão entre colesterol e HDL. Seu risco de morte cardiovascular na próxima década é de 30% ou mais.

Esses dois indivíduos representam extremos de subgrupos de alto e baixo risco de candidatos a tratamento para diminuição de lipídeos. Se considerarmos a *redução de risco absoluto* (RRA) que esses pacientes podem alcançar, ao tomarem uma estatina pelos próximos 10 anos, é quase certo haver um efeito de subgrupo. O maior benefício absoluto que a mulher poderia esperar seria uma redução de risco de 1% (de 2 a 1%), enquanto o homem mais velho poderia ter seu risco reduzido em 10 pontos percentuais ou mais (de 30 a 20%). Assim, concluiríamos que existe diferença entre pacientes de alto e baixo risco e entre magnitude de efeito de tratamento (i.e., os maiores efeitos são observados no grupo de maior risco).

Contudo, a *redução de risco relativo (RRR)* – em metanálises de estatinas, cerca de 30%[17] – pode muito bem ser similar em pacientes de alto e baixo risco. De fato, metanálises de ensaios randomizados de estatinas sugerem que há pouca variação de RRRs entre grupos de maior e menor risco. Em geral, considerando uma ampla variedade de intervenções, RRRs tendem a ser similares entre grupos de risco, enquanto RRAs mostram maior variabilidade[18-20] (ver Cap. 7, O tratamento diminui o risco? Compreendendo os resultados). Em nossa discussão de análises de subgrupos, falaremos de RRRs, a não ser que se declare o contrário.

HIPÓTESES DE SUBGRUPOS DEVEM FOCALIZAR DIFERENÇAS IDENTIFICÁVEIS NO INÍCIO DE UM ESTUDO

Uma questão final é que análises de subgrupos devem centrar-se em variáveis que podem ser definidas quando os pacientes iniciam um estudo. Podem ser características dos pacientes (como diferentes faixas etárias ou gravidade da doença), da intervenção (como dose da droga, uma dada droga em uma classe) ou de desfecho (como seguimento por longo prazo *vs.* curto prazo). O enfoque nessas variáveis garantirá que o equilíbrio prognóstico criado pela randomização seja conservado.

Análises que focalizam diferenças surgidas após a randomização são muito menos seguras. Por exemplo, um ensaio randomizado de controle intensivo *versus* controle padrão de glicose em uma unidade de cuidados intensivos não encontrou diferenças de mortalidade entre os grupos, mas sim uma diferença estatisticamente significativa entre pacientes internados por mais de três dias na unidade de cuidados intensivos.[21] Como pacientes com um prognóstico favorável podiam ter maior probabilidade de ter alta mais cedo no grupo-controle em relação ao grupo experimental, o efeito aparente é no mínimo tão provável de ser devido ao desequilíbrio prognóstico quanto ao tratamento. Limitamos a discussão subsequente a variáveis identificáveis no início de um estudo e sugerimos que clínicos deem pouca atenção a análises que focalizem diferenças entre subgrupos que surgem durante sua realização.

EVITAR ACHADOS ENGANADORES FORTUITOS

Ao formular guias para acreditar ou não em uma análise de subgrupo, trabalharemos a partir de critérios sugeridos por outros autores.[22-25] A Tabela 20.4.1 sumariza a abordagem que descreveremos em detalhe a seguir. Como acreditamos que os investigadores têm mais probabilidades de cometer erros sérios quando apresentam análises espúrias de subgrupo como reais do que quando não identificam verdadeiras diferenças entre subgrupos, daremos ênfase aos perigos de análises ilusórias que sugerem diferentes efeitos de tratamento entre subgrupos. Apresentamos os critérios em uma ordem que evidencia a lógica de refletir sobre todos os aspectos de uma questão de subgrupo, em vez da importância dos critérios, que poderia diferir segundo as circunstâncias.

Em uma investigação imaginativa intitulada The Miracle of Dice Therapy for Acute Stroke, Counsell e colaboradores[26] orientaram estudantes, em uma aula prática de estatística, a jogarem dados de cores diferentes várias vezes, simulando 44 ensaios clínicos de terapias fictícias. Os participantes recebiam um par de dados e recebiam a informação de que um deles era um dado comum, representando o grupo-controle, enquanto o outro estava adulterado para dar ou mais ou menos vezes o número 6 do que o controle. Um 6 representava um óbito de paciente, e todos os outros números representavam uma sobrevida. Alguns pares de dados eram vermelhos, alguns brancos e alguns verdes, e cada cor representava uma medicação diferente (p. ex., um membro diferente de uma mesma classe de drogas). Os investigadores simularam ensaios de diferentes tamanhos (vários números de jogadas dos pares de dados) e rigor metodológico, os quais passaram também pelo processo de revisão por pares e publicação.

Análises de subgrupos sugeriram que o dado "vermelho" representava uma terapia com uma tendência não significativa para o excesso de mortalidade, e quando se excluía a droga vermelha inferior, junto com estudos metodologicamente inferiores e não publicados e com dados de centros sem experiência, a terapia dos dados oferecia uma impressionante RRR de 39% na mortalidade.

Os participantes, entretanto, tinham sido deliberadamente enganados: os dados não eram adulterados. Os efeitos observados, que mimetizavam de perto os padrões informados na lite-

TABELA 20.4.1 Diretrizes para decidir se aparentes diferenças na resposta de subgrupos são reais

- A hipótese foi anterior ou posterior à análise?
- A diferença entre subgrupos foi uma entre um pequeno número de hipóteses de efeitos testadas?
- A diferença entre subgrupos é sugerida por comparações intraestudos, em vez de entre estudos?
- Qual é a magnitude da diferença entre subgrupos?
- A diferença entre subgrupos é consistente entre estudos?
- A diferença entre subgrupos foi estatisticamente significativa?
- Há evidências externas que apoiem a hipótese de diferenças entre subgrupos?

ratura médica real, resultavam inteiramente do acaso. O efeito impressionante e estatisticamente significativo da terapia Dice adequadamente administrada resultava inteiramente de análises seletivas de subgrupo e exclusões.

O acaso é a explicação para análises espúrias de subgrupos. Clínicos e investigadores tendem a subestimar o efeito do acaso sobre os resultados de experimentos.

Continua a ser verdade que, quando os *tamanhos de amostra* são pequenos e o *poder* das análises é limitado, investigadores podem não detectar diferenças subjacentes importantes no efeito de tratamento entre subgrupos. A maioria dos ensaios não tem poder suficiente para detectar efeitos gerais[27] e um poder mínimo para detectar diferenças entre subgrupos, mesmo se estas forem grandes e importantes para o paciente. Metanálises que combinam os resultados de muitos ensaios podem ter aumentado o poder para documentar efeitos de subgrupo,[28] mas dados publicados, em geral, não fornecem informações suficientes para permitir síntese e análise consistentes de dados relativos ao subgrupo. Análises de subgrupos podem ser mais factíveis com metanálises de dados em nível individual, mas essa é raramente uma tarefa fácil.[29]

Considerando todos os aspectos, o poder enganador do acaso sugere que clínicos devem ter muita cautela ao interpretar aparentes diferenças entre subgrupos. A Tabela 20.4.2 apresenta várias alegações de diferenças entre subgrupos que foram finalmente comprovadas falsas. Iremos, agora, ampliar a discussão dos critérios apresentados na Tabela 20.4.1, explicando como você pode diferenciar essas situações de diferenças reais de subgrupos.

DIRETRIZES PARA INTERPRETAR ANÁLISES DE SUBGRUPOS

A hipótese foi anterior ou posterior à análise?

Incrustado em qualquer grande conjunto de dados existe um certo número de aparentes, porém espúrias, diferenças. Em resultado disso, a credibilidade de qualquer aparente diferença entre subgrupos que surgir de hipóteses *post hoc* e não *a priori* é questionável.

A Tabela 20.4.2 apresenta vários exemplos de tais efeitos espúrios de subgrupos. Um deles era o aparente achado sobre a aspirina ter um efeito benéfico na prevenção de acidente vascular cerebral (AVC) em homens com doença cerebrovascular, mas não apresentar o mesmo efeito em mulheres.[31] Durante um período considerável, o achado levou muitos médicos a não receitarem aspirina para mulheres com doença cerebrovascular. Essa diferença entre subgrupos, que foi descoberta (i.e., os investigadores realizaram esse achado casualmente ao explorar os dados, em vez de suspeitá-lo anteriormente) no primeiro grande estudo de aspirina em pacientes com ataques isquêmicos transitórios, foi posteriormente demonstrada ser falsa, em outros estudos e em uma metanálise que sumarizou esses estudos.[33]

A questão relativa a se a hipótese antecedeu à análise de um conjunto de dados não é necessariamente dicotômica, tipo preto ou branco. Em um extremo, resultados inesperados podem ser claramente responsáveis por gerar uma nova hipótese; os resultados são descobertos por uma análise *post hoc*. No outro extremo, uma análise de subgrupo para testar uma hipótese sugerida por pesquisas anteriores pode ser documentada em um protocolo, estudo ou revisão sistemática. Entre esses dois extremos existe uma gama de possibilidades, e o grau com que uma hipótese surgiu antes, durante ou depois que os dados foram coletados e analisados frequentemente não está claro nos relatórios do estudo. A situação pode ser complicada ainda mais pela relutância de investigadores em reconhecerem que uma hipótese específica foi feita *post hoc*. Contudo, se uma hipótese foi clara e inequivocamente sugerida por um conjunto diferente de dados, passamos de um marco gera-

TABELA 20.4.2 Exemplos de análises de subgrupos posteriormente demonstradas como sendo falsas

Observação (citação)	Referência da refutação
A aspirina é inefetiva na prevenção secundária de AVC em mulheres[31,32]	33
O tratamento anti-hipertensivo para prevenção primária é inefetivo em mulheres[34,35]	36
O tratamento anti-hipertensivo é inefetivo ou nocivo em idosos[37]	38
Inibidores da ECA não reduzem mortalidade e hospitalizações em pacientes com insuficiência cardíaca que também tomam aspirina[39]	40
β-bloqueadores são inefetivos após infarto agudo de miocárdio em idosos[41] e em pacientes com IM inferior[42]	43
A trombólise é inefetiva após 6 h de um IM agudo[44]	45
A trombólise para IM agudo é inefetiva ou nociva em pacientes com um IM prévio[44 46]	46
O citrato de tamoxifeno não é efetivo em mulheres com câncer de mama e com menos de 50 anos de idade[47]	48
O benefício de endarterectomia de carótida para estenose sintomática é menor em pacientes que tomam apenas aspirina em baixas doses, devido ao maior risco operatório[49 50]	50
A amlodipina reduz a mortalidade em pacientes com insuficiência cardíaca crônica causada por miocardiopatia não isquêmica, mas não em pacientes com miocardiopatia isquêmica[51]	52
Antagonista do receptor do fator ativador plaquetário reduz a mortalidade em pacientes com sepse por gram-negativos, mas não em outros tipos de sepse[53]	54
A ticlopidina é superior à aspirina para prevenir AVC recorrente, IM ou morte vascular em negros, mas não em brancos[55]	56
Bloqueadores de receptores da angiotensina aumentam a mortalidade em pacientes com insuficiência cardíaca com classe funcional II-IV da New York Heart Association que também tomam inibidores da ECA e β-bloqueadores, mas diminuem a mortalidade em pacientes que não tomavam anteriormente drogas de ambas essas classes[57]	58
O lamifiban diminui a mortalidade em 6 meses e IM não fatais em 6 meses em pacientes com concentrações plasmáticas entre 18 e 42 ng/m, mas não em pacientes com concentrações plasmáticas fora dessa faixa[59,60]	61

Abreviaturas: AVC, acidente vascular cerebral; ECA, enzima conversora da angiotensina; IM, infarto do miocárdio.

Reproduzida de Rothwell.[30] Copyright © 2005, com permissão da Elsevier.

dor de hipóteses para um marco testador de hipóteses.

UTILIZANDO AS *DIRETRIZES*

Dos dois estudos que consideraram subgrupos com ritmos diferentes por ocasião da apresentação,[1,62] somente um informou esses subgrupos como parte de um protocolo *a priori*.[62]

A diferença entre subgrupos é parte de um pequeno número de efeitos hipotéticos testados?

Hipóteses *post hoc* baseadas em análise de subgrupos muitas vezes surgem da exploração de um conjunto de dados no qual muitas hipóteses são consideradas. Quanto maior for o número de hipóteses testadas, maior será o número de efeitos de subgrupo descobertos por acaso.

Mesmo se os investigadores tiverem especificado claramente suas hipóteses antecipadamente, a força da inferência associada à aparente confirmação de qualquer hipótese individual diminuirá se ela for uma entre muitas testadas.

Por exemplo, investigadores realizaram um estudo do antagonista do receptor do fator ativador de plaquetas (PAFra) em pacientes com septicemia. O resultado para todos os 262 pacientes mostrou uma tendência fraca, não significativa, em favor da terapia ativa. Uma análise de subgrupo de 110 pacientes com infecção por bactérias gram-negativas mostrou uma vantagem grande, estatisticamente significativa, para o PAFra.[53] Um estudo maior posterior de 444 pacientes com infecção por bactérias gram-negativas mostrou uma tendência pequena, não significativa, em favor do PAFra, quase idêntica à da análise do estudo anterior, que incluía todos os pacientes randomizados.[54] Os investigadores, desapontados, poderiam ter ficado menos surpresos com o resultado do segundo estudo se tivessem apreciado completamente as limitações de sua primeira análise de subgrupo: o possível efeito diferencial do PAFra na infecção por bactérias gram-negativas representava uma entre 15 hipóteses de subgrupo que testaram.[63]

Em outro exemplo, os investigadores do Beta-Blocker Heart Attack Trial realizaram 146 comparações de subgrupos.[64] Embora os efeitos estimados do tratamento (propranolol) se agrupassem em torno do efeito geral, o efeito em alguns subgrupos pequenos parecia ser ou muito maior ou menor.

Contudo, o padrão geral era completamente consistente com a diferença de efeito observada entre os diversos subgrupos, devido a erro de amostragem e não a diferenças reais.

Infelizmente, nem sempre clínicos podem ter certeza quanto ao número de possíveis hipóteses de subgrupo testadas pelos investigadores. Se os investigadores escolheram não divulgar essa informação, notificando apenas hipóteses que eram estatisticamente significativas, o leitor provavelmente será iludido.

Além disso, com o advento da medicina molecular, o número de possíveis análises de subgrupos que podem ser feitas por variáveis moleculares cresceu muito. Embora essas informações com bases gênicas sejam muitas vezes biologicamente fascinantes, bancos de dados podem incluir dados sobre muitos milhares ou mesmo milhões de fatores gênicos ou de outros fatores moleculares que são de difícil interpretação. Testar grandes números de hipóteses de subgrupo pode criar resultados enganadores.[65]

UTILIZANDO AS *DIRETRIZES*

Dos dois estudos que consideraram subgrupos com ritmos na apresentação, Stiell e colaboradores[62] informaram um grande número de hipóteses de subgrupo como parte de seu protocolo. Wenzel e colaboradores[1] não informaram o número de análises de subgrupos que realizaram.

A diferença entre subgrupos é sugerida por comparações intraestudos em vez de entre estudos?

Fazer inferências sobre diferentes tamanhos de efeito em diferentes grupos, conforme diferenças entre estudos, apresenta um alto risco, se comparado a inferências feitas segundo diferenças intraestudo. Por exemplo, relutaríamos em concluir que o tratamento com propranolol resulte em uma diferente magnitude de redução de risco de óbito após infarto do miocárdio do que com metoprolol, segundo dados de dois estudos, um comparando propranolol com placebo e o outro comparando metoprolol com placebo. Fazer inferências sobre essas duas drogas a partir de dois estudos diferentes com controle placebo seria fazer uma comparação indireta de seu efeito. Uma comparação direta envolveria, em um único estudo, pacientes randomizados para receberem placebo, propranolol ou metoprolol. Se, em uma comparação direta desse tipo em um único estudo de alta qualidade, investigadores demonstrassem diferenças importantes para pacientes e estatisticamente significativas na magnitude do efeito entre os dois tratamentos ativos, a inferência poderia ser forte.

Em uma revisão sistemática que examina a efetividade da profilaxia do sangramento gastrintestinal em pacientes muito doentes,[66] antagonistas do receptor da histamina$_2$ (H_2RAs) e antiácidos, quando comparados individualmente ao placebo, mostraram efeitos aparentemente similares de redução de sangramento evidente, com razões de chances (ORs) de 0,29 (intervalo de confiança [IC] 95% 0,17-0,45) e 0,40 (IC 95% 0,20-0,79), respectivamente. A comparação direta de estudos em que pacientes foram randomizados para receber H_2RAs ou antiácidos demonstrou uma redução importante do sangramento com os H_2RAs (OR comum 0,56; IC 95% 0,33-0,97).

Inferências baseadas em diferenças entre estudos são potencialmente ilusórias, porque o aparente fator diferenciador entre estudos sempre representará apenas uma entre muitas diferenças. Por exemplo, além de diferenças nas drogas específicas usadas, os resultados poderiam ser explicados por diferentes populações (p. ex., variando quanto ao risco de desfechos adversos), graus variados de cointervenção ou critérios variados de sangramento gastrintestinal. Explicações para essas diferenças não seriam plausíveis se as inferências fossem baseadas em diferenças intraestudo de ensaios randomizados, em que as populações estudadas, controle de cointervenções e critérios de desfecho fossem todos idênticos. Na última situação, existem duas excelentes explicações possíveis da diferença de efeito entre subgrupos: ou isso é verdade ou é um fenômeno fortuito, devido ao acaso.

Embora comparações diretas sejam mais fortes, muitas vezes só existem comparações indiretas. Em muitas áreas da medicina, conflitos de interesse ou outras prioridades significam que muitos investigadores nunca fazem comparações diretas de esquemas terapêuticos importantes.[67] Recentemente, investigadores aperfeiçoaram métodos estatísticos que respeitam a randomização e explicam a incerteza muito maior que resulta de comparações indiretas.[68,69] Usando tais abordagens, comparações entre estudos podem ser corretas mais vezes do que enganosas.[70] Entretanto, elas ainda são consideravelmente menos verossímeis do que comparações intraestudo.

UTILIZANDO AS *DIRETRIZES*

Voltando ao nosso cenário inicial, a Figura 20.4.1 apresenta as evidências dos estudos relevantes.[6] Tanto Wenzel e colaboradores[1] quanto Stiell e colaboradores[62] incluíram pacientes com assistolia e fibrilação ventricular. Assim, as evidências de diferenças entre subgrupos derivam de comparação dentro de um estudo.

Qual é a magnitude da diferença entre subgrupos?

Como regra, quanto maior for a diferença entre os efeitos observados em subgrupos particulares (ou com drogas ou doses particulares), mais plausível será a ideia que a diferença seja real. Ao mesmo tempo, à medida que a diferença no tamanho do efeito entre o subgrupo anômalo e o restante dos pacientes ficar maior, a importância da diferença aumentará.

Quando os tamanhos de amostra são pequenos, entretanto, veremos grandes diferenças em aparente efeito simplesmente devidas ao acaso. Se fôssemos concluir que uma diferença entre subgrupos é real somente porque é grande, estaríamos errados muito mais vezes do que certos.

Por exemplo, uma metanálise de 24 ensaios randomizados comparou o efeito de sucralfato *versus* antagonistas do receptor da histamina ou antiácidos sobre a incidência de pneumonia hospitalar em pacientes muito doentes. A estimativa agrupada mostrou um risco relativo de 0,86 (IC 95% 0,75-0,97), sugerindo uma possível redução da pneumonia com o uso do sucralfato.[71] Entretanto, os resultados dos estudos individuais variaram entre um risco relativo de 0,33 (uma redução de 2/3 da pneumonia com o uso do sucralfato) a 1,84 (um aumento > 80% da incidência

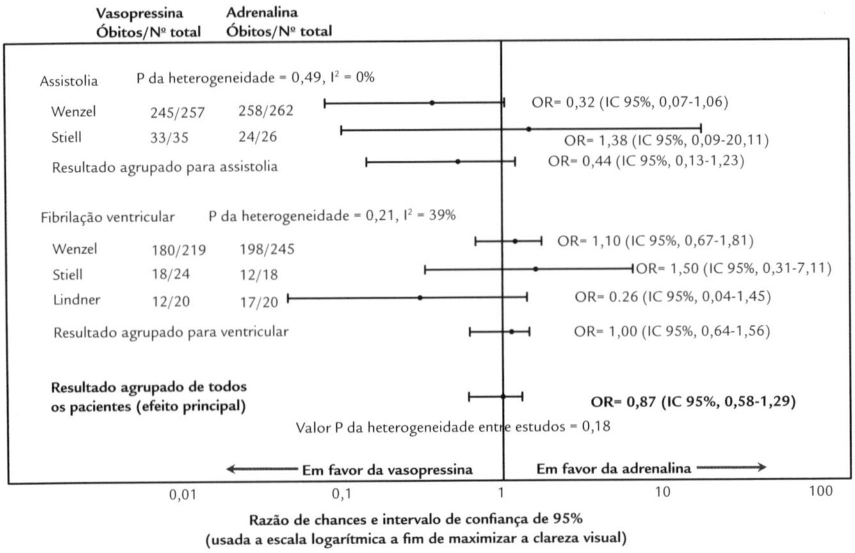

FIGURA 20.4.1 Mortalidade pré-alta: modelo de inferências exatas de análises de subgrupos.

Abreviaturas: IC, intervalo de confiança; OR, razão de chances.

Gráfico de Forest ilustrando os efeitos agrupados de subgrupo de uma análise de três estudos que compara vasopressina e adrenalina em pacientes em parada cardíaca. A análise usou um modelo de inferências exatas e limitava-se a subgrupos de pacientes apresentando-se com assistolia ou fibrilação ventricular. As ORs para o efeito sobre a mortalidade da vasopressina comparada à adrenalina estão agrupadas em cada subgrupo. A diferença entre as ORs para os subgrupos assistolia e fibrilação ventricular é grande, mas não estatisticamente significativa (P = 0,18).

Reproduzida de Wyer e colaboradores.[6] Copyright © 2006, com permissão da Elsevier. (Agradecimentos a Qi Zhou, PhD.)

de pneumonia). Essas diferenças ocorreram apesar de os resultados serem inteiramente consistentes com uma única magnitude subjacente de efeito de tratamento para todos esses estudos (P da heterogeneidade = 0,03) (ver Cap. 19, Sumarizando as evidências; ver também Cap. 20.3, Compreendendo a variabilidade em resultados de estudos). Assim, clínicos estariam errados se deduzissem que estudos com diferentes efeitos aparentes representavam diferenças subjacentes em subgrupos.

UTILIZANDO AS *DIRETRIZES*

Wenzel e colaboradores[1] observaram uma RRR para óbito antes da alta hospitalar de 3% em pacientes em assistolia que receberam vasopressina, comparados àqueles que receberam adrenalina. Isso contrastava com uma RRR de zero para a mesma comparação em pacientes que chegavam em outros ritmos de parada.

A mortalidade geral em seu estudo era acima de 90%, sendo ainda mais alta em pacientes em assistolia. Quando as taxas de eventos são altas, ORs ou chances relativas podem ser medidas preferíveis do efeito e podem dar uma impressão diferente (ver Cap. 7, O tratamento diminui o risco? Compreendendo os resultados, e Cap. 10.2, Compreendendo os resultados: mais sobre a razão de chances). Quando substituímos o risco pelas chances no estudo de Wenzel e colaboradores[1], a diferença no efeito da vasopressina em pacientes com assistolia parece muito maior (OR de 0,32 para assistolia comparada a 1,0 para todos os pacientes).

Dois outros ECRs relevantes tratam desse assunto.[62,72] A combinação de dados de todos os três estudos que apresentam resultados de subgrupos, conforme o ritmo na apresentação, produz uma OR do efeito sobre a mortalidade pré-alta da vasopressina comparada à adrenalina de 0,44 para o subgrupo assistolia, e de 1,0 para o subgrupo fibrilação ventricular (Fig. 20.4.1).[6] Essas comparações sugerem uma diferença substancial de efeito entre subgrupos.

A diferença entre subgrupos é consistente entre estudos?

Podemos gerar uma hipótese sobre a resposta diferencial em um subgrupo de pacientes pelo exame de dados de um único estudo. A replicação das diferenças entre subgrupos em outros estudos aumenta sua credibilidade. O grau com que uma revisão sistemática rigorosa da literatura relevante encontra uma diferença entre subgrupos consistente provavelmente é o melhor índice individual de sua credibilidade. Leitores de relatórios de estudos devem procurar cuidadosamente na seção de discussão referências a resultados de subgrupo em estudos similares ou em revisões sistemáticas de tais ensaios. Idealmente, essas replicações deveriam envolver exatamente os mesmos subgrupos e desfechos, em vez de terem viés por "mudarem a trave do gol". Por exemplo, um estudo pode encontrar um postulado benefício de subgrupo em pacientes abaixo de 50 anos, enquanto outro pode encontrar um postulado benefício de subgrupo em pacientes abaixo de 60 anos (mas não em particular entre aqueles < 50 anos). É possível que, se os dados forem combinados, nem pacientes abaixo de 50 anos nem aqueles entre 50 e 60 anos estejam tendo benefício.

Investigadores em um estudo randomizado acreditaram que sua análise de subgrupo sugeria que a digoxina era benéfica em pacientes com insuficiência cardíaca com uma terceira bulha, mas não em pacientes sem terceira bulha.[73] Um estudo posterior de *crossover* testou a hipótese da terceira bulha, definindo um subgrupo com um efeito diferente.[74] A presença de uma terceira bulha comprovou-se menos poderosa para definir subgrupos com respostas variadas à digoxina do que no estudo inicial, embora sua associação com a resposta à digoxina alcançasse níveis convencionais de significância estatística. Vários fatores que, como a terceira bulha, refletem maior severidade de insuficiência cardíaca estavam associados com a resposta à digoxina. Assim, o segundo estudo forneceu apoio a uma hipótese mais geral: que a resposta pode estar relacionada à severidade da insuficiência cardíaca. Entretanto, essa é uma nova hipótese que ainda deve ser replicada em estudos subsequentes com as mesmas definições de severidade.

UTILIZANDO AS *DIRETRIZES*

Entre os ensaios randomizados que compararam vasopressina e adrenalina para pacientes em parada cardíaca, somente três informam dados de pacientes que se apresentam em diferentes ritmos de parada (Fig. 20.4.1).[5] Desses, somente Wenzel e colaboradores[1] observaram um aparente benefício de mortalidade em pacientes em assistolia. Stiell e colaboradores[62] informaram uma taxa de mortalidade levemente maior antes da alta hospitalar em pacientes que estavam recebendo vasopressina do que naqueles que estavam recebendo adrenalina, para todos os ritmos de apresentação. Lindner e colaboradores[72] estudaram somente pacientes em ritmos ventriculares de parada e observaram uma menor taxa de mortalidade naqueles que estavam recebendo vasopressina comparada à adrenalina. Portanto, o achado sobre a vasopressina beneficiar pacientes em assistolia mas não em fibrilação ventricular é inconsistente entre os estudos.

A diferença entre subgrupos é estatisticamente significativa?

Uma questão-chave que investigadores devem abordar ao examinar aparentes diferenças entre subgrupos é: se o verdadeiro efeito subjacente fosse igual em todos os pacientes, qual a probabilidade de que as diferenças entre subgrupos que observamos tivessem ocorrido devido ao acaso (ver Cap. 10.1, Teste de hipóteses)?

Por exemplo, em um estudo de terapia anti-hipertensiva baseada no inibidor da enzima conversora de angiotensina (ECA) *versus* baseada em diurético, a conclusão diz que "a iniciação de tratamento anti-hipertensivo envolvendo inibidores da ECA em pacientes mais velhos, particularmente do sexo masculino, parece levar a melhores desfechos do que o tratamento com agentes diuréticos."[75] Os investigadores baseiam sua conclusão na RRR de 17% (IC 95%, 3-29%) observada em homens, e na RRR de zero (IC 95%, -20 a 17%) observada em mulheres.

Como faríamos para determinar se a diferença entre a magnitude dos aparentes efeitos nos dois subgrupos era um fenômeno real ou um artefato do acaso? O modo errado seria testar se o efeito era significativo em homens e então, separadamente, testar se era significativo em mulheres. A Figura 20.4.2 mostra exatamente como essa análise poderia ser enganosa, pois ilustra um efeito de tratamento em dois subgrupos hipotéticos, mais uma estimativa agrupada combinando os subgrupos. A linha pontilhada representa um risco relativo de 1,0, indicando um efeito de tratamento nem benéfico nem nocivo. A verdade subjacente, refletida nos resultados, é que o efeito de tratamento é idêntico nos dois subgrupos. Se olharmos somente o subgrupo 2, o efeito é estatisticamente significativo. No subgrupo 1, devido a um tamanho amostral menor, o efeito não atinge a significância estatística (refletida no IC, que se sobrepõe à linha que representa efeito zero de tratamento). Seria claramente errôneo concluir que o tratamento funciona no subgrupo 2, mas não no subgrupo 1.

Como deveríamos lidar com essa situação? Em vez de questionar separadamente se o tratamento é efetivo no subgrupo 1 ou se é efetivo no subgrupo 2, deveríamos perguntar: o efeito é diferente no subgrupo 1 *versus* o subgrupo 2? Na Figura 20.4.2, a resposta a essa questão é não!

Usando a estrutura correta para a questão da diferença entre subgrupos no marco formal de teste de hipótese, perguntamos (ver Cap. 10.1, Teste de hipóteses) com que frequência, se não existir nenhuma diferença entre o verdadeiro efeito subjacente do tratamento nos dois subgrupos, observaríamos diferenças de efeito aparente tão grandes ou maiores do que as que já observamos?

Voltando ao exemplo do estudo anti-hipertensivo, a questão seria: com que frequência, se não existir diferença real no gradiente de efeito entre o inibidor da ECA e o tiazídico, os investigadores encontrariam diferenças iguais ou maiores do que a diferença entre a RRR de 17% em homens e a diferença de zero em mulheres? Embora a diferença entre as terapias com base na ECA e com base em diuréticos fosse estatisticamente significativa em homens, mas não em mulheres, o acaso é suficiente para explicar a diferença de efeito nos dois subgrupos. O valor

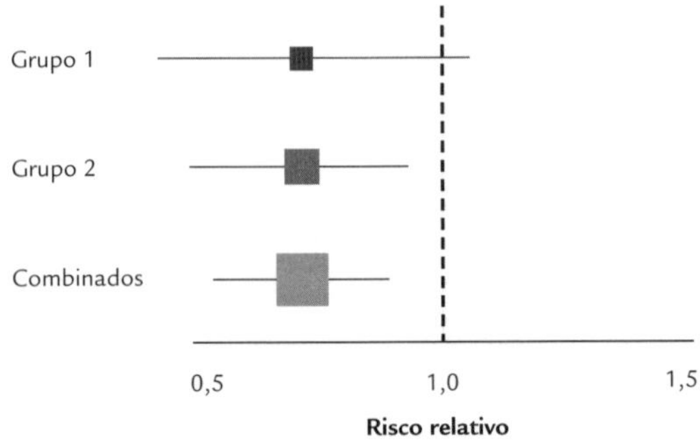

FIGURA 20.4.2 Dois subgrupos hipotéticos com o mesmo efeito de tratamento subjacente.

P associado à hipótese nula de que a RRR subjacente é idêntica em homens e em mulheres é 0,15, significando que, se não existisse nenhuma diferença, veríamos aparentes diferenças dessa magnitude ou mais em 15% das vezes. Assim, os dados apoiam a hipótese de que o efeito do inibidor da ECA difere entre os sexos.

Compare isso com uma metanálise que examina o efeito do alendronato em fraturas não vertebrais.[76] Os investigadores usaram métodos de regressão para descobrir que um modelo que agrupava todas as doses de alendronato não se ajustava tão bem aos dados quanto um modelo que separava doses abaixo de 10 mg e de 10 mg ou mais para explicar diferenças de resultados entre estudos (P = 0,002). Portanto, os investigadores ficaram mais confiantes com o fato de que o aparente maior efeito de doses acima de 10 mg (RRR 0,51; IC 95% 0,38-0,69), comparadas a doses mais baixas (RRR 0,87; IC 95% 0,73-1,02), era um fenômeno real e não aleatório. Nesse caso, os ICs 95% das estimativas de RRR com as duas doses nem mesmo se sobrepõem.

Investigadores podem usar várias técnicas estatísticas para explorar se o acaso pode explicar aparentes diferenças entre subgrupos.[15,22,77-80] O que os leitores devem procurar são os resultados de um teste estatístico que aborde a possibilidade de que a aparente diferença em magnitude de efeito entre subgrupos seja um achado casual.

UTILIZANDO AS *DIRETRIZES*

Wenzel e colaboradores[1] enfatizaram que o efeito da vasopressina sobre óbito antes da alta hospitalar, comparada à adrenalina, em pacientes que se apresentam em assistolia, era estatisticamente significativo quando analisado isoladamente (OR 0,32; IC 95% 0,1-1,0; correspondendo a um valor P de 0,04; a diferente abordagem analítica na Fig. 20.4.1[6] produz um IC que mal se sobrepõe à ausência de efeito), enquanto o efeito em pacientes com fibrilação ventricular claramente não o era. Entretanto, como ressaltamos, a questão não é se o achado é significativo em um grupo e não em outro, e sim se as diferenças entre o efeito de tratamento nos dois grupos podem ser explicadas pelo acaso. A OR agrupada para a mortalidade pré-alta entre os três estudos que consideraram o ritmo de apresentação era de 0,44 para pacientes em assistolia comparada a 1,0 para pacientes em fibrilação ventricular. Uma comparação dessas duas ORs gera uma razão de 0,44, com um IC 95% de 0,12 a 1,37. O valor P para essa comparação é 0,18.[6] Portanto, não há apoio estatístico para a hipótese de diferença de efeito do tratamento nos dois subgrupos.

Há evidências externas que apoiem a hipótese de diferenças entre subgrupos?

Geralmente, estamos mais prontos a acreditar em uma interação hipotética se evidências adicionais, externas (como estudos animais ou situações análogas na biologia humana) tornam mais plausível a presença de uma diferença entre subgrupos. Ou seja, na medida em que uma hipótese é consistente com nossa compreensão atual dos mecanismos biológicos da doença, temos mais probabilidade de acreditar nela. Essa compreensão vem de três tipos de evidências externas: estudos de populações diferentes (incluindo estudos animais), observações de diferenças entre subgrupos para intervenções similares e resultados de estudos de outros desfechos correlatos, particularmente desfechos intermediários ou sucedâneos.

O grau com que a evidência externa reforça uma inferência sobre uma interação hipotética varia substancialmente. Em geral, evidências de desfechos intermediários são o tipo mais forte dessa evidência; por exemplo, evidências de diferenças na resposta imune que apoiem uma conclusão de que há uma diferença importante na efetividade clínica de uma vacina, dependendo da idade.[81] Inversamente, evidências de intervenções correlatas são geralmente o tipo mais fraco de evidência externa; por exemplo, evidência de um efeito de subgrupo similar com outras vacinas.

A mente humana é suficientemente fértil, de modo que não faltam explicações biologicamente plausíveis em favor de quase qualquer observação. Um exemplo irônico de evidências biológicas que apoiam uma possível interação mencionada antes neste capítulo provém de um estudo mais antigo sugerindo que a aspirina reduzia AVCs em homens, mas não em mulheres.[73] Esse achado simulava pesquisas animais, que forneciam uma base biológica para a interação.[82] No final, entretanto, verificou-se que o uso de aspirina para redução de AVC era tão efetivo em mulheres quanto em homens.[64]

UTILIZANDO AS *DIRETRIZES*

Embora investigadores tenham proposto explicações fisiopatológicas de por que a vasopressina possa ser superior à adrenalina em um quadro de parada cardíaca, não existe nenhum argumento fisiológico claro de por que poderia ter um efeito maior em pacientes em assistolia do que naqueles em outros ritmos de parada.[6]

CONCLUSÃO

Os critérios aqui sugeridos podem ser úteis para decidir quando acreditar em uma análise que sugere uma resposta diferencial ao tratamento em um subgrupo definível de pacientes ou com uma dada droga ou dose. Em um extremo, temos interações relativamente pequenas, marginalmente significativas, baseadas em diferenças entre estudos ou geradas inicialmente pela exploração *post hoc* de um único conjunto de dados. No outro extremo, temos interações grandes, importantes, originalmente sugeridas tanto por evidências diretas quanto indiretas, e testadas de maneira independente ou em um novo estudo ou em uma metanálise, na qual a possibilidade de que a interação seja resultado do acaso é baixa. As primeiras devem ser vistas com grande ceticismo; as últimas podem servir de base para a tomada de decisões clínicas. A força da inferência pode variar de uma ponta à outra desse espectro. Quando a satisfação de critérios é parcial, o fortalecimento da inferência, até que clínicos possam usá-la com confiança para orientar a prática, exigirá maiores informações, na forma de novos *estudos primários* ou metanálises.

Decisões sobre o volume de esforços a serem feitos para acumular mais evidências e quais ações clínicas tomar dependerão dos benefícios potenciais, dos riscos e dos custos envolvidos. Existe enorme variação de limiares de decisão, tanto para realizar mais pesquisas quanto para empreender uma ação clínica. Para problemas com grandes benefícios potenciais e baixos riscos e custos, geralmente estamos dispostos a aceitar padrões mais baixos de evidências do que no caso de problemas com menores benefícios potenciais ou maiores riscos ou custos.

Decidir se devemos basear a prática clínica na estimativa média do efeito da análise global (que é mais robusta) ou em uma análise de subgrupo (que reflete mais de perto a situação clínica específica no caso) dependerá dos critérios aqui descritos. É tentador tomar uma ou outra posição extrema; ou seja, sempre basear decisões na estimativa global do efeito ou sempre basear decisões na análise de subgrupo mais aplicável. Uma abordagem séria e ponderada, baseada nos critérios que sugerimos,

RESOLUÇÃO CLÍNICA

Agora, você considera as respostas que gerou para a questão sobre se devemos acreditar no aparente efeito de subgrupo da vasopressina *versus* adrenalina em paradas cardíacas com assistolia *versus* fibrilação ventricular:

- A diferença entre subgrupos é sugerida por comparações dentro e não entre estudos?
  Sim, as comparações-chaves são intraestudo.
- A magnitude da diferença entre subgrupos é grande?
  Sim, as aparentes diferenças entre o efeito da vasopressina *versus* adrenalina na parada cardíaca em assistolia são muito maiores do que os efeitos aparentes em

paradas causadas por fibrilação ventricular, quando usamos a OR como medida de associação.

- A diferença entre subgrupos é consistente entre estudos?
  Não, a diferença é inconsistente.
- A diferença entre subgrupos era estatisticamente significativa?
  Não, a diferença não se aproximava da significância estatística.
- As hipóteses foram feitas antes ou depois da análise?
  Não está claro se as hipóteses eram anteriores ou posteriores à análise.
- A diferença entre subgrupos era uma dentre um pequeno número de efeitos hipotéticos testados?
  Não está claro quantas hipóteses foram testadas pelos investigadores.
- Existem evidências externas que apoiem a hipótese de diferença entre subgrupos?
  Não existem evidências externas para apoiar a hipótese.

Examinando cada critério, você conclui que as evidências que sugerem um efeito específico de subgrupo da vasopressina em pacientes com assistolia não são convincentes. Você informa suas conclusões a seu colega e não modifica seus protocolos.

tem maior probabilidade de resultar em mais benefícios e em menos danos para pacientes.

Referências

1. Wenzel V, Krismer AC, Arntz HR, et al. A comparison of vasopressin and epinephrine for out-of-hospital cardiopulmonary resuscitation. *N Engl J Med.* 2004;350(2):105-113.
2. McIntyre KM. Vasopressin in asystolic cardiac arrest [editorial]. *N Engl J Med.* 2004;350(2):179-181.
3. American Heart Association/International Liaison Committee on Resuscitation. Part 4: advanced life support. *Circulation.* 2005;112(22):III-25-III-54.
4. Hazinski MF, Nolan JP, Becker LB, Steen PA. Controversial topics from the 2005 International Consensus Conference on Cardiopulmonary Resuscitation and Emergency Cardiovascular Care Science With Treatment Recommendations [editorial]. *Circulation.* 2005;112(22):III-133-III-136.
5. Aung K, Htay T. Vasopressin for cardiac arrest. *Arch Intern Med.* 2005;165(1):17-24.
6. Wyer PC, Perera P, Jin Z, et al. Vasopressin or epinephrine for out-of-hospital cardiac arrest. *Ann Emerg Med.* 2006;48(1):86-97.
7. Pocock SJ, Hughes MD, Lee RJ. Statistical problems in the reporting of clinical trials: a survey of three medical journals. *N Engl J Med.* 1987;317(7):426-432.
8. Fletcher RH, Fletcher SW, Wagner EH. *Clinical Epidemiology: The Essentials.* 2nd ed. Baltimore, MD: Williams & Wilkins; 1988:185-186.
9. Feinstein AR. *Clinical Epidemiology: The Architecture of Clinical Research.* Philadelphia, PA: WB Saunders Co; 1985:306-307, 516-517.
10. Altman DG. Within trial variation – a false trail? *J Clin Epidemiol.* 1998(4);51(4): 301-303.
11. Senn S, Harrell F. On wisdom after the event. *J Clin Epidemiol.* 1997;50(7):749 751.
12. Horwitz RI, Singer BH, Makuch RW, Viscoli CM. On reaching the tunnel at the end of the light. *J Clin Epidemiol.* 1997;50(7):753-755.
13. Feinstein AR. The problem of cogent subgroups: a clinicostatistical tragedy. *J Clin Epidemiol.* 1998;51(4): 297-299.
14. Goldman L, Feinstein AR. Anticoagulants and myocardial infarction: the problems of pooling, drowning, and floating. *Ann Intern Med.* 1979;90(1):92-94.
15. Furberg CD, Morgan TM. Lessons from overviews of cardiovascular trials. *Stat Med.* 1987;6(3):295-306.
16. Horwitz RI. Complexity and contradiction in clinical trial research. *Am J Med.* 1987;82(3):498-510.
17. Bucher HC, Griffith LE, Guyatt GH. Systematic review on the risk and benefit of different cholesterol-lowering interventions. *Arterioscler Thromb Vasc Biol.* 1999;19(2):187-195.
18. Schmid CH, Lau J, McIntosh MW, Cappelleri JC. An empirical study of the effect of the control rate as a predictor of treatment efficacy in meta-analysis of clinical trials. *Stat Med.* 1998;17(17):1923-1942.
19. Furukawa TA, Guyatt GH, Griffith LE. Can we individualize the "number needed to treat"? an empirical study of summary effect measures in meta-analyses. *Int J Epidemiol.* 2002;31(1):72-76.
20. Deeks JJ. Issues in the selection of a summary statistic for meta-analysis of clinical trials with binary outcomes. *Stat Med.* 2002;21(11):1575-1600.
21. Van den Berghe G, Wilmer A, Hermans G, et al. Intensive insulin therapy in the medical ICU. *N Engl J Med.* 2006;354(5):449-461.
22. Buyse ME. Analysis of clinical trial outcomes: some comments on subgroup analyses. *Control Clin Trials.* 1989;10(suppl 4):187S-194S.
23. Bulpitt CJ. Subgroup analysis. *Lancet.* 1988;2(8601): 31-34.
24. Byar DP. Assessing apparent treatment – covariate interactions in randomized clinical trials. *Stat Med.* 1985;4(3):255-263.

25. Shuster J, van Eys J. Interaction between prognostic factors and treatment. *Control Clin Trials.* 1983;4(3):209-214.
26. Counsell CE, Clarke MJ, Slattery J, Sandercock PA. The miracle of DICE therapy for acute stroke: fact or fictional product of subgroup analysis? *BMJ.* 1994;309(6970):1677-1681.
27. Chan A, Altman DG. Epidemiology and reporting of randomised trials published in PubMed journals. *Lancet.* 2005;365(9465):1159-1162.
28. Lau J, Ioannidis JPA, Schmid CH. Summing up evidence: one answer is not always enough. *Lancet.* 1998;351(9096):123-127.
29. Stewart LA, Tierney JF. To IPD or not to IPD? advantages and disadvantages of systematic reviews using individual patient data. *Eval Health Prof.* 2002; 25(1):76-97.
30. Rothwell PM. Subgroup analysis in randomised controlled trials: importance, indications, and interpretation. *Lancet.* 2005;365(9454):176-186.
31. The Canadian Cooperative Study Group. A randomized trial of aspirin and sulfinpyrazone in threatened stroke. *N Engl J Med.* 1978;299(2):53-59.
32. Fields WS, Lemak NA, Frankowski RF, Hardy RJ. Controlled trial of aspirin in cerebral ischaemia. *Stroke.* 1977;8(3):301-314.
33. Antiplatelet Trialists' Collaboration. Collaborative overview of randomised trials of antiplatelet therapy, I: prevention of death, myocardial infarction, and stroke by prolonged antiplatelet therapy in various categories of patients. *BMJ.* 1994; 308(6921):81-106.
34. Anastos K, Charney P, Charon RA, et al. Hypertension in women: what is really known? *Ann Intern Med.* 1991;115(4):287-293.
35. Medical Research Council Working Party. MRC trial of treatment of mild hypertension: principal results. *BMJ.* 1985;291(6488):97-104.
36. Gueyffier F, Boutitie F, Boissel JP, et al. Effect of antihypertensive drug treatment on cardiovascular outcomes in men and women. *Ann Intern Med.* 1997;126 (10):761-767.
37. Amery A, Birkenhäger W, Brixko P, et al. Influence of antihypertensive drug treatment on morbidity and mortality in patients over the age of 60 years: European Working Party on High Blood Pressure in the Elderly (EWPHE) results: sub-group analysis on entry stratification. *J Hypertens.* 1986;4(6 suppl):S642-S647.
38. Gueyffier F, Christopher Bulpitt C, Boissel J-P, et al. Antihypertensive drugs in very old people: a subgroup meta-analysis of randomised controlled trials. *Lancet.* 1999;353(9155):793-796.
39. Cleland JGF, Bulpitt CJ, Falk RH, et al. Is aspirin safe for patients with heart failure? *Br Heart J.* 1995; 74(3):215-219.
40. Flather MD, Yusuf S, Køber L, et al. Long-term ACE-inhibitor therapy in patients with heart failure or left-ventricular dysfunction: a systematic overview of data from individual patients. *Lancet.* 2000; 355(9215):1575-1581.
41. Andersen MP, Bechsgaard P, Frederiksen J, et al. Effects of alprenolol on mortality among patients with definite or suspected acute myocardial infarction: preliminary results. *Lancet.* 1979;2(8148): 865-868.
42. Multicenter International Study. Supplemental report: reduction in mortality after myocardial infarction with long-term β-adrenoreceptor blockade. *BMJ.* 1977; 2(6084):419-421.
43. Yusuf S, Peto R, Lewis J, Collins R, Sleight P. Beta blockade during and after acute myocardial infarction: an overview of the randomized trials. *Prog Cardiovasc Dis.* 1985;27(5):335-371.
44. Gruppo Italiano per lo Studio della Streptochinasi nell'Infarto Myocardico (GISSI). Effectiveness of intravenous thrombolytic treatment in acute myocardial infarction. *Lancet.* 1986;1(8478):397-402.
45. ISIS-2 Collaborative Group. Randomised trial of IV streptokinase, oral aspirin, both, or neither among 17187 cases of suspected acute myocardial infarction: ISIS-2. *Lancet.* 1988;2(8607):349-360.
46. Fibrinolytic Therapy Trialists' (FTT) Collaborative Group. Indications for fibrinolytic therapy in suspected acute myocardial infarction: collaborative overview of early mortality and major morbidity results from all randomised trials of more than 1000 patients. *Lancet.* 1994;343(8893):311-322.
47. Early Breast Cancer Trialists' Collaborative Group. Effects of adjuvant tamoxifen and of cytotoxic therapy on mortality in early breast cancer: an overview of 61 randomized trials among 28,896 women. *N Engl J Med.* 1988;319(26):1681-1692.
48. Early Breast Cancer Trialists' Collaborative Group. Tamoxifen for early breast cancer. *Cochrane Database Syst Rev.* 2001;(1):CD000486.
49. Barnett HJM, Taylor DW, Eliasziw M, et al. Benefit of carotid endarterectomy in patients with symptomatic moderate or severe stenosis. *N Engl J Med.* 1998; 339(20):1415-1425.
50. Taylor W, Barnett HJM, Haynes RB, et al. Low-dose and high-dose acetylsalicylic acid for patients undergoing carotid endarterectomy: a randomised controlled trial. *Lancet.* 1999;353(9171):2179-2184.
51. Packer M, O'Connor CM, Ghali JK, et al. Effect of amlodipine on morbidity and mortality in severe chronic heart failure. *N Engl J Med.* 1996;335(15): 1107-1114.
52. Wijeysundera HC, Hansen MS, Stanton E, et al. Neurohormones and oxidative stress in nonischemic cardiomyopathy: relationship to survival and the effect of treatment with amlodipine. *Am Heart J.* 2003;146(2):291-297.
53. Dhainaut JF, Tenaillon A, Le Tulzo Y, et al. Platelet-activating factor receptor antagonist BN 52021 in the treatment of severe sepsis: a randomized, dou-

bleblind, placebo-controlled, multicenter clinical trial. *Crit Care Med.* 1994;22(11):1720-1728.

54. Dhainaut JF, Tenaillon A, Hemmer M, et al. Confirmatory platelet-activating factor receptor antagonist trial in patients with severe gram-negative bacterial sepsis: a phase III, randomized, double-blind, placebo-controlled, multicenter trial. *Crit Care Med.* 1998;26(12):1963-1971.
55. Weisberg LA. The efficacy and safety of ticlopidine and aspirin in non-whites: analysis of a patient subgroup from the Ticlopidine Aspirin Stroke Study. *Neurol.* 1993;43(1):27-31.
56. Gorelick PB, Richardson D, Kelly M, et al. Aspirin and ticlopidine for prevention of recurrent stroke in black patients: a randomized trial. *JAMA.* 2003; 289(22):2947-2957.
57. Cohn JN, Tognoni GT; Valsartan Heart Failure Trial Investigators. A randomized trial of the angiotensin-receptor blocker valsartan in chronic heart failure. *N Engl J Med.* 2001;345(23):1667-1675.
58. McMurray JJV, Ostergren J, Swedberg K, et al. Effects of candesartan in patients with chronic heart failure and reduced left-ventricular systolic function taking angiotensin-converting-enzyme inhibitors: the CHARM-Added trial. *Lancet.* 2003;362(9386): 767-771.
59. Moliterno DJ; PARAGON B International Steering Committee. Patient-specific dosing of IIb/IIIa antagonists during acute coronary syndromes: rationale and design of the PARAGON B Study. *Am Heart J.* 2000;139(4):563-566.
60. PARAGON Investigators. International, randomized, controlled trial of lamifiban (a platelet glycoprotein IIb/IIIa Inhibitor), heparin, or both in unstable angina. *Circulation.* 1998;97(24):2386-2395.
61. Platelet IIb/IIIa Antagonist for the Reduction of Acute Coronary Syndrome Events in a Global Organization Network (PARAGON)-B Investigators. Randomized, placebo-controlled trial of titrated intravenous lamifiban for acute coronary syndromes. *Circulation.* 2002;105(3):316-321.
62. Stiell IG, Hebert PC, Wells GA, et al. Vasopressin versus epinephrine for inhospital cardiac arrest: a randomised controlled trial. *Lancet.* 2001;358(9276): 105-109.
63. Natanson C, Esposito CJ, Banks SM. The sirens' songs of confirmatory sepsis trials: selection bias and sampling error. *Crit Care Med.* 1998;26(12):1927-1931.
64. Furberg CD, Byington RP; Beta-Blocker Heart Attack Trial Experience. What do subgroup analyses reveal about differential response to beta-blocker therapy? *Circulation.* 1983;67(6 pt 2):I98-I101.
65. Ioannidis JPA. Microarrays and molecular research: noise discovery? *Lancet.* 2005;365(9458):454-455.
66. Cook DJ, Witt LG, Cook RJ, Guyatt GH. Stress ulcer prophylaxis in the critically ill: a meta-analysis. *Am J Med.* 1991;91(5):519-527.
67. Djulbegovic B, Lacevic M, Cantor A, et al. The uncertainty principle and industry-sponsored research. *Lancet.* 2000;356(9230):635-638.
68. Sterne JA, Hernan MA, Ledergerber B, et al. Long-term effectiveness of potent antiretroviral therapy in preventing AIDS and death: a prospective cohort study. *Lancet.* 2005;366(9483):378-384.
69. Glenny AM, Altman DG, Song F, et al. Indirect comparisons of competing interventions. *Health Technol Assess.* 2005;9(26):1-134, iii-iv.
70. Song F, Altman DG, Glenny AM, Deeks JJ. Validity of indirect comparison for estimating efficacy of competing interventions: empirical evidence from published meta-analyses. *BMJ.* 2003;326(7387):472.
71. Cook DJ, Reeve BK, Guyatt GH, et al. Stress ulcer prophylaxis in critically ill patients: resolving discordant meta-analyses. *JAMA.* 1996;275(4):308-314.
72. Lindner KH, Dirks B, Strohmenger HU, Prengel AW, Lindner IM, Lurie KG. Randomised comparison of epinephrine and vasopressin in patients with out-of-hospital ventricular fibrillation. *Lancet.* 1997;349(9051):535-537.
73. Lee DC, Johnson RA, Bingham JB, et al. Heart failure in outpatients: a randomized trial of digoxin versus placebo. *N Engl J Med.* 1982;306(12):699-705.
74. Guyatt GH, Sullivan MJ, Fallen EL, et al. A controlled trial of digoxin in congestive heart failure. *Am J Cardiol.* 1988;61(4):371-375.
75. Wing LM, Reid CM, Ryan P, et al. A comparison of outcomes with angiotensin-converting-enzyme inhibitors and diuretics for hypertension in the elderly. *N Engl J Med.* 2003;348(7):583-592.
76. Cranney A, Wells GA, Willan A, et al. Meta-analysis of alendronate for the treatment of osteoporosis in postmenopausal women. *Endocr Rev.* 2002;23(4):508-516.
77. Schneider B. Analysis of clinical trial outcomes: alternative approaches to subgroup analysis. *Control Clin Trials.* 1989;10(suppl 4):176S-186S.
78. Breslow NE, Day NE. Classical methods of analysis of grouped data. In: *Statistical Methods in Cancer Research, Vol 1: The Analysis of Case-Control Studies.* Lyon, France: International Agency for Research on Cancer; 1980:122-159.
79. Breslow NE, Day NE. Unconditional logistic regression for large strata. In: *Statistical Methods In Cancer Research. Vol 1. The Analysis of Case-Control Studies.* Lyon: International Agency for Research on Cancer; 1980:192-246.
80. Beach ML, Meier P. Choosing covariates in the analysis of clinical trials. *Control Clin Trials.* 1989; 10(suppl 4):161S-175S.
81. Stieb DM, Frayha HH, Oxman AD, Shannon HS, Hutchison BG, Crombie FS. Effectiveness of Haemophilus influenzae type b vaccines. *CMAJ.* 1990;142(7): 719-733.
82. Kelton JG, Hirsh J, Carter CJ, Buchanan MR. Sex differences in the antithrombotic effects of aspirin. *Blood.* 1978;52(5):1073-1076.

PARTE G

DAS EVIDÊNCIAS À AÇÃO

21

Como usar uma recomendação para o manejo do paciente

Gordon Guyatt, Kameshwar Prasad, Holger Schunemann, Roman Jaeschke e Deborah J. Cook

Neste capítulo:

- Cenário clínico
  - Varfarina na fibrilação atrial é a melhor escolha para este paciente?
- Encontrando as evidências
- Recomendações de tratamento requerem um processo estruturado
- Desenvolvendo recomendações
  - Diretrizes de prática
  - Análises de decisão
- Avaliando as recomendações
  - As recomendações consideram todos os grupos de pacientes, as opções de manejo e os possíveis desfechos relevantes?
  - Existem revisões sistemáticas de evidências que estimem o efeito relativo de opções de manejo sobre desfechos relevantes?
  - Existe especificação apropriada de valores e preferências associados a desfechos?
  - Os autores indicam a força de suas recomendações?
  - As recomendações de tratamento são desejáveis?
- Resolução clínica

CENÁRIO CLÍNICO

Varfarina na fibrilação atrial é a melhor escolha para este paciente?

Você é um provedor de cuidados primários que está estudando a possibilidade de usar varfarina em uma mulher de 76 anos com insuficiência cardíaca congestiva e com fibrilação atrial crônica, que é sua paciente há pouco tempo. O único agente antitrombótico que a paciente recebeu nos 10 anos desde que apresenta fibrilação atrial foi aspirina. Seus outros problemas clínicos incluem hipertensão, que tem desde os 50 anos, e para a qual toma hidroclorotiazida e metoprolol, que também servem para controlar sua frequência cardíaca. A paciente não tem valvulopatia, diabete ou outra comorbidade e não fuma.

Suas preocupações resultam de que a paciente possa ter dificuldades em realizar o monitoramento regular de seu INR (*international normalized ratio*), e que a varfarina possa apresentar um risco de sangramento gastrintestinal severo, que seria maior do que seu benefício em termos de prevenção de acidente vascular cerebral (AVC). Durante a discussão, você fica sabendo que ela atribui alto valor à prevenção de um AVC e um valor um pouco menor à prevenção de um episódio importante de sangramento, e aceitaria a inconveniência associada ao monitoramento da terapia anticoagulante.

Você considera que essa é uma boa oportunidade de examinar as evidências e, assim, não altera o regime de medicamentos da paciente hoje, mas escreve um lembrete para reconsiderar a questão na próxima consulta regular em 1 mês.

ENCONTRANDO AS EVIDÊNCIAS

Revisar a volumosa literatura original sobre terapia anticoagulante na fibrilação atrial exigiria muito mais do tempo de que você dispõe, mas você espera encontrar uma recomendação baseada em evidências para sua orientação; decide, então, procurar duas fontes desse tipo de recomendação: uma *diretriz de prática* e uma *análise de decisão*.

Você acessa a internet e vai para seu instrumento de busca favorito: http://www.google.com; ao digitar o termo "pratice guidelines" [diretrizes de prática], você vê que um dos primeiros itens na lista de resultados é "National Guideline Clearinghouse", em http://www.guideline.gov. Você nota que a página contém evidencebased clinical practice guidelines [diretrizes de prática clínica baseadas em evidências] e é uma iniciativa da US Agency for Healthcare Research and Quality, antes conhecida como Agency for Health Care Policy and Research, que apoia a produção de sumários abalizados de evidências.

Você observa, à esquerda da tela, que pode fazer um *browse* da página, e depois de clicar nesta opção, você vê que a primeira página inclui várias diretrizes diretamente relevantes. Você escolhe a mais recente delas, revisada em setembro de 2004: *Antithrombotic Therapy in Atrial Fibrilation: Seventh ACCP Consensus Conference on Antithrombotic and Thrombolytic Therapy*, do American College of Chest Physicians. Clicando na diretriz, você vê que foi publicada na literatura com revisão por pares,[1] e clicando em "Go to complete summary", você imprime o texto que aparece na tela. Também envia um *e-mail* à bibliotecária do hospital, pedindo uma cópia do artigo publicado.

Voltando a http://www.google.com, você digita a frase "atrial fibrillation decision analysis" [análise de decisão em fibrilação atrial] na caixa de busca, e então, clicando no primeiro item, encontra uma análise de decisão publicada no Lancet[2] que parece altamente adequada e a pede na biblioteca.

RECOMENDAÇÕES DE TRATAMENTO REQUEREM UM PROCESSO ESTRUTURADO

A cada dia, clínicos enfrentam dúzias de decisões de manejo de pacientes. Essas decisões envolvem pesar benefícios em relação a danos, cargas e custos – que chamaremos de os aspectos negativos do tratamento – e recomendar ou instituir um curso de ação consistente com os melhores interesses do paciente. Cada decisão envolve a consideração das evidências relevantes e a ponderação dos prováveis benefícios e aspectos negativos, à luz dos valores e preferências do paciente. Ao considerar escolhas, clínicos podem beneficiar-se da enumeração estruturada das opções e desfechos, das revisões sistemáticas das evidências sobre a relação entre opções e desfechos e das recomendações sobre as melhores escolhas. Este capítulo explora o processo de desenvolvimento de recomendações, sugere como esse processo pode ser conduzido sistematicamente e fornece um guia para diferenciar recomendações mais rigorosas (e, assim, mais dignas de crédito) de menos rigorosas (e, assim, mais provavelmente enganosas).

A ausência de um processo rigoroso pode levar à variabilidade em recomendações. Por exemplo, diversas recomendações emergiram de diferentes metanálises de descontaminação intestinal seletiva usando antibioticoprofilaxia para pneumonia em pacientes criticamente enfermos, apesar de resultados similares. As recomendações variavam: sugeriam a implementação, eram ambíguas ou rejeitavam a implementação.[3-6] Historicamente, muitas vezes as recomendações de peritos sobre terapia para pacientes com infarto do miocárdio (IM) foram contraditórias, estavam atrasadas em relação às evidências e foram inconsistentes com as evidências.[7]

Este capítulo indica os passos envolvidos no desenvolvimento de uma recomendação e introduz dois processos formais que especialistas e órgãos abalizados usam para desenvolver recomendações: diretrizes de prática clínica e análises de decisão. Ofereceremos critérios para decidir quando o processo é bem feito ou não, junto com uma hierarquia de recomendações de tratamento que pode ser útil para clínicos.

DESENVOLVENDO RECOMENDAÇÕES

A Figura 21.1 apresenta os passos envolvidos no desenvolvimento de uma recomendação e estratégias formais para fazê-lo. O primeiro passo para a tomada de decisões clínicas é definir a decisão. Isso envolve especificar as diferentes alternativas de cursos de ação e os possíveis desfechos. Muitas vezes, tratamentos são projetados para retardar ou prevenir um desfecho adverso, como AVC, óbito ou infarto do miocárdio. Como sempre, chamaremos os desfechos que o tratamento busca prevenir de *desfechos de interesse*. Tratamentos estão associados a seus próprios desfechos adversos: efeitos adversos,

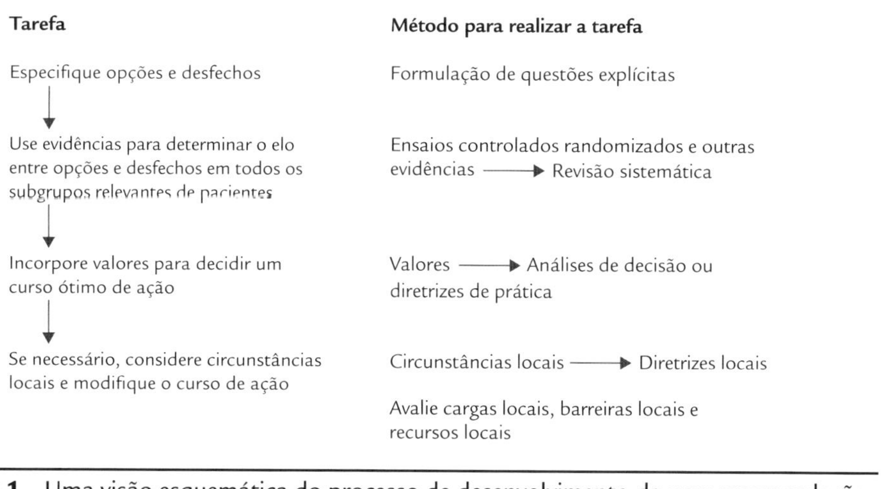

FIGURA 21.1 Uma visão esquemática do processo de desenvolvimento de uma recomendação de tratamento.

toxicidade e inconveniência. Além disso, novos tratamentos podem aumentar ou diminuir custos de modo acentuado. Idealmente, a formulação da pergunta será abrangente, incluindo todas as alternativas razoáveis e todos os desfechos benéficos e adversos importantes.

> Em pacientes, tal como a mulher com fibrilação atrial não valvular descrita no cenário inicial, opções de profilaxia para AVC incluem nenhuma intervenção, receitar aspirina ou administrar terapia anticoagulante com varfarina. Desfechos incluem AVC embólico mais ou menos importante, hemorragia intracraniana, hemorragia gastrintestinal, sangramento menor, inconveniência associada a tomar e monitorar a medicação, custos para o paciente, o sistema de saúde e a sociedade.

Após identificar as opções e desfechos, tomadores de decisão devem avaliar a ligação entre os dois. O que as diferentes estratégias de manejo produzirão em termos de benefício e dano?[7,8] Qual a probabilidade de que benefícios potenciais e aspectos negativos variem em diferentes grupos de pacientes?[8,9] Depois de responder a essas perguntas, fazer recomendações de tratamento envolve julgamentos sobre a relativa conveniência ou inconveniência de possíveis desfechos, questões de valores e preferências.

Discutiremos agora como podemos aplicar princípios científicos à identificação, seleção e sumarização das evidências e a valoração de desfechos envolvidos em criar diretrizes de prática e análises de decisões.

Diretrizes de prática

Diretrizes de prática, declarações desenvolvidas sistematicamente para auxiliar decisões de médicos e pacientes sobre cuidados de saúde apropriados para circunstâncias clínicas específicas,[10] representam outro tipo de estrutura para integrar evidências e aplicar valores a fim de alcançar recomendações de tratamento.[1,11-16] Em vez de uma quantitação precisa, diretrizes de prática confiam no consenso de um grupo de tomadores de decisão, que consideram as evidências e decidem sobre suas implicações. O mandato de elaboradores de diretrizes pode ser apresentar recomendações para uma grande zona do mundo, um país, uma região, uma cidade, um hospital ou uma clínica. Diretrizes baseadas nas mesmas evidências podem diferir ao se considerar países de diferentes níveis de riqueza, regiões urbanas e rurais, natureza de porte de hospitais (hospitais-escola ou pequenos hospitais comunitários) e seu público de atendimento (comunidades pobres ou afluentes). Por exemplo, elaboradores de diretrizes podem recomendar a não administração de varfarina em pacientes de alto risco com fibrilação atrial, se a recomendação médica tiver sido feita para zonas rurais de países sem recursos para monitorar a intensidade de anticoagulantes.

Análises de decisão

Uma análise de decisão rigorosa fornece uma estrutura formal para integrar as evidências sobre os efeitos benéficos e nocivos de opções de tratamento aos valores ou preferências associados a esses efeitos benéficos e nocivos. A análise de decisão aplica métodos explícitos, quantitativos, para analisar decisões em um quadro de incerteza; permite que clínicos comparem as consequências esperadas da adoção de diferentes estratégias. O processo da análise de decisão explicita completamente todos os elementos da decisão, de modo a ficarem abertos ao debate e a modificações.[17-19] Embora clínicos possam fazer tais análises para subsidiar uma decisão para um dado paciente (devo recomendar varfarina para a mulher de 76 anos com fibrilação atrial?), a maioria das análises de decisão subsidia políticas clínicas[20] (devo recomendar rotineiramente a varfarina a meus pacientes com fibrilação atrial?).

A maioria das análises de decisão clínicas é construída como uma árvore de decisão, e autores normalmente incluirão um ou mais diagramas mostrando a estrutura das árvores de decisão usadas na análise. O exame desses diagramas o ajudará a compreender o modelo. A Figura 21.2 mostra um diagrama de uma árvore de decisão simplificada para o problema da fibrilação atrial apresentado no início deste capítulo. O clínico tem três opções para esses pacientes: não oferecer nenhuma profilaxia, recomendar aspirina ou recomendar varfarina. Independentemente da escolha, pacientes podem ou não desenvolver eventos embólicos e, em particular, AVC. A profilaxia diminui a chance de embolia, mas pode causar sangramento em alguns pacientes. Esse modelo simplificado desconsidera várias consequências importantes, incluindo a inconveniência do monitoramento da varfarina e o aborrecimento de sangramentos leves.

Conforme se vê na Figura 21.2, árvores de decisão são apresentadas graficamente, orientadas da esquerda para a direita, com a decisão a ser analisada na esquerda, as estratégias comparadas no centro e os desfechos clínicos à direita. A decisão é representada por um quadrado chamado "ponto de decisão". As linhas que saem do nódulo de decisão representam as estratégias clínicas consideradas. Círculos, chamados "pontos de chance", simbolizam eventos aleatórios, e triângulos ou retângulos identificam estados de desfecho (Fig. 21.2). Quando uma análise de decisão inclui custos entre os desfechos, se torna uma análise econômica e sumariza balanços entre mudanças de saúde e gastos de recursos[21,22] (ver Cap. 22.1, Análise econômica).

Depois que o analista de decisão construiu a árvore, deve gerar estimativas quantitativas da probabilidade de eventos, ou *probabilidades*. Como para qualquer evento, as probabilidades podem variar de 0 (impossível) a 1,0 ou 100% (certeza). O analista deve atribuir probabilidades para cada ramo que sai de um ponto de chance, e a soma de probabilidades para cada ponto deve ser 1,0.

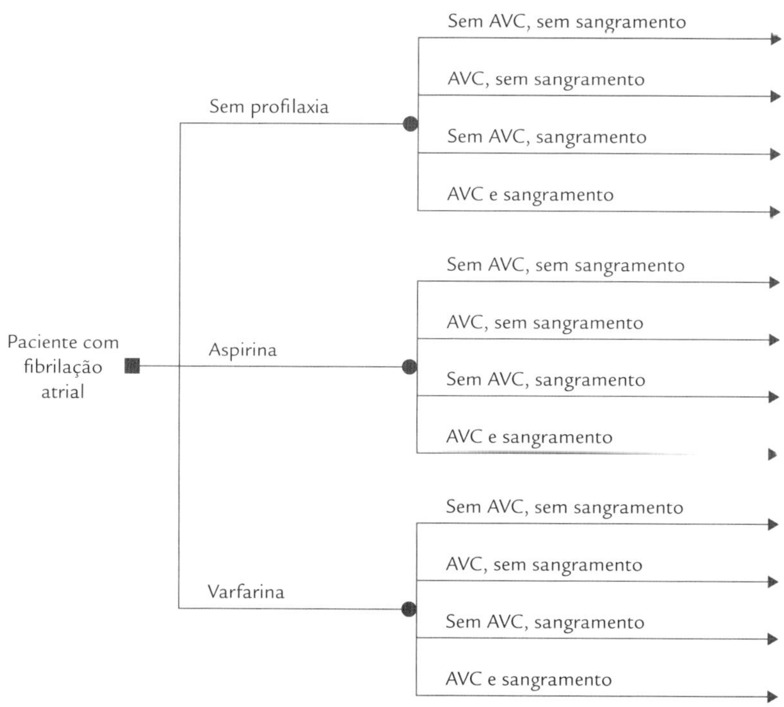

FIGURA 21.2 Árvore de decisão simplificada para um paciente com fibrilação atrial.

Abreviatura: AVC, acidente vascular cerebral.

Por exemplo, voltando à Figura 21.2, considere a estratégia relativa à ausência de profilaxia (o braço superior saindo do ponto de decisão). Esse braço tem um ponto de chance em que quatro possíveis eventos poderiam ocorrer (as quatro possíveis combinações de sangramento ou de ausência de sangramento e de ter ou não ter um AVC). A Figura 21.3 apresenta as probabilidades associadas com um braço da decisão, a estratégia de ausência de profilaxia (gerada pressupondo uma chance de 1% de sangramento e uma probabilidade de 10% de AVC, com os dois eventos sendo independentes): pacientes que não recebem profilaxia teriam uma chance de 0,1% (uma probabilidade de 0,001) de sangramento e de ter um AVC, uma chance de 0,9% (uma probabilidade de 0,009) de sangramento e de não ter um AVC, uma chance de 9,9% (uma probabilidade de 0,099) de não ter sangramento, mas ter um AVC, e uma chance de 89,1% (uma probabilidade de 0,891) de não ter sangramento nem AVC.

O analista de decisão geraria probabilidades similares para os outros dois ramos. Presumivelmente, o ramo aspirina teria um risco maior de sangramento e um risco menor de AVC. O ramo varfarina teria o maior risco de sangramento e o menor risco de AVC.

Essas probabilidades não sugeririam um curso de ação claro, porque a alternativa com o menor risco de sangramento tem o maior risco de AVC, e vice-versa. Assim, a escolha certa dependeria do valor relativo ou da utilidade que atribuíssemos a sangramento e AVC.

Analistas de decisão tipicamente atribuem uma utilidade a cada um dos desfechos finais possíveis, variando de 0 (óbito) a 1,0 (saúde total). A Figura 21.4 apresenta um conjunto possível de utilidades associado aos quatro desfechos e aplicado ao braço sem profilaxia da árvore de decisão: 1,0 para sem AVC nem sangramento, 0,8 para sem AVC, mas com sangramento, 0,5 para AVC, sem sangramento, e 0,4 para tanto AVC como sangramento.

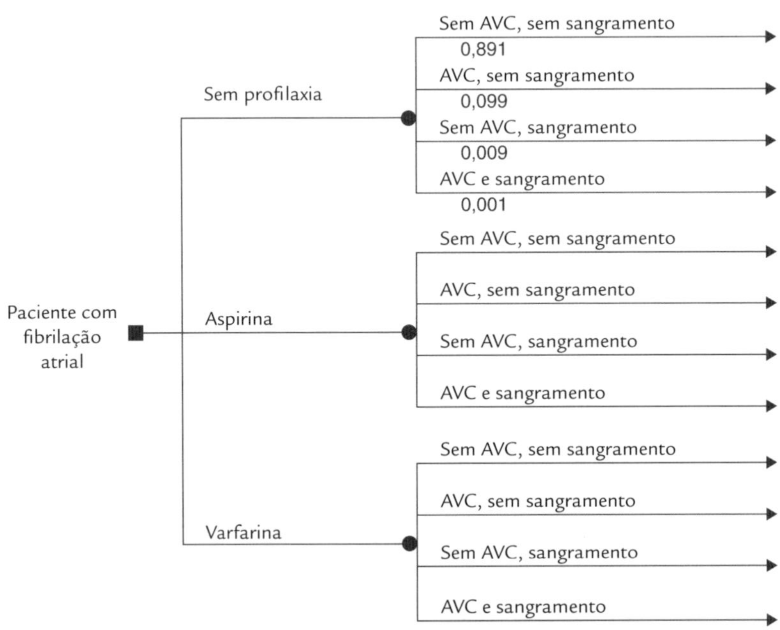

FIGURA 21.3 Árvore de decisão com probabilidades: opção sem profilaxia.

Abreviatura: AVC, acidente vascular cerebral.

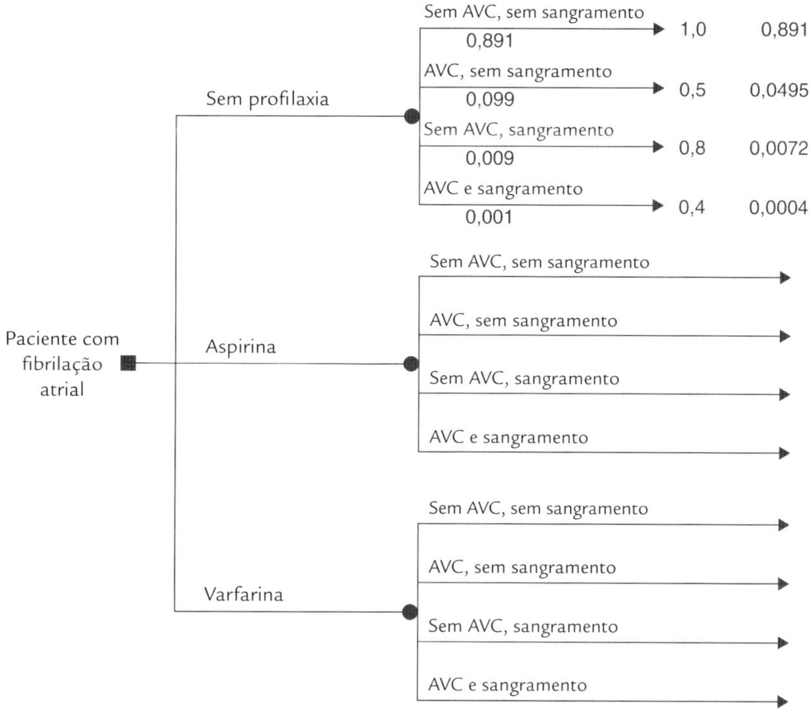

FIGURA 21.4 Árvore de decisão com probabilidades e utilidades incluídas no braço sem profilaxia.

Abreviatura: AVC, acidente vascular cerebral.

O passo final na análise de decisão é calcular o valor total esperado – a soma das probabilidades e utilidades associadas a cada desfecho – para cada curso de ação possível. Dado o conjunto particular de probabilidades e utilidades que apresentamos, o valor do ramo da ausência de profilaxia seria (0,891 x 1,0) + (0,009 x 0,8) + (0,099 x 0,5) + (0,001 x 0,4) ou 0,948. Dependendo das probabilidades ligadas aos ramos da aspirina e varfarina, eles seriam considerados superiores ou inferiores ao ramo da ausência de profilaxia. Se o valor total de cada um desses ramos fosse maior que 0,948, seriam considerados preferíveis ao ramo da ausência de profilaxia; se o valor total fosse abaixo de 0,948, seriam considerados menos desejáveis.

O modelo apresentado nas Figuras 21.2 a 21.4 é muito simplificado, em vários aspectos, entre eles a omissão do período de eventos e a possibilidade de que um paciente sofra múltiplos eventos. Analistas de decisão podem usar programas de *software* que modelam o que poderia acontecer a uma coorte hipotética de pacientes durante uma série de ciclos temporais (digamos, períodos de 1 ano). O modelo permite a possibilidade de que pacientes passem de um estado de saúde para outro. Por exemplo, um paciente pode ter um AVC leve em um ciclo, continuar com limitação funcional mínima por vários ciclos, sofrer um episódio de sangramento gastrintestinal em um ciclo subsequente e finalmente ter um AVC de grandes proporções. Esses *modelos de transição multiestados* ou *modelos de Markov* permitem representações mais sofisticadas e fidedignas.

Tanto análises de decisão quanto diretrizes de prática podem ser metodologicamente fortes ou fracas e, assim, podem produzir recomendações válidas ou inválidas. Na Tabela 21.1, oferecemos quatro diretrizes para avaliar a validade de uma recomendação de tratamento, uma para cada passo ilustrado na Figura 21.1.

AVALIANDO AS RECOMENDAÇÕES

As recomendações consideram todos os grupos de pacientes, as opções de manejo e os possíveis desfechos relevantes?

Independentemente de serem recomendações quanto ao diagnóstico, prevenção, terapia ou reabilitação, as recomendações devem especificar todos os grupos de pacientes, as intervenções de interesse e as práticas sensatas relevantes (Tab. 21.2).

> Por exemplo, uma diretriz baseada em uma cuidadosa revisão sistemática da literatura[23] ofereceu recomendações de opções clínicas terapêuticas para a prevenção de AVCs.[24] Embora os autores mencionem endarterectomia de carótida como uma alternativa em suas diretrizes de prática, o procedimento não está incluído nas recomendações. Essas diretrizes teriam sido mais úteis se o manejo clínico de ataques isquêmicos transitórios tivesse sido colocado no contexto do procedimento cirúrgico, que é efetivo nas mãos de cirurgiões, com baixas taxas de complicação.[25]

Recomendações de tratamento muitas vezes variam entre diferentes subgrupos de pacientes. Em particular, aqueles em menor risco dos desfechos de interesse que o tratamento deveria prevenir têm menor probabilidade de se beneficiar da terapia do que aqueles em maior risco (ver Cap. 11.1, Aplicando os resultados a pacientes individuais). A adequação da terapia de redução de lipídeos, por exemplo, depende muito da presença de fatores de risco, como história familiar, hipertensão e tabagismo, que determinam o risco de um paciente vir a ter eventos cardiovasculares adversos.[26] Recomendações também podem diferir segundo a suscetibilidade de pacientes a eventos adversos. No caso da paciente com fibrilação atrial, por exemplo, devemos considerar sua probabilidade de queda traumática.

Recomendações devem considerar não apenas todos os grupos de pacientes e opções de manejo relevantes, como também todas as consequências importantes das opções. Evidências relativas aos efeitos sobre a morbidade, a mortalidade e a qualidade de vida são relevantes para pacientes, e o uso eficiente de recursos nos obriga a prestar atenção aos custos. Se as recomendações consideram custos, independentemente de os autores adotarem a perspectiva de pacientes, de planos de saúde, do sistema de saúde ou de considerarem questões mais amplas, como as consequências referentes ao tempo de trabalho perdido, podem afetar ainda mais as conclusões (ver Cap. 22.1, Análise econômica).

> Em uma análise de decisão sobre terapia anticoagulante para pacientes com cardio-

TABELA 21.1 Diretrizes para utilização da literatura médica para a validade de recomendações de tratamento

- As recomendações consideram todos os grupos de pacientes, as opções de manejo e os possíveis desfechos relevantes?
- Existem revisões sistemáticas de evidências que estimem o efeito relativo de opções de manejo sobre desfechos relevantes?
- Existe especificação apropriada de valores e preferências associados a desfechos?
- Os autores indicam a força de suas recomendações?

TABELA 21.2 As recomendações consideram todos os grupos de pacientes, as opções de manejo e os desfechos?

A recomendação considerou todos os grupos relevantes de pacientes?
- Baixo risco e alto risco
- Mais e menos suscetíveis a efeitos adversos

A recomendação considerou todas as opções de manejo relevantes?
- Cirúrgicas e clínicas
- Opção de não tratamento

A recomendação considerou todos os desfechos importantes para o paciente?
- Morbidade e mortalidade
- Qualidade de vida
- Toxicidade e efeitos adversos
- Inconveniência
- Carga psicológica
- Custo para o paciente ou para a sociedade

miopatia dilatada,[27] o modelo de decisão dos autores incluía todos os eventos clínicos de interesse para pacientes (AVC, outros embolismos, hemorragia, etc.). Os analistas mediram desfechos pela "expectativa de vida ajustada para a qualidade", uma medida que combina informações tanto sobre a quantidade quanto sobre a qualidade de vida. Essa métrica adapta-se bem à decisão clínica, uma vez que podemos esperar que a varfarina possa afetar tanto a quantidade quanto a qualidade de vida.

Existem revisões sistemáticas de evidências que estimem o efeito relativo de opções de manejo sobre desfechos relevantes?

Após especificar opções e desfechos, tomadores de decisão devem então estimar o efeito relativo das opções de manejo sobre a ocorrência de cada desfecho. Efetivamente, tomadores de decisão têm uma série de questões específicas. Considere a terapia de substituição hormonal, cujos desfechos incluem a incidência de fratura de quadril, câncer de mama, câncer de endométrio, infarto do miocárdio, AVC e demência, bem como qualidade de vida. Para cada um desses desfechos, tomadores de decisão devem realizar ou ter acesso a uma revisão sistemática das evidências. O Capítulo 19, Sumarizando as evidências, fornece diretrizes para decidir qual a probabilidade de ausência de viés na coleta e na sumarização das evidências.

Embora os autores de uma revisão sistemática possam razoavelmente abandonar seu projeto caso não existam estudos de alta qualidade para sumarizar, as pessoas que fazem recomendações não podem dar-se a esse luxo. No caso de questões importantes, mas difíceis do ponto de vista ético, técnico e econômico, podem nunca existir evidências de alta qualidade. Como recomendações devem lidar com as melhores evidências disponíveis (muitas vezes de má qualidade), podem ter de considerar vários estudos (publicados e não publicados). Como a qualidade das evidências em apoio às recomendações pode variar amplamente, mesmo quando fundamentadas na coleta e na sumarização rigorosas das evidências, recomendações, em geral, serão fracas caso a qualidade das evidências for baixa. A revisão sistemática de elaboradores de diretrizes deve sumarizar a qualidade das evidências que fundamentam suas recomendações.

Existe especificação apropriada de valores e preferências associados a desfechos?

Estabelecer elos entre opções de tratamento e desfechos é principalmente uma questão de fato e um tema científico. Atribuir preferências a desfechos é uma questão de valores. Considere, por exemplo, a importância relativa de pequenos riscos incrementais de desenvolver câncer de mama e possivelmente doença cardiovascular comparada à redução de calorões perimenopáusicos. Mulheres no climatério que estão considerando a terapia de substituição hormonal devem considerar também esses aspectos. Consequentemente, é importante que autores de diretrizes ou análises de decisão informem as principais fontes de tais julgamentos e o método para alcançar o consenso.

Clínicos devem procurar informações sobre as pessoas envolvidas na atribuição de valores a desfechos ou sobre aquelas que, ao influenciar em recomendações, estavam implicitamente envolvidas na valoração. Painéis de diretrizes são muitas vezes compostos em grande parte ou exclusivamente por especialistas clínicos. Esses painéis de especialistas podem estar sujeitos ao viés intelectual, territorial e financeiro. Embora a composição ótima de um painel de diretrizes ainda seja incerta, talvez a maior participação de metodologistas, cientistas na linha de frente e da população em geral levasse a diretrizes mais condizentes com o interesse público. Entretanto, não existe uma composição que garanta que as recomendações serão coerentes com os valores e as preferências de seus pacientes. Como resultado, no caso de recomendações nas quais as preferências são cruciais, as diretrizes devem declarar os julgamentos de valor nos quais se apoiaram.[28-30]

> Por exemplo, dois capítulos das diretrizes antitrombóticas de 2004 do American College of Chest Physicians fizeram recomendações conflitantes com base nas mesmas evidências. Um *ensaio clínico randomizado (ECR)* de grande porte, bem conduzido, que incluía pacientes com doença cerebrovascular e doença vascular periférica, demonstrou um pequeno – alguns poderiam até chamá-lo marginal – benefício do clopidogrel em relação à aspirina para a redução de eventos vasculares.[31] Os autores do capítulo sobre AVC, ao explicarem sua recomendação, comentaram os valores e preferências subjacentes: "Esta recomendação de usar clopidogrel em lugar de aspirina atribui um valor relativamente alto a uma pequena redução do risco absoluto nas taxas de AVC, e um valor relativamente baixo à minimização de gastos com drogas."[32] Os autores do capítulo sobre vasculopatias periféricas, em resultado de outros valores e preferências, recomendaram a aspirina preferencialmente ao clopidogrel: "Esta recomendação atribui um valor relativamente alto ao evitar grandes despesas para atingir pequenas reduções em eventos vasculares."[33] Infelizmente, tais declarações explícitas são, de longe, a exceção e não a regra.

Clínicos que usam análise de decisão não enfrentarão o enorme problema de julgamentos de valores implícitos e escondidos que afetam diretrizes de prática. A razão disso, como demonstrado na Figura 21.4, é que análises de decisão requerem especificações explícitas e quantitativas de valores. Esses valores, expressos como utilidades, representam medidas do valor dos diversos desfechos da decisão para o tomador de decisões. Existem vários métodos disponíveis para medir esses valores diretamente[2,4,10,11]; ainda há controvérsia sobre qual é o melhor.

Independentemente do método de mensuração usado, os autores devem informar a fonte das pontuações. Em uma análise de decisão construída para um paciente específico, as pontuações mais verossímeis (e provavelmente únicas) são aquelas medidas diretamente daquele paciente. No caso de análises construídas para subsidiar políticas clínicas, pontuações fidedignas poderiam vir de três fontes. Em primeiro lugar, de medidas diretas de um grande grupo de pacientes com a patologia em tela e para quem os resultados da análise de decisão poderiam ser aplicados. Em segundo lugar, pontuações podem derivar de outros estudos publicados de julgamentos de qualidade de vida por tais pacientes, como foi feito em uma análise de estratégias para fibrilação atrial crônica.[12] Em terceiro lugar, podem vir de pontuações feitas por um número igualmente grande de indivíduos representando a população em geral. Quem quer que faça a pontuação deve compreender os desfechos que deve classificar; quanto mais os pontuadores souberem sobre a patologia, maior será a credibilidade de suas classificações de utilidade.

Os autores indicam a força de suas recomendações?

Múltiplas considerações devem subsidiar a força ou o grau de recomendações: a qualidade das evidências, a magnitude dos efeitos da intervenção em diferentes estudos, a magnitude dos efeitos adversos, a carga para o paciente e para o sistema de saúde, os custos e o valor relativo atribuído a diferentes desfechos. Assim, recomendações podem variar desde aquelas que confiam em evidências de uma revisão sistemática de ECRs que mostram grandes efeitos de tratamento sobre desfechos importantes para o paciente com mínimos efeitos adversos, inconveniência e custos (produzindo uma forte recomendação) até aquelas baseadas em evidências de estudos observacionais mostrando um efeito de tratamento de pequena magnitude com apreciáveis efeitos adversos e custos (produzindo uma recomendação fraca).

Existem duas maneiras de indicar a força das recomendações. Uma, mais apropriada para diretrizes de prática, é atribuir formalmente um grau para a força de uma recomendação. A outra, mais apropriada para análises de decisão, é variar os pressupostos dos efeitos das opções de manejo sobre os desfechos de interesse. Na segunda abordagem – uma análise de sensibilidade – investigadores exploram o grau com que diversos pressupostos poderiam afetar a recomendação final. Discutiremos as duas abordagens individualmente.

Graus de recomendação

A Canadian Task Force on the Periodic Health Examination propôs a primeira taxonomia formal de "níveis de evidência"[34-36] focalizando estudos individuais. Desde então, houve uma evolução gradual de sistemas de classificação, que incluiu a proliferação de seu número e variedade.[37] Um grupo internacional de metodologistas e elaboradores de diretrizes, muitos dos quais também participaram na produção deste livro, criaram um marco para classificar a qualidade das evidências e a força de recomendações[38,39] que está sendo amplamente adotado.[37]

O sistema de graus de recomendação, apreciação, desenvolvimento e avaliação (GRADE), que descrevemos em detalhe no Capítulo 22.4, Graus de recomendação, classifica recomendações em dois níveis: fracas e fortes, e a qualidade de evidências em quatro categorias: alta, moderada, baixa e muito baixa. Evidências baseadas em ECRs começam com pontuação máxima na classificação de qualidade de evidências (quatro categorias) do GRADE (Tab. 21.3). Entretanto, o GRADE considera que nem todos os ECRs são parecidos e que limitações de ECRs individuais podem comprometer a qualidade de suas evidências, assim como outros fatores, incluindo inconsistência de resultados, evidências indiretas e alta probabilidade de viés de notificação (Tab. 21.4). Evidências baseadas em estudos observacionais começam com uma pontuação de baixa qualidade, mas podem subir para moderada ou alta, se o tamanho do efeito for suficientemente grande; todos os tipos de viés evidentes favorecerem a terapia convencional e não a experimental, se houver um gradiente dose-resposta evidente (Tab. 21.4).

O sistema GRADE oferece recomendação forte quando os benefícios de uma intervenção são claramente maiores que seus riscos e ônus ou claramente não o são. Contudo, quando o balanço entre benefícios e aspectos negativos for mais incerto, devido a evidências de baixa qualidade (ou seja, porque evidências de alta qualidade sugerem que benefícios e aspectos negativos estejam bem balanceados), recomendações fracas tornam-se apropriadas. A Tabela 21.5 fornece uma estrutura para aplicar os resultados do sistema GRADE para apresentar recomendações.

TABELA 21.3 Qualidade das evidências e suas definições

Grau	Definição
Alto	Mais pesquisas provavelmente não mudarão nossa confiança na estimativa do efeito.
Moderado	Mais pesquisas provavelmente terão importante influência em nossa confiança na estimativa do efeito e podem mudar a estimativa.
Baixo	Mais pesquisas muito provavelmente terão importante influência em nossa confiança na estimativa do efeito e provavelmente mudarão a estimativa.
Muito baixo	Qualquer estimativa de efeito é incerta.

Análise de sensibilidade

Analistas de decisão usam a exploração sistemática da incerteza nos dados, conhecida como *análise de sensibilidade*, para ver quais efeitos a variação de estimativas para aspectos negativos, os benefícios e os valores têm sobre desfechos clínicos esperados e, portanto, sobre a escolha de estratégias clínicas. A análise de sensibilidade pergunta se a conclusão gerada pela análise de decisão é afetada pelas incertezas nas estimativas da probabilidade ou valor dos desfechos? Podemos variar as estimativas uma a uma, denominada análise de sensibilidade uma forma (*1-way*), ou podemos variá-las de duas em duas ou mais a cada vez, o que é chamado de análise de sensibilidade multiformas (*multiway*). Por exemplo, investigadores que estão realizando uma análise de decisão sobre a administração de antibióticos para a prevenção do *Mycobacterium avium intracellulare* em pacientes com o vírus da imunodeficiência humana (HIV) verificaram que o custo-efetividade da profilaxia diminuía se supusessem longa vida para os pacientes ou se atribuíssem uma estimativa menos otimista sobre a efetividade da droga.[40] Se considerassem os dois pressupostos simultaneamente – maior duração de vida e menor efetividade da droga (uma análise de sensibilidade *2-way*) –, o custo-efetividade diminuiria substancialmente. Clínicos devem procurar uma tabela listando quais variáveis foram incluídas pelos analistas em suas análises de sensibilidade, quais faixas de valores usaram para cada variável e quais variáveis, se for o caso, alteraram a escolha de estratégias.

Idealmente, analistas de decisão sujeitarão todas as suas estimativas de probabilidade a uma análise de sensibilidade. A faixa em que serão testadas deveria depender da fonte dos dados. Se as estimativas provierem de ensaios

TABELA 21.4 Fatores para decidir confiança em estimativas de benefícios, riscos, cargas e custos

Fatores que podem diminuir a qualidade das evidências
1. Má qualidade do planejamento ou da implementação dos estudos disponíveis, sugerindo alta probabilidade de viés
2. Inconsistência de resultados
3. Evidências indiretas
4. Estimativas imprecisas
5. Viés de publicação
Fatores que podem aumentar a qualidade das evidências
1. Grande magnitude de efeito
2. Todos os confundidores plausíveis reduziriam um efeito demonstrado
3. Gradiente dose-resposta

TABELA 21.5 Recomendações GRADE

Grau da recomendação	Benefício vs. riscos e cargas	Qualidade metodológica da evidência de apoio	Implicações
Recomendação forte; evidências de alta qualidade	Benefícios claramente maiores do que riscos e cargas ou vice-versa	ECRs sem limitações importantes ou evidências esmagadoras provenientes de estudos observacionais	Recomendação forte; pode se aplicar à maioria dos pacientes na maioria das circunstâncias, sem reservas
Recomendação forte; evidências de qualidade moderada	Benefícios claramente maiores do que riscos e cargas ou vice-versa	ECRs com limitações importantes (resultados inconsistentes; falhas metodológicas; indiretos, imprecisos ou alta probabilidade de viés de notificação) ou evidências excepcionalmente fortes de estudos observacionais	
Recomendação forte; evidências de má ou muito má qualidade	Benefícios claramente maiores do que riscos e cargas ou vice-versa	Estudos observacionais ou séries de caso	Recomendação forte, mas pode mudar quando surgirem evidências de maior qualidade
Recomendação fraca; evidências de alta qualidade	Benefícios em equilíbrio próximo com riscos e cargas	ECRs sem limitações importantes	Recomendação fraca; a melhor ação pode variar, dependendo das circunstâncias ou dos valores de pacientes ou sociais
Recomendação fraca; evidências de qualidade moderada	Benefícios em equilíbrio próximo com riscos e cargas	ECRs com limitações importantes (resultados inconsistentes; falhas metodológicas; indiretos, imprecisos ou alta probabilidade de viés de notificação)	
Recomendação fraca; evidências de má ou muito má qualidade	Incerteza nas estimativas de benefícios, riscos e cargas; benefícios, riscos e cargas podem ter um equilíbrio próximo	Estudos observacionais ou séries de casos	Recomendação muito fraca; outras alternativas podem ser igualmente razoáveis

Abreviaturas: ECR, ensaio clínico randomizado; GRADE, graus de recomendação, apreciação, desenvolvimento e avaliação.

randomizados grandes, de alta qualidade, com intervalos de confiança (ICs) estreitos, a faixa de estimativas testadas pode ser estreita. Quando os métodos forem menos válidos, ou as estimativas de benefícios e os aspectos negativos forem menos precisos, análises de sensibilidade testando uma ampla faixa de valores tornam-se apropriadas.

Analistas de decisão também devem testar valores de utilidade por meio de análises de sensibilidade, sendo a faixa de valores novamente determinada pela fonte dos dados.

Se grandes números de pacientes ou membros da população em geral representativos e bem informados dão pontuações similares a estados de desfecho, os investigadores podem usar uma faixa estreita de valores de utilidade nas análises de sensibilidade. Se as pontuações foram dadas por um pequeno grupo de classificadores, ou se os valores entre indivíduos apresentarem ampla variação, então os investigadores devem usar uma faixa maior de valores de utilidade nas análises de sensibilidade.

Se o resultado da análise de decisão não mudar com a variação de estimativas de probabilidade e com a variação de valores, os clínicos podem considerar a recomendação forte. Quando a decisão final muda com diferentes estimativas plausíveis de probabilidades ou de valores, a recomendação torna-se muito mais fraca.

Sugerimos quatro critérios que afetam a validade de uma recomendação (Tab. 21.1). A Tabela 21.6 apresenta um esquema para classificar a qualidade metodológica de recomendações de tratamento, enfatizando os três componentes-chaves: consideração de todas as opções e desfechos relevantes, sumário sistemático das evidências e consideração explícita ou quantitativa, ou ambas, de preferências da sociedade ou do paciente.

As recomendações de tratamento são desejáveis?

As abordagens que descrevemos ressaltam a opinião de que decisões de manejo de pacientes são sempre uma função tanto das evidências quanto de valores e preferências. Valores podem diferir substancialmente entre contextos. Por exemplo, o monitoramento da terapia anticoagulante pode ter um valor muito mais negativo em um contexto rural, em que as distâncias são grandes, ou em um contexto de restrição mais severa de recursos, em que existe uma relação inversa direta entre os recursos disponíveis para a compra de antibióticos e aqueles alocados ao monitoramento de níveis de anticoagulação.

Diferenças de valores entre pacientes são igualmente importantes. A magnitude do valor negativo do monitoramento de anticoagulação ou o valor negativo relativo associado a um AVC *versus* um episódio de sangramento gastrintestinal apresentará ampla variação entre pacientes individuais, mesmo em igual contexto.

Se decisões são tão dependentes de preferências, por que fazer recomendações? Talvez, em vez de fazer recomendações, investigadores devessem sistematicamente procurar, acumular e sumarizar informações para apre-

TABELA 21.6 Uma hierarquia de rigor ao fazer recomendações de tratamento

Nível de rigor	Sumário sistemático das evidências	Consideração de todas as opções e desfechos relevantes	Declaração explícita de valores	Metodologias de amostragem
Alto	Sim	Sim	Sim	Diretriz de prática ou análise de decisão[a]
Intermediário	Sim	Sim ou não	Não	Revisão sistemática[a]
Baixo	Não	Sim ou não	Não	Revisão tradicional; artigo notificando pesquisa primária

[a] Metodologias de amostragem podem não refletir o nível de rigor mostrado. Podem ocorrer exceções nas duas direções. Por exemplo, se o autor de uma diretriz de prática ou análise de decisão não coletou sistematicamente nem sumarizou informações, e se nem os valores da sociedade nem os do paciente são explicitamente considerados, as recomendações produzidas terão baixo rigor. Inversamente, se o autor de uma revisão sistemática considera todas as opções relevantes e pelo menos qualitativamente considera valores, as recomendações da revisão podem ser rigorosas.

sentá-las a clínicos. Além disso, podem ressaltar as implicações de diferentes conjuntos de valores para a ação clínica. A dependência de qualquer decisão nos valores subjacentes dos pacientes – e a variabilidade de valores – sugeririam que tal apresentação seria mais útil do que uma recomendação.

Embora essa abordagem possa funcionar em um mundo ideal, não é muito adequada para o mundo em que vivemos. Sua implementação depende de os investigadores usarem métodos padrões, rigorosos, para sumarizar e apresentar informações, e que clínicos tenham tempo, energia e habilidades tanto para interpretarem os sumários quanto para integrá-los com valores e preferências do paciente. É improvável que essas condições sejam satisfeitas no futuro previsível. Recomendações ajudam os clínicos a trabalharem eficientemente, e a aplicação dos conceitos deste capítulo permitirá que clínicos restrinjam seu uso às recomendações de alta qualidade metodológica.

RESOLUÇÃO CLÍNICA

Voltando ao nosso cenário clínico[26] inicial, você inicia considerando se os elaboradores da diretriz abordaram todos os grupos de pacientes, as opções de tratamento e os desfechos importantes. Você observa que fazem recomendações separadas para pacientes com diversos riscos de AVC, mas não para pacientes com diferente risco de sangramento. A última omissão pode ocorrer porque estudos de prognóstico foram inconsistentes quanto aos aparentes fatores de risco que foram identificados. As diretrizes abordam as opções que você está considerando seriamente (varfarina e aspirina em dose total e dose fixa) e os principais desfechos de interesse (AVC oclusivo [embólico], AVC hemorrágico, sangramento gastrintestinal e outros sangramentos importantes), mas não trata especificamente da necessidade de exames regulares, dos pequenos hematomas frequentes e de preocupações com sangramento associadas à terapia com varfarina.

Passando para a seleção e síntese das evidências, você julga que os critérios de elegibilidade das diretrizes são apropriados e que a busca da literatura de apoio foi abrangente. O método de síntese, embora não explícito, baseia-se claramente em revisões sistemáticas e metanálises.

Os autores da diretriz deixam claro que acreditam que valores dos pacientes são cruciais para a decisão e fazem um bom trabalho de articulação das trocas compensatórias.

> Valores e preferências subjacentes: anticoagulação com varfarina é muito mais eficaz do que a aspirina na prevenção do AVC, e particularmente na prevenção do AVC isquêmico severo, na fibrilação atrial. Recomendamos a opção pela terapia com aspirina para grupos de menor risco, estimando que os benefícios absolutos esperados da terapia anticoagulante podem não compensar o risco aumentado de hemorragia e a carga da anticoagulação. Pacientes individuais de menor risco podem racionalmente escolher a anticoagulação em vez da terapia com aspirina para ganhar maior proteção contra AVC isquêmico, se derem valor à proteção contra AVC muito mais do que à redução do risco de hemorragia e à carga referente ao manejo da anticoagulação.

Os elaboradores das diretrizes apresentam abordagens para determinar o risco de AVC: nessa paciente, o risco é de aproximadamente 4%. Eles usam um sistema de pontuação que é o predecessor daquele apresentado anteriormente neste capítulo (Tab. 21.5) e é similar. Para pacientes como as desse cenário, os elaboradores de diretrizes fornecem uma recomendação forte, baseada em evidências de alta qualidade, para o uso da varfarina. Como a diretriz satisfaz todos os critérios da Tabela 21.2, você está inclinado a levar essa recomendação a sério.

A análise de decisão que você identificou[2] restringe suas comparações à terapia com varfarina *versus* nenhum tratamento. Seu argumento para omitir a aspirina é que sua eficácia não está comprovada (embora o efeito da aspirina em outras metanálises tenha alcançado significância estatística, esta sempre foi limítrofe). Os investigadores não mencionam nenhum outro tratamento antiplaquetário. Incluem entre desfechos a inconveniência associada ao monitoramento da terapia anticoagulante, importantes episódios de sangramento, AVC leve, AVC severo e custo. Omitem sangramentos menores.

Os investigadores apresentam suas estratégias de busca claramente. Eles se restringem aos resultados de buscas pelo computador da literatura publicada, mas, dada essa limitação, suas buscas parecem abrangentes; também descrevem suas razões para selecionar evidências, e seus critérios parecem rigorosos. Produzem notas sobre as limitações de uma decisão-chave: escolher dados do estudo de Framingham, em vez de ECRs de terapia para pacientes com fibrilação atrial, de que derivam suas estimativas de risco.

Para gerar valores, os autores entrevistaram 57 idosos vivendo na comunidade, com uma idade média de 73 anos. Usaram uma metodologia padrão de aposta a fim de gerar valores de utilidade. Seus valores-chave incluem utilidades, em uma escala de 0 a 1, em que 0 é morte e 1 é saúde completa, de 0,986 para varfarina manejada por um clínico geral, 0,880 para episódio maior de sangramento, 0,675 para AVC leve e 0 para AVC severo.

Os investigadores realizaram análise de sensibilidade que indicou que o modelo era sensível à variação na utilidade dos pacientes para o uso de varfarina. Se assumissem valores de utilidade para a tomada de varfarina no quartil superior (1; i.e., nenhuma ausência de utilidade sugerida para o uso da varfarina), a análise sugeriria que praticamente todos os pacientes deveriam receber tratamento com varfarina. Se supusessem a utilidade no menor quartil (0,92), a análise sugeriria que a maioria dos pacientes não deveria tomar varfarina.

Essa análise de decisão tem alta pontuação em relação aos critérios de validade apresentados na Tabela 21.2. As utilidades na análise central dos investigadores, com as melhores estimativas de risco e redução de risco (análise de *caso base*), ajustam-se bem às da paciente desse cenário. Os investigadores forneceram tabelas que sugerem a melhor decisão para diferentes pacientes; quando acrescentamos as características da paciente considerada no cenário inicial, verificamos que ela se enquadra em uma célula próxima ao limite entre "nenhum benefício" e "benefício claro", e a análise de sensibilidade dos investigadores sugere que, se ela atribui o mesmo valor à vida tomando ou não varfarina, se beneficiaria do uso da droga.

Tendo revisado o que comprovou ser uma diretriz e uma análise de decisão rigorosas, você está em uma posição muito mais forte para ajudar a paciente em sua decisão. Está claro que você precisa explorar os sentimentos da paciente para descobrir como ela toleraria a inconveniência e o risco de sangramento associados ao uso de varfarina. Sua preferência é por um estilo compartilhado de tomada de decisão (ver Cap. 22.2, Tomada de decisão e o paciente) e, para se preparar para a discussão com a paciente, você anota o alto valor que atribui à prevenção de AVC, e sua avaliação é a de que administrar varfarina atenderia aos melhores interesses da paciente.

Referências

1. Singer DE, Albers GW, Dalen JE, Go AS, Halperin JL, Manning WJ. Antithrombotic therapy in atrial fibrillation: the Seventh ACCP Conference on Antithrombotic and Thrombolytic Therapy. *Chest.* 2004;126(3)(suppl):429S-456S.
2. Thomson R, Parkin D, Eccles M, Sudlow M, Robinson A. Decision analysis and guidelines for anticoagulant therapy to prevent stroke in patients with atrial fibrillation. *Lancet.* 2000;355(9208):956-962.
3. Vandenbroucke-Grauls CM, Vandenbroucke JP. Effect of selective decontamination of the digestive tract on respiratory tract infections and mortality in the intensive care unit. *Lancet.* 1991;338(8771):859-862.
4. Selective Decontamination of the Digestive Tract Trialists' Collaborative Group. Meta-analysis of randomised controlled trials of selective decontamination of the digestive tract. *BMJ.* 1993;307(6903):525-532.
5. Heyland DK, Cook DJ, Jaeschke R, Griffith L, Lee HN, Guyatt GH. Selective decontamination of the digestive tract: an overview. *Chest.* 1994;105(4):1221-1229.
6. Kollef MH. The role of selective digestive tract decontamination on mortality and respiratory tract infections: a meta-analysis. *Chest.* 1994;105(4):1101-1108.
7. Glasziou PP, Irwig LM. An evidence based approach to individualising treatment. *BMJ.* 1995;311(7016): 1356-1359.

8. Sinclair JC, Cook RJ, Guyatt GH, Pauker SG, Cook DJ. When should an effective treatment be used? derivation of the threshold number needed to treat and the minimum event rate for treatment. *J Clin Epidemiol.* 2006;54(3):217-324.
9. Smith GD, Egger M. Who benefits from medical interventions? *BMJ.* 1994; 308(6921):72-74.
10. Field MJ, Lohr KN, eds. *Clinical Practice Guidelines: Directions for a New Program.* Washington, DC: National Academy Press; 1990.
11. American Medical Association Specialty Society Practice Parameters Partnership and Practice Parameters Forum. *Attributes to Guide the Development of Practice Parameters.* Chicago, IL: American Medical Association; 1990.
12. American College of Physicians. *Clinical Efficacy Assessment Project: Procedural Manual.* Philadelphia, PA: American College of Physicians; 1986.
13. Gottlieb LK, Margolis CZ, Schoenbaum SC. Clinical practice guidelines at an HMO: development and implementation in a quality improvement model. *QRB Qual Rev Bull.* 1990;16(2):80-86.
14. Lohr KN, Field MJ. A provisional instrument for assessing clinical practice guidelines. In: Field MJ, Lohr KN, eds. *Guidelines for Clinical Practice: From Development to Use.* Washington, DC: National Academy Press; 1992:346-410.
15. Harris RP, Helfand M, Woolf SH, et al; Methods Work Group, Third US Preventive Services Task Force. Current methods of the US Preventive Services Task Force: a review of the process. *Am J Prev Med.* 2001;20(3 suppl):21-35.
16. Park RE, Fink A, Brook RH, et al. Physician ratings of appropriate indications for six medical and surgical procedures. *Am J Public Health.* 1986;76(7): 766-772.
17. Keeney RL. Decision analysis: an overview. *Oper Res.* 1982;30(5):803-838.
18. Eckman MH, Levine HJ, Pauker SG. Decision analytic and cost-effectiveness issues concerning anticoagulant prophylaxis in heart disease. *Chest.* 1992;102(4)(suppl): 538S-549S.
19. Kassirer JP, Moskowitz AJ, Lau J, Pauker SG. Decision analysis: a progress report. *Ann Intern Med.* 1987;106(2):275-291.
20. Eddy DM. Clinical decision making: from theory to practice: designing a practice policy: standards, guidelines, and options. *JAMA.* 1990;263(22):3077, 3081, 3084.
21. Drummond MF, Richardson WS, O'Brien BJ, Levine M, Heyland D. Users' guides to the medical literature, XIII: how to use an article on economic analysis of clinical practice, A: are the results of the study valid? Evidence-Based Medicine Working Group. *JAMA.* 1997;277(19):1552-1557.
22. O'Brien BJ, Heyland D, Richardson WS, Levine M, Drummond MF. Users' guides to the medical literature, XIII: how to use an article on economic analysis of clinical practice, B: what are the results and will they help me in caring for my patients? Evidence-Based Medicine Working Group. *JAMA.* 1997;277(22):1802-1806.
23. Matchar DB, McCrory DC, Barnett HJ, Feussner JR. Medical treatment for stroke prevention. *Ann Intern Med.* 1994;121(1):41-53.
24. American College of Physicians. Guidelines for medical treatment for stroke prevention. *Ann Intern Med.* 1994;121(1):54-55.
25. North American Symptomatic Carotid Endarterectomy Trial Collaborators. Beneficial effect of carotid endarterectomy in symptomatic patients with high-grade carotid stenosis. *N Engl J Med.* 1991;325(7):445-453.
26. Jackson R, Lawes CM, Bennett DA, Milne RJ, Rodgers A. Treatment with drugs to lower blood pressure and blood cholesterol based on an individual's absolute cardiovascular risk. *Lancet.* 2005;365(9457): 434-441.
27. Tsevat J, Eckman MH, McNutt RA, Pauker SG. Warfarin for dilated cardiomyopathy: a bloody tough pill to swallow? *Med Decis Making.* 1989;9(3): 162-169.
28. Taylor R, Giles J. Cash interests taint drug advice. *Nature.* 2005;437(7062):1070-1071.
29. Laupacis A. On bias and transparency in the development of influential recommendations. *CMAJ.* 2006;174(3):335-336.
30. CMAJ. Clinical practice guidelines and conflict of interest. *CMAJ.* 2005;173(11):1297,1299.
31. CAPRIE Steering Committee. A randomised, blinded, trial of clopidogrel versus aspirin in patients at risk of ischaemic events (CAPRIE). *Lancet.* 1996;348(9038):1329-1339.
32. Albers GW, Amarenco P, Easton JD, Sacco RL, Teal P. Antithrombotic and thrombolytic therapy for ischemic stroke: the Seventh ACCP Conference on Antithrombotic and Thrombolytic Therapy. *Chest.* 2004;126(3)(suppl):483S-512S.
33. Clagett GP, Sobel M, Jackson MR, Lip GY, Tangelder M, Verhaeghe R. Antithrombotic therapy in peripheral arterial occlusive disease: the Seventh ACCP Conference on Antithrombotic and Thrombolytic Therapy. *Chest.* 2004;126(3)(suppl): 609S-626S.
34. Canadian Task Force on the Periodic Health Examination. The periodic health examination. *CMAJ.* 1979;121(9):1193-1254.
35. Woolf SH, Battista RN, Anderson GM, Logan AG, Wang E. Assessing the clinical effectiveness of preventive maneuvers: analytic principles and systematic methods in reviewing evidence and developing

clinical practice recommendations: a report by the Canadian Task Force on the Periodic Health Examination. *J Clin Epidemiol.* 1990;43(9):891-905.

36. Sackett DL. Rules of evidence and clinical recommendations on the use of antithrombotic agents. *Chest.* 1986;89(2 suppl):2S-4S.
37. Guyatt G, Vist G, Falck-Ytter Y, Kunz R, Magrini N, Schunemann H. An emerging consensus on grading recommendations? *ACP J Club.* 2006;144(1):A8-A9.
38. Atkins D, Best D, Briss PA, et al. Grading quality of evidence and strength of recommendations. *BMJ.* 2004;328(7454):1490.
39. Guyatt G, Gutterman D, Baumann MH, et al. Grading strength of recommendations and quality of evidence in clinical guidelines: report from an American College of Chest Physicians task force. *Chest.* 2006;129(1):174-181.
40. Bayoumi AM, Redelmeier DA. Preventing Mycobacterium avium complex in patients who are using protease inhibitors: a cost-effectiveness analysis. *AIDS.* 1998;12(12):1503-1512.

22.1

TÓPICOS AVANÇADOS: DAS EVIDÊNCIAS À AÇÃO

Análise econômica

MICHAEL DRUMMOND, RON GOEREE,
PAUL MOAYYEDI E MITCH LEVINE

Neste capítulo:

- Cenário clínico
  - A escolha "testar e tratar" para o *H. pylori* é mais custo-efetiva do que a endoscopia imediata no manejo de pacientes jovens com dispepsia sem sintomas de alarme?
- Encontrando as evidências
- Por que fazer análise econômica?
- Custo: apenas outro desfecho?
  - O papel dos custos na tomada de decisões clínicas permanece controverso
  - Custos são mais variáveis do que outros desfechos
  - O uso de informações de custos suscita questões de justiça distributiva
- A análise econômica oferece soluções para seus desafios especiais
  - Problemas de variabilidade de custos
  - Escolhas (*tradeoffs*) de benefícios, riscos e custos
  - Utilizando uma análise econômica
- Os resultados são válidos?
  - Os investigadores adotaram um ponto de vista suficientemente amplo?
  - Os resultados foram apresentados separadamente para subgrupos relevantes de pacientes?
  - Os custos foram medidos de forma acurada?
  - Os investigadores consideraram o momento dos custos e as consequências?
- Quais são os resultados?
  - Quais foram os custos incrementais e os efeitos de cada estratégia?
  - Os custos incrementais e os efeitos diferem entre os subgrupos?
  - Em que grau permitir espaço para a incerteza modificará os resultados?
- Como posso aplicar os resultados à atenção ao paciente?
  - Os benefícios do tratamento compensam os riscos e os custos?
  - Posso esperar custos similares em meu contexto de trabalho?
- Resolução clínica

CENÁRIO CLÍNICO

A escolha "testar e tratar" para o *H. pylori* é mais custo-efetiva do que a endoscopia imediata no manejo de pacientes jovens com dispepsia sem sintomas de alarme?

Você é gastrenterologista de um hospital comunitário de grande porte. A chefe de medicina interna conhece seu interesse pela medicina baseada em evidências e lhe pede para ajudá-la a resolver um problema. Existe uma pressão considerável para que o serviço de endoscopia faça mais triagens colonoscópicas a fim de reduzir a mortalidade por câncer colorretal, mas não existem recursos disponíveis para aumentar essas instalações. Aproximadamente 50% da carga de trabalho é dedicada à endoscopia gastrintestinal alta para pacientes com dispepsia. Uma possibilidade é reduzir a demanda por endoscopia gastrintestinal alta, fornecendo um serviço para testar e tratar o *Helicobacter pylori* como estratégia preferencial de manejo para pacientes abaixo dos 55 anos com dispepsia sem sintomas de alarme. Essa estratégia envolve oferecer ao pacientes um teste não invasivo para o *H. pylori* (como um teste sorológico ou teste respiratório de ureia), tratando com antibióticos aqueles que apresentarem resultados positivos e tranquilizando pacientes com resultados negativos, dizendo-lhes que têm pouca probabilidade de ter doença de úlcera péptica.

Você hesita em recomendar a nova abordagem. Alguns médicos acreditam que endoscopia imediata para todos ajuda a escolher o tratamento mais efetivo. Além disso, a estratégia de testar e tratar o *H. pylori* não irá economizar recursos, caso todos os pacientes façam endoscopia de qualquer maneira. Antes de dar seu conselho, você decide procurar uma análise econômica formal da opção "testar e tratar" o *H. pylori*, comparada com a endoscopia imediata.

ENCONTRANDO AS EVIDÊNCIAS

Como você participou recentemente de uma oficina breve sobre avaliação econômica, sabe que uma boa fonte de informações é o National Health Service Economic Evaluation Database (NHS EED) do Reino Unido. Esse banco de dados contém resumos estruturados de avaliações econômicas completas, além de referências a artigos metodológicos e estudos de custo, e está disponível por meio da Cochrane Library (http://www3.interscience.wiley.com/cgi-bin/mrwhome/106568753/HOME). Entretanto, como seu hospital não é um assinante, você decide acessar esse banco de dados gratuitamente pela página do Centre for Reviews and Dissemination da Universidade de York (http://www.york.ac.uk/inst/crd).

Você clica na opção "All these words" [Todas estas palavras] e então digita as palavras de busca de interesse: "dyspepsia, endoscopy, helicobacter" [dispepsia, endoscopia, helicobacter]. Isso gera 42 resultados na base de dados NHS EED. Você clica na etiqueta NHS EED e descobre que o resumo estruturado da primeira citação da lista, um artigo por Ford e colaboradores,[1] mostra que a análise econômica está baseada diretamente em uma metanálise de dados de pacientes individuais de cinco *ensaios controlados randomizados* (ECRs), incluindo 1.924 pacientes, comparando "testar e tratar" com endoscopia imediata. Isso lhe parece ser a evidência de maior qualidade que poderá encontrar e você pede a cópia do artigo.

POR QUE FAZER ANÁLISE ECONÔMICA?

Clínicos não apenas tomam decisões sobre o cuidado de pacientes como também ajudam a estabelecer políticas clínicas para uma instituição (abordando questões como: devemos ou não recomendar testar e tratar o *H. pylori* para pacientes jovens com dispepsia sem sintomas de alarme?). Alguns clínicos também ajudam a estabelecer políticas de saúde em um nível mais amplo (abordando questões como: devemos ou não alocar mais recursos para o tratamento da doença de úlcera péptica?).

Ao tomar decisões para grupos de pacientes, os clínicos precisam não apenas ponderar os riscos e benefícios, mas também considerar se esses benefícios compensarão os custos de cuidados de saúde. Cada vez mais, clínicos devem persuadir tanto colegas quanto elaboradores de políticas de saúde de que os benefícios de suas intervenções justificam os recursos consumidos.

Quando os desfechos entre duas ou mais estratégias de manejo são equivalentes, a análise econômica nos ajuda a escolher a opção menos cara (análise de custo-minimização). Em geral, a análise econômica pode ajudar a justificar a alocação de recursos escassos, fornecendo um conjunto de métodos formais, quantitativos, para comparar dois ou mais tratamentos, programas ou estratégias em relação ao uso de recursos e desfechos esperados.[2-4] Uma comparação de duas estratégias que considere apenas custos informa somente a parte "uso de recursos" da decisão e é chamada de análise de custo. Comparar apenas as consequências de duas ou mais estratégias (como em um ECR de eficácia de tratamento) informa apenas a porção "benefícios de saúde" da decisão. Uma comparação econômica completa aborda tanto os custos quanto as consequências das estratégias que estão sendo comparadas.

Avaliações econômicas procuram subsidiar decisões de alocação de recursos, em vez de fazê-las. Análises econômicas, amplamente aplicadas no campo de cuidados de saúde, subsidiaram decisões em diferentes níveis, incluindo a gestão de importantes instituições, tais como hospitais, e a determinação de políticas regionais ou nacionais.[4]

CUSTO: APENAS OUTRO DESFECHO?

Em um sentido, o custo, como funções fisiológicas, qualidade de vida, eventos mórbidos como acidente vascular cerebral (AVC), infarto do miocárdio (IM) e óbito, é simplesmente outro desfecho a ser considerado por clínicos ao avaliar os efeitos da terapia. Embora existam semelhanças fundamentais entre custos e outros desfechos, também existem diferenças importantes que descreveremos a seguir.

O papel dos custos na tomada de decisões clínicas permanece controverso

Embora poucos possam negar a importância de considerações de custos no estabelecimento de políticas de cuidados de saúde, a relevância dos custos na tomada de decisão para pacientes individuais continua controversa. Alguns sustentariam – em um extremo do que pode ser chamada de uma abordagem deontológica à justiça distributiva – que a única responsabilidade dos clínicos deveria ser melhor satisfazer as necessidades dos indivíduos a seus cuidados. Uma visão alternativa – filosoficamente consequencialista ou utilitária – sustentaria que, mesmo na tomada de decisão individual, os clínicos deveriam assumir uma visão social mais ampla. Nessa perspectiva, o efeito sobre terceiros da alocação de recursos aos cuidados de um dado paciente teria de pesar na decisão.

À medida que proliferam as tecnologias de cuidados de saúde, aumentam seus benefícios potenciais e seus custos, mas seus benefícios marginais sobre abordagens menos recurso-intensivas muitas vezes são pequenos. Nessa situação, os argumentos em favor de racionamento à beira do leito tornam-se mais convincentes.[5] Nossa própria crença é que, embora clínicos devam cuidar primariamente das necessidades dos seus pacientes, não deveriam deixar de lado as implicações dos conselhos que oferecem a eles sobre os recursos. Negligenciar questões de recursos com relação a um paciente pode, afinal, afetar a disponibilidade de recursos para outros pacientes sob seus cuidados. Para aqueles que discordam dessa posição, esta seção permanece relevante no que se refere à consideração de decisões de políticas de saúde.

Custos são mais variáveis do que outros desfechos

Se médicos testarem e tratarem o *H. pylori* em um paciente com dispepsia em Toronto ou em Cingapura, o efeito relativo sobre a dispepsia provavelmente será similar. De fato, efeitos de tratamento sobre desfechos convencionais de qualidade de vida, morbidade e mortalidade comprovaram ser similares, na maioria das ocasiões, não apenas entre locais geográficos como também entre grupos de pacientes e modos de administrar a intervenção (ver Cap. 20.4, Quando acreditar em uma análise de subgrupo).

Em contraste com *endpoints* clínicos, os custos variam enormemente entre jurisdições, tanto em termos absolutos como quanto aos custos relativos de diferentes componentes dos cuidados, incluindo médicos, outros profissionais de saúde, drogas, serviços e dispositivos tecnológicos.

Por exemplo, o tratamento ambulatorial da trombose venosa profunda (TVP) com heparina de baixo peso molecular (HBPM), comparado ao tratamento hospitalar com heparina não fracionada, é mais custo-efetivo nos Estados Unidos do que no Canadá, embora a HBPM custe mais que o dobro nos Estados Unidos, porque o valor referente a menos dias de hospitalização, em relação ao preço da HBPM, é muito maior nos Estados Unidos do que no Canadá.[6]

Não é necessário cruzar fronteiras internacionais – ou mesmo nacionais, regionais ou estaduais – para ver grandes diferenças de custos. Hospitais adjacentes podem ter diferentes resultados ao negociar um contrato com uma empresa farmacêutica para a compra de grande volume de determinado medicamento a baixo preço. Assim, preços de medicamentos em hospitais adjacentes podem variar por um fator de 2 ou mais, e as implicações para recursos do uso de agentes alternativos podem, portanto, diferir substancialmente nas duas instituições.

Custos também dependem de como os cuidados são organizados, e a organização de cuidados varia amplamente entre jurisdições. O mesmo serviço pode ser prestado por um médico ou enfermeiro, no ambulatório ou no hospital, com ou sem custos administrativos relacionados à adjudicação da elegibilidade do paciente para receber o serviço. Se for prestado por um médico, no hospital, com custos administrativos máximos, como sugere nosso exemplo do tratamento hospitalar de TVP nos Estados Unidos, o gasto será maior do que se o serviço for prestado em um ambulatório ou em uma instituição com custos administrativos mais baixos.

A dependência substancial do consumo de recursos em relação aos custos locais e à organização local da prestação de cuidados de saúde significa que a maioria dos dados de custos é específica a uma jurisdição particular, sendo pouco transferível. Outro problema com ECRs é que sua realização pode alterar padrões de prática de forma a limitar ainda mais a capacidade de generalização a outros contextos, ou mesmo a seu próprio ambiente, fora do contexto do ECR. Por exemplo, em uma avaliação econômica do misoprostol, droga para a profilaxia da úlcera gástrica em pacientes que estão recebendo altas doses de anti-inflamatórios não esteroidais, Hillman e Bloom[7] usaram dados de um ECR realizado por Graham e colaboradores.[8] Esse ECR cego de 3 meses de duração comparou misoprostol (400 e 800 mg/dia) e placebo. Uma questão importante para a análise econômica foi que a prevenção de úlceras com misoprostol pode gerar economia em despesas de cuidados de saúde que poderia equilibrar o custo de acrescentar mais uma droga. Nesse estudo, entretanto, realizaram-se endoscopias mensais. Na prática clínica regular, a endoscopia seria realizada em resposta a sintomas. Uma análise dos resultados desse estudo teria informado aos médicos as implicações em termos de custo da administração de misoprostol quando pacientes fazem endoscopias mensais de rotina, informação que seria inútil, dada a grande diferença dessas circunstâncias e da prática clínica regular.

O uso de informações de custos suscita questões de justiça distributiva

Em decisões de políticas de cuidados de saúde, devemos usar informações de custo para alocar recursos escassos de modo eficiente.

Assumamos que dois tratamentos custem, em comparação ao tratamento convencional e após consideradas todas as suas consequências, $1.000.000 para cada 1.000 pacientes tratados por 1 ano. No caso do tratamento A, os benefícios alcançados com esse desembolso são a prevenção de sintomas de dispepsia em 200 pacientes. No caso do tratamento B, o benefício é evitar um único caso de câncer gástrico. Se, em uma situação de limitação de recursos, tivéssemos que escolher entre A e B, qual seria a melhor escolha?

Se a escolha não lhe deixar confortável, você está em boa companhia. Escolher entre tratamentos benéficos rivais apresenta enormes desafios logísticos, éticos e políticos. O exemplo demonstra como, na análise econômica, devemos fazer uma escolha (*tradeoff*) entre custos e benefícios e como devemos lidar com desfechos muito diferentes que surgem em pessoas muito diferentes – nesse caso, prevenção de dispepsia em um grupo de pacientes e prevenção de um caso de câncer gástrico em outro – ao decidirmos sobre a alocação de recursos.

A ANÁLISE ECONÔMICA OFERECE SOLUÇÕES PARA SEUS DESAFIOS ESPECIAIS

Problemas de variabilidade de custos

Quanto a outros desfechos, existem duas abordagens fundamentais para descobrir o efeito de estratégias alternativas de administração do consumo de recursos. Uma é realizar um único estudo, idealmente um ECR, comparando duas ou mais intervenções. Tal abordagem pergunta o que acontece (na média e limitado pela precisão da estimativa) quando clínicos escolhem a estratégia A *versus* a estratégia B.

A segunda abordagem é construir uma árvore de decisão de eventos que decorram de uma decisão clínica, usando todas as evidências disponíveis para estimar as probabilidades de todos os desfechos possíveis, incluindo custos gerados. A segunda abordagem pergunta o que poderia acontecer se clínicos escolhessem a estratégia A *versus* a estratégia B. A abordagem de modelagem de análise de decisão do que aconteceria permite que investigadores abordem problemas como as idiossincrasias dos cuidados prestados no contexto de ECRs e a variabilidade de custos entre jurisdições.

Voltemos ao exemplo das endoscopias desnecessárias realizadas no ECR de Graham e colaboradores[6] sobre misoprostol para a prevenção de úlceras gástricas em pacientes que recebem altas doses de anti-inflamatórios não esteroidais. Na análise subsequente, Hillman e Bloom[7] ajustaram as taxas observadas de úlceras para refletirem o fato de que 40% das lesões determinadas endoscopicamente não produziram nenhum sintoma. Observando que a adesão de pacientes no ensaio era maior do que se esperaria na prática clínica, eles também fizeram ajustes para menor adesão, utilizando as taxas de úlcera na coorte avaliável e pressupondo que somente 60% dessa eficácia seria alcançada na prática.

As abordagens de modelagem da análise de decisão permitem que investigadores lidem com outros problemas, como a duração inadequada do seguimento, usando dados disponíveis para estimar o que acontecerá no longo prazo. Analistas de decisão também podem examinar vários pressupostos de custo e modos de organizar os cuidados e calcular a sensibilidade de seus resultados para esses pressupostos alternativos (ver Cap. 21, Como utilizar uma recomendação para o manejo do paciente).

A limitação-chave da abordagem analítica de decisão é que, se os pressupostos forem falhos, ela não nos dará um quadro acurado. Em uma revisão de 326 análises farmacoeconômicas apresentadas pela indústria farmacêutica ao Australian Department of Health, 218 (67%) incluíam problemas significativos, muitos deles requerendo revisão detalhada para serem detectados.[9]

Mesmo análises econômicas rigorosas sem conflitos de interesse produzirão resultados enganadores, caso os pressupostos subjacentes forem imprecisos. Uma *análise de custo-efetividade* usando uma metodologia perfeita de *análise de decisão* concluiu que tentar obter controle de ritmo em pacientes mais velhos com fibrilação atrial era mais custo-efetivo do que uma estratégia baseada no controle somente da frequência cardíaca.[10] Infelizmente, ECRs posteriores demonstraram que os pressupostos feitos pelos autores sobre os benefícios do controle de ritmo não eram acurados.[11] Uma análise econômica subsequente baseada em pressupostos mais válidos demonstrou a superioridade inequívoca da abordagem de controle de frequência.[12]

O ideal, então, pode ser uma combinação das duas abordagens, na qual a análise se baseia em dados de ECRs, agregados à modelagem analítica de tomada de decisão para adaptar os resultados às situações reais em que serão aplicados.[13] Mesmo a abordagem combinada, entretanto, deve usar valores médios de pacientes. Essas médias podem ser diferentes de valores ou de preferências do paciente, e diferentes valores podem levar a decisões diferentes (ver Cap. 22.2, Tomada de decisão e o paciente). O exame dos pressupostos subjacentes a uma análise econômica pode fazer com que os clínicos entendam a aplicação dos resultados a seus pacientes. Assim, o grau da transparência dos autores em relação a seus pressupostos aumentará a credibilidade de qualquer análise econômica.

Há outro aspecto referente à resolução de um componente do problema de variabilidade de custos. Se os autores apresentarem recursos usados pelas estratégias alternativas de manejo, usuários da pesquisa podem avaliar quanto esses recursos custariam em seu próprio contexto. Na verdade, o custo é um resumo do consumo de recursos, um ponto que seria útil que clínicos tivessem em mente ao considerarem questões econômicas.

Escolhas (*tradeoffs*) de benefícios, riscos e custos

Como mencionamos, a análise econômica deve lidar com o problema do valor relativo de diferentes desfechos e o *tradeoff* de valores monetários em relação à saúde, questões de justiça distributiva. Tipicamente, economistas de saúde usam três estratégias. Uma é informar desfechos importantes para pacientes em unidades físicas ou naturais, tais como "anos de vida ganhos" ou "pacientes sem sintomas" ou "cânceres gástricos prevenidos" (análise custo-efetividade).

Em uma segunda abordagem, ponderam diferentes tipos de desfechos para produzir um índice composto de desfecho, como o *ano de vida ajustado para a qualidade (QALY)* (chamamos isso de análise custo-utilidade, às vezes classificada como uma subcategoria da análise custo-efetividade). O ajuste de qualidade envolve atribuir um menor valor ao tempo decorrido com alteração da função física e emocional do que ao tempo em boa saúde. Em uma escala em que 0 representa óbito e 1 representa estado de completa saúde, quanto maior for a deterioração, menor será o valor de um dado estado de saúde.

Finalmente, investigadores podem atribuir um valor monetário à vida adicional ganha, casos de dispepsia prevenidos ou cânceres gástricos prevenidos. Nessas análises custo-benefício, consumidores de cuidados de saúde consideram o que estariam dispostos a pagar por programas ou produtos que alcançam determinados desfechos, tais como prolongar a vida ou evitar eventos adversos.

No estudo de nosso cenário, Ford e colaboradores[1] escolheram custo-efetividade como a análise primária, usando o desfecho "pacientes sem sintomas de dispepsia". A força dessa abordagem é que os dados de desfecho são gerados diretamente pela metanálise de dados de pacientes individuais que realizaram. A principal desvantagem é que as medidas de desfecho estão relacionadas somente à dispepsia. Portanto, é difícil fazer qualquer comparação de custo-efetividade, ou valor por seu dinheiro, com outras intervenções gastrenterológicas ou com cuidados de saúde de maneira mais geral.

Uma medida mais genérica de desfecho, como QALYs ganhos, facilitaria tais comparações. Pequenas mudanças em sintomas de dispepsia podem, entretanto, não causar qualquer alteração em uma métrica como o QALY. Portanto, essa pode não ser uma boa abordagem para detectar pequenas diferenças em benefícios entre duas estratégias de tratamento para dispepsia. Também pode não representar adequadamente grandes diferenças em benefícios que sejam limitadas a um período curto, como o valor de um anestésico local em um tratamento de canal. Entretanto, quando se trata dos aspectos mais amplos de alocação de recursos em cuidados de saúde, precisamos de uma medida como QALYs para comparar os benefícios de melhoras em sintomas de dispepsia com desfechos em outras áreas de cuidados de saúde.

Utilizando uma análise econômica

Após indicar alguns dos desafios da análise econômica, oferecemos nossa estrutura usual para diretrizes à literatura médica: os resultados são válidos? Quais são os resultados? Como posso aplicar os resultados à atenção ao paciente? Nossos critérios-chave do Capítulo 21, Como utilizar uma recomendação para o manejo do paciente (as recomendações consideram todos os grupos de pacientes, as opções de manejo e os possíveis desfechos relevantes? Existe revisão sistemática de evidências vinculando opções a cada desfecho relevante? Existe especificação apropriada de valores e preferências associados a desfechos?) aplicam-se a análises econômicas. As questões que apresentamos na Tabela 22.1.1 são aquelas específicas para a análise econômica.

OS RESULTADOS SÃO VÁLIDOS?

Os investigadores adotaram um ponto de vista suficientemente amplo?

Investigadores podem avaliar custos e consequências a partir de vários pontos de vista: pacientes, instituições de cuidados de saúde como hospitais, um pagador externo (plano de saúde, programa de ressarcimento de medicamentos ou governo nacional ou local em alguns países) ou a sociedade em geral. Cada ponto de vista pode ser relevante, dependendo da pergunta feita, mas pontos de vista mais amplos são especialmente relevantes para os alocadores de

TABELA 22.1.1 Diretrizes para utilização da literatura médica para um artigo sobre análises econômicas

Os resultados são válidos?

As recomendações consideraram todos os grupos de pacientes, as opções de manejo e os possíveis desfechos relevantes?

- Os resultados são válidos?
- Os investigadores adotaram um ponto de vista suficientemente amplo?
- Os resultados foram apresentados separadamente para subgrupos relevantes de pacientes?

Existe revisão sistemática e sumário de evidências ligando opções a desfechos para cada questão relevante?

- Os custos foram medidos de forma acurada?
- Os investigadores consideraram o momento dos custos e as consequências?

Quais são os resultados?

- Quais foram os custos incrementais e efeitos de cada estratégia?
- Os custos incrementais e os efeitos diferem entre subgrupos?
- Em que grau permitir espaço para a incerteza modificará os resultados?

Como posso aplicar os resultados à atenção ao paciente?

- Os benefícios do tratamento compensam os riscos e os custos?
- Posso esperar custos similares em meu contexto de trabalho?

recursos para cuidados de saúde. Por exemplo, uma avaliação que adota o ponto de vista do hospital será útil para estimar o efeito orçamentário de terapias alternativas naquela instituição. Entretanto, em geral, a avaliação econômica é direcionada para subsidiar políticas em uma perspectiva social mais ampla. Por exemplo, em uma avaliação de um programa de alta precoce, é insuficiente informar apenas custos hospitalares, porque pacientes que tiveram alta precoce podem consumir um volume substancial de recursos na comunidade. Uma das principais razões para considerar pontos de vista mais estreitos ao realizar uma análise econômica é avaliar a influência de mudanças sobre os principais controladores orçamentários, porque pode ser preciso ajustar os orçamentos antes que uma nova terapia possa ser adotada, o que muitas vezes é chamado de *efeito silo*. Por exemplo, Feldman e colaboradores[14] informaram que a terapia com donepezil na doença de Alzheimer moderada a severa valia a pena, na perspectiva da sociedade como um todo, devido à redução de demandas sobre os cuidadores. No entanto, seria mais cara para a organização responsável pelo pagamento da medicação. Na mesma instituição, pode prevalecer um ponto de vista orçamentário estreito. Em uma análise econômica comparando dois esquemas medicamentosos, seria errado focalizar exclusivamente os custos relativos das drogas, que estão incluídos no orçamento farmacêutico, caso também existam efeitos no uso de outros recursos hospitalares. No exemplo anterior de TVP, o uso de HBPM ambulatorial diminuirá o custo hospitalar, mas quem paga o orçamento de drogas verá seus custos aumentarem. A perspectiva dos pacientes também pode merecer consideração específica, se alguns custos (como transporte) reduzirem o acesso a cuidados. Além disso, alguns pacientes podem não ser capazes de participar de programas de cuidados comunitários, caso estes impuserem custos importantes em termos de apoio informal de enfermagem em domicílio. Em geral, entretanto, análises econômicas integram a perspectiva dos pacientes, medindo as consequências da terapia como efeito sobre qualidade de vida.

Do ponto de vista da sociedade, a determinação de custos deveria incluir o efeito da terapia sobre a capacidade de trabalho do paciente e, portanto, sua contribuição à produtividade nacional. A inclusão ou exclusão de mudanças de produtividade (às vezes conhecidas como custos e benefícios indiretos) permanece um tópico frequente de debate. Por um lado, mudanças de produtividade representam mudanças no uso de recursos, como as que ocorrem no sistema de cuidados de saúde. Por outro lado, pode não haver perda real de produção se um trabalhador se ausentar por um período curto. Igualmente, no caso de períodos maiores de ausência, empregadores podem contratar um trabalhador antes desempregado. Mais ainda, a inclusão da produtividade muda avaliações de viés em favor de programas para indivíduos empregados. Portanto, clínicos deveriam ser céticos em relação a qualquer análise econômica que inclua mudanças de produtividade sem apresentarem claramente suas implicações.

A Tabela 22.1.2, que indica os custos usados por Ford e colaboradores[1] para calcular o custo total por paciente das duas estratégias alternativas de tratamento, mostra que os custos abrangem tanto cuidados primários quanto secundários. Se você trabalha em cuidados de saúde, dependendo de seu contexto, alguns custos podem lhe parecer irrealistas. Isso enfatiza a importante questão sobre a falta de portabilidade em custos unitários entre jurisdições. A Tabela 22.1.2 reflete a decisão dos autores de adotarem a perspectiva de alguém que toma decisões para todo o sistema de cuidados de saúde. Em sistemas com recursos públicos, seria o governo ou a agência nacional de seguro saúde. Em sistemas com recursos privados, a perspectiva relevante seria a de um plano de saúde que cobrisse os custos de cuidados de saúde.

Evidentemente, em muitos sistemas de cuidados de saúde, é provável que exista algum elemento de copagamento pelos pacientes, em particular em relação a medicamentos. Portanto, na medida em que o volume de copagamentos diferir entre terapias, isso pode

TABELA 22.1.2 Custos utilizados na obtenção de um custo total por pacientes

	Custo, $ (2003)
Consulta de clínico geral	170
Consulta ambulatorial	232
Dia de hospitalização	550
IBP (dose única mensal)	99,99
H_2RA (1 mês)	112,29
Pró-cinéticos (1 mês)	70
Antiácidos (1 mês)	8,49
Terapia de erradicação	152
Teste respiratório de ureia	80
Endoscopia	450
Radiografia com bário	99,69
Ultrassonografia abdominal	118

Abreviaturas: H_2RA, antagonista do receptor da histamina$_2$; IBP, inibidor de bomba de prótons.

Reproduzida de Ford e colaboradores.[1] Copyright © 2005, com permissão de Elsevier.

afetar a escolha dos pacientes. Os autores não consideraram outros custos para os pacientes ou perdas de produtividade. Esses provavelmente serão menores e restritos aos custos envolvidos em consultas ao clínico geral ou ao hospital para fazer endoscopia.

Os resultados foram apresentados separadamente para subgrupos relevantes de pacientes?

Custos e consequências podem ser diferentes entre pacientes, considerando idade, sexo ou severidade de doença. As diferenças mais prováveis são as relacionadas ao *risco basal* para o desfecho adverso que o tratamento visa a prevenir. Por exemplo, o custo-efetividade da terapia medicamentosa para níveis elevados de colesterol aumentará quando for comparada a nenhuma intervenção medicamentosa, à medida que o risco do paciente aumentar (o custo por efeito unitário, como uma redução em eventos cardiovasculares, será menor em pacientes de menor risco). O custo-efetividade será superior em homens do que em mulheres; em pacientes mais velhos do que mais novos, e naqueles com níveis de colesterol mais altos, com hipertensão, com diabete e história familiar de cardiopatia do que em indivíduos sem esses fatores de risco.[15] A prevenção secundária em pessoas que já tiveram um evento cardiovascular será substancialmente mais custo-efetiva do que a prevenção primária nos que não o tiveram. A divisão de pacientes em categorias de risco é comum na prática clínica. Por exemplo, em um estudo do custo-efetividade da triagem de proteinúria para retardar a progressão da nefropatia crônica, Boulware e colaboradores[16] verificaram que o custo por QALY ganho era $283.000 para todos os indivíduos acima de 50 anos, mas de apenas $19.000 para aqueles com hipertensão. As diferenças em razões de custo-efetividade eram impulsionadas primariamente pelo risco dos pacientes de desenvolverem nefropatia crônica (i.e., se você tem pouca probabilidade de desenvolver nefropatia crônica, sua capacidade de benefício é limitada).

Os custos foram medidos de forma acurada?

Embora o ponto de vista determine uma faixa relevante de custos e consequências em uma avaliação econômica, existem muitas questões relativas à sua medida e avaliação. Em primeiro lugar, clínicos deveriam procurar as quantidades físicas de recursos consumidos ou liberados pelos tratamentos, separadamente de seus preços ou custos unitários. Não apenas isso lhes permite escrutinar o método de atribuir valores monetários a recursos como também ajuda a extrapolar os resultados de um estudo de um contexto a outro, porque preços variam conforme o lugar.

Em segundo lugar, existem abordagens diferentes para valorar custos ou economias de custos. Uma delas é usar preços publicados. Preços, entretanto, podem diferir de custos reais, dependendo da sofisticação de sistemas contábeis e do poder relativo de barganha de instituições de cuidados de saúde e de outras fontes pagadoras.[17] Onde houver um desvio sistemático entre custos e preços, o analista poderá ajustar o último por uma razão custo-para-preço. A relação entre preços e custos pode, entretanto, variar consideravelmente por instituição, de modo que simples ajustes podem não ser suficientes. Na perspectiva do plano de saúde ou de outras fontes pagadoras, preços terão alguma relação com os valores realmente pagos, embora, em alguns contextos, os pagamentos variem por fonte pagadora. Na perspectiva da sociedade, gostaríamos de saber os custos reais, porque refletem aquilo a que a sociedade está renunciando para fornecer um dado tratamento.

Por exemplo, Taira e colaboradores[18] compararam os custos e os preços para dois métodos de revascularização coronariana percutânea. Quando os preços hospitalares foram usados, a diferença no custo médio entre os dois métodos era de $21.311. Quando custos detalhados de procedimentos e razões custo-preço departamentais foram usados, entretanto, a diferença era de apenas $5.454. Assim, clínicos podem ter sido dissuadidos de usar uma das terapias devido ao alto "custo", quando a aparente diferença de custo pode ter sido um artefato de sistemas de contabilidade ou do poder de barganha hospitalar, e não um reflexo do valor real para a sociedade dos recursos consumidos por esses procedimentos.

Ford e colaboradores[1] apresentaram custos no contexto norte-americano de cada uma das duas estratégias de tratamento. Os custos de drogas foram obtidos dos preços médios de medicamentos no varejo. Os custos com médicos, incluindo procedimentos, foram obtidos do livro de códigos de procedimentos da American Medical Association e do Medicare fee schedule de 2003. As quantidades de recursos usadas (como número de consultas ambulatoriais, número de exames contrastados) foram obtidas de 1.771 de 1.924 pacientes matriculados nos cinco ECRs incluídos na metanálise de dados de pacientes individuais. Portanto, a acurácia de estimativas de custo provavelmente dependerá mais da acurácia dos custos unitários do que dos dados de uso de recursos. Existem várias razões por que preços publicados (como os de drogas) podem diferir dos realmente pagos. Podemos resolver essa questão somente considerando a relevância dos resultados de estudo a um dado contexto, um ponto ao qual voltaremos mais tarde.

Os investigadores consideraram o momento dos custos e as consequências?

Uma questão final na medida e na valoração de custos e de consequências está relacionada ao ajuste para diferenças naquele momento. Geralmente, as pessoas preferem receber os benefícios mais cedo e adiar custos, devido à incerteza sobre o futuro e porque recursos, se investidos, geralmente produzem um retorno positivo. A maneira aceita de tratar esse aspecto em avaliações econômicas é descontar custos e consequências que ocorrerão no futuro aos valores atuais, atribuindo um peso menor a custos e benefícios futuros. O US Panel on Cost-Effectiveness in Health and Medicine[16] propôs uma taxa de desconto de 3%, com base na taxa de retorno ajustada para inflação de títulos do governo americano, e essa taxa é uma das mais usadas em estudos realizados na

América do Norte. Ainda há debates sobre se desfechos em saúde deveriam ser descontados à mesma taxa dos custos.[19-22] Ford e colaboradores[1] não aplicaram desconto, porque o período de análise era de apenas 12 meses e fazer ajustes para momentos diferenciais de custos e benefícios durante esse período teria afetado os resultados. Os autores ressaltam que há poucos dados sobre os efeitos das duas estratégias na história da dispepsia em longo prazo, embora um estudo com um seguimento de 6 anos tenha mostrado que a diferença no uso de recursos em 12 meses parece continuar além desse limite, sem nenhuma diferença quanto aos sintomas. A outra questão de longo prazo é se a escolha de estratégia tem qualquer efeito sobre os custos, ou sobre a taxa, de sobrevida de carcinoma gástrico. Na ausência de estudos clínicos em longo prazo, as taxas de câncer gástrico teriam de ser estimadas com o uso de modelos. Se existisse tal influência, os custos e efeitos precisariam ser considerados formalmente e, estando principalmente no futuro, sofreriam desconto.

QUAIS SÃO OS RESULTADOS?

Quais foram os custos incrementais e os efeitos de cada estratégia?

Considere os custos para cada opção de tratamento, lembrando que são o produto da quantidade de um recurso usado e seu custo ou preço unitário. Devem ser incluídos os custos incorridos para "produzir" o tratamento, como tempo do médico, tempo de enfermagem, testes diagnósticos, drogas e assim por diante, que podemos chamar de custos iniciais, bem como os custos posteriores (a jusante), devido aos recursos consumidos no futuro e associados a eventos clínicos que são atribuíveis à terapia.

Ford e colaboradores[1] declaram que consideraram tanto custos primários quanto secundários (incluindo cuidados primários e consultas ambulatoriais por dispepsia, bem como hospitalizações em consequência da dispepsia), custos de drogas receitadas para dispepsia (usando doses totais definidas de supressores de ácido e número de cursos de terapia de erradicação) e taxas de investigação (número de radiografias contrastadas, endoscopias gastrintestinais altas, ultrassonografias abdominais e testes respiratórios). O uso de recursos foi rastreado por 1 ano, que foi o tempo de seguimento dos ensaios clínicos incluídos na análise.

Os autores apresentaram resultados como diferença média ponderada, com um *intervalo de confiança (IC)* de 95%. A endoscopia era \$389 mais cara do que testar e tratar (IC 95% \$276-\$502). Os autores observaram que a maior parte do aumento de carga resultava do custo de investigações no grupo endoscopia imediata (diferença média ponderada, \$318; IC 95%, \$285-\$350).

A diferença na efetividade das duas estratégias foi medida de duas maneiras: o escore total de sintomas de dispepsia e a ausência de dispepsia em 12 meses (expressa como risco relativo). Globalmente, 82% do grupo endoscopia ainda tinham dispepsia aos 12 meses, comparados com 86% do grupo testar e tratar, correspondendo a um *risco relativo* de 0,95 (IC 95%, 0,92-0,99).

O plano custo-efetividade (CE), uma representação visual da relação entre custos e efeitos, pode salientar implicações dos resultados (Fig. 22.1.1). O eixo horizontal do plano representa a diferença de efeito entre a intervenção experimental (i.e., endoscopia) e a estratégia de manejo-controle (i.e., testar e tratar), o que aponta para a direita do controle, indicando uma efetividade superior da intervenção. O eixo vertical, diferença de custos, aponta para cima do controle, indicando que a intervenção é mais cara do que o controle. Podemos designar as estimativas pontuais do efeito e do custo de nossa intervenção como ponto A nesse plano (o plano CE).

Se o ponto A estiver no quadrante 2, a intervenção de interesse é mais efetiva e menos cara do que a estratégia-controle e, portanto, domina a alternativa. No quadrante 4, ocorre o oposto: o controle é mais efetivo e menos caro e domi-

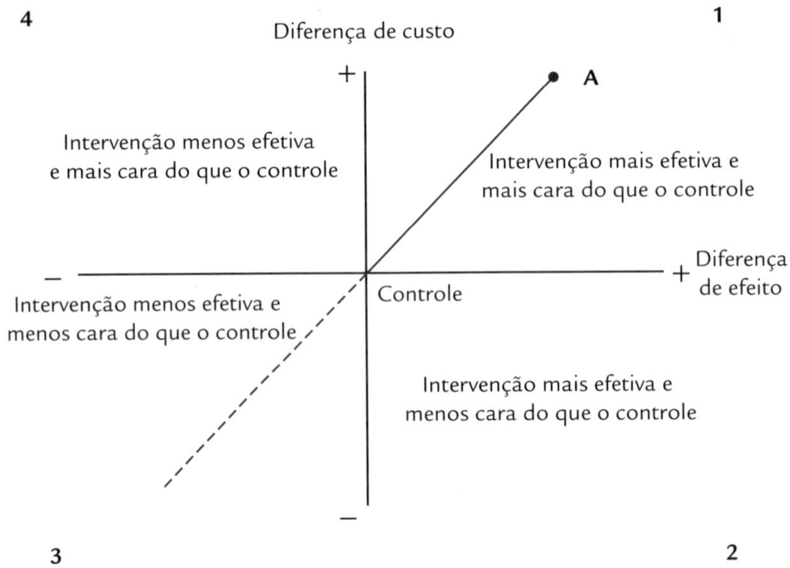

FIGURA 22.1.1 O plano custo-efetividade.

na a intervenção experimental. No quadrante 1, a escolha depende dos custos incrementais máximos (por unidade de efeito) que estamos dispostos a aceitar. No quadrante 3, a escolha depende da diminuição de efetividade que estamos dispostos a aceitar, dado o menor consumo de recursos com a intervenção experimental.

Quando (como no caso endoscopia vs. testar e tratar) a intervenção experimental é mais efetiva e mais cara (i.e., quadrante 1), pode-se calcular a razão custo-efetividade incremental (RCEI; i.e., o custo por unidade de benefício ganho com a intervenção experimental; nesse caso, o custo incremental por paciente adicional sem sintomas em 12 meses). Na Figura 22.1.1, a inclinação da reta desde a origem até o ponto A representa a RCEI. A escolha de um limiar (o máximo que estamos dispostos a pagar para ganhar uma única unidade de benefício; nesse caso, quanto estaríamos dispostos a pagar para ter um único paciente sem sintomas em 12 meses) permite-nos designar a intervenção experimental como sendo custo-efetiva (custos não cruzam o limiar) ou não custo-efetiva (custos acima do limiar). Nesse caso, os autores ressaltam que, mesmo se estivermos dispostos a pagar $1.000 por paciente sem sintomas (o que os autores consideram um limiar bastante alto), ainda assim, a endoscopia não seria a estratégia preferida.

Os custos incrementais e os efeitos diferem entre os subgrupos?

Um de nossos critérios de validade para uma análise econômica é considerar a possibilidade de diferença de custo-efetividade entre subgrupos de pacientes. Como observamos, grupos de pacientes de particular relevância são os que apresentam maior grau de variação quanto ao risco do desfecho adverso que a intervenção experimental procura prevenir.

Ford e colaboradores[1] realizaram análises de subgrupos pré-especificados, examinando a situação de sintomas em 12 meses para pacientes segundo o sexo, a idade (abaixo de 50 anos ou 50 anos e mais), o sintoma predominante no momento de entrada no estudo (dor epigástrica ou azia) e a situação inicial quanto ao *Helicobacter pylori*. As análises demonstraram que havia um efeito pequeno, mas estatisticamente significativo, em relação aos sintomas, em favor de endoscopia imediata em pacientes com 50 anos e mais, comparados a nenhuma diferença em efeito naqueles abaixo de 50 anos. Parecia não haver nenhuma diferença global em efeito entre as duas estratégias em pacientes com predominância de dor epigástrica, predominância de azia ou *status* inicial do *H. pylori*. Os investigadores não informaram diferenças em custo ou em custo-efetividade por subgrupo, de modo que não sabemos, por exemplo, se a maior efetividade da estratégia de endoscopia imediata em pacientes acima de 50 anos tornaria essa estratégia custo-efetiva. Em outros subgrupos, é improvável que existissem diferenças em custo-efetividade, dadas as similaridades em efetividade.

Em que grau permitir espaço para a incerteza modificará os resultados?

O produto primário de uma análise econômica utiliza as melhores estimativas do investigador para cada uma das variáveis-chave que influenciam os custos e os efeitos de diferentes estratégias de manejo (muitas vezes, chamadas de caso base). Inevitavelmente, entretanto, existem incertezas, derivadas das escolhas referentes aos dados usados na análise, dos principais pressupostos metodológicos usados na análise e do desejo de generalizar os resultados para outros contextos. Explorar o efeito dessas fontes de incerteza complementa a consideração da possível heterogeneidade do custo-efetividade entre subgrupos de pacientes que abordamos na seção anterior.

A abordagem convencional para lidar com a incerteza em análises econômicas é realizar análises de sensibilidade, nas quais investigadores variam estimativas de variáveis-chaves uma a uma (análise de sensibilidade de uma forma ou *1-way*) ou juntas (análise de sensibilidade multiformas ou *multiway*) para avaliar o efeito de resultados de estudos. Investigadores continuam utilizando a análise de sensibilidade convencional, em que variáveis são alteradas uma a uma ou em combinação com outras variáveis para explorar a incerteza relacionada à incerteza metodológica (p. ex., o modo de estimar o custo de um teste/procedimento), a transferabilidade (p. ex., aplicar resultados a outro local geográfico com diferentes padrões de prática ou custos unitários) e pressupostos estruturais em um modelo analítico de decisão (p. ex., o número de episódios de dispepsia permitidos por ano em um modelo). Para ilustrar o modo como investigadores abordam a incerteza em avaliações econômicas, usaremos outra avaliação econômica de abordagens alternativas para tratar pacientes com doença do refluxo gastroesofágico (DRGE). A DRGE é uma doença crônica com fases de recidiva e remissão e, portanto tem componentes tanto de tratamento inicial quanto de prevenção secundária (i.e., manutenção). Existem diferentes drogas (p. ex., antagonistas de receptores de histamina$_2$ [H_2RAs], inibidores de bomba de prótons [IBPs]), doses de drogas e combinações de drogas que um clínico pode usar para o tratamento de pacientes em longo prazo. Por exemplo, embora os IBPs sejam mais efetivos no alívio de sintomas e na prevenção de recidivas, são consideravelmente mais caros do que H_2RAs. Assim, muitas vezes especialistas advogam estratégias como terapia incremental em recidivas e diminuição da terapia para o tratamento de manutenção. Nesse estudo, os autores estimaram os custos e os efeitos de seis estratégias alternativas de manejo.[23] A medida primária de efetividade foi o número de semanas sem sintomas de DRGE durante o ano. Uma vantagem desse tipo de medida de desfecho para doenças crônicas do tipo recidiva-remissão é que combina a probabilidade de sucesso do tratamento, a velocidade do sucesso de tratamento e a probabilidade de recidiva da DRGE em uma única medida. A Tabela 22.1.3 apresenta um sumário do custo, dos efeitos e do custo-efetividade dessa análise.

Ao comparar múltiplas alternativas em avaliações econômicas, investigadores começam por fazer suas estimativas de caso base dos custos e efeitos para cada alternativa e por de-

Tabela 22.1.3 Resultados de custo de caso base, efetividade e custo-efetividade de estratégias alternativas para tratar pacientes com DRGE

Estratégia	Custo esperado de 1 ano por paciente	Semanas esperadas com (sem) DRGE por paciente em 1 ano	Custo incremental, \$ (ΔC)	Efeitos incrementais (ΔE, Nº de semanas de DRGE evitadas)	$\Delta C/\Delta E$
C, Manutenção de H_2RA[a]	657	10,41 (41,59)	-	-	-
A, IBP intermitente	678	7,778 (44,22)	21	2,63	
E, Diminuição na manutenção de H_2RA	748	6,17 (45,83)	70[b]	1,61[b]	44[b]
B, Manutenção de IBP	1.093	4,82 (47,18)	345[c]	1,35[c]	256[c]
D, Diminuição na manutenção de AP	805	12,60 (39,40)			Dominado
F, Diminuição na manutenção de IBP	955	5,54 (46,46)			Dominado

Abreviaturas: AP, agente pró-cinético; DRGE, doença do refluxo gastroesofágico; H_2RA, antagonista do receptor da histamina$_2$; IBP, inibidor de bomba de prótons. –, dados não disponíveis.

[a] Traços indicam que dados não estão disponíveis.
[b] Relativo à estratégia A.
[c] Relativo à estratégia E.

terminar se qualquer uma delas está dominada por outra ou se alguma combinação de alternativas domina outra. Conforme mostrado na Tabela 22.1.3, uma alternativa (D) era dominada por C, A e E, e outra (F) era dominada por uma combinação de E e B. O próximo passo é ordenar as estratégias não dominadas de acordo com sua efetividade e então calcular as RCEIs de passar de uma estratégia para a próxima (ver a última coluna da Tab. 22.1.3). Autores podem apresentar esses resultados de custo e efetividade graficamente no plano CE (Fig. 22.1.2) e também apresentar as RCEIs (mostradas como o segmento de reta inclinada que liga as estratégias C, A, E e B). Em conjunto, os segmentos de reta contidos na Figura 22.1.2 são chamados fronteira de eficiência para tratar pacientes com DRGE. Qualquer tratamento ou estratégia que tem um custo-efetividade caso base acima da fronteira de eficiência seria considerado dominado.

Para explorar a incerteza relacionada à incerteza metodológica ou a pressupostos estruturais em um modelo analítico de decisão, utilizam-se análises de sensibilidade convencionais, cujos resultados são comparados aos resultados de caso base (i.e., Tab. 22.1.3 e Fig. 22.1.2), a fim de observar o grau de sensibilidade dos resultados a mudanças nesses pressupostos analíticos. Para outros tipos de incerteza (como sensibilidade de um teste diagnóstico, efetividade do tratamento, probabilidade de efeitos adversos, recidiva de sintomas), abordagens posteriores à análise de sensibilidade envolvem gerar uma distribuição dos possíveis valores verdadeiros associados a

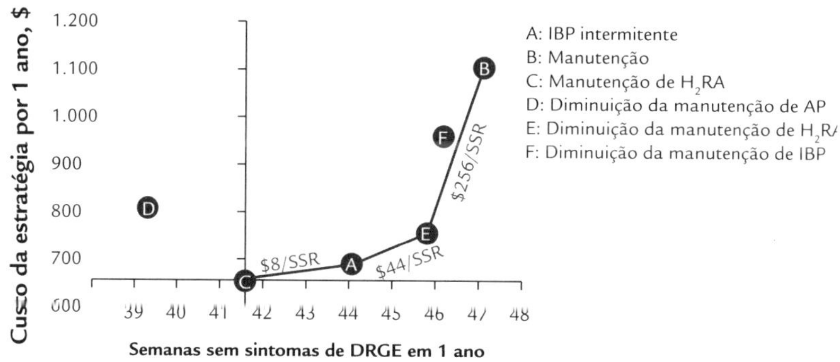

FIGURA 22.1.2 Plano custo-efetividade e análise de sensibilidade do preço de H_2RAs.

Abreviaturas: AP, agente pró-cinético; DRGE, doença do refluxo gastroesofágico; H_2RA, agonista do receptor da histamina$_2$; IBP, inibidor de bomba de prótons; SSR, semana sem refluxo.

cada variável-chave. Os investigadores então permitem que todas essas variáveis se modifiquem simultaneamente na análise. Geradores aleatórios computadorizados repetidamente sorteiam um ponto aleatório de cada distribuição e, para cada sorteio, geram um único par custo-efeito para cada alternativa de tratamento. Simulações repetidas (simulações de Monte Carlo) geram um grande número de pares custo-efeito que fornecem estimativas da incerteza subjacente.[24] O termo aplicado a essa abordagem é "análise de sensibilidade probabilística" (ASP). Dados de estudos de ECRs no nível de pacientes normalmente são a fonte para as distribuições definidas em um modelo ASP, embora investigadores também possam usar registros, bancos de dados administrativos, levantamentos e mesmo a opinião de especialistas. A qualidade da validade diminui progressivamente à medida que os investigadores se afastam de ECRs e vão em direção a fontes de evidência de baixa qualidade.

A Figura 22.1.3-A mostra os resultados da ASP para o exemplo de DRGE de Goeree e colaboradores[23]. Embora a representação de incerteza na Figura 22.1.3-A nos dê uma imagem da variação amostral em uma análise baseada em um ensaio ou da incerteza paramétrica em um modelo analítico de decisão, esse método de apresentação é de difícil interpretação para a tomada de decisão de políticas públicas. Para superar o problema de sumarizar toda a incerteza em um único plano custo-efetividade, o efeito da variação amostral (ensaios) ou da incerteza paramétrica (modelos) pode ser expresso por meio de *curvas de aceitabilidade de custo-efetividade (CACEs)*. A fórmula para a RCEI pode ser rearranjada em benefícios incrementais líquidos (BILs) (BIL = $\lambda \Delta E - \Delta C$), em que λ (razão teto) é o valor máximo que um plano de saúde ou um paciente estariam dispostos a pagar por semana de DRGE evitada. Os BILs podem ser aplicados à variação amostral em ensaios ou em resultados de simulação em modelos para estimar a probabilidade de que um tratamento ou uma estratégia sejam custo-efetivos para qualquer razão de teto dada (λ).

A Figura 22.1.3-B mostra as CACEs para o exemplo de DRGE. As CACEs são úteis porque toda a variação amostral ou incerteza paramétrica é expressa simultaneamente em um único diagrama, e tomadores de decisão podem usar seus próprios critérios sobre quanto estariam dispostos a pagar para evitar uma semana de sintomas de DRGE. Por exemplo, na Figura 22.1.3-B, se os tomadores de decisão estivessem dispostos a pagar somente até \$10 por semana sem DRGE, a opção preferida seria a estratégia C. Entre \$10 e \$80, a opção preferida seria a estratégia A; entre \$80 e \$250, estratégia E, e acima de \$250, estratégia B.

A

B

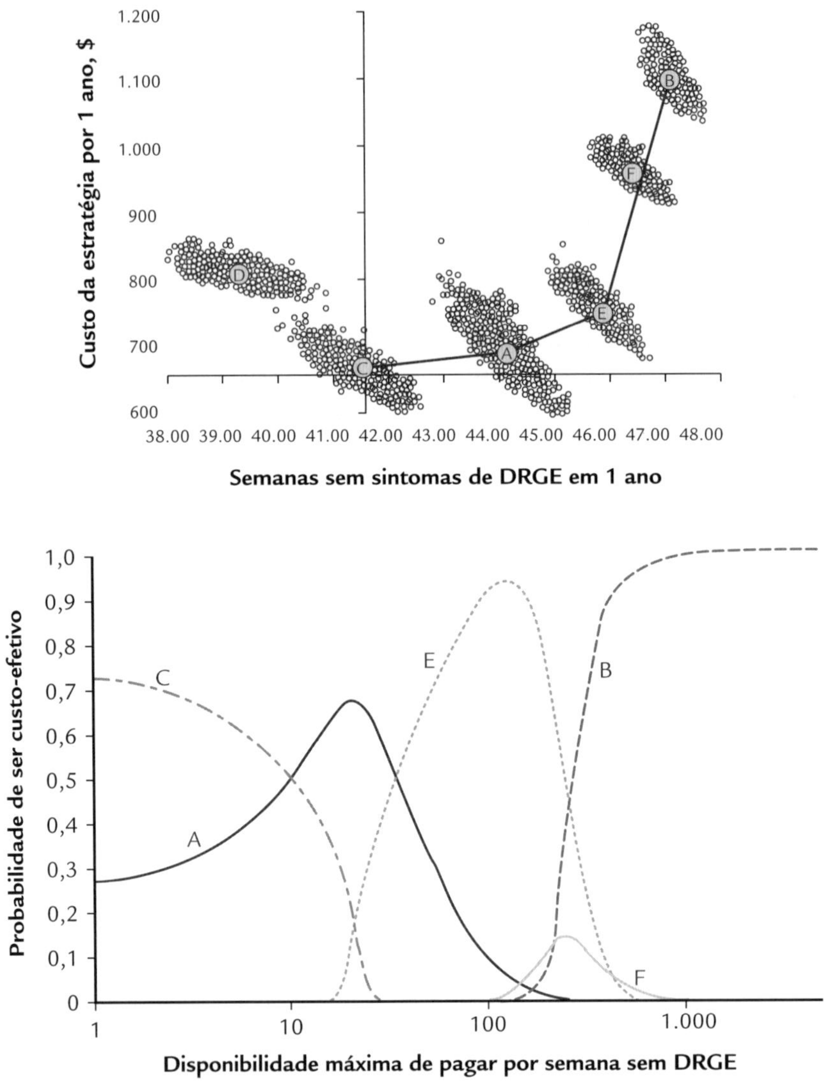

FIGURA 22.1.3 Análise probabilística de sensibilidade e curvas de aceitabilidade de custo--efetividade para o manejo de DRGE.

A, Análise probabilística de sensibilidade para o manejo da DRGE. B, Curvas de aceitabilidade de custo-efetividade para o manejo de DRGE. Os segmentos de reta em A representam o custo-efetividade do caso base de modos alternativos de tratar pacientes com azia com o uso de melhores estimativas de taxas de sucesso de tratamento, taxas de eventos e custos. Os pontos representam os possíveis valores subjacentes verdadeiros da custo-efetividade quando se contabiliza a incerteza nesses custos e desfechos. Tanto em A quanto em B, as marcas A-F no gráfico representam os seguintes grupos de teste: A, IBP intermitente; B, manutenção; C, manutenção com H_2RA; D, diminuição da manutenção de AP; E, diminuição da manutenção com H_2RA; F, diminuição da manutenção de IBP.

Abreviaturas: DRGE, doença do refluxo gastroesofágico; H_2RA, agonista do receptor da histamina$_2$; IBP, inibidor de bomba de prótons; PA, agente pró-cinético.

COMO POSSO APLICAR OS RESULTADOS À ATENÇÃO AO PACIENTE?

Após estabelecer os resultados do estudo econômico e a precisão das estimativas, passamos agora a duas importantes questões de interpretação. A primeira é de que modo os clínicos podem interpretar RCEIs de forma a contribuirem para a tomada de decisão; a segunda, o grau com que podem aplicar o custo ou efeitos do estudo a seus contextos de trabalho.

Os benefícios do tratamento compensam os riscos e os custos?

Após estimar a efetividade incremental da estratégia de endoscopia (na situação da dispepsia em 1 ano) e os custos incrementais, e pressupondo por enquanto que esses dados se apliquem a seu contexto de trabalho, como decidir se os benefícios adicionais compensam os custos adicionais? Uma abordagem seria comparar a RCEI para endoscopia *versus* testar e tratar com outras intervenções pagas de cuidados de saúde. Entretanto, a especificidade do desfecho – proporção de pacientes sem sintomas dispépticos em 12 meses – impede tal comparação.

Outra abordagem seria explorar que nível de disposição para pagar, por paciente sem sintomas de dispepsia, tornaria a estratégia de endoscopia potencialmente custo-efetiva. Os autores realizaram essa análise e verificaram que a disposição de pagar necessária era de aproximadamente $180.000. Argumentam que essa não é uma quantia razoável e, portanto, concluem que os custos adicionais da estratégia de endoscopia não compensam o pequeno efeito adicional.

Quando não existirem resultados disponíveis em unidades que possam ser aplicadas a diferentes doenças e patologias (como QALYs), e os investigadores retornarem às abordagens de disposição de pagar e escolherem um limiar de disposição de pagar (como o valor que alguém está disposto a pagar por um único paciente sem sintomas), pode-se discordar do limiar dos autores. Nesses casos, um gráfico da CACE permite-nos aplicar nosso próprio valor limiar de disponibilidade de pagar. O tomador de decisões pode ver imediatamente a probabilidade de que uma dada estratégia de tratamento seja custo-efetiva para diferentes valores do limiar de disponibilidade de pagar, conforme mostrado na Figura 22.1.3-B.

Investigadores têm debatido a validade de tais estratégias interpretativas de RCEIs e CACEs tanto no nível teórico[25,26] quanto no prático.[27] Embora alguns economistas de saúde[25] sustentem que priorizar alocações de recursos com base em classificações de intervenções por custo-efetividade incremental leva a uma alocação de recursos eficiente, muitos discordam, citando problemas práticos que incluem diferentes métodos, dados e pressupostos subjacentes.

Portanto, os clínicos devem ter cautela ao obter conclusões de RCEIs. O critério final é o *custo de oportunidade* local: se o recurso para um novo programa resultar em menor capacidade de fornecer outras intervenções de cuidados de saúde, que outros serviços serão comprometidos e quais são as consequências? Por exemplo, que qualidade de outros programas (tais como triagem colonoscópica) diminuirá ao se usar a estratégia de endoscopia imediata para todos? Uma dificuldade prática em escolher entre programas locais alternativos é que muitos programas ou serviços existentes podem não ter sido avaliados; portanto, o custo de oportunidade de reduzi-los ou removê-los é desconhecido ou especulativo.

Posso esperar custos similares em meu contexto de trabalho?

Se os custos ou consequências em seu contexto forem diferentes, as razões custo-efetividade/utilidade/benefício não se aplicarão. No Capítulo 11.1, Aplicando os resultados a pacientes individuais, tratamos em detalhe questões referentes a se podemos ou não prever as mesmas consequências do tratamento; aqui, focalizamos os custos.

No estudo de endoscopia de Ford e colaboradores[1], os investigadores usaram dados de cinco estudos clínicos pragmáticos nos quais os critérios de inclusão e exclusão eram suficientemente amplos, de modo que os pacientes provavelmente refletiriam a mistura de pacientes com dispepsia em muitos contextos clínicos. Além disso, como os custos unitários são apresentados, você deve ser capaz de julgar sua aplicabilidade a seu próprio contexto. Preços relevantes que podem variar de lugar para lugar incluem drogas e endoscopia (esses preços serão mais altos nos Estados Unidos do que em outros locais). Os autores reconheceram esse fato e realizaram uma análise de sensibilidade em que o custo unitário da endoscopia caiu de $450 para $80, um preço mais típico de países europeus. Verificaram que, mesmo nessa situação, a endoscopia imediata somente se tornou custo-efetiva quando a disposição de pagar por paciente sem sintomas de dispepsia aos 12 meses alcançou $40.000. Uma avaliação de se o uso de recursos nesse estudo se aplica a seu próprio contexto é mais difícil. Os cinco estudos foram realizados na Inglaterra, Escócia, País de Gales, Dinamarca e Países Baixos. Padrões de uso de recursos podem variar de país para país, devido a diversos padrões de prática clínica, disponibilidade de recursos, incentivos financeiros para provedores de cuidados de saúde e instituições e preços relativos de recursos (se um item for particularmente barato em um dado país, poderá ser usado com maior frequência). Ford e colaboradores[1] reconhecem o potencial para tais diferenças entre países, mas argumentam que é pouco provável que sejam substanciais. Informar um uso similar de recursos nos cinco contextos nacionais reforçaria esse argumento, embora isso ainda deixe dúvidas sobre a aplicabilidade aos Estados Unidos. Ao mesmo tempo, se os clínicos seguissem os mesmos protocolos de manejo testados nos estudos, o resultado provavelmente seria um uso de recursos similar.

RESOLUÇÃO CLÍNICA

A análise econômica de uma metanálise de dados de pacientes individuais sugere que a endoscopia gastrintestinal alta é mais efetiva do que testar e tratar o *H. pylori* na cura de sintomas dispépticos em 1 ano, sendo também mais cara. Você decide que os custos e efeitos encontrados nesse artigo provavelmente serão aplicáveis à sua instituição. Todos os membros do comitê concordam que $180.000,00 por paciente sem sintomas em 1 ano é caro demais para ser custeado pelo hospital local (na verdade, provavelmente para qualquer um). O comitê julga que a escolha prática à sua frente é ainda mais atraente: adotar a abordagem "testar e tratar" permitirá mais colonoscopias de triagem, as quais os estudos sugerem que irão fornecer maiores benefícios de saúde e um custo-efetividade superior à endoscopia de triagem.[28]

O comitê decide endossar o serviço de "testar e tratar" o *H. pylori* para pacientes abaixo de 55 anos com dispepsia, na ausência de sintomas de alarme. O hospital local concorda em fornecer recursos para *kits* de teste respiratório com 13C-ureia e análises, de modo que o *H. pylori* possa ser diagnosticado de forma não invasiva.

Referências

1. Ford AC, Qume M, Moayyedi P, et al. Helicobacter pylori "test and treat" or endoscopy for managing dyspepsia: an individual patient data meta-analysis. *Gastroenterology*. 2005;128(7):1838-1844.
2. Eisenberg JM. Clinical economics: a guide to the economic analysis of clinical practices. *JAMA*. 1989; 262(20):2879-2886.
3. Detsky AS, Naglie IG. A clinician's guide to cost-effectiveness analysis. *Ann Intern Med*. 1990;113(2):147-154.
4. Elixhauser A, Luce BR, Taylor WR, Reblando J. Health care CBA/CEA: an update on the growth and composition of the literature. *Med Care*. 1993;31(7)(suppl):JS1-JS11, JS18-JS149.
5. Ubel P. *Pricing Life: Why It's Time for Health Care Rationing*. Cambridge, MA: MIT Press; 2000.
6. O'Brien B, Levine M, Willan A, et al. Economic evaluation of outpatient treatment with low-molecular-weight heparin for proximal vein thrombosis. *Arch Intern Med*. 1999;159(19):2298-2304.

7. Hillman AL, Bloom BS. Economic effects of prophylactic use of misoprostol to prevent gastric ulcer in patients taking nonsteroidal anti-inflammatory drugs. *Arch Intern Med.* 1989;149(9):2061-2065.
8. Graham DY, Agrawal NM, Roth SH. Prevention of NSAID-induced gastric ulcer with misoprostol: multicentre, double-blind, placebo-controlled trial. *Lancet.* 1988;2(8623):1277-1280.
9. Hill SR, Mitchell AS, Henry DA. Problems with the interpretation of pharmacoeconomic analyses: a review of submissions to the Australian Pharmaceutical Benefits Scheme. *JAMA.* 2000;283(16):2116-2121.
10. Catherwood E, Fitzpatrick WD, Greenberg ML, et al. Cost-effectiveness of cardioversion and antiarrhythmic therapy in nonvalvular atrial fibrillation. *Ann Intern Med.* 1999;130(8):625-636.
11. de Denus S, Sanoski CA, Carlsson J, Opolski G, Spinler SA. Rate vs rhythm control in patients with atrial fibrillation: a meta-analysis. *Arch Intern Med.* 2005;165(3):258-262.
12. Marshall DA, Levy AR, Vidaillet H, et al. Cost-effectiveness of rhythm versus rate control in atrial fibrillation. *Ann Intern Med.* 2004;141(9):653-661.
13. O'Brien B. Economic evaluation of pharmaceuticals: Frankenstein's monster or vampire of trials? *Med Care.* 1996;34(12)(suppl):DS99-DS108.
14. Feldman H, Gauthier S, Hecker J, et al. Economic evaluation of donepezil in moderate to severe Alzheimer disease. *Neurology.* 2004;63(4):644-650.
15. Mihaylova B, Briggs A, Armitage J, Parish S, Gray A, Collins R. Cost-effectiveness of simvastatin in people at different levels of vascular disease risk: economic analysis of a randomised trial in 20,536 individuals. *Lancet.* 2005;365(9473):1779-1785.
16. Boulware LE, Jaar BG, Tarver-Carr ME, Brancati FL, Powe NR. Screening for proteinuria in US adults: a cost-effectiveness analysis. *JAMA.* 2003;290(23):3101-3114.
17. Finkler SA. The distinction between cost and charges. *Ann Intern Med.* 1982;96(1):102-109.
18. Taira DA, Seto TB, Siegrist R, Cosgrove R, Berezin R, Cohen DJ. Comparison of analytic approaches for the economic evaluation of new technologies alongside multicenter clinical trials. *Am Heart J.* 2003;145(3):452-458.
19. Parsonage M, Neuburger H. Discounting and health benefits. *Health Econ.* 1992;1(1):71-76.
20. Cairns J. Discounting and health benefits: another perspective. *Health Econ.* 1992;1(1):76-79.
21. van Hout BA. Discounting costs and effects: a reconsideration. *Health Econ.* 1998;7(7):581-594.
22. Smith DH, Gravelle H. The practice of discounting in economic evaluations of healthcare interventions. *Int J Technol Assess Health Care.* 2001;17(2):236-243.
23. Goeree R, O'Brien BJ, Blackhouse G, Marshall J, Briggs A, Lad R. Cost-effectiveness and cost-utility of long-term management strategies for heartburn. *Value Health.* 2002;5(4):312-328.
24. Briggs A. Handling uncertainty in economic evaluation. In: Drummond M, McGuire A, eds. *Economic Evaluation in Healthcare: Merging Theory With Practice.* Oxford, England: Oxford University Press; 2001:172-214.
25. Johannesson M, Weinstein MC. On the decision rules of cost-effectiveness analysis. *J Health Econ.* 1993;12(4):459-467.
26. Birch S, Gafni A. Changing the problem to fit the solution: Johannesson and Weinstein's (mis)application of economics to real world problems. *J Health Econ.* 1993;12(4):469-476.
27. Drummond M, Torrance G, Mason J. Cost-effectiveness league tables: more harm than good? *Soc Sci Med.* 1993;37(1):33-40.
28. Sonnenberg A, Delco F, Inadomi JM. Cost-effectiveness of colonoscopy in screening for colorectal cancer. *Ann Intern Med.* 2000;133(8):573-584

22.2

TÓPICOS AVANÇADOS: DAS EVIDÊNCIAS À AÇÃO

A tomada de decisão e o paciente

VICTOR M. MONTORI, P. J. DEVEREAUX, SHARON STRAUS,
BRIAN HAYNES E GORDON GUYATT

Neste capítulo:

INTRODUÇÃO

Um dos dois princípios-chave da *medicina baseada em evidências (MBE)* é que apenas evidências nunca são suficientes para tomar uma decisão clínica (ver Cap. 2, A filosofia da medicina baseada em evidências). Clínicos requerem perícia ao interpretarem o dilema do paciente (em seus contextos clínicos, sociais e econômicos) e ao identificarem as evidências que influenciam o tratamento ótimo. Essas considerações, entretanto, não são suficientes. A MBE requer a incorporação dos valores e preferências do paciente na tomada de decisão.

Usamos valores e preferências como uma expressão que inclui perspectivas, crenças, expectativas e objetivos de vida e saúde dos pacientes. Também a usamos, de modo mais preciso, para significar os processos que indivíduos utilizam ao considerarem os possíveis benefícios, danos, custos e inconveniências de opções de manejo.

Considerar os valores e preferências muitas vezes permite que clínicos compreendam o paciente que recusa um tratamento salvador e o paciente que busca esse mesmo tratamento mesmo quando todas as esperanças parecem perdidas. Diferenças em valores e preferências também podem explicar decisões de políticas e de *diretrizes de prática* diferentes, apesar de serem baseadas nas mesmas evidências. Valores e preferências tornam-se mais cruciais quando a qualidade das evidências é baixa e quando há relação próxima entre benefícios importantes e aspectos negativos similarmente importantes.

UTILIZANDO AS *DIRETRIZES*

Qual abordagem para a tomada de decisão devo usar com esse paciente nesse momento?

A Tabela 22.2.1 sumariza abordagens para a tomada de decisão teoricamente disponíveis ao clínico e ao paciente diante de uma decisão importante.

Abordagem parental ou paternalista

Quando clínicos oferecem informações mínimas aos pacientes sobre as opções e tomam a decisão sem contribuições do paciente, um estilo comumente chamado de parental ou paternalista, não estão considerando valores e preferências do paciente. Isso não significa que os pacientes não tenham oportunidade de expressar seus desejos, mas podem fazê-lo mais tardiamente e por meio de ações. Por exemplo, se a escolha não for consistente com seus valores e preferências, então pacientes podem não agir de acordo com a decisão ou podem rapidamente abandonar o plano pouco depois da consulta com o clínico. Na medida em que a MBE requer a incorporação de valores e pre-

TABELA 22.2.1 Abordagens para a tomada de decisão

Nenhuma ou mínima tentativa de garantir decisões coerentes com valores e preferências do paciente
Abordagens parentais ou paternalistas
- Clínico faz um esforço mínimo para estabelecer valores e preferências do paciente, tomando a decisão pelo paciente

Abordagens que tentam garantir decisões coerentes com valores e preferências do paciente
Abordagem do "clínico como agente perfeito"
- Clínico determina os valores e as preferências do paciente, tomando a decisão pelo paciente
- Tomada informada de decisão
- Médico fornece informações ao paciente; paciente toma a decisão

Tomada compartilhada de decisão
- Tanto o paciente quanto o clínico trazem informações/evidências, valores e preferências para a tomada de decisão

ferências do paciente na tomada de decisão, uma abordagem parental para decisões clínicas é inconsistente com a prática da MBE.

Abordagem do "clínico como agente perfeito"

Em teoria, pode-se garantir que as decisões sejam consistentes com valores do paciente sem envolver ativamente o paciente na decisão. Para isso, clínicos devem identificar os valores e preferências do paciente e então colocá-los no contexto das evidências sobre os benefícios e riscos de cursos alternativos de ação.

Alguns peritos consideram essa abordagem, às vezes chamada modelo do "clínico como agente perfeito", impossível de implementar.[1] Sua posição é baseada na ausência de abordagens que produziriam confiantemente uma profunda compreensão dos processos usados pelos pacientes ao considerarem os benefícios, danos, custos e inconveniências em potencial das opções.

Outros peritos oferecem ferramentas para trazer à tona valores e preferências do paciente. Junto com essas ferramentas, oferecem modelos – *análises de decisão* – para colocar esses valores no contexto das evidências sobre os desfechos de estratégias alternativas de manejo (ver Cap. 21, Como utilizar uma recomendação para o manejo do paciente). Voltaremos a esses instrumentos ao longo deste capítulo. Esses modelos são limitados, pois psicólogos mostraram que pacientes não seguem consistentemente os pressupostos subjacentes de análises de decisão.[2,3] Além disso, há pouco apoio empírico aos pressupostos de apoio a essas ferramentas,[4] e decisões dessas análises podem não ser as que pacientes racionais fariam, mesmo depois de compreenderem as questões em jogo (Quadro 22.2.1).

QUADRO 22.2.1

Análises de decisão preveem as preferências do paciente?

Heyland e colaboradores[5] pediram a 120 pacientes em risco que considerassem se prefeririam estreptoquinase ou ativador de plasminogênio tecidual (APT) se tivessem um infarto do miocárdio. Para obter a preferência informada, usaram uma ferramenta de decisão que descrevia os desfechos (infartos do miocárdio [IM], óbito e acidente vascular cerebral [AVC] associado a trombolíticos) e a probabilidade de óbito e AVC com o uso de APT e de estreptoquinase (i.e., o uso de APT estava associado a 9 mortes a menos e a 4 AVCs a mais por 1.000 pacientes tratados, comparado à estreptoquinase), derivada do estudo Global Use of Strategies to Open Occluded Coronary Arteries (Gusto).[6] A ferramenta funcionava na medida em que todos os pacientes escolhessem APT quando a diferença no risco de AVC caísse a zero, e todos os pacientes escolhessem estreptoquinase quando a diferença no risco de mortalidade fosse reduzida a zero. Análises de decisão em pressupostos esperados da teoria da utilidade verificaram que APT era a opção dominante. Entretanto, no estudo, somente metade dos pacientes escolheu APT. A outra metade poderia ter considerado que o benefício adicional de 1% na mortalidade dado pelo APT não compensava o risco adicional de AVC de 0,33% e, portanto, optou pela estreptoquinase.

Abordagem de tomada de decisão informada

Em um estilo de tomada de decisão muito diferente, pacientes habilitados (*empowered*) podem obter todas as informações pertinentes, considerar as opções e tomar uma decisão com contribuição mínima do clínico. Essa abordagem, frequentemente chamada estilo informado de tomada de decisão, reconhece que pacientes e médicos têm sua própria *expertise*. Pacientes são especialistas em seus valores e preferências e em seu contexto pessoal (facilitadores e barreiras pessoais e sociais que podem afetar sua adesão ou tolerância ao tratamento ou que podem afetar a efetividade do tratamento). Clínicos são especialistas nos aspectos técnicos da decisão (i.e., a base de evidências que informa os prós e os contras de cada opção e a experiência sobre implementação). O papel do clínico com tais pacientes é primariamente o de apresentar informações completas e claras.[7]

Abordagem compartilhada para a tomada de decisões

Nessa abordagem, pacientes e clínicos se envolvem em uma troca bidirecional. O clínico compartilha as evidências das pesquisas clínicas, e o paciente compartilha as evidências acessíveis no "espaço do paciente", adquiridas por meio de experiência pessoal, de interação social e de consultas a fontes leigas, a referências técnicas ou à internet. A interação bidirecional também inclui informações pessoais (i.e., compartilhar as bases para seus valores e preferências). Tanto o paciente quanto o clínico deliberam sobre as opções (consideram juntos as opções, reconhecendo explicitamente os valores e preferências que utilizam) e chegam a um acordo sobre o melhor curso de ação. O rótulo oferecido para esse modelo é processo compartilhado de tomada de decisão.[7,8]

A tomada de decisão compartilhada exige que clínicos apresentem seus próprios valores e preferências que podem então influenciar a decisão. Clínicos baseados em evidências podem julgar isso indesejável por duas razões. A primeira é filosófica: embora clínicos possam vivenciar as consequências dessas escolhas por meio da empatia, tendo sentimentos e pensamentos negativos sobre seu julgamento quando pacientes sofrem maus desfechos, ou sendo processados, são os pacientes que sofrem os tratamentos e suportam o peso dos desfechos das escolhas feitas. A segunda é empírica: há evidências, particularmente em decisões de cuidados preventivos, que valores e preferências diferem sistematicamente entre pacientes e clínicos (Quadro 22.2.2).

Contudo, poderíamos argumentar que todas as abordagens de tomada de decisão incorporam preferências do clínico, pois é ele quem decide o leque de opções que está disposto a implementar e oferecer ao paciente. Se assumirmos essa posição, então a tomada de decisão compartilhada tem o mérito de considerar explicitamente os valores e preferências do clínico, em vez de fazê-lo implicitamente. Mais ainda, pacientes parecem interessados nos valores e preferências dos médicos. Nossa impressão é que cada clínico que já tentou encorajar a autonomia do paciente encontrou algo assim. O que você faria? Finalmente, como a tomada de decisão compartilhada incorpora valores e preferências do paciente, ela responde aos desejos dos pacientes de serem cuidados por seu clínico.

Essas considerações sugerem que, para que a tomada de decisão compartilhada funcione bem, o gradiente de poder entre clínicos e pacientes precisa diminuir substancialmente. Somente um gradiente mínimo garantirá que pacientes informados possam escolher com confiança uma opção inconsistente com as preferências do clínico (na verdade, muitos pacientes informam que a opinião do médico foi o fator mais importante na decisão de submeter-se a um procedimento invasivo[10]). Um menor gradiente de poder implica que clínicos agirão de acordo com as preferências de pacientes informados, mesmo quando as decisões não forem as que eles teriam tomado (ou que potencializarão sua renda).

A Figura 22.2.1 descreve nossa compreensao atual de abordagens de tomada de decisão. Segundo esse entendimento, clínicos podem estar cientes de pistas que os pacientes dão durante consultas sobre suas preferências de envolvimento em uma decisão em um dado ponto. Todas as formas de tomada de decisão compartilhada, incluindo os extremos de participação do paciente e do clínico, envolvem clínicos que oferecem a pacientes informações baseadas em evidências sobre as opções disponíveis.

Qual abordagem de tomada de decisão devo escolher com esse paciente?

Embora levantamentos consistentemente reflitam a disposição de pacientes de receberem informações relevantes para a decisão em tela,[12] muitos preferem que o clínico assuma a responsabilidade pelas decisões.[13,14] As razões

QUADRO 22.2.2

Pacientes e seus clínicos compartilham valores e preferências similares?

Devereaux e colaboradores[9] usaram uma técnica chamada compensação de probabilidades (*probability tradeoff*) (incluindo descrições claras dos desfechos de interesse e testes interativos de preferências com mudanças de probabilidade de desfechos rivais) a fim de determinar a força da preferência por anticoagulação para prevenir AVC em 61 pacientes em risco e 63 médicos que trataram pacientes com fibrilação atrial. A figura deste Quadro mostra o número máximo do excesso de episódios de sangramento gastrintestinal alto por 100 pacientes tratados para prevenir oito AVCs adicionais (quatro maiores e quatro menores) que pacientes e médicos julgam aceitáveis. A figura mostra o seguinte: (1) existe variabilidade na aversão a AVC entre pacientes e entre médicos; (2) pacientes parecem mais avessos a AVC do que médicos; (3) médicos parecem mais avessos a desfechos adversos que eles possam "causar" com sua prescrição (como sangramento) do que a desfechos adversos que resultem do curso clínico (como AVC). Se acreditarmos que as preferências do paciente devam orientar o tratamento, esses dados sugerem o seguinte: se clínicos não incorporarem os valores e preferências do paciente no processo de tomada de decisão, farão recomendações contra anticoagulação mais vezes do que seria apropriado e, dependendo de qual médico os pacientes consultam, eles irão ou não receber o tratamento que prefeririam.

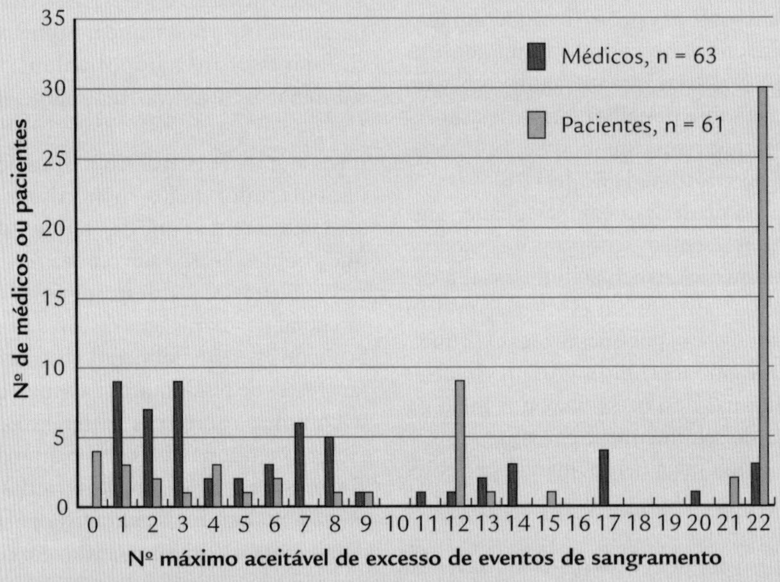

Reproduzida de Devereaux e colaboradores,[9] com permissão de BMJ Publishing Group.

incluem suas intensas emoções sobre a decisão, falta de compreensão, alteração das funções físicas ou cognitivas ou falta de autoconfiança. Entretanto, existem razões mais problemáticas: pacientes podem não participar na tomada de decisão porque os clínicos não comunicam as informações de maneira acessível (i.e., uso de linguagem técnica que exige conhecimentos de saúde[15]) ou porque não têm nenhuma experiência ou expectativa de participação.

Essas considerações sugerem uma abordagem na qual clínicos apresentam informações

Abordagens	Parental	Clínico como agente perfeito	Decisão compartilhada	Informada
Direção e volume do fluxo de informações sobre opções	Clínico ► Paciente	Clínico ▶ Paciente	Clínico ◀▶ Paciente	Clínico ▶ Paciente
Direção do fluxo de informações sobre valores e preferências	Clínico ► Paciente	Clínico ◀ Paciente	Clínico ◀▶ Paciente	Clínico ◄ Paciente
Deliberação	Clínico	Clínico	Clínico, paciente	Paciente
Tomador de decisão	Clínico	Clínico	Clínico, paciente	Paciente
Coerente com os princípios da MBE	Não quando a decisão não for puramente técnica e existirem opções	Sim	Sim	Sim

FIGURA 22.2.1 Abordagens para a tomada de decisão e medicina baseada em evidências.

Abreviatura: MBE, medicina baseada em evidências.

Modificada de Charles e colaboradores.[11]

sobre as opções e depois as adaptam à abordagem de decisão que os pacientes preferem. Mais ainda, sugerem a necessidade de exercer um alto grau de empatia em determinar qual abordagem melhor acomoda o paciente, nesse momento, com a decisão, e a necessidade de permanecer flexível conforme os desejos do paciente se modificam, porque a participação pode mudar ao longo do tempo (mesmo durante a mesma consulta) e com cada decisão considerada.

Dadas as variações em preferências dos pacientes sobre o grau com que desejam assumir responsabilidade por decisões de manejo, uma abordagem empática no leque de tomada de decisão compartilhada oferece vantagens. O grau com que os valores e preferências do médico entram na discussão e o grau com que médico ou paciente tem o papel mais ativo no processo final de tomada de decisão podem refletir a abordagem de tomada de decisão preferida pelo paciente. Muitos médicos têm a impressão de que pacientes mais pobres ou menos educados, particularmente em países com PIB mais baixo, estão menos propensos a participarem na tomada de decisão. Isso pode ser verdade. Entretanto, também é possível que, se os médicos compartilharem informações, ouvirem e tiverem empatia de forma ótima, verão que esses pacientes são capazes de participar e estão interessados na tomada de decisões sobre seus cuidados.

Em resumo, praticantes de MBE que procuram incorporar valores e preferências do paciente na decisão clínica devem ser capazes de comunicar efetivamente aos pacientes a natureza de cada uma das opções (uma ação comum em certo grau a todas as abordagens de tomada de decisão discutidas até aqui), identificar e facilitar o máximo grau de participação que o paciente informado deseja ter no processo de tomada de decisões e explicitamente reconhecer quando seus próprios valores e preferências estão afetando o processo de decisão.

Quais instrumentos posso usar ao tomar decisões difíceis com esse paciente?

Auxílios para a decisão

Para comunicar efetivamente a natureza das opções, pesquisadores projetaram e testaram ferramentas chamadas *auxílios para a decisão*. Essas ferramentas são uma alternativa ao uso de abordagens intuitivas à comunicação de conceitos de risco e redução de risco que clínicos possam ter desenvolvido por meio de sua experiência clínica. Auxílios para a decisão apresentam, de um modo fácil para o paciente, informações descritivas e probabilísticas sobre a doença, as opções de tratamento e os desfechos em potencial.[16-18] Um auxílio à decisão bem construído é valioso, pois alguém fez uma *revisão sistemática* da literatura e produziu um sumário rigoroso dos desfechos e suas probabilidades. Clínicos com dúvidas quanto ao rigor do sumário de probabilidades podem revisar os *estudos primários* que fundamentam essas probabilidades e, usando os princípios deste livro, determinar sua acurácia. Além disso, um auxílio para a decisão bem construído oferece um modo pré-testado e efetivo de transmitir informações a pacientes que podem ter pouca experiência na tomada quantitativa de decisões. Mais comumente, auxílios para a decisão usam apoios visuais para apresentar a proporção de pessoas que têm os desfechos de importância com e sem a intervenção (Fig. 22.2.2-A e B).

Qual a influência de auxílios para a decisão na prática clínica? O'Connor e colaboradores[17] realizaram uma revisão sistemática, encontrando 34 ensaios randomizados que usaram 30 diferentes auxílios para a decisão. Comparados aos cuidados usuais, auxílios para a decisão aumentaram a participação de pacientes na tomada de decisão (risco relativo 1,4; intervalo de confiança [IC] 95%, 1,0-2,3), melhoraram o conhecimento de pacientes (19/100 pontos em levantamentos de conhecimento; IC 95%, 13-24) e reduziram o conflito decisional (−9,1/100; IC 95%, −12 a −6). Os revisores sistemáticos concluíram que, entretanto, auxílios para a decisão não melhoravam a satisfação com o processo de tomada de decisão e não estavam associados a melhores desfechos de saúde.

O efeito de auxílios para a decisão sobre a decisão final tem sido inconsistente. Por exemplo, pacientes a quem foi oferecida essa ferramenta comprovaram ter menor probabilidade de escolher revascularização coronariana ou mastectomia, mas maior probabilidade de aceitar vacinação contra a hepatite B.[17] Auxílios para a decisão não tiveram qualquer efeito sobre a proporção de pais que escolheram a circuncisão para seus recém-nascidos, de mulheres que escolheram submeter-se a uma amniocentese ou de mulheres que escolheram iniciar terapia de substituição hormonal.[17] Poderíamos argumentar que, na medida em que garantem decisões consistentes com os valores e preferências dos pacientes, o efeito dos auxílios para a decisão sobre a decisão final (i.e., a proporção de pacientes que escolheu uma alternativa) não é importante. A mesma proporção poderia escolher a circuncisão de seus recém-nascidos com ou sem auxílios para a decisão, mas, com a ferramenta, a escolha está melhor alinhada com os valores e preferências subjacentes dos pacientes (i.e., números mais ou menos iguais mudam decisões que, de outra maneira, seriam na direção oposta).

Em resumo, auxílios para a decisão aumentam o conhecimento de pacientes e diminuem o desconforto com a tomada de decisão, conforme refletido em escores de conflitos decisionais. A importância da redução em conflitos decisionais permanece incerta. Auxílios simples para a decisão que clínicos podem integrar aos cuidados regulares do paciente poderiam aumentar o grau da participação de pacientes na tomada de decisão e assim afetar o grau com que os valores de pacientes informados verdadeiramente determinam escolhas de cuidados de saúde.

Ferramentas relacionadas à análise de decisão

Discutimos brevemente a controvérsia relativa ao uso de ferramentas baseadas na análise de decisão para determinar valores e preferências do paciente e à (in)viabilidade prática da abordagem "médico como agente perfeito", que exigiria o uso dessas ferramentas. Para clínicos interessados na tomada quantitativa de decisão e que julgam que procurar uma compreensão qualitativa dos valores e preferências do paciente é, na melhor das hipóteses, vago, ferramentas que caracterizam e quantificam valores e preferências do paciente representam uma solução atraente. Para outros, tais ferra-

Preparado exclusivamente para ____________________

1 Quais são os ingredientes da estimativa de meu risco de ter um ataque cardíaco nos próximos 10 anos?

- Idade
- Sexo
- Anos de diabete
- Tabagismo
- Nível de hemoglobina A_{1c}
- Pressão arterial
- Nível de colesterol
- Presença de proteína na urina

2 Qual é o meu risco de ter um ataque cardíaco nos próximos 10 anos?

Sem estatinas

80 pessoas não tiveram um ataque cardíaco

20 pessoas tiveram um ataque cardíaco

O risco para 100 pessoas como você que não tomam estatinas.

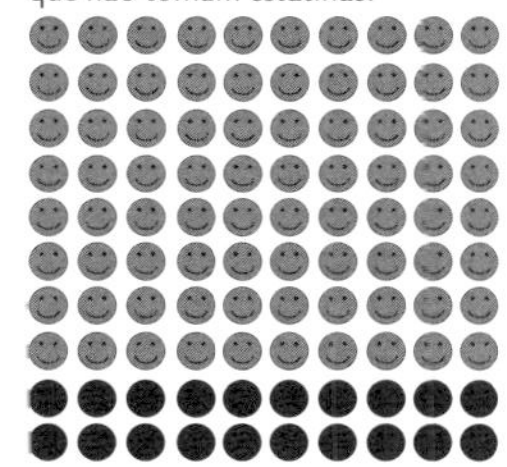

Com estatinas

80 pessoas também não tiveram um ataque cardíaco

5 pessoas evitaram um ataque cardíaco

15 pessoas ainda tiveram um ataque cardíaco

95 pessoas não tiveram nenhum benefício com as estatinas

O risco para 100 pessoas como você que tomam estatinas.

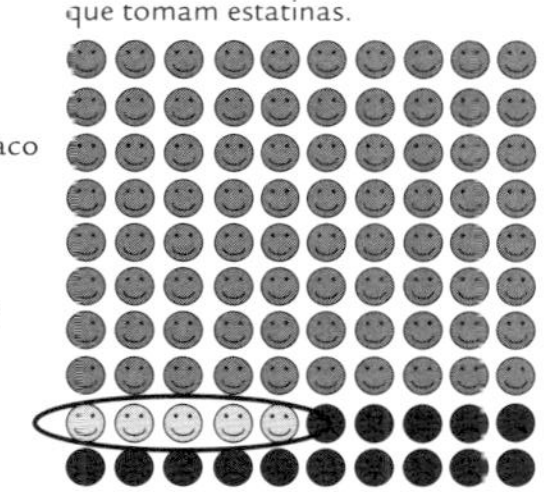

Tiveram um ataque cardíaco

Evitaram um ataque cardíaco

Não tiveram um ataque cardíaco

3 Quais são os aspectos negativos de tomar estatinas (remédio para o colesterol)?

- É preciso tomar a estatina todos os dias por muito tempo (talvez para sempre).
- As estatinas custam caro (para você ou para seu plano de saúde)
- Efeitos adversos comuns: náusea, diarreia, constipação (a maioria dos pacientes pode tolerá-los)
- Dor/rigidez muscular: 5 em 100 pacientes (alguns têm que interromper a estatina por essa razão)
- Resultados de testes de função hepática mostram níveis aumentados (sem dor, sem lesão hepática permanente): 2 em 100 pacientes (alguns têm que interromper a estatina por essa razão)
- Lesão muscular e renal: 1 em 20.000 pacientes (obriga o paciente a parar de tomar estatinas)

4 O que você quer fazer neste momento?

- ☐ Tomar (ou continuar a tomar) estatinas
- ☐ Não tomar (ou parar de tomar) estatinas
- ☐ Prefere decidir em outra ocasião

FIGURA 22.2.2-A Amostra de auxílio à decisão desenvolvida para ajudar pacientes com diabete a decidirem se tomam ou não uma estatina a fim de reduzir seu risco coronariano.

Com permissão de Mayo Foundation and Medical Research. Todos os direitos reservados.

Você deve tomar uma injeção de esteroides?

Passo 1: Clareza sobre a escolha
Quais são as opções?

Você deve fazer uma injeção de esteroides para um cotovelo de tenista?

Quando essa escolha deve ser feita? Marque uma ☑ opção

☐ Em dias ☐ Em semanas ☐ Em meses

Em que ponto da escolha você se encontra? Marque uma ☑ opção

☐ Ainda não pensou sobre isso ☐ Está pensando sobre as escolhas
☐ Está próximo a uma escolha ☐ Já fez sua escolha

Passo 2: Pense sobre os prós e os contras das opções

O que as pesquisas mostram?
Blocos de 100 carinhas mostram as "melhores impressões" do que acontece com 100 pessoas com cotovelo de tenista 6 semanas após uma injeção de esteroides. Cada carinha ☺ representa uma pessoa.

Sem tratamento	Injeção de esteroides
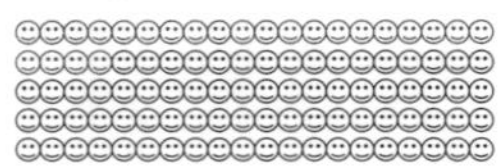	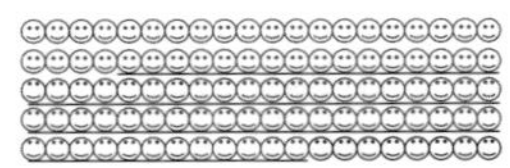
24 pessoas podem melhorar no total	**92** pessoas podem melhorar no total (68 a mais do que no grupo sem tratamento)
76 pessoas podem não melhorar	**8** pessoas podem não melhorar

As fitas mostram a força de resultados de pesquisas

- Platina: Resultados de pesquisa de uma revisão bem feita de dois ou mais estudos controlados randomizados. Cada estudo foi bem feito e tinha pelo menos 100 participantes.
- Ouro: Resultados de pesquisa de pelo menos um estudo controlado randomizado bem feito com pelo menos 100 participantes.
- Prata: Resultados de pesquisa de estudos que não eram tão fortes. Talvez o estudo tivesse muito poucos participantes ou não fosse bem feito.
- Bronze: Perspectivas e experiências de um especialista ou casos ocorridos a alguém fazendo um tratamento.

O que você acha dos prós e dos contras?

Qual sua opinião sobre os prós e os contras de injeções de esteroides?
As informações a seguir proveem de uma revisão de 13 estudos que testaram injeções de esteroides em pessoas com cotovelo de tenista. A duração dos estudos foi de até 4 anos.

1. Revise os prós e os contras comuns.
2. Acrescente qualquer outro pró ou contra que você considere importante.
3. Mostre quanto cada pró e contra importam para você. Faça um círculo em torno de uma (*) estrela se for pouco importante para você e em torno de até cinco (*****) estrelas se for muito importante para você.

Prós e contras de esteroides e agentes imunossupressores

Prós	Importância para você	Contras	Importância para você
Dor e bem-estar geral podem melhorar em curto prazo (até 6 semanas pós-injeção)	*****	A dor pode desaparecer sozinha	*****
Alívio mais rápido em comparação a esperar	*****	A melhora da dor e o bem-estar podem não durar muito	*****
Evita o risco de efeitos adversos estomacais maiores por não tomar AINEs	*****	Efeitos adversos em curto prazo: rubor social (*flushing*), dor e espessamento da pele no local da injeção	*****
		Custo da medicação:	*****
Outros prós:	*****	Outros contras:	*****

Qual sua opinião sobre tomar injeções de esteroides? Marque uma ☑ opção

☐ Disposto a fazer o tratamento. Prós são mais importantes ☐ Não tem certeza ☐ Não está disposto a fazer tratamento. Contras são mais importantes

Passo 3: Que papel você deseja ter na escolha de seu tratamento? Marque uma ☑ opção

☐ Prefere escolher sozinho depois de ouvir as opiniões de outras pessoas.
☐ Prefere dividir a escolha com: ______________.
☐ Prefere que outra pessoa escolha em seu lugar. Indique quem: ______________.

FIGURA 22.2.2-B Amostra de auxílio à decisão desenvolvida para ajudar pacientes com cotovelo de tenista a decidirem se tomam ou não uma injeção de esteroides.

Abreviatura: AINE, anti-inflamatório não esteroidal.

Extraída de um Auxílio à Decisão de Ottawa, http://decisionaid.ohri.ca/docs/Rheumatology/TennisElb_Steroid.pdf.

mentas podem auxiliar pacientes e clínicos a explorarem as opções e seu efeito relativo sobre o paciente.

Essas ferramentas foram projetadas para, no mínimo, estabelecer o valor relativo que o paciente atribui aos desfechos de interesse. Fazer isso requer que o paciente compreenda a natureza dos desfechos. Por exemplo, como o paciente imaginaria viver com um AVC ou com a experiência de passar por um episódio de sangramento gastrintestinal? Pacientes podem crer que uma descrição por escrito dos estados de saúde (como a descrição de AVC leve e severo e de episódio de sangramento gastrintestinal na Quadro 22.2.3) são úteis no processo de descrever suas preferências.

QUADRO 22.2.3

Amostras de descrições de AVC leve, AVC severo e sangramento gastrintestinal

AVC leve

Ter um AVC leve faz com que você enrole sua fala. Depois de um AVC leve, você é capaz de compreender totalmente o que lhe dizem. Seus pensamentos permanecem claros e você pode manter uma conversa sem grandes problemas, mas, às vezes, você não consegue encontrar a palavra certa para usar. O resto de sua capacidade de raciocínio é normal. Seu braço direito está um pouco fraco e entorpecido, e seu rosto tem uma leve queda. Você consegue se alimentar, se vestir e tomar banho sozinho. Entretanto, você não consegue segurar objetos tão firmemente como antes, às vezes caem da sua mão, e tem dificuldade para escrever. Sua condição não irá melhorar.

AVC severo

Depois de ter um AVC severo, sua fala está prejudicada, a ponto de outras pessoas não entenderem suas palavras. Você pode compreender uma comunicação simples, mas tem grande dificuldade com comunicações mais complexas. Você não está confuso, mas seu raciocínio está alterado de tal forma que você é incapaz de cuidar de seus assuntos financeiros e não pode trabalhar. Você pode se alimentar e se vestir, mas precisa de auxílio para tomar banho. Seu braço e perna direitos estão fracos. Você pode caminhar com ajuda de uma bengala. Sua condição não irá melhorar.

Sangramento gastrintestinal

Você está vomitando sangue vivo, e há sangue em suas fezes, que estão pretas. Você tem tonturas e sente-se suficientemente mal para procurar um serviço de emergência; tem a sensação de que irá morrer. Você é hospitalizado, e os médicos colocam um tubo em seu estômago. Você precisa de uma cirurgia de urgência, seguida de várias transfusões de sangue, e fica hospitalizado por 10 dias. Você precisará tomar medicamentos pelos próximos 6 meses para impedir outros sangramentos e para aumentar a contagem sanguínea depois do sangramento. Você fará exames de sangue mensais e se sentirá exausto. Sua energia irá melhorar gradualmente até que, 4 meses depois da alta, você voltará a se sentir bem.

Tendo feito seus melhores esforços para garantir que pacientes compreendam os desfechos, os clínicos podem escolher entre vários modos de captar os valores dos pacientes em relação a esses desfechos. Podem convidá-los a compararem desfechos diretamente. Por exemplo, com apenas dois desfechos, o paciente pode fazer uma classificação comparativa direta. As perguntas podem ser: quão pior seria ter um AVC em vez de um episódio de sangramento gastrintestinal? Seria igualmente ruim? Duas vezes pior do que ter um AVC? Três vezes pior?

Usando uma estratégia um pouco mais complexa, o clínico pode pedir ao paciente que marque, em uma escala visual análoga ou em um termômetro de impressões (ou medidas de sentimento) (Fig. 22.2.3), cujos dois extremos são óbito e saúde perfeita, para representar como se sente sobre os estados de saúde em questão. Quando, como no caso de um episódio de sangramento gastrintestinal e de AVC, alguns estados de saúde são temporários

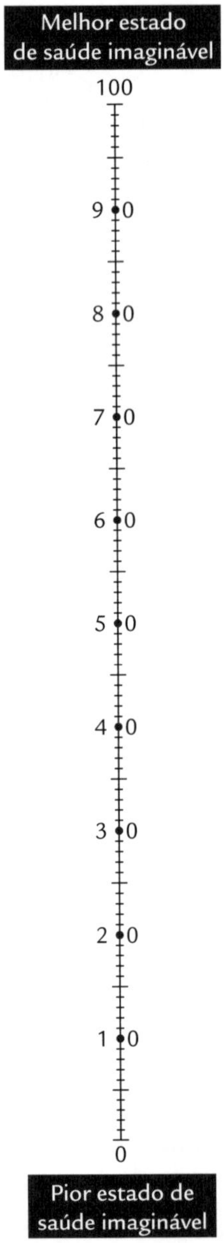

Figura 22.2.3 Escala análoga visual como um "termômetro de impressões".

e outros permanentes, o clínico deve garantir que pacientes incorporem a duração de seu quadro de saúde em sua pontuação.

Abordagens mais sofisticadas incluem *time tradeoff* e *standard gamble*,[19] mas essas abordagens, embora sejam teoricamente superiores, têm propriedades de mensuração inferiores às do termômetro de impressões.[20-22]

Independentemente da estratégia usada por clínicos para quantificar os valores do paciente, estes devem ser integrados de algum modo com os prováveis desfechos das estratégias alternativas de manejo. Sob certos pressupostos, a análise formal de decisão fornece o método mais rigoroso para fazer essa integração (ver Cap. 19, Sumarizando as evidências). Uma versão simplificada e sintética de uma árvore analítica de decisão é a probabilidade de ser ajudado *versus* de sofrer dano.[23] O clínico começa calculando o *número necessário para tratar (NNT)* e o *número necessário para causar dano (NND)* para os pacientes médios no estudo ou estudos de onde provêm os dados sobre efetividade do tratamento e dano (ver Cap. 7, O tratamento reduz o risco? Compreendendo os resultados). O clínico então ajusta o número médio necessário para tratar e o número médio necessário para causar dano para o paciente individual, segundo a probabilidade daquele paciente vivenciar o evento de interesse que o tratamento busca prevenir e os riscos que podem ser precipitados, em relação ao paciente médio. Após estabelecer a probabilidade relativa de ajuda *versus* dano, o clínico explora os valores do paciente sobre a severidade de eventos adversos que possam ser causados pelo tratamento em relação à severidade do evento de interesse que o tratamento ajuda a prevenir. O ajuste final da probabilidade de ser ajudado *versus* sofrer dano incorpora os valores do paciente.

Dadas as limitações de ferramentas de valoração e dos modelos analíticos de decisão no contexto da tomada de decisão do paciente individual, a verdadeira virtude de ferramentas que trazem à tona valores e preferências pode não ser a de possibilitar ao clínico capturar valores e preferências dos pacientes para incorporá-los em uma análise formal de decisão. Em vez disso, seu valor pode ser ajudar pacientes a melhor compreenderem a natureza da decisão e ajudar o médico a ganhar um *insight* sobre os valores e preferências do paciente. A verdadeira virtude de modelos de decisão no contexto da tomada de decisão individual pode não ser processar números a fim de gerar uma decisão final, e sim de ajudar clínicos e pacientes a compreenderem todas as escolhas disponíveis, as ramificações dessas escolhas e quais fatores podem ter mais influência sobre a decisão.

Devo despender mais tempo e esforços na tomada de decisão com esse paciente nesse momento?

Tempo como barreira

Clínicos interessados em praticar MBE e esperando tomar decisões clínicas que incorporem os valores e preferências do paciente informado deveriam usar uma ou mais das abordagens descritas anteriormente em todas as decisões? A limitação definitiva da prática clínica é o tempo. Muitos clínicos têm de fazer mais em cada consulta do que faziam antigamente.[24-26] A atenção à agenda do paciente compete com outras atividades que os clínicos devem fazer (como documentação, cuidados preventivos de rotina[27]) durante a consulta, que não aumentou de duração para acomodar essas atividades e demandas adicionais. Assim, não é surpreendente que clínicos frequentemente citem o tempo como uma barreira-chave à educação do paciente sobre opções e à intensificação da participação do paciente na tomada de decisão.[28-32] A Tabela 22.2.2 fornece algumas sugestões sobre o que fazer quando o tempo é limitado.

Decisões importantes versus *decisões não importantes*

Muitas das decisões que os pacientes enfrentam não são cruciais. Mesmo se a dupla paciente-clínico fizer a escolha errada (i.e., não fizer a escolha que resultaria de uma ampla discussão), as consequências adversas serão mínimas, ou pelo menos limitadas. Em vez de dedicar tempo a essas situações, clínicos ocupados podem escolher concentrar seus esforços para garantir que as decisões sejam consistentes com os valores e preferências do paciente nas escolhas associadas às consequências mais importantes.

Entretanto, o que pode não ser importante para um paciente pode ser crítico para outro. Considere um agricultor com uma lesão irritante, mas benigna, em sua mão e a rapidez com que o dermatologista decidiria congelar a lesão após obter o consentimento do paciente. Pense

TABELA 22.2.2 Soluções para o problema tempo

Crie tempo para a discussão de decisões-chave
- Reserve consultas especiais de seguimento para discussões

Limite abordagens que envolvam muito tempo para decisões-chave
Reserve abordagens que envolvam muito tempo para problemas importantes
Reserve abordagens que consumam muito tempo para decisões difíceis
Obtenha ajuda
- Se possível, encaminhe o paciente a colegas com tempo e experiência para discussões sobre a tomada de decisão

Use auxílios para a decisão

agora como o mesmo dermatologista consideraria abordagens de tratamento para uma lesão similar em uma modelo de mãos profissional. O dermatologista terá de se engajar em muito mais do que um procedimento comum de consentimento para o cuidado dessa paciente, que provavelmente dará muito mais valor a evitar uma cicatriz visível do que a evitar procedimentos cosméticos caros, comparada a quase todos os outros pacientes com a mesma lesão.

Decisões diretas versus *decisões difíceis*

Quando a decisão é direta (i.e., quando existe uma opção que quase todos os pacientes informados escolheriam, por ser altamente efetiva em alcançar desfechos importantes para o paciente, fácil de administrar, barata e segura), a tomada de decisão pode ser rápida. É o caso do uso da aspirina em uma paciente no serviço de emergência que tem uma síndrome coronariana aguda. Nessas circunstâncias, uma única frase explicando as razões e o plano pode ser suficiente.

Em outras situações, o equilíbrio entre os benefícios e os aspectos negativos de uma intervenção é mais estreito. Por exemplo, clínicos devem debater a questão do uso diário de baixas doses de aspirina com pacientes de risco moderado ou baixo de eventos coronarianos. O argumento em favor de uma discussão detalhada sobre profilaxia em longo prazo com aspirina torna-se progressivamente mais forte à medida que diminui o risco do paciente.

Essas duas situações – uma decisão clara que praticamente todos os pacientes informados endossariam *versus* uma decisão difícil – deveriam corresponder às recomendações fortes e fracas oferecidas por painéis de diretrizes (ver Cap. 22.4, Graus de recomendação). Se os painéis de diretrizes funcionarem adequadamente, clínicos podem interpretar uma recomendação forte como "faça isso e pronto" e uma recomendação fraca como um convite para envolver os pacientes na tomada de decisão compartilhada. Às vezes, clínicos e pacientes precisam passar mais tempo tomando decisões que, ao serem consideradas inicialmente, parecem diretas. Entretanto, essas decisões exigem que os pacientes as retomem e as reafirmem ao longo do tempo. É o caso de tratamentos farmacológicos e de estilo de vida para patologias crônicas. Pacientes que decidiram usar tais tratamentos podem precisar reavaliar sua decisão a cada vez que conhecerem ou sofrerem um evento adverso em potencial, que renovarem a receita e pagarem pelos remédios ou ao descobrirem uma solução alternativa. Talvez mais tempo e recursos para explorar essas decisões durante a consulta ajudará pacientes a lembrarem porque começaram a usar essas intervenções inicialmente e potencializará sua adesão aos tratamentos (essa foi a motivação subjacente ao auxílio para a decisão sobre o uso de estatinas em pacientes com diabete, descrito na Fig. 22.2.2).

Participantes mal-informados

Clínicos podem ter uma percepção distorcida das evidências. Distorções podem ser resultado de mensagens de *marketing* enganosas que chegam aos clínicos informalmente, por meio de colegas, ou formalmente, por meio de eventos de educação médica continuada financiados pela indústria e por representantes de laboratórios. Apresentações enganosas de achados em informes primários de pesquisa também podem distorcer a compreensão das evidências pelos clínicos (ver Cap. 11.3, Lidando com apresentações equivocadas de resultados de ensaios clínicos). Painéis que desenvolvem diretrizes podem incluir especialistas cujas preferências sofrem viés em favor dos interesses de suas fontes de verbas de pesquisa, honorários e outros atrativos. Isso é particularmente problemático quando a adesão a diretrizes torna-se vinculada a incentivos monetários (i.e., a programas de pagamento por desempenho). Pacientes podem perceber algo errado quando clínicos fizerem recomendações de tratamento muito caras, muito invasivas ou muito novas. Tais pacientes, se incapazes de terem total participação, podem desistir desses tratamentos depois da consulta, perder a confiança no médico ou trocar de profissional.

A má informação também pode afetar os pacientes. Mensagens distorcidas chegam a eles por meio de anúncios na mídia tradicional, de publicações médicas ou de saúde leigas, de redes sociais e pela internet. Pacientes convencidos sobre o que leram podem sentir que têm o poder de pedir uma prescrição do seu clínico para intervenções de que não precisam e que não desejariam se fossem informados adequadamente. Considerando as limitações de tempo e de habilidades, pacientes que buscam atenção médica sabendo o que querem podem sair do consultório com seus desejos satisfeitos, enquanto médicos ficam desconfortáveis com o curso de ação escolhido.[33]

Assim, médicos deveriam despender mais tempo considerando as decisões sobre as quais há suspeita de haver base de conhecimentos distorcida entre eles próprios e seus pacientes. Estratégias para calibrar a base de conhecimento dos médicos podem incluir o exame das evidências que apoiam alegações de efetividade e recomendações fortes de diretrizes de prática com o uso de habilidades ensinadas neste livro. Estratégias para calibrar o conhecimento de pacientes são menos claras, mas podem incluir o envolvimento do paciente nesse tipo de revisão das evidências. Uma abordagem alternativa é usar auxílios para a decisão baseados em evidências, quando disponíveis.

Soluções administrativas

Clínicos devem considerar adiar uma tomada de decisão até outra consulta, delineada para esse propósito específico. Isso pressupõe que queiram dedicar esse tempo em sua agenda para consultas adicionais direcionadas.

Obter ajuda

Outra opção é encaminhar o paciente a um colega especialista com tempo e experiência em tomada de decisão compartilhada. Em alguns centros, treinadores de decisão (muitas vezes enfermeiros ou outros profissionais de saúde) fornecem exploração detalhada de decisões importantes.[34]

Usar um auxílio para a decisão

Pacientes que consideram decisões importantes podem se beneficiar de materiais educativos que podem levar para casa e examinar com seus familiares, amigos e conselheiros. Eles então voltam com perguntas e potencialmente com sua decisão final. Existem mais de 300 auxílios para a decisão desse tipo no Cochrane Inventory encontrado no Cochrane Decision Aid Registry (http://decisionaid.ohri.ca/cochinvent.php). Esse inventário, mantido por investigadores no Ottawa Health Decision Centre, descreve o auxílio à decisão e seu propósito e oferece informações de contato sobre cada elaborador da ferramenta e sua disponibilidade. Cerca de 80% dessas ferramentas não passaram por avaliação clínica. Embora se diga que quase 80% estejam disponíveis na internet, sua disseminação e captação permanecem limitadas na prática.

CONCLUSÃO

A MBE salienta o grau com que decisões médicas refletem valores e preferências (ver Cap. 2, A filosofia da medicina baseada em evidências). Portanto, as escolhas devem ser aquelas que pacientes totalmente informados fariam. Alcançar esse objetivo representa um grande desafio e uma área fértil para pesquisas clínicas. Clínicos devem estar cientes das diferentes abordagens à tomada de decisão clínica e da necessidade de individualizar a abordagem a cada paciente. Devem entender como evidências, valores e preferências se encaixam juntos no processo de tomada de decisão. Por enquanto, clínicos devem usar as evidências limitadas disponíveis e considerar o conselho de especialistas que refletiram sobre essas questões para descobrirem as abordagens adequadas para eles e para seus pacientes.

Referências

1. Gafni A, Charles C, Whelan T. The physician-patient encounter: the physician as a perfect agent for the patient versus the informed treatment decision-making model. *Soc Sci Med.* 1998;47(3):347-354.
2. Gafni A. When does a competent patient make an irrational choice? *N Engl J Med.* 1990;323:1354.
3. Kahneman D, Tversky A. Prospect theory: an analysis of decisions under risk. *Econometrica.* 1979;47(2): 263-292.
4. Gafni A, Birch S. Preferences for outcomes in economic evaluation: an economic approach to addressing economic problems. *Soc Sci Med.* 1995;40(6):767-776.
5. Heyland DK, Gafni A, Levine MA. Do potential patients prefer tissue plasminogen activator (TPA) over streptokinase (SK)? An evaluation of the risks and benefits of TPA from the patient's perspective. *J Clin Epidemiol.* 2000;53(9):888-894.
6. GUSTO Investigators. An international randomized trial comparing four thrombolytic strategies for acute myocardial infarction. *N Engl J Med.* 1993;329 (10):673-682.
7. Decision-making in the physician-patient encounter: revisiting the shared treatment decision-making model. *Soc Sci Med.* 1999;49(5):651-661.
8. Charles C, Gafni A, Whelan T. Shared decision-making in the medical encounter: what does it mean? (or it takes at least two to tango). *Soc Sci Med.* 1997; 44(5):681-692.
9. Devereaux PJ, Anderson DR, Gardner MJ, et al. Differences between perspectives of physicians and patients on anticoagulation in patients with atrial fibrillation: observational study. *BMJ.* 2001;323(7323): 1218-1222.
10. Mazur DJ, Hickam DH, Mazur MD. The role of doctor's opinion in shared decision making: what does shared decision making really mean when considering invasive medical procedures? *Health Expect.* 2005;8(2):97-102.
11. Charles C, Whelan T, Gafni A. What do we mean by partnership in making decisions about treatment? *BMJ.* 1999;319(7212):780-782.
12. Gaston CM, Mitchell G. Information giving and decision-making in patients with advanced cancer: a systematic review. *Soc Sci Med.* 2005;61(10):2252-2264.
13. Levinson W, Kao A, Kuby A, Thisted RA. Not all patients want to participate in decision making: a national study of public preferences. *J Gen Intern Med.* 2005;20(6):531-535.
14. Beaver K, Bogg J, Luker KA. Decision-making role preferences and information needs: a comparison of colorectal and breast cancer. *Health Expect.* 1999;2(4):266-276.
15. Montori V, Rothman R. Weakness in numbers: the challenge of numeracy in health care. *J Gen Intern Med.* 2005;20(11):1071-1072.
16. Whelan T, Gafni A, Charles C, Levine M. Lessons learned from the decision board: a unique and evolving decision aid. *Health Expect.* 2000;3(1):69-76.
17. O'Connor AM, Stacey D, Entwistle V, et al. Decision aids for people facing health treatment or screening decisions. *Cochrane Database Syst Rev.* 2003;(2):CD001431.
18. Charles C, Gafni A, Whelan T, O'Brien MA. Treatment decision aids: conceptual issues and future directions. *Health Expect.* 2005;8(2):114-125.
19. Torrance GW. Measurement of health state utilities for economic appraisal. *J Health Econ.* 1986;5(1):1-30.
20. Puhan MA, Guyatt GH, Montori VM, et al. The standard gamble demonstrated lower reliability than the feeling thermometer. *J Clin Epidemiol.* 2005;58(5): 458-465.
21. Schunemann HJ, Armstrong D, Degl'innocenti A, et al. A randomized multicenter trial to evaluate simple utility elicitation techniques in patients with gastroesophageal reflux disease. *Med Care.* 2004; 42(11):1132-1142.
22. Schunemann HJ, Griffith L, Stubbing D, Goldstein R, Guyatt GH. A clinical trial to evaluate the measurement properties of 2 direct preference instruments administered with and without hypothetical marker states. *Med Decis Making.* 2003;23(2):140-149.
23. Straus SE. Individualizing treatment decisions: the likelihood of being helped or harmed. *Eval Health Prof.* 2002;25(2):210-224.

24. Zuger A. Dissatisfaction with medical practice. *N Engl J Med.* 2004;350(1):69-75.
25. Yarnall KS, Pollak KI, Ostbye T, Krause KM, Michener JL. Primary care: is there enough time for prevention? *Am J Public Health.* 2003;93(4):635-641.
26. Mechanic D, McAlpine DD, Rosenthal M. Are patients' office visits with physicians getting shorter? *N Engl J Med.* 2001;344(3):198-204.
27. Getz L, Sigurdsson JA, Hetlevik I. Is opportunistic disease prevention in the consultation ethically justifiable? *BMJ.* 2003;327(7413):498-500.
28. Kaplan SH, Gandek B, Greenfield S, Rogers W, Ware JE. Patient and visit characteristics related to physicians' participatory decision-making style: results from the Medical Outcomes Study. *Med Care.* 1995; 33(12):1176-1187.
29. Gotler RS, Flocke SA, Goodwin MA, Zyzanski SJ, Murray TH, Stange KC. Facilitating participatory decision-making: what happens in real-world community practice? *Med Care.* 2000;38(12):1200-1209.
30. Edwards A, Elwyn G, Hood K, et al. Patient-based outcome results from a cluster randomized trial of shared decision making skill development and use of risk communication aids in general practice. *Fam Pract.* 2004;21(4):347-354.
31. Charles C, Gafni A, Whelan T. Self-reported use of shared decision-making among breast cancer specialists and perceived barriers and facilitators to implementing this approach. *Health Expect.* 2004; 7(4):338-348.
32. Edwards A, Elwyn G, Wood F, Atwell C, Prior L, Houston H. Shared decision making and risk communication in practice: a qualitative study of GPs' experiences. *Br J Gen Pract.* 2005;55(510):6-13.
33. Mintzes B, Barer ML, Kravitz RL, et al. Influence of direct to consumer pharmaceutical advertising and patients' requests on prescribing decisions: two site cross sectional survey. *BMJ.* 2002;324(7332):278-279.
34. Woolf SH, Chan EC, Harris R, et al. Promoting informed choice: transforming health care to dispense knowledge for decision making. *Ann Intern Med.* 2005;143(4):293-300.

22.3

TÓPICOS AVANÇADOS: DAS EVIDÊNCIAS À AÇÃO

Das evidências à ação: recomendações sobre rastreamento

ALEXANDRA BARRATT, LES IRWIG, PAUL GLASZIOU, ROBERT CUMMING, ANGELA RAFFLE, NICHOLAS HICKS, J. A. MUIR GRAY E GORDON GUYATT

Neste capítulo:

CENÁRIO CLÍNICO

Um casal de 47 anos deve fazer rastreamento de câncer de cólon?

Você é o médico de cuidados primários de uma mulher de 47 anos e de seu marido da mesma idade. Eles estão preocupados, porque uma de suas amigas recentemente soube que tem câncer de cólon e insistiu para que os dois fizessem rastreamento pelo teste de sangue oculto nas fezes (SOF). Segundo a amiga, a prevenção é muito melhor do que o tratamento que está fazendo.

Nenhum desses pacientes tem história familiar de câncer de cólon ou alteração de hábitos intestinais. Perguntam se você concorda com esse rastreamento. Você sabe que ensaios de rastreamento por SOF demonstraram que o rastreamento pode reduzir a mortalidade por câncer colorretal (CCR), mas você lembra que o teste de SOF pode apresentar alta taxa de falso-positivo, necessitando então de investigação colonoscópica. Você não tem certeza se o rastreamento nessas pessoas relativamente jovens e assintomáticas, sem fatores de risco de câncer de cólon, tem maior probabilidade de fazer bem do que mal. Você decide verificar a literatura para ver se existem diretrizes ou recomendações sobre rastreamento de CCR que possam ajudá-lo a responder à questão.

ENCONTRANDO AS EVIDÊNCIAS

Você acessa o PubMed para fazer uma busca MEDLINE usando os termos "colorectal neoplasms AND mass screening" e restringe sua busca a diretrizes de prática em inglês. Sua busca encontra 36 citações, incluindo duas citações recentes que parecem especialmente promissoras. São as diretrizes clínicas da US Preventive Services Taskforce (USPSTF)[1] e da American Gastroenterological Association (AGA).[2] Ambas estão disponíveis *online*. Na página da internet,[3] você obtém a versão completa da diretriz da USPSTF, incluindo a *revisão sistemática* que fundamenta as recomendações, além da diretriz da AGA. Uma rápida olhada nesses artigos revela que a diretriz da USPSTF trata mais dos efeitos adversos do rastreamento, de interesse especial, de modo que você examina essa diretriz em primeiro lugar.

CONSEQUÊNCIAS DO RASTREAMENTO

A melhor maneira de refletir sobre o rastreamento é como uma intervenção terapêutica. Isso esclarece imediatamente as *evidências* necessárias para apoiar uma política de rastreamento: ensaios randomizados que examinam o efeito do rastreamento *versus* a ausência de rastreamento sobre desfechos importantes para o paciente.[4-6] Neste capítulo, investigamos questões específicas introduzidas no Capítulo 21, Como utilizar uma recomendação para o manejo do paciente, focalizando os aspectos mais específicos relativos ao rastreamento (Tab. 22.3.1).

A Tabela 22.3.2 apresenta as possíveis consequências do rastreamento. Algumas pessoas terão resultados verdadeiro-positivos com patologias clinicamente importantes (célula a), e outras – em uma proporção que dependerá da efetividade do tratamento e da severidade da patologia detectada – se beneficiarão do rastreamento. Por exemplo, crianças cujo rastreamento revela fenilcetonúria terão grandes e duradouros benefícios, porque existe tratamento efetivo para a doença assintomática, o que é melhor do que esperar e tratar a doença depois do surgimento dos sintomas. Se não houver tratamento efetivo disponível para a doença assintomática ou se o fato de conhecer a existência da doença não trouxer benefícios, o rastreamento não é sensato.

Outras pessoas terão resultados verdadeiro-positivos, mas sua patologia será clinicamente irrelevante (superdetecção) (célula b). Essas pessoas satisfazem critérios patológicos, mas sua doença não está destinada a se tornar clinicamente relevante durante sua vida. Considere, por exemplo, um homem cujo rastreamento revela um câncer prostático de baixo grau, mas que morre alguns anos depois por arteriopatia coronariana antes que seu câncer prostático se torne clinicamente manifesto. Esse homem teve de viver com um diagnóstico de câncer e pode

TABELA 22.3.1 Diretrizes para utilização da literatura médica para recomendações sobre rastreamento

As recomendações são válidas?
- Existem evidências de ensaios randomizados mostrando que a intervenção beneficia pessoas com doença assintomática?
- Os dados foram identificados, selecionados e combinados sem viés?

Quais são as recomendações? Elas o ajudarão no cuidado de pacientes?
- Quais são os benefícios?
- Quais são os danos?
- Qual é a comparação entre benefícios e danos em diferentes pessoas e para diferentes estratégias de rastreamento?
- Qual é o efeito de valores e preferências individuais?
- Qual é o efeito da incerteza associada às evidências?
- Qual é o custo-efetividade?

ter feito tratamento e ter tido efeitos adversos desse tratamento. Assim, esses indivíduos podem passar por rotulagem, investigação e tratamento para uma doença ou fator de risco que, sem o rastreamento, não teria afetado suas vidas.

No caso de algumas patologias, a superdetecção e o supertratamento podem se revelar como os mais importantes aspectos negativos do rastreamento. Por exemplo, aproximadamente 50% dos cânceres de próstata encontrados por rastreamento em homens entre 50 e 70 anos permaneceriam clinicamente silenciosos durante suas vidas.[7] No rastreamento do câncer de mama, a detecção de alguns, talvez a maioria, carcinomas ductais *in situ* (CDIS) pode ser superdetecção[8]; estimativas do grau de superdetecção de câncer invasivo de mama variam amplamente, de 2 a 30%.[9-11]

Pessoas com resultados falso-positivos (célula c) podem ser adversamente afetadas pelos riscos associados à investigação da anormalidade detectada no rastreamento, como complicações de uma colonoscopia após um resultado de SOF positivo. Pessoas com resultados falso-negativos de patologia clinicamente importante (célula d) podem sofrer *dano*, se

TABELA 22.3.2 Sumário de benefícios e danos do rastreamento de acordo com a patologia subjacente

Resultado do teste de rastreamento	Resultados do padrão de referência		
	Doença ou fator de risco presente		Doença ou fator de risco ausente
Positivo	Verdadeiro-positivos[a]	"Verdadeiro"-positivos (doença clinicamente irrelevante)[b]	Falso-positivos[c]
Negativo	Falso-negativos[d]	"Falso"-negativos (doença clinicamente irrelevante)[e]	Verdadeiro-negativos[f]

[a] Doença ou fator de risco que causará sintomas no futuro.
[b] Doença ou fator de risco assintomático até a morte (doença clinicamente irrelevante).
[c] Resultados falso-positivos.
[d] Não detectou patologia que será sintomática no futuro.
[e] Não detectou patologia que será clinicamente irrelevante no futuro.
[f] Resultados verdadeiro-negativos.
Sensibilidade = a + b / a + b + c + d; especificidade = f / c + f.

uma falsa tranquilização levar à apresentação ou à investigação tardia de sintomas. Pacientes rastreados podem sentir sofrimento emocional e raiva se descobrirem que têm a doença, apesar de resultados negativos no exame de rastreamento.

Em contraste, pacientes com resultados falso-negativos e doença clinicamente irrelevante (célula e) não sofrem dano pela não detecção de sua doença, porque ela não estava destinada a afetá-los. Pacientes com resultados verdadeiro-negativos (célula f) podem ter benefícios associados a uma tranquilização acurada por não terem a doença, mas também podem sofrer inconveniências, custo e ansiedade.

Quanto maior for o intervalo entre a possível detecção e as consequências importantes para o paciente, maior será o número de pessoas que podem sofrer superdetecção (célula b). Quando se faz rastreamento de fatores de risco (como pressão arterial elevada ou níveis altos de colesterol), devemos rastrear e tratar números muito grandes de pessoas para prevenir um único efeito adverso anos depois.[12]

AS RECOMENDAÇÕES SÃO VÁLIDAS?

Existem evidências de ensaios randomizados mostrando que a intervenção beneficia pessoas com doença assintomática?

Diretrizes recomendando rastreamento estão bem alicerçadas quando são baseadas em *ensaios clínicos randomizados* (ECRs) que comparam o rastreamento a cuidados convencionais. Antigamente, muitos programas de rastreamento, alguns efetivos (como o rastreamento de câncer cervical e o de fenilcetonúria), foram implementados com base na força de dados observacionais. Quando os benefícios forem muito grandes e os aspectos negativos mínimos, não há necessidade de ensaios randomizados. Mais frequentemente, entretanto, há um fino equilíbrio entre benefícios e riscos do rastreamento, e *estudos observacionais* de rastreamento podem ser enganosos.

Há várias razões para que estudos observacionais possam ser enganosos. Pode haver um aumento da sobrevida, medida desde o momento do diagnóstico, não porque pacientes vivam mais tempo, mas porque o rastreamento aumenta o tempo em que sabem que apresentam a doença (*viés* de tempo ganho). Pacientes cuja doença é descoberta por rastreamento também podem parecer ter melhores resultados ou viver por mais tempo do que pessoas cuja doença se apresenta clinicamente já com sintomas, porque o rastreamento tende a detectar patologias destinadas a progredir lentamente e que, portanto, têm um bom prognóstico (viés de duração temporal). O viés de duração temporal ocorre quando uma patologia rapidamente progressiva torna-se sintomática antes do próximo teste de rastreamento marcado, não sendo, portanto, detectada pelo rastreamento, enquanto uma patologia de progressão lenta ainda está assintomática e detectável na próxima rodada de rastreamento. Isso acrescenta mais um viés a estudos que comparam o prognóstico em tumores detectados por rastreamento e tumores não detectados por rastreamento. Essas considerações ditam a realização de avaliações, por ensaios randomizados, da terapia que os pacientes virão a receber, antes da implementação de programas de rastreamento.

Delineamentos de estudo para ensaios randomizados de rastreamento

Investigadores têm a escolha entre dois delineamentos de estudo para testar o efeito do rastreamento. Um, podem avaliar todo o processo de rastreamento (detecção precoce e intervenção precoce; ver Fig. 22.3.1). Nesse caso, randomizarão indivíduos para fazerem rastreamento e receberem tratamento, caso se detecte uma anormalidade precoce, ou para não fazerem rastreamento (recebendo tratamento somente se houver doença sintomática). Ensaios do rastreamento com mamografia usaram esse delineamento.[13]

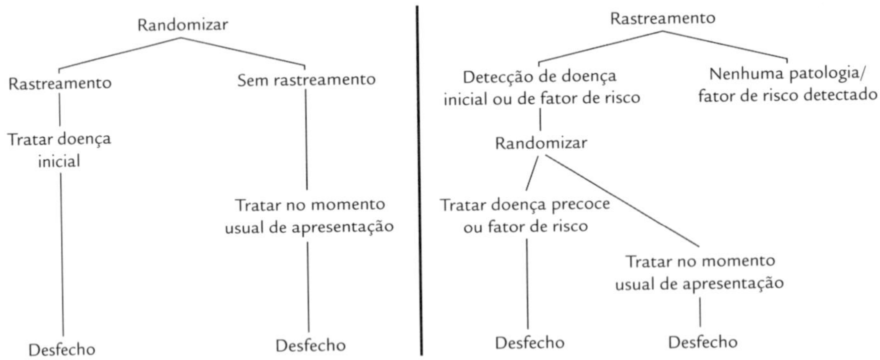

FIGURA 22.3.1 Delineamentos para ensaios controlados randomizados de rastreamento.

Reproduzida de Barratt e colaboradores,[4] com permissão do JAMA.

Alternativamente, todos os participantes podem fazer rastreamento, e aqueles com resultados positivos serão randomizados em grupos de tratamento e não tratamento (Fig. 22.3.1). Se aqueles que receberem tratamento melhorarem, então poderemos concluir que o tratamento precoce foi benéfico. Investigadores normalmente utilizam esse delineamento de estudo quando o rastreamento detecta não a própria doença, e sim fatores que aumentam o risco de doença. Testes de programas de rastreamento para hipertensão e altos níveis de colesterol utilizaram esse delineamento.[14] Os princípios indicados neste capítulo aplicam-se aos dois delineamentos de estudo (Fig. 22.3.1) usados para abordar questões de rastreamento.

Independentemente do delineamento usado pelos investigadores, um desfecho bem sucedido de rastreamento depende da melhor aplicação possível, ou pelo menos apropriada, de testes e, no caso de um resultado de rastreamento positivo, de tratamento.

Os dados foram identificados, selecionados e combinados sem viés?

Como em todas as diretrizes, os elaboradores devem especificar os critérios de inclusão e de exclusão para os estudos que escolhem considerar, realizar uma busca abrangente e avaliar a qualidade metodológica dos estudos que incluírem.

UTILIZANDO AS *DIRETRIZES*

Os dois guias consideram o rastreamento do CCR com o uso de uma gama de testes, incluindo SOF. A USPSTF apresenta detalhes das estratégias de busca utilizadas, critérios de inclusão e exclusão, estudos encontrados e qualidade das evidências fornecidas por cada estudo. A diretriz da AGA atualiza uma diretriz anterior e fornece informações limitadas sobre seu processo de revisão. Os dois guias identificaram três ensaios randomizados de rastreamento usando SOF, que fornecem evidências de alto nível de qualidade de reduções clinica e estatisticamente significativas no risco de morte por CCR. Ambos também incluem evidências de uma gama de outros estudos abordando aspectos de acurácia de testes e, na diretriz da USPSTF, efeitos adversos do rastreamento. A diretriz da AGA também fornece recomendações para o rastreamento de indivíduos com risco familiar ou herdado de CCR.

QUAIS SÃO AS RECOMENDAÇÕES? ELAS O AJUDARÃO NO CUIDADO DE PACIENTES?

Recomendações sobre um programa de rastreamento devem incluir evidências sobre benefícios e riscos; por exemplo, uma "folha de balanço".[15] Idealmente, também devem fornecer informações sobre como esses benefícios e riscos podem variar em subgrupos populacionais e no âmbito de diferentes estratégias de rastreamento.

Quais são os benefícios?

Quais desfechos os investigadores devem medir a fim de estimar os benefícios de um programa de rastreamento? Se o tratamento for efetivo, alguns dos indivíduos com testes positivos terão redução na mortalidade ou aumento de qualidade de vida. Podem-se estimar os benefícios como *redução do risco absoluto* (RRA) ou *redução do risco relativo* (RRR) de desfechos adversos (ver Cap. 7, O tratamento reduz o risco? Compreendendo os resultados). Outra maneira de apresentar o benefício é o *número* (de pessoas) *necessário para rastrear* (NNR) para prevenir um desfecho adverso (ver Cap. 7, O tratamento reduz o risco? Compreendendo os resultados). Quando o benefício for uma redução na mortalidade, gostaríamos de ver tanto uma redução da mortalidade específica para a doença quanto da mortalidade total (i.e., por toda e qualquer causa possível). Entretanto, como a patologia de interesse tipicamente é apenas uma dentre muitas causas de óbito, mesmo reduções importantes na mortalidade específica para a doença têm pouca probabilidade de levar a reduções estatisticamente significativas na mortalidade total. No caso de algumas patologias de alta mortalidade, pode ser razoável esperar uma redução na mortalidade total, bem como na mortalidade específica para a doença. Na maior parte dos casos, entretanto, teremos de nos satisfazer somente com reduçoes demonstradas na mortalidade específica por doença, embora fosse tranquilizador se os investigadores apresentassem dados que não mostrem nenhum aumento na mortalidade total.

Além da prevenção de desfechos adversos, indivíduos também podem entender que o conhecimento da presença de uma anormalidade é um benefício, como no rastreamento pré-natal da síndrome de Down. Outro benefício potencial do rastreamento deriva da tranquilidade oferecida por um resultado de teste negativo, caso uma pessoa estiver ansiosa, seja porque um familiar ou amigo desenvolveu a patologia de interesse, seja por discussões na mídia popular. Entretanto, um teste pode aumentar, em vez de diminuir, a autopercepção de uma pessoa como estando em risco. Em casos em que a ansiedade resulta da publicidade em torno do programa de rastreamento, não consideraríamos a redução de ansiedade como um benefício.

A USPSTF informa resultados de três ensaios randomizados de rastreamento de SOF que publicaram resultados de desfecho. Todos usaram o teste Hemoccult (Beckman Coulter, Fullerton, CA). Dois ensaios europeus (um na Inglaterra e um na Dinamarca) fizeram rastreamento bienal e informaram RRRs de 15 e 18%, respectivamente.[16,17] O terceiro ensaio (em Minnesota) avaliou o rastreamento anual e bienal e encontrou RRRs de 33 e 21%, respectivamente, para essas estratégias.[18,19] Uma metanálise por Towler e colaboradores[20] (citada pela USPSTF) fornece uma RRR agrupada de 23% para o rastreamento bienal; essa estimativa é ajustada para a adesão (*compliance*), de modo que fornece uma estimativa do efeito em pessoas que realmente fazem o rastreamento regularmente.

Quais são os danos?

Entre as pessoas com teste positivo, consequências adversas podem incluir

- complicações derivadas da investigação (teste de rastreamento);
- efeitos adversos do tratamento;
- (super)tratamento desnecessário de pessoas com resultados verdadeiro-positivos (doença clinicamente irrelevante, superdetecção);
- efeitos adversos de rotulagem e diagnóstico precoce;
- ansiedade gerada pelas investigações e tratamento, e
- custos e inconveniências incorridos durante as investigações e tratamento.

A revisão da USPSTF observou que dados de acurácia do teste são convencionalmente informados para um teste em um único ponto, enquanto, em um programa de rastreamento, dados cumulativos de testes positivos ao longo do tempo são mais relevantes. A taxa de colonoscopia era cerca de 5% nos ensaios europeus em um período de 8 a 10 anos, mas muito mais alta (38% para o rastreamento anual e 28% para o rastreamento bienal) no ensaio de Minnesota. O estudo de Minnesota usou primariamente testes reidratados que aumentam a sensibilidade, mas também aumentam a taxa de falso-positivos. Como resultado, a diretriz da AGA recomenda o uso de testes não hidratados, enquanto a USPSTF apenas cita o *tradeoff.*

No caso dos ensaios europeus, que usaram testes não reidratados em rastreamentos bienais, a taxa de falso-positivos era cerca de 2% na rodada inicial de rastreamento e cerca de 1% em rodadas posteriores. Como a patologia de interesse é relativamente rara (e a probabilidade pré-teste é baixa), muitos dos resultados positivos serão falso-positivos. Entre os que tiveram testes positivos, apenas 2,2% no ensaio de Minnesota e entre 8 a 18% nos dois estudos europeus comprovaram ter CCR.

Efeitos adversos da colonoscopia são um dos principais riscos do rastreamento de CCR. Dados do ensaio britânico mostraram que 7 de 1.474 (0,5%) pessoas fazendo colonoscopia sofreram uma complicação importante (cinco perfurações, uma hemorragia e uma alça metálica presa; seis pessoas exigiram intervenção cirúrgica).[21] Mais recentemente, resultados da primeira rodada de um piloto demonstrativo de rastreamento de CCR no Reino Unido descobriu que 0,24% dos pacientes permaneceram hospitalizados até o dia seguinte para observação, devido a sangramento ou a dor abdominal.[22] A revisão da USPSTF informa dados de complicações da colonoscopia em 16 estudos. Estimativas variam de 0 a 0,7% para perfuração, de 0 a 2,1% para sangramento e de 0 a 0,06% para óbito.[3]

Até hoje, existem poucos dados publicados sobre superdetecção de câncer invasivo no rastreamento de câncer intestinal.[21] Muitas pessoas descobrem pólipos (25% das pessoas de 50 anos ou mais tem pólipos, e alguns deles necessitarão ser removidos, dependendo de seu tamanho). Parte do benefício do rastreamento derivará da remoção da pequena proporção de pólipos que teriam progredido para câncer invasivo. Parte do dano do rastreamento virá de colonoscopias regulares que são recomendadas para pessoas que removeram pólipos, mas que estavam destinadas a nunca desenvolverem CCR. Conforme notado no caso de testes negativos, consequências adversas podem incluir falsa tranquilidade e atraso para procurar o médico em caso de doença sintomática posterior. O rastreamento com SOF detectará apenas cerca de 50% dos cânceres que ocorrem em uma população de pessoas com rastreamento regular.[3] Assim, a taxa de câncer de intervalo (que inclui tanto cânceres não detectados quanto cânceres que se desenvolvem *de novo* no intervalo de rastreamento) é de cerca de 50%. Também existem os custos, a inconveniência e a ansiedade gerados apenas por fazer o rastreamento, mesmo para os que recebem um resultado de teste normal.

Pesando benefícios e danos

Nem o relatório da USPSTF nem a diretriz da AGA informam os dados em um formato amigável para o usuário, como desfechos por 10.000 pessoas de 40, 50 e 60 anos que fizeram ou não fizeram rastreamento.[23] Entretanto, podemos usar os dados para construir uma folha de balanço simples (ver Tab. 22.3.3).[15] Para começar, precisamos saber qual é o risco de morte acumulado em 10 anos por CCR na ausência de triagem. Dados sobre taxas de mortalidade de câncer estão disponíveis por meio de um grande registro de câncer norte-americano (Surveillance, Epidemiology and End Results [SEER]).[24] Atualmente, a mortalidade acumulada para homens de 40, 50 e 60 anos é de aproximadamente 7, 24 e 65 por 10.000, respectivamente. Para mulheres, essas taxas são de 5, 16 e 39 por 10.000, respectivamente. Em pessoas que fazem rastreamento regular, esperamos uma redução de 23% no risco de óbito por CCR.[20] Então, com o rastreamento, as taxas de mortalidade seriam de aproximadamente 5, 19 e 50 por 10.000 para homens. Para mulheres que fazem rastreamento, as taxas serão 4, 12 e 30 por 10.000. Podemos escrever esses dados na linha superior de nossa folha.

Usando as taxas de positividade de teste informadas nos ensaios europeus (2% na rodada inicial e 1% em cada rodada subsequente), podemos estimar que cerca de 6%, ou 600 entre 10.000 indivíduos, terão um teste positivo no período de cinco rodadas e, assim, receberão recomendação de colonoscopia. Podemos acrescentar essa estimativa à nossa folha de balanço (Tab. 22.3.3, linha 2). Finalmente, acrescentamos estimativas do número de eventos adversos da colonoscopia à nossa folha (Tab. 22.2.3, linha 3). Poderíamos usar os dados do ensaio do Reino Unido, que estão mais ou menos no centro da faixa das estimativas fornecidas pelo informe da USPSTF (i.e., uma taxa total de eventos adversos de 0,5%). Assim, das 600 pessoas fazendo colonoscopia, esperaríamos que três tivessem um evento severo (Tab. 22.3.3).

Simples e aproximada, a folha de balanço coloca os benefícios e danos do rastreamento do CCR em perspectiva. Infelizmente, não temos nenhum dado sobre o risco de superdetecção, ou sobre a ansiedade e o efeito na qualidade de vida. Essa folha nos diz que o rastreamento bienal de 10.000 homens com SOF, a partir dos 50 anos de idade, irá prevenir aproximadamente cinco óbitos por CCR durante 10 anos, mas levará a cerca de 600 colonoscopias e a três consequências importantes da colonoscopia durante o mesmo período. O balanço de benefícios *versus* danos torna-se mais favorável com o aumento da idade.

Esses dados pressupõem que programas de rastreamento terão a mesma magnitude de benefício e de danos encontrada em ECRs; isso só será verdade se o programa for fornecido com o mesmo padrão de qualidade dos en-

TABELA 22.3.3 Folha de balanço de desfechos durante 10 anos de rastreamento de câncer intestinal por 10.000 indivíduos de 40, 50 e 60 anos que aceitam ou recusam rastreamento bienal[a]

	40 anos		50 anos		60 anos	
	Rastreamento (10.000)	Sem rastreamento (10.000)	Rastreamento (10.000)	Sem rastreamento (10.000)	Rastreamento (10.000)	Sem rastreamento (10.000)
Mortes causadas por CCR						
Homens	5	7	19	24	50	65
Mulheres	4	5	12	16	30	39
Resultados positivos de testes de rastreamento levando à recomendação de endoscopia	600		600		600	
Efeitos adversos maiores da colonoscopia (como perfuração, hemorragia)	3		3		3	

Abreviatura: CCR, câncer colorretal.
[a] Baseada em dados do SEER[24] e US Life Tables.[25]

saios. Se isso não ocorrer, os benefícios serão menores e os danos serão maiores.

Qual é a comparação entre benefícios e danos em diferentes pessoas e para diferentes estratégias de rastreamento?

A revisão da USPSTF[3] recomenda fortemente que o rastreamento do CCR seja oferecido a todas as pessoas acima dos 50 anos. A revisão discute várias estratégias de rastreamento: SOF, colonoscopia, sigmoidoscopia flexível e enema baritado com duplo contraste. A magnitude de benefícios e danos irá variar em diferentes pacientes e com diferentes estratégias de rastreamento, como mostra a discussão a seguir. Os benefícios do rastreamento serão vivenciados em algum momento futuro, enquanto danos podem ocorrer a qualquer instante, até mesmo imediatamente após o primeiro rastreamento.

Risco de doença

Supondo que a RRR seja constante para uma ampla gama de riscos de doença, os benefícios serão maiores em pessoas com maior risco de doença. Por exemplo, a mortalidade por CCR aumenta com a idade, e o benefício de mortalidade obtido com o rastreamento aumenta proporcionalmente (Fig. 22.3.2). Contudo, os anos de vida perdidos por CCR estão relacionados tanto à idade em que a mortalidade é mais alta quanto à duração de vida ainda disponível. Assim, o número de anos de vida que podem ser salvos pelo rastreamento do CCR aumenta com a idade até cerca de 80 anos e depois cai, à medida que a esperança de vida diminui (Fig. 22.3.2). Devido a um maior benefício, pode ser lógico que uma pessoa de 60 anos decida que o rastreamento vale a pena, enquanto uma pessoa de 40 anos com menor benefício potencial pode decidir o contrário.

Fatores como história familiar podem aumentar o risco de doença e, portanto, os benefícios do rastreamento. A USPSTF focaliza somente pessoas de risco médio, mas a diretriz da AGA[2] informa que ter um parente em primeiro grau afetado aproximadamente dobra o risco de câncer de cólon e ter mais de um parente em primeiro grau afetado aumenta o risco em aproximadamente quatro vezes. Para essas pessoas, o benefício do rastreamento seria aproximadamente duas e quatro vezes maior, respectivamente, do que para pessoas com o risco médio.

Intervalo de rastreamento

À medida que diminui o intervalo de rastreamento, a efetividade de um programa de rastreamento tende a aumentar. Por exemplo, o rastreamento com o dobro da frequência poderia teoricamente dobrar a redução relativa da mortalidade que poderia ser obtida pelo rastreamento. Na prática, entretanto, em geral, o efeito é muito menor. O rastreamento do câncer cervical, por exemplo, pode reduzir a incidência de câncer cervical invasivo em 64, 84 e 94%, caso seja realizado a intervalos de 10, 5 e 1 ano, respectivamente.[26] A frequência de danos também aumentará com o aumento da frequência do rastreamento, potencialmente em proporção direta. Assim, observaremos uma diminuição do retorno marginal com o encurtamento do intervalo de rastreamento. No final, os danos marginais serão mais importantes do que o benefício marginal de maiores reduções no intervalo de rastreamento. Por exemplo, em nossa folha de balanço, se pacientes fizessem rastreamento anual, o benefício seria um pouco maior, mas o número de colonoscopias e de eventos adversos de colonoscopias aproximadamente dobraria.

Características do teste

Se a sensibilidade de um novo teste for maior do que a do teste usado nos ensaios, e se ele detectar patologias significativas mais precocemente, os benefícios do rastreamento aumentarão. Entretanto, talvez o teste novo, e aparentemente mais sensível, esteja detectan-

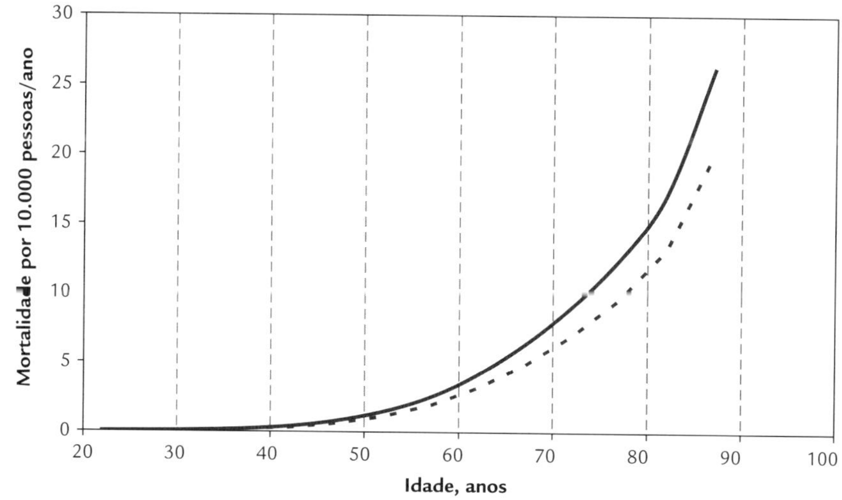

FIGURA 22.3.2-A Taxas de mortalidade de câncer colorretal.

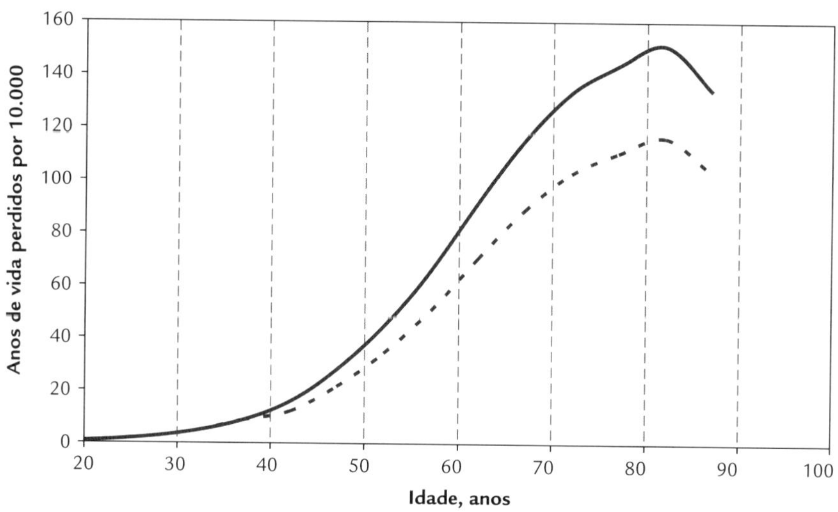

FIGURA 22.3.2-B Anos de vida perdidos por câncer colorretal.

A e B, As linhas ininterruptas representam mortalidade específica para o câncer colorretal e anos de vida perdidos em resultado de mortes por câncer colorretal em pacientes que não fazem rastreamento. A linha pontilhada representa os resultados em pacientes que fazem rastreamento.

Dados baseados em SEER[24] e US Life Tables.[25]

do mais casos de doença sem consequências (como mais cânceres de próstata de baixo grau ou mais anomalias cervicais de baixo grau[27]), o que aumenta o potencial de dano. Se houver melhora da especificidade e o teste tiver menos resultados falso-positivos, o benefício líquido aumentará, e o teste pode agora ser útil em grupos em que o teste antigo não era tanto.[28]

Qual é o efeito de valores e preferências?

O modo como as pessoas valorizam benefícios e danos do rastreamento varia. Por exemplo, casais que consideram rastreamento fetal de síndrome de Down podem fazer diferentes escolhas, dependendo do valor que atribuírem a ter um filho com síndrome de Down *versus* o risco de abortamento iatrogênico pela amniocentese.[29] Indivíduos podem tomar a decisão certa para si somente se tiverem acesso a informações de alta qualidade sobre os benefícios e riscos do rastreamento e se forem capazes de pesar essas informações.

Auxílios à decisão do paciente, que fornecem informações equilibradas de alta qualidade sobre decisões difíceis, são instrumentos que ajudam pacientes a tomarem as melhores decisões para seu cuidado de saúde.[30] Já foram amplamente avaliados para decisões de tratamento, mostrando aumentar o conhecimento e reduzir o conflito decisional, sem aumentar a ansiedade (ver Cap. 22.2, Tomada de decisão e o paciente). Cada vez mais, investigadores estão desenvolvendo auxílios para a decisão do paciente para questões de rastreamento, embora poucos já tenham sido avaliados.[31,32] Essas ferramentas estão cada vez mais disponíveis *online*.[33,34]

Qual é o efeito da incerteza associada às evidências?

Sempre existe incerteza sobre benefícios e danos do rastreamento. O intervalo de confiança de 95% em torno das estimativas de magnitude de cada benefício e de consequência adversa nos dá a indicação do volume de incerteza da estimativa. Quando o tamanho da amostra for limitado, os intervalos de confiança serão amplos, e os clínicos deverão alertar possíveis participantes do rastreamento que a magnitude do benefício ou dano poderia ser consideravelmente maior ou menor do que a estimativa pontual.

Qual é o custo-efetividade?

Embora clínicos se interessem mais pelo balanço de benefícios e danos para pacientes individuais, formuladores de políticas devem considerar aspectos de análise de custo-efetividade e recursos locais em suas decisões (ver Cap. 22.1, Análise econômica).

A revisão da USPSTF informa que o custo-efetividade estimado do rastreamento por SOF está entre $10.000 e $25.000 por ano de vida ganho em pessoas acima de 50 anos (embora, como o tamanho absoluto do benefício, ele varie com o risco de doença).[1] Essas razões custo-efetividade estão na faixa de outros programas de rastreamento, como mamografia em mulheres entre 50 e 69 anos (estimada em $21.400 por ano de vida salvo),[35] ultrassonografia para pacientes com estenose de carótida (custo incremental por ano de vida ajustado para a qualidade [QALY] estimado em $39.495)[36] e ultrassonografia para aneurisma de aorta abdominal em homens entre 60 e 80 anos (estimada em $41.550 por ano de vida ganho).[37]

RESOLUSÃO CLÍNICA

Nem o relatório da USPSTF nem as diretrizes da AGA informam reduções em mortalidade específicas para a idade atribuíveis ao rastreamento; portanto, você não pode quantificar facilmente o benefício para seus pacientes, a não ser que o faça por si próprio, seguindo as indicações do capítulo. Voltando ao nosso cenário clínico inicial, cabe aos pacientes pesarem se o benefício do menor risco de óbito por CCR compensa as consequências potencialmente adversas, incluindo a inconveniência da colonoscopia e as complicações dela decorrentes, os efeitos adversos do tratamento precoce para câncer de cólon, os efeitos adversos do tratamento e a ansiedade gerada pelas investigações e pelo tratamento. Você pode ajudá-los dando-lhes um auxílio para a decisão do paciente relevante e depois revisando suas opiniões com eles. Por exemplo, se a perspectiva de uma colonoscopia não os incomoda, provavelmente escolheriam rastreamento. Porém, se atribuírem um alto valor a evitar a colonoscopia agora, podem preferir reconsiderar o rastreamento em alguns anos, quando, como seu risco de câncer de cólon será mais alto, o balanço de benefícios e danos será mais favorável do que agora.

Referências

1. Pignone M, Rich M, Teutsch SM, Berg AO, Lohr KN. Screening for colorectal cancer in adults at average risk: a summary of the evidence for the US Preventive Services Task Force. *Ann Intern Med.* 2002;137(2):132-141. Summary for patients in *Ann Intern Med.* 2002;137(2):138.
2. Winawer S, Fletcher R, Rex D, et al; Gastrointestinal Consortium Panel. Colorectal cancer screening and surveillance: clinical guidelines and rationale – update based on new evidence. *Gastroenterology.* 2003;124(2):544-560.
3. Agency for Healthcare Research and Quality. Screening for colorectal cancer: summary of recommendations. http://www.ahrq.gov/clinic/uspstf/uspscolo.htm. Accessed November 17, 2005.
4. Barratt A, Irwig L, Glasziou P, et al. Users' guides to the medical literature, XVII: how to use guidelines and recommendations about screening: Evidence-Based Medicine Working Group. *JAMA.* 1999;281(21): 2029-2034.
5. Gray JA. *Evidence-Based Healthcare.* London, England: Churchill Livingstone; 1997.
6. Sackett DL, Haynes RB, Tugwell P. *Clinical Epidemiology: A Basic Science for Clinical Medicine.* 2nd ed. Boston, MA: Little, Brown & Company; 1991.
7. Draisma G, Boer R, Otto SJ, et al. Lead times and overdetection due to prostate-specific antigen screening: estimates from the European Randomized Study of Screening for Prostate Cancer. *J Natl Cancer Inst.* 2003;95(12):868-878.
8. Ernster VL, Ballard-Barbash R, Barlow WE, et al. Detection of ductal carcinoma in situ in women undergoing screening mammography. *J Natl Cancer Inst.* 2002;94 (20):1546-1554.
9. Paci E, Warwick J, Falini P, Duffy SW. Overdiagnosis in screening: is the increase in breast cancer incidence rates a concern? *J Med Screen.* 2004;11(1):23-27.
10. Anttila A, Koskela J, Hakama M. Programme sensitivity and effectiveness of mammography service screening in Helsinki, Finland. *J Med Screen.* 2002;9(4):153- 158.
11. Zahl PH, Strand BH, Maehlen J. Incidence of breast cancer in Norway and Sweden during introduction of nationwide screening: prospective cohort study. *BMJ.* 2004;328(7445):921-924.
12. Khaw KT, Rose G. Cholesterol screening programmes: how much potential benefit? *BMJ.* 1989;299(6699): 606-607.
13. Tabar L, Fagerberg G, Duffy SW, Day NE. The Swedish Two County Trial of mammographic screening for breast cancer: recent results and calculation of benefit. *J Epidemiol Commun Health.* 1989;43(2):107-114.
14. Frick MH, Elo O, Haapa K, et al. Helsinki Heart Study: primary-prevention trial with gemfibrozil in middle-aged men with dyslipidemia: safety of treatment, changes in risk factors, and incidence of coronary heart disease. *N Engl J Med.*1987;317(20):1237-1245.
15. Eddy DM. Comparing benefits and harms: the balance sheet. *JAMA.* 1990;263(18):2493, 2498, 2501, 2505.
16. Hardcastle JD, Chamberlain JO, Robinson MH, et al. Randomised controlled trial of faecal-occult-blood screening for colorectal cancer. *Lancet.* 1996;348(9040):1472-1477.
17. Kronborg O, Fenger C, Olsen J, Jorgensen OD, Sondergaard O. Randomised study of screening for colorectal cancer with faecal-occult-blood test. *Lancet.* 1996;348(9040):1467-1471.
18. Mandel JS, Church TR, Ederer F, Bond JH. Colorectal cancer mortality: effectiveness of biennial screening for fecal occult blood. *J Natl Cancer Inst.* 1999; 91(5):434-437.
19. Mandel JS, Church TR, Bond JH, et al. The effect of fecal occult-blood screening on the incidence of colorectal cancer. *N Engl J Med.* 2000;343(22):1603-1607.
20. Towler B, Irwig L, Glasziou P, Kewenter J, Weller D, Silagy C. A systematic review of the effects of screening for colorectal cancer using the faecal occult blood test, Hemoccult. *BMJ.* 1998;317(7158):559-565.
21. Robinson MH, Hardcastle JD, Moss SM, et al. The risks of screening: data from the Nottingham Randomised Controlled Trial of Faecal Occult Blood Screening for Colorectal Cancer. *Gut.* 1999;45(4):588-592.
22. UK Colorectal Cancer Screening Pilot Group. Results of the first round of a demonstration pilot of screening for colorectal cancer in the United Kingdom. *BMJ.* 2004;329(7458):133-137.
23. Barratt A, Howard K, Irwig L, Salkeld G, Houssami N. Model of outcomes of screening mammography: information to support informed choices. *BMJ.*2005;330(7497):936-940.
24. National Cancer Institute. Surveillance, Epidemiology and End Results (SEER) program (http://www.seer.cancer.gov). SEER*Stat Database: Mortality—all COD, public-use with state, total U.S. (1969-2004), National Cancer Institute, DCCPS, Surveillance Research Program, Cancer Statistics Branch, released April 2005. Underlying mortality data provided by NCHS. http://www.cdc.gov/nchs. Accessed November 17, 2005.
25. Arias E. *United States Life* Tables, 2002: National *Vital Statistics Reports, Volume 53, Number 6.* Hyattsville, MD: National Center for Health Statistics; 2004.
26. International Agency for Research on Cancer; Working Group on Evaluation of Cervical Cancer Screening Programmes. Screening for squamous cervical cancer: duration of low risk after negative results of cervical cytology and its implication for screening policies. *BMJ Clin Res Ed.* 1986;293(6548):659-664.

27. Raffle AE. New tests in cervical screening. *Lancet.* 1998;351(9098):297.
28. Irwig L, Houssami N, Glasziou P, Armstrong B. How should we evaluate new screening tests for breast cancer? *BMJ.* 2006;332(7543):678-679.
29. Fletcher J, Hicks NR, Kay JD, Boyd PA. Using decision analysis to compare policies for antenatal screening for Down's syndrome. *BMJ.* 1995;311(7001):351-356.
30. O'Connor AM, Rostom A, Fiset V, et al. Decision aids for patients facing health treatment or screening decisions: systematic review. *BMJ.* 1999;319(7212): 731-734.
31. Gattellari M, Ward JE. A community-based randomised controlled trial of three different educational resources for men about prostate cancer screening. *Patient Educ Couns.* 2005;57(2):168-182.
32. Pignone M, Harris R, Kinsinger L. Videotape-based decision aid for colon cancer screening: a randomized, controlled trial. *Ann Intern Med.* 2000;133(10): 761-769.
33. Ottawa Health Research Institute. Patient decision aids. http://decisionaid.ohri.ca/ index.html. Accessed March 4, 2008.
34. Sydney Health Decision Group. University of Sydney School of Public Health Web site. http://www.health.usyd.edu.au/.shdg/resources/decision_aids.php. Accessed March 4, 2008.
35. Salzmann P, Kerlikowske K, Phillips K. Cost-effectiveness of extending screening mammography guidelines to include women 40 to 49 years old. *Ann Intern Med.* 1997;127(11):955-965.
36. Yin D, Carpenter JP. Cost-effectiveness of screening for asymptomatic carotid stenosis. *J Vasc Surg.* 1998;27(2):245-255.
37. Frame PS, Fryback DG, Patterson C. Screening for abdominal aortic aneurysm in men ages 60 to 80 years: a cost-effectiveness analysis. *Ann Intern Med.* 1993;119(5):411-416.

22.4

TÓPICOS AVANÇADOS: DAS EVIDÊNCIAS À AÇÃO

Graus de recomendação

Holger J. Schünemann, Gunn E. Vist,
Roman Jaeschke, Regina Kunz,
Deborah J. Cook e Gordon Guyatt

Neste capítulo:

CENÁRIO CLÍNICO

Você é um médico de cuidados primários que está considerando a possibilidade de usar varfarina em uma mulher de 76 anos com insuficiência cardíaca congestiva (ICC) e com fibrilação atrial crônica (FA) que é sua paciente há pouco tempo. A paciente recebe aspirina há 10 anos, desde que tem FA. Seu outro problema clínico é hipertensão, para o qual ela toma hidroclorotiazida e metoprolol, o que também controla sua frequência cardíaca. Ela não tem valvulopatia, diabete ou outras comorbidades e não fuma. Sua avaliação da *diretriz de prática clínica* (ver Cap. 21, Como utilizar uma recomendação para o manejo do paciente) e da *análise de decisão*, junto com a exploração dos valores da paciente, indica que tomar varfarina para prevenir acidente vascular cerebral (AVC) (recomendação forte, baseada em evidências de alta qualidade) seria melhor para ela. Você pensa que um número crescente de diretrizes de prática clínica são válidas e que você as está usando cada vez mais. Você decide aprender sobre o sistema de atribuição de graus usado na diretriz. Manda um *e-mail* para o autor do capítulo, descrevendo os métodos que os autores da diretriz usaram; ele lhe envia dois artigos para ajudá-lo a compreender como atribuir graus às evidências e como se elaboram recomendações em diretrizes clínicas.[1,2]

O SISTEMA GRADE PARA GRAUS DE RECOMENDAÇÃO

Recomendações de tratamento envolvem pesar e escolher (*tradeoff*) entre benefícios prováveis de um lado e efeitos indesejáveis (danos, carga e custos) do outro. Para encaixar as recomendações no contexto de seus pacientes individuais, clínicos precisam entender as *evidências* e julgamentos subjacentes. Uma abordagem sistemática à atribuição de graus da força de recomendações de tratamento pode minimizar o *viés* e ajudar a interpretação, ao desenvolver e implementar diretrizes. Este capítulo fornece um guia aos leitores sobre como elaboradores de diretrizes avaliam a qualidade das evidências e a força das recomendações.

O Grupo de Trabalho de Graus de Recomendação, Apreciação, Desenvolvimento e Avaliação (GRADE) desenvolveu um sistema para atribuir graus à qualidade das evidências e à força de recomendações.[1,2] Os objetivos do Grupo de Trabalho GRADE incluem o desenvolvimento de critérios explícitos e transparentes para avaliar evidências e formular recomendações e, ao mesmo tempo, reduzir a confusão causada por muitos sistemas de pontuação. Várias organizações envolvidas na elaboração de diretrizes, incluindo Organização Mundial da Saúde, American College of Physicians, American College of Chest Physicians, American Endocrine Society, American Thoracic Society e UpToDate, adotaram o sistema GRADE em seu formato original ou com pequenas modificações.[3] O sistema GRADE envolve apreciação inicial da qualidade das evidências, seguida de julgamento sobre a direção e a força das recomendações. Como os clínicos (os mais comuns consumidores ativos de recomendações) estarão interessados principalmente no melhor curso de ação, o sistema GRADE apresenta a força da recomendação em primeiro lugar, seguida pela qualidade das evidências. Separar julgamentos sobre a qualidade das evidências de julgamentos sobre a força de recomendações é uma característica crítica e definidora desse sistema de graduação relativamente novo, mas já amplamente adotado.

FORÇA DA RECOMENDAÇÃO

Usando o GRADE, elaboradores de diretrizes concentram-se no grau de confiança no equilíbrio entre efeitos desejáveis de um tratamento, por um lado, e efeitos indesejáveis, pelo outro, ao determinarem a força de suas recomendações (Tab. 22.4.1). Efeitos desejáveis ou benefícios podem incluir desfechos de saúde benéficos, menor carga de tratamento e menor uso de recursos (geralmente medido como custos). Efeitos indesejáveis ou aspectos negativos podem incluir eventos adversos importantes raros, efeitos adversos menores, maior carga para o paciente e maior consumo de recursos.

Cargas são as demandas da adesão a uma recomendação que pacientes ou cuidadores (como a família) podem não gostar, como ingestão de medicamentos, monitoramento laboratorial ou consultas médicas inconvenientes. Se os efeitos desejáveis de uma intervenção forem maiores do que os indesejáveis, especialistas recomendarão que clínicos ofereçam a intervenção a pacientes típicos (Fig. 22.4.1). A força das recomendações será determinada pelo fino equilíbrio entre efeitos desejáveis e indesejáveis e pela incerteza associada a esse equilíbrio.

Se elaboradores de diretrizes estiverem seguros de que os efeitos desejáveis de aderir a uma recomendação são maiores do que os efeitos indesejáveis, ou vice-versa, farão uma recomendação forte (Fig. 22.4.1). Tal confiança, em geral, requer evidências de alta qualidade, que forneçam estimativas precisas tanto de benefícios quanto de aspectos negativos, e um balanço claro contra ou a favor dos benefícios *versus* os aspectos negativos de uma intervenção. Tipicamente, elaboradores de diretrizes oferecerão uma recomendação fraca quando evidências de baixa qualidade resultarem em uma incerteza apreciável sobre a magnitude de benefícios ou sobre aspectos negativos ou quando os benefícios e os aspectos negativos estiverem finamente equilibrados. Outras razões para falta de confiança incluem estimativas imprecisas de benefícios ou danos, incerteza ou variação sobre como diferentes indivíduos valorizam os desfechos e, assim, suas preferências em relação a alternativas de manejo, benefícios pequenos ou situações em que os benefícios podem não compensar os custos (incluindo os custos de implementar a recomendação). Embora o grau de confiança seja contínuo e não exista limiar preciso entre recomendações fortes e fracas, a presença de preocupações importantes entre um ou mais dos fatores apontados aumenta a probabilidade de uma recomendação fraca.

Interpretando recomendações fortes e fracas

Clínicos estão cada vez mais cientes da importância de valores e preferências dos pacientes na tomada de decisão clínica individualizada (ver Cap. 22.2, Tomada de decisão e o paciente). Uma maneira de interpretar recomendações fortes e fracas está relacionada aos valores e preferências do paciente. Para decisões nas quais está claro que os benefícios excedem em muito os aspectos negativos, ou os aspectos negativos excedem em muito os benefícios, quase todos os pacientes farão a mesma escolha, e elaboradores de diretrizes podem oferecer uma recomendação forte.

Por exemplo, resultados consistentes de ensaios randomizados de alta qualidade sugerem que a aspirina (ácido acetilsalicílico ou AAS) reduz o *risco relativo (RR)* de óbito após infarto do miocárdio (IM) em aproximadamente 25%. Dependendo da idade e de fatores como a presença de insuficiência cardíaca, pacientes típicos com IM enfrentam riscos de óbito nos primeiros 30 dias após infarto entre 2 e 40%.[4] Podemos, portanto, esperar uma redução de risco absoluto de 0,5% (de 2 a 1,5%) em pacientes de menor risco e uma redução de 10% (de 40 a 30%) nos de maior risco. O ácido acetilsalicílico tem efeitos adversos mínimos e custo muito baixo. Como os benefícios claramente excedem os riscos e as consequências adversas (mesmo nos subgrupos de menor risco), a administração de AAS é fortemente endossada e amplamente usada. Usando letras e números para expressar a qualidade das evidências e a força das recomendações (Tab. 22.4.1), as duas recomendações se encaixariam na categoria de recomendação forte com base em evidências de alta qualidade, ou GRADE 1A (1 porque os benefícios claramente excedem os aspectos negativos e A porque a estimativa de benefício provém de ensaios randomizados de alta qualidade que produziram resultados consistentes).

Assim, outro modo como clínicos interpretam recomendações fortes é que elas fornecem, para pacientes típicos, um mandato para que o clínico ofereça explicação simples da intervenção e uma sugestão de que o paciente se beneficiará com seu uso. Maiores elaborações raramente serão necessárias. Contudo, quan-

TABELA 22.4.1 Abordagem GRADE para atribuir graus de recomendação

Grau de recomendação[a]	Confiança na clareza de benefícios vs. danos, cargas e custos
Recomendação forte, evidências de alta qualidade	Efeitos desejáveis claramente excedem efeitos indesejáveis ou vice-versa
Recomendação forte, evidências de qualidade moderada	Efeitos desejáveis claramente excedem efeitos indesejáveis ou vice-versa
Recomendação forte, evidências de baixa qualidade	Efeitos desejáveis claramente excedem efeitos indesejáveis ou vice-versa
Recomendação forte, evidências de muito baixa qualidade (muito raramente aplicável)	Efeitos desejáveis claramente excedem efeitos indesejáveis ou vice-versa
Recomendação fraca, evidências de alta qualidade	Efeitos desejáveis e efeitos indesejáveis em estreito equilíbrio
Recomendação fraca, evidências de qualidade moderada	Efeitos desejáveis e efeitos indesejáveis em estreito equilíbrio
Recomendação fraca, evidências de baixa qualidade	Efeitos desejáveis e efeitos indesejáveis em estreito equilíbrio
Recomendação fraca, evidências de muito baixa qualidade	Efeitos desejáveis e efeitos indesejáveis em estreito equilíbrio

Abreviaturas: GRADE, graus de recomendação, apreciação, desenvolvimento e avaliação; ECR, ensaio randomizado controlado.

[a] Além de descrever em palavras a qualidade das evidências e a força de uma recomendação, letras, números e símbolos são frequentemente usados.[2] O GRADE sugere os seguintes símbolos para qualidade de evidências: alta, ⊕⊕⊕⊕; ⊕⊕⊕ O, moderada; baixa, ⊕⊕OO; muito baixa, ⊕OOO.

Qualidade das evidências favoráveis	Implicações
Evidências consistentes de ECRs conduzidos de forma adequada ou evidências excepcionalmente fortes de estudos observacionais sem viés	Recomendação pode se aplicar à maioria dos pacientes na maioria das circunstâncias. Mais pesquisas provavelmente não mudarão nossa confiança na estimativa do efeito.
Evidências de ECRs com limitações importantes (resultados inconsistentes, falhas metodológicas, evidências indiretas ou resultados imprecisos) ou evidências excepcionalmente fortes de estudos observacionais sem viés	Recomendação pode se aplicar à maioria dos pacientes na maioria das circunstâncias. Mais pesquisas (se realizadas) provavelmente terão efeito importante em nossa confiança na estimativa do efeito e podem mudar a estimativa.
Evidências para pelo menos um desfecho crítico de estudos observacionais, de ECRs com falhas sérias ou de evidências indiretas	Recomendação pode mudar quando evidências de maior qualidade estiverem disponíveis. Mais pesquisas (se realizadas) provavelmente terão influência importante em nossa confiança na estimativa do efeito e provavelmente mudarão a estimativa.
Evidências para pelo menos um dos desfechos críticos de observações clínicas não sistemáticas ou de evidências muito indiretas	Recomendação pode mudar quando evidências de maior qualidade estiverem disponíveis; qualquer estimativa de efeito para pelo menos um desfecho crítico é incerta.
Evidências consistentes de ECRs conduzidas de forma adequada ou evidências excepcionalmente fortes de estudos observacionais sem viés	A melhor ação pode diferir, dependendo de circunstâncias ou de valores de pacientes ou da sociedade. Mais pesquisas provavelmente não mudarão nossa confiança na estimativa do efeito.
Evidências de ECRs com limitações importantes (resultados inconsistentes, falhas metodológicas, evidências indiretas ou resultados imprecisos) ou evidências excepcionalmente fortes de estudos observacionais sem viés	Abordagens alternativas provavelmente serão melhores para alguns pacientes em algumas circunstâncias. Mais pesquisas (se realizadas) provavelmente terão influência importante em nossa confiança na estimativa do efeito e podem mudar a estimativa.
Evidências para pelo menos um desfecho crítico de estudos observacionais, de ECRs com falhas sérias ou de evidências indiretas	Outras alternativas podem ser igualmente razoáveis. Mais pesquisas provavelmente terão influência importante em nossa confiança na estimativa do efeito e provavelmente mudarão a estimativa.
Evidências para pelo menos um desfecho crítico de observações clínicas não sistemáticas ou de evidências muito indiretas	Outras alternativas podem ser igualmente razoáveis. Qualquer estimativa de efeito para pelo menos um desfecho crítico é incerta.

Para a força de recomendações, o GRADE sugere flechas: uma recomendação forte corresponde a ↑↑ ou ↓↓, uma recomendação fraca ↑? ou ↓?. O GRADE sugere as seguintes letras e números: alta qualidade, qualidade moderada, baixa qualidade e muito baixa qualidade correspondem às letras A, B, C e D, respectivamente, e recomendações fortes e fracas correspondem a 1 e 2, respectivamente.

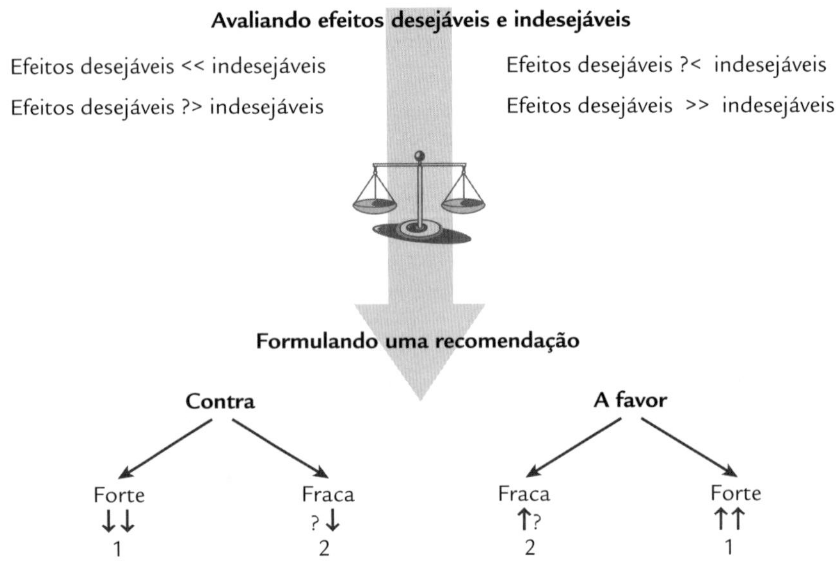

FIGURA 22.4.1 Força de recomendações.

A figura descreve o balanço entre importantes benefícios e aspectos negativos relacionados a uma recomendação. O processo começa por avaliar se os efeitos desejáveis excedem os efeitos indesejáveis ou vice-versa. Passar para a etapa de fazer uma recomendação requer uma decisão: se o balanço é claro, segue-se uma recomendação forte a favor ou contra uma ação (↓↓ e ↑↑ denotam um balanço claro). Se o balanço não é claro, segue-se uma recomendação fraca a favor ou contra uma ação (?↓ e ?↑ denotam um balanço que não está claro). Valores extremamente díspares (a importância ou a preferência que pacientes atribuem a um certo estado de saúde) também podem levar a um balanço menos claro de benefícios *vs.* aspectos negativos. Os números indicam a representação simbólica recomendada de recomendações fortes (1) e fracas (2).

do clínicos lidam com recomendações fracas, deveriam considerar mais cuidadosamente os benefícios, os danos e as cargas no contexto daquele paciente específico, bem como garantir que a decisão de tratamento seja consistente com os valores e preferências do paciente. Essas situações surgem quando números apreciáveis de pacientes, devido à variabilidade em valores e preferências, fazem escolhas diferentes.

Considere um homem de 40 anos com trombose venosa profunda (TVP) idiopática tratada com varfarina em doses ajustadas por 1 ano, a fim de prevenir recorrência de TVP e embolia pulmonar.[5] A manutenção da varfarina em intensidade padrão além de 1 ano reduzirá o risco absoluto de recorrência de TVP em mais de 7% por ano por vários anos.[6] A carga do tratamento inclui tomar varfarina todos os dias, manter ingestão alimentar constante de vitamina K, monitorar a intensidade da anticoagulação com exames sanguíneos, viver com o risco aumentado de sangramentos maiores e menores e, para alguns, vivenciar esses eventos. Pacientes que têm aversão à TVP recorrente considerariam que os benefícios de evitá-la compensam os aspectos negativos da varfarina. Outros pacientes provavelmente considerarão que o benefício não compensa os danos e as cargas.

A individualização da tomada de decisão clínica em recomendações fracas continua a ser um desafio. Embora clínicos devam sempre considerar os valores e preferências de pacientes, recomendações fracas obrigam-nos a manter conversas mais detalhadas com pacientes, a fim de garantir que a decisão final seja consistente com seus valores e preferências. Para os pacientes que estão interessados, um auxílio para a decisão que lhes apresente tanto os benefícios quanto os aspectos negativos da terapia provavelmente melhorará o conhecimento, diminuirá o conflito decisional e promoverá uma decisão mais coerente com valores e preferências subjacentes (ver Cap. 22.2, Tomada de decisão e o paciente).[7] No caso de recomendações fortes, o uso de auxílios para a decisão é ineficiente.

Outro modo de interpretar recomendações fortes e fracas está relacionado a indicadores de desempenho ou de qualidade. Recomendações fortes são possíveis indicadores de desempenho. No caso de recomendações fracas, o desempenho pode ser medido monitorando se os clínicos discutiram as ações recomendadas com pacientes ou seus representantes, ou se documentaram cuidadosamente a evolução de benefícios e aspectos negativos no prontuário. A Tabela 22.4.2 sumariza várias formas como elaboradores e consumidores de diretrizes podem interpretar recomendações fortes e fracas.

Fatores que influenciam a força de uma recomendação

A Tabela 22.4.3 mostra os fatores que painéis de diretrizes devem incluir para a decisão da direção e da força de uma recomendação. As questões apresentadas na Tabela 22.4.3 são relevantes para cada um dos benefícios, danos e para as cargas da terapia.

A primeira linha da Tabela 22.4.3, qualidade das evidências, é um importante tópico que descreveremos mais adiante neste capítulo. A segunda linha indica que painéis de diretrizes devem, em geral, fazer recomendações mais fortes para intervenções que diminuem desfechos adversos com alta importância para pacientes[8] (aqueles aos quais o paciente médio atribui maiores valores e preferências) do que àquelas que diminuem desfechos de menor importância para o paciente.

Por exemplo, considere o tratamento de cinco pacientes com doença do refluxo gastroesofágico e tosse crônica com um inibidor de bomba de prótons (IBP) a fim de permitir que um único paciente tenha uma redução na severidade da tosse.[9] Compare essa situação com a necessidade de tratar 10 pacientes com síndrome de angústia respiratória aguda por uma estratégia de ventilação com baixo volume de ar corrente a fim de prevenir uma morte prematura.[10] Apesar do maior *número necessário para tratar* (NNT) no paciente com síndrome de angústia respiratória aguda, porque, em igualdade de condições, os pacientes valoriza-

TABELA 22.4.2 Exemplos de implicações de recomendações fortes e fracas

Recomendação forte para uma dada intervenção

- **Para clínicos:** a maioria dos indivíduos deveria receber a intervenção.
- **Para auditores de qualidade:** a adesão a essa recomendação, de acordo com a diretriz, poderia ser usada como um critério de qualidade ou indicador de desempenho de sua prática.
- **Para pacientes:** a maioria dos indivíduos nessa situação desejaria o curso de ação recomendado, com apenas uma pequena proporção contrária. Auxílios formais para a decisão provavelmente não serão necessários para ajudar indivíduos a tomarem decisões consistentes com seus valores e preferências.

Recomendação fraca para uma dada intervenção

- **Para clínicos:** oferecer a ação sugerida e ajudar indivíduos a tomarem uma decisão poderia ser usado como critério de qualidade ou indicador de desempenho. Auxílios para a decisão podem ser úteis para ajudar indivíduos a tomarem decisões consistentes com seus valores e preferências. Examine pessoalmente as evidências ou um sumário das evidências e esteja preparado para discutir os fatores que influenciam as decisões de pacientes.
- **Para auditores de qualidade:** considere a discussão de clínicos com pacientes sobre os prós e contras da intervenção como um critério de qualidade.
- **Para pacientes:** a maioria dos indivíduos nessa situação desejaria o curso de ação sugerido, mas muitos seriam contrários.

TABELA 22.4.3 Fatores que influenciam a força de uma recomendação

Questão	Processo recomendado e exemplo
	Qualidade das evidências
1. Qualidade das evidências	Recomendações fortes normalmente requerem evidências de alta qualidade para todos os desfechos clínicos. Quanto mais baixa for a qualidade das evidências, menor será a probabilidade de uma recomendação forte. Exemplo: muitos ensaios randomizados de alta qualidade demonstraram o benefício de esteroides inalados na asma, enquanto somente séries de caso examinaram a utilidade da pleurodese no pneumotórax.
	Balanço de benefícios e aspectos negativos
2. Importância relativa dos desfechos	Painéis de diretrizes deveriam ser explícitos sobre o valor relativo que atribuem ao leque de desfechos importantes para o paciente. Se os valores e preferências apresentarem ampla variação, uma recomendação forte se torna menos provável. Exemplo: considere quimioterapia tóxica para um câncer recém-desenvolvido em uma pessoa jovem *vs.* idosa. A maioria das pessoas jovens e saudáveis atribuirá alto valor à prolongação de sua vida (e assim incorrem em sofrimento para fazê-lo); os idosos e enfermos provavelmente atribuirão valores variados ao prolongamento de suas vidas e ao sofrimento que estão dispostos a passar para isso.
3. Risco basal de desfechos	Painéis de diretrizes devem considerar o risco basal de um desfecho e, se a magnitude daquele risco variar de forma considerável, devem fazer recomendações separadas para diferentes populações. Quanto maior for o risco basal, maior será a magnitude do benefício e a probabilidade de uma recomendação forte. Exemplo: alguns pacientes cirúrgicos têm baixo risco de TVP pós-operatória e embolia pulmonar, e a tromboprofilaxia é questionável ou desnecessária, enquanto outros pacientes cirúrgicos têm taxas consideravelmente mais altas de TVP e embolia pulmonar, que impõem a tromboprofilaxia.
4. Magnitude do RR	Grandes efeitos relativos levarão a uma probabilidade mais alta de uma recomendação forte em favor de um tratamento. Exemplo: o clopidogrel vs. AAS leva a uma redução menor de AVC em AIT (RRR 8,7%) e, portanto, apresenta menor probabilidade de levar a uma recomendação forte do que anticoagulação vs. placebo na FA (RRR 68%).
5. Magnitude absoluta do efeito	Grandes benefícios absolutos têm maior probabilidade de levar a uma recomendação forte em favor de um tratamento. Exemplo: em pacientes com um risco similar de 4% por ano de AVC, a administração de clopidogrel vs. AAS a pacientes com AITs leva a uma menor redução absoluta de AVC por ano (0,3%) do que a administração de varfarina vs. AAS a pacientes com FA (2%)

(*Continua*)

TABELA 22.4.3 Fatores que influenciam a força de uma recomendação (*Continuação*)

Questão	Processo recomendado e exemplo
	Balanço de benefícios e aspectos negativos
6. Precisão das estimativas dos efeitos	Quanto maior for a precisão, maior será a probabilidade de uma recomendação forte. Exemplo: AAS *vs.* placebo na FA tem um intervalo de confiança mais largo do que AAS na prevenção de AVC em pacientes com AITs.
7. Custos	Considere que benefícios importantes devem ocorrer a um custo razoável. Em igualdade de condições, quanto mais alto é o custo incremental, é menos provável que a recomendação em favor de uma intervenção seja forte. Exemplo: o clopidogrel tem um custo muito mais alto em pacientes com AIT do que o AAS.

Abreviaturas: AAS, ácido acetilsalicílico; AIT, ataque isquêmico transitório; FA, fibrilação atrial; RR, risco relativo; RRR, razão de risco relativo; TVP, trombose venosa profunda.

riam o prolongamento da vida mais do que o alívio da tosse, a segunda intervenção justificaria uma recomendação mais forte. A escolha de varfarina em dose ajustada *versus* AAS para a prevenção de AVC em pacientes com FA ilustra vários dos fatores que influenciarão a força de uma recomendação. Uma *revisão sistemática* e uma *metanálise* encontraram uma RRR de 46% em todos os AVCs com o uso de varfarina *versus* AAS.[11] Esse grande efeito apoia uma recomendação forte da varfarina. Além disso, o *intervalo de confiança (IC)* de 95% relativamente estreito (RRR 29-57%) sugere que a varfarina fornece uma RRR de pelo menos 29% e apoia ainda mais uma recomendação forte. Ao mesmo tempo, essa medicação está associada a cargas, entre elas manter uma ingestão alimentar constante de vitamina K, monitorar a intensidade da anticoagulação por meio de testes sanguíneos e viver com risco aumentado de sangramentos maiores e menores. Entretanto, a maioria dos pacientes é muito mais contrária a um AVC do que a um sangramento.[12] Em resultado disso, quase todos os pacientes com alto risco de AVC escolheriam varfarina, sugerindo a adequação de uma recomendação forte.

O risco basal do desfecho adverso de um paciente (também chamado risco ou taxa de evento controle) que o tratamento visa a prevenir pode comprovar ser uma consideração-chave. Imagine outro paciente de 65 anos com FA e sem outros fatores para AVC. O risco de AVC desse indivíduo no próximo ano é de aproximadamente 2%. Em relação ao AAS, a varfarina em doses ajustadas pode reduzir o risco a aproximadamente 1%. Alguns pacientes com grande aversão ao AVC podem considerar que os aspectos negativos de tomar varfarina valem bem a pena. Outros provavelmente considerarão que o benefício não compensa os riscos e a inconveniência. Quando pacientes totalmente informados podem fazer escolhas diferentes, dentre toda a gama de seus valores e preferências, painéis de diretrizes deveriam oferecer recomendações fracas (grau 2).

Embora o ideal seja que clínicos extraiam preferências e valores diretamente de pacientes, e que painéis de diretrizes obtenham estimativas de valores e preferências de estudos populacionais, muitas vezes esses estudos não estão disponíveis. Quando julgamentos de valor ou preferência são particularmente importantes para a interpretação de recomendações, os clínicos deveriam procurar declarações dos valores-chave que painelistas de diretrizes atribuíram ao fazerem as recomendações. Por exemplo, fazer uma recomendação para o uso combinado de quimioterapia e radioterapia *versus* radioterapia isolada no câncer pulmonar de células não pequenas irressecável localmente avançado requer consideração que reduza o risco de morte, correspondendo a um ganho médio de alguns meses na expectativa de vida. O dano e a carga relacionados à quimioterapia estariam aumentados. Assim, considerando os valores e preferências que pacientes atribuiriam ao pequeno benefício em sobrevida, em vista dos danos e cargas, painéis de diretrizes podem oferecer recomendação fraca, devido ao pequeno ganho em expectativa de vida. À medida que o balanço de benefícios e riscos fica mais estreito, ou mais incerto, decisões de administrar uma terapia efetiva também se tornam mais custo-sensíveis. Ao tratarem de questões de alocação de recursos, painéis de diretrizes enfrentam desafios de limitação de perícia, escassez de análises de custo-efetividade rigorosas e sem viés e grande variabilidade de custos e de capacidade de pagamento entre jurisdições. Entretanto, ignorar a questão de custos está se tornando cada vez menos defensável para os painéis de diretrizes.[13] Ao se familiarizarem com o sistema GRADE, clínicos perceberão rapidamente que a força da recomendação também é expressa pela redação utilizada por painéis de diretrizes na elaboração de recomendações. Uma recomendação dizendo "recomendamos" ou incluindo a palavra "deveria" é uma recomendação forte. Em comparação, recomendações fracas dizem "sugerimos" ou incluem a palavra "poderia" em vez de "deveria".

COMO A QUALIDADE METODOLÓGICA CONTRIBUI PARA OS GRAUS DE RECOMENDAÇÃO

A abordagem GRADE especifica quatro níveis de qualidade (Tab. 22.4.4). As evidências de maior qualidade originam-se de um ou mais *ensaios controlados randomizados (ECR)* bem delineados e bem executados, produzindo resultados consistentes e diretamente aplicáveis. Evidências de alta qualidade também podem vir de estudos observacionais bem feitos, produzindo efeitos grandes. ECRs com importantes limitações e com estudos observacionais bem feitos produzindo grandes efeitos constituem a categoria de qualidade moderada. Estudos observacionais bem feitos e, ocasionalmente, ECRs com limitações sérias serão classificados como evidências de baixa qualidade. A categoria de muito baixa qualidade inclui estudos observacionais mal controlados e observações clínicas não sistemáticas (como séries de casos ou relatos de caso). O restante deste capítulo descreve mais detalhadamente o sistema de classificação da qualidade metodológica.

Fatores que diminuem a qualidade das evidências

As seguintes limitações, listadas na Tabela 22.4.5, podem diminuir a qualidade das evidências que apoiam uma recomendação.

Tabela 22.4.4 A qualidade de evidências do sistema GRADE

Metodologia subjacente	Classificação de qualidade
ECRs ou estudos observacionais duplamente elevados	Alta
ECRs rebaixados ou estudos observacionais elevados	Moderada
ECRs duplamente rebaixados ou estudos observacionais	Baixa
ECRs triplamente rebaixados, estudos observacionais rebaixados ou séries de caso/relatos de caso	Muito baixa

Abreviaturas: ECR, ensaio randomizado controlado; GRADE, graus de recomendação, apreciação, desenvolvimento e avaliação.

TABELA 22.4.5 Fatores que podem diminuir a qualidade das evidências

- Limitações no delineamento e na implementação de ensaios controlados randomizados disponíveis, sugerindo alta probabilidade de viés
- Inconsistência de resultados (incluindo problemas com análises de subgrupos)
- Evidências indiretas (população, intervenção, controle, desfechos indiretos)
- Imprecisão de resultados (intervalos de confiança amplos)
- Alta probabilidade de viés de publicação

1. Limitações da metodologia: nossa confiança em recomendações diminuirá se estudos tiverem importantes limitações, que provavelmente resultarão em viés na apreciação do efeito do tratamento. Essas limitações metodológicas incluem a não adesão a uma análise de intenção de tratar, a falta de cegamento com desfechos subjetivos altamente suscetíveis a viés, grande perda ao seguimento ou ECRs interrompidos precocemente por motivos de benefício (ver Cap. 6, Terapia).

   Por exemplo, um ensaio randomizado sugere que o danaparoide sódico é benéfico no tratamento da trombocitopenia induzida por heparina complicada por trombose.[14] Esse ensaio, entretanto, não era cego, e seu desfecho-chave era a apreciação dos clínicos quanto ao grau de resolução da tromboembolia, um julgamento subjetivo.
2. Heterogeneidade inexplicada de resultados (resultados inconsistentes): quando estudos produzem estimativas amplamente diferentes do efeito do tratamento (heterogeneidade ou variabilidade de resultados), investigadores devem procurar explicações para essa heterogeneidade. Por exemplo, drogas podem ter maiores efeitos relativos em populações mais doentes ou quando são administradas em doses maiores. Quando houver heterogeneidade, sem que os investigadores tenham identificado explicação plausível, a qualidade das evidências diminui (ver Cap. 20.3, Compreendendo a variabilidade de resultados de estudos). Por exemplo, ECRs da pentoxifilina em pacientes com claudicação intermitente demonstraram resultados conflitantes, que até agora desafiam as explicações.[15,16]
3. Evidências indiretas (i.e., a questão sendo abordada na diretriz é bastante diferente das evidências disponíveis, no que se refere à população, intervenção, comparação ou desfecho): investigadores podem ter realizado estudos em populações similares, mas não idênticas, àquelas que foram consideradas para a recomendação. Como um exemplo de diferenças em populações, a gripe aviária é uma doença causada pelo vírus da influenza A (H5N1) e é associada a uma alta letalidade (aproximadamente de 33 a > 50% dos pacientes vão a óbito). A exposição em potencial ao vírus suscita a preocupação com a quimioprofilaxia. Intervenções farmacológicas poderiam incluir o uso de antivirais inibidores da neuraminidase, como o oseltamivir. O oseltamivir, entretanto, somente foi utilizado em estudos de pacientes com influenza sazonal infectados por um tipo diferente de vírus da influenza A, uma população de pacientes totalmente diferente.[17]

   Diferenças entre população, intervenção, desfecho relevante e aqueles incluídos nos estudos relevantes representam todas outras fontes de obliquidade. A Tabela 22.4.6 apresenta exemplos de cada uma delas.
4. Imprecisão: quando estudos incluem poucos pacientes e poucos eventos, tendo, assim, ICs amplos, um painel de diretrizes julgará a qualidade das evidências como sendo mais baixa do que seria de outra

TABELA 22.4.6 Evidências são mais fracas se as comparações forem indiretas

Questão de interesse	Fonte da ausência de comparações diretas
Efetividade relativa do alendronato e do risedronato na osteoporose	Comparação indireta: ensaios randomizados compararam alendronato a placebo e risedronato a placebo, mas não existem ensaios comparando alendronato e risedronato.
Oseltamivir para a profilaxia da gripe aviária causada pelo vírus da influenza A (H5N1)	Diferenças em população: existem ensaios randomizados do oseltamivir para a influenza sazonal, mas não para a gripe aviária.
Rastreamento sigmoidoscópico para a prevenção da mortalidade por câncer de cólon	Diferenças em intervenção: ensaios randomizados do rastreamento por sangue oculto nas fezes fornecem evidências indiretas relacionadas à efetividade potencial da sigmoidoscopia.
Rosiglitazona para a prevenção de complicações do diabete em pacientes com alto risco de desenvolver diabete	Diferenças em desfecho: um ensaio randomizado mostra retardo no desenvolvimento de diabete bioquímico com a rosiglitazona, mas sem poder suficiente para tratar de complicações do diabete.

forma, devido à incerteza obtida nos resultados. Por exemplo, um ECR bem delineado e rigorosamente realizado abordou o uso de nadroparina, um heparina de baixa qualidade molecular, em pacientes com trombose do seio venoso cerebral.[18] De 30 pacientes tratados, 3 tiveram mau desfecho, assim como 6 de 29 pacientes no grupo-controle. A análise dos investigadores sugere RRR de 38% para o mau desfecho, mas o resultado não foi estatisticamente significativo.

5. Viés de publicação: a qualidade das evidências pode estar diminuída se os investigadores não informam estudos (tipicamente aqueles que não mostram nenhum efeito) ou desfechos (tipicamente aqueles que podem ser nocivos ou em relação aos quais não se observou nenhum efeito), ou se outras razões fazem com que os resultados não sejam informados. Embora esse tipo de notificação seletiva de desfechos possa ser considerado uma forma de viés de publicação, isso faz parte da apreciação de limitações no delineamento e na implementação. Infelizmente, painéis de diretrizes ainda são obrigados a fazerem conjecturas sobre a probabilidade de viés de publicação. Uma situação prototípica que deve levantar suspeitas de viés de publicação ocorre quando as evidências publicadas incluem vários estudos pequenos, todos financiados pela indústria.[19] Por exemplo, 14 ensaios de flavonoides em pacientes com hemorroidas mostraram aparentes grandes benefícios, mas matricularam apenas 1.432 pacientes.[20] O pesado envolvimento de patrocinadores na maioria desses ensaios suscita questões sobre a existência ou não de ensaios não publicados que sugerem nenhum benefício.

Um corpo de evidências pode apresentar mais de uma dessas limitações, e quanto maiores as limitações, menor será a qualidade das evidências. Poderíamos imaginar a situação na qual ECRs estivessem disponíveis, mas todas ou praticamente todas essas limitações estivessem presentes, e de forma séria, resultando em uma qualidade de evidências muito baixa.

Fatores que aumentam a qualidade das evidências

Estudos observacionais podem fornecer evidências moderadas ou fortes. Embora estudos observacionais bem feitos, em geral, produzam evidências de baixa qualidade, podem existir circunstâncias incomuns em que painéis de diretrizes classificam tais evidências como de qualidade moderada ou mesmo alta (Tab. 22.4.7).

1. Em raras ocasiões em que estudos observacionais metodologicamente fortes produzem estimativas grandes ou muito grandes e consistentes da magnitude de um efeito de tratamento, podemos ter confiança quanto aos resultados. Nessas situações, enquanto os estudos observacionais provavelmente forneceram uma superestimativa do efeito verdadeiro, o fraco delineamento de estudo pode não explicar todos os benefícios aparentes. Assim, apesar de reservas fundadas no delineamento do estudo observacional, temos confiança na existência do efeito. A Tabela 22.4.7 mostra como a magnitude do efeito nesses estudos pode modificar a atribuição da qualidade de evidências de baixa para moderada (caso o efeito for grande, na ausência de outras limitações metodológicas). Por exemplo, uma metanálise de estudos observacionais mostrou que o uso de capacetes ao andar de bicicleta reduzia o risco de lesões cranianas em ciclistas (razão de chances [OR] 0,31; IC 95%, 0,26-0,37) com uma grande margem.[21] Esse grande efeito sugere uma classificação de evidências como de qualidade moderada. Uma metanálise de 37 estudos observacionais que avaliou o efeito da profilaxia com varfarina na substituição de válvulas cardíacas verificou que o RR para tromboembolia da varfarina era de 0,17 (IC 95%, 0,13-0,24). Esse grande efeito sugere uma classificação de evidências de alta qualidade.[22]
2. Ocasionalmente, todos os vieses plausíveis de estudos observacionais podem estar agindo para subestimar um aparente efeito de tratamento. Por exemplo, se somente pacientes mais doentes receberem intervenção ou exposição experimental e, ainda assim, apresentarem melhores resultados, é provável que o efeito real da intervenção ou da exposição seja maior do que os dados sugerem. Por exemplo, uma revisão sistemática rigorosa de estudos observacionais, incluindo um total de 38 milhões de pacientes, demonstrou maiores taxas de mortalidade em hospitais privados com fins lucrativos em comparação com hospitais privados sem fins lucrativos.[23] Um possível viés está relacionado a diferentes severidades da doença em pacientes nos dois tipos de hospital. Entretanto, é provável que pacientes nos hospitais sem fins lucrativos estivessem mais doentes do que aqueles nos hospitais com fins lucrativos. Assim, na medida em que existisse um confundidor residual, ele criaria um viés nos resultados contra os hospitais sem fins lucrativos. O segundo viés provável seria a possibilidade de que números maiores de pacientes com excelente cobertura de planos de saúde poderiam fazer com que um hospital tivesse mais recursos e, assim, um efeito de extravasamento que beneficiaria indivíduos sem tal cobertura. Como hospitais com fins lucrativos têm maior probabilidade de admitir maior proporção de pacientes com um bom plano de saúde do que hospitais sem fins lucrativos, mais uma vez, o viés está contra os hospitais sem fins lucrativos. Como todos os vieses plausíveis diminuiriam o efeito de tratamento demonstrado,

TABELA 22.4.7 Fatores que podem aumentar a qualidade das evidências

- Grande magnitude do efeito (evidência direta: RR > 2 ou RR < 0,5 com nenhum confundidor plausível; muito grande com RR > 5 ou RR < 0,2 e nenhuma ameaça à validade
- Todos os confundidores plausíveis reduziriam um efeito demonstrado
- Gradiente dose-resposta

Abreviatura: RR, risco relativo.

poderíamos considerar as evidências desses estudos observacionais como de qualidade moderada, e não baixa.

3. A presença de um gradiente dose-resposta também pode aumentar nossa confiança nos achados de estudos observacionais e, assim, intensificar o grau atribuído para a qualidade de evidências. Por exemplo, nossa confiança no resultado de estudos observacionais que mostram um risco aumentado de sangramento em pacientes com níveis supraterapêuticos de anticoagulação é aumentada pela observação de que existe um gradiente dose-resposta entre níveis mais altos da INR (*international normalized ratio*) e o risco aumentado de sangramento.[24]

O QUE FAZER QUANDO A QUALIDADE DAS EVIDÊNCIAS DIFERE ENTRE DESFECHOS

Recomendações dependem de evidências sobre vários desfechos e, pela abordagem antes descrita, teríamos estabelecido a qualidade das evidências referente a cada desfecho importante para o paciente. Isso suscita um dilema em potencial: como devemos classificar a qualidade geral das evidências se houver diferenças de qualidade entre desfechos importantes para o paciente? Considere, por exemplo, a administração de descontaminação digestiva seletiva (DDS) em pacientes na unidade de cuidados intensivos. Várias metanálises de ECRs de alta qualidade sugeriram que a DDS causa redução na incidência de infecções e, provavelmente, na mortalidade de pacientes em ventilação.[25-27] A qualidade das evidências relativas ao efeito da DDS sobre a emergência de resistência bacteriana a antibióticos e sua relevância clínica é muito menos clara. Poderíamos razoavelmente classificar as evidências sobre esse temido efeito adverso em potencial como de baixa qualidade. Assim, a qualidade geral das evidências quanto ao uso de DDS deveria ser considerada alta, moderada ou baixa?

A abordagem GRADE sugere que elaboradores de diretrizes deveriam considerar se os aspectos negativos da terapia são críticos para a decisão sobre a estratégia ótima de manejo. Se o desfecho, cujas evidências tiverem menor qualidade, for realmente importante e crítico para a tomada de decisão, então a classificação da qualidade geral das evidências deve refletir aquelas de menor qualidade. Se o desfecho, cujas evidências tiverem menor qualidade, for importante, mas não crítico, a abordagem GRADE sugere uma classificação geral refletindo as evidências de maior qualidade dos desfechos críticos.

APRESENTAÇÃO DAS EVIDÊNCIAS E DESENVOLVIMENTO DE RECOMENDAÇÕES USANDO A ABORDAGEM GRADE

A Tabela 22.4.8 oferece uma lista de verificação para pessoas que queiram compreender a aplicação da abordagem GRADE durante o desenvolvimento e a atribuição de graus a recomendações.

Um modo abrangente de apresentar todos os dados relevantes relacionados a uma questão clínica é por meio de um perfil de evidências GRADE (Tab. 22.4.9). Essas evidências fornecem sumários das informações para cada desfecho crítico que influencia a tomada de decisões clínicas, incluindo avaliação detalhada da qualidade do estudo, por desfecho e efeitos associados, bem como a importância relativa de desfechos que podem servir de guia para clínicos. Esses perfis podem ser usados por elaboradores de diretrizes para desenvolverem recomendações. A coluna "importância" está ligada aos valores e preferências que elaboradores de diretrizes atribuem aos desfechos. O exemplo (Tab. 22.4.10) do manejo da FA com anticoagulação oral mostra como os elaboradores de diretrizes poderiam tratar as questões que influenciam a qualidade das evidências e a força de uma recomendação.

Depois de ler esses dois artigos,[1,2] você entende melhor os critérios que os elaboradores de diretrizes usam para avaliar a qualidade das evidências e o equilíbrio de benefícios e aspectos negativos. Agora, você considera que as recomendações resultantes são mais transparentes. A reflexão feita sobre as considerações que influenciam a força das recomendações o ajudará a explicar diretrizes aos seus alunos e a usar diretrizes em sua prática. No futuro, você irá procurar diretrizes de prática clínica para usar o sistema GRADE, ou pelo menos diretrizes com critérios explícitos, para avaliar as evidências e desenvolver recomendações.

TABELA 22.4.8 Lista de verificação para elaborar e atribuir graus a recomendações

Defina população, intervenção, alternativas e desfechos relevantes.
Sumarize as evidências relevantes (confiando em revisões sistemáticas), incluindo evidências referentes a valores e preferências.
Se existirem ECRs, comece por pressupor alta qualidade; se existirem estudos observacionais bem feitos, pressuponha baixa qualidade, mas depois verifique o seguinte:

- limitações metodológicas sérias (falta de cegamento, sigilo da alocação, grande perda no seguimento, interrupção precoce)
- ausência de direção na população, na intervenção ou no desfecho (uso de sucedâneos)
- inconsistência de resultados
- imprecisão de estimativas

Atribua graus a ECRs, de alto a moderado e de baixo ou muito baixo, dependendo de limitações de ou estudos observacionais, a muito baixo.
Se não existirem ECRs disponíveis, e sim estudos observacionais bem feitos (incluindo ensaios indiretamente relevantes), comece por pressupor baixa qualidade e depois verifique o seguinte:

- efeito de tratamento grande ou muito grande
- todos os confundidores plausíveis que diminuiriam o efeito da intervenção
- gradiente dose-resposta

Aumente o grau para moderado ou mesmo para alto, dependendo de pontos fortes ou fracos especiais.
Estudos começando em muito baixo não terão aumento de grau. Estudos observacionais com limitações não terão aumento de grau. Somente estudos observacionais sem nenhuma ameaça à validade poderão ter aumento de grau.
Decida quais as melhores estimativas de benefícios, danos, cargas e custos para a população relevante.
Decida se os benefícios, globalmente, compensam os danos, as cargas e os custos para a população relevante e decida o grau de clareza e precisão desse balanço no contexto de valores e preferências de pacientes.

Abreviatura: ECR, ensaio clínico randomizado.

TABELA 22.4.9 Perfis de graus de evidências

Perfil de evidência GRADE

Autor: Holger Schünemann

Data: 28/4/2006

Questão: deve-se usar varfarina vs. placebo ou nenhum tratamento em pacientes com fibrilação atrial não valvular?

Paciente ou população: pacientes com fibrilação atrial não valvular

Contexto: manejo em longo prazo de paciente ambulatorial

Revisão sistemática: van Walraven e colaboradores[11] e Aguilar e Hart[28]

Apreciação da qualidade						Sumário de achados					
						Número de pacientes		Efeito			
Número de estudos	**Delineamento**	**Limitações**	**Consistência**	**Direta**	**Outras considerações**	**Varfarina**	**Placebo ou sem tratamento**	**Risco relativo (IC 95%)**	**Risco absoluto (IC 95%)**	**Qualidade**	**Importância**
AVC fatal ou incapacitante (isquêmico e hemorrágico) (neuroimagem ou autópsia[a]; tempo médio de seguimento: 1,5 anos)											
5	Ensaios randomizados	Sem limitações[b,c]	Sem inconsistências importantes	Sem incerteza	Forte associação[d]	18/1.154 (1,6%)	39/1.159 (3,4%)	0,46 (0,27-0,81)	20/1.000 (30 menos/1.000 a 10 menos/1.000)	⊕⊕⊕⊕, alta, A	9[e]
Hemorragia intracraniana (diagnóstico clínico confirmado por tomografia computadorizada ou autópsia; tempo médio de seguimento: 1,5 anos)											
5	Ensaios randomizados	Sem limitações	Sem inconsistências importantes	Sem incerteza	Dados imprecisos ou esparsos	5/1.154 (0,4%)	2/1.159 (0,2%)	1,87 (0,51-6,82)	3/1.000 (0 mais/1.000 a 10 mais/1.000)	⊕⊕⊕, moderada, B	8
Hemorragia extracraniana (exigindo transfusão ou procedimento invasivo[g]; tempo médio de seguimento,:1,9 anos)[h]											
6	Ensaios randomizados	Sem limitações[b]	Sem inconsistências importantes	Sem incerteza	Nenhuma	85/1.939 (4,4%)	52/2.113 (2,6%)	1,71 (1,21-2,41)	18 mais/1.000 (mais/1.000 a 30 mais/1.000)	⊕⊕⊕⊕, alta, A	7
Mortalidade por todas as causas[i,j] (seguimento direto de pacientes; tempo médio de seguimento: 1,5 anos)											
5	Ensaios randomizados	Sem limitações[k]	Sem inconsistências importantes	Sem incerteza	Nenhuma	69/1.225 (5,6%)	99/1.236 (8%)	0,70 (0,52-0,95)	20/1.000 (40 menos/1.000 a 1 menos/1.000)	⊕⊕⊕⊕, alta, A	9

(Continua)

TABELA 22.4.9 Perfis de graus de evidências (*Continuação*)

Apreciação da qualidade						Sumário de achados					
						Número de pacientes		Efeito			
Número de estudos	Delineamento	Limitações	Consistência	Direta	Outras considerações	Varfarina	Placebo ou sem tratamento	Risco relativo (IC 95%)	Risco absoluto (IC 95%)	Qualidade	Importância
Morte vascular[l] (morte por AVC, cardiopatia, hemorragia e morte súbita; tempo médio de seguimento: 1,5 anos)											
5	Ensaios randomizados	Sem limitações[k]	Sem inconsistências importantes	Sem incerteza	Nenhuma	43/1.154 (3,7%)	51/1.159 (4,4%)	0,85 (0,57-1,26)	1/1.000 (3 menos/1.000 a 1 mais/1.000)	⊕⊕⊕⊕, alta, A	9
Todos os AVCs isquêmicos (neuroimagem ou autópsia[a,m]; tempo médio de seguimento: 1,5 anos)											
5	Ensaios randomizados	Sem limitações[a,n]	Sem inconsistências importantes	Sem incertezas	Associação forte (+1)[o]	22/1.154 (1,9%)	69/1.159 (6%)	0,32 (0,20-0,51)	40/1.000 (50 menos/1.000 a 20 menos/1.000)	⊕⊕⊕⊕, alta	7

Abreviaturas: AAS, ácido acetilsalicílico; AFASAK I, ensaio First Copenhagen Atrial Fibrillation, Aspirin and Anticoagulation trial; AIT, ataque isquêmico transitório; AVC, acidente vascular cerebral; CAFA, estudo Canadian Atrial Fibrillation Anticoagulation; GRADE, graus de recomendação, apreciação, desenvolvimento e avaliação; IC, intervalo de confiança; IM, infarto do miocárdio; RR, risco relativo; SPINAF, estudo do Stroke Prevention in Nonrheumatic Atrial Fibrillation.

[a] Seguimento para esse desfecho foi menor que 100%.

[b] Em dois estudos (CAFA e SPINAF), pacientes e avaliadores do desfecho eram cegos em relação à administração de anticoagulantes orais, enquanto nos outros estudos o tratamento foi administrado com rótulo aberto, e os desfechos foram verificados por pessoas que desconheciam a alocação de tratamento.

[c] Perda no seguimento não informada no ensaio AFASAK I e no estudo CAFA; variou de 0 a 3% nos outros estudos.

[d] Forte associação presente: RR, 0,46.

[e] A importância é pontuada em uma escala de 1 a 9, em que 1 representa o menos importante (não importante para a tomada de decisão) e 9 o mais importante (para tomada de decisão).

[f] Somente 17 eventos no grupo anticoagulante oral e 16 eventos no grupo-controle.

[g] Foram incluídos pacientes que exigiram transfusão de duas ou mais unidades de hemácias, hospitalização ou procedimentos invasivos para controlar o sangramento, e aqueles que resultaram em óbito ou em prejuízo funcional permanente (como cegueira).

[h] Dados da revisão sistemática por van Walraven e colaboradores[11] (o controle é terapia com AAS).

[i] Mortalidade por todas as causas: óbito por qualquer causa (vascular e não vascular) nos 30 dias a partir do início dos sintomas de AVC. Para esse desfecho, utilizaram-se resultados de dados publicados, que incluíam cerca de 6% dos pacientes com AVC ou AIT anterior.

[j] Da Figura 10 de Aguilar e Hart.[28]

[k] A falta de cegamento em dois estudos é uma preocupação menor.

[l] O diagnóstico de IM foi, em geral, feito com base em alterações eletrocardiográficas, aumento do nível de enzimas ou exame *post-mortem*. As mortes foram causadas por AVC, cardiopatia, hemorragia e por causa desconhecida.

[m] AVC isquêmico foi um desfecho identificado em todos os ensaios e, na maioria dos casos, a natureza isquêmica foi confirmada por neuroimagem ou autópsia.

[n] A qualidade metodológica não foi rebaixada, porque a falta de cegamento em alguns estudos não teve efeitos importantes sobre os resultados.

[o] Forte associação presente: RR 0,32.

TABELA 22.4.10 Lista de verificação e exemplo para desenvolver recomendações[5,29]

Questão: pacientes idosos com FA deveriam receber anticoagulação oral?
Pacientes: pacientes com FA acima de 75 anos de idade e sem outros fatores de risco
Intervenção: varfarina
Desfechos: AVC tromboembólico incapacitante ou fatal, mortalidade por todas as causas, hemorragia
Sumário das evidências:

Revisão sistemática de cinco ensaios randomizados incluindo 3.313 pacientes mostrou redução estatisticamente significativa de AVC incapacitante ou fatal (RR 0,36; IC 95%, 0,27-0,81; NNT, 50 em 1,5 anos; IC 95%, 30-100) e mortalidade por todas as causas (RR 0,70; IC 95%, 0,52-0,95; NNT, 50; IC 95%, 25-1.000).[28] Um aumento em hemorragia intracraniana e extracraniana não foi estatisticamente significativo nos ECRs incluídos nessa revisão, mas outra revisão e estudos observacionais mostram um aumento de risco absoluto para hemorragia em pacientes que estão recebendo anticoagulação oral que corresponde a aproximadamente 1,8% (NND, 55).[11]

Qualidade das evidências:

ECRs sem limitações sérias fornecem evidências diretas e consistentes apontando para um grande tamanho de efeito. Ao mesmo tempo, três estudos não eram cegos, e o número total de eventos (AVC) foi de apenas 58 em 3.313 pacientes. Pesando esses aspectos, as evidências podem ser consideradas altas, porque os estudos não cegos mostravam efeitos similares comparados aos estudos cegos, e o efeito sobre a prevenção de AVC é grande e estatisticamente significativo.

Melhores estimativas:

Redução de AVC tromboembólico e mortalidade por todas as causas e aumento no risco de sangramento.

Julgamento de benefícios vs. riscos, cargas e custos:

Informações disponíveis sugerem benefícios da profilaxia, e a maioria dos pacientes aceitaria anticoagulação oral, dados os NNT e NND.

Grau de recomendação:

Qualidade das evidências é alta para desfechos importantes para os pacientes. A recomendação poderia ser expressa como "Para pacientes idosos com fibrilação atrial e sem história de AVC que têm alto risco, recomendamos anticoagulação oral (recomendação forte baseada em evidências de alta qualidade)". Poderia ser seguida por uma declaração sobre os valores e preferências subjacentes ("Essa recomendação atribui um valor relativamente alto à prevenção de AVCs tromboembólicos e óbito e um valor relativamente baixo ao sangramento induzido por anticoagulantes orais").

Abreviaturas: AVC, acidente vascular cerebral; ECR, ensaio clínico randomizado; FA, fibrilação atrial; IC, intervalo de confiança; NND, número necessário para causar dano; NNT, número necessário para tratar; RR, risco relativo.

Referências

1. Atkins D, Best D, Briss PA, et al. Grading quality of evidence and strength of recommendations. *BMJ*. 2004;328(7454):1490.
2. Schünemann HJ, Best D, Vist G, Oxman AD. Letters, numbers, symbols and words: how to communicate grades of evidence and recommendations. *CMAJ*. 2003;169(7):677-680.
3. Guyatt G, Vist G, Falck-Ytter Y, Kunz R, Magrini N, Schünemann H. An emerging consensus on grading recommendations [editorial]? *ACP J Club*. 2006; 144(1):A8-A9.
4. Stevenson RRK, Wilkinson P, Roberts R, Timmis AD. Short and long term prognosis of acute myocardial infarction since introduction of thrombolysis. *BMJ*. 1993;307(6900):349-353.
5. Guyatt G, Gutterman D, Baumann M, et al. Grading strength of recommendations and quality of evidence in clinical guidelines. *Chest*. 2006;129(1):174-181.
6. Buller HR, Agnelli G, Hull RD, Hyers TM, Prins MH, Raskob GE. Antithrombotic therapy for venous

thromboembolic disease: the Seventh ACCP Conference on Antithrombotic and Thrombolytic Therapy. *Chest.* 2004;126(3)(suppl):401S-428S.

7 O'Connor AM, Stacey D, Entwistle V, et al. Decision aids for people facing health treatment or screening decisions. *Cochrane Database Syst Rev.* 2003;(2):CD001431.

8. Guyatt GM, Devereaux PJ, Schünemann H, Bhandari HM. Patients at the centre: in our practice, and in our use of language. *ACP J Club.* 2004;140(1):A11-A12.

9 Chang AB, Lasserson TJ, Kiljander TO, Connor FL, Gaffney JT, Garske LA. Systematic review and meta-analysis of randomised controlled trials of gastrooesophageal reflux interventions for chronic cough associated with gastrooesophageal reflux. *BMJ.* 2006;332(7532):11-17.

10. Petrucci N, Iacovelli W. Ventilation with lower tidal volumes versus traditional tidal volumes in adults for acute lung injury and acute respiratory distress syndrome. *Cochrane Database Syst Rev.* 2004;(2):CD003844.

11. van Walraven C, Hart RG, Singer DE, et al. Oral anticoagulants vs aspirin in nonvalvular atrial fibrillation: an individual patient meta-analysis. *JAMA.* 2002;288(19):2441-2448.

12. Devereaux PA, Anderson DR, Gardner MJ, et al. Differences between perspectives of physicians and patients on anticoagulation in patients with atrial fibrillation: observational study. *BMJ.* 2001;323(7323):1218-1222.

13. Guyatt G, Baumann M, Pauker S, et al. Addressing resource allocation issues in recommendations from clinical practice guideline panels: suggestions from an American College of Chest Physicians task force. *Chest.* 2006;129(1):182-187.

14. Chong B, Gallus AS, Cade JF, et al. Prospective randomised open-label comparison of danaparoid with dextran 70 in the treatment of heparin-induced thrombocytopenia with thrombosis: a clinical outcome study. *Thromb Haemost.* 2001;86(5):1170-1175.

15. Hood SC, Moher D, Barber GG. Management of intermittent claudication with pentoxifylline: meta-analysis of randomized controlled trials. *CMAJ.* 1996;155(8): 1053-1059.

16. Clagett GP, Sobel M, Jackson MR, Lip GY, Tangelder M, Verhaeghe R. Antithrombotic therapy in peripheral arterial occlusive disease: the Seventh ACCP Conference on Antithrombotic and Thrombolytic Therapy. *Chest.* 2004;126(3)(suppl):609S-626S.

17. Schünemann HJ, Hill S, Kakad M, et al. WHO Rapid Advice Guidelines for the pharmacological management of human infection with avian influenza A (H5N1) virus. *Lancet Infect Dis.* 2007;7(1):21-31.

18. de Bruijn S, Stam J. Stroke: randomized, placebo-controlled trial of anticoagulant treatment with low-molecular-weight heparin for cerebral sinus thrombosis. *Stroke.* 1999;30(3):484-488.

19. Bhandari M, Busse JW, Jackowski D, et al. Association between industry funding and statistically significant pro-industry findings in medical and surgical randomized trials. *CMAJ.* 2004;170(4):477-480.

20. Alonso-Coello P, Zhou Q, Martinez-Zapata MJ, et al. Meta-analysis of flavonoids for the treatment of haemorrhoids. *Br J Surg.* 2006;93(8):909-920.

21. Thompson DC, Rivara FP, Thompson R. Helmets for preventing head and facial injuries in bicyclists. *Cochrane Database Syst Rev.* 2000;(2):CD001855.

22. Cannegieter SC, Rosendaal FR, Briet E. Platelets/thromboembolism: thromboembolic and bleeding complications in patients with mechanical heart valve prostheses. *Circulation.* 1994;89(2):635-641.

23. Devereaux PJ, Choi PT, Lacchetti C, et al. A systematic review and meta-analysis of studies comparing mortality rates of private for-profit and private not-for-profit hospitals. *CMAJ.* 2002;166(11):1399-1406.

24. Levine MN, Raskob G, Beyth RJ, Kearon C, Schulman S. Hemorrhagic complications of anticoagulant treatment: the Seventh ACCP Conference on Antithrombotic and Thrombolytic Therapy. *Chest.* 2004;126(3)(suppl):287S-310S.

25. Malenka DJ, Baron JA, Johansen S, Wahrenberger JW, Ross JM. The framing effect of relative and absolute risk. *J Gen Intern Med.* 1993;8(10):543-548.

26. Heyland DK, Cook DJ, Jaeschke R, Griffith L, Lee HN, Guyatt GH. Selective decontamination of the digestive tract: an overview. *Chest.* 1994;105(4):1221-1229.

27. Kollef MH. The role of selective digestive tract decontamination on mortality and respiratory tract infections: a meta-analysis. *Chest.* 1994;105(4):1101-1108.

28. Aguilar MI, Hart R. Oral anticoagulants for preventing stroke in patients with nonvalvular atrial fibrillation and no previous history of stroke or transient ischemic attacks. *Cochrane Database Syst Rev.* 2005;(3):CD001927.

29. Schünemann HJ, Jaeschke J, Cook D, et al; ATS Documents Development and Implementation Committee. An official ATS statement: grading the quality of evidence and strength of recommendations for guidelines and recommendations. *Am J Respir Crit Care Med.* 2006;174(5):605-614.

22.5

TÓPICOS AVANÇADOS: DAS EVIDÊNCIAS À AÇÃO

Efeitos de classe de drogas

REGINA KUNZ, HEINER C. BUCHER,
FINLAY A. MCALISTER, ANNE HOLBROOK
E GORDON GUYATT

Neste capítulo:

- Cenário clínico
  - Qual estatina é a melhor – se é que existe alguma diferença?
- O que é uma classe de drogas?
- Aceitar ou rejeitar um efeito de classe de droga é um desafio
- O GRADE fornece um marco para avaliar efeitos de classe
- Aplicando o GRADE à questão das estatinas: encontrando as evidências
- Aplicando o GRADE à questão das estatinas: qualidade metodológica e resultados de comparações diretas
- Dose de estatina e níveis de LDL
- Mais evidências indiretas sobre um efeito de classe das estatinas
- Após encontrar evidências de qualidade moderada para um efeito de classe – qual é o próximo passo?

CENÁRIO CLÍNICO

Qual estatina é a melhor – se é que existe alguma diferença?

Como um ocupado médico de cuidados primários, você atende muitos pacientes com níveis elevados de colesterol sérico e outros com níveis normais de colesterol, mas com vasculopatia aterosclerótica estabelecida, em quem estatinas (inibidores da redutase da hidroximetilglutaril-coenzima A) reduzem o risco de eventos vasculares ateroscleróticos. Em uma recente conferência de educação médica continuada, um orador revisou os benefícios da terapia de redução do colesterol, enfatizou a importância da redução máxima de lipoproteínas de baixa densidade (LDL) e fez comentários em favor da droga mais potente. Embora você aprove o uso da terapia com estatinas para pacientes com níveis elevados de colesterol e para aqueles com níveis "normais" de lipídeos, mas sabidamente com aterosclerose, não tem certeza sobre qual das seis estatinas atualmente disponíveis é a melhor. Você procura um cardiologista e um endocrinologista locais; um sugere pravastatina e o outro, rosuvastatina. Eles suscitam vários pontos: eficácia em diferentes populações de pacientes, benefício demonstrado em *ensaios controlados randomizados (ECRs)* (parte dos argumentos em favor da pravastatina), máxima redução de LDL (o principal argumento em favor da rosuvastatina, que não foi testada em ECRs para determinar seu efeito sobre desfechos importantes para o paciente), perfil de segurança, interações medicamentosas e preço. Diante de alegações rivais, você percebe que precisa de um marco para fazer sua seleção de uma estatina.

O QUE É UMA CLASSE DE DROGAS?

A maioria das classes de drogas inclui múltiplas substâncias. Pode haver conflito entre os interesses de médicos, de fabricantes e de plano de reembolso de medicamentos sobre a efetividade de uma droga em relação às outras de mesma classe.[1] Neste capítulo, fornecemos um marco para classificar o conjunto de *evidências* que confirma ou contesta a presença de um *efeito de classe* entre drogas similares.

Existem muitos sistemas de classificação de medicamentos; a maioria envolve uma abordagem hierárquica, agrupando drogas primeiramente por área terapêutica geral, depois por mecanismo de ação e então por classe química, chegando, enfim, ao medicamento específico. Geralmente, drogas pertencem à mesma classe por uma dentre três razões: suas estruturas químicas são similares, seus mecanismos de ação são similares ou seus efeitos farmacológicos sobre *endpoints* biológicos são similares (Tab. 22.5.1). Para os propósitos dessa discussão, consideraremos que uma classe de drogas inclui aqueles medicamentos que compartilham estrutura química e mecanismo de ação similares.

Devido à estrutura química e mecanismo de ação comuns, os compostos de uma classe podem plausivelmente conferir efeitos farmacológicos e desfechos importantes para o paciente similares (efeito de classe). O pressuposto de um efeito de classe é uma heurística médica-chave subjacente a muitas *diretrizes de prática* clínica e a práticas de reembolso; essas práticas envolvem a extrapolação de estudos que incluem uma ou mais drogas em comparação a outras da mesma classe. Se existir um efeito de classe, podemos assumir que os efeitos benéficos são similares e escolher uma droga com base no custo, na conveniência e na minimização de efeitos adversos.

Por exemplo, especialistas recomendam tanto β-bloquadores quanto inibidores da enzima conversora da angiotensina (ECA) para pessoas que tiveram um infarto do miocárdio (IM) e para pacientes com insuficiência cardíaca. Nas duas situações, médicos e pacientes provavelmente estarão interessados na droga de cada classe com os menores efeitos adversos, os consumidores buscarão a droga mais custo-efetiva de uma classe, e o fabricante fará tudo o que puder para garantir que sua droga seja o mais receitada possível.

TABELA 22.5.1 Diferentes definições de classes de drogas

Definição	Exemplo
Um grupo de drogas com estrutura química similar	Bloqueadores di-hidropiridínicos de canal de cálcio têm um anel di-hidropiridina
Um grupo de drogas com mecanismo de ação similar	Bloqueadores de canal de cálcio bloqueiam os canais de cálcio dependentes de voltagem na superfície de membranas celulares
Um grupo de drogas que compartilham um efeito farmacológico similar	Agentes anti-hipertensivos (como bloqueadores de canal de cálcio, inibidores da enzima conversora da angiotensina, β-bloqueadores, tiazidas, bloqueadores de receptores da angiotensina) diminuem a pressão arterial

ACEITAR OU REJEITAR UM EFEITO DE CLASSE DE DROGA É UM DESAFIO

Embora drogas da mesma classe tipicamente exibam efeitos farmacológicos e desfechos clínicos similares, há situações em que pesquisadores e clínicos pressupõem um efeito de classe quando, na verdade, ele não existe.

Por exemplo, embora diretrizes iniciais para β-bloqueadores na insuficiência cardíaca recomendassem a classe, diretrizes mais recentes[2] focalizaram essa recomendação para abranger apenas os três β-bloqueadores que comprovadamente (em ECRs) melhoravam desfechos em pacientes com insuficiência cardíaca (carvedilol, bisoprolol e metoprolol), depois que um estudo não demonstrou benefícios com um quarto β-bloqueador (bucindolol) na insuficiência cardíaca.[3]

Os β-bloqueadores também fornecem um exemplo da situação oposta – rejeitar um efeito de classe que, de fato, existe. Certas estruturas químicas em alguns tipos de β-bloqueador produziam efeitos fisiológicos chamados atividade simpática intrínseca. Resultados de uma *metanálise*[4] sugeriram que β-bloqueadores com atividade simpaticomimética intrínseca (ASI) tinham um efeito favorável sobre a frequência cardíaca, os níveis de glicose e os lipídeos e sobre o sistema respiratório, mas um efeito menos favorável em pacientes após IM em comparação aos β-bloqueadores sem ASI. Estudos posteriores,[5] entretanto, não confirmaram essa diferença, e a consideração de todo o corpo de evidências[6] atualmente sugere pouca ou nenhuma diferença entre subgrupos de β-bloqueadores.

Idealmente, uma conclusão forte de que existe um efeito de classe viria de comparações diretas em ECRs que demonstrassem influência equivalente, ou pelo menos similar, sobre desfechos importantes para o paciente. Infelizmente, por várias razões, essas evidências em geral não estão disponíveis. Em primeiro lugar, *intervalos de confiança* (ICs) em torno da diferença entre agentes geralmente deveriam ser estreitos, a fim de excluir uma diferença importante em favor de um ou de outro. Excluir tal diferença requer grandes tamanhos de amostra e grande número de eventos (ver Cap. 8, Intervalos de confiança). Em segundo lugar, empresas farmacêuticas e agências financiadoras raramente estão interessadas em alocar os recursos necessários para estabelecer claramente um efeito de classe. Em terceiro lugar, quando há mais de duas drogas em uma classe, os desafios tornam-se ainda mais assustadores. Imagine os recursos necessários para estabelecer definitivamente uma magnitude similar de efeito sobre desfechos importantes para o paciente entre as seis estatinas disponíveis. Muitas vezes, a escolha entre drogas rivais em uma classe envolve grandes volumes de dinheiro. Considere, por exemplo, o gigantesco mercado mundial de estatinas. A falta de evidências ideais prejudica o debate sobre a existência de um efeito de classe. Contudo, médicos precisam tomar uma decisão na ausência de evidências ideais e, portanto, precisam de um marco para fazê-lo.

O GRADE FORNECE UM MARCO PARA AVALIAR EFEITOS DE CLASSE

Um grupo internacional de metodologistas, de médicos e de bioestatísticos desenvolveu recentemente uma abordagem estruturada e abrangente (ver Cap. 22.4, Graus de recomendação) para examinar as evidências subjacentes a escolhas no manejo de pacientes. A abordagem de graus de recomendação, apreciação, desenvolvimento e avaliação (GRADE) aplica uma apreciação crítica da qualidade das evidências, incluindo delineamento e implementação do estudo, comparações mais ou menos diretas, precisão das estimativas pontuais, consistência dos achados, magnitude do efeito e probabilidade de viés de publicação e classifica as evidências em alta, moderada, baixa ou muito baixa qualidade (ver Tab. 22.5.2). Também classifica os desfechos de acordo com sua relevância clínica, tanto em relação a benefícios quanto a danos e oferece uma abordagem explícita para realizar os julgamentos envolvidos. Originalmente desenvolvido para estabelecer graus de recomendações, o marco é bem adaptado para abordar a questão relativa a se os efeitos de drogas são similares ou não. Para que essas apreciações sejam verossímeis, devem ocorrer no quadro de uma revisão sistemática rigorosa, que garantirá apreciação abrangente e sem viés de todas as evidências relevantes (ver Cap. 19, Sumarizando as evidências).

APLICANDO O GRADE À QUESTÃO DAS ESTATINAS: ENCONTRANDO AS EVIDÊNCIAS

A questão-chave em relação ao efeito de classe é se a ação de duas ou mais drogas de estrutura química similar e mecanismo de ação similar conferem efeitos farmacológicos e desfechos importantes similares para o paciente. Em relação ao nosso cenário clínico, sua pergunta então é: os efeitos benéficos das diversas estatinas sobre desfechos cardiovasculares relevantes para o paciente, incluindo eventos coronários maiores, revascularização ou acidente vascular cerebral (AVC), são suficientemente similares para que possamos usar outras considerações, como efeitos adversos, custo por dose equivalente e conveniência ao escolher a droga?

Você procura no PubMed uma metanálise abrangente, usando o termo "statins" [estatinas], restrita ao tipo de publicação "meta analysis" [metanálise] e a publicações recentes "2003-2006", e identifica 51 metanálises publicadas nesse período. Uma é uma *metanálise* recente *de dados de pacientes individuais (DPI)*

TABELA 22.5.2 Fatores que podem diminuir ou aumentar a qualidade das evidências

Qualidade das evidências	Delineamentos de estudos	Critérios para diminuir a categoria de qualidade	Critérios para elevar a categoria de qualidade
Alta	Estudos randomizados	• Limitações na qualidade do estudo resultando em alto risco de viés • Imprecisão • Viés de publicação • Evidências indiretas • Inconsistência dos resultados	• Associações fortes • Presença de um gradiente dose-resposta
Moderada			
Baixa	Estudos observacionais		
Muito baixa	Quaisquer outras evidências		

realizada pelo Cholesterol Treatment Trialists' Collaborators.[7] Nessa metanálise de DPI, os investigadores compartilharam os dados originais de pacientes de cada ECR e criaram um único banco de dados de grande porte. Comparada a uma metanálise convencional que usa somente dados de ensaio, a DPI permite análises mais precisas sobre o tempo até o evento e sobre a exploração mais poderosa de possíveis diferenças de efeito em subgrupos de pacientes.

A metanálise de DPI que você identificou na sua busca na literatura fornece vantagens adicionais. Ao delinear prospectivamente a metanálise de DPI, em 1994, para incluir ECRs de grande porte em curso e futuros de esquemas de tratamento do colesterol, os investigadores podiam integrar seus problemas metodológicos antecipados de agrupamento em um estágio muito inicial e podiam garantir a coleta de variáveis-chave entre estudos, a fim de responder a perguntas que um ensaio individual não pode responder. O delineamento prospectivo também trata efetivamente do problema de viés de publicação.

Uma passada de olhos na metanálise revela que ela inclui somente comparações droga-placebo, enquanto idealmente você gostaria de ver comparações individuais diretas entre estatinas. Portanto, você faz outra busca por ensaios individuais comparando esses agentes e descobre dois ECRs: o estudo Ideal[8] e o ensaio Prove-it.[9]

APLICANDO O GRADE À QUESTÃO DE ESTATINAS: QUALIDADE METODOLÓGICA E RESULTADOS DE COMPARAÇÕES DIRETAS

A metanálise de DPI incluía 14 ECRs de grande porte e, além disso, você decidiu concentrar-se em dois estudos comparativos diretos. Voltando à Tabela 22.5.2, vemos que, como as evidências derivam de ECRs, prometem fornecer evidências de alta qualidade. Ainda assim, precisamos examinar cuidadosamente cinco possíveis limitações.

Em primeiro lugar, embora o informe não avaliasse completamente a qualidade metodológica dos estudos individuais, outra metanálise recente[10] informou uma apreciação metodológica dos estudos relevantes e confirmou sua alta qualidade.

Em segundo lugar, devemos considerar se os estudos são muito pequenos, com muito poucos eventos, para produzirem estimativas confiáveis. Com mais de 1.000 pacientes cada (garantindo ICs razoavelmente estreitos) e um seguimento de pelo menos 2 anos, não necessitaremos rebaixar nossa apreciação de qualidade metodológica por motivo de imprecisão.

Em terceiro lugar, precisamos abordar a possibilidade de viés de publicação. Como os estudos na metanálise de DPI foram identificados prospectivamente, tomando-se a decisão de, ao final, examinar os resultados conjuntamente, podemos excluir viés de publicação como um problema. Outras questões a serem tratadas incluem obliquidade e inconsistência. Ao considerar os ensaios de comparação direta, a questão de viés de publicação continua a existir. Entretanto, é provável que os ensaios muito grandes, que são o foco de nossa investigação, fossem publicados na literatura; assim, o viés de publicação não parece ser uma ameaça maior.

Somente dois estudos fornecem comparações diretas (e assim são promissores para vencerem a quarta barreira de possível rebaixamento da qualidade metodológica). Para abordar a questão final – consistência – devemos examinar seus resultados. O estudo Ideal, um ECR comparando uma alta dose de atorvastatina (80 mg/d) com uma dose mais baixa de sinvastatina (20 mg/d, com a possibilidade de subir a titulação para 40 mg/d a fim de atingir o alvo do nível de colesterol) em pacientes com coronariopatia estável, não conseguiu demonstrar diferença significativa entre as duas drogas para reduzir eventos coronarianos maiores (sinvastatina 10,4% vs. atorvastatina 9,3%; *razão de riscos*, 0,89; IC 95%, 0,78-1,01),[8] embora se possa interpretar esse resultado como fortalecendo as evidências em favor de um efeito de classe; se o limite inferior do IC (uma redução de 22% em risco) representasse a verdade, concluiríamos que há importante benefício da atorvastatina em relação à sinvastatina.

Uma segunda comparação direta (estudo Prove-it) de uma alta dose de atorvastatina (80 mg/d) com uma dose moderada de pravastatina (40 mg/d) sugeriu que a atorvastatina é superior à pravastatina na redução de desfechos cardiovasculares relevantes (principalmente angina e hospitalização) em pacientes com síndrome coronariana aguda (pravastatina 26,3% *vs.* atorvastatina 22,4%; razão de riscos 0,84; IC 95%, 0,74-0,95).[9] Esse resultado suscita mais dúvidas sobre a hipótese do efeito de classe. Entretanto, um exame mais de perto do Prove-it revela que, além de usar drogas diferentes, a atorvastatina foi administrada em uma dose mais potente, que levou a um nível 35% menor de colesterol LDL do que a dose usada para a pravastatina. Isso levanta outra complexidade da questão das estatinas: nesse contexto, o que exatamente queremos dizer com efeito de classe?

DOSE DE ESTATINA E NÍVEIS DE LDL

Considere uma situação na qual investigadores verificassem que uma alta dose de um membro de uma classe de droga (droga A) produzisse um efeito de tratamento maior do que uma dose inadequada de um segundo membro dessa classe de droga (droga B). Isso o levaria a rejeitar um efeito de classe? Claramente, não; em vez disso, interpretaríamos o achado como aquele que apoia uma relação dose-resposta. Assim, a questão do efeito de classe é melhor formulada em termos de se doses mais ou menos equivalentes de agentes alternativos levam a efeitos similares ("equipotência" é o termo relevante às vezes usado para doses mais ou menos equivalentes).

Isso introduz a questão de como decidir se, de fato, os investigadores usaram doses equivalentes de agentes alternativos em uma classe. No caso de estatinas, uma possibilidade é definir doses equivalentes como aquelas que fornecem o mesmo nível de redução do nível de LDL. A justificativa para essa definição veio originalmente de estudos de coorte que mostraram consistentemente forte relação entre o nível sérico de colesterol LDL e a incidência de cardiopatia coronariana: uma diferença de ~0,6 mmol/L na colesterolemia está associada a uma redução de 54% de cardiopatia coronariana em homens na quinta década de vida, uma *redução de risco relativo (RRR)* de 39% em homens na sexta década e uma RRR de 20% em homens na oitava década.[11] Os dados para mulheres na mesma época eram limitados, mas indicavam efeito similar.[11] Se ECRs grandes e rigorosos consistentemente demonstrassem que duas estatinas produziam mais ou menos a mesma redução de LDL, mas os efeitos de eventos cardiovasculares diferissem, teríamos fortes evidências de diferenças no efeito farmacológico e poderíamos assim rejeitar a hipótese de efeito de classe.

Isso não é verdade no caso do estudo Prove-it O maior efeito da atorvastatina sobre eventos cardiovasculares parece plausivelmente explicado por sua maior redução do nível de colesterol LDL. Assim, o Prove-it não fez a comparação que gostaríamos idealmente de ver, a fim de substanciar um efeito de classe, um estudo em que os investigadores testassem drogas de potência similar na redução do nível de colesterol LDL e demonstrassem o mesmo efeito sobre eventos cardiovasculares. Dessa forma, o Prove-it é consistente com um efeito de classe, mas a evidência é um pouco indireta. Considerando as limitações de nossas duas comparações diretas – um IC que inclui importante superioridade da atorvastatina no Ideal e a diferença na redução do nível de LDL no Prove-it –, até agora, temos evidências de moderada qualidade em favor do efeito de classe.

MAIS EVIDÊNCIAS INDIRETAS SOBRE UM EFEITO DE CLASSE DAS ESTATINAS

Como salientamos, estabelecer um efeito de classe definitivo de estatinas exigiria ECRs que comparassem diretamente todas as drogas relevantes em doses que obtivessem reduções similares em LDL e demonstrassem efeitos similares sobre *endpoints* cruciais relevantes para o paciente. A metanálise de DPI incluía somente estudos com placebo, cuidados usuais ou nenhum tratamento nos grupos-controle. Portanto, devemos fazer deduções sobre a relativa magnitude do efeito, com base em comparações entre estudos (como apreciar o impacto relativo da atorvastatina vs. sinvastatina examinando os efeitos da atorvastatina vs. placebo e sinvastatina vs. placebo). A metanálise tem outras limitações: aborda somente cinco das seis estatinas atualmente disponíveis (não existe nenhum estudo com a rosuvastatina), e os ensaios disponíveis testaram apenas doses relativamente baixas.

Como podemos usar esses dados? Uma comparação indireta ingênua contrasta os resultados de braços individuais entre estudos como se fossem de um único estudo. Por exemplo, podem-se comparar pacientes no braço sinvastatina de um estudo com controle placebo aos pacientes no braço pravastatina de outro estudo com controle placebo. Essa comparação perde o equilíbrio prognóstico alcançado pela randomização e nos deixa com um estudo de coorte, com todas as suas limitações. Não surpreendentemente, tanto estudos de simulação quanto evidências empíricas sugerem que tais comparações estão sujeitas tanto a viés quanto a estimativas de precisão espúria.[12]

Uma abordagem mais apropriada compara efeitos proporcionais, como *risco relativo (RR)*, RRR ou *razão de chances (OR)*, encontrados para cada droga em relação ao placebo, uma estratégia que pressupõe a ausência de viés na seleção de pacientes e no desempenho do estudo e um efeito de tratamento consistente entre diferentes subgrupos de pacientes e o risco basal. Esse último pressuposto é verdadeiro na maioria das situações (mas não em todas).[13] Autores sugeriram diversas abordagens estatísticas para a realização das comparações indiretas apropriadas.[14] Entretanto, todas as abordagens pressupõem que não existe nenhum fator em seleção de pacientes, delineamento do estudo ou implementação do estudo que influencie a magnitude do efeito de tratamento.

Embora esses continuem a ser pressupostos relativamente fortes, podemos nos perguntar quão bem comparações indiretas predizem os resultados de comparações diretas na prática. Não é difícil encontrar exemplos de discrepâncias entre resultados. Por exemplo, uma revisão sistemática de estratégias para prevenir a pneumonia por *Pneumocystis carinii* em pacientes HIV+ documentou que a comparação indireta de sulfametoxazol-trimetoprima *versus* dapsona/pirimetamina sugeria um tamanho de efeito muito maior do sulfametoxazol-trimetoprima (OR 0,37; IC 95%, 0,21-0,65) do que aquele encontrado na comparação direta (OR 0,64; IC 95%, 0,45-0,90).[14]

Uma revisão sistemática abrangente entre vários tópicos clínicos reanalisou 44 comparações diretas e indiretas da mesma intervenção de 28 metanálises publicadas de ECRs.[12] Quinze dessas 44 comparações abordavam drogas de uma mesma classe. Os investigadores documentaram concordância moderada entre as conclusões estatísticas das comparações diretas e indiretas ajustadas ($\kappa = 0{,}53$). Somente 3 das 44 comparações encontraram discrepância significativa entre a estimativa direta e indireta ajustada, nenhuma delas com drogas da mesma classe. A eficácia relativa de uma intervenção tinha probabilidades iguais de superestimativa ou de subestimativa pela comparação indireta. Parece que, na maioria dos casos, mas não em todos, os resultados de comparações indiretas ajustadas são similares aos de comparações diretas. Na abordagem GRADE, essa incerteza associada a comparações indiretas imediatamente rebaixa a qualidade das evidências de alta a moderada.

A metanálise de DPI mostrou diferenças em aparentes efeitos de tratamento entre as diferentes estatinas. Por exemplo, o RR de eventos coronarianos maiores variou de 0,83 (IC 95%, 0,56-1,25) para a pravastatina no estudo de prevenção do Gruppo Italiano per lo Studio della Sopravvivenza nell'Infarto Miocardico (GISSI)[15] a 0,63 (IC 95%, 0,53-0,75) para a sinvastatina no Scandinavian Simvastatin Survival

Study (4S).[16] Pode-se, é claro, encontrar diferenças tão grandes ou maiores simplesmente por acaso. Por exemplo, os Collaborative Group on ACE Inhibitor Trials[17] sugeriram que há um efeito de classe para inibidores da ECA em pacientes com insuficiência cardíaca sintomática, embora as estimativas pontuais da OR para efeitos sobre a mortalidade variassem de 0,14 (IC 95%, 0-7,6) para o perindopril (um ensaio, 125 pacientes) a 0,78 (IC 95%, 0,67-0,91) para o enalapril (sete ensaios, 3.381 pacientes). Nossa confiança nesse efeito de classe deriva do reconhecimento de que a OR geral em 32 ensaios, envolvendo 7.105 pacientes, era 0,77 (IC 95%, 0,67-0,88), que havia sobreposição dos ICs para cada um dos inibidores da ECA e que não havia heterogeneidade estatística entre ensaios de diferentes agentes (P = 0,87).

Variações na redução absoluta do nível de colesterol LDL (que variou de –0,35 mmol/L no estudo de prevenção GISSI[15] com 20 mg de pravastatina a –1,77 mmol/L no estudo 4S,[16] com doses maiores, de 20-40 mg, de sinvastatina) podem explicar essas diferenças. De fato, a análise dos investigadores sugere forte relação entre o grau de redução do nível do colesterol LDL e *endpoints* cardiovasculares: na metanálise de DPI, o RR (ponderado por mmol/redução do nível do colesterol LDL) era de 0,77 (IC 95%, 0,74-0,80) para eventos coronarianos, 0,76 (IC 95%, 0,73-0,80) para a revascularização coronariana e o mesmo para AVC e eventos vasculares maiores, e não havia evidências de heterogeneidade em nenhuma das estimativas ($P_{\text{heterogeneidade}}$ entre 0,9 e 0,3).[7]

Assim, a metanálise de DPI fornece mais evidências indiretas (portanto, de qualidade moderada) em favor de um efeito de classe. Globalmente, podemos concluir que temos evidências de qualidade moderada, tanto de comparação direta quanto indireta, sugerindo um efeito de classe para estatinas; ou seja, qualquer que seja a droga que usemos para produzir uma dada redução no nível de LDL, provavelmente encontraremos uma redução similar no risco de eventos cardiovasculares.

APÓS ENCONTRAR EVIDÊNCIAS DE QUALIDADE MODERADA PARA UM EFEITO DE CLASSE – QUAL É O PRÓXIMO PASSO?

Como parece provável que possamos alcançar reduções similares em desfechos importantes para o paciente usando diferentes estatinas, deveríamos basear a decisão de prescrição nos riscos e danos, na conveniência e no custo. Assim, precisamos considerar as evidências relativas aos riscos associados às diferentes estatinas.

Com uma exceção, estatinas parecem ser drogas relativamente seguras. Um estudo de coorte comparando a cerivastatina a outras estatinas encontrou um aumento de 10 vezes no risco de rabdomiólise (IC 95%, 3,1-32,7) com a cerivastatina; o risco aumentou para mais de 1.400 (IC 95%, 496-4.013) quando os pacientes tomavam cerivastatina em combinação com um fibrato.[18,19] Em resultado disso, a cerivastatina foi retirada do mercado.

Os efeitos adversos mais comuns das estatinas incluem lesão muscular (que muito raramente resulta em rabdomiólise e morte) e aumento nas enzimas hepáticas. Nas comparações randomizadas diretas entre pravastatina e atorvastatina,[9] as duas drogas tiveram taxas similares de interrupção devido a efeitos adversos, em particular, mialgia, aumento na creatinoquinase ou rabdomiólise. Pacientes que receberam atorvastatina tiveram aumento de enzimas hepáticas mais frequentemente (3,3 vs. 1,1%; P < 0,001) do que aqueles que tomaram pravastatina. Os resultados são consistentes com o estudo Ideal, em que investigadores observaram uma frequência similar de miopatia ou rabdomiólise e mortalidade por câncer com atorvastatina e sinvastatina, mas um aumento mais frequente nos níveis de enzimas hepáticas e uma interrupção permanente mais frequente devido a efeitos adversos em pacientes que estavam tomando atorvastatina (9,6 vs. 4,2%; P < 0,001).[8]

Dados observacionais das páginas na internet do New Drug Applications e da US Food and Drug Administration, com foco especial na cerivastatina e na rosuvastatina, esta última introduzida mais recentemente,[20] sugeriram uma relação dose-efeito para efeitos adversos para todas as estatinas. Esse parece ser o caso para um aumento em níveis de transaminases e desenvolvimento de miopatia e proteinúria. Como com a maioria das drogas, efeitos adversos das estatinas receberam menor atenção do que os efeitos benéficos,[21,22] uma situação que cria dilemas na tomada de decisão clínica que envolve avaliar benefícios e aspectos negativos da terapia.

Em resumo, embora existam algumas sugestões de aumento de efeitos adversos da atorvastatina e da rosuvastatina, essas diferenças poderiam ser uma função das doses usadas e não de diferenças nas próprias drogas; portanto, há pouca escolha entre as drogas disponíveis em termos de efeitos adversos. Assim, outras considerações, perfil de interações medicamentosas, custo (algumas estatinas estão agora disponíveis como medicamentos genéricos mais baratos) e conveniência podem dominar a decisão.

UTILIZANDO AS *DIRETRIZES*

Voltando ao nosso cenário inicial, depois de usar o processo GRADE, você concluiu que evidências de qualidade moderada sugerem um efeito de classe, de modo que não importa muito qual droga você usa para alcançar reduções de nível de LDL que resultarão em uma queda de eventos cardiovasculares. Além disso, você aprendeu que diferenças em efeitos adversos são relativamente menos importantes. Todas essas drogas são administradas uma vez por dia e, portanto, podem ter um grau similar de conveniência para o uso regular. Finalmente, você pesa a importância de escolher uma estatina que tem evidências de ECRs mostrando benefícios em desfechos importantes para pacientes *versus* outras com benefícios sobre o nível de colesterol LDL e com suposto benefício em relação a efeitos vasculares. Vários de seus colegas restringem a escolha de estatinas desse modo – para sinvastatina, atorvastatina, pravastatina ou fluvastatina.

Outros consideram por quanto tempo as drogas estão no mercado; quanto maior o tempo de uso, menos provável será a emergência de evidências de toxicidade severa rara inesperada. O custo também é um aspecto. No caso, a cobertura medicamentosa de seu paciente reembolsa estatinas de acordo com sua potência de dose, com equivalências de potência aproximadas de atorvastatina 20 mg = lovastatina 80 mg = pravastatina > 80 mg = sinvastatina 80 mg = fluvastatina > 80 mg = rosuvastatina 5- 10 mg.[21,23,24] Você fica confortável com um efeito de classe e, para esse paciente, pode receitar qualquer estatina facilmente disponível. Para pacientes com cobertura medicamentosa incluindo gradientes substanciais de custo, você escolherá a droga mais barata para obter a redução desejada no nível de LDL.

Referências

1. Skolnick AA. Drug firm suit fails to halt publication of Canadian Health Technology Report. *JAMA.* 1998;280(8):683-684.
2. Arnold JM, Liu P, Demers C, et al. Canadian Cardiovascular Society Consensus Conference Recommendations on Heart Failure 2006: diagnosis and management. *Can J Cardiol.* 2006;22(1):23-45.
3. Beta-Blocker Evaluation of Survival Trial Investigators. A trial of the beta-blocker bucindolol in patients with advanced chronic heart failure. *N Engl J Med.* 2001;344(22):1659-1667.
4. Yusuf S, Peto R, Lewis J, Collins R, Sleight P. Beta blockade during and after myocardial infarction: an overview of the randomized trials. *Prog Cardiovasc Dis.* 1985;27(5):335-371.
5. Boissel JP, Leizorovicz A, Picolet H, Peyrieux JC. Secondary prevention after high-risk acute myocardial infarction with low-dose acebutolol. *Am J Cardiol.* 1990;66(3):251-260.
6. McAlister FA, Teo KK. Antiarrhythmic therapies for the prevention of sudden cardiac death. *Drugs.* 1997;54(2):235-252.
7. Baigent C, Keech A, Kearney PM, et al. Efficacy and safety of cholesterol-lowering treatment: prospective meta-analysis of data from 90,056 participants in 14 randomised trials of statins. *Lancet.* 2005;366(9493): 1267-1278.
8. Pedersen TR, Faergeman O, Kastelein JJ, et al. High-dose atorvastatin vs usual dose simvastatin for secondary prevention after myocardial infarction: the IDEAL study: a randomized controlled trial. *JAMA.* 2005;294(19):2437-2445.

9. Cannon CP, Braunwald E, McCabe CH, et al. Intensive versus moderate lipid lowering with statins after acute coronary syndromes. *N Engl J Med.* 2004;350 (15):1495-1504.
10. Studer M, Briel M, Leimenstoll B, Glass TR, Bucher HC. Effect of different antilipidemic agents and diets on mortality: a systematic review. *Arch Intern Med.* 2005;165(7):725-730.
11. Law MR, Wald NJ, Thompson SG. By how much and how quickly does reduction in serum cholesterol concentration lower risk of ischaemic heart disease? *BMJ.* 1994;308(6925):367-372.
12. Song F, Altman DG, Glenny AM, Deeks JJ. Validity of indirect comparison for estimating efficacy of competing interventions: empirical evidence from published meta-analyses. *BMJ.* 2003;326(7387):472-476.
13. Furukawa TA, Guyatt GH, Griffith LE. Can we individualize the "number needed to treat"? an empirical study of summary effect measures in meta-analyses. *Int J Epidemiol.* 2002;31(1):72-76.
14. Bucher HC, Guyatt GH, Griffith LE, Walter SD. The results of direct and indirect treatment comparisons in meta-analysis of randomized controlled trials. *J Clin Epidemiol.* 1997;50(6):683-691.
15. GISSI Prevenzione Investigators (Gruppo Italiano per lo Studio della Sopravvivenza nell'Infarto Miocardico). Results of the low-dose (20 mg) pravastatin GISSI Prevenzione trial in 4271 patients with recent myocardial infarction: do stopped trials contribute to overall knowledge? *Ital Heart J.* 2000;1(12): 810-820.
16. Randomised trial of cholesterol lowering in 4444 patients with coronary heart disease: the Scandinavian Simvastatin Survival Study (4S). *Lancet.* 1994;344 (8934):1383-1389.
17. Garg R, Yusuf S. Overview of randomized trials of angiotensin-converting enzyme inhibitors on mortality and morbidity in patients with heart failure: Collaborative Group on ACE Inhibitor Trials. *JAMA.* 1995;273(18):1450-1456.
18. Graham DJ, Staffa JA, Shatin D, et al. Incidence of hospitalized rhabdomyolysis in patients treated with lipid-lowering drugs. *JAMA.* 2004;292(21):2585-2590.
19. Chang JT, Staffa JA, Parks M, Green L. Rhabdomyolysis with HMG-CoA reductase inhibitors and gemfibrozil combination therapy. *Pharmacoepidemiol Drug Saf.* 2004;13(7):417-426.
20. Jacobson TA. Statin safety: lessons from new drug applications for marketed statins. *Am J Cardiol.* 2006; 97(8A):44C-51C.
21. McKenney JM. Optimizing LDL-C lowering with statins. *Am J Ther.* 2004;11 (1):54-59.
22. Fontanarosa PB, Rennie D, DeAngelis CD. Postmarketing surveillance—lack of vigilance, lack of trust. *JAMA.* 2004;292(21):2647-2650.
23. Jones P, Kafonek S, Laurora I, Hunninghake D. Comparative dose efficacy study of atorvastatin versus simvastatin, pravastatin, lovastatin, and fluvastatin in patients with hypercholesterolemia (the CURVES study). *Am J Cardiol.* 1998;81(5):582-587.
24. Teramoto T, Watkins C. Review of efficacy of rosuvastatin 5 mg. *Int J Clin Pract.* 2005;59(1):92-101.

22.6

TÓPICOS AVANÇADOS: DAS EVIDÊNCIAS À AÇÃO

Objetivos paralelos, mas separados: clínicos baseados em evidências e cuidados baseados em evidências

GORDON GUYATT, MAUREEN O. MEADE, BRIAN HAYNES, ROMAN JAESCHKE, DEBORAH J. COOK, MARK WILSON E SCOTT RICHARDSON

Neste capítulo:

- Tornar-se um especialista em medicina baseada em evidências é uma tarefa assustadora (mas viável)
- Tornar-se um clínico baseado em evidências é mais fácil
- Um mundo de clínicos baseados em evidências não garante cuidados baseados em evidências
- Estratégias de mudança de comportamento podem ajudar a atingir o cuidado baseado em evidências
- Vantagens da medicina baseada em evidências

Cuidados de saúde de alta qualidade implicam uma prática médica que seja consistente com as melhores evidências (*cuidados de saúde baseados em evidências*). Uma forma intuitivamente atraente de chegar à *prática baseada em evidências* é treinar clínicos que possam, de forma independente, encontrar, avaliar e aplicar judiciosamente as melhores evidências (*especialistas baseados em evidências*). De fato, nossa mais profunda esperança em relação a este livro é que ele venha a ajudá-lo a se tornar um especialista baseado em evidências. Entretanto, a discussão a seguir ilustrará que treinar especialistas baseados em evidências não é, por si só, uma estratégia ótima para garantir que pacientes recebam cuidados baseados em evidências.[1]

Neste capítulo, reconhecemos os desafios de desenvolver a perícia em *medicina baseada em evidências (MBE)*. A seguir, ressaltaremos uma abordagem alternativa para o fornecimento de cuidados baseados em evidências, que é treinar clínicos que possam usar resumos e recomendações baseados em evidências, que chamamos *clínicos baseados em evidências*. Reconhecemos então as limitações dessa estratégia e sugerimos uma solução para essas limitações. Finalmente, apresentamos algumas das razões por que você pode desejar adquirir habilidades avançadas de MBE, embora essas habilidades não sejam pré-requisitos para a prática de MBE.

TORNAR-SE UM ESPECIALISTA EM MEDICINA BASEADA EM EVIDÊNCIAS É UMA TAREFA ASSUSTADORA (MAS VIÁVEL)

As habilidades necessárias para fornecer uma solução baseada em evidências para um dilema clínico incluem definir o problema de forma precisa, realizar uma busca eficiente para localizar as melhores evidências, fazer a apreciação crítica das evidências e considerá-las – e suas implicações – no contexto das circunstâncias e dos valores dos pacientes. Embora atingir um nível básico dessas habilidades seja relativamente fácil, desenvolver a perícia para permitir a avaliação crítica eficiente e sofisticada e a aplicação a pacientes individuais exige estudo intensivo e aplicação frequente, ocasionalmente consumindo muito tempo.

Os capítulos sobre tópicos avançados ressaltam os desafios de se tornar um especialista em MBE. É preciso ter profunda compreensão e estar alerta em relação a violações dos princípios da pesquisa científica válida (questões como interrupção precoce de estudos randomizados, princípio da intenção de tratar e interpretação de *endpoints compostos*). Além disso, é preciso estar ciente de como mesmo estudos válidos podem ser enganosos (note as 10 estratégias para evitar ser iludido no Cap. 11.3, Lidando com apresentações equivocadas de resultados de estudos clínicos, e questões adicionais como o uso de *desfechos* combinados). Tornar-se um especialista em MBE é possível e gratificante, mas não é para qualquer um.

TORNAR-SE UM CLÍNICO BASEADO EM EVIDÊNCIAS É MAIS FÁCIL

Considerando os desafios de se tornar um especialista em MBE, não é nenhuma surpresa que a maioria dos residentes de medicina interna na Universidade de McMaster, mesmo em um programa explicitamente comprometido com o treinamento sistemático em MBE[2], não esteja interessada em atingir um nível avançado de habilidades de MBE. As respostas de nossos residentes espelham as de generalistas no Reino Unido, que muitas vezes usam resumos baseados em evidências gerados por terceiros (72%) e diretrizes ou protocolos de prática baseada em evidências (84%), mas que em sua imensa maioria (95%) acredita que "aprender as habilidades de MBE" não é o método mais apropriado de "alcançar (...) a MBE".[3]

Na Universidade de McMaster e em outros programas de residência,[4] observamos que mesmo os residentes menos interessados em métodos baseados em evidência desenvolvem uma apreciação e uma capacidade de rastrear, reconhecer e utilizar fontes secundárias de evidências pré-avaliadas (recursos baseados em evidências) que fornecem conclusões imediatamente aplicáveis. Tendo dominado esse conjunto mais restrito de habilidades de MBE, podem se tornar clínicos atualizados e altamente competentes que fornecem cuidados baseados em evidências – clínicos baseados em evidências.

UM MUNDO DE CLÍNICOS BASEADOS EM EVIDÊNCIAS NÃO GARANTE CUIDADOS BASEADOS EM EVIDÊNCIAS

Infelizmente, mesmo a disponibilidade de recursos e recomendações baseadas em evidências e clínicos treinados para utilizá-las será insuficiente para produzir cuidados consistentes baseados em evidências. Como outros médicos, clínicos baseados em evidências estão sujeitos a hábitos, padrões de prática local e *marketing* de produtos (em particular, ao *marketing* da indústria farmacêutica). Muitas vezes, essas forças são determinantes de prática mais fortes do que as melhores evidências atuais. *Ensaios controlados randomizados* (ECRs) demonstraram que a educação continuada tradicional tem pouco efeito no combate a essas forças e na mudança do comportamento médico.[5]

ESTRATÉGIAS DE MUDANÇA DE COMPORTAMENTO PODEM AJUDAR A ATINGIR O CUIDADO BASEADO EM EVIDÊNCIAS

Mudar comportamentos clínicos específicos para torná-los consistentes com as melhores evidências exige outras estratégias além do treinamento em MBE. Abordagens complementares incluem conversas individuais com um especialista (divulgação ou representação acadêmica); apoios computadorizados à decisão, incluindo sistemas de alertas e lembretes[6]; preceptorias; conselhos de líderes de opinião, e auditoria e *feedback* direcionados.[7] Estratégias administrativas igualmente distantes do uso direto da literatura médica pelos clínicos incluem a disponibilidade de formulários restritos e a aplicação de incentivos financeiros (p. ex., pagamento por desempenho) e diretrizes institucionais. Portanto, alcançar cuidados baseados em evidências requer uma variedade de estratégias que focalizam a mudança de comportamento.

VANTAGENS DA MEDICINA BASEADA EM EVIDÊNCIAS

Esperamos que os parágrafos apresentados não o tenham dissuadido de continuar a ler e estudar este livro. Ainda existem razões poderosas para que você adquira o mais alto nível possível em prática baseada em evidências.

Primeiro, tentativas de mudar a prática médica às vezes serão direcionadas a objetivos, tais como aumentar o uso de uma droga específica ou reduzir custos dos cuidados de saúde, que têm pouco a ver com cuidados baseados em evidências. Somente aqueles com habilidades avançadas na interpretação da literatura médica serão capazes de determinar o grau com que estudos de intervenções farmacêuticas, ou formulários medicamentosos restritos, são consistentes com as melhores evidências. Segundo, um alto nível de habilidades de MBE permitirá que você use a literatura original de modo efetivo, independentemente da disponibilidade ou não de sinopses pré-avaliadas e recomendações baseadas em evidências. Terceiro, habilidades sofisticadas de MBE facilitam assumir um papel efetivo de liderança na comunidade médica.

Se você for um educador médico, gestor ou formador de políticas, anote. À medida que encorajarmos estudantes e residentes de medicina a alcançarem os mais altos níveis possíveis de habilidades de MBE, dois fenômenos serão necessários para garantir altos níveis de cuidados de saúde baseados em evidências: (1) a ampla disponibilidade de resumos e recomendações abrangentes, pré-avaliadas e baseadas em evidências e (2) a implementação disseminada de estratégias que comprovadamente alteraram o comportamento de clínicos em relação à prática baseada em evidências.

Referências

1. Guyatt G, Meade M, Jaeschke R, Cook D, Haynes R. Practitioners of evidence-based care: not all clinicians need to appraise evidence from scratch but all clinicians need some EBM skills [editorial]. BMJ. 2000;320(7240):954-955.
2. Evidence-Based Medicine Working Group. Evidence-based medicine: a new approach to teaching the practice of medicine. JAMA. 1992;268(17):2420-2425.
3. McColl A, Smith H, White P, Field J. General practitioners' perceptions of the route to evidence based medicine: a questionnaire survey. BMJ. 1998; 316(16):361-365.
4. Akl E, Izuchukwu I, El-Dika S, Fritsche L, Kunz R, Schunemann H. Integrating an evidence-based medicine rotation into an internal medicine residency program. Acad Med. 2004;79(9):897-904.
5. Grimshaw J, McAuley LM, Bero LA, et al. Systematic reviews of the effectiveness of quality improvement strategies and programmes. Qual Saf Health Care. 2003; 12(4):298-303.
6. Garg A, Adhikari N, McDonald H, et al. Effects of computerized clinical decision support systems on practitioner performance and patient outcomes: a systematic review. JAMA. 2005;293(10):1223-1238.
7. Grimshaw J, Eccles M, Tetroe J. Implementing clinical guidelines: current evidence and future implications. J Contin Educ Health Prof 2004;24(suppl 1): S31-S37.

22.7

TÓPICOS AVANÇADOS: DAS EVIDÊNCIAS À AÇÃO

Mudando comportamentos para aplicar as melhores evidências na prática

DEBORAH J. COOK, RICHARD J. WALL,
ROBBIE FOY, ELIE A. AKL, GORDON GUYATT,
HOLGER J. SCHÜNEMANN, LEE GREEN E J. RANDALL CURTIS

Neste capítulo:

- Cenário clínico
  Podemos aumentar o uso da tromboprofilaxia com heparina em pacientes de cirurgia geral no serviço de consulta perioperatória?
- Dez passos para mudar comportamentos a fim de implementar evidências na prática
  1. Comece com um problema administrável e especifique uma meta atingível
  2. Ingredientes-chave: trabalho em equipe e liderança
  3. Faça um exame ambiental atento
  4. Elabore uma proposta formal
  5. Compreenda o comportamento atual
  6. Crie um sistema de coleta de dados
  7. Decida como informar os resultados à sua audiência-alvo
  8. Selecione e introduza estratégias de mudança comportamental
  9. Reavalie o desempenho e modifique comportamentos conforme necessário
  10. Conclusão e passo final (ou "Passe para o próximo projeto!")

CENÁRIO CLÍNICO

Podemos aumentar o uso da tromboprofilaxia com heparina em pacientes de cirurgia geral no serviço de consulta perioperatória?

O credenciamento hospitalar se aproxima e, na reunião mensal da divisão de medicina interna, seu chefe informa uma solicitação do professor titular. Cada divisão deverá definir uma "estratégia de melhores práticas", documentar o grau de consistência da prática com essa estratégia e demonstrar melhorias no próximo ano. O chefe da sua divisão pede aos presentes que apresentem ideias, e várias sugestões são feitas. Você propõe avaliar se sua divisão está usando heparina para prevenir tromboembolia venosa (TEV) nos serviços cirúrgicos, como parte de seu serviço perioperatório, e indicar os argumentos para sua proposta, bem como o modo de alcançar esse objetivo.

Membros da divisão de medicina interna prestam consultoria em cerca de 70% dos pacientes de cirurgia geral, como parte do serviço de consulta perioperatória. Você descreve a situação de uma paciente recente para quem um cirurgião geral pediu uma consulta em função do tratamento para trombose venosa profunda (TVP). A paciente estava no sexto dia pós-operatório de uma hemicolectomia, e você lembra que ela não tinha recebido tromboprofilaxia durante sua hospitalização. Três de seus colegas referem-se a pacientes similares que trataram, reconhecendo que o hospital pode ter um problema de atenção subótima em relação a essa estratégia preventiva. Você lembra a seus colegas que as Antithrombotic and Thrombolytic Guidelines (diretrizes antitrombóticas e trombolíticas) do American College of Chest Physicians são atuais, abrangentes e baseadas em evidências e citam a tromboprofilaxia com heparina como recomendação de grau A (indicando evidência de alta qualidade) para pacientes cirúrgicos, de acordo com numerosos *ensaios controlados randomizados* (ECRs) de alta qualidade.[1] Você sabe que a Agency for Healthcare Research and Quality classificou a tromboprofilaxia como a intervenção número 1 de segurança do paciente para os que estão hospitalizados.[2] Seu chefe obtém o consenso da discussão subsequente e lhe outorga o mandato para desenvolver sua ideia e dar conhecimento à divisão na próxima reunião.

DEZ PASSOS PARA MUDAR COMPORTAMENTOS A FIM DE IMPLEMENTAR EVIDÊNCIAS NA PRÁTICA

Existem intervalos substanciais entre as melhores *evidências* e sua aplicação na prática. Glasziou e Haynes[3] estimaram que menos de 20% das intervenções efetivas podem realmente alcançar os pacientes. Mudar o comportamento de médicos para garantir a implementação das melhores evidências na prática é um desafio. Neste capítulo, não delineamos como avaliar criticamente um tipo específico de ensaio. Em vez disso, indicamos 10 passos para atingir essa meta (Tab. 22.7.1). Nossa abordagem é pragmática, baseada não apenas nas evidências publicadas, mas em nossa própria experiência.

1. Comece com um problema administrável e especifique uma meta atingível

A meta de um projeto para mudar comportamentos médicos e implementar melhores evidências pode ser resumida pelo uso do formato PICO (paciente/intervenção/comparação/desfecho) (ver Cap. 3, Qual é a questão?). Nesse caso, podemos formular a questão da seguinte forma: para clínicos que atendem pacientes cirúrgicos hospitalizados (população), estratégias de mudança de comportamento (intervenção), comparadas à ausência de implementação ativa (comparação), aumentam o uso da tromboprofilaxia apropriada com heparina (desfecho)? Muitos problemas são formulados na literatura de melhora da qualidade sob a forma das chamadas condições indicadoras, um termo usado para refletir estado, diagnóstico, doença ou sintoma para os quais existem evidências sólidas em relação a uma intervenção

TABELA 22.7.1 Dez passos para mudar comportamentos a fim de implementar evidências na prática

1. Comece com um problema administrável e especifique uma meta atingível.
2. Ingredientes-chave: trabalho em equipe e liderança.
3. Faça um exame ambiental atento.
4. Elabore uma proposta formal.
5. Compreenda o comportamento atual.
6. Crie um sistema de coleta de dados.
7. Decida como informar os resultados à sua audiência-alvo.
8. Selecione e introduza estratégias de mudança comportamental.
9. Reavalie o desempenho e modifique comportamentos conforme necessário.
10. Conclusão e passo final (ou "Passe para o próximo projeto!").

benéfica, escolhida como alvo da melhora. A condição indicadora nesse caso é cirurgia geral.

Várias características exemplificam um projeto de melhoria de qualidade que vale a pena.[4] Idealmente, o problema de prática deve ser importante (como alta prevalência, alta morbidade), e o alvo de mensuração deve ser válido (medir aquilo que deve ser medido), confiável (produzir o mesmo resultado quando avaliado por diferentes classificadores ou produzir o mesmo resultado quando não houver mudança e for classificado novamente pelo mesma pessoa, ou por repetidas vezes ao longo do tempo), sensível (capaz de detectar mudanças quando realmente ocorreram), viável (fácil de obter) e interpretável (fácil de compreender).

Nesse exemplo, uma metanálise de dúzias de ECRs demonstrou que a tromboprofilaxia com heparina diminui as taxas de TVP, de embolia pulmonar fatal e de mortalidade.[5] Note que o desfecho de melhora focalizado nesse caso não é a medida de desfecho clínico – taxas de TVP –, mas sim uma medida de processo – taxas de administração de tromboprofilaxia com heparina. A Tabela 22.7.2 apresenta os méritos relativos de escolher medidas de processo *versus* medidas de desfecho clínico como alvo de um projeto de melhoria de qualidade.

Quando existem evidências de alta qualidade (idealmente, ECRs) de que uma intervenção melhora desfechos importantes para o paciente, o alvo para a melhoria da qualidade deve ser a mudança de medidas de processo (como tromboprofilaxia), e não medidas de desfecho de pacientes (como TEV). Existem muitos determinantes que influenciam desfechos clínicos, e os efeitos do tratamento são tipicamente modestos (da ordem de reduções de 25% no risco relativo). Portanto, são necessários ECRs de grande porte para demonstrar diferenças de desfechos clínicos entre a intervenção e o controle. Em projetos de melhoria de qualidade, estamos tentando demonstrar a diferença entre a implementação parcial e a implementação mais completa de uma terapia; assim, focalizar desfechos do paciente é muito ineficiente. Além disso, quando melhoramos a administração de terapias efetivas, podemos não observar melhores desfechos, caso a população que estamos tratando tenha ficado mais doente – ou seja, tiver um pior prognóstico – ao longo do tempo. Globalmente, o monitoramento de medidas de desfecho clínico só é obrigatório em situações restritas, em que as medidas de processo relevantes não foram testadas em ECRs e verificadas como melhorando os desfechos do paciente.

Muitos projetos de melhoria de qualidade usam um delineamento de estudo antes-depois. Entretanto, essa abordagem não previne contra o *viés*, e a força de inferência é necessariamente mais fraca nesse delineamento do que em ECRs. Delineamentos de séries temporais e de séries temporais controladas, embora mais fortes, nunca podem garantir que os resultados realmente refletirão o verdadeiro efeito da intervenção de melhoria de qualidade. Portanto, intervenções estudadas com o uso desses delineamentos podem parecer efetivas, quando, na

TABELA 22.7.2 Vantagens e desvantagens de medidas de processo e desfecho para projetos de melhoria de qualidade

	Medida de processo (qualidade do cuidado)	Medida de desfecho (morbidade, mortalidade)
Os pacientes se importam com isso?	Menos compreensível para pacientes	Sim, caso se medirem desfechos importantes para pacientes
Os provedores se importam com isso?	Sim; está diretamente relacionada ao que os provedores estão fazendo	Sim; entretanto, provedores informados estão apropriadamente desconfiados de confundidores e das limitações de modelos de ajuste de risco
Obtidas de dados coletados de rotina?	Normalmente	Às vezes, são necessários dados adicionais, que não são coletados rotineiramente
Interpretáveis para *feedback* e melhorias de qualidade?	Fornece *feedback* claro sobre o que os provedores estão realmente fazendo	Difícil para provedores saber definitivamente para onde direcionar esforços, porque desfechos em geral são afetados por vários processos diferentes
Medem diretamente a prevenção?	Sim	Não
É necessário ajustamento de risco?	Não; entretanto, é necessário definir claramente pacientes elegíveis	Sim; são necessários diferentes modelos para cada desfecho
Tempo necessário para mensuração?	Menos	Mais
Exigências de tamanho de amostra?	Menores	Maiores

Reproduzida de Curtis e colaboradores,[6] com permissão de Critical Care Medicine.

verdade, características da população e mudanças em outros aspectos dos cuidados são responsáveis pelos melhores desfechos.

Por exemplo, investigadores documentaram redução nos desfechos cardiovasculares adversos da cirurgia de revascularização do miocárdio depois de uma manobra bastante drástica de melhora de qualidade: publicar no jornal os resultados dos hospitais e dos cirurgiões. Os autores concluíram que "devem-se realizar programas de melhoria de qualidade, baseados em princípios similares, para outros procedimentos e agravos". Investigação posterior demonstrou, entretanto, que ocorreram melhorias paralelas em desfecho em jurisdições que não implementaram essa estratégia de melhoria de qualidade.[7]

O inverso também é verdadeiro. Clínicos que implementam um projeto de melhoria de qualidade que não sugere qualquer melhora em desfechos importantes para pacientes podem ficar desnecessariamente desapontados, porque a intervenção era realmente efetiva, mas os pacientes matriculados na fase "depois" do estudo tinham pior prognóstico do que aqueles na fase "antes".

Após decidir que seu foco será uma medida de processo, você deve definir o processo explicitamente. Como a heparina (seja não fracionada ou de baixo peso molecular) é mais efetiva do que a profilaxia mecânica (meias antiembólicas ou dispositivos de compressão pneumática), você define a melhor prática como a tromboprofilaxia com heparina e considera abordagens mecânicas somente quando pacientes tiverem contraindicações à heparina (sangramento atual ou recente, alto risco de sangramento ou trombocitopenia severa ou coagulopatia).

2. Ingredientes-chave: trabalho em equipe e liderança

Embora a implementação de melhores evidências na prática caiba a cada médico, a mudança comportamental em toda a instituição requer trabalho colaborativo de equipe e liderança interdisciplinar. Antes de iniciar um projeto, é necessário um processo de consenso local, pelo menos na equipe de melhoria de qualidade (e, idealmente, de forma mais ampla, dos principais interessados na instituição). Se já existir um comitê de melhoria da qualidade funcionando bem, seus membros podem ser uma equipe já pronta para o projeto. Alternativamente, um grupo recém-formado pode criar sinergias para implementar melhores evidências na prática. A inclusão de uma pessoa com habilidades de bioestatística nos estágios iniciais de planejamento ajudará a garantir a adequação de seu delineamento e coleta de dados, tornando suas análises posteriores muito mais diretas.

Como em qualquer projeto, é importante conhecer bem seus colegas. Eles têm as habilidades, interesses e capacidades necessários para irem adiante? Podem trabalhar de forma produtiva em uma equipe multidisciplinar e liderar mudanças? Um líder de equipe pode emergir naturalmente ou ser nomeado. Liderança é uma atividade, não um título. Idealmente, todos os membros de uma equipe de melhoria de qualidade são "agentes de mudança". O método Six Sigma[8] (Tab. 22.7.3) sugere 10 atributos de liderança de membros de equipe que ajudam a efetuar essa mudança (também conhecidos como agentes de mudança faixa preta). Six Sigma é uma abordagem bem conhecida para a melhoria de qualidade, popularizada nos Estados Unidos, que visa a definir, medir, analisar, melhorar e controlar os poucos e vitais processos mais importantes, a fim de vincular a melhoria de qualidade diretamente a resultados fundamentais.[9] Entretanto, nem todos os membros da equipe podem ser super-heróis e, por isso, são necessários bom planejamento e liderança intencional ao longo de todo o empreendimento.

A diretora da farmácia traz uma experiência especial ao projeto. Com um MBA e familiarizada com a abordagem Six Sigma à melhoria de qualidade, ela insiste que você deve fazer uma pesquisa para primeiro definir o problema. Sugere aumentar a equipe, atualmente composta por você, ela própria, a gerente de enfermagem, dois internos de farmácia e o residente-chefe. Você planeja convidar um cirurgião sênior respeitado e de mente aberta, pois ele é um líder local de opinião e

TABELA 22.7.3 Atributos de liderança de agentes de mudança

1. Trabalham bem, independentemente e em grupos.
2. Permanecem calmos sob pressão.
3. Antecipam problemas e agem imediatamente.
4. Respeitam colegas e são respeitados por eles.
5. Inspiram terceiros.
6. Delegam tarefas a terceiros e coordenam esforços.
7. Compreendem capacidades e limitações de colegas.
8. Mostram preocupação genuína por outras pessoas, pelo que necessitam e desejam.
9. Aceitam bem a crítica.
10. Desejam melhorias.

Reproduzida de Blue.[9] Copyright © 2002, com permissão de McGraw-Hill Companies.

provavelmente irá galvanizar sua equipe, ser um modelo para a mudança comportamental e abordar possíveis perguntas de colegas. Você assegura que apresentará o projeto como uma colaboração singular aos chefes de medicina interna e de cirurgia geral, um projeto conjunto de melhoria de qualidade para fins do credenciamento. Também planeja contatar um bioestatístico da universidade local para ajudar a planejar o delineamento e a análise.

No dia seguinte, após a visita clínica, você tem uma reunião com a gerente da enfermagem clínica. Ela sugere que os *rounds* de manejo de casos poderiam ser um momento semanal útil para focalizar a tromboprofilaxia efetiva. Depois, você tem uma reunião com a diretora da farmácia e com os dois internos de farmácia que estão iniciando a rotação clínica no serviço cirúrgico. Eles imaginam oportunidades estimulantes para seu departamento e perguntam se você poderia supervisionar alguns aspectos desse projeto, como parte de um programa de residência em farmácia.

3. Faça um exame ambiental atento

Sem dados preliminares sobre a qualidade de cuidados na prática real, é difícil saber se qualquer mudança de comportamento é necessária. Fazer um exame ambiental atento é um passo inicial crucial.[10]

Bancos de dados clínicos ou administrativos podem ser uma fonte útil de dados para examinar a prática atual, mas, muitas vezes, são necessárias análises bioestatísticas sofisticadas. *Revisões* retrospectivas de prontuários são um modo bem conhecido de examinar a prática real, mas, com frequência, não conseguem distinguir entre drogas receitadas e drogas realmente administradas na enfermaria. Estudos observacionais prospectivos diretos têm menor probabilidade de limitações por documentação pobre em prontuários, mas podem consumir muito tempo e dinheiro. Levantamentos de padrões informados de práticas são uma estratégia alternativa ao exame ambiental atento e podem fornecer evidências sobre práticas de difícil mensuração, como o uso de meias antiembólicas, que pode não estar bem registrado no prontuário. Todavia, levantamentos autoadministrados também podem complementar estudos observacionais da prática real com informações sobre conhecimentos, atitudes e crenças, que podem oferecer importantes *insights* sobre barreiras à mudança comportamental (Tab. 22.7.4).

Sabendo que levantamentos autoinformados de práticas nem sempre refletem a prática real e que alguns de seus colegas acreditam que não existe problema com as taxas de tromboprofilaxia, você decide não fazer um levantamento. Você suspeita que a documentação pobre sobre contraindicações à profilaxia com heparina nos prontuários médicos limitará a utilidade de uma revisão retrospectiva de prontuários. Quando os farmacêuticos lhe mostram o banco de dados de prescrição de medicamentos do hospital, você descobre que as razões para a não prescrição de heparina não estão deta-

TABELA 22.7.4 Atributos de levantamentos e de estudos observacionais para a realização de exames ambientais atentos para projetos de melhoria de qualidade

Atributos	Levantamentos	Estudos observacionais
Informações sobre a prática	Prática declarada	Prática real
Outras informações	Conhecimentos, atitudes, crenças, preferências	Inferências sobre essas questões são limitadas
Custo	Geralmente, menos caros	Geralmente, mais caros

lhadas, impossibilitando seu uso para avaliar a adequação da prescrição.

Considerando essas questões, seu modesto orçamento e o cronograma apertado, você convida a chefe dos residentes em medicina a colaborar em um estudo observacional unicêntrico prospectivo de tromboprofilaxia na consulta cirúrgica perioperatória para seu projeto de melhora de qualidade, obrigatório para o programa de residência em medicina interna.

Descobrir o tempo disponível dos internos de farmácia e da chefe dos residentes faz com que você reduza a escala de seus planos iniciais para uma auditoria prospectiva. Você planeja incluir pacientes consecutivos admitidos para as cinco enfermarias cirúrgicas de seu hospital nos próximos 3 meses, com no mínimo 16 anos de idade, e que sejam hospitalizados por 24 horas ou mais. No primeiro contato (basal), você coletará dados demográficos e fatores de risco para TEV. Diariamente, um dos internos de farmácia documentará o uso de profilaxia anticoagulante de TEV (heparina não fracionada ou heparina de baixo peso molecular [HBPM]) ou de anticoagulação terapêutica (heparina intravenosa ou varfarina oral). Para pacientes que não recebem heparina, você registrará se isso foi um erro de omissão ou por contraindicação ao uso de heparina e se foram usadas abordagens mecânicas em troca.

A racionalização dos formulários de coleta de dados, a criação de um manual operacional que inclua definições e o pré-teste dos métodos causaram atrasos iniciais. Finalmente, durante o primeiro mês de coleta satisfatória de dados, você documentou a prática da profilaxia em mais de 1.000 pacientes/dia nas enfermarias cirúrgicas. Uma rápida revisão dos dados mostra que somente cerca de 50% dos pacientes/dia recebem a tromboprofilaxia com heparina. Capacitado por sua documentação sobre um problema e entusiasmado com as perspectivas dessa iniciativa, mas atemorizado por seu alcance, você percebe que precisa definir melhor os limites do projeto; assegura recrutar o auxílio de seus atuais colaboradores e de outros colegas interessados, depois de preparar um documento inicial para circulação e *feedback*. Você tem uma reunião com as chefias da medicina interna e da cirurgia; estão satisfeitos com seu plano sobre o empreendimento focalizado na medicina perioperatória e o autorizam a liderá-lo.

4. Elabore uma proposta formal

Uma proposta escrita para um projeto de melhoria de qualidade simboliza compromisso, ajuda a estimular ideias entre colegas e o força a ser específico. Uma proposta deve delinear a racionalidade do projeto (incluindo os resultados de seu exame ambiental atento), papéis e atividades-chave, colaboradores, cronograma e custos previstos (Tab. 22.7.5).[6] Esse também é um bom momento para dar (pelo menos para si mesmo) algumas incertezas que podem levar à modificação apropriada de seu plano inicial. Por exemplo, se você descobrir, para sua surpresa, que os pacientes de cirurgia geral em consulta perioperatória têm uma taxa muito alta de tromboprofilaxia, pode escolher outra população-alvo, como pacientes hospitalizados restritos ao leito no serviço de clínica, ou reexaminar algumas das ideias de seus colegas, incluindo o uso de profilaxia contra a ateroembolia.

Nesse estágio, você também deve solicitar comentários críticos e reconsiderar se os benefícios de seus esforços para mudar práticas serão realisticamente recompensados por melhorias importantes em desfechos importantes para o paciente, em economia de custos ou em outros benefícios para a organização.[11] Essa meta é importante e ressalta a questão relativa a mais investimentos na melhoria da qualidade; na verdade, os ganhos para a sociedade são potencialmente muito maiores com o investimento de mais recursos em esforços para levar intervenções de conhecida efetividade à prática de rotina do que com grande parte da pesquisa primária, que produz ganhos marginais em efetividade e impacto populacional.[12]

Tabela 22.7.5 Proposta de melhoria da qualidade para a tromboprofilaxia com heparina em pacientes cirúrgicos

1. Declare o objetivo do projeto.
2. Sumarize a carga de doença atual no nível local, nacional ou global.
3. Delineie complicações clínicas e implicações de recursos.
4. Descreva o desfecho primário.
5. Liste colaboradores em potencial e suas tarefas.
6. Desenhe uma linha de tempo e um cronograma de trabalho.
7. Elenque custos pessoais e não pessoais.
8. Crie um plano de negócios.

Adaptada de Curtis e colaboradores.[6]

Sua proposta inicial abrange todos os itens da Tabela 22.7.5, exceto o último. Como você não tem nenhuma experiência pessoal na criação de um plano de negócios formal, não tenta fazê-lo, mas discute posteriormente sobre esse aspecto com uma colega da área empresarial. Ela o convence dos méritos de um plano de negócios para delinear despesas, solicitar recursos e prever economias em potencial para o hospital. Você pede sua ajuda para prepará-lo.

5. Compreenda o comportamento atual

Desenvolver estratégias para superar barreiras à mudança de comportamento requer a compreensão da prática existente. Embora cada contexto seja único, em termos dos clínicos e da cultura organizacional local, alguns princípios são generalizáveis. Barreiras comuns incluem hábitos dos clínicos, falta de consciência de (ou resistência a) novas informações, confiança em desfechos fisiológicos em vez de em desfechos importantes para o paciente ao interpretar evidências e baixas expectativas de desfecho, por parte dos clínicos, que questionam se os benefícios observados no contexto de pesquisa serão concretizados no contexto da prática.[13] O uso de alguma forma de marco explícito, como a identificação de barreiras no nível de clínicos, de equipes clínicas, de organização ou o contexto mais amplo, pode garantir que você não deixe de lado qualquer fator crítico em seu planejamento.[14]

Para compreender a prática atual, entrevistas informais ou discussões de grupo com colegas relevantes podem ser iluminadoras e muitas vezes serão suficientes, se realizadas e interpretadas com ponderação. Uma análise de parte interessada (*stakeholder*) é uma abordagem mais estruturada, para procurar entender interesses, comportamento, relações e planos dos interessados, por meio de uma série abrangente de entrevistas. Essa análise gera informações sobre níveis de influência, apoio e recursos das partes interessadas, que podem estar relacionados a um projeto de melhoria de qualidade. Pesquisas qualitativas formais envolvendo grupos focais e entrevistas aprofundadas são mais poderosas para a geração empírica de *insights* a fim de elucidar o leque de barreiras à implementação de melhores práticas e suas importâncias relativas para grupos específicos.[15] Frequentemente, estudos qualitativos estão além do alcance e das habilidades das equipes de melhoria de qualidade, mas, quando podem ser realizados, seus resultados podem ser muito frutíferos.

Em resumo, entender comportamentos atuais requer reflexão sobre as práticas existentes, diagnóstico de possíveis causas de desempenho subótimo e interpretação de suas origens e influências. Uma vez atingida essa compreensão, podemos identificar intervenções que podem melhorar a prática e escolher aquelas com mais probabilidade de efetividade.

Você percebe que, para mudar comportamentos, deve primeiro compreendê-los. Como você não dispõe do tempo nem da formação para realizar um estudo qualitativo formal, você elucida informalmente barreiras percebidas à tromboprofilaxia, em sua próxima reunião de divisão. Você agenda uma participação em uma das reuniões do departamento de cirurgia para coapresentar o projeto com seu colaborador cirúrgico. Também discute a questão de erros de omissão de heparina na reunião matinal (*morning report*) com os residentes sênior que fizeram consultas cirúrgicas com seu grupo. De acordo com essas reuniões, você cria uma lista de possíveis barreiras à tromboprofilaxia com heparina.

Para ajudá-lo a identificar quais barreiras abordar no projeto de melhoria de qualidade, você estabelece reuniões individuais de 30 minutos com três colegas internistas que, na reunião inicial da divisão, reconheceram que você poderia ter um problema nas mãos, e também faz uma reunião com um dos enfermeiros mais experientes de cuidado direto de pacientes na enfermaria cirúrgica. Você pede suas opiniões sinceras sobre as barreiras mais importantes à tromboprofilaxia com heparina, entre a longa lista de possíveis causas que você elaborou, e um deles o lembra da "regra 80/20", baseada nas ideias do economista italiano Vilefredo Pareto. Na década de 1890, ele enunciou o que hoje é conhecido como o princípio 80/20, a partir da observação original de que 80% da riqueza da Itália estava nas mãos de 20% da população. Essa regra prática 80/20 expressa o fato de que 80% dos resultados são determinados por apenas cerca de 20% das causas. As opiniões de seus colegas estão de acordo com esse princípio. Acreditam que erros de omissão referentes à tromboprofilaxia com heparina têm pouca relação com a falta de familiaridade com evidências de ECRs (embora isso possa não ser verdadeiro no caso dos residentes); esses erros resultam mais provavelmente do esquecimento de iniciar heparina ou da não reinstituição da heparina depois do desaparecimento de contraindicações transitórias. Portanto, você se concentra em duas barreiras: esquecer de prescrever (para o médico responsável) e falta de conhecimento sobre a importância da profilaxia da TEV (para residentes). Começando a pensar à frente sobre como abordar essas barreiras, seus colegas apresentam a explicação de que é necessário mais do que educação básica para os residentes. Estes requerem sugestões e lembretes no local dos cuidados e informações sobre seu desempenho ao longo do tempo. Também sugerem papel mais ativo para os farmacêuticos do hospital e enfermeiros diretamente envolvidos no cuidado de pacientes.

Embora ainda não tenha decidido sobre as estratégias finais de implementação, você dispõe de algum tempo, porque alguns de seus colegas céticos pedirão para examinar primeiro os dados, a fim de documentarem o grau exato do problema de sua divisão com a tromboprofilaxia com heparina no serviço de consulta perioperatória. De fato, a coleta continuada de dados para as medidas basais está na agenda da próxima reunião da equipe.

6. Crie um sistema de coleta de dados

Sem dados basais precisos sobre a forma de aplicação atual das evidências não é possível documentar se a prática melhora depois da estratégia de mudança de comportamento. Uma revisão de utilização após 1 mês fornecerá *insights* a respeito de um sistema adequado de coleta de dados em longo prazo. Por exemplo, você pode escolher um diferente denominador, como pacientes da enfermaria de cirurgia geral que estão no serviço de consulta perioperatória, internados por 72 horas ou mais, em vez de 24 horas ou mais (resumindo N hospitalizações consecutivas ao longo do período X), ou escolher outra métrica tudo-ou-nada (declarando sucesso se pelo menos 90% dos dias de hospital envolverem heparina, e fracasso em caso contrário).[16] Outra opção é registrar somente o denominador de pacientes/dia e as oportunidades perdidas de tromboprofilaxia, que poderiam envolver maior interpretação, mas menos coleta de dados.

Se os métodos usados em seu exame ambiental atento foram suficientemente rigorosos, ele também pode servir para completar sua coleta de dados basais. Entretanto, dados dos exame ambientais iniciais muitas vezes são insuficientes para uma medida basal confiável. A decisão sobre a frequência da coleta de dados é inevitavelmente influenciada por *tradeoffs*. Coletas frequentes de dados aumentarão a precisão das estimativas, mas requerem mais tempo e esforços. Coletas de dados menos frequentes podem ser mais viáveis, mas aumentam a chance de erro de amostragem (um problema comum com as abordagens populares de ciclos rápidos "planeje-faça-estude-aja" para a qualidade).

A decisão sobre quem fará as mensurações pode depender do que você está medindo e quando. A incorporação explícita da coleta de dados à descrição de tarefas pode garantir que isso seja feito de modo adequado. De maneira similar, identificar alguém especificamente dedicado a projetos desse tipo pode ser imensamente útil. Independentemente de quem coleta os dados, é útil realizar treinamentos sobre métodos de coleta de dados e estudos pilotos para testar a confiabilidade inter ou intraclassificadores da abstração de dados-chave. Se os recursos permitirem, auditorias periódicas de dados podem ajudar a garantir a sua integridade e permitir *feedback* positivo (ou crítica construtiva e correção, conforme necessário). Idealmente, a pessoa que coleta os dados deve estar cega quanto à aplicação ou não da intervenção de mudança comportamental. Entretanto, em um projeto de melhoria de qualidade, muitas vezes isso não é viável. Portanto, é importante tomar medidas para garantir que os procedimentos de coleta de dados minimizem o potencial de introdução de viés pelo coletor dos dados, que pode ter interesse em mostrar que o projeto de melhoria de qualidade foi bem sucedido. Pode-se fazer isso cegando os coletores de dados em relação às metas do projeto.

Você marca outra reunião com a equipe de projeto para discutir a conclusão da coleta de dados basais. Tendo feito um sistema gerenciável de coleta de dados para o primeiro mês do exame ambiental, você ainda considera alternativas viáveis que possam ganhar em eficiência, sem sacrificar a acurácia. No final, entretanto, você não encontra nenhuma razão premente para mudar seus métodos e planeja a coleta de dados por um total de 3 meses. Você decide que o desfecho primário será a proporção de dias na enfermaria nos quais a tromboprofilaxia com heparina é administrada apropriadamente.

Um interno de farmácia se oferece para coletar os dados durante o segundo e o terceiro mês, enquanto o outro interno se oferece para criar um banco de dados simples e digitar os dados. Você pede ao segundo farmacêutico que faça uma verificação retrospectiva de confiabilidade em 5% dos prontuários do primeiro mês. Eles levantam a possibilidade de que padrões de prescrição de clínicos possam melhorar devido à presença de um dos internos de farmácia que também estão trabalhando como farmacêuticos da enfermaria, levando a um nível ótimo de prescrição durante o período de coleta basal de dados. Para evitar o viés potencialmente causado por dados basais, o diretor da farmácia muda as escalas dos internos de farmácia, de modo a não terem responsabilidades clínicas nas enfermarias cirúrgicas durante a coleta de dados basais. Você também decide que os internos farão parte da intervenção de mudança comportamental no futuro para abordar uma das barreiras-chave para a tromboprofilaxia ótima.

7. Decida como informar os resultados à sua audiência-alvo

A informação transparente e oportuna dos resultados é crucial para o sucesso de um projeto de melhoria de qualidade. Os objetivos da informação de dados são documentar o desempenho, motivar a mudança de comportamento quando o desempenho justificar melhora e dar *feedback* positivo quando o desempenho é excelente. Para demonstrar e manter melhorias, os resultados devem ser interpretáveis e levar à ação. Relatos obscuros de *feedback* são impotentes e podem fazer com que os projetos percam ímpeto.[6]

Ao decidir como informar resultados, você deve considerar os objetivos do projeto, o *background* da audiência-alvo e a familiaridade local com informes de dados existentes. Antes de disseminar relatórios, faça um piloto dos formatos de apresentação e solicite sugestões de sua audiência-alvo sobre a interpretabilidade. Possíveis formatos incluem figuras, tabelas, textos e combinações dos três. Cada um tem vantagens e desvantagens. Gráficos e figuras (p. ex., *run charts*; ver Fig. 22.7.1), painéis de instrumentos[17] e boletins de notas (*report cards*) podem apresentar esquematicamente os dados ao longo do tempo, mas sua criação pode requerer maior nível de perícia. Tabelas podem ser facilmente reunidas, contêm grandes quantidades de informação em um pequeno espaço e podem ter legendas explanatórias. Tabelas simplificam a apresentação dos dados, mas são menos úteis para apresentarem dados ao longo do tempo. O texto é um veículo familiar para a comunicação, mas pode ocupar mais espaço, e sua leitura pode ser menos convidativa do que a de tabelas. É útil mostrar o desempenho tanto passado quanto presente.

A determinação de quando informar resultados dependerá parcialmente (1) da frequência com que se mede o alvo, (2) do destinatário e (3) do propósito dos informativos (se são "para informação", para mantê-los no circuito administrativo, ou se constituem-se de auditorias instrumentais; em outras palavras, se são verdadeiramente parte de sua estratégia de mudança de comportamento). Você pode negociar a frequência e o conteúdo dos informativos, no caso de administradores; em algumas situações, um informativo final dos achados é suficiente. No caso de comunicações para a equipe do projeto, a frequência e o nível de detalhe devem ser suficientes para ajudar a otimizar a

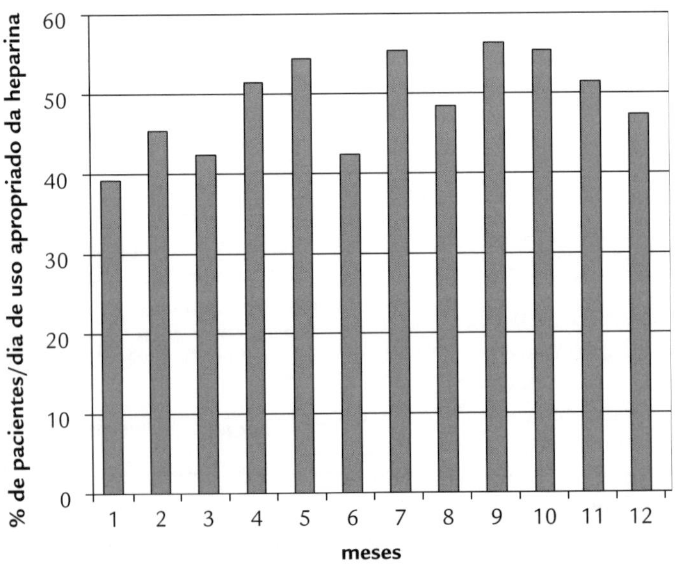

FIGURA 22.7.1 Projeto de melhoria da qualidade em tromboprofilaxia (para sua próxima reunião de negócios da divisão de medicina interna geral).

execução do projeto. Para mudar o comportamento de médicos, informativos diários de desfechos de interesse poderiam ser inviáveis; além disso, se os dados forem informados com muita frequência, os médicos podem parar de dar importância à informação, e ela pode perder seu impacto como uma sugestão para a mudança comportamental. Informes semanais ou mensais podem ser adequados inicialmente. A escolha final do momento e da frequência do *feedback* requer equilíbrio prático entre manter ganhos de desempenho e reconhecer os limites de seu sistema local.[18] Finalmente, a frequência e o conteúdo de informativos muitas vezes mudam ao longo do curso do projeto, de acordo com os sucessos e os fracassos iniciais e com a realidade de que todas as equipes de melhoria de qualidade desejam fazer o mínimo de trabalho possível para o máximo benefício do projeto.

Quando os 3 meses de coleta de dados passam, você pede a ajuda de sua colega bioestatística na análise e no informativo. Felizmente, como você a envolveu desde o início no projeto, ela está familiarizada com seus planos, métodos e progressos.

Você pode escolher expressar a porcentagem mediana de dias hospitalares de tromboprofilaxia com heparina por semana. Durante 3.216 pacientes/dia no hospital, você verificou que a proporção de dias na enfermaria cirúrgica em que a tromboprofilaxia com heparina foi adequadamente administrada, durante 3 meses, foi de 49,6% (mediana; faixa interquartil, 0-87,3).

Em sua reunião de equipe, você indica três audiências-alvos para seus resultados e decide desenvolver três moldes (*templates*) únicos para cada uma delas. Em primeiro lugar, você prepara uma tabela de trabalho detalhada para sua próxima reunião da equipe de projeto (Tab. 22.7.6); você planeja fazer reuniões mensais para revisá-las (com os dados mais atuais possíveis, considerando o inevitável atraso necessário para digitação e análise de dados). Em segundo lugar, você escreve os principais achados em forma de texto, resumindo os acontecimentos dos primeiros 3 meses; a partir daí, planeja uma disseminação mensal similar, via *e-mail*, a seus colegas clínicos e cirurgiões que fornecem ou usam o serviço de consulta perioperatório (Tab. 22.7.7). Essa é uma parte-chave de sua estratégia de mudança comportamental. Em terceiro, você cria um formato simples de *run chart* para apresentar resultados mensais do grupo de forma anônima, que planeja levar a cada reunião mensal das divisões de clínica geral e cirurgia, como parte de sua estratégia de mudança comportamental (Fig. 22.7.1). Você planeja pedir o *feedback* dos destinatários de cada um desses moldes sobre a utilidade do formato de resultados.

8. Selecione e introduza estratégias de mudança comportamental

Depois de documentar um nível subótimo de tromboprofilaxia, seu próximo passo é implementar estratégias de mudança de comportamento que têm probabilidade de melhorar a situação. Embora faça sentido atacar as barreiras importantes, também é importante priorizar as potencialmente passíveis de mudança, usando estratégias de efetividade documentada. As estratégias podem englobar intervenções profissionais (como educação médica continuada, auditoria, *feedback*), intervenções financeiras, intervenções organizacionais (como maior papel da enfermagem no contexto usual, postos explícitos de enfermeiro prático) ou intervenções regulatórias (como credenciamento profissional).[19]

Você consulta o Cochrane Effective Practice and Organization of Care Review Group, que publicou um resumo de 41 *revisões sistemáticas* de centenas de estudos originais que testaram os efeitos de diferentes estratégias de mudança de comportamento sobre o comportamento de clínicos e os desfechos de pacientes.[20] Essa revisão sugeriu que estratégias ativas têm maior probabilidade de serem efetivas na mudança de comportamentos do que estratégias passivas (como a distribuição de mate-

TABELA 22.7.6 Sumário tabular do projeto de melhoria da qualidade da tromboprofilaxia com heparina: dados dos 3 meses iniciais antes do lançamento de estratégias de mudança de comportamento (para sua próxima reunião da equipe do projeto)[a]

Proporção de dias de hospital com	Mês 1 (36 pacientes, 1.083 dias)	Mês 2 (35 pacientes, 1.124 dias)	Mês 3 (37 pacientes, 1.009 dias)	Global (108 pacientes, 3.216 dias)
Profilaxia com heparina[b]	51 (0-100)	56 (20-100)	43 (13-100)	49,6 (0-87)
Anticoagulação profilática ou terapêutica	69 (0-100)	80 (29-100)	73 (31-100)	75 (36-100)
Apenas profilaxia mecânica	0 (0-23)	20 (0-85)	10 (0-70)	14 (9-56)
Erro de omissão, sem tromboprofilaxia com heparina	20 (0-54)	17 (0-36)	24 (0-52)	19 (0-45)

[a] Valores são apresentados como medianas (faixa interquartis). Os tipos de tromboprofilaxia com heparina nos meses 1, 2 e 3 são mostrados. Profilaxia mecânica refere-se ou a meias antiembólicas ou a dispositivos de compressão pneumática. Erros de omissão consideraram se houve omissão de heparina sem uma contraindicação ao medicamento (sangramento atual ou potencial, coagulopatia [INR, > 2,0; tempo parcial de tromboplastia > 60 segundos], trombocitopenia [plaquetas < 75×10^9/L], trombocitopenia conhecida ou suspeita induzida pela heparina, coagulação intravascular disseminada).

[b] Denominador exclui dias em que o paciente recebeu anticoagulação terapêutica

TABELA 22.7.7 Resumo do texto do projeto de melhoria da qualidade da tromboprofilaxia com heparina: dados dos primeiros 3 meses (a serem modificados pela disseminação de *e-mails* mensais aos colegas internistas e cirurgiões gerais)

Caros colegas,

Com um mandato das Divisões de Medicina Interna Geral e Cirurgia Geral, a Equipe Conjunta Colaborativa de Heparina CQI documentou nossa adesão a essa intervenção baseada em evidências. Para mantê-los atualizados, planejamos enviar-lhes *e-mails* periodicamente.

Nossa residente-chefe e dois internos de farmácia registraram o uso de heparina em mais de 3.000 pacientes/dia em nosso hospital durante um trimestre recente. Consideramos tanto a tromboprofilaxia com heparina não fracionada ou heparina de baixo peso molecular quanto à anticoagulação terapêutica com heparina intravenosa ou varfarina oral. A cada dia, para pacientes que não recebiam heparina, classificamos se esse era um erro de omissão ou se era devido a uma de várias contraindicações pré-definidas à heparina. A mediana da proporção de pacientes/dia em que a tromboprofilaxia com heparina foi administrada apropriadamente foi de apenas 49%. Isso indica que podemos melhorar!

Estamos agora iniciando o próximo passo do projeto CQI, a fim de melhor compreender nossos padrões de tromboprofilaxia com heparina; tentaremos então superar quaisquer barreiras existentes.

Obrigado por seu apoio e interesse. Agradecemos todas as ofertas de assistência ou críticas.

Sinceramente,

A Equipe do Projeto Heparina QI (The Heparin QI Project Team)

riais educacionais impressos). Entretanto, isso foi questionado por uma revisão mais recente de 235 estudos de disseminação de diretrizes e de estratégias de implementação.[21] Quando usadas isoladamente, o tamanho médio do efeito absoluto da maioria das intervenções era muito baixo, aproximadamente 9% (ou 0,09). O tamanho do efeito é a diferença entre escores médios dos grupos de tratamento e controle, dividida pelo desvio padrão dos escores no grupo-controle (ou pelo desvio padrão agrupado dos grupos de tratamento e controle ou pelo desvio padrão agrupado do escore de mudança) (ver Cap. 10.5, Medindo a experiência dos pacientes). Uma regra prática para ajudar a interpretar a magnitude dos tamanhos de efeito é a seguinte: valores na faixa de 0,2 representam um efeito pequeno, valores na faixa de 0,5, um efeito moderado, e valores na faixa de 0,8, um efeito grande.[22] A tradução do tamanho médio de 0,09 do efeito absoluto nas unidades naturais relevantes, nesse caso, corresponde a cerca de dois pacientes/dia.

Inesperadamente, você descobre que a distribuição de materiais educacionais parecia ser tão efetiva quanto auditoria e *feedback*. Entretanto, os efeitos eram maiores e mais consistentes para sugestões e lembretes manuais ou computadorizados direcionados aos clínicos do que para material educacional ou auditoria e *feedback*. Revisões anteriores também sugeriram que combinações de intervenções de melhoria de qualidade (intervenções multifacetadas) têm maior probabilidade de superar múltiplas barreiras para melhores cuidados. Entretanto, a revisão atualizada recentemente[21] não encontrou nenhum padrão claro em relação à efetividade do número de estratégias. Uma possível explicação é que estratégias múltiplas e mais complexas são preferencialmente usadas em contextos nos quais existem barreiras mais difíceis para um ótimo cuidado de pacientes.

A maioria das intervenções é efetiva em algumas circunstâncias, mas nenhuma é efetiva em todas as circunstâncias. Idealmente, estratégias de implementação devem ser baseadas em necessidades e barreiras identificadas, individualizando, dessa forma, as estratégias de mudança comportamental ao contexto e fazendo uso mais eficiente de recursos escassos. Embora essa abordagem seja intuitivamente atraente, existem poucas evidências empíricas sobre a melhor maneira de implementá-la e qual abordagem escolher em diferentes contextos. Além disso, os custos de algumas intervenções – como tempo e custo de sistemas computadorizados de apoio à decisão para centros sem sistemas de informações clínicas – podem exceder quaisquer benefícios potenciais ou economias de custos antecipadas (ver Cap. 9.6, Sistemas de apoio à decisão).[11]

Você realiza uma reunião semanal com a equipe de projeto para informar problemas, progressos e tarefas da reunião anterior. Você circulou duas revisões sistemáticas, uma sobre estratégias para mudar o comportamento médico em geral, usando diretrizes,[21] e outra sobre estratégias avaliadas especificamente para melhorar a tromboprofilaxia.[23] Você considera um desafio digerir essas evidências sobre mudança de comportamento. A partir das duas revisões sistemáticas, você conclui que a maioria das intervenções parece causar algum grau de mudança positiva, embora a magnitude seja geralmente pequena e os efeitos sejam inconsistentes. Seu grupo reconhece a necessidade de escolher estratégias de implementação simples, facilmente disponíveis, relativamente baratas, bem aceitas e facilmente aplicadas, impulsionando assim a viabilidade de seu projeto.

Você percebe que um ambiente de trabalho que facilite a mudança é um potente facilitador para a aplicação de melhores evidências na prática e que a falta de infraestrutura de apoio aos cuidados de saúde pode comprometer os esforços. Para obter uma perspectiva mais acadêmica, você revisa um estudo qualitativo multicêntrico relevante, delineado para compreender os fatores ambientais percebidos como aqueles que aumentam o uso de β-bloqueadores em pacientes com infarto do miocárdio.[24] Os investigadores usaram entrevistas semiestruturadas com clínicos, funcionários de gestão de qualidade e administradores para identificar seis fatores que comprovadamente aumentavam o uso de β-bloqueadores (Tab. 22.7.8). Você reflete sobre quais dessas influências ambientais podem encorajar a tromboprofilaxia com heparina em seu hospital. Examinando a lista, você sente-se certo de seus objetivos. Você tem não apenas o apoio administrativo do titular de medicina e do chefe de medicina interna geral, mas também uma diretriz administrativa, e tem certeza de que seus colegas não têm problemas com o fato de que é sua vez de liderar o mandato de melhoria de qualidade em sua divisão. Você construiu cuidadosamente sistemas de coleta de dados e informação e agora planeja as estratégias de mudança de comportamento.

A gerente de enfermagem sugere prescrições médicas pré-impressas para tromboprofilaxia, ressaltando como foram úteis para obter a anticoagulação terapêutica em sua instituição. Entretanto, você lamenta que empreender todo o processo para obter a aprovação do comitê de formulários levaria cerca de 9 meses, retardando a avaliação de seu efeito. Você está preocupado sobre o tempo necessário para implementar adequadamente intervenções mediadas pelo paciente para mudar o modo de prescrição de médicos, mas planeja perguntar ao Community Liaison Department se há interesse em desenvolver esse tipo de programa, considerando a preocupação pública com trombose e a recente coalizão liderada pela Society for Hospital Medicine para prevenir a trombose venosa profunda, que declarou março como mês da conscientização da TVP (http://www.preventdvt.org).

Considerando sua falta de experiência em mudança comportamental em toda a instituição, você busca um artigo útil de informações sobre a implementação de evidências associada às diretrizes antitrombóticas e trombolíticas do American College of Chest Physicians.[25] Você está particularmente interessado no informativo de um levantamento de peritos em trombose sobre aceitabilidade, viabilidade e custo de diversas intervenções de mudança comportamentais, delineadas para melhorar a tromboprofilaxia (Tab. 22.7.9).

Como seu hospital não dispõe de um *computer-order entry*, você não é capaz de usar apoios computadorizados à decisão para mudar comportamentos. Assim, escolhe um apoio multifacetado individualizado para sua instituição de ensino, direcionando diferentes clínicos e incluindo (1) residentes (reuniões educacionais na forma de sessões de ensino e lembretes verbais diários dos farmacêuticos na enfermaria), (2) enfermeiros diretamente envolvidos no cuidado de pacientes (com reuniões educativas em serviço periódicas e uma solicitação explícita para se incorporarem ao *round* diário, lembretes aos médicos sobre a tromboprofilaxia com heparina) e (3) membros do corpo clínico envolvidos em consultas perioperatórias (com auditoria e *feedback* mensais para internistas e cirurgiões gerais por *e-mail*, discussão mensal em reuniões da divisão e apresentação trimestral pública de *run charts*). Os dois internos de farmácia marcaram seu estágio na enfermaria cirúrgica logo a seguir, de modo a poderem fornecer lembretes verbais à equipe, alavancando o efeito sentinela, a fim de melhorar o desempenho das pessoas que estavam sendo avaliadas e de ajudar a induzir uma prática ótima. A chefe dos residentes oferece-se para apresentar os resultados nos *rounds* de manejo de caso das sextas-feiras, quando o gerente de enfermagem revisa o perfil de medicação de cada paciente.

Tabela 22.7.8 Fatores ambientais que aumentam a aplicação de β-bloqueadores pós-infarto do miocárdio

1. Estabelecimento de metas.
2. Apoio administrativo.
3. Apoio dos clínicos.
4. Delineamento e implementação de iniciativas de melhoria.
5. Uso de dados.
6. 'Fatores contextuais (p. ex., rotatividade de funcionários administrativos e de clínicos sênior).

Reproduzida de Bradley e colaboradores,[24] com permissão do *JAMA*.

TABELA 22.7.9 Resultados do levantamento da Conferência de Consenso do American College of Chest Physicians sobre terapia antitrombótica: intervenções de mudança de comportamento de participantes[a]

Domínios	Disseminação de material educacional	Reuniões educacionais	Visitas de extensão educacionais	Lembretes computadorizados	Intervenções mediadas por pacientes	Auditoria e *feedback*
Viabilidade	5,8 (1,0)	5,4 (1,2)	4,3 (1,5)	4,1 (1,8)	4,1 (1,5)	3,5 (1,5)
Aceitabilidade	5,8 (1,0)	5,7 (1,1)	4,3 (1,4)	4,7 (1,5)	4,7 (1,4)	3,6 (1,5)
Custo	4,6 (1,1)	4,1 (1,5)	3,0 (1,4)	3,7 (1,8)	4,1 (1,3)	3,1 (1,4)

[a] Escores em uma escala de 1 a 7 na qual escores mais altos indicam maior viabilidade e aceitabilidade, mas menor custo. Médias e medianas eram similares e, portanto, apenas valores médios (desvio padrão) são apresentados.

Reproduzida de Schunemann e colaboradores,[25] com permissão de *Chest*.

Você enviará um *e-mail* semanal aos médicos do departamento de medicina interna a fim de garantir que estejam cientes do projeto.

Conhecendo o poder de uma narrativa e do ensino baseado em casos, você prepara um resumo de caso, ilustrando erros de omissão em tromboprofilaxia, para apresentação em um próximo *grand-round*, no qual descreverá seu projeto. No presente momento, você aprimorará o objetivo de seu projeto de melhoria de qualidade da seguinte forma: para médicos que atendem pacientes cirúrgicos hospitalizados, no serviço de consulta perioperatória (população), o uso de uma estratégia de mudança comportamental multimétodos, incluindo reuniões educacionais, lembretes e auditoria e *feedback* (intervenção), comparada à ausência de implementação ativa (comparação), aumenta o uso da tromboprofilaxia com heparina apropriada (desfecho)?

Durante os 6 meses de intervenções para a mudança comportamental, você documentou que a proporção de dias em que a tromboprofilaxia com heparina é administrada aumenta firmemente até 90% (faixa interquartis, 50-100%). Concomitantemente, diminuiu a proporção de pacientes/dia em que a heparina não foi administrada. Como, devido ao delineamento observacional, você não pode ter certeza de qual das diversas estratégias de mudança de comportamento introduzidas por você foi responsável (ou mesmo se eventos concomitantes independentes de seus esforços foram responsáveis, pelo menos parcialmente), e como seu hospital é uma instituição de ensino, você decide manter os componentes educacionais de seu projeto. Entretanto, você diminui a intensidade de lembretes nas enfermarias e diminui a auditoria e o *feedback* a uma frequência trimestral.

9. Reavalie o desempenho e modifique o comportamento conforme necessário

Após a implementação de estratégia de mudança de comportamento que tenha algum grau de sucesso, é difícil saber se o desempenho se manterá, a não ser que você reavalie formalmente o desfecho relevante. Por meio desse processo, é importante manter métodos de coleta de dados e análise simples, racionalizando esse aspecto do projeto ao longo do tempo. Por exemplo, no início de um projeto, muitas vezes, os dados são coletados manualmente, enquanto mais tarde os métodos podem se tornar mais automatizados. Um aspecto negativo da mudança de métodos de coleta de dados é que isso pode mudar resultados, independentemente de as práticas realmente mudarem ou não. Sistemas computadorizados de informação clínica podem amparar o comportamento de interesse com maior facilidade ao longo do tempo, embora esse tipo de abordagem possa ter um custo proibitivo em centros sem sistemas de informação clínica. Mesmo que seja aconselhável manter formatos familiares de informativos ao longo do tempo, também é útil informar tendências temporais de maneira visualmente atraente, caso esses sejam usados para manter a mudança comportamental.

Nos próximos 3 meses, o monitoramento mostra uma inversão da tendência inicial favorável. A proporção de dias de administração de tromboprofilaxia com heparina caiu para 80% (faixa interquartis, 45-95%). Você decide focalizar novamente a atenção na recaptura e manutenção da melhora inicial, intensificando lembretes verbais; volta a realizar auditorias e *feedbacks* semanais. É gratificante ver que a próxima avaliação demonstra taxas mais altas de tromboprofilaxia.

A administração do hospital decide usar o sucesso desse projeto como modelo para as demais áreas e o inicia nas enfermarias de clínica médica. Entusiasmado com essa perspectiva, você está ciente de que poucas intervenções para mudar a prática profissional funcionam em todos os contextos, porque as circunstâncias de cada prática e os conhecimentos, atitudes e crenças dos médicos também influenciam o comportamento individual e do grupo. Em um jantar de celebração com sua equipe, vocês refletem sobre as provações e as atribulações de seu projeto. Debatem modos de manter o sucesso com menos esforços. Exploram maneiras de adaptar e racionalizar a abordagem do projeto para outros contextos. Discutem também como compartilhar as lições aprendidas com seus colegas no hospital a fim de otimizar os cuidados a pacientes internados.

10. Conclusão e passo final (ou "Passe para o próximo projeto!")

Quando é orientado por uma proposta e vários passos, como delineado aqui, um projeto de melhoria de qualidade pode ser visto como um estudo abrangente de métodos mistos. Métodos mistos são, muitas vezes, usados para estudar a prestação e a organização de serviços, combinando vários delineamentos de estudo (como levantamentos, entrevistas, observações, avaliação de mudanças). Independentemente do escopo, trabalho de equipe colaborativo e sinérgico, liderança interdisciplinar e mensuração, avaliação e planejamento cuidadosos são cruciais para mudar comportamentos em toda a instituição e implementar com sucesso o uso de melhores evidências na prática.

E o décimo passo? É passar ao próximo projeto de melhoria de qualidade para implementar o uso de melhores evidências na prática!

Referências

1. Geerts WH, Pineo GF, Heit JA, et al. Prevention of venous thromboembolism: the Seventh ACCP Conference on Antithrombotic and Thrombolytic Therapy. *Chest.* 2004;126(3)(suppl):338S-400S.
2. AHCPR Evidence Report/Technology Assessment. *Prevention of Venous Thromboembolism After Injury.* Rockville, MD: AHCPR; 2003.
3. Glasziou P, Haynes B. The paths from research to improved health outcomes. *Evidence Based Nurs.* 2005; 8(2):36-38.
4. Brook RH, McGlynn EA, Cleary PD. Quality of health care, part 2: measuring quality of care. *N Engl J Med.* 1996;335(13):966-970.
5. Collins R, Scrimgeour A, Yusuf S, Peto R. Reduction in fatal pulmonary embolism and venous thrombosis by perioperative administration of subcutaneous heparin: overview of results of randomized trials in general, orthopedic, and urologic surgery. *N Engl J Med.* 1988;318(18):1162-1173.
6. Curtis JR, Cook DJ, Wall RJ, et al. Intensive care unit quality improvement: a "how-to" guide for the interdisciplinary team. *Crit Care Med.* 2006;34(1):211-218.
7. Ghali WA, Ash AS, Hall RE, Moskowitz MA. Statewide quality improvement initiatives and mortality after cardiac surgery. *JAMA.* 1997;277(5):379-382.
8. Blue G. *Six Sigma for Managers.* New York, NY: McGraw-Hill; 2002:88.
9. Blue G. *Six Sigma for Managers.* New York, NY: McGraw-Hill; 2002:19.
10. Cook DJ, Montori VM, McMullin JP, Finfer SR, Rocker GM. Improving patients' safety locally: changing clinician behaviour. *Lancet.* 2004;363(9416):1224-1230.
11. Mason J, Freemantle N, Nazareth I, Eccles M, Haines A, Drummond M. When is it cost-effective to change the behavior of health professionals? *JAMA.* 2001; 286(23):2988-2992.
12. Woolf SH, Johnson RE. The break-even point: when medical advances are less important than im-

proving the fidelity with which they are delivered. *Ann Fam Med.* 2005;3(6):545-552.

13. Cabana MD, Rand CS, Powe NR, et al. Why don't physicians follow clinical practice guidelines? A framework for improvement. *JAMA.* 1999;282(15): 1458-1465.
14. Fretheim A, Oxman AD, Flottorp S. Improving prescribing of antihypertensive and cholesterol-lowering drugs: a method for identifying and addressing barriers to change. *BMC Health Serv Res.* 2004; 4(1):23.
15. Cook DJ, Meade MO, Hand LE, McMullin JP. Toward understanding evidence uptake: semirecumbency for pneumonia prevention. *Crit Care Med.* 2002;30(7): 1472-1477.
16. Nolan T, Berwick DM. All-or-none measurement raises the bar on performance. *JAMA.* 2006;295(10): 1168-1170.
17. Dodek PM, Heyland DK, Rocker GM, Cook DJ. Translating family satisfaction data into quality improvement. *Crit Care Med.* 2004;32(9):1922-1927.
18. Wall RJ, Ely EW, Elasy TA, et al. Using real time process measurements to reduce catheter related bloodstream infections in the intensive care unit. *Qual Saf Health Care.* 2005;14(4):295-302.
19. Grol R. Personal paper: beliefs and evidence in changing clinical practice. *BMJ.* 1997;315(7105):418-421.
20. Grimshaw JM, Shirran L, Thomas R, et al. Changing provider behavior: an overview of systematic reviews of interventions. *Med Care.* 2001;39(8)(suppl 2): II2-45.
21. Grimshaw JM, Thomas RE, MacLennan G, et al. Effectiveness and efficiency of guideline dissemination and implementation strategies. *Health Technol Assess.* 2004;8(6):iii-iv, 1-72.
22. Cohen J. *Statistical Power Analysis in the Behavioral Sciences.* Hillsdale, NJ: Erlbaum; 1988.
23. Tooher R, Middleton P, Pham C, et al. A systematic review of strategies to improve prophylaxis for venous thromboembolism in hospitals. *Ann Surg.* 2005;241(3):397-415.
24. Bradley EH, Holmboe ES, Mattera JA, Roumanis SA, Radford MJ, Krumholz HM. A qualitative study of increasing beta-blocker use after myocardial infarction: why do some hospitals succeed? *JAMA.* 2001;285(20):2604-2611.
25. Schunemann HJ, Cook D, Grimshaw J, et al. Antithrombotic and thrombolytic therapy: from evidence to application: the Seventh ACCP Conference on Antithrombotic and Thrombolytic Therapy. *Chest.* 2004;126(3)(suppl):688S-696S.

22.8

TÓPICOS AVANÇADOS: DAS EVIDÊNCIAS À AÇÃO

Guia do professor para as *Diretrizes*

Peter C. Wyer, Deborah J. Cook,
W. Scott Richardson, Mahmoud Elbarbary
e Mark Wilson

Neste capítulo:

CENÁRIOS

CENÁRIO 1

Você é membro do corpo clínico da unidade de cuidados intensivos (UTI) de seu hospital, onde a maioria dos pacientes faz ventilação mecânica. Uma enfermeira terceirizada demonstra surpresa por todos estarem posicionados em uma elevação de 45°.

CENÁRIO 2

Você é responsável por uma enfermaria de clínica geral. Uma residente está se preparando para liderar uma breve discussão sobre avaliação e manejo da trombose venosa profunda (TVP) no *morning report* de amanhã. Ela planeja montar a apresentação em torno do caso de um paciente com câncer recentemente internado no serviço. Várias questões sobre o diagnóstico e o tratamento inicial da TVP surgiram durante os *rounds* de trabalho.

CENÁRIO 3

Você é o docente/conselheiro do clube de revista em seu programa. O residente designado para liderar a seção deste mês atendeu o paciente com câncer do cenário 2 no serviço de emergência e propõe-se a revisar a literatura sobre a escolha de heparina de baixo peso molecular (HBPM) *versus* heparina não fracionada como tratamento inicial de TVP.

Esses três cenários suscitam questões relacionadas ao ensino de *medicina baseada em evidências (MBE)*. Leitores das *Diretrizes para utilização da literatura médica* que estão envolvidos no ensino clínico sem dúvida já começaram a pensar em como incorporar seus conceitos no ensino. Neste capítulo, fornecemos algumas sugestões.

MEDICINA BASEADA EM EVIDÊNCIAS E ENSINO CLÍNICO: MAIS DO QUE SÓ CLUBE DE REVISTA

Como o ensino e o aprendizado da MBE poderiam diferir do ensino e do aprendizado de qualquer outro conjunto complexo de habilidades? A MBE ainda não está completamente incorporada em muitos currículos de treinamento clínico e de educação continuada. Médicos não familiarizados com a MBE podem considerar as demandas para que aprendam a nova abordagem como uma intrusão indesejada. Em resultado disso, professores podem enfrentar desafios consideráveis ao transmitirem a relevância da MBE para a prática quotidiana.

Nossos três cenários ilustram diferentes aspectos desses desafios. No primeiro, a pressão de tempo e o costume podem resultar em uma resposta do diretor do tipo "O diretor da nossa UTI acredita que a elevação da cabeça é preferível para pacientes ventilados, e assim ela foi incorporada na nossa prática". De forma similar, no contexto com levemente menos pressão temporal do segundo cenário, o residente pode ficar tentado a limitar a apresentação a declarações de fontes como livros-texto e revisões narrativas padrões. O terceiro apresenta um contexto em que conceitos de MBE provavelmente serão vistos como pertinentes. O desafio aqui é estabelecer o elo, de forma persuasiva, do conteúdo do exercício ao processo de tomada de decisões clínicas. Na próxima seção, oferecemos sugestões para incorporar o ensino de MBE nesse e em outros contextos.

Abordagens interativas de ensino, geralmente mais efetivas do que abordagens didáticas convencionais ao ensino e à atualização de habilidades clínicas,[1,2] são particularmente bem adequadas ao ensino da MBE.[2] A Tabela 22.8.1 resume técnicas interativas que não são exclusivas da MBE, mas que são altamente relevantes para seu ensino.[3]

TABELA 22.8.1 Técnicas interativas e de autoaprendizado para o ensino da medicina baseada em evidências (MBE)

Individual	Prescrição educacional[a] Identificar problemas importantes para o paciente que requerem habilidades de MBE
Pequeno grupo	Desempenhar papéis Interlúdios de aprendizado em equipe[b] Estabelecer papéis e diretrizes conforme apropriado • Controlar tempo • Escrever no quadro • Desestimular conversas e distrações • Usar *time-outs* para discutir o processo e voltar a enfatizar a discussão Interjeição de sugestões de ensino Obter opiniões do grupo sobre questões-chave e decisões de prática antes de dar as respostas sugeridas Evitar responder questões antes de envolver o grupo
Apresentações a grandes grupos	Interlúdios de aprendizado em equipe[b] Interlúdios em *buzz group*[c] Obter opiniões da plateia sobre questões-chave e decisões de prática antes de dar as respostas sugeridas Evitar responder questões antes de envolver o grupo

[a] Estimular o aluno a assumir uma tarefa que requer o uso de habilidades de MBE.
[b] Aprendizado em grupo envolve quebrar um grupo maior em um conjunto de grupos menores e atribuir-lhes uma ou mais tarefas idênticas ou correlatas, e depois compartilhar as soluções entre os grupos.[4,5]
[c] *Buzz groups* podem ser considerados uma variante da técnica de aprendizado em grupo, nos quais os pequenos grupos consistem de apenas dois ou três indivíduos.

Métodos de ensino

Straus e colaboradores[3] e Richardson[6] descrevem três métodos de ensinar MBE que podem ajudar a incorporá-la no ensino clínico de rotina (Tab. 22.8.2).

Os três cenários iniciais correspondem a esses três métodos. Ao fazer modelagem de papéis, o professor demonstra o uso de evidências clínicas como um aspecto rotineiro da prática e da tomada de decisão clínica. Durante o ensino integrado da MBE, o professor acrescenta evidências clínicas à mistura de conhecimentos sobre um tópico clínico, combinando-as onde se encaixarem naturalmente. O ensino direto de habilidades específicas de MBE envolve a comunicação sobre maneiras específicas de buscar, estimar ou usar evidências na tomada de decisão clínica. No restante do capítulo, iremos nos referir a esses métodos.

COMBINANDO CONTEÚDO E CONTEXTO: ROTEIROS DE ENSINO BASEADOS EM EVIDÊNCIAS

O aprendizado será mais efetivo e mais provavelmente levará a mudanças de comportamento quando tiver lugar no contexto em que será aplicado.[7,8] É particularmente importante centrar o máximo possível do ensino da MBE em contextos de ensino clínico.[6,9] Isso requer que o professor tenha habilidades em todos os três métodos de ensino.

O professor clínico achará vantajoso apresentar o conteúdo de nossas *Diretrizes* em segmentos pequenos e discretos, combinados em discussões de problemas clínicos. Eles constituem um tipo de roteiro didático que Irby,[10] Schmidt e colaboradores,[11] e Wyer e colaboradores[12] descreveram: apresentações

TABELA 22.8.2 Métodos de ensino

Método	Descrição	Objetivo	Exemplos de local	Exemplos de conteúdo
Modelagem de papéis	Demonstrar a incorporação de evidências em decisões de cuidados de paciente	Comunicar decisões clínicas e recomendações a membros da equipe de saúde ou a pacientes	*Rounds* de trabalho, *rounds* de passagem de plantão, preceptoria clínica	Sumário de um estudo relevante para o cuidado de um paciente ativo ou resultados de uma rápida busca da literatura correlata no curso de *rounds* de trabalho ou em passagem de plantão
Ensino integrado	Combinar a consideração de evidências clínicas relevantes com ensino clínico	Ensinar habilidades clínicas, princípios de avaliação e manejo orientado por doenças	*Morning report*, sessões de tópicos clínicos, revisões de caso de morbidade e mortalidade, reuniões de melhoria de qualidade	Discussão interativa de estudo ou sinopse relevante durante a discussão ampliada de caso
Ensino direto de habilidades	Ensinar tendo habilidades de MBE como assunto direto	Potencializar a capacidade independente dos alunos de recorrer às habilidades de MBE em suas decisões	Clube de revista, *carveouts*[a] de MBE em sessões de ensino integrado	Exame sistemático do processo de resolução de um problema usando habilidades de MBE

Abreviatura: MBE, medicina baseada em evidências.

[a] Sumários de evidências pertinentes podem ser usados como pretexto para digressões explanatórias relevantes. Por exemplo, a referência ao desempenho de um teste diagnóstico, conforme demonstrado em um estudo citado, pode ser suplementada por uma rápida explicação da interpretação de razões de probabilidades.

bem preparadas, estruturadas e interativas de conceitos-chave. Posteriormente, neste capítulo, forneceremos exemplos de segmentos instrucionais curtos que podem ser incorporados aos roteiros. Encorajamos professores clínicos, à medida que leem este livro, a refletirem sobre o desenvolvimento de seus próprios roteiros, incorporando habilidades e conceitos de MBE, e a considerarem onde poderiam aplicá-los.

Necessidades e interesses do aluno

Um roteiro didático efetivo engloba conteúdos adaptados ao local de ensino, ao período e a demandas rivais, bem como ao conhecimento anterior, à prontidão e à inclinação para absorver conteúdos novos do aluno. Irby[13] postulou que a capacidade de modificar e adaptar um roteiro didático às necessidades e ao nível de conhecimento do aluno, ao mesmo tempo em que se é atento às necessidades propostas pelo problema do paciente específico, é a marca de um bom professor clínico.

Um estudante de medicina no início de seus estágios clínicos provavelmente estará preocupado em fazer a conexão de conhecimento sobre doenças e pacientes. Um residente sênior fazendo um rodízio em sua especialidade estará pronto a contemplar escolhas diagnósticas e terapêuticas específicas e evidências disponíveis para subsidiá-las (ver Cap. 3, Qual é a questão? e Cap. 4, Encontrando as evidências).

Alunos que ainda não se formaram e que passaram por um treinamento podem ter sido expostos às habilidades de MBE sob a forma de pré-requisitos ou de cursos obrigatórios. Sua base de conhecimentos nessa área pode ser igual ou maior do que seu domínio de habilidades clínicas tradicionais. Portanto, professores podem eleger minimizar a ênfase em habilidades de MBE *per se* em favor de sua aplicação às decisões clínicas em tela (modo integrado). Quando a exposição prévia a habilidades de MBE for mínima, os professores podem, ao ensinar no modo de ensino direto de habilidades, eleger incluir breves demonstrações, como indicado a seguir.

O grau de incorporação da MBE em um programa de ensino ou em um ambiente de prática pode formatar as prioridades do aluno. Quando a MBE não for rotineiramente modelada e for bastante nova para o aluno, o foco inicial mais proveitoso pode ser o básico, por meio de perguntas e de escolha de recursos *online* apropriados para respondê-las (ver Cap. 3 e Cap. 4). Contudo, em um ambiente de educação médica em nível de graduação, em que a MBE já está madura e é comumente modelada pelos docentes clínicos, residentes de primeiro ano poderiam estar primariamente interessados no processo de incorporação rotineira de evidências clínicas na tomada de decisão. O foco didático nesse contexto seria como interpretar os resultados de estudos de terapia e diagnóstico e como aplicá-los aos cuidados de pacientes.[14]

O professor clínico talentoso garantirá que todos os alunos atinjam habilidades adequadas para acessar e considerar rotineiramente recursos relevantes pré-avaliados para a tomada de decisão, ao mesmo tempo em que orienta um número menor de alunos que estão motivados para aprofundar suas habilidades para estimar e contribuir para o desenvolvimento de recursos para MBE em suas especialidades (ver Cap. 22.6, Objetivos paralelos, mas separados: clínicos baseados em evidências e cuidados baseados em evidências).[15]

Sinopses verbais e escritas

Uma sinopse verbal e escrita de artigos criticamente avaliados pode fornecer um sumário de evidências-chave para consideração na prática. Vários dias após esse tipo de sessões de ensino de estimativa crítica, tanto alunos quanto professores podem vivenciar dificuldades em formular tais sinopses. Acreditamos que alunos e professores provavelmente se beneficiarão da prática dessa habilidade, particularmente ao término de sessões formais de ensino.

A Figura 22.8.1 resume três componentes-chave de uma sinopse verbal de um estudo: contexto, conteúdo e comentários. O contexto inclui a questão clínica que levou a acessar o estudo e o problema que aborda (formulado de acordo com a população, a intervenção ou a exposição e o desfecho). O conteúdo inclui um resumo executivo dos três passos clássicos em um exercício de apreciação crítica: validade, resultados e aplicabilidade. Ao final, os comentários podem ser usados para ressaltar características-chave do artigo, tais como contribuição recente, clássica ou controversa, sua excepcional qualidade ou a relevância dada à carga de doença que aborda.

Professores podem enfatizar pontos específicos do contexto (p. ex., a relevância direta da população matriculada no estudo para o paciente em tela) ou questões de conteúdo (p. ex., sublinhando os resultados em termos da magnitude da influência de desfechos com os quais o paciente estava mais preocupado) para se adequarem à audiência. Também podem atrair alunos ao salientarem a natureza de referência do artigo ou seu potencial para mudar a prática.

Os benefícios de uma sinopse verbal de um estudo representam um exercício sem papel que pode ser realizado em qualquer lugar, a qualquer momento, com qualquer pessoa. Professores podem solicitar uma sinopse de estudo depois de um exercício de apreciação crítica (sem anúncio ou aviso prévio). Alunos podem desejar escrever antes suas sinopses de estudo. Também é instrutivo pedir uma

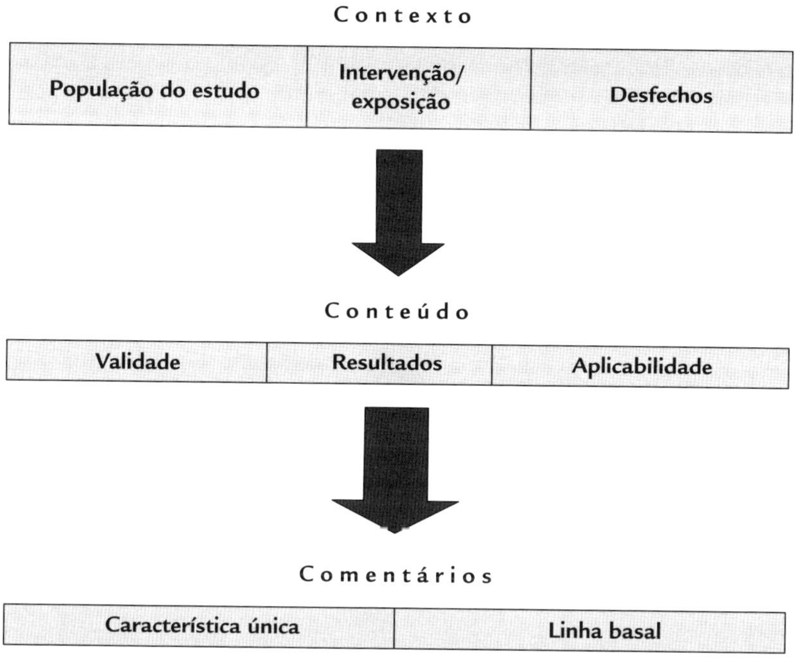

FIGURA 22.8.1 Sinopse verbal.

sinopse verbal de um estudo várias horas ou vários dias depois de um exercício de avaliação crítica. Com um pouco de prática, estudantes e professores podem lembrar de sinopses de estudos durante *rounds* ou no ambulatório, assim fazendo modelagem de papéis da MBE; com uma experiência crescente, o portfólio de sinopses de estudo também aumenta. Os seguintes exemplos ilustram o uso de sinopses na prática. Os primeiros dois correspondem a sinopses usadas por um de nós (D.J.C.) em um contexto de cuidados intensivos. O terceiro é retirado do exemplo clínico usado no capítulo sobre terapia deste livro (ver Cap. 6, Terapia).

Exemplo 1

Contexto: enfermeira da UTI manifestando-se a respeito de paciente recentemente admitida sendo ventilada mecanicamente: "Estou surpresa em ver que a Sra. Richards foi colocada em uma inclinação de 45°. Alguém mencionou que é para prevenir pneumonia." Questão subjacente: em pacientes criticamente doentes, qual é o efeito da posição semideitada sobre a incidência de pneumonia?

Conteúdo: intensivista da UTI: "Essa é uma abordagem barata testada em um *ensaio clínico randomizado* (ECR), que mostrou que pacientes colocados em uma inclinação de 45° têm taxa mais baixa de pneumonia associada ao ventilador (PAV) do que pacientes na posição supina.[16] Como a Sra. Richards não tem qualquer contraindicação à posição semideitada, vamos reposicioná-la (resultados aplicam-se a essa paciente)."

Exemplo 2

Contexto: residente da UTI: "O Sr. Jones está no seu primeiro dia pós-operatório de cirurgia para aneurisma da aorta abdominal. Sua pressão arterial e débito urinário estão um pouco baixos, com episódios de hipotensão. Nós lhe demos 1 L de albumina e 1,5 L de soro fisiológico. Devemos lhe dar apenas coloides hoje?" Questão subjacente: em pacientes criticamente enfermos com hipotensão, qual é o efeito de coloides *versus* cristaloides sobre a mortalidade?

Conteúdo e comentários: intensivista da UTI: "Há muito tempo se debate se deveríamos usar coloides ou cristaloides para ressuscitação com fluidos. A metanálise mais recente é a oitava sobre esse tópico. Os revisores fizeram uma busca abrangente e incluíram todos os ECRs comparando albumina com qualquer cristaloide, informando taxas de óbito.[17] A qualidade dos ECRs originais – ou seja, sua validade – variava de má a moderadamente boa. A razão de chances (OR) global era 1,1 (intervalo de confiança [IC] 95%, 0,95-1,28), e todos os subgrupos, como trauma (1,1), queimaduras (1,8) e hipoalbuminemia (1,6), mostram tendência para maior mortalidade com a albumina. Um ECR posterior com 7.000 pacientes não encontrou qualquer diferença de mortalidade (risco relativo [RR], 0,99) em pacientes ressuscitados com albumina *versus* cristaloide.[18] Nenhum subgrupo mostrou benefícios, e pacientes com lesão craniana tinham maior mortalidade com albumina. É difícil justificar o uso da albumina, dada a falta de benefícios e maiores custos, comparado a cristaloides (os resultados têm aplicabilidade direta a essa decisão)."

Exemplo 3

Contexto: o Sr. Smith tem angina estável, doença de úlcera péptica e história recente de sangramento gastrintestinal enquanto recebia aspirina. Você é o provedor de cuidados primários do Sr. Smith e discute a escolha de agente antiplaquetário com o gastroenterologista, que é membro do seu grupo e está inclinado a mudar sua medicação para clopidogrel. Questão subjacente: em pacientes com indicação de aspirina para a prevenção de eventos ateroembólicos e história de sangramento gastrintestinal, qual é o efeito de clopidogrel *versus* manutenção do ácido acetilsalicílico (AAS) e um inibidor de bomba de prótons (IBP)sobre o sangramento gastrintestinal?

Conteúdo e comentários: médico de cuidados primários: um ECR (muito útil e relevante) de 320 pacientes que sangraram enquanto tomavam aspirina por razões cardiovasculares sugere que acrescentar um IBP à aspirina é mais seguro do que trocar a aspirina pelo clopidogrel.[19,20] Foi um ensaio randomizado, com ocultamento e bem cegado, com 99% de seguimento em 12 meses e análise aderindo ao princípio de intenção de tratar, logo, alta validade. Aqueles que recebiam aspirina com esomeprazol tinham 0,6% de sangramento recorrente, e os que recebiam clopidogrel tinham 8% de sangramento recorrente, para um *número necessário para tratar* (NNT) de 13. Mortalidade e outros desfechos importantes ou mostravam tendências em favor da aspirina e esomeprazol ou eram similares entre os grupos. "Deveríamos considerar a continuação da aspirina em pacientes como o Sr. Smith, que têm probabilidade de se beneficiar da terapia antiplaquetária, mas que sangraram enquanto estavam tomando aspirina combinada com um IBP."

Sinopses verbais constituem um formato que professores e alunos podem usar para sumarizar suas próprias avaliações das evidências clínicas. Sinopses também podem ser escritas e armazenadas em sumários impressos, na internet ou em assistente pessoal digital, a fim de serem compartilhados e usados no futuro. Nesse caso, são uma forma de tópicos criticamente avaliados (TCAs) (ver a seguir) e assumem uma faixa mais ampla de utilidade e aplicação.

Tópicos criticamente avaliados

TCAs são sumários personalizados de evidências clínicas relevantes a problemas clínicos específicos. Sauve e colaboradores,[21] trabalhando sob a orientação de David Sackett, desenvolveram originalmente TCAs como um veículo para afiar as habilidades de apreciação crítica de residentes e como *fellows* de medicina. TCAs podem ser usados para facilitar o ensino da MBE.[22,23] O conteúdo e o delineamento de um TCA talvez sejam melhor determinados para responder às necessidades imaginadas por seu criador.

Podemos usar TCAs em cada um dos três métodos que identificamos na Tabela 22.8.2. No método de modelagem de papéis, o professor pode distribuir um TCA que fez anteriormente como modo de reforçar uma sinopse verbal das evidências à beira do leito. No método de ensino integrado, o professor pode recorrer a TCAs como um meio de interpor evidências clínicas em locais de outro modo dominados por discussões tradicionais de caso. Finalmente, TCAs podem constituir veículo poderoso para o ensino direto de habilidades de MBE, por meio de exemplos que são proeminentes para a especialidade e o contexto de cada um. O professor também pode usar TCAs como veículo para aperfeiçoar a capacidade de um aluno de executar uma prescrição educacional complexa.

Professores podem encontrar auxílios *online* para criar e acessar TCAs úteis (http://www.cebm.net/downloads.asp). O cenário a seguir ilustra um TCA que um de nós (P.C.W.) frequentemente usa ao supervisionar residentes no serviço de emergência.

No serviço de emergência, uma residente descreve um fumante de 55 anos com dor torácica. A dor o acordou, durou mais de 15 minutos e ainda estava presente quando os paramédicos chegaram, mas foi aliviada rapidamente após administração de nitroglicerina sublingual. A dor era à direita, com irradiação para a região do trapézio ipsilateral e não era acompanhada por outros sintomas. Não há história de dor similar ou sintomas relacionados ao exercício. A residente enfatiza a resposta à nitroglicerina, afirmando que aumenta a possibilidade de que a dor represente isquemia coronariana. Você dá a ela uma sinopse verbal de um estudo que refuta tal inferência.[24] Você teve dificuldade para localizar esse estudo rapidamente e verificou que ele não está incluído no banco de dados de sinopses do ACP Journal Club. Você dedicou tempo para fazer seu próprio sumário TCA do artigo, e o imprime como um meio de fortalecer seu modelo de *prática baseada em evidências*. Isso leva menos de 1 minuto. A Tabela 22.8.3 é uma versão modificada do sumário TCA original armazenado em um *site* protegido por senha (http://ebem.org/jcb/journalclubbank.html).

O formato da Tabela 22.8.3 reflete uma entrada eletrônica estruturada baseada em uma versão anterior das *Diretrizes* para estudos de testes diagnósticos. É personalizado para se ajustar às necessidades imaginadas por seu criador. Quando P.C.W. o usa como preceptor, geralmente o faz no curso de modelagem de papéis ou por meio de métodos integrados. Às vezes, isso leva a uma discussão da interpretação de razões de probabilidade (método de ensino direto de habilidades).

ENSINANDO CONTEÚDOS DAS *DIRETRIZES*

As *Diretrizes* são repletas de demonstrações e ilustrações adequadas para serem incorporadas a roteiros de ensino ou planilhas e a outros complementos didáticos. De fato, em muitos casos, o texto reflete abordagens que foram originalmente desenvolvidas como roteiros de ensino interativo. Recentemente, uma série independente de sugestões de ensino de MBE apresentou alguns desses exemplos em sua forma interativa original (http://www.cmaj.ca/cgi/collection/evidence_based_medicine_series).[12] As versões de professores e de alunos resultantes fazem interface com o *site* interativo das *Diretrizes* (http://www.jamaevidence.com), na forma de versões interativas *online* das sugestões, equipando professores de MBE com uma coleção de conceitos e ferramentas interativas úteis em um amplo leque de contextos.

Os capítulos de sugestões de ensino apresentam uma variedade de abordagens de ensino para a questão comumente encontrada ao usar a literatura médica para resolver problemas do paciente. Essas abordagens variam quanto ao nível de perícia em MBE e ao tempo necessário para seu uso. Abordagens

TABELA 22.8.3 Exemplo de tópico criticamente avaliado

Título: Alívio de dor torácica pela nitroglicerina não prediz coronariopatia ativa

Citação: *Ann Intern Med*. 2003;139(12):979-986

Autores: Henrikson CA, Howell EE, Bush DE, Miles JS, Meininger GR

Revisor: Peter Wyer (pwyer@att.net), New York Presbyterian Hospital

Data da entrada: Quarta-feira, 28 de janeiro de 2004, 10:27:58

Estratégia: Ovid nitroglycerin (keyword + exp MeSH) AND exp "Sens and Spec" 13 resultados durante 2003, incluindo a citação índice

Sumário do estudo: Resumo Medline aqui reproduzido.

Questões diagnósticas

1. Os resultados são válidos?

Houve uma comparação independente e cega com um padrão de referência?
Um teste positivo de nitroglicerina seria uma diminuição acima de 50% na dor em 5 minutos, avaliada antes da aplicação de qualquer padrão de referência. Um padrão de referência positivo para coronariopatia aguda era ou (a) nível elevado de troponina, (b) resultados positivos do teste de estresse, (c) estenose de pelo menos 70% ao cateterismo ou (d) avaliação clínica pelo médico responsável e confirmada por um cardiologista cego. O cegamento das primeiras três opções de referência (a-c) à resposta à nitroglicerina não foi declarado. Houve um seguimento de 4 meses em 85% dos pacientes. O seguimento clínico durante 4 meses foi usado como único padrão de referência para 122 pacientes, dos quais 43 (9% da população de estudo) foram excluídos da análise, porque a avaliação de referência era indeterminada.

A amostra de pacientes incluía um espectro apropriado de pacientes a quem o teste seria aplicado?
Foram incluídos todos os pacientes admitidos a um único centro, por meio do setor de emergência, para afastar infarto de miocárdio, de fevereiro a junho de 2001. Do total, 17% foram avaliados sem estresse ou cateterismo. Globalmente, 34% tinha resultados positivos de coronariopatia aguda pelo padrão de referência.

Os resultados do teste em avaliação influenciaram a decisão de realizar o padrão de referência?
A resposta ao teste de nitroglicerina era conhecida pelos médicos e poderia ter contribuído para a decisão de fazer o teste definitivo. O viés resultante pode ocorrer nas duas direções, dependendo da interpretação dos clínicos sobre a resposta à nitroglicerina.

Os métodos de teste foram descritos de forma suficiente clara para permitir a replicação?
Sim. A escala de dor de 10 pontos pré e pós-nitroglicerina exigia redução de 50% na dor.

2. Quais são os resultados?

Quais são as razões de probabilidade (RPs) dos resultados de teste?
RP da resposta positiva, 0,84 (0,64-1,1)
RP da resposta negativa, 1,1 (0,95-1,3)
Intervalos de confiança calculados usando o calculador estatístico *online*: http://statpages.org/ctab2x2.html
Comentários: esse estudo unicêntrico demonstra que a resposta à nitroglicerina em pacientes com suspeita de cornariopatia aguda não deve ser interpretada como tendo significância diagnóstica.

abreviadas são mais adequadas quando estamos ensinando nos modos de modelagem de papéis ou integrado. Demonstrações mais extensas e detalhadas, envolvendo alguns cálculos simples, são apropriadas para ocasiões que exigem ensino direto de habilidades. Alunos clinicamente orientados apreciam alíquotas pequenas de habilidades de ensino de MBE, selecionadas por serem diretamente relevantes aos problemas clínicos em tela. Alguns estarão inclinados a procurar conhecimentos além do requerido pela circunstância imediata, e professores experientes estão preparados com roteiros ampliados que satisfazem tais necessidades.

Materiais de ensino das *Diretrizes*

Para os fins do ensino direto de habilidades de MBE, você encontrará muitos exemplos nas *Diretrizes*. Por exemplo, como complemento ao ensino de habilidades referentes a formular questões respondíveis, o professor poderia converter o marco ilustrado na Tabela 3.1 (ver Cap. 3, Qual é a questão?) em uma planilha, como mostra a Tabela 22.8.4. É possível compor muitas variações nessa tabela para acomodar as necessidades e as metas de diferentes situações. Por exemplo, dependendo do contexto, dos usos pretendidos e das metas de aprendizado, podem-se acrescentar linhas em conformidade à designação do tipo da questão clínica e ao delineamento preferido de estudo. Em um contexto em que tais áreas forem pertinentes, o professor poderia expandi-las ainda mais, pedindo aos alunos que especifiquem sua escolha preferida de recursos *online* para realiazar uma busca de artigos, sínteses ou sinopses que respondam a essas especificações (ver Cap. 4, Encontrando as evidências).

De modo similar, criar planilhas para estudo individual e seminários baseados em habilidades dos capítulos das *Diretrizes* sobre apreciação crítica de questões de terapia, dano, diagnóstico, prognóstico e outros é simples. Como um exemplo, podemos converter a Tabela 6.1 (ver Cap. 6, Terapia) na planilha apresentada na Tabela 22.8.5. Existe uma versão *online* de todas as planilhas de dano, diagnóstico, prognóstico, revisões sistemáticas e outras no *site* interativo deste livro (http://www.jamaevidence.com).

Professores podem modificar essas planilhas para se ajustar às circunstâncias. Por exemplo, as questões de aplicabilidade da planilha para estudos de desempenho de testes diagnósticos são apropriadas para a seção correspondente de uma planilha para avaliação de uma metanálise de tais estudos. De modo similar, no raro caso em que um estudo de caso-controle é a melhor evidência disponível referente a uma questão de terapia, as questões de aplicabilidade da planilha de terapia (Tab. 22.8.5) são as mais apropriadas.

Finalmente, as planilhas ilustradas nas Tabelas 22.8.4 e 22.8.5 poderiam ser apropriadas para uso em uma sessão ampliada de ensino direto de habilidades, envolvendo uma adaptação de um exercício interativo de aprendizado em equipe com subgrupos de alunos

TABELA 22.8.4 Planilha para formular uma questão clínica

Pacientes
Intervenções e comparações
Desfechos

Tabela 22.8.5 Planilha para revisão crítica de um artigo ou terapia

Guia	Comentários
I. Os resultados são válidos?	
Os grupos intervenção e controle começaram com um prognóstico similar?	
1. Os pacientes eram randomizados?	
2. A randomização foi feita de forma oculta?	
3. Os pacientes nos grupos de estudo eram similares em relação a fatores prognósticos conhecidos?	
O equilíbrio prognóstico foi mantido ao longo da progressão do estudo?	
4. Qual é o grau de cegamento do estudo?	
Os grupos tinham um equilíbrio prognóstico ao término do estudo?	
5. O seguimento foi completo?	
6. Os pacientes foram analisados nos grupos aos quais foram randomizados?	
7. O ensaio foi interrompido antes do previsto?	
II. Quais foram os resultados?	
1. Quão grande era o efeito do tratamento?	
2. Quão preciso era o efeito do tratamento?	
III. Como posso aplicar os resultados à atenção ao paciente?	
1. Os pacientes do estudo eram similares aos meus pacientes?	
2. Todos os desfechos importantes para o paciente foram considerados?	
3. Os prováveis benefícios compensam os possíveis danos e custos?	

trabalhando em tarefas similares que lhes são atribuídas.[4,5]

Um diretório de sugestões de ensino das *Diretrizes*

O primeiro passo para desenvolver uma sugestão de ensino é detectar a necessidade. A Tabela 22.8.6 sumariza critérios que você pode usar para determinar quando você precisa de uma ferramenta desse tipo.

Quando um ou mais dos critérios anteriores forem satisfeitos, você provavelmente julgará útil revisar como as *Diretrizes* e as publicações de sugestões de ensino de MBE (se abordaram o assunto) trataram o assunto.

A Tabela 22.8.7 fornece um mapa de segmentos selecionados de conteúdo nos *guias de Usuários* que orientará leitores a identificarem sugestões de ensino em potencial. A Tabela 22.8.8 fornece elos aos segmentos de sugestões de ensino correspondendo a alguns desses itens.

Demonstrações

As seguintes cenas comentadas ilustram como você poderia usar os conceitos, abordagens e materiais identificados apresentados em contextos de ensino específicos.

CENA 1

Você é membro do corpo clínico de um serviço de emergência hospitalar. Na passagem de plantão, você apresenta a seus colegas um homem de 60 anos que vem com uma história de 4 dias de dor na perna esquerda, que começou uma semana depois de uma viagem aérea transcontinental. O exame físico não lhe dá nenhuma contribuição, exceto uma leve sensibilidade muscular na panturrilha esquerda, sem inchaço ou inflamação; os valores laboratoriais, incluindo perfil de coagulação, são normais. Você pediu uma ultrassonografia por *Doppler* com compressão. Um membro da equipe do próximo plantão pergunta se o paciente começou a receber heparina para tratar um diagnóstico presuntivo de TVP. Você responde: "Um estudo de coorte bem feito que matriculou pacientes com suspeita de TVP em dois serviços de emergência demonstrou que alguns poucos critérios clínicos permitem estratificação confiável de pacientes em categorias de risco, por meio de um protocolo que incluía ultrassonografia seriada e venografia como o padrão de referência.[26] Acessei seu auxílio para a decisão na internet (http://www.mssm.edu/medicine/general-medicine/ebm/#cpr) e determinei que o risco de TVP desse paciente é de cerca de 50%, mas seria de apenas cerca de 5% se o resultado ultrassonográfico fosse normal. Meu julgamento é que os riscos do início prematuro de heparina superam qualquer risco de esperar pelo resultado antes de iniciar a terapia."

Comentário: essa cena ilustra a modelagem de papéis da MBE por meio da utilização de uma sinopse verbal de um estudo no contexto de uma comunicação clínica de rotina. Se essa for uma pergunta que surge com frequência em sua prática, você pode escolher desenvolver um TCA correspondendo aos artigos correlatos,[26,27] como uma forma de sumarizar e transmitir essa evidência ao mesmo tempo em que há modelagem de cuidados baseados em evidências. Caso a sua interação revele interesse por parte de membros da equipe de cuidados em apreciações clínicas relevantes, você pode usar o capítulo deste livro (ver Cap. 17.4, Regras de predição clínica).

CENA 2

Você é o responsável pela próxima equipe que assumiu o cuidado do paciente descrito na cena 1. Uma residente sênior dedicou tempo para visitar a calculadora *online* da regra de predição a que seu colega se referiu e notou que o estudo não aborda o desempenho da ultrassonografia com *Doppler* e compressão. A residente sugere que esta é uma peça crucial de evidência referente à decisão em tela. Ela está particularmente interessada em desenvolver habilidades de MBE, e você lhe oferece a receita educacional para descobrir um estudo relevante para preencher esse hiato de conhecimentos. Você gasta 3 minutos para desenvolver a questão com ela no formato PICO (paciente/problema, intervenção, comparação, desfecho), usando um *handout* formatado que você postou em sua página (Tab. 22.8.4). Você também discute rapidamente o melhor delineamento de estudo relevante e a escolha de um recurso apropriado (ver Cap. 4, Encontrando as evidências).

Comentário: você passou do método modelagem de papéis ao método de ensino direto de habilidades de MBE, em virtude de uma receita educacional. Esse é um desfecho ideal de tal modelagem de papéis, particularmente com um aluno motivado para ir além – ou mesmo desafiar – o raciocínio e as conclusões de seus preceptores. Tais receitas podem levar a sessões didáticas posteriores envolvendo um grupo maior de alunos. Essas sessões podem conformar-se ou a um modo integrado, como um *morning report*, ou a uma sessão ampliada de ensino direto de habilidades de MBE, como um clube de revista.

TABELA 22.8.6 Critérios para detectar a necessidade de uma sugestão

Critério	Exemplo
1. Frequência	Uma dada questão surge frequente e previsivelmente em um certo contexto
2. Importância clínica	Um dado conceito é crucial para a compreensão da qualidade do estudo e do efeito clínico
3. Barreiras	Alunos caracteristicamente esbarram em conceitos específicos ou repetem os mesmos erros
4. Auxílios visuais	Ilustrações gráficas ou cálculos simples podem ajudar os alunos a vencer as barreiras

TABELA 22.8.7 Mapa de professores para possíveis sugestões didáticas nas *Diretrizes*[a]

Conteúdo	Capítulo das *Diretrizes*	Figura/ tabela(s)	Barreira para o aluno
Conectar delineamentos de estudos a questões específicas, depois de formuladas	Cap. 3, Qual é a questão?	Figs. 3.2 a 3.6	Compreender outros delineamentos de estudo além do ECR para outras questões além da terapia
Fontes de viés e modos de reduzir viés em estudos abordando questões de terapia (ensaios randomizados) e dano (estudos observacionais)	Cap. 5, Por que resultados de estudos podem estar errados: erro aleatório e viés	Tab. 5.3	Compreender categorias de viés e o elo entre estratégias de redução de viés em ensaios randomizados e estudos observacionais
Quando a perda ao seguimento é uma ameaça séria à validade?	Cap. 6, Terapia	Tab. 6.3	Um antídoto à velha diretriz, ainda presente, que sugere que a perda ao seguimento só é um problema se for > 20%
Risco relativo vs. absoluto[b]	Cap. 7, O tratamento diminui o risco? Compreendendo os resultados	Fig. 7.1	Compreender o efeito de risco basal sobre a redução de risco absoluto
Risco basal e número necessário para tratar[b]	Cap. 7	Fig. 7.3	Compreender como o número necessário para tratar varia com o risco basal, quando reduções de risco relativo são constantes
Intervalos de confiança e tamanho do estudo[b]	Cap. 8, Intervalos de confiança	Tabs. 8.1 a 8.2	Compreender como intervalos de confiança variam com o tamanho do estudo
Interpretação clínica de intervalos de confiança[b]	Cap. 8	Fig. 8.1	Compreender como limiares de tratamento determinam se um resultado é definitivo

(*Continua*)

TABELA 22.8.7 Mapa de professores para possíveis sugestões didáticas nas *Diretrizes*[a] (*Continuação*)

Conteúdo	Capítulo das *Diretrizes*	Figura/ tabela(s)	Barreira para o aluno
Viés e erro aleatório	Cap. 9.1, Uma ilustração de viés e erro aleatório	Fig. 9.1.1	Compreender viés como erro sistemático, independentemente do tamanho do estudo
Por que a interrupção precoce por motivos de benefício é um problema?	Cap. 9.3, Ensaios randomizados interrompidos precocemente por benefício	Fig. 9.3.1	Aparente credibilidade de estimativas pontuais e intervalos de confiança de ensaios interrompidos precocemente por benefício
Intenção de tratar	Cap. 9.4, O princípio da intenção de tratar (e Montori e Guyatt[25])	Figs. 9.4.1 a 9.4.3	Compreender como exclusões após a randomização podem solapar a randomização
Valores P e teste de hipóteses[b]	Cap. 10.1, Teste de hipóteses	Fig. 10.1.1	Compreender as limitações de valores P como respostas sim/não para efetividade
Chances	Cap. 10.2, Compreendendo os resultados: mais sobre a razão de chances	Tab. 10.2.3	Compreendendo chances e quando chances são próximas ao risco
Regressão	Cap. 13, Correlação e regressão	Figs. 13.2, 13.4 e 13.5	A análise de regressão intimida a maioria dos clínicos
Limiares na tomada de decisão diagnóstica	Cap. 14, O processo de diagnóstico	Fig. 14.2	Determinantes de limiares diagnósticos e terapêuticos
Espectro e viés em estudos de testes diagnósticos[b]	Cap. 17.1, Viés de espectro	Figs. 17.1.1 a 17.1.3	Compreender por que a falta de incerteza clínica em uma população de estudo introduz o erro sistemático em estimativas de desempenho de testes diagnósticos
Medindo concordância[b]	Cap. 17.3, Medindo a concordância além do acaso	Fig. 7.3.1	Compreender como o acaso contribui para concordância medida
Calculando κ[b]	Cap. 17.3	Figs. 17.3.1 a 17.3.4 e Tab. 17.3.2	Compreender como a concordância por acaso é influenciada pela prevalência
Apreciação de regras de predição	Cap. 17.4, Regras de predição clínica	Fig. 17.4.2 e Tab. 17.4.1	Compreender a diferença entre derivação, validação clínica e análise de impacto

(*Continua*)

Tabela 22.8.7 Mapa de professores para possíveis sugestões didáticas nas *Diretrizes*[a] (*Continuação*)

Conteúdo	Capítulo das *Diretrizes*	Figura/ tabela(s)	Barreira para o aluno
Viés de publicação	Cap. 20.1, Viés de publicação	Figs. 20.1.1 e 20.1.2 - A e B	Compreender a natureza do viés de publicação
Modelos de efeitos fixos e aleatórios	Cap. 20.2, Modelos de efeitos fixos e de efeitos aleatórios	Figs. 20.2.1 e 20.2.2	Compreender como modelos de efeitos fixos e aleatórios influenciam estimativas agrupadas em metanálises
Determinando a variabilidade em resultados de ensaios[b]	Cap. 20.3, Compreendendo a variabilidade em resultados de estudos	Figs. 20.3.1 a 20.3.3	Compreender quais fatores contribuem para a heterogeneidade

Abreviatura: ECR, ensaio clínico randomizado.

[a]Em cada caso, as figuras citadas e o texto imediatamente associado podem ser adaptados a uma sugestão didática interativa.

[b]Tópicos foram abordados na série *Sugestões Didáticas em Medicina Baseada em Evidências* (Tab. 22.8.8). Uma continuação dessa série está marcada para publicação no número de janeiro de 2008 do *Journal of General Internal Medicine* e abordará a compreensão de razões de chances, razões de probabilidades e ajustamentos para confundidores, bem como outros tópicos.

Tabela 22.8.8 *Links* para os capítulos de sugestões didáticas de MBE do *Canadian Medical Association Journal* (CMAJ) por tópico

Tópico	Descrição	Citação	*Link*
Risco relativo e absoluto, número necessário para tratar	Compreender a relação entre medidas de associação	*CMAJ*. 2004;171(4): *online* 1-*online* 8; appendix to *CMAJ*. 2004;171:353-358	http://www.cmaj.ca/cgi/data/171/4/353/DC1/1
Intervalos de confiança e valores P	Interpretação clínica de intervalos de confiança e as limitações de valores P	*CMAJ*. 2004;171:*online* 1-*online* 12; appendix to *CMAJ*. 2004;171:611-615	http://www.cmaj.ca/cgi/data/171/6/611/DC1/1
κ	Compreender e calcular a concordância além do acaso	*CMAJ*. 2004;171:*online* 1-*online* 9; appendix to *CMAJ*.2004;171: 1369-1373	http://www.cmaj.ca/cgi/data/171/11/1369/DC1/1
Heterogeneidade	Avaliação da variação em resultados de ensaios quando é aceitável agrupar resultados	*CMAJ*. 2005;172:*online* 1-*online* 8; appendix to *CMAJ*. 2004;171:1369-1373	http://www.cmaj.ca/cgi/data/172/5/661/DC1/1
Viés de espectro	Falta de incerteza diagnóstica como fonte de erro sistemático em estimativas de desempenho do teste	*CMAJ*. 2005;173:*online* 1-*online* 7; appendix to *CMAJ*. 2005;173:385-390	http://www.cmaj.ca/cgi/data/173/4/385/DC1/1

CENA 3

O resultado da ultrassonografia do paciente apresentado na cena 1 revelou oclusão completa da veia femoral comum esquerda. O paciente foi hospitalizado para iniciar a terapia anticoagulante. Você é o responsável pela enfermaria e preceptor do *morning report*, que costumeiramente inclui uma sessão de ensino de 30 minutos feita por um dos residentes sênior e focalizada em um dos pacientes atuais. A residente selecionou esse paciente como assunto e discute o conteúdo da sessão didática com você. Você sugere que ela examine as seções relevantes do UpToDate (http://www.utdol.com), disponíveis por meio das coleções *online* de sua biblioteca, e considere incorporar um ou dois breves sumários de evidências de pesquisas clínicas originais incluídos nessas seções e pertinentes às questões-chave do presente caso. Mais tarde, naquele dia, ela informa que escolheu a acurácia do diagnóstico clínico de TVP, depois um breve sumário da fisiopatologia da trombose venosa. Ela nota que as seções do UpToDate tratam de todas essas questões. Ao discutir suas escolhas, você está ciente da tendência de professores jovens entusiasmados de dar uma mordida maior do que ou eles ou seus alunos podem mastigar e digerir. Você lhe sugere que a questão diagnóstica e a escolha de agente antitrombótico particularmente prestam-se a sumários de evidências concisos e sugere que ela prepare TCAs breves para respaldar sua discussão. Ela concorda e, notando que vários estudantes de medicina estarão presentes, propõe trazer cópias de um capítulo recente na série *Journal of the American Medical Association* Rational Clinical Examination sobre o diagnóstico clínico de TVP como material.[28]

Comentário: ao recomendar o UpToDate à residente, em um contexto que permite a incorporação de evidências clínicas em uma sessão didática clínica e orientada para doença, você selecionou um tipo de recurso particularmente apropriado ao método de ensino integrado. Você também pode ter aperfeiçoado a apreciação da residente em relação a esse recurso. Clínicos não muito versados nos preceitos da MBE com frequência usam o UpToDate primariamente como uma fonte conveniente de informações e esquecem seu valor como uma fonte de evidências clínicas integradas (ver Cap. 4, Encontrando as evidências). A residente, por sua vez, levou sua sugestão a um passo além, ao ampliar a abordagem integrada, contemplando as prováveis necessidades de aprendizado dos estudantes de medicina. Sugerimos que, entre as categorias de recursos, sistemas e sinopses são particularmente apropriados ao ensino modelagem e integrado, enquanto sumários e estudos são ideais para o ensino direto de habilidades de MBE (ver Cap. 4, Encontrando as evidências).

CENA 4

O residente de medicina de urgência que cuidou do paciente com TVP no serviço de emergência é responsável pelo clube de revista deste mês; você é o preceptor docente. Ele gostaria de enfatizar a questão heparina de baixo peso molecular (HBPM) *versus* heparina não fracionada como tratamento inicial. Ele informa que a seção UpToDate sumariza várias metanálises e estudos individuais que abordam essa questão. Você sugere que uma revisão sistemática pareceria apropriada em uma situação na qual pesquisas substanciais foram publicadas. Ele retorna dizendo que encontrou uma revisão na Cochrane Database of Systematic Reviews,[29] que inclui estudos mais recentes do que os incluídos nas evidências sumarizadas no UpToDate. Você discute o possível aspecto negativo de usar uma revisão Cochrane, que pode ser complexa e intimidante para clínicos. Seu residente permanece entusiasmado e ressalta que uma sessão anterior do clube de revista lidou com uma revisão sistemática publicada em uma revista biomédica convencional e abordou em que uma revisão sistemática difere de uma revisão narrativa. Ao planejar a sessão, o residente decide começar com uma breve apresentação do paciente e usar uma tabela PICO derivada da Tabela 3.1 (ver Cap. 3, Qual é a questão?) e da Tabela 22.8.4, e uma planilha de avaliação crítica derivada da Tabela 19.2 (ver Cap. 19, Sumarizando as evidências) para facilitar sucessivas fases do exercício. Para a nova sessão, o residente decide incluir uma breve discussão sobre avaliar a heterogeneidade de estudos e de resultados de estudos. Você recomenda que ele considere o capítulo relevante das *Diretrizes* (ver Cap. 20.3, Compreendendo a variabilidade de resultados de estudos) e também o capítulo correlato na série de sugestões de ensino do CMAJ.[30,31]

A sessão interativa de grupo correu bem, ajudada pela assistência vigilante de um residente para manter o tempo, nomeado pelo líder da sessão. A fim de consolidar a experiência educacional, você pede ao residente que liderou a sessão que apresente uma sinopse verbal de 60 segundos sumarizando a Cochrane Review, começando com um sumário do problema do paciente e formulada para simular uma possível incorporação de seu conteúdo e conclusões em uma comunicação à beira do leito. Você pede a vários outros participantes que tentem aperfeiçoar a tentativa do residente. O residente que fez a apresentação subsequentemente prepara um TCA que você revisa antes de ser postado no *site* do residente.

Comentário: a combinação de um tema atraente provindo do cuidado de pacientes, um aluno motivado e uma tarefa didática exigindo a consideração ativa de habilidades de apreciação crítica fornece circunstâncias que favorecem o ensino direto de habilidades de MBE. O clube de revista é facilmente adaptado a um formato MBE, mas pode fracassar, caso o exercício não inclua elos com a prática clínica e solução de problemas.[32] Construir o exercício em torno de uma questão que surgiu ao cuidar de um paciente real contribui muito para garantir relevância clínica. Incluir a elaboração de um TCA sumário como parte do exercício e postar os resultados em local acessível ao ponto de atendimento cria um produto duradouro do exercício. Nesse caso, o professor foi um passo além, fazendo com que os residentes participantes ensaiassem o processo de incorporar ativamente as evidências na prática, usando a abordagem de sinopse verbal do estudo. Além de aguçar o domínio conceitual do exercício, esse tipo de uso da sinopse verbal ajuda a preparar o palco para uma ponte adicional entre o exercício do clube de revista e os cuidados clínicos.

Um de nós (M.E.) tenta resolver o desafio da relevância, trazendo a literatura primária ao ponto dos cuidados do paciente; o chama TCA on the Fly e verifica que os residentes são capazes de fazer um sumário escrito abreviado de um artigo, depois de determinar sua relevância clínica, em até mesmo 20 minutos. A abordagem reflete uma decisão consciente por parte do preceptor de sacrificar parte do rigor e da profundidade da revisão em troca de maior percepção da relevância clínica de tais exercícios.

EXECUTANDO MANDATOS EXTERNOS

Nos últimos anos, mandatos regulatórios para a educação médica em nível de graduação incorporaram componentes das áreas padrões de habilidades de MBE "pergunte, adquira, aprecie e aplique". Por exemplo, o programa CanMEDS[33] do Canadian Royal College of Physicians and Surgeons e o Outcomes Project[34] de sua contraparte norte-americana, o Accreditation Council for Graduate Medical Education (ACGME), prepararam-se para a apreciação de habilidades componentes da MBE no âmbito de um marco baseado em competências. O Outcomes Project inclui competência em MBE como um aspecto do que é definido como aprendizado e aperfeiçoamento baseado na prática.[35] Levar adiante a MBE até o ponto de implementação e incorporação na prática é um aspecto explícito do ensino da MBE[36] e das *Diretrizes* (ver Cap.

22.6, Objetivos paralelos, mas separados: clínicos baseados em evidências e cuidados baseados em evidências, e Cap. 22.7, Mudando comportamentos para aplicar as melhores evidências na prática). Isso fica ainda mais explícito no mandato da ACGME de aprendizado baseado na prática, que requer que habilidades e competências de MBE sejam assimiladas como aspectos de aprendizado de aperfeiçoamento.[35]

Estratégias e abordagens didáticas à apreciação de competências de MBE em nível de graduação, como definido no quadro do CanMEDS e pela ACGME estão evoluindo. O uso de portfólios de aprendizado do residente como um meio de documentar e rastrear a sua atividade nessa área é a abordagem preferida.[37,38] Preceptores e diretores de programa podem recorrer à familiaridade com os conteúdos deste livro para subsidiar e avaliar todos os aspectos dessa atividade.

Por sua vez, a revisão de entradas no portfólio pode apresentar ao professor oportunidades úteis para ensino direto de habilidades de MBE. Aqui, o professor ganha uma visão direta da capacidade de um aluno residente de aplicar a MBE ao material bruto da prática clínica e pode escolher proveitosamente focalizar aspectos sobre como definir e analisar questões respondíveis e procurar respostas utilizando recursos apropriados. Os componentes de entrada em um portfólio de residente podem ser vistos como o equivalente a um TCA e incluir resumo da apresentação do paciente, documentação de uma busca, sumário de evidências e plano de ação que aborde não só o paciente em questão como também futuros pacientes similares.

O plano de ação pode ser tão direto quanto um plano para postar o TCA *online* para referência rápida em conjunção com o próximo encontro com um paciente similar. Tanto o aluno residente quanto o preceptor podem usar capítulos relevantes dessas *Diretrizes* para preparar e revisar entradas no portfólio. Essas revisões têm o potencial de oportunidades valiosas de ensino direto de habilidades de MBE e de ensino integrado de MBE, bem como para a prática clínica geral.

AVALIANDO HABILIDADES DE ENSINO E DETERMINANDO HABILIDADES DO ALUNO

O desenvolvimento de ferramentas para apreciação de habilidades e avaliação de esforços de ensino de MBE constituem uma fronteira no desenvolvimento da MBE.[39] Particularmente pertinente à nossa discussão neste capítulo, a falta de tais ferramentas é razão importante para que somente evidências muito fracas suportem as sugestões e recomendações que fizemos.

Uma escassez de medidas validades de desfecho constitui uma importante limitação da pesquisa educacional em MBE.[40,41] Revisores de estudos avaliando o ensino da MBE e apreciação crítica informam uma forte confiança em autoavaliação e outras medidas não validadas.[42,43] No entanto, várias ferramentas de apreciação passaram por avaliação psicométrica.[44-46] Duas dessas foram notificadas detalhadamente. Fritsche e colaboradores[44] desenvolveram um questionário de múltipla escolha de 15 itens que mede o conhecimento e a capacidade de calcular e interpretar medidas de desfecho em estudos de terapia e diagnóstico. Ramos e colaboradores[45] adotaram uma abordagem mais aberta, usando cenários clínicos com questões de respostas curtas correlatas, visando à apreciação da capacidade de resolução de problemas, particularmente no contexto de questões de terapia. Por mais promissores que sejam esses desenvolvimentos, é necessária uma abordagem abrangente para avaliar habilidades de MBE, habilidades didáticas e a efetividade de diferentes abordagens de ensino/aprendizado de BEM, e ela irá requerer o desenvolvimento de ferramentas de avaliação psicometricamente sólidas.[47]

OUTRAS LEITURAS

Fornecemos exemplos que ilustram como conceitos e materiais derivados dessas *Diretrizes* podem ser utilizados em uma variedade de situações e contextos, com o propósito de estimular o aprendizado de habilidades de MBE. Muitos componentes da literatura são direta e indiretamente relevantes para nossa oferta. Mencionaremos alguns que chamaram nossa atenção.

O conceito dos três métodos de ensinar MBE foi introduzido e articulado em um capítulo em outro texto de MBE.[3] Abordagens ao ensino da MBE foram fortemente influenciadas pelo aprendizado baseado em problemas e por conceitos correlatos referentes a contextos de aprendizado em pequenos grupos. A série ABC of Learning and Teaching Medicine, publicada no BMJ, oferece um conjunto conveniente de artigos sobre esses e outros tópicos correlatos e está disponível gratuitamente em http://www.bmj.com/cgi/search?&titleabstract=%22ABC+of+learning+and+teaching+in+medicine%22&&journalcode=bmj&&hits=20. Da mesma forma, a teoria de aprendizado adulto e conceitos correlatos têm possível influência sobre os conceitos que elaboramos aqui,[48] assim como textos sobre o desenvolvimento da expertise.[49-51]

Neste capítulo, abordamos contextos de graduandos e formados. O ensino direto de habilidades de MBE a médicos que completaram treinamento clínico formal suscita seus próprios desafios e frequentemente requer negociação ainda mais explícita de metas de aprendizado e de ensino. Oficinas de MBE, programas de educação médica continuada e a integração de revisões de artigos como itens em nossas reuniões departamentais podem ser úteis nesse sentido, mas estão além do escopo de nossa discussão.[52]

Referências

1. Davis D. Impact of formal continuing medical education: do conferences, workshops, rounds, and other traditional continuing education activities change physician behavior or health care outcomes? *JAMA*. 1999;282(9):867-874.
2. Ghali WA, Saitz R, Eskew AH, Gupta M, Quan H, Hershman WY. Successful teaching in evidence-based medicine. *Med Educ*. 2000;34(1):18-22.
3. Straus SE, Richardson WS, Glasziou P, Haynes RB, eds. Teaching methods. In: *Evidence-Based Medicine: how to Practice and Teach EBM*. 3rd ed. Edinburgh, Scotland: Elsevier/Churchill Livingstone; 2005:199-245.
4. Haidet P, O'Malley KJ, Richards B. An initial experience with "team learning" in medical education. *Acad Med*. 2002;77(1):40-44.
5. Hunt DP, Haidet P, Coverdale JH, Richards B. The effect of using team learning in an evidence-based medicine course for medical students. *Teach Learn Med*. 2003;15(2):131-139.
6. Richardson WS. Teaching evidence-based practice on foot [editorial]. *ACP J Club*. 2005;143(2):A10-A12.
7. Norman GR, Eva KW, Schmidt HG. Implications of psychology-type theories for full curriculum interventions. *Med Educ*. 2005;39(3):243-249.
8. Norman GR, Schmidt HG. Effectiveness of problem-based learning curricula: theory, practice and paper darts. *Med Educ*. 2000;34(9):721-728.
9. Coomarasamy A, Khan KS. What is the evidence that postgraduate teaching in evidence based medicine changes anything? A systematic review. *BMJ*. 2004; 329(7473):1017-1021.
10. Irby DM. How attending physicians make instructional decisions when conducting teaching rounds. *Acad Med*. 1992;67(10):630-638.
11. Schmidt HG, Norman GR, Boshuizen HP. A cognitive perspective on medical expertise: theory and implication. *Acad Med*. 1990;65(10):611-621.
12. Wyer PC, Keitz S, Hatala R, et al. Tips for learning and teaching evidence-based medicine: introduction to the series. *CMAJ*. 2004;171(4):347-348.
13. Irby DM. What clinical teachers in medicine need to know. *Acad Med*. 1994;69 (5):333-342.
14. Weingart S, Wyer P, eds. *Emergency Medicine Decision Making: Critical Choices in Chaotic Environments*. New York, NY: McGraw-Hill Co; 2006.
15. Guyatt GH, Meade MO, Jaeschke RZ, Cook DJ, Haynes RB. Practitioners of evidence based care: not all clinicians need to appraise evidence from

scratch but all need some skills [editorial]. *BMJ.* 2000;320(7240):954-955.
16. Drakulovic MB, Torres A, Bauer TT, Nicolas JM, Nogué S, Ferrer M. Supine body position as a risk factor for nosocomial pneumonia in mechanically ventilated patients: a randomised trial. *Lancet.* 1999;354(9193):1835-1836.
17. Wilkes MM, Navickis RJ. Patient survival after human albumin administration: a meta-analysis of randomized, controlled trials. *Ann Intern Med.* 2001;135(3):149-164.
18. SAFE Study Investigators. A comparison of albumin and saline for fluid resuscitation in the intensive care unit. *N Engl J Med.* 2004;350(22):2247-2256.
19. Chan FK, Peterson WL. Aspirin plus esomeprazole reduced recurrent ulcer bleeding more than clopidogrel in high-risk patients. *ACP J Club.* 2005;143(1):9.
20. Chan FK, Ching JY, Hung LC, et al. Clopidogrel versus aspirin and esomeprazole to prevent recurrent ulcer bleeding. *N Engl J Med.* 2005;352(3):238-244.
21. Sauve S, Lee HN, Meade MO, et al. The critically appraised topic: a practical approach to learning critical appraisal. *Ann R Coll Phys Surg Can.* 1995;28(7):396-398.
22. Sackett DL, Straus SE. Finding and applying evidence during clinical rounds: the "evidence cart." *JAMA.* 1998;280(15):1336-1338.
23. Wyer PC. The critically appraised topic: closing the evidence-transfer gap. *Ann Emerg Med.* 1997;30(5):639-640.
24. Henrikson CA, Howell EE, Bush DE, et al. Chest pain relief by nitroglycerin does not predict active coronary artery disease. *Ann Intern Med.* 2003;139(12):979-986.
25. Montori VM, Guyatt GH. Intention-to-treat principle. *CMAJ.* 2001;165(10):1339-1341.
26. Anderson DR, Wells PS, Stiell I, et al. Thrombosis in the emergency department: use of a clinical diagnosis model to safely avoid the need for urgent radiological investigation. *Arch Intern Med.* 1999;159(5):477-482.
27. Wells PS, Hirsh J, Anderson DR, et al. Accuracy of clinical assessment of deep vein thrombosis. *Lancet.* 1995;345(5):1326-1330.
28. Khan NA, Rahim SA, Anand SS, Simel DL, Panju A. Does the clinical examination predict lower extremity peripheral arterial disease? *JAMA.* 2006;295(5):536-546.
29. van Dongen CJJ, van den Belt AGM, Prins NH, Lensing AWA. Fixed dose subcutaneous low molecular weight heparins versus adjusted dose unfractionated heparin for venous thromboembolism. *Cochrane Database Syst Rev.* 2004;(4):CD001100.
30. Hatala R, Keitz S, Wyer P, Guyatt G, for the Evidence-Based Medicine Teaching Tips Working Group X. Tips for learners of evidence-based medicine, 4: assessing heterogeneity of primary studies in systematic reviews and whether to combine their results. *CMAJ.* 2005;172(5):661-665.
31. Hatala R, Keitz S, Wyer P, Guyatt G, for the Evidence-Based Medicine Teaching Tips Working Group X. Tips for teachers of evidence-based medicine, 4: assessing heterogeneity of primary studies in systematic reviews and whether to combine their results. *CMAJ.* 2005;172(5):*online* 1-*online* 8.
32. Phillips RS, Glasziou P. What makes evidence-based journal clubs succeed [editorial]? *ACP J Club.* 2004;140(3):A11-A12.
33. Societal Needs Working Group X. CanMEDS 2000 project: skills for the new millennium. *Ann R Coll Phys Surg Can.* 1996;29(4):206-216.
34. Batalden P, Leach D, Swing S, Dreyfus H, Dreyfus S. General competencies and accreditation in graduate medical education. *Health Aff (Millwood).* 2002;21(5):103-111.
35. Headrick LA. Two kinds of knowledge to achieve better care. *J Gen Intern Med.* 2000;15(9):675-676.
36. Straus SE, Richardson WS, Glasziou P, Haynes RB, eds. *Evidence-Based Medicine: how to Practice and Teach EBM.* 3rd ed. Edinburgh, Scotland: Elsevier Churchill Livingstone; 2005.
37. Mathers NJ, Challis MC, Howe AC, Field NJ. Portfolios in continuing medical education: effective and efficient? *Med Educ.* 1999;33(7):521-530.
38. Lynch DC, Swing SR, Horowitz SD, Holt K, Messer JV. Assessing practice-based learning and improvement. *Teach Learn Med.* 2004;16(1):85-92.
39. Straus SE, Green ML, Bell DS, et al. Evaluating the teaching of evidence based medicine: conceptual framework. *BMJ.* 2004;329(7473):1029-1032.
40. Hatala R, Guyatt G. Evaluating the teaching of evidence-based medicine. *JAMA.* 2002;288(9):1110-1112.
41. Dobbie AE, Schneider FD, Anderson AD, Littlefield J. What evidence supports teaching evidence-based medicine? *Acad Med.* 2000;75(12):1184-1185.
42. Shaneyfelt TM, Baum K, Bell DS, et al. Evaluating evidence-based medicine competence: a systematic review of instruments [abstract]. *J Gen Intern Med.* 2005;20(1)(suppl 1):155.
43. Green ML. Graduate medical education training in clinical epidemiology, critical appraisal, and evi-

dence-based medicine: a critical review of curricula. *Acad Med.* 1999;74(6):686-694.

44. Fritsche L, Greenhalgh T, Falck-Ytter Y, Neumayer HH, Kunz R. Do short courses in evidence based medicine improve knowledge and skills? Validation of Berlin questionnaire and before and after study of courses in evidence based medicine. *BMJ.* 2002; 325(7376):1338-1341.
45. Ramos KD, Schafer S, Tracz SM. Validation of the Fresno test of competence in evidence based medicine. *BMJ.* 2003;326(7384):319-321.
46. Taylor R, Reeves B, Mears R, et al. Development and validation of a questionnaire to evaluate the effectiveness of evidence-based practice teaching. *Med Educ.* 2001;35(6):544-547.
47. Norman G. Commentary: a conceptual framework may be of limited value. *BMJ.* 2004;329(7473):1032.
48. Bransford JD, Brown AL, Cocking RR, eds. *How People Learn: Brain, Mind, Experience and School.* Washington, DC: National Academy Press; 2000.
49. Ericsson KA, ed. *The Road to Excellence: The Acquisition of Expert Performance in the Arts and Sciences, Sports and Games.* Mahwah, NJ: Erlbaum; 1996.
50. Ericsson KA. Deliberate practice and the acquisition and maintenance of expert performance in medicine and related domains. *Acad Med.* 2004;79(10) (suppl):S70- S81.
51. Ananthakrishnan N. Microteaching as a vehicle of teacher training: its advantages and disadvantages. *J Postgrad Med.* 1993;39(3):142-143.
52. Leipzig RM, Wallace EZ, Smith LG, Sullivant J, Dunn K, McGinn T. Teaching evidence-based medicine: a regional dissemination model. *Teach Learn Med.* 2003

Glossário

Termo	Definição
Q de Cochrane	Teste comum de heterogeneidade que pressupõe a hipótese nula que toda a variabilidade aparente entre resultados de estudos individuais é devida ao acaso. O Q de Cochrane gera uma probabilidade, apresentada como um valor Π, baseada em uma distribuição χ^2, de que diferenças em resultados entre estudos iguais ou maiores do que as observadas provavelmente ocorrem simplesmente por acaso.
φ (ou estatística φ)	Medida de concordância independente do acaso.
Adesão (ou *Compliance*)	Grau com que pacientes põem em prática recomendações de saúde ou grau com que provedores de saúde realizam testes diagnósticos, monitoramento de equipamentos, intervenção e outras especificações técnicas que definem o manejo ótimo de pacientes.
Aleatório	Governado por um processo formal de chance no qual a ocorrência de eventos prévios não tem qualquer valor para prever eventos futuros. Por exemplo, a probabilidade de designar um participante para um dentre dois grupos especificados é de 50%.
Alertas ou sistemas de alerta	Estratégia para mudar o comportamento médico. Tipo de sistema computadorizado de apoio à decisão que alerta o clínico para uma circunstância que poderia requerer ação clínica (p. ex., um sistema que ressalte valores laboratoriais fora da faixa normal).
Algoritmo	Descrição explícita de uma sequência ordenada de passos com uma lógica ramificada que pode ser aplicada em circunstâncias clínicas específicas. A lógica de um algoritmo é: se *a*, então faça *x*; se *b*, então faça *y*; etc.
Alocação aleatória (ou Randomização)	Ver Randomização.

Alocação em *cluster* (ou randomização de agrupamentos)	Uma atribuição de grupos (p. ex., escolas, clínicas) e não de indivíduos para grupos de intervenção e controle. Essa abordagem é frequentemente usada quando a alocação por indivíduos provavelmente resultará em contaminação (p. ex., se adolescentes de uma escola são alocados para receber ou não um novo programa de educação sexual, é provável que compartilhem as informações que aprenderem; se, em vez disso, a unidade de alocação for a escola, escolas inteiras serão alocadas para receber ou não o novo programa de educação sexual). A alocação em *cluster* é tipicamente randomizada, mas é possível (embora não seja aconselhável) alocar conglomerados ao grupo tratamento ou ao grupo-controle por outros métodos.
Alvo do tratamento	A manifestação da doença (sintoma, sinal ou anormalidade fisiológica) para a qual um tratamento é direcionado.
Amostra aleatória	Amostra derivada pela seleção de unidades de amostragem (p. ex., pacientes individuais), de modo que cada unidade tenha uma chance de seleção independente e fixa (geralmente igual). A seleção ou não de uma dada unidade é determinada pelo acaso; por exemplo, por uma tabela de números em ordem aleatória.
Amostra consecutiva (ou Amostra sequencial)	Amostra na qual todos os pacientes potencialmente elegíveis tratados ao longo de um período são inscritos.
Amostra sequencial (ou Amostra consecutiva)	Ver Amostra consecutiva.
Amostragem intencional (ou Amostragem judiciosa)	Em pesquisa qualitativa, um tipo de amostragem não probabilística na qual a teoria ou o julgamento pessoal orienta a seleção de participantes do estudo. Dependendo do tópico, exemplos incluem variação máxima da amostragem, para documentar amplitude ou diversidade; amostragem de casos extremos, em que selecionamos casos que são de alguma maneira opostos; amostragem de casos típicos ou representativos, para descrever o que é comum em termos do fenômeno de interesse; amostragem crítica, para ressaltar dramaticamente um ponto, e amostragem por critérios, nas quais são estudados todos os casos que satisfazem alguns critérios de importância pré-determinados.
Amostragem judiciosa (ou Amostragem intencional)	Ver Amostragem intencional.
Análise ajustada	Uma análise ajustada leva em conta diferenças em fatores prognósticos (ou características basais) entre grupos que possam influenciar o desfecho. Por exemplo, ao comparar uma intervenção experimental e seu controle, se o grupo experimental for, em média, mais velho e, portanto, em maior risco de um desfecho adverso do que o grupo-controle, a análise ajustada por idade mostrará um maior efeito do tratamento do que a análise não ajustada.
Análise de *cluster*	Procedimento estatístico em que a unidade de análise é igual à unidade de randomização, que não é o paciente nem o participante (p. ex., escola, clínica).
Análise de custo-benefício	Análise econômica na qual tanto os custos quanto as consequências (incluindo aumentos na duração e na qualidade de vida) são expressos em termos monetários.

Análise de custo	Análise econômica que compara somente os custos das várias alternativas. Essa comparação informa apenas metade da decisão – uso de recursos (a outra metade é a dos desfechos esperados).
Análise de custo-efetividade	Análise econômica na qual as consequências são expressas em unidades naturais (p. ex., custo por vida salva ou custo por sangramento evitado). Às vezes, a análise de custo-utilidade é classificada como uma subcategoria da análise de custo-efetividade.
Análise de custo-minimização	Análise econômica realizada em situações em que as consequências das alternativas são idênticas e a única questão são seus custos relativos
Análise de custo--utilidade	Tipo de análise econômica na qual as consequências são expressas em termos de anos de vida ajustados pelas preferências dos indivíduos. Tipicamente, considera-se o custo incremental por ganhos incrementais em anos de vida ajustados para a qualidade (QALYs).
Análise de decisão	Abordagem sistemática à tomada de decisão em condições de incerteza. Envolve identificar todas as alternativas disponíveis e estimar as probabilidades de possíveis desfechos associados a cada alternativa, valorar cada desfecho e, com base nas probabilidades e valores, chegar a uma estimativa quantitativa do mérito relativo de cada alternativa.
Análise de metarregressão	Ao sumarizar características do paciente ou delineamento no nível do estudo individual, metanalistas correm o risco de não detectarem relações genuínas entre essas características e o tamanho do efeito do tratamento. Além disso, o risco de obter explicação espúria para efeitos variáveis de tratamento é alto quando o número de estudos é pequeno e quando muitas características de paciente e delineamento diferem. Podem-se usar técnicas de metarregressão para explorar se as características de pacientes (como idade maior ou menor) ou do delineamento (como estudos de alta ou baixa qualidade) estão relacionadas ao tamanho do efeito do tratamento.
Análise de parte interessada (*stakeholder*)	Estratégia que visa a aumentar a compreensão de comportamentos, planos, relações e interesses das partes interessadas e busca gerar sistemas de informação sobre os níveis de influência, de apoio e de recursos desses interessados.
Análise de partição recorrente	Técnica para determinar o modo ótimo de usar um conjunto de variáveis preditoras para estimar a probabilidade de que um indivíduo sofra um dado desfecho. A técnica repetidamente divide a população (p. ex., velhos vs. jovens; entre jovens e velhos) segundo o *status* de variáveis que discriminam entre os que terão ou não o desfecho relevante.
Análise de regressão multivariada ou análise de multivariáveis, ou equação de regressão multivariável	Tipo de regressão que fornece um modelo matemático que busca explicar ou prever a variável dependente (ou variável de desfecho, ou variável-alvo) ao considerar simultaneamente duas ou mais variáveis independentes (ou variáveis preditivas).
Análise de sensibilidade	Qualquer teste da estabilidade das conclusões de uma avaliação de cuidados de saúde na faixa de estimativas de probabilidade, de julgamentos de valor e de pressupostos sobre a estrutura das decisões a serem tomadas. Isso pode envolver a avaliação repetida de um modelo de decisão no qual um ou mais dos parâmetros de interesse são variados.

Análise de sobrevida	Procedimento estatístico usado para comparar a proporção de pacientes em cada grupo que apresenta desfecho ou *endpoint* em diferentes intervalos ao longo do estudo (p. ex., óbito).
Análise de subgrupo	A análise separada de dados para subgrupos de pacientes, como aqueles em diferentes estágios da doença, com diferentes comorbidades e de diferentes idades.
Análise discriminante	Técnica estatística similar à análise de regressão logística, que identifica variáveis que estão associadas à presença ou à ausência de um determinado desfecho categórico (nominal).
Análise documental	Em pesquisa qualitativa, um dos três métodos básicos de coleta de dados. Envolve a revisão interpretativa de materiais escritos.
Análise ou Avaliação econômica	Conjunto de métodos quantitativos formais usados para comparar dois ou mais tratamentos, programas ou estratégias em relação a seu uso de recursos e a seus desfechos esperados.
Análise por protocolo	Análise restrita a pacientes que aderem ao tratamento designado em um estudo randomizado (omitindo pacientes que abandonaram o estudo ou que, por outras razões, não receberam a intervenção planejada). Essa análise pode fornecer estimativa enganosa do efeito, porque a totalidade dos pacientes randomizados não está mais incluída, levantando preocupações sobre se fatores importantes desconhecidos que influenciam o desfecho estão igualmente distribuídos entre os grupos de comparação.
Ano de vida ajustado para a qualidade (QALY)	Unidade de medida de sobrevida que leva em conta os efeitos de um estado de saúde subótimo e as limitações resultantes na qualidade de vida. Por exemplo, se um paciente vive por 10 anos e sua qualidade de vida está diminuída em 50% devido a uma pneumopatia crônica, a sobrevida seria equivalente a 5 QALYs.
Aposta padrão	Medida de preferência direta ou de utilidade que efetivamente solicita aos respondentes que atribuam uma nota à sua qualidade de vida em uma escala de 0 a 1, em que 0 é óbito e 1 é saúde total. Os respondentes escolhem entre um tempo especificado x em seu estado atual de saúde e uma aposta na qual têm probabilidade P (que pode variar de 0 a 0,99) de saúde total por x tempo e probabilidade 1 – P de óbito imediato.
Árvore de decisão	A maioria das análises clínicas é construída como árvores de decisão; artigos geralmente incluirão um ou mais diagramas mostrando a estrutura da árvore de decisão usada para a análise.
Associação independente	Quando uma variável está associada a um desfecho depois de ajustada para múltiplos outros fatores prognósticos potenciais (muitas vezes, após análise de regressão), a associação é independente.
Auditoria e *feedback*	Estratégia para mudar o comportamento médico. Qualquer sumário oral ou escrito do desempenho clínico (p. ex., baseado em revisão de prontuários ou observação da prática clínica) durante um período de tempo. O sumário também pode incluir recomendações para aperfeiçoar a prática.

Aumento de risco absoluto (ARA)	A diferença absoluta em taxas de desfechos nocivos entre grupos experimentais (taxa de eventos no grupo experimental ou TEE) e controle (taxa de eventos no grupo-controle ou TEC), calculada como a taxa de eventos nocivos no grupo experimental menos a taxa de eventos nocivos no grupo-controle (TEE - TEC). Tipicamente utilizada para descrever uma exposição ou intervenção nociva (p. ex., se a taxa de eventos adversos for 20% no grupo de tratamento e 10% no grupo-controle, o aumento do risco absoluto será 10%, expresso como percentual, e 0,10, expresso como proporção).
Aumento de risco relativo (ARR)	O aumento proporcional em taxas de desfechos nocivos entre participantes experimentais e controles. É calculada dividindo a taxa de desfechos nocivos no grupo experimental (taxa de eventos no grupo experimental ou TEE) menos a taxa de desfechos nocivos no grupo-controle (taxa de eventos no grupo-controle ou TEC) pela taxa de desfechos nocivos no grupo-controle ([TEE - TEC]/TEC). Tipicamente usada com uma exposição nociva.
Auxílio para a decisão	Instrumento que busca apresentar aos pacientes os benefícios e danos de cursos alternativos de ação, de um modo que seja quantitativo, abrangente e compreensível.
Características basais	Fatores que descrevem participantes do estudo no início do estudo (p. ex., idade, sexo, severidade da doença); em estudos de comparação, é importante que essas características sejam inicialmente similares entre os grupos; se não forem equilibradas ou se o desequilíbrio não for ajustado estatisticamente, essas características podem causar confundimento e criar viés nos resultados do estudo.
Caso base	Em uma avaliação econômica, o caso base é o melhor conjunto de estimativas de cada uma das variáveis-chave que influencia os custos e os efeitos de estratégias alternativas de manejo.
Cegamento (ou sigilo da alocação)	Ver Sigilo da alocação.
Cego ou cegado	Pacientes, clínicos, coletores de dados, adjudicadores de desfechos ou analistas de dados desconhecem quais pacientes foram alocados ao grupo experimental ou ao grupo-controle. No caso de testes diagnósticos, os interpretadores dos resultados de teste não estão cientes do resultado do padrão de referência, ou vice-versa.
Chances	A razão de eventos e de não eventos; a razão do número de participantes do estudo que têm o desfecho relevante e do número de participantes do estudo que não têm o desfecho relevante.
Chances pós-teste	A chance de a patologia de interesse estar presente depois que os resultados de um teste diagnóstico estejam disponíveis.
Chances pré-teste	As chances de a patologia de interesse estar presente antes que os resultados de um teste diagnóstico estejam disponíveis.
Chances relativas (ou Razão de chances)	Ver Razão de chances. Assim como risco relativo e razão de risco são sinônimos, chances relativas e razão de chances são sinônimos.

Clínicos baseados em evidências	Clínicos que podem diferenciar sumários e recomendações baseados em evidências daqueles que não são baseados em evidências e compreender resultados suficientemente bem para aplicá-los judiciosamente no cuidado clínico, garantindo que decisões sejam consistentes com os valores e preferências dos pacientes.
Coeficiente de correlação	Expressão numérica da magnitude e direção da relação entre duas variáveis, que pode assumir valores de –1,0 (relação negativa perfeita), 0 (nenhuma relação) a 1,0 (relação positiva perfeita).
Coeficiente de correlação intraclasse	Medida de reprodutibilidade que compara a variância entre pacientes à variância total, incluído tanto variância intra e entre pacientes.
Coeficiente α de Cronbach	É um índice de confiabilidade, homogeneidade ou consistência interna de itens de um instrumento de mensuração. O α de Cronbach aumenta com a magnitude da correlação entre itens e com o número de itens.
Cointervenções	Outras intervenções além da intervenção em estudo que afetam o desfecho relevante e que podem ser aplicadas diferencialmente aos grupos de intervenção e controle e, portanto, potencialmente criar viés no resultado de um estudo.
Comorbidade	Doenças ou condições que coexistem em participantes do estudo, além da condição que é alvo do estudo.
Compliance (ou Adesão)	Ver Adesão.
Conceitos	Os blocos básicos da construção de uma teoria.
Concordância corrigida para o acaso	A proporção de concordância possível obtida além do que se esperaria somente pelo acaso, muitas vezes medida pela estatística φ.
Concordância independente do acaso	A proporção de concordância possível obtida que é independente do acaso e não afetada pela distribuição de classificações, conforme medida pela estatística φ.
Condição indicadora	Situação clínica (como doença, sintoma, lesão ou estado de saúde) que ocorre com razoável frequência e em relação à qual existem evidências sólidas do benefício de cuidados de alta qualidade. Condições indicadoras podem ser usadas para avaliar a qualidade de cuidados, comparando-se o cuidado fornecido (determinado por revisão de prontuários ou observação) ao cuidado recomendado.
Confiabilidade	Usa-se o termo confiabilidade como um termo técnico estatístico que se refere à capacidade de um instrumento de mensuração para diferenciar entre sujeitos, pacientes ou participantes em relação a algum traço subjacente. A confiabilidade aumenta à medida que aumenta a variabilidade entre sujeitos e diminui à medida que aumenta a variabilidade interna de sujeitos (ao longo do tempo ou por diferentes classificadores). A confiabilidade é tipicamente expressa como um coeficiente de correlação intraclasse com a variabilidade entre sujeitos no numerador e a variabilidade total (entre sujeitos e intrasujeito) no denominador.

Confiabilidade inter-classificadores	O grau com que dois ou mais classificadores são capazes de consistentemente diferenciar sujeitos com valores mais altos e mais baixos de um traço subjacente (tipicamente medido com uma correlação intraclasse).
Confiabilidade intra-classificador	O grau com que um classificador é capaz de consistentemente diferenciar participantes com valores mais altos e mais baixos de um traço subjacente em classificações repetidas ao longo do tempo (tipicamente medido com uma correlação intraclasse).
Conflito de interesses	Existe conflito de interesse quando investigadores, autores, instituições, revisores ou editores têm relações financeiras ou não financeiras com outras pessoas ou organizações (como patrocinadores do estudo) ou investimentos pessoais em projetos de pesquisa ou nos desfechos de projetos que possam influenciar de modo inapropriado suas interpretações ou ações. Conflitos de interesse podem levar a viés de delineamento, conduta, análise e interpretação dos resultados do estudo.
Confundidor (ou variável confundidora)	Fator que está associado ao desfecho relevante e está distribuído diferencialmente em pacientes expostos e não expostos ao desfecho relevante.
Confundidor residual	Fatores prognósticos desconhecidos, não medidos ou medidos de forma subótima, que permanecem desequilibrados entre grupos após o ajuste completo de covariáveis por técnicas estatísticas. O desequilíbrio remanescente levará a uma avaliação com viés do efeito de qualquer exposição supostamente causal.
Consentimento informado	A expressão (verbal ou escrita) do participante quanto à sua disposição de participar de um estudo, após a revelação total dos riscos, benefícios e de outras implicações.
Consequencialista (ou Utilitarista)	Uma visão consequencialista ou utilitarista da justiça distributiva sustenta que, mesmo na tomada individual de decisão, o clínico deve se apropriar de uma visão social ampla, favorecendo ações que forneçam o maior bem para o maior número de pacientes. Nessa visão mais ampla, o efeito sobre terceiros da alocação de recursos ao cuidado de um dado paciente pesaria sobre a decisão. É uma alternativa à visão deontológica.
Contaminação	Ocorre quando participantes ou no grupo experimental ou no controle recebem a intervenção prevista para o outro braço do estudo.
Coorte	Um grupo de pessoas com característica ou conjunto de características comuns. Tipicamente, o grupo é acompanhado por período especificado a fim de determinar a incidência de uma doença já estabelecida ou de suas complicações (prognóstico).
Correlação	A magnitude da relação entre duas variáveis.
Credibilidade (ou Fidedignidade)	Em pesquisa qualitativa, um termo usado no lugar de validade para refletir se os investigadores se envolveram de forma completa e sensível com o material e se as interpretações dos investigadores são fidedignas. Sinais de credibilidade podem ser encontrados não apenas nas descrições procedurais de metodologia, mas também por uma determinação da coerência e da profundidade dos achados relatados.

Critério padrão (ou Padrão-ouro ou Padrão de referência)	Método que tem acurácia estabelecida ou amplamente aceita para determinar um diagnóstico, que fornece um padrão para comparação de um novo teste diagnóstico ou de rastreamento. Não é necessário que o método seja um procedimento único ou simples; pode incluir o seguimento de pacientes para observar a evolução de sua patologia ou o consenso de um comitê de adjudicação sobre seu desfecho.
Critérios de exclusão	As características que tornam possíveis participantes inelegíveis para participarem em um estudo ou que tornam estudos inelegíveis para inclusão em uma revisão sistemática.
Critérios de inclusão	As características que definem a população elegível para um estudo ou que definem os estudos que serão elegíveis para inclusão em uma revisão sistemática.
Crítica ou sistema de crítica	Estratégia para mudar o comportamento médico; abordagem de apoio à decisão na qual o computador avalia a decisão de um clínico e gera uma nota de adequação ou uma sugestão alternativa.
Cuidados de saúde baseados em evidências (CSBE)	O uso consciencioso, explícito e judicioso das melhores evidências correntes para a tomada de decisões sobre o cuidado de pacientes individuais. A prática clínica baseada em evidências requer a integração de *expertise* clínica individual e preferências do paciente com as melhores evidências clínicas externas disponíveis em pesquisas sistemáticas e a consideração de recursos disponíveis.
Curva característica de operação do receptor (ROC)	Figura que representa o poder de um teste diagnóstico. A curva ROC apresenta a taxa de verdadeiros positivos (i.e., sensibilidade) do teste no eixo horizontal e a taxa de falsos positivos (i.e., 1 - especificidade) no eixo vertical para limites diferentes que dividem teste positivo de teste negativo. Uma curva ROC para um teste perfeito apresenta uma área sob a curva igual a 1,0, enquanto um teste cujo desempenho não é melhor do que o acaso apresenta uma área sob a curva de apenas 0,5.
Curva de aceitabilidade de custo-efetividade	A aceitabilidade de custo-efetividade é colocada em um gráfico que relaciona o máximo que alguém está disposto a pagar por uma dada alternativa de tratamento (p. ex., quantos dólares alguém está disposto a pagar para ganhar 1 ano de vida), no eixo x, com a probabilidade de que uma alternativa de tratamento seja custo-efetiva comparada a todas as alternativas de tratamento, no eixo y. As curvas são geradas da incerteza em torno das estimativas pontuais de custos e efeitos, em avaliações econômicas baseadas em estudos, ou da incerteza em torno de valores para variáveis usadas em modelos analíticos de decisão. Na medida em que há disposição de pagar mais por desfechos de saúde, alternativas de tratamento que inicialmente poderiam não ser consideradas atraentes (p. ex., um alto custo por ano de vida salvo) terão maior probabilidade de se tornarem mais custo-efetivas. Curvas de aceitabilidade de custo-efetividade são um método conveniente de apresentar o efeito da incerteza sobre os resultados da avaliação econômica em uma única figura, em vez do uso de numerosas tabelas e figuras de análise de sensibilidade.
Curva de Kaplan-Meier (ou Curva de sobrevida)	Ver Curva de sobrevida.

Curva de sobrevida (ou Curva de Kaplan-Meier)	Uma curva que inicia em 100% da população do estudo e mostra a porcentagem da população ainda viva (ou sem doença ou com algum outro desfecho) em momentos sucessivos pelo tempo em que houver informação disponível.
Custos à jusante	Custos decorrentes de recursos consumidos no futuro e associados a eventos clínicos que ocorrerão no futuro que sejam atribuíveis à intervenção.
Custos de oportunidade	O valor dos benefícios (de saúde ou de outros tipos) cedidos em usos alternativos quando se utiliza um recurso.
Custos de saúde ou custos de cuidados de saúde	Recursos de cuidados de saúde que são consumidos. Refletem a incapacidade de usar os mesmos recursos para outros propósitos merecedores (custos de oportunidade).
Custos e benefícios indiretos	O efeito de estratégias alternativas de manejo de pacientes sobre a produtividade do paciente e de terceiros envolvidos nos cuidados do paciente.
Custos iniciais	Custos incorridos para "produzir" o tratamento, como tempo do médico, tempo do enfermeiro e materiais.
Dano	Consequências adversas da exposição a uma intervenção.
Delineamento antes-depois	Estudo no qual os investigadores comparam a situação de um grupo de participantes do estudo antes e depois da implementação de uma intervenção.
Delineamento de série temporal interrompida (ou Delineamento de séries temporais)	Ver Delineamento de séries temporais.
Delineamento de séries temporais (ou Delineamento de séries temporais interrompidas)	Nesse delineamento de estudo, coletam-se dados em vários pontos tanto antes quanto depois da intervenção. Dados coletados antes da intervenção permitem estimar a tendência subjacente e os efeitos cíclicos (sazonais). Dados coletados após a intervenção permitem estimar o efeito da intervenção, ao mesmo tempo em que explicam tendências seculares subjacentes. O delineamento de série temporal monitora a ocorrência de desfechos ou *endpoints* durante vários ciclos e determina se o padrão muda de modo coincidente com a intervenção.
Delineamento de séries temporais controladas (ou delineamento de séries controladas interrompidas)	Os dados são coletados várias vezes, tanto antes quanto depois da intervenção no grupo de intervenção, e nas mesmas ocasiões em um grupo-controle. Dados coletados antes da intervenção permitem a estimativa da tendência subjacente e de efeitos cíclicos (sazonais). Dados coletados após a intervenção permitem estimar o efeito da intervenção e, ao mesmo tempo, explicar tendências seculares subjacentes. O uso de um grupo-controle aborda a maior ameaça à validade do delineamento de série temporal, que é a ocorrência de outro evento ao mesmo tempo em que ocorre a intervenção, ambos podendo estar associados ao desfecho.

Delineamento pré-teste pós-teste de um grupo (ou Delineamento antes-depois)	Ver Delineamento antes-depois.
Deontológico	Uma abordagem deontológica à justiça distributiva sustenta que a única responsabilidade do clínico deveria ser melhor satisfazer às necessidades do indivíduo sob seus cuidados. É uma alternativa à visão consequencialista ou utilitarista.
Descritores em Ciências da Saúde (DeCS)	Vocabulário controlado da National Library of Medicine dos Estados Unidos usado para indexar artigos para o Medline/PubMed. A terminologia DeCS fornece uma forma consistente para recuperar informações que possam usar diferentes terminologias para os mesmos conceitos.
Desfecho binário	Ver Desfecho dicotômico.
Desfecho dicotômico (ou Desfecho binário)	Uma variável categórica que pode assumir um entre dois valores discretos e não um valor incremental em um contínuo (p. ex., grávida ou não grávida, vivo ou morto).
Desfecho, *endpoint* ou evento de interesse	Em estudos de intervenção, a patologia em que os investigadores ou médicos estão particularmente interessados em identificar e que se imagina que a intervenção reduzirá (como infarto do miocárdio, AVC ou óbito) ou aumentará (como cicatrização de úlceras).
Desfechos de saúde	Todas as possíveis mudanças em estado de saúde que podem ocorrer para uma população definida ou que podem estar associadas à exposição a uma intervenção. Incluem mudanças na duração e na qualidade de vida, grandes eventos mórbidos e mortalidade.
Desfechos importantes para o paciente	Desfechos que os pacientes valorizam diretamente; contrastam com desfechos sucedâneos, substitutos ou fisiológicos que os clínicos possam considerar importantes. Um modo de pensar sobre um desfecho importante para o paciente é o de que, se fosse algo único a mudar, pacientes estariam dispostos a passar por um tratamento com risco, custo ou inconveniência associados. Isso seria verdadeiro para tratamentos que melhorassem sintomas ou prevenissem morbidade ou mortalidade. Não seria verdadeiro para tratamentos que diminuíssem, por exemplo, a pressão arterial, ou melhorassem o débito cardíaco ou a densidade óssea, sem melhorar a qualidade ou aumentar a duração da vida.
Desfechos ou *endpoints* substitutos (ou Desfechos ou *endpoints* sucedâneos)	Ver Desfechos ou *endpoints* sucedâneos.
Desfechos ou *endpoints* sucedâneos (ou Desfechos ou *endpoints* substitutos)	Desfechos que não são importantes em si para pacientes, mas que estão associados a desfechos que são importantes para pacientes (p. ex., densidade óssea e fratura, colesterol e infarto do miocárdio, pressão arterial e acidente vascular cerebral). Esses desfechos não influenciariam o comportamento do paciente, caso fossem os únicos desfechos que mudariam com uma intervenção.

Determinantes de desfecho	Os fatores que mais fortemente determinam se um evento de interesse irá ou não ocorrer.
Diagnóstico diferencial ou alternativa ativa	O conjunto de diagnósticos que podem explicar de forma plausível a apresentação clínica de um paciente.
Diagnóstico de trabalho (ou Hipótese principal)	A melhor explicação isolada de um clínico para o(s) problema(s) médico(s) do paciente.
Diferença absoluta	A diferença absoluta em taxas de desfechos bons ou nocivos entre grupos experimentais (taxa de eventos no grupo experimental ou TEE) e controle (taxa de eventos no grupo-controle ou TEC), calculada como a taxa de eventos no grupo experimental menos a taxa de eventos no grupo-controle (TEE - TEC). Por exemplo, se a taxa de eventos adversos for 20% no grupo-controle e 10% no grupo de tratamento, a diferença absoluta é 20 - 10% = 10%.
Diferença mínima importante	A menor diferença em um desfecho importante para o paciente que outros pacientes percebem como sendo benéfica e que obriga, na ausência de efeitos adversos problemáticos e de custo excessivo, uma mudança no manejo dos cuidados de saúde do paciente.
Direto	Um elemento-chave a considerar quando se classifica a qualidade das evidências para uma recomendação de cuidados de saúde. As evidências são diretas no grau com que participantes do estudo, intervenções e medidas de desfecho são similares àquelas de interesse.
Diretrizes de prática (ou Diretrizes de prática clínica)	Ver Diretrizes de prática clínica.
Diretrizes de práticas clínicas (ou Diretrizes de prática)	Estratégia para mudar o comportamento médico. Declarações ou recomendações elaboradas sistematicamente a fim de auxiliar as decisões de clínicos e pacientes sobre cuidados de saúde apropriados em circunstâncias clínicas específicas.
Dominar	Em avaliação econômica, se a intervenção de interesse é tanto mais efetiva quanto menos cara do que a estratégia-controle, diz-se que ela domina a alternativa.
Dragagem de dados	Pesquisa em um conjunto de dados para encontrar diferenças entre grupos quanto a desfechos particulares, ou em subgrupos de pacientes, sem hipóteses explícitas *a priori*.
Efeito da intervenção (ou Efeito do tratamento)	Ver Efeito do tratamento.
Efeito de canalização ou viés de canalização	Ver Viés.
Efeito de checagem	A melhoria na tomada de decisão clínica devida a uma coleta de dados mais completa e estruturada (p. ex., os médicos preenchem um formulário detalhado, portanto, suas decisões melhoram).

Efeito de classe (ou Efeito de classe medicamentosa)	Quando efeitos similares são produzidos pela maioria ou por todos os membros de uma classe de drogas (p. ex., β-bloqueadores ou antagonistas do cálcio).
Efeito de classe medicamentosa (ou Efeito de classe)	Ver Efeito de classe.
Efeito do tratamento (ou Efeito da intervenção)	Os resultados de estudos clínicos comparativos podem ser expressos por várias medidas de efeito de intervenção. Exemplos: redução de risco absoluto (RRA), redução de risco relativo (RRR), razão de chances (OR), número necessário para tratar (NNT) e tamanho do efeito. A adequação de usá-las para expressar um efeito de intervenção e o uso de probabilidades, médias ou medianas para calculá-las dependerão do tipo de variável de desfecho usada para medir desfechos de saúde. Por exemplo, RRA, RRR e NNT são usadas para variáveis dicotômicas, e tamanho do efeito é normalmente usado para variáveis contínuas.
Efeito *feedback*	A melhora vista na decisão médica devido à avaliação e ao *feedback* do desempenho.
Efeito Hawthorne	A tendência do desempenho humano de melhorar quando os participantes estão cientes de que seu comportamento está sendo observado.
Efeito placebo	O efeito de uma intervenção independentemente de seu efeito biológico.
Efeito sentinela	A tendência do desempenho humano de melhorar quando os participantes estão cientes de que seu comportamento está sendo avaliado; em contraste com o efeito Hawthorne, que se refere à mudança de comportamento em resultado de ser observado, mas não avaliado.
Efeito silo	Uma das principais razões para considerar pontos de vista mais estreitos ao realizar uma análise econômica é avaliar o efeito da mudança sobre os principais detentores do orçamento, porque pode ser preciso ajustar orçamentos antes de se adotar nova intervenção (o efeito silo).
Eficiência	Eficiência técnica é a relação entre insumos (custos) e produtos (em saúde, anos de vida ajustados para a qualidade [QALYs]). Intervenções que forneçam mais QALYs por menos ou iguais recursos são mais eficientes. Avalia-se a eficiência técnica usando análises de minimização, de custo-efetividade e de custo-utilidade. A eficiência alocativa reconhece que a saúde não é a única meta que a sociedade deseja, de modo que metas rivais devem ser ponderadas e então relacionadas aos custos. Tipicamente, isso é feito por análise de custo-benefício.
Elaboração de políticas baseada em evidências (EPBE)	A elaboração de políticas é baseada em evidências quando as políticas da prática (como o uso de recursos pelos clínicos), políticas de serviço (como alocação de recursos, padrão de serviços) e políticas de governança (como estruturas organizacionais e financeiras) baseiam-se em evidências de pesquisas de benefício ou de custo-benefício.
Endpoint	Evento ou desfecho que leva ao término ou à interrupção do seguimento de um indivíduo em um estudo (como óbito ou morbidade importante).

Endpoint combinado ou desfecho combinado	Quando os investigadores medem o efeito do tratamento sobre um agregado de *endpoints* de importâncias diversas. A força de inferências de *endpoints* combinados aumenta nas raras situações em que (1) os *endpoints* componentes têm importância similar para o paciente, (2) os *endpoints* mais importantes ocorrem pelo menos em frequência similar à dos menos importantes e (3) fortes razões biológicas apoiam resultados que, entre *endpoints* componentes, mostram riscos relativos similares com intervalos de confiança suficientemente estreitos.
Ensaio clínico randomizado (ECR) ou estudo randomizado	Experimento em que indivíduos são alocados aleatoriamente para receber ou não um diagnóstico experimental ou procedimento preventivo, terapêutico ou, paliativo, e então são seguidos a fim de se determinar o efeito da intervenção.
Ensaio de terapia	Em um ensaio de terapia, o médico oferece intervenção ao paciente, revisa o efeito da intervenção em um momento posterior e, dependendo do efeito, recomenda a continuação ou a interrupção da intervenção.
Ensaio randomizado (ou Ensaio controlado randomizado)	Ver Ensaio clínico randomizado.
Ensaio randomizado controlado de n = 1 (ou ECR de n = 1)	Experimento delineado para determinar o efeito de uma intervenção ou exposição sobre um único participante de estudo. Em um delineamento de n = 1, o paciente passa por pares de períodos de tratamento organizados, de modo que um período envolve o uso do tratamento experimental e um período envolve o uso de um tratamento alternativo ou placebo. Se possível, pacientes e clínicos são cegados, e os desfechos sao monitorados. Os períodos de tratamento são replicados até que o clínico e o paciente estejam convencidos de que os tratamentos são definitivamente diferentes ou definitivamente não diferentes.
Ensaios de equivalência (ou ensaios de não inferioridade)	Estudos que estimam efeitos de tratamento que excluem qualquer superioridade importante para o paciente de intervenções em avaliação são ensaios de equivalência. Ensaios de equivalência requerem uma decisão *a priori* da menor diferença em desfechos entre as intervenções que os pacientes considerariam suficientemente grandes para justificar preferência pela intervenção superior (dados os danos e as cargas da intervenção). O intervalo de confiança para o efeito de tratamento estimado ao final do estudo deveria excluir aquela diferença para que os autores aleguem equivalência (i.e., os limites de confiança devem estar mais próximos de zero do que a diferença mínima importante para o paciente). Esse nível de precisão muitas vezes requer que investigadores incluam grande número de pacientes com um grande número de eventos. Ensaios de equivalência são úteis quando investigadores querem ver se uma intervenção mais barata, segura, simples (ou, cada vez mais, um método melhor para gerar renda para o patrocinador) não é nem melhor nem pior (em termos de eficácia) do que a intervenção atual. Alegações de equivalência são frequentes quando os resultados não são significativos, mas é preciso estar alerta se intervalos de confiança excluem diferenças entre as intervenções que são tão grandes ou maiores do que aqueles pacientes considerariam importantes. Em caso negativo, o estudo é indeterminado, e não equivalente.

Ensaios truncados (Ensaios interrompidos precocemente)	Ver Ensaios interrompidos precocemente.
Entrevista	Em pesquisa qualitativa, um dos três métodos básicos de coleta de dados. Envolve o entrevistador fazendo perguntas com vistas a engajar participantes em um diálogo, a fim de permitir a interpretação de experiências e eventos nos termos dos próprios participantes. As duas entrevistas mais comuns são entrevistas semiestruturadas e detalhadas de indivíduos ou entrevistas baseadas em discussões com várias pessoas, chamadas grupo focal. Em pesquisa quantitativa, um método de coleta de dados no qual o entrevistador obtém informações de um participante por meio de conversas.
Entrevista semiestruturada	Em pesquisa qualitativa, o entrevistador faz várias perguntas específicas, mas outras perguntas são usadas a seu critério.
Erro aleatório (ou chances)	Nunca podemos saber com certeza o verdadeiro valor do efeito de uma intervenção, devido ao erro aleatório, que é inerente a todas as medidas. As observações que são feitas em um estudo são somente uma amostra de todas as observações possíveis que poderiam ser feitas a partir da população de pacientes relevantes. Assim, o valor médio de qualquer amostra de observações está sujeito a alguma variação em relação ao verdadeiro valor para toda a população. Quando o nível de erro aleatório associado a uma medida for alto, a medida será menos precisa, e teremos menos certeza sobre o valor dessa medida.
Erro de unidade de análise	Quando investigadores usam qualquer tipo de randomização por *cluster* (randomização por médico em vez de paciente, consultório em vez de médico ou paciente ou povoado em vez de participante) e fazem a análise como se a randomização tivesse sido por paciente ou participante, cometem um erro de unidade de análise. A análise apropriada reconhece a randomização por conglomerado e leva em conta o grau com que desfechos diferem entre os conglomerados, independentemente do efeito do tratamento.
Erro padrão	O desvio-padrão de uma estimativa de um parâmetro de uma população. O erro padrão da média é o desvio-padrão da estimativa do valor médio da população.
Erro sistemático (ou Viés)	Ver Viés.
Erro tipo I ou erro α	Um erro criado por rejeitar a hipótese nula quando ela é verdadeira (i.e., os investigadores concluem que existe relação entre variáveis quando ela não existe).
Erro tipo II ou erro β	Um erro criado por aceitar a hipótese nula quando ela é falsa (i.e., os investigadores concluem que não há relação entre variáveis quando, na verdade, ela existe).
Escala visual análoga	Procedimento de escala que consiste de uma linha reta, com palavras ou frases em cada extremidade que representam os extremos de algum fenômeno (p. ex., "pior dor da minha vida" a "absolutamente nenhuma dor"). Pede-se que as pessoas façam uma marca na linha no ponto que corresponde à sua experiência do fenômeno.

Escalas de Likert	Escalas, tipicamente com 3 a 9 valores possíveis, que incluem extremos de atitudes ou sentimentos (tais como de discordância total a concordância total) que as pessoas assinalam para indicar sua nota.
Especialistas baseados em evidências	Clínicos que podem, de maneira sofisticada e de modo independente, encontrar, avaliar e judiciosamente aplicar as melhores evidências aos cuidados do paciente.
Especificidade	A proporção de pessoas que verdadeiramente não têm determinada doença e que são assim identificadas pelo teste. O teste pode consistir em, ou incluir observações clínicas.
Estado de saúde	A condição de saúde de um indivíduo ou de um grupo durante um intervalo especificado (comumente avaliado em um ponto determinado).
Estatística I^2	A estatística I^2 é um teste de heterogeneidade. Pode-se calcular a I^2 pelo Q de Cochrane (a estatística de heterogeneidade mais comumente usada) segundo a fórmula: I^2 = 100%. (Q de Cochrane - graus de liberdade). Quaisquer valores negativos de I^2 são considerados iguais a 0, de modo que a faixa de valores I^2 fica entre 0 e 100%.
Estatística Kappa ou κ ponderado, ou valor kappa	Medida do grau com que observadores chegam ao acordo além do nível que se espera ocorrer apenas por acaso.
Estimativa conjunta	Medida de resumo estatístico que representa a melhor estimativa de um parâmetro que se aplica a todos os estudos que contribuem para abordar questões similares (como um risco relativo e intervalos de confiança de 95% agrupados de um conjunto de estudos randomizados).
Estudo de caso-controle	Estudo delineado para determinar a associação entre uma exposição e um desfecho, na qual os pacientes são amostrados pelo desfecho. Pessoas com o desfecho (casos) são comparadas com aquelas sem o desfecho (controles) em relação à exposição ao agente nocivo suspeito.
Estudo de casos	Em pesquisa qualitativa, uma exploração de um caso definido por alguns limites ou fenômenos contemporâneos, em geral, em um contexto de vida real.
Estudo de coorte (ou Estudo longitudinal, ou Estudo prospectivo)	Investigação em que uma coorte de indivíduos que não apresentam evidências de um desfecho relevante, mas que foram expostos à suposta causa, é comparada a outra coorte de indivíduos que também não apresentam o desfecho, mas não foram expostos à suposta causa. Ambas as coortes são então seguidas dali em diante, a fim de se comparar a incidência do desfecho relevante. Quando usada para estudar a efetividade de uma intervenção, é uma investigação em que uma coorte de indivíduos que recebem a intervenção é comparada a outra coorte que não recebe a intervenção e, a partir daí, as duas coortes são seguidas a fim de comparar a incidência do desfecho relevante. Estudos de coorte podem ser realizados retrospectivamente, no sentido de que outra pessoa, que não o investigador, tenha acompanhado os pacientes, e o investigador obtém a base de dados e então examina a associação entre exposição e desfecho.

Estudo de métodos mistos	Estudo que combina as abordagens de coleta de dados, às vezes tanto qualitativas quanto quantitativas, na metodologia do estudo e é comumente usado no estudo de organização e de prestação de serviços. Alguns estudos de métodos mistos combinam delineamentos de estudos (p. ex., investigadores podem embutir avaliações qualitativas ou quantitativas de processo junto com delineamentos avaliativos quantitativos, a fim de aumentar a compreensão de fatores que influenciam um fenômeno). Alguns estudos de métodos mistos incluem um único delineamento de pesquisa abrangendo todo o estudo, mas utilizam métodos mistos para a coleta de dados (p. ex., levantamentos, entrevistas, observação e análise de documentos).
Estudo ecológico	Estudos ecológicos examinam relações entre grupos de indivíduos expostos a um suposto fator de risco e um desfecho. Medem-se exposições no nível da população, da comunidade ou do grupo, e não no nível individual. Estudos ecológicos podem fornecer um sistema de informação sobre uma associação; entretanto, tendem a viés: a falácia ecológica. A falácia ecológica sustenta que relações observadas para grupos necessariamente são verdadeiras para indivíduos (p. ex., se países com mais gordura na dieta apresentam taxas mais altas de câncer de mama, então mulheres que ingerem mais gorduras devem ter maior probabilidade de terem câncer de mama). Essas inferências podem ser corretas, mas são apenas um fraco apoio dos dados agregados.
Estudo longitudinal (ou Estudo de coorte ou Estudo prospectivo)	Ver Estudo de coorte.
Estudo negativo ou ensaio negativo	Estudos em que os autores concluíram que grupos de comparação não diferem estatisticamente em relação às variáveis de interesse. Resultados de pesquisa que não apoiam as hipóteses dos pesquisadores.
Estudo observacional ou delineamento de estudo observacional	Pode-se usar um estudo observacional para descrever muitos delineamentos que não são ensaios randomizados (como estudos de coorte ou de caso-controle que têm por meta estabelecer causalidade, estudos de prognóstico, estudos de testes diagnósticos e estudos qualitativos). O termo é mais frequentemente usado no contexto de estudos de coorte e de estudos de caso-controle nos quais a preferência do paciente ou do cuidador, ou o acaso, determina se uma pessoa é exposta a uma intervenção ou a um agente ou comportamento supostamente nocivo (em contraste com a exposição controlada pelo investigador, como em um estudo randomizado).
Estudo positivo ou ensaio positivo	Estudo com resultados que mostram a diferença que os investigadores interpretam como sendo além da ação do acaso.
Estudo prognóstico	Estudo que matricula pacientes em um determinado momento e os segue a partir de então, a fim de determinar a frequência e o momento de eventos subsequentes.

Estudo prospectivo (ou Estudo de coorte, ou Estudo longitudinal)	Ver Estudo de coorte.
Estudo transversal	A observação de uma população definida em um único ponto do tempo ou durante um intervalo específico. Exposição e desfecho são determinados simultaneamente.
Estudos de fase I	Estudos frequentemente realizados em voluntários hígidos, que investigam o efeito fisiológico de uma droga e avaliam se ela manifesta uma toxicidade inaceitável nesse estágio.
Estudos de fase II	Estudos iniciais em pacientes que fornecem evidências preliminares da possível efetividade da droga.
Estudos de fase III	Estudos controlados randomizados delineados para testar a magnitude do benefício e do dano de uma droga.
Estudos de fase IV ou estudos de vigilância pós-comercialização	Estudos realizados depois que a efetividade de uma droga foi estabelecida e que o medicamento foi comercializado, tipicamente para estabelecer a frequência de efeitos tóxicos incomuns ou não antecipados.
Estudos de não inferioridade (ou Estudos de equivalência)	Estudos que estimam efeitos de tratamento que excluem qualquer superioridade importante para o paciente da intervenção-controle em avaliação são estudos de não inferioridade. Estudos de não inferioridade requerem definição prévia da menor diferença em desfechos entre as intervenções que os pacientes considerariam suficientemente grandes em favor do grupo-controle para justificar uma preferência pela intervenção-controle. O intervalo de confiança para o efeito estimado do tratamento ao término do estudo deveria excluir aquela diferença em favor do grupo-controle para que os autores aleguem não inferioridade (i.e., o limite superior do intervalo de confiança deveria ser mais próximo de zero do que a diferença mínima importante para o paciente). Esse nível de precisao requer menos pacientes e eventos do que um estudo de equivalência. Estudos de não inferioridade são úteis quando investigadores desejam ver se uma intervenção mais barata, mais segura, mais simples é melhor ou igual (se não pior em termos de eficácia) do que aquilo que é atualmente feito.
Estudos interrompidos precocemente (ou Estudos truncados)	Estudos controlados randomizados (ECRs) truncados são estudos que foram interrompidos precocemente devido a dano aparente, à conclusão dos investigadores de que não poderão demonstrar um efeito do tratamento (futilidade) ou devido a um aparente benefício. Será enganador acreditar no tratamento de ECRs interrompidos precocemente por benefício, caso a decisão de interromper o estudo tenha resultado em identificar o benefício aparente do tratamento em um ponto aleatório alto.

Estudos primários	Estudos que coletam dados originais. Estudos primários são diferenciados de sinopses, que sumarizam os resultados de estudos primários individuais, e são diferentes de revisões sistemáticas, que sumarizam os resultados de vários estudos primários.
Etnografia ou estudo etnográfico	Em pesquisa qualitativa, uma abordagem de pesquisa cujo foco é a cultura ou subcultura de um grupo de pessoas, a fim de tentar compreender a visão de mundo dos indivíduos em estudo.
Evidência	Uma definição ampla de evidência é qualquer observação empírica, seja coletada sistematicamente ou não. As observações não sistemáticas de um clínico constituem fonte de evidência. Experiências fisiológicas constituem outra fonte. Evidências de pesquisas clínicas referem-se à observação sistemática de eventos clínicos e são o foco do presente livro.
Exposição	Condição à qual pacientes são expostos (ou intervenção potencialmente nociva ou potencialmente benéfica), que pode afetar sua saúde.
Falso-negativo	Aqueles que apresentam a patologia de interesse, mas que são incorretamente identificados pelo teste como não a apresentando.
Falso-positivo	Aqueles que não apresentam a patologia de interesse, mas que são incorretamente identificados pelo teste como a apresentando.
Fatores de risco	Características do paciente associadas ao desenvolvimento inicial de uma doença. Fatores prognósticos são características do paciente que conferem risco maior ou menor de um desfecho positivo ou adverso de uma dada doença.
Fatores prognósticos	Características do paciente ou participante que conferem riscos maiores ou menores de um desfecho positivo ou adverso.
Fenomenologia	Em pesquisa qualitativa, é uma abordagem que enfatiza a complexidade da experiência humana e a necessidade de compreender a experiência de maneira holística, como foi realmente vivida.
Fidedignidade	Ver Credibilidade.
Framework (marco conceitual)	Organização de ideias por conceitos inter-relacionados que fornece um sistema de relações entre essas ideias ou conceitos.
Fronteira da eficiência	Quando os resultados de custo e efetividade de uma avaliação econômica são colocados em um gráfico, em um plano de custo-efetividade, junto com razões custo-efetividade incrementais, chamamos os segmentos de reta resultantes de fronteira da eficiência. Qualquer estratégia que tenha custo-efetividade de caso base acima da fronteira de eficiência seria considerada dominada.

Fronteira da eficiência de custo-efetividade	Os resultados de custo e efetividade de cada alternativa de tratamento de uma avaliação econômica podem ser colocados em uma figura chamada plano custo-efetividade. O plano custo-efetividade coloca o custo no eixo vertical (i.e., infinito positivo na extremidade superior e infinito negativo na extremidade inferior) e os efeitos como anos de vida no eixo horizontal (i.e., infinito negativo na extrema esquerda e infinito positivo na extrema direita). Uma alternativa de tratamento como cuidados usuais é colocada na origem (i.e., 0, 0) e todas as outras alternativas de tratamento são colocadas relativamente ao tratamento na origem. Alternativas de tratamento são consideradas dominadas se tiverem custos mais altos e menor efetividade relativa a qualquer outra. Podem-se traçar segmentos de reta conectando as alternativas de tratamento não dominadas, e a combinação de segmentos de reta que une essas alternativas de tratamento não dominadas é chamada fronteira da eficiência de custo-efetividade. Construída dessa maneira, qualquer alternativa de tratamento que esteja acima da fronteira da eficiência de custo-efetividade é considerada como ineficiente (dominada) por uma alternativa de tratamento ou por uma combinação de alternativas sobre a fronteira da eficiência.
Generabilidade (ou Validade externa)	Ver Validade externa.
Gradiente dose-resposta ou dependência de dose	Existe quando o risco de um desfecho muda na direção antecipada, à medida que aumenta a quantidade ou a duração da exposição ao suposto agente danoso ou benéfico.
Gráfico de funil	Técnica gráfica para avaliar a possibilidade de viés de publicação em uma revisão sistemática. A medida do efeito tipicamente é assinalada no eixo horizontal, e a medida do erro aleatório associado a cada estudo, no eixo vertical. Na ausência de viés de publicação, devido à variabilidade da amostragem, o gráfico deveria ter a forma de um funil. Se houver viés contra a publicação de resultados nulos ou de resultados que mostrem um efeito adverso da intervenção, um quadrante do gráfico de funil estará total ou parcialmente ausente.
Graus de liberdade	Termo técnico em uma análise estatística relacionado ao poder da análise. Quanto mais graus de liberdade, mais poderosa será a análise. Os graus de liberdade tipicamente referem-se ao número de observações em uma amostra menos o número de parâmetros desconhecidos estimados para o modelo. Refletem uma espécie de tamanho ajustado de amostra, com o ajustamento baseado no número de aspectos desconhecidos que precisam ser estimados em um modelo. Por exemplo, em um teste *t* de duas amostras, os graus de liberdade são n1 + n2 - 1 - 1, porque existem n1 + n2 sujeitos no total e uma média estimada em um grupo e uma média no outro, chegando a n1 + n2 - 2.

Grupo focal	Ver Entrevista.
Grupo-controle	Grupo que não recebe a intervenção experimental. Em muitos estudos, o grupo-controle recebe cuidados usuais ou placebo.
Heterogeneidade	Diferenças entre estudos individuais incluídos em uma revisão sistemática, tipicamente referindo-se a resultados de estudo; os termos também podem ser aplicados a outras características do estudo.
Hierarquia de evidências	Sistema de classificação e de organização de tipos de evidências, tipicamente sobre questões de tratamento e prevenção. Clínicos devem procurar a evidência mais alta na hierarquia.
Hipótese nula	No marco do teste de hipóteses, essa é a hipótese inicial de que o teste estatístico é delineado para considerar e possivelmente rejeitar, que sustenta que não há qualquer relação entre as variáveis em estudo.
Hipótese principal (ou Diagnóstico de trabalho)	Ver Diagnóstico de trabalho.
História natural	Diferentemente do prognóstico, a história natural refere-se às possíveis consequências e desfechos de uma doença ou agravo e à frequência com que se pode esperar que ocorram quando a doença não for tratada.
Historiografia	Metodologia de pesquisa qualitativa para entender eventos históricos e abordagens para escrever narrativas históricas.
Incidência	Número de casos novos de doença que ocorrem durante um período especificado, expresso como uma proporção do número de pessoas em risco durante aquele tempo.
Intervalo de confiança (IC)	Faixa de valores na qual é provável que esteja o verdadeiro valor de um parâmetro (p. ex., uma média, um risco relativo).
Intervalo de dados (ou Variável contínua)	Ver Variável contínua.
Intervenções mediadas pelo paciente	Estratégia para mudar o comportamento médico. Qualquer intervenção direcionada para modificar o desempenho de profissionais de saúde por meio de interações com os pacientes ou de sistema de informação fornecido por ou para pacientes.
Intervenções multifacetadas	Uso de múltiplas estratégias para mudar o comportamento de clínicos. Múltiplas estratégias podem incluir uma combinação que contemple dois ou mais dos seguintes aspectos: auditoria e *feedback*, lembretes, processos de consenso local, intervenções mediadas pelo paciente ou sistemas computadorizados de apoio à decisão.
Lei das probabilidades multiplicativas	A lei das probabilidades multiplicativas para eventos independentes (na qual um evento não influencia o outro de qualquer modo) nos diz que a probabilidade de 10 caras consecutivas em 10 jogadas de moeda pode ser encontrada multiplicando-se a probabilidade de uma única cara (1/2) por 10 vezes; ou seja, 1/2, 1/2, 1/2, e assim por diante.

Lembretes ou sistemas de lembretes	Estratégia para mudar o comportamento médico. Lembretes manuais ou computadorizados para incitar mudanças de comportamento.
Levantamento	Estudo observacional que focaliza a obtenção de informações sobre atividades, crenças, preferências, conhecimentos ou atitudes de respondentes por meio de métodos autoadministrados ou administrados pelo entrevistador.
Líderes de opinião (ou Líderes locais de opinião)	Ver Líderes locais de opinião.
Líderes locais de opinião (ou Líderes de opinião)	Estratégia para mudar o comportamento médico. Essas pessoas são pares reconhecidos por seus colegas como provedores modelos ou vistos como tendo experiência particular em relação a conteúdos.
Limiar de teste ou limiar teste-não-teste	A probabilidade abaixo da qual o médico decide que um diagnóstico não justifica mais considerações.
Limiar de tratamento ou limiar terapêutico	Probabilidade acima da qual um médico consideraria diagnóstico confirmado, interromperia os testes e iniciaria o tratamento.
Limiar NNT ou limiar NND	Número máximo necessário para tratar (NNT) ou número necessário para causar dano (NND) aceito como aquele que justifica os benefícios e danos do tratamento.
Medicina baseada em evidências (MBE)	A MBE pode ser considerada uma subcategoria de cuidados de saúde baseados em evidências, que também inclui outros ramos da prática de cuidados de saúde, como a enfermagem ou a fisioterapia baseadas em evidências. Subcategorias da MBE incluem cirurgia baseada em evidências e cardiologia baseada em evidências. Ver também Cuidados de saúde baseados em evidências.
Metanálise	Técnica estatística para combinar quantitativamente os resultados de múltiplos estudos que medem o mesmo desfecho em uma única estimativa agrupada ou sumário.
Metanálise de dados de um paciente individual	Metanálise na qual dados de pacientes individuais de cada estudo primário são usados para criar estimativas agrupadas. Esse tipo de abordagem pode facilitar análises de intenção de tratar mais acuradas e análises informadas de subgrupo.
Metassíntese	Procedimento para combinar pesquisas qualitativas sobre um tópico específico no qual pesquisadores comparam e analisam os textos de estudos individuais e desenvolvem novas interpretações.

Método *trim and fill*	Quando há suspeita de viés de publicação em uma revisão sistemática, os investigadores podem tentar estimar o verdadeiro efeito da intervenção removendo, ou *trimming*, estudos pequenos com resultados positivos que não têm um estudo correlativo com resultados negativos, e então calculando um suposto efeito verdadeiro a partir do gráfico de funil simétrico resultante. Os investigadores então substituem os estudos com resultado positivo que removeram e acrescentam estudos hipotéticos que espelhem esses estudos de resultado positivo para criar um gráfico de funil simétrico, que inclua a nova estimativa de efeito agrupado. Esse método permite o cálculo de um intervalo de confiança ajustado e de uma estimativa do número de estudos que faltam.
Modelo	O termo é muitas vezes usado para descrever análises de regressão estatística envolvendo mais de uma variável independente e uma variável dependente. Essa é uma análise multivariável ou de regressão múltipla (ou multivariável).
Modelo de efeitos aleatórios	Modelo usado para dar uma estimativa resumida da magnitude do efeito em uma metanálise que pressupõe que os estudos incluídos sejam uma amostra aleatória de uma população de estudos que abordam a questão colocada na metanálise. Cada estudo estima um efeito subjacente verdadeiro diferente, e presume-se que a distribuição desses efeitos seja normal em torno de um valor médio. Como um modelo de efeitos aleatórios leva em conta tanto a variabilidade intra como entre estudos, o intervalo de confiança em torno da estimativa pontual é, quando houver variabilidade considerável em resultados entre os estudos, mais amplo do que poderia ser se usássemos um modelo de efeitos fixos.
Modelo de Markov (ou Modelo de transição multiestados)	Modelos de Markov são instrumentos usados em análises de decisão, que levam o nome de um matemático russo do século XIX. Os modelos de Markov são os alicerces de programas de computador que modelam o que poderia acontecer com uma coorte de pacientes durante uma série de ciclos (p. ex., períodos de 1 ano). O modelo permite a possibilidade dos pacientes passarem de um estado de saúde para outro. Por exemplo, um paciente pode ter um acidente vascular cerebral (AVC) leve em um ciclo de 3 meses, continuar com uma limitação funcional mínima por vários ciclos, ter um episódio de sangramento gastrintestinal em um ciclo subsequente e finalmente sofrer um AVC importante. Idealmente, dados de ensaios randomizados determinarão a probabilidade de passar de um estado a outro durante qualquer ciclo em opções de manejo rivais.
Modelo de regressão de Cox	Técnica de regressão que permite ajuste para diferenças conhecidas em características basais ou em características tempo-dependentes entre dois grupos, aplicadas a dados de sobrevida.
Modelo de transição multiestados	Ver Modelo de Markov.

Modelos de efeitos fixos	Modelo para gerar uma estimativa sumária da magnitude do efeito em uma metanálise que restringe inferências ao conjunto de estudos nela incluídos e pressupõe que existe um único valor verdadeiro subjacente a todos os resultados dos estudos primários. O pressuposto é que, se todos os estudos foram infinitamente grandes, produziriam estimativas idênticas do efeito; assim, estimativas observadas do efeito só diferem de um para o outro devido ao erro aleatório. Esse modelo só considera a variação intraestudo, e não a variação entre estudos.
N *Fail-safe*	O número mínimo de estudos não detectados com resultados negativos que seriam necessários para mudar as conclusões de uma metanálise. Um N *fail-safe* pequeno sugere que a conclusão da metanálise pode ser suscetível a um viés de publicação.
Não adesão	Ocorre não adesão se os pacientes não forem expostos a todo o curso de uma intervenção de estudo (p. ex., mais comumente, não tomam a dose ou não respeitam a duração receitada de uma droga ou não participam totalmente do programa do estudo).
Não cego	Pacientes, médicos, pessoas que monitoram desfechos, determinadores judiciais de desfechos, analistas de dados e autores de artigos sabem se os pacientes foram designados para o grupo experimental ou para o controle.
Níveis de evidências	Hierarquia de evidências de pesquisa para subvencionar a prática, normalmente variando da mais forte para a mais fraca.
Nível α (nível alfa)	A probabilidade de concluir erroneamente que há uma diferença entre grupos de comparação, quando na verdade não há diferença (erro tipo I). Tipicamente, os investigadores decidem sobre a chance de um resultado falso-positivo que estão dispostos a aceitar, ao planejarem o tamanho de amostra de um estudo (p. ex., investigadores frequentemente estabelecem o nível α em 0,05).
Nomograma	Escala gráfica que facilita o cálculo de uma probabilidade. O nomograma mais usado na MBE foi desenvolvido por Fagan para passar de uma probabilidade pré-teste, por meio de uma razão de probabilidades, para uma probabilidade pós-teste.
Número necessário para causar dano (NND)	O número de pacientes que, se receberam a intervenção experimental, levaria a mais um paciente sofrendo dano durante um período específico. É o inverso do aumento de risco absoluto (ARA), expresso sob a forma de porcentagem (100/ARA).
Número necessário para rastrear (NNR)	O número de pacientes que seria preciso rastrear para prevenir um evento adverso.
Número necessário para tratar (NNT)	O número de pacientes que precisam ser tratados durante um período específico para se obter mais um bom desfecho. Ao discutir NNT, é importante especificar a intervenção, sua duração e o desfecho desejável. É o inverso da redução de risco absoluto (RRA), expresso sob a forma de porcentagem (100/RRA).

Observação de campo	Em pesquisa qualitativa, um dos três métodos básicos de coleta de dados. Envolve os investigadores testemunhando e registrando eventos à medida que ocorrem. Existem três abordagens à observação de campo. Com observação direta, investigadores registram notas de campo detalhadas do meio que estão estudando. Na observação não participativa, o pesquisador participa relativamente pouco nas interações que está estudando. Na observação participativa, o pesquisador assume um papel no contexto social além daquele de um pesquisador (p. ex., clínico, membros do comitê).
Observação direta	Ver Observação de campo.
Observação não participativa	Ver Observação de campo.
Observação participante	Ver Observação de campo.
Operadores booleanos (ou Operadores lógicos)	Palavras usadas ao fazer buscas em bancos eletrônicos de dados. Esses operadores são AND, OR e NOT e são usados para combinar termos (AND/OR) ou excluir termos (NOT) da estratégia de busca.
Operadores lógicos (ou Operadores booleanos)	Ver Operadores booleanos.
Padrão de referência (ou Padrão-ouro ou Critério padrão)	Ver Critério padrão.
Padrão-ouro (ou Padrão de referência, ou Critério padrão)	Ver Critério padrão.
Pareamento	Processo deliberado de tornar o grupo de intervenção e o grupo-controle comparáveis em relação a fatores (ou confundidores) que são externos ao propósito da investigação, mas que podem interferir na interpretação dos achados do estudo. Por exemplo, no caso de estudos de caso-controle, casos individuais podem ser pareados a controles com base em idade comparável, sexo ou a outras características clínicas.
Patologia de interesse	Em estudos de teste diagnóstico, a patologia em que os investigadores ou médicos estão particularmente interessados em identificar (como tuberculose, câncer pulmonar ou anemia ferropriva).
Perda durante o seguimento ou acompanhamento	Pacientes com estado desconhecido em relação ao desfecho ou ao *endpoint* de interesse.
Perfil de saúde	Tipo de instrumento de coleta de dados, com vistas a ser usado em toda a população (incluindo pessoas saudáveis, muito doentes e pacientes com qualquer tipo de problema de saúde), que procura medir todos os aspectos importantes da qualidade de vida relacionada à saúde (QVRS).
Período de *washout*	Em um estudo de cruzamento ou de n = 1, o período necessário para que o tratamento pare de agir depois de ter sido interrompido.

Pesquisa qualitativa	A pesquisa qualitativa focaliza fenômenos sociais e interpretados, e não quantificáveis, visando a descobrir, interpretar e descrever, e não a testar e avaliar. A pesquisa qualitativa faz inferências indutivas e descritivas à teoria sobre experiências ou contextos sociais, enquanto a pesquisa quantitativa faz inferências causais ou correlacionais sobre populações. A pesquisa qualitativa não é um método único, mas sim uma família de abordagens analíticas que se baseiam na descrição e na interpretação de dados qualitativos. Métodos específicos incluem, por exemplo, teoria fundamentada nos dados, etnografia, fenomenologia, estudo de caso, teoria crítica e historiografia.
Pesquisa quantitativa	A investigação de fenômenos que se prestam para testar hipóteses bem especificadas por meio da medição e da quantificação precisas de variáveis pré-determinadas que produzem números adequados para análise estatística.
PICO (paciente, intervenção, comparação, desfecho)	Método para responder a questões clínicas.
Placebo	Substância biologicamente inerte (tipicamente pílula ou cápsula) o mais similar possível à intervenção ativa. Às vezes, administra-se placebo aos participantes no braço-controle de um estudo de droga para ajudar a garantir que o estudo é cego.
Poder	A capacidade de um estudo de rejeitar a hipótese nula quando é falsa (e deve ser rejeitada). O poder está ligado à adequação do tamanho da amostra: se o tamanho de amostra for muito pequeno, o estudo não terá poder suficiente para detectar diferenças entre grupos.
Ponto de estimativa	O valor único que melhor representa o valor do parâmetro populacional.
População-alvo negativo	Em estudos de teste diagnóstico, pacientes que não têm a condição de interesse.
População-alvo positivo	Em estudos de teste diagnóstico, pacientes que têm a condição de interesse.
Prática baseada em evidências (PBE)	PBE é a prática clínica em que decisões de manejo do paciente são consistentes com os princípios de cuidados de saúde baseados em evidências. Isso significa que, em primeiro lugar, serão consistentes com as melhores evidências sobre os benefícios e os aspectos negativos das estratégias alternativas de manejo. Em segundo lugar, as decisões serão consistentes com os valores e preferências de cada paciente.
Preferências	Ver Valores e preferências.
Preferências do paciente	Valor relativo que os pacientes atribuem a várias situações de saúde. Preferências são determinadas por valores, crenças e atitudes que pacientes demonstram ao considerarem o que irão ganhar - ou perder - em resultado de uma decisão de manejo. A enumeração explícita e o equilíbrio entre riscos e benefícios, central à prática clínica baseada em evidências, trazem à tona os julgamentos de valor subjacentes envolvidos na tomada de decisões de manejo.

Prevalência	Proporção de pessoas afetadas por uma dada doença em um momento específico. Taxas de prevalência obtidas de estudos de alta qualidade podem informar probabilidades pré-teste.
Prevenir ou prevenção	Uma manobra preventiva é a ação que diminui o risco de evento futuro ou a ameaça de surgimento de doença. A prevenção primária é desenhada para impedir que o agravo se desenvolva. A prevenção secundária é desenhada para sustar ou frear a progressão da doença ou agravo, quando os pacientes apresentam uma doença e têm risco de desenvolver algo relacionado à sua doença atual. Muitas vezes, é impossível distinguir a prevenção secundária do tratamento. Um exemplo de prevenção primária é a vacinação contra a coqueluche. Um exemplo de prevenção secundária é a administração de uma intervenção antiosteoporose a mulheres com baixa densidade óssea e com evidência de fratura vertebral, para prevenir fraturas subsequentes. Um exemplo de prevenção terciária é um programa de reabilitação para pacientes que sofrem efeitos adversos associados a um infarto do miocárdio.
Princípio da intenção de tratar	Analisar os desfechos de participantes, de acordo com o grupo ao qual foram randomizados, mesmo se participantes naquele grupo não receberam a intervenção planejada. Esse princípio preserva o poder da randomização, garantindo assim que importantes fatores conhecidos e desconhecidos que influenciam desfechos provavelmente estejam igualmente distribuídos entre os grupos de comparação. Não usamos o termo *análise de intenção de tratar* devido à ambiguidade criada por pacientes perdidos ao seguimento, que pode causar exatamente o mesmo tipo de viés que a não adesão ao princípio de intenção de tratar.
Probabilidade	Estimativa quantitativa da probabilidade da existência de uma patologia (como no diagnóstico) ou de eventos subsequentes (como em um estudo de intervenção).
Probabilidade pós-teste	A probabilidade de a patologia de interesse estar presente depois que os resultados de um teste diagnóstico estejam disponíveis.
Probabilidade pré-teste	A probabilidade de a patologia de interesse estar presente antes que os resultados de um teste diagnóstico estejam disponíveis.
Probabilidades condicionais	A probabilidade de um dado estado, dado outro estado (i.e., a probabilidade de A, em caso de B).
Processo de consenso local	Estratégia para mudar o comportamento médico. Inclusão de clínicos participantes em discussões, a fim de criar concordância com uma abordagem sugerida para modificar a prática do provedor.
Prognóstico	As possíveis consequências e os desfechos de uma doença e a frequência com que se espera que ocorram.
Publicação secundária	Uma publicação secundária não publica pesquisas originais, e sim inclui sinopses de estudos publicados que satisfazem critérios pré-especificados tanto de relevância clínica quanto de qualidade metodológica.
Qualidade assistencial	O grau com que cuidados de saúde satisfazem padrões técnicos e humanísticos de cuidados ótimos.

Qualidade da atenção e melhora da qualidade	Abordagem para definir, medir, melhorar e controlar práticas para manter ou melhorar a adequação de serviços de assistência à saúde.
Qualidade de vida relacionada à saúde (QVRS)	1. Qualidade de vida relacionada à saúde (QVRS): medidas de como as pessoas se sentem ou do valor que atribuem a seu estado de saúde. Tais medidas podem ser específicas por doença ou genéricas. 2. Qualidade de vida relacionada à saúde específica por doença: medidas de QRVS específicas por doença avaliam toda a gama de problemas e experiências de pacientes relevantes a uma condição ou doença específica. 3. Qualidade de vida relacionada à saúde genérica: medidas de QVRS genérica contêm itens que abrangem todas as áreas relevantes da QVRS. São desenhadas para serem administradas a pessoas com qualquer tipo de problema subjacente de saúde (ou nenhum problema). As medidas de QVRS genérica permitem comparações entre doenças ou condições.
Qualidade de vida relacionada à saúde específica por doença	Ver Qualidade de vida relacionada à saúde.
Qualidade de vida relacionada à saúde genérica	Ver Qualidade de vida relacionada à saúde (QVRS).
Questões abertas	Questões que não oferecem nenhuma estrutura específica para as respostas e permitem que as respondam com suas próprias palavras.
Questões básicas	Essas questões clínicas envolvem fisiologia, patologia, epidemiologia e manejo geral e são frequentemente levantadas por médicos em treinamento. As respostas a questões básicas muitas vezes são melhor encontradas em livros-texto ou em artigos narrativos de revisão.
Questões clínicas	Essas questões clínicas são mais comumente feitas por clínicos experientes. São perguntas feitas ao consultar a literatura (p. ex., que importante novo sistema de informação devo conhecer para dar um tratamento ótimo a meus pacientes?) ou ao resolver problemas (p. ex., definir questões específicas que surgem no cuidado de pacientes e então consultar a literatura para resolver esses problemas).
Raciocínio diagnóstico bayesiano	A essência do raciocínio bayesiano é que começamos com uma probabilidade ou distribuição de probabilidade prévia e incorporamos informações novas, a fim de chegarmos a uma probabilidade ou distribuição de probabilidade posterior. A abordagem ao diagnóstico apresentada neste livro pressupõe que os médicos que fazem diagnósticos são pensadores bayesianos intuitivos e passam das probabilidades pré-teste para as probabilidades pós-teste à medida que as informações se acumulam.
Randomização (ou Alocação aleatória)	Alocação por acaso de participantes aos grupos, geralmente realizada com o auxílio de uma tabela de números aleatórios. Não deve ser confundida com alocação sistemática ou quase randomização (p. ex., em dias pares e ímpares) ou com outros métodos de alocação à discrição do investigador.

Rastreamento	Serviços projetados para detectar pessoas em alto risco de sofrer agravo associado a desfecho adverso modificável, oferecidos a pessoas que não apresentam nem sintomas nem fatores de risco para um desfecho de interesse.
Razão custo-efetividade incremental	O preço com o qual se podem obter unidades adicionais de benefício.
Razão de chances (OR) (ou Chances relativas)	Uma razão das chances de um evento no grupo exposto e das chances do mesmo evento no grupo não exposto.
Razão de chances diagnósticas relativas	A razão de chances diagnósticas é um valor único que fornece um modo de representar o poder de um teste diagnóstico. É aplicável quando temos um único ponto de corte para um teste, e classifica resultados de teste como positivos e negativos. Calcula-se a razão de chances diagnósticas como o produto do verdadeiro-positivo e do verdadeiro-negativo dividido pelo produto dos falso-positivos e falso-negativos. A razão de chances diagnósticas relativas é a razão entre duas razões de chances diagnósticas.
Razão de custos para encargos	Onde há um desvio sistemático entre custos e encargos, uma análise econômica pode ajustar preços, usando uma razão custo-para-encargos, a fim de se aproximar dos custos reais.
Razão de probabilidade (RP)	Para um teste diagnóstico ou de rastreamento (incluindo sinais clínicos ou sintomas), a RP expressa a probabilidade relativa que seria esperada de um dado teste em um paciente com um distúrbio de interesse, comparado a outro sem o distúrbio. Uma RP de 1 significa que a probabilidade pós-teste é idêntica à probabilidade pré-teste. À medida que as RPs sobem para acima de 1, a probabilidade pós-teste aumenta progressivamente em relação à probabilidade pré-teste. À medida que as RPs caem para abaixo de 1, a probabilidade pós-teste diminui progressivamente em relação à probabilidade pré-teste. Calcula-se uma RP como a proporção de alvo positivo com um dado resultado de teste (o que, com um único ponto de corte, seria um resultado positivo ou negativo) dividido pela proporção de alvos negativos com o mesmo resultado de teste.
Razão de azares	O risco relativo ponderado de um desfecho (como óbito) durante todo o período de estudo; muitas vezes informado no contexto da análise de sobrevida.
Razão de riscos	Ver Risco relativo.
Razão sinal-ruído	Sinal refere-se ao alvo da medida; ruído, ao erro aleatório que obscurece o sinal. Quando se tenta discriminar entre pessoas em um único ponto no tempo (quem está melhor, quem está pior), o sinal vem de diferenças de escores entre pacientes. O ruído vem da variabilidade ou de diferenças de escore dos mesmos pacientes ao longo do tempo. Quanto maior é o ruído, mais difícil é detectar o sinal. Quando se tentam avaliar mudanças ao longo do tempo, o sinal vem da diferença de escores em pacientes cujo estado apresentou melhora ou deterioração. O ruído vem da variabilidade de escores em pacientes cujo estado não se alterou.

Rede neural	A aplicação de estatísticas não lineares para problemas de reconhecimento de padrões. Redes neurais podem ser usadas para desenvolver regras de predição clínica. A técnica identifica aqueles preditores mais fortemente associados com o desfecho relevante que pertençam a uma regra de predição clínica e a aqueles que podem ser omitidos da regra sem que haja perda de poder preditivo.
Redução de chances	A redução de chances expressa, para chances, o que o risco relativo expressa para riscos. Assim como a redução de risco relativo é 1 - risco relativo, a redução de chances é 1 - chance relativa (chances relativas e razão de chances são sinônimos). Assim, se um tratamento resultar em uma razão de chances de 0,6 para um dado desfecho, o tratamento reduzirá a chance daquele desfecho em 0,4.
Redução de risco absoluto (RRA) ou diferença de risco (DR)	A diferença absoluta (diferença de risco) entre taxas de desfechos nocivos entre grupos experimentais (taxa de eventos no grupo experimental ou TEE) e controle (taxa de eventos no grupo-controle ou TEC), calculada como a taxa de desfechos nocivos no grupo-controle menos a taxa de desfechos nocivos no grupo experimental (TEC - TEE). Tipicamente utilizada para descrever uma exposição ou intervenção benéfica (p. ex., se 20% dos pacientes no grupo-controle apresentam um evento adverso, bem como 10% dos pacientes tratados, a RRA ou DR será de 10%, expresso como percentual, e 0,10, expresso como proporção).
Redução de risco relativo (RRR)	A redução proporcional em taxas de desfechos nocivos entre participantes experimentais e controles. É calculada dividindo a taxa de desfechos nocivos no grupo-controle (taxa de eventos no grupo-controle ou TEC) menos a taxa de desfechos nocivos no grupo experimental (taxa de eventos no grupo experimental ou TEE) pela taxa de desfechos nocivos no grupo-controle ([TEE - TEC]/TEC). Usada com uma exposição ou intervenção benéfica.
Redundância informacional	Em pesquisa qualitativa, o ponto da análise em que novos dados deixam de gerar novos temas e novas informações. Esse é considerado um ponto de parada apropriado para a coleta de dados na maioria dos métodos e um ponto de parada apropriado para análise em alguns métodos.
Reflexividade	Em pesquisa qualitativa que usa observação de campo, qualquer das três abordagens que seja usada, o observador sempre terá algum efeito sobre o que está sendo observado, grande ou pequeno. Essa interação do observador com o que é observado é chamada reflexividade. Tendo papel positivo ou negativo na avaliação de verdades sociais, o pesquisador deve reconhecer e investigar a reflexividade e justificá-la na interpretação de dados
Regra inversa dos 3	Uma regra prática, chamada de regra inversa dos 3s, diz que, se um evento ocorre, em média, uma vez a cada x dias, precisamos observar 3x dias para termos 95% de confiança de observarmos pelo menos um evento.
Regras de decisão (ou Regras de decisão clínica)	Ver Regras de decisão clínica.

Regras de decisão clínica (ou Regras de decisão, Regras de Previsão Clínica, ou Regras de Previsão)	Um guia para a clínica que é gerado pelo exame inicial e finalmente pela combinação de diversas variáveis a fim de prever a probabilidade de um diagnóstico atual ou de um evento futuro. Às vezes, se a probabilidade for suficientemente alta ou baixa, a regra gera um curso de ação sugerido.
Regras de interrupção	São guias metodológicas e estatísticas que dão informações para a decisão de interromper estudos antes do previsto. Podem incorporar questões como tamanho planejado de amostra, análises de intervalo planejadas e realizadas, presença e tipo de monitoramento de dados incluindo supervisão independente de pesquisas, limites estatísticos e ajustes estatísticos para análises de intervalo e interrupção.
Regras de predição (ou Regras de predição clínica)	Ver Regras de predição clínica.
Regressão (ou Análise de regressão)	Técnica que usa variáveis preditoras ou independentes para construir um modelo estatístico que prevê a situação de um dado paciente em relação a uma variável dependente ou variável-alvo.
Regressão hierárquica	A regressão hierárquica examina a relação entre variáveis independentes ou variáveis preditoras (como idade, sexo, severidade da doença) e uma variável dependente (ou variável desfecho) (como óbito, capacidade de exercício). A regressão hierárquica difere da regressão padrão porque um preditor é uma subcategoria de outro preditor. O preditor de nível mais baixo está alojado no preditor de nível mais alto. Por exemplo, em uma regressão que prevê a probabilidade de interrupção de sistemas de apoio à vida em unidades de tratamento intensivo (UTIs) que estão participando de um estudo internacional, a cidade está alojada no país e a UTI está alojada na cidade.
Regressão linear	O termo usado para uma análise de regressão quando a variável dependente ou variável-alvo é uma variável contínua, e acredita-se que a relação entre a variável dependente e a variável independente seja linear.
Regressão logística	Análise de regressão em que a variável dependente é binária.
Regressão simples (ou Regressão univariada)	Ver Regressão univariada.
Regressão univariada ou univariável (ou Regressão simples)	Regressão em que há apenas uma variável independente sendo avaliada em relação a uma variável dependente.
Representante acadêmico (ou Visitas de extensão educacional)	Estratégia para mudar o comportamento médico. Uso de pessoa treinada que se reúne com profissionais em seus locais de trabalho, a fim de transmitir informações com a intenção de mudar suas práticas. A indústria farmacêutica frequentemente usa essa estratégia, os chamados representantes. O representante acadêmico é uma interação desse tipo, iniciada por grupo ou instituição acadêmica, e não pela indústria farmacêutica.
Responsividade	A sensibilidade ou a capacidade de um instrumento para detectar mudanças ao longo do tempo.

Resultado nulo	Resultado não significativo; nenhuma diferença estatisticamente significativa entre grupos.
Resumo estruturado	Um breve sumário de elementos-chave de um artigo segundo títulos pré-especificados. Por exemplo, os resumos de tratamento do *ACP Journal Club* incluem grandes títulos da questão, métodos, contexto, pacientes, intervenção, principais resultados e conclusão. Resumos mais altamente estruturados incluem subtítulos. Por exemplo, as seções de métodos de resumos de terapia do *ACP Journal Club* incluem desenho, alocação, cegamento e período de seguimento.
Reuniões educacionais ou oficinas interativas	Estratégia para mudar o comportamento médico. Participação de profissionais em oficinas que incluem interação e discussão.
Revisão	Termo geral para designar artigos que sumarizam resultados de mais de um estudo primário. Ver também Revisão sistemática.
Revisão de utilização	Procedimento organizado para revisar hospitalizações, duração e serviços programáticos, profissionais e farmacológicos fornecidos, e para avaliar a necessidade desses serviços e promover seu uso mais eficiente.
Revisão narrativa	Artigo de revisão (tal como um típico capítulo de livro) que não é elaborado com métodos para minimizar o viés (em contraste com uma revisão sistemática).
Revisão sistemática	Identificação, seleção, avaliação e sumário de estudos primários que abordam uma questão clínica focalizada usando métodos para reduzir a probabilidade de viés.
Risco	Medida da associação entre exposição e desfecho (incluindo incidência, efeitos adversos ou toxicidade).
Risco absoluto (ou Risco basal ou Taxa de evento no grupo-controle [TEC])	O risco de um evento (p. ex., se 10 entre 100 pacientes apresentarem um evento, o risco absoluto será 10%, expresso como percentual, ou 0,10, expresso como proporção).
Risco basal ou taxa basal de eventos (ou Taxa de eventos no grupo-controle [TEC])	A proporção ou porcentagem de participantes do estudo no grupo-controle em quem se observa um resultado adverso.
Risco relativo (RR) (ou Razão de riscos)	Razão entre o risco de um evento entre a população exposta e o risco entre não expostos.
Saturação teórica	Na pesquisa qualitativa, é o ponto na análise no qual temas estão bem organizados em uma teoria ou em um marco conceitual coerente; é considerado o ponto apropriado para interrupção da análise de dados, especialmente em métodos de teoria fundamentada nos dados.
Seguimento ou seguimento completo	O grau com que investigadores estão cientes do desfecho em cada paciente que participou de um estudo. Se o seguimento foi completo, o desfecho de todos os participantes do estudo é conhecido.

Sensibilidade	A proporção de pessoas que verdadeiramente têm determinada doença e que são assim identificadas pelo teste. O teste pode consistir em ou incluir observações clínicas.
Séries de casos	Relato de um estudo de uma coleção de pacientes tratados de modo similar, sem um grupo-controle. Por exemplo, um clínico pode descrever as características de um desfecho para 25 pacientes consecutivos com diabete que receberam educação para a prevenção de úlceras de pé.
Sigilo da alocação (ou cegamento)	A randomização é sigilosa se a pessoa que toma a decisão sobre a inscrição de um paciente desconhece se o próximo paciente incluído será inscrito no grupo de intervenção ou controle (usando técnicas como randomização central ou envelopes opacos fechados em numeração sequencial). Se a randomização não é sigilosa, pacientes com prognósticos diferentes podem ser diferentemente recrutados para o grupo de tratamento ou controle. O que é particularmente preocupante é que pacientes com melhores prognósticos podem tender a ser matriculados preferencialmente no braço de tratamento ativo, resultando em um exagero do benefício aparente da intervenção (ou mesmo levando à falsa conclusão de que a intervenção é eficaz).
Significância estatística	Termo que indica que os resultados obtidos em uma análise de dados de estudo provavelmente não ocorreram por acaso, rejeitando-se a hipótese nula. Quando existe significância estatística, a probabilidade de que os resultados observados, dada a hipótese nula, está abaixo de um nível de probabilidade especificado (mais frequentemente $P < 0,05$).
Sinal	Qualquer anormalidade indicativa de doença, passível de ser descoberta pelo clínico ao examinar o paciente. É um aspecto objetivo de uma doença.
Síndrome	Coleção de sinais ou de sintomas ou anormalidades fisiológicas.
Sinopse	Breve sumário que encapsula os detalhes metodológicos-chave e resulta em um único estudo ou revisão sistemática.
Sintoma	Qualquer fenômeno ou afastamento do normal na função, na aparência ou sensação relatados pelo paciente e sugestivos ou indicativos de doença.
Sistema computadorizado de apoio à decisão (SCAP)	Estratégia para mudar o comportamento médico. Sistemas computadorizados de informações, usados para integrar informações clínicas e de pacientes, e que fornecem apoio à tomada de decisão em cuidados de pacientes. Em sistemas computadorizados de apoio à decisão clínica, dados detalhados de pacientes individuais são registrados em um programa de computador e são classificados e pareados a programas ou algoritmos em banco de dados computadorizado, resultando na geração de determinações ou recomendações específicas para o paciente. SCAPs podem ter os seguintes propósitos: alertar, lembrar, criticar, interpretar, prever, diagnosticar e sugerir. Ver também Sistema de apoio à decisão clínica.
Sistema de apoio à decisão clínica (SADC)	Estratégia para mudar o comportamento médico. Sistema de informação usado para integrar informações clínicas e de pacientes e dar apoio à tomada de decisão no cuidado de pacientes. Ver também Sistema computadorizado de apoio à decisão.

Sistemas	Sistemas incluem diretrizes práticas, vias clínicas ou sumários de livros-texto baseados em evidências que integram informações baseadas em evidências sobre problemas clínicos específicos e fornecem atualizações regulares para orientar o cuidados de pacientes individuais.
Sobrevida mediana	Tempo em que metade da população do estudo sobrevive.
Tamanho do efeito	A diferença em desfechos entre os grupos de intervenção e controle, dividida por alguma medida de variabilidade, tipicamente o desvio padrão.
Taxa de eventos	Proporção ou porcentagem de participantes do estudo em um grupo no qual se observa um evento. Utilizam-se a taxa de eventos no grupo-controle (TEC) e a taxa de eventos no grupo experimental (TEE) para referir-se a taxas de eventos no grupo-controle e no grupo experimental de participantes do estudo, respectivamente.
Taxa de eventos no grupo experimental (TEE)	Proporção ou porcentagem de participantes do estudo no grupo experimental ou de intervenção em que se observa um evento.
Taxa de eventos no grupo-controle (TEC) (ou Risco basal ou taxa basal de eventos)	Ver Risco basal.
Técnica *bootstrap*	Técnica estatística para estimar parâmetros como erros padrão e intervalos de confiança, com base na reamostragem de um conjunto de dados observados, com substituição da amostra original.
Tendências seculares	Mudanças na probabilidade de eventos ao longo do tempo, independentemente de previsores conhecidos do desfecho.
Teoria	Conceitos e suas relações.
Teoria crítica	Uma tradição em pesquisa qualitativa, focalizando o entendimento da natureza de relações de poder e constructos correlatos, muitas vezes com a intenção de ajudar a corrigir injustiças sistêmicas na sociedade.
Teoria fundamentada nos dados	Em pesquisa qualitativa, é uma abordagem de coleta e análise de dados com o objetivo de desenvolver uma teoria fundamentada em observações do mundo real.
Terapia, tratamento ou intervençao experimental	Alternativa terapêutica à terapia padrão ou controle, que frequentemente é uma intervenção nova ou uma dose diferente de uma droga padrão.
Termômetro de impressões ou medida de sentimento	Um termômetro de impressões é uma escala visual análoga apresentada como um termômetro, tipicamente com marcações de 0 a 100, em que 0 representa óbito e 100 saúde total. Os indivíduos usam o termômetro para indicar suas classificações de utilidade de seu estado de saúde ou de um estado de saúde hipotético.
Teste de sinal	Teste não paramétrico para comparar dois grupos pareados de acordo com a classificação relativa de valores entre os pares.

Teste do χ^2	Teste não paramétrico de significância estatística usado para comparar a distribuição de desfechos categóricos em dois ou mais grupos; a hipótese de nulidade é que as distribuições subjacentes são idênticas.
Teste *t*	Um teste estatístico paramétrico que examina a diferença entre as médias de dois grupos de valores.
Triangulação	Em pesquisa qualitativa, uma abordagem analítica na qual achados-chave são corroborados usando múltiplas fontes de informação. Há diferentes tipos de triangulação. A triangulação de investigadores requer que mais de um investigador coletem e analisem os dados brutos, de modo que os achados surjam pelo consenso entre a equipe de investigadores. A triangulação de teorias é um processo por meio do qual achados emergentes são corroborados com teorias de ciências sociais existentes.
Triangulação de investigador	Ver Triangulação.
Triangulação teórica	Ver Triangulação.
Unidade de alocação	Unidade ou foco usado para alocação a grupos de comparação (p. ex., indivíduos ou *clusters*, como escolas, equipes de saúde, enfermarias hospitalares, ambulatórios).
Unidade de análise	Unidade ou foco da análise; embora seja, mais frequentemente, o participante individual do estudo, em um estudo que use a alocação por *cluster*, a unidade de análise é o *cluster* (p. ex., escola, clínica).
Utilitarista (ou Consequencialista)	Ver Consequencialista.
Validade (ou Credibilidade)	Em termos de medição do estado de saúde, validade é o grau com que um instrumento mede aquilo que pretende medir. Em termos de avaliação crítica, validade reflete o grau com que os resultados de estudo provavelmente estarão sujeitos ao erro sistemático e, portanto, ter maior ou menor probabilidade de refletir a verdade. Ver também Credibilidade.
Validade de constructo	Na teoria de mensuração, um constructo é uma noção derivada teoricamente da(s) área(s) que desejamos medir. Compreender o constructo levará a expectativas de como um instrumento deve se comportar se for válido. Portanto, a validade do constructo envolve comparações entre os instrumentos em avaliação e outras medidas (p. ex., características de pacientes ou outros escores) e as relações lógicas que devem existir entre elas.
Validade externa (ou Generabilidade)	O grau com que os resultados de um estudo podem ser generalizados a contextos ou amostras além dos estudados.
Validade interna	A validade dos resultados fornecidos por um estudo dependerá de um bom delineamento e realização, de modo que os achados representem acuradamente a direção e a magnitude do efeito subjacente verdadeiro (i.e., estudos que têm maior validade interna têm menor probabilidade de viés/erro sistemático).

Validade nominal	O grau com que um instrumento de medida parece medir aquilo que deve medir.
Valor P	A probabilidade de que resultados tão ou mais extremos do que os observados ocorreriam se a hipótese nula fosse verdadeira e o experimento fosse repetido numerosas vezes. P < 0,05 significa que há uma probabilidade menor de 1 em 20 de que, ao se repetir o experimento, ocorram resultados tão ou mais extremos do que os observados, caso a hipótese nula seja verdadeira.
Valor preditivo	Duas categorias: valor preditivo positivo – a proporção de pessoas com resultado de teste positivo que têm a doença; valor preditivo negativo – a proporção de pessoas com resultado de teste negativo que não têm a doença.
Valor preditivo negativo (VPN)	Ver Valor preditivo.
Valor preditivo positivo (VPP)	Ver Valor preditivo.
Valores e preferências	Quando usado genericamente, refere-se à coleção de objetivos, expectativas, predisposições e crenças que indivíduos demonstram em relação a certas decisões e seus desfechos potenciais. A incorporação de valores e preferências do paciente na tomada de decisão é central para a medicina baseada em evidências. Esses termos também têm significado específico em outros contextos. Instrumentos de medição que exigem escolha em condições de incerteza para medir indiretamente a preferência por um desfecho em economia de saúde (como a aposta padrão) quantificam preferências. Instrumentos de medição que avaliam o desfecho em uma escala com finais favoráveis e desfavoráveis definidos (p. ex., escalas visuais análogas, termômetro de sensações) quantificam valores.
Variância	O termo técnico para a estimativa estatística da variabilidade de resultados.
Variável categórica	Uma variável categórica pode ser nominal ou ordinal. Variáveis categóricas podem ser definidas de acordo com atributos sem qualquer ordem associada (p. ex., hospitalização, cirurgia eletiva ou cirurgia de emergência); são chamadas variáveis nominais. Uma variável categórica também pode ser definida de acordo com atributos ordenados (p. ex., altura, como alta, média ou baixa); são chamadas variáveis ordinais.
Variável continua (ou Intervalo de dados)	Variável que teoricamente pode assumir qualquer valor e, na prática, pode assumir um grande número de valores com pequenas diferenças entre eles (p. ex., altura). Às vezes, variáveis contínuas também são chamadas intervalo de dados.
Variável de desfecho (ou Variável dependente, ou Variável-alvo)	A variável que é alvo de interesse. A variável que, na nossa hipótese, depende de ou é causada por outra variável (a variável independente).

Variável dependente (ou Variável de desfecho, ou Variável-alvo)	A variável de interesse. Segundo a hipótese, a variável que depende ou é causada por outra variável, a variável independente.
Variável independente	A variável que se acredita causar, influenciar ou pelo menos estar associada com a variável dependente.
Variável-alvo (ou Variável dependente ou Variável de desfecho)	Ver Variável dependente.
Verdadeiro-negativo	Aquele indivíduo que o teste identifica corretamente como não tendo a doença de interesse.
Verdadeiro-positivo	Aquele indivíduo que o teste identifica corretamente como tendo a doença de interesse.
Verificação pelos membros	Em pesquisa qualitativa, envolve compartilhar achados da minuta de estudo com os participantes a fim de ver se seus pontos de vista foram interpretados fielmente e para verificar se o relato faz sentido para os participantes.
Viés (ou Erro sistemático)	Desvio sistemático da verdade subjacente, devido a uma característica do delineamento ou da condução de um estudo de pesquisa (p. ex., superestimação de um efeito de tratamento devido à não randomização). Algumas vezes, autores classificam tipos específicos de viés em uma variedade de contextos. 1. Efeito de canalização ou "viés de canalização": tendência de clínicos de prescrever o tratamento de acordo com o prognóstico do paciente. Em resultado desse comportamento, em estudos observacionais, pacientes tratados têm maior ou menor probabilidade de serem pacientes de alto risco do que pacientes não tratados, levando a uma estimativa distorcida do efeito do tratamento. 2. Viés da integridade dos dados: o uso de um sistema computadorizado de apoio à decisão (SCAP) para registrar episódios no grupo de intervenção e o uso de um sistema manual no grupo-controle sem SCAP podem criar variações na integridade dos dados. 3. Viés de detecção ou "viés de vigilância": tendência a procurar mais cuidadosamente um desfecho em um dos grupos de comparação. 4. Viés de verificação diferencial: quando os resultados dos testes influenciam a escolha do padrão de referência (p. ex., pacientes com teste positivo fazem um exame invasivo para estabelecer o diagnóstico, enquanto pacientes com teste negativo passam por acompanhamento em longo prazo, sem a aplicação do exame invasivo), a avaliação das propriedades do teste pode ter um viés.

(*Continua*)

Viés (ou Erro sistemático) (*Continuação*)	5. Viés de expectativa: na coleta de dados, um entrevistador tem informações que influenciam sua expectativa de encontrar a exposição ou o desfecho. Na prática clínica, a avaliação de um clínico pode ser influenciada por conhecimento prévio da presença ou ausência de um agravo. 6. Viés de incorporação: ocorre quando investigadores usam um padrão de referência que incorpora um teste diagnóstico que é o alvo da investigação. O resultado é um viés que faz com que o teste pareça mais poderoso em diferenciar alvo positivo de alvo negativo do que realmente é. 7. Viés do entrevistador: sondagem maior por um entrevistador de alguns participantes em relação a outros, dependendo de características particulares dos participantes. 8. Viés de tempo ganho: ocorre quando desfechos como sobrevida, medidos a partir do diagnóstico, possam estar aumentados, não porque os pacientes vivam mais, mas porque o rastreamento aumenta o tempo em que sabem que têm a doença. 9. Viés de duração temporal: ocorre quando pacientes cuja doença é descoberta pelo rastreamento também podem parecer ter melhor resultado ou viver por mais tempo do que pessoas cuja doença apresenta-se clinicamente com sintomas, porque o rastreamento tende a detectar doenças destinadas a progredirem lentamente e que, portanto, têm um bom prognóstico. 10. Viés do observador: ocorre quando as observações diferem sistematicamente de acordo com características de participantes (p. ex., fazer observações sistematicamente diferentes nos grupos de tratamento e controle). 11. Viés de verificação parcial: ocorre quando apenas uma amostra selecionada de pacientes que fizeram o teste-índice é verificada pelo padrão de referência, e essa amostra depende dos resultados do teste. Por exemplo, pacientes com suspeita de arteriopatia coronariana com testes de exercício positivos podem ter maior probabilidade de fazer angiografia coronariana (o padrão de referência) do que aqueles com testes de exercício negativos. 12. Viés de publicação: ocorre quando a publicação da pesquisa depende da direção dos resultados do estudo e se eles são ou não estatisticamente significativos. 13. Viés de memória: ocorre quando pacientes que sofrem um desfecho adverso têm probabilidade diferente de lembrar de uma exposição do que pacientes que não sofrem o desfecho adverso, independentemente da real extensão da exposição. 14. Viés de encaminhamento: ocorre quando as características de pacientes diferem entre um local (como cuidados primários) e outro local que inclua somente pacientes encaminhados (como cuidados secundários e terciários).

(*Continua*)

Viés (ou Erro sistemático) (*Continuação*)	15. Viés de publicação (ou viés de notificação seletiva de desfechos): a inclinação de autores de notificar diferencialmente suas pesquisas de acordo com magnitude, direção ou significância estatística dos resultados. 16. Viés de preferência social: ocorre quando participantes respondem conforme normas sociais ou comportamentos socialmente desejáveis, e não conforme os fatos reais (p. ex., subnotificar o consumo de álcool). 17. Viés de espectro: idealmente, as propriedades do teste diagnóstico serão avaliadas em uma população na qual o espectro da doença nos pacientes-alvo positivos inclui todos aqueles para os quais os médicos podem não ter certeza sobre o diagnóstico, e os pacientes-alvo negativos incluem todos aqueles com agravos facilmente confundidos com o agravo de interesse. O viés de espectro pode ocorrer quando a acurácia de um teste diagnóstico é determinada em uma população que difere desse ideal. Exemplos de viés de espectro incluiriam uma situação em que proporção substancial da população-alvo positiva tem doença avançada, e participantes-alvo negativos são normais ou assintomáticos. Tais situações tipicamente ocorrem em estudos diagnósticos caso-controle (p. ex., comparando indivíduos com doença avançada a indivíduos normais). Tais estudos são passíveis de produzir estimativa demasiado otimista da utilidade do teste. 18. Viés de vigilância: ver Viés de detecção. 19. Viés de verificação: ver Viés de verificação diferencial. 20. Viés de investigação diagnóstica: ver Viés de verificação diferencial.
Viés da integridade dos dados	Ver Viés.
Viés de detecção (ou Viés de vigilância)	Ver Viés.
Viés de duração temporal	Ver Viés.
Viés de encaminhamento	Ver Viés.
Viés de espectro	Ver Viés.
Viés de expectativa	Ver Viés.
Viés de incorporação	Ver Viés.
Viés de investigação diagnóstica	Ver Viés
Viés de memória	Ver Viés.

Viés de preferência social	Ver Viés.
Viés de publicação	Ver Viés.
Viés de publicação (ou Viés de publicação seletiva de desfechos)	Ver Viés.
Viés de tempo ganho	Ver Viés.
Viés de verificação	Ver Viés
Viés de verificação diferencial	Ver Viés.
Viés de verificação parcial	Ver Viés.
Viés de vigilância	Ver Viés.
Viés do entrevistador	Ver Viés.
Viés do observador	Ver Viés.
Visitas de extensão educacional (ou Representante acadêmico)	Ver Representante acadêmico.

Índice

D

J

L

M

Q

R

S

T

W

X

Z